高田の
歯科矯正の学び方

わかる理論・治す技術

Elements of Orthodontics

高田 健治 編著

高田の
歯科矯正の学び方
わかる理論・治す技術

Elements of Orthodontics

Medigit

高田の
歯科矯正の学び方

わかる理論・治す技術
Elements of Orthodontics

高田 健治 編著
大阪大学大学院歯学研究科教授

Kenji Takada Author & Editor

執筆協力者

山本 照子
Teruko Takano-Yamamoto

垣内 康弘
Yasuhiro Kakiuchi

嘉ノ海 龍三
Ryuzo Kanomi

上松 節子
Setsuko Uematsu

留 和香子
Wakako Tome

Medigit

Medigit

Copyright©2010 by Medigit Corporation
All rights reserved. No part of this publication may be produced or transmitted in any form or by any means, electronic or mechanical, including photocopy, recording, or any information storage and retrieval system, without permission in writing form from the publisher.

Medigit Corporation

7-14-19-301 Fukushima
Fukushima-Ku, Osaka (Postal Code 553-0003)
Japan
Tel: +81-6-6453-0327, Fax: +81-6-6453-0380
E-mail: medigit@pearl.ocn.ne.jp
http://www.medigit.co.jp

Printed in Japan
Composition, printing and binding by Secure Graph Co. Ltd.
ISBN 978-4-944142-09-5

Contributors

山本　照子　　東北大学教授・大学院歯学研究科　　大阪大学歯学博士

垣内　康弘　　大阪大学歯学部臨床教授　　大阪大学歯学博士
嘉ノ海　龍三　大阪大学歯学部臨床教授　　大阪大学歯学博士

上松　節子　　大阪大学歯学博士
留　和香子　　大阪大学歯学博士

山本　照子（分担）
Chapter3　　全身の成長と発育　　P.12-17
Chapter4.1　 頭蓋の成長と発育　　P.18-28

高田　健治・嘉ノ海　龍三（共同）
Chapter4.2　 歯列と咬合の発育　　P.29-47

留　和香子（分担）
Chapter13　　アーチワイヤーの種類と特性　　P.305-310

高田　健治・垣内　康弘（共同）
Chapetr14　　診療契約　　P.334-353

上松　節子（分担）
Chapter16　　歯の矯正移動の生物学　　P.366-373

まえがき

　本書は歯科矯正学の教科書である．その内容は筆者が1996年以来，大阪大学歯学部・同大学院歯学研究科において講義・セミナー・実習のために作成し，提供してきたシラバスを再吟味し，今日的な視点で加筆・修正したものである．本書の目的は歯科矯正学に関して，科学的な知識に基づく深い洞察力と洗練された臨床技能を読者に身につけてもらえるようにすることにある．

　本書で解説する知識と技術は難解である．それらは日曜の'臨床に役立つ1日セミナー'で習得できる類のものではない．しかし，現代の社会において矯正歯科臨床を正しく行うためには，時代に相応した教養と技能が求められることは言うまでもない．教育をする側にも，難解な知識・技術を平易に教え，学生の臨床実践能力を高めるための教育力が問われている．江戸後期の儒学者である佐藤一斎は，「少にして学べば，壮にして為すあり．壮にして学べば，老いて衰えず．老いて学べば，死して朽ちず．」（言志四録）と記している．本書のねらいは新しい時代の歯科医療を担う気概のある学生・院生ばかりではなく，これまでに習得した知識・技術に物足りなさを感じ，高度専門医療人として本格的に自己再生をはかりたいと考える歯科医師の，勉学意欲を刺激することにある．

　本書は歯科矯正学の目標，成長と発育，病因論，検査・診断論，装置論そして治療論の六部構成とした．矯正装置は治療論の中に含まれてよいものではあるが，矯正歯科臨床において装置の占める役割はきわめて大きく，装置のデザインや効果，適応についてまず理解することが，実際の臨床の場で必要になる具体的な技能を読者が身につける上で意義があると考え，独立して扱った．執筆にあたっては，筆者自身の研究成果を含む科学的根拠をできるだけ明示することに努めた．さらに筆者の経験・技能を読者に論理的にかつ分かりやすい形で'知識化'し伝えるようにした．すなわち，臨床の技能にかかわる膨大な数のエピソードとコツを整理し，標準化し，言葉にすることで，技術の伝承を図れるように留意した．経験と技能の知識化を目指すという意図が本書の英文タイトルを Elements of Orthodontics とした理由である．なお本書は勉学の書であるので、その内容を読者が効率よく記憶できるように、章立てに加えて文章構成にも留意した．読者には本書を黙読せずに音読されることを勧める．また図表の説明は歯科医療の国際化というわが国社会の方向性を考慮し，原則として英語表記とした．

　本書の上梓にあたり，東北大学山本 照子教授並びに教室の上松 節子博士と留 和香子博士には分担執筆を，臨床教授である垣内康弘博士および嘉ノ海 龍三博士には筆者との共同執筆をお願いし，いずれも快くお引き受けいただいた．ここに深甚なる謝意を表したい．また執筆に当たり，留 和香子博士を初めとする多くの教室員並びに秘書の鈴木 恵美さんと稲岡 美津子さんには，図・表の作成と整理を含む編集作業全般にわたり，きめ細かな協力をいただいた．ここに深く感謝する次第である．

2010年盛夏
高田 健治

もくじ

Part1　歯科矯正学とその目標
- Chapter 1　歯科矯正学の歴史 …………………………………… 2
- Chapter 2　歯科矯正学とは ……………………………………… 5

Part2　成長と発育
- Chapter 3　全身の成長と発育 …………………………………… 12
- Chapter 4　顔面および口腔の成長と発育 ……………………… 18

Part3　病因論
- Chapter 5　咬合異常の病因 ……………………………………… 54
- Chapter 6　咬合の異常に対する口顎機能の順応 ……………… 88

Part4　検査・診断論
- Chapter 7　顔の検査 ……………………………………………… 114
- Chapter 8　顎顔面の画像診断 …………………………………… 138
- Chapter 9　歯列と咬合の検査 …………………………………… 168
- Chapter 10　顎口腔機能の検査 …………………………………… 184
- Chapter 11　矯正診断理論 ………………………………………… 196
- Chapter 12　矯正治療計画立案の理論 …………………………… 208

Part5　装置論
- Chapter 13　矯正装置 ……………………………………………… 218

Part6　治療論
- Chapter 14　診療契約 ……………………………………………… 334
- Chapter 15　患者管理 ……………………………………………… 356
- Chapter 16　歯の矯正移動の生物学 ……………………………… 366
- Chapter 17　成長期の矯正歯科治療 ……………………………… 374
- Chapter 18　矯正歯科治療と抜歯 ………………………………… 390
- Chapter 19　筋機能療法 …………………………………………… 402
- Chapter 20　永久歯列期の矯正歯科治療 ………………………… 410
- Chapter 21　矯正歯科治療後の咬合の安定 ……………………… 456
- Chapter 22　外科的矯正歯科治療 ………………………………… 466

索　引 ………………………………………………………………… 496

Part 1
歯科矯正学とその目標

　人類は歯並びを数千年前から気にしていた．現代の矯正歯科治療の源流はフランスに見つけることができる．歯並びや噛み合わせがよくないと，味わうこと（栄養の摂取），話すこと，そして愛情や友情の確認のいずれもが妨げられる．

　歯科矯正学は，乳・幼児期から青年期を経て壮年期，老年期に至る時期に生じる，成長・発育と加齢に伴う口顎諸構造の形態・機能の変化と，容貌が個人に与える心理的インパクトを考究し，治療に生かす臨床歯科医学の専門分野である．その目指すところは，患者の自尊心 self-esteem の涵養と回復，そして維持である．

CHAPTER 1

歯科矯正学の歴史

1 古代に見る矯正の記録

人類は不ぞろいな歯並びを，近代になって初めて気にするようになったのではない．紀元前の地中海世界においては，不正咬合（咬合異常，Chapter 9 参照）はどのように意識されていたのであろうか．Wahl N[1] によれば，古代エジプトでは3000年前に，叢生や前突した歯の矯正を試みた記録があり，メタルバンドを歯に巻いて，空隙閉鎖を腸線 catgut で行ったと思われるミイラが発見されている．

ギリシャでは，紀元前に生まれ"医学の父"と呼ばれる Hippocrates（460頃 BC-377頃 BC）が，咬合異常について初めての記録を残している[2]．有名なパルテノン神殿はこの頃に建設され，ギリシャはその全盛期にあった．

紀元前後のローマの医師で百科事典編纂者でもあったといわれる Celsus AC は，乳歯の晩期残存により永久歯が異所萌出しそうな場合には，"乳歯を直ちに抜去して後継永久歯を毎日指で押し，正しい位置まで移動すると良い"，と具体的な治療法を記している[3]．

これらの事実は，古来から人は容貌を気にしており，それを解決するための職業が存在したことを物語っている．その頃の出土品には，美しいデザインのアクセサリーが多数含まれており，そのデザインは，肉体の美しさとの調和を念頭に製作されたことは容易に想像できる．当時の人々がきわめて優れた審美眼を持っていたことは明らかで，そのような美意識が歯並びや容貌に向けられなかったとはおよそ考えにくく，容貌に関する美意識は社会の形成とともに，人類が遥か昔から備えていた資質であったことがうかがえる．

2 西欧にみる歯科矯正学のおこり

近世における矯正歯科の先進国は，絶対王政下にあってその国力を誇っていたフランスである．

Fauchard P（1678-1761，図1.1）は，矯正歯科治療の発展に大きく貢献したことで知られている．彼は貴金属のストリップを蹄鉄の形に曲げたバンドーと呼ばれる

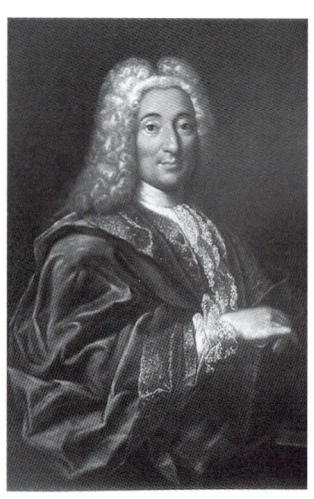

図 1.1 Pierre Fauchard (1678-1761) was a French dentist and represents the dentistry of early- to mid-18th century Europe. His brilliant achievements in dental science and practice led to the progress of dentistry in modern era. He is the inventor of the fixed orthodontic appliance known as the 'bandeau,' which was ligated to teeth to move them. The bandeau is the prototype of the E-arch.

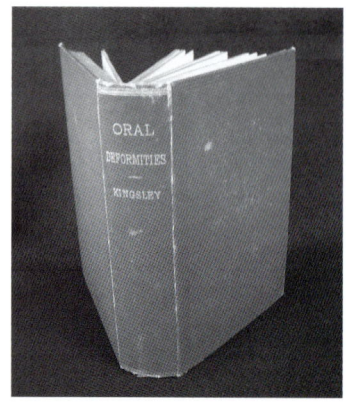

図 1.2 Treatise on Oral Deformities [7] (1880), authored by Norman W Kingsley (1829-1913) (Courtesy of Dr. R. Kanomi). Kingsley, who served as the Dean of the School of Dentistry at New York University, had a great influence on dentistry in the U.S. in the 19th century.

Chapter 1 歯科矯正学の歴史

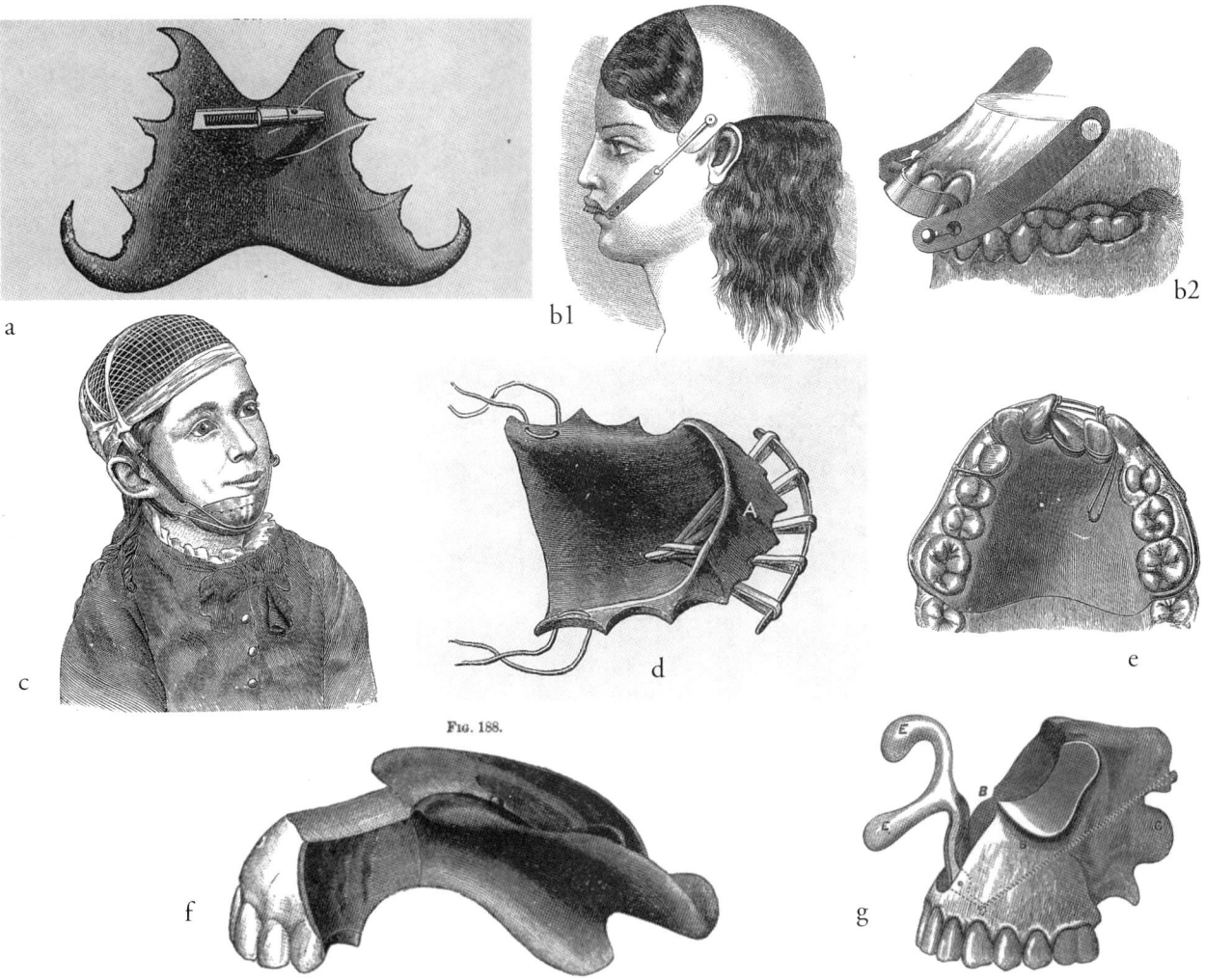

図 1.3 Kingsley designed and used various kinds orthodontic appliances. He was also eager to treat patients with cleft lip and palate so that he could employ his great knowledge of the problem as well as his knack of designing appliances such as obturators and maxillo-facial prostheses. a, An active plate with a jack screw; b1, A head cap and straps used for correction of the protruded maxillary incisors; b2, Straps connected to the auxilliary that cover the maxillary incisor crowns; c, Chin cup appliance; d, Inclined plane for the upper jaw; e, maxillary active plate with elastics for correction of tooth crowding; f, Artificial velum; g, Dental, palatal and nasal prosthesis. (From Treatise on Oral Deformities [7] with courtesy of Dr. R. Kanomi)

装置に歯を結紮し，歯列弓の拡大を行った[2]．これは後にAngle EH (1855-1930) の E アーチの原型となったことで知られる．

Marie-Antoinette (1755-89) とほぼ同時代を生きたBourdet E (1722-89) は Fauchard の弟子であり，フランス国王ルイ15世付きの著名な歯科医師であった．彼は病巣感染を予防するうえで，口腔衛生を保つことの重要性を説いた[4]．また連続抜歯を最初に提唱した[5]ことでも知られている．Bourdet は叢生の解消のために小臼歯の抜去を勧めている．彼はリンガル矯正装置の考案者でもある．

イギリスの Hunter J (1728-93) は，特に二つの業績で現代の歯科矯正学に影響を与えた[6]．その一つは正常咬合(Chapter 9 参照)の概念を初めて提唱したことであり，もう一つは顎骨の成長とその制御に関して初めて記述したことである．

19世紀以後，歯科矯正学はアメリカにおいて，現在まで続く興隆の道をたどることになった．Kingsley NW (1829-1913) は1880年に "Treatise on Oral Deformities" [7] (図1.2) を出版し，のちにアメリカでは"歯科矯正学の父"と呼ばれるようになった[8]．それは，アメリカで歯科矯正学について初めて書かれた本である．Kingsleyは今日でも用いられている装置の原型となるさまざまな矯正装置を用いて治療を行った (図1.3)．彼はまた口蓋裂の患者の治療も数多く手掛け，オブチュレータ obturator や顎補綴装置 maxillo-facial prostheses を製作し

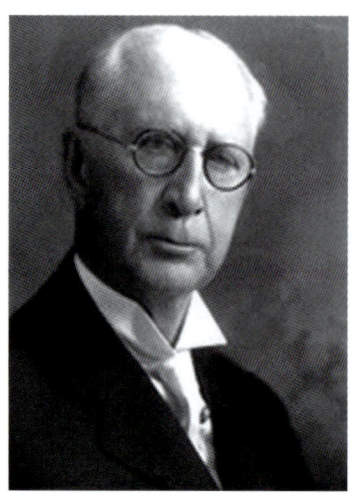

図 1.4 Edward H Angle (1855-1930) was the first dental specialist in the world. Due to his invention of the edgewise appliance, the publication of the classification system of malocclusions, and the establishment of the Edward H Angle School of Orthodontia, which was the first educational institute for postgraduate level dentists, Angle is called the 'father of modern orthodontics.' (Courtesy of the E.H. Angle Education and Research Foundation, Inc.)

適応した．

　Angle（図1.4）[9]はペンシルバニア大学歯学部を卒業したのち，ミネソタ州に移り大学で教鞭をとった．1900年になるとミズーリ州セントルイスに歯科矯正の技術を専門的に教育することを目的とした，アングル歯科矯正学校 The Edward H Angle School of Orthodontia を設立した．その後，ニューヨークに移り咬合異常について研究を進めるとともに，エッジワイズ装置の発明とその臨床応用に努めた．彼は同時代において傑出した発明家であり臨床医でもあったが，筆者は彼の残した業績でもっとも讃えられるべきは教育者としての才能であると考える．彼の主催した Angle School からは，のちにアメリカのみならず世界各地で歯科矯正学の発展に貢献する多くの人材が輩出され，現代でもその系譜につながる人たちが世界各地で研究者，教育者，臨床医として活躍している．

　Angle の同時代人であった Calvin SC は，20世紀初頭に大抜歯論争 great tooth extraction controversy[10]（Chapter 18 参照）として知られる治療上の論争を Angle と繰り広げたが，咬合異常の形成に顎骨の発育が影響を与えることを唱えたことでも知られている．

　以上のことから，歯科矯正学は有史以来の時代において，突出して繁栄した地域や国で発展してきたといえる．

3　わが国における矯正歯科の黎明期

　わが国の矯正歯科の事情については，鈴木ら[11]が詳しく記している．以下，彼らの論文より要約引用すると，わが国で初めて咬合異常に関する言及が見られるのは，高山紀齋(1850-1933)が1881年(明治14年)に著した『保歯新論』である．その前年には，アメリカで Kingsley が前記した "Treatise on Oral Deformities" を上梓している．高山の執筆した『高山歯科醫學院講義録』には，青山松次(1867-1945)によって，「歯科矯正學」という用語が初めて用いられたことが記録されている．高山が学術活動を開始してからわずか11年後，榎本積一によりわが国で最初の咬合異常の治験例が報告されている．近代医学の習得にいそしむ明治人の面目躍如といえよう．

■ 文献

1. Wahl N. Orthodontics in 3 millennia. Chapter 1: Antiquity to the mid-19th century. Am J Orthod Dentofac Orthop 2005; 127:255-259.
2. Asbell MB. A brief history of orthodontics. Am J Orthod Dentofac Orthop 1990; 98:176-183.
3. 森山徳長．古代ローマ帝国の歯科医学（その2）－ Celsus 著 De Medicina の歯科医学的記載の翻訳．日本歯科医史学誌 1971; 8:15-23.
4. Bourdet E. Soins faciles pour la propreté de la bouche, et pour la conservation des dents. Chez Jean-Thomas Herissant, Paris, 1-131, 1759.
5. Bourdet E. Recherches et observations sur toutes les parties de l'art du dentiste; Chez Jean-Thomas Herissant, Paris, 1-310, 1757.
6. Asbell MB. Bicentenary of a dental classic: John Hunter's "Natural History of the Human Teeth." J Am Dent Assoc 1972; 84:1311-1314.
7. Kingsley NW. Oral deformities, New York, 1880, Appleton & Son, 1-541.
8. Heynick F. Special Report: Orthodontics and the millennial mechanical ideal. Angle Orthod 1999; 69:553-557.
9. Isaacson RI (ed). Edward Hartley Angle-the life of a visionary., DVD, www.angle.org, EH Angle Society of Orthodontists, 2007.
10. Dewel BF. The Case-Dewey-Cryer extraction debate. Am J Orthod 1964; 50:862-865.
11. 鈴木祥井，石川富士郎，大野粛英：日本の矯正歯科学の歴史(I)．日矯歯誌 2003; 62:75-95.

CHAPTER 2

歯科矯正学とは

わが国では1980年代以後,急速に失われつつある家族の絆や共同体意識を'食育',すなわち食行動を通じてもう一度つくり直し,個人と個人の間の,また個人と社会との間の共感力を育てる('食育基本法'[1] 2005年制定)という社会的な合意が形成されている.

国民にとって安心できる食育環境を実現するために,歯科医療はさまざまな貢献が可能である.口と顔の働き,すなわち咬合の機能,美容,患者心理について高度に科学的な知識を身につけ,それらに立脚した治療を行えるだけの技術を身につけることが,歯科医師に要請されている.

1 歯科矯正学は何ができるか

口は呼吸や食行動に深く関わる器官である.口のおかげで,私たちは食事を楽しむことができる.口はまた,人間にとって社会と関わるうえできわめて意味のある器官である.たとえば,私たちは言葉を用いて意思を伝えるが,これは舌や口唇,頬,下顎,舌骨などが協調して働くことで可能になる.言葉による表現では文字以外に,話すときの声のトーンやピッチ,強弱などを変化させることで,発信者の情動が正確に伝えられる.

キスなど男女の愛情表現の道具として口が使われることも,多くの文化で認められている.さらに口唇,頬などの顔を構成する筋肉や下顎はすべて,私たちが言葉を使わずに自分の感情を相手に伝える(表情表出)とき,重要な役割を果たす.

生物に不可欠な呼吸,栄養を取り込む際の咀嚼,嚥下,そしてソーシャルコミュニケーションに至るまで,われわれの生存を最適化するためには,口と顔を構成する解剖学的要素と,それらの感覚・運動を制御する脳神経機構の働きは必須である.そうした意味から,容姿に関わることがらは,一見すると社会心理学的な問題に思えても,実は生物学的な問題なのである.

イタリア・ルネサンス期の画家,建築家,彫刻家,科学者として知られるLeonardo daVinci (1452-1519) の作品『最後の晩餐』は,キリスト教を理解するうえで示唆に富む絵である.そこに描かれているのは,まず空間的要素としての食事をする場と,食行動を修飾するために人類が生み出したツールである食器,そして調理された食物である.イエス-キリストに対する裏切りと,そこからもたらされる主人公の運命(そしてミッション)というモチーフに込められた重大なメッセージを語るための状況が,晩餐であることに筆者は改めて驚く.その状況において,人々(当然,神の子であるキリストは含まれない)は,議論(言葉によるコミュニケーション)の応酬と,不信・不安の表情(非言語的コミュニケーション)を表出する存在として描かれている.

キリストの言葉として「パンとワイン」が,人間であることの存在証明の象徴として伝えられている.daVinciにとっての晩餐とは,単に食物を摂取することではなく,愛情(広義の性選択)とソーシャルコミュニケーション(会話と表情表出)を共有するための人間行動である.2000年以上続く西洋文明の精神的支柱でもある,キリスト教という宗教のファンダメンタルズのなかに,人間は何者であり,どこにいて,いずこに向かう者なのかという人間存在への問いかけに対する回答が,食行動をメタファーとして与えられていることはきわめて興味深い.筆者はここに,今日的な意味における歯科医療の原点があると考える.

人は青年期を迎える頃から社会活動性が高まり,家族以外の多くの人たちと接触する機会が飛躍的に増える.栄養摂取と健康の維持は社会活動性を支えるための必要条件であるが,この時期は性選択 sexual selection (配偶者選択 mating) を実現するために必要な社会的能

力，すなわち他者とのコミュニケーションスキルを身につけることが重要になる．人は言語による意思の伝達ばかりでなく，笑い，怒り，悲しみなどの気持ち（情動）を表情として表出し，相手に正確に伝えることに習熟するようになる．またさまざまな人に出会うことによって，表情の意味を読み取る技術を身につけるようになる（Chapter 7 参照）．

顔の形や表情が魅力的か否かは，配偶者選択（性選択）を行ううえで重要な判断基準となる[2]．性選択という目的のみならず，学校や職場などソーシャルコミュニケーションが必要な場面においても，非言語的メッセージの果たす役割は大きい．

脳内における顔の認識，すなわち第一印象の形成は0.5秒以内に行われる[3]．人と人とのコミュニケーションにおいて，構音運動（会話）や表情表出などの口と顔の働きはきわめて重要な役割を果たす．メッセージの受け手から見た場合，言語により伝達される情報は1/3，残りの2/3は非言語的なシグナルにより伝達されると考えられている[4]．

魅力的な表情をつくるうえで，笑顔の果たす役割は大きい．人はソーシャルな交流の場では，1人だけでいる場合の30倍以上笑う[5]．また，そのような場面では，会っている時間の2/3以上を笑顔に費やす（女性は87%，男性は67%の時間）．微笑んでいない女性の写真は最も魅力がないと評価され，微笑んでいない男性の写真は威圧的であると評価される傾向にある[6]．人はまた無表情の顔よりも，笑顔をより記憶することが知られている[7,8]．

現代人は容貌に敏感である．私たちは毎日，さまざまなメディアを通じて広告にさらされている．広告内容には，化粧品など直接に顔や口もとの美しさを得るための商品もあれば，そうしたこととはまったく無関係な商品であっても，その商品が優れていることを消費者に刷り込むために，暗喩として美男美女をモデルとして使うことがほとんどである．逆に言うと，よい商品を勧めているモデルは善であり，善とは美しいことである，というわけである．

したがって，現代では思春期以後，生涯を通じて口と顔をどのように健康に保ち，魅力的に見えるようにするかは，個人にとっての一大関心事である．化粧はそうしたことに大いに役立つが，きれいな歯並びと白い歯，こぼれるような笑顔は，それだけでその持ち主が心身ともに健康であることを示すのに，十分な非言語的シグナルとなる．

きれいな歯並びは，見た目にも人に好ましい印象を与えることが知られている[9]．逆に歯並びや口もとのゆがみは，当事者にとって深刻な心理的葛藤を引き起こす問題である[10]．この悩みは稀なものではない．というのも白人や日本人についての調査では，いずれも人口のおよそ55%以上に咬合の異常が認められる[11,12]からである．もっともアメリカ社会では，ほとんどの患者は容貌の改善を希望して矯正歯科治療を受ける[13]が，日本人は歯並びの悪さをそれほど気にしない人も多いのではないかと考えられるので，必ずしも当てはまらないかもしれない．

二つの社会にみられる相違は，美を善と考える古代ギリシャ以来の価値観と，そうした伝統的価値観を背景として，容貌の善し悪しが配偶者選択や就職の機会に大いに影響する西洋，特にアメリカ社会の特徴に由来している．急速にアメリカ化の進むわが国でも，矯正歯科を含む形成医療へのニーズはますます高まるものと思われる．

咬合の異常が存在すると，歯の清掃が不完全になりやすい．過蓋咬合では，下顎切歯が口蓋粘膜へ外傷性の接触をすることが多い．これらのことは，う蝕や歯周病に罹患しやすくなるリスクを高める要素となり得る[14]．また咬合の異常が存在すると，食物を十分に咀嚼するために必要な，スムーズな下顎の動きは期待できない（Chapter 6 参照）．

要するに歯並びが悪いと，"楽しい食卓，すなわち人生"を特徴づける三つの要素である，①味わう（栄養の摂取），②おしゃべりをする，③愛情・友情を確認する，のいずれもが妨げられる．歯並びを整えることで咀嚼能率が向上し，また健康な笑顔で人と接することができるようになる．

歯科矯正学とは，乳・幼児期から壮年期，老年期までに生じる成長・発育と加齢に伴う軟組織を含む口顎諸構造の形態・機能の変化，およびそれらの社会的な表現である容貌の認識メカニズムを科学的に探究し，またそこから得られる知見を基礎として，天然歯の咬合ならびに容貌を改善し，それらの健康の維持を図るための最適な診断技術と歯科治療技術を開発し，教育することを目的とする臨床歯科医学の専門分野である．その目指すところは，患者の自尊心の涵養と回復，そし

て維持である.

（本稿は季刊「栄養教諭」第8号・日本文教出版2007に掲載された筆者の論文[15]を補筆，修正したものである.）

2 矯正歯科治療に対するニーズ

咬合の異常（不正咬合）が一般集団のなかでどれくらいの頻度で認められるかは，矯正歯科治療に対するニーズを知るうえで基礎となる情報であり，医療経済学の視点からも重要である.

20世紀初めから現在までに行われた咬合異常の発現率についての代表的な調査を表2.1に示す．調査結果を見ると，二つのことがわかる.

一つは，発現率は調査者により相当に異なるということである．これは大標本の調査では，簡潔で正確な測定と記録を行うということと，時間的および人的制約との間のトレードオフが要求されるからであろう．矯正歯科治療を必要とする咬合上の問題を抱えているかどうかについては，調査者の間で判断の分かれやすいボーダーライン上の被検者を，正常・異常のどちらに分類するかによって，発現率は相当に変動する可能性がある．評価手法の相違は調査成績に明らかに影響する.

もう一つは逆説的であるが，発現率が調査者によって相当に乖離するにも関わらず，ほとんどの調査が人種，民族の相違に関係なく，ほぼ50％以上の数値を示

していることである.

Thilanderら[16]は，南米コロンビアで，5～17歳までの4,724人の子供について，咬合異常の発現率を調査した．その結果，全体の88％が軽度から重度の咬合異常を示した．他の多くの報告と比べて高い数値であるが，これは咬合異常の定義を含む調査方法の差によるものであろう．全体の1/2が咬合異常，1/3が歯の排列異常，そして1/5が歯の位置異常であった.

Proffitら[12]は叢生に関する調査（NHANES III, National Health and Nutrition Examination Survey）を行い，アメリカ合衆国における咬合異常の実態を明らかにした．それによると，同国では成人の57％が何らかの咬合異常を有している．前歯部反対咬合は3.4％，前歯部開咬1.9％，叢生の発現率は37.6％であった．また子供の咬合異常の発現率は，成人とほぼ同じような値を示すことが知られている[10,12].

日本人についてはどうであろうか．先に，調査者が咬合異常をどのように定義し，判定者間でどの程度の判断の一致が認められるかで，調査結果は相当に異なると記した．以下では大阪大学が1970年代初頭に行ったフィールド調査の方法[17]を踏襲して筆者らが行った調査の結果をもとに，過去およそ40年の咬合異常の発現の様相について比較してみたい.

1977年から2年間にわたり，兵庫県下のある私立女子大学において6,896人の学生（平均年齢20歳6か月，年齢範囲18～22歳）を対象に，口腔内を直接に観察することで前歯部開咬の発現率を調べた（未発表資料）．調査は筆者が同席したうえで，同僚と2人で行った.

表2.1 Representative surveys on the prevalence of malocclusions reported over the last 100 years with a sample size greater than 500 children and young adolescents

Author(s)		Sample			Malocclusion prevalence (%)
		Nationality	Size	Age	
Hellman[18]	1921	American	546	10-15	69.5
Korkhaus[19]	1928	German	568	14	55.4
Massler & Frankel[20]	1951	American	2,758	14-18	78.8
Andrik[21]	1954	Slovak	2,509	10-15	49.7
Newman[22]	1956	American	3,355	6-13	51.9
Gergely[23]	1958	Hungarian	3,087	15-20	48.0
Susami, et al.[17]	1971	Japanese	1,985	12-19	55.2
Thilander & Myrberg[24]	1973	Swedish	5,459	7,10,13	73.8
Kitai, et al.[11]	1990	Japanese	3,520	12,13 & 15,16	56.9
Proffit, et al.[12]	1998	American	7,000	8-50	57-59
Thilander, et al.[16]	2001	Columbian	4,724	5-17	88.0
Gelgor, et al.[25]	2007	Turkish	2,329	12-17	89.9
Uematsu, et al.[26]	2010	Japanese	2,378	12,13 & 15,16	55.5

前歯部開咬の定義は，中心咬合位において上下切歯切縁間に空隙を認める咬合状態とした．その結果，調査対象とした大学生のうち4.1%が前歯部開咬を示した．

次に，筆者らは前記大学附属学校において，1984～1986年の各年度に中学1年と高校1年に在籍していた女子生徒3,520人について咬合異常の発現率を調査したところ，56.9%であった[11]（表2.2）．

同じ学校において，2004～2006年に在籍していた女子生徒2,378人について，前回と同様の分類基準で咬合異常の発現率について調査した[26]．その結果，矯正歯科治療が必要と判断された生徒の割合は，55.5%であった．ここに記した2回の調査の詳細を1971年に須佐美ら[17]が行った調査結果とともに表2.2に示す．

須佐美ら[17]の成績も合わせると過去40年の間で一貫して，日本人青年の2人に1人強は矯正歯科治療を必要とする程度の咬合異常を有していることがわかる．患者に与える社会心理学的影響および咬合機能上の問題を考慮すると，このような高い発現率は決して見過ごされてよい数字ではない．

これらの調査成績から，1970年代前半から2010年までの間で，咬合異常の全体的な発現の割合に大きな変化はないことがわかる．

上顎前突については過去2回の調査のあいだに差異はないようであるが，須佐美ら[17]の成績はやや低い数値を示している．その理由は不明であるが，須佐美ら[17]のデータはその75%が12歳未満の児童であるので，小児では上顎前突が顕在化しにくいことを反映しているのかもしれない．あるいは，実際に下顎骨の発育ポテンシャルが低下している可能性も排除できない．しかし，反対咬合については過去40年の間に一貫して減少している．もっとも，切端咬合とⅢ級を合わせた数値を1971年と1990年で比較するとほとんど大差は無い．2010年では二つの咬合型はいずれも過去に比べて減少している．1971年の調査対象者の3/4は12歳未満の児童であり，顎骨の成長という影響を考えると，このような変化が自然に生じたとは考えにくい．小児に対する反対咬合の早期治療が広く普及したことでこのような発現率の低下が説明できると思われる．同じ傾向は前歯部開咬についても認められる．

叢生の発現率は1990年には35%であった．1971年のデータでは発現率は25%であるが，先にも記したように児童が多く含まれるので，永久歯列期には叢生はより顕在化すると考えられる．したがって70年代から80年代末までの間に叢生の発現率が高くなったということを必ずしも意味するものではない．しかし1990年と比べて2010年では35%から約20%に減少している．これは叢生についても混合歯列期において第一期治療が行われるようになった効果が反映されていることを示唆している．

矯正歯科治療を受ける患者の割合について記すと，アメリカでは成人の矯正歯科治療を受ける者の割合は，1970年には成人の5%であったのが，1990年には25%と大いに増加した[27,28]．青年の受診数については大きな変化はなく一定している．その理由はわが国と異なり，アメリカは今日でも人口が増加している国であるからである．

わが国でもアメリカと同じように成人患者が増加

表2.2　Proportions of malocclusions reported in the 1971, 1990, and 2010 studies by the teams of Osaka University, using the same evaluation criteria and protocols.

Authors	Sample				Malocclusion prevalence (%)							
	Year	Size	Age	Gender	Overall	Class II	Class III	Openbite	Deep-bite	Edge-to-edge	Crowd-ing	Orthod tx
Susami et al. 1971	1971	5,892	3-19	female	55.2 *	4.8	4.2	6.1	6.3	5.9	25.1	N/A
		1,985	12-19 *									
Kitai et al. 1990	1984-1986	3,520	12-16	female	56.9	7.9	2.6	2.7	7.7	7.2	35.0	N/A
Uematsu et al. 2010	2004-2006	2,378	12-16	female	55.5	8.5	1.0	0.8	7.0	4.0	19.6	11.6

＊：12～19 years of age ; n=1,985

している．それには医療を提供する歯科医師数の増加による影響もあると思われるが，成人でも受療できるという事実が患者に広く知られるようになったことや，プリアジャストエッジワイズ装置（Chapter 13 参照）の普及に伴い治療成績が従来に比べて安定し，チェアタイムと治療期間も短縮されたことも影響しているのではないかと考えられる．

矯正歯科治療を受けるか否かは，アメリカでは患者（あるいはその家族）の収入に依存しており，高所得者群ではきわめて高いのに比べて，低所得者群では5%に過ぎない[12]．

比較の資料はないが，筆者らが調査対象とした学校では2004～2006年において，矯正歯科治療の受療経験者の割合は11.6%であった．これは，咬合異常を認める者のおよそ21%に相当する．前記した叢生や反対咬合を有する生徒の比率が減少していることを考慮すると，大都市近郊では矯正歯科治療を受ける青少年の数は増加していると考えてよい．

■ 文　献

1. 食育基本法（議員立法）の成立及び食育推進会議について．第20回厚生科学審議会地域保健健康増進栄養部会資料．厚生労働省，平成18年 (2006).
2. Darwin C. The expression of the emotions in man and animals, Univ. Chicago Press, 1965.
3. Munte TF, Brack M, Grootheer O et al. Brain potentials reveal the timing of face identity and expression judgments. Neurosc Res 1998; 30:25-34.
4. Birdwhistell RL.The language of the body: the natural environment of words. In :Silverstein A Ed, Human Communication: theoretical explorations, 203-220, Lawrence, Hillsdale, New Jersey, 1974.
5. Provine RR. Yawns, laughs, smiles, tickles, and talking: naturalistic and laboratory studies of facial action and social communication. In :Russell JA & Fernandez Dols JM Eds, New directions in the study of facial expression. Cambridge Univ Press, Cambridge, 158-175, 1996.
6. Henley N. Body politics. In: Branaman A, Self and society, Blackwell, Oxford, 2001, 288-297.
7. Shimamura AP, Ross JG, Bennett HD. Memory for facial expressions:The power of a smile. Psychonomic Bull & Rev 2006; 13:217-222.
8. Prohovnika I, Skudlarskia P, Fulbrighta RK et al. Functional MRI changes before and after onset of reported emotions. Psych Res: Neuroimaging 2004; 132:239-250.
9. Cons NC, Jenny J, Kohout, FJ.Perceptions of occlusal conditions in Australia, the German Democratic Republic, and the United States. Int Dent J 1983; 33:200-206.
10. McLain JB, Proffit WR. Oral health status in the United States: prevalence of malocclusion. J Dent Educ 1985; 49:386-396.
11. Kitai N, Takada K, Yasuda Y et al. Prevalence of malocclusions and demand for orthodontic treatment among students at a women's high school. J Osaka Univ Dent Soc 1990; 35:321-327 (in Japanese).
12. Proffit WR, Fields HW Jr, Moray LJ.Prevalence of malocclusion and orthodontic treatment need in the United States: estimates from the NHANES III survey. Int J Adult Orthod Orthognath Surg 1998; 13:97-106.
13. Tulloch JF, Shaw WC, Underhill C et al. A comparison of attitudes toward orthodontic treatment in British and American Communities. Am J Orthod 1984;85:253-259.
14. 栗山玲子，高田健治，北井則行ら．咬合型別にみた歯石沈着の有無および歯肉炎の発現率について：思春期女子を対象とした疫学的研究，近東矯歯誌 1991;26:130-135.
15. 高田健治．健康な体をつくる食事のあり方−食事内容の変化と歯・口の健康づくり．季刊「栄養教諭」2007; 8:66-69.
16. Thilander B, Pena L, Infante C et al. Prevalence of malocclusion and orthodontic treatment need in

children and adolescents in Bogota, Colombia. An epidemiological study related to different stages of dental development. Eur J Orthod 2001; 23:153-167.
17. 須佐美隆三、浅井保彦、広瀬浩三ほか．不正咬合の発現に関する疫学的研究．1．不正咬合の発現頻度－概要．日矯歯誌 1971;30:221-229.
18. Hellman M. Variation in occlusion. Dental cosmos 1921; 63:608-619.
19. Korkhaus G. The Frequency of Orthodontics Anomalies at Various Ages. Int J Orthod 1928; 14:120-135.
20. Massler M, Frankel JM. Prevalence of malocclusion in children aged 14 to 18 years. Am J Orthod 1951; 37: 751-768.
21. Andrik P. Frequency of orthodontic anomalies in school children in Slovakia. Fortschr Kieferorthop 1954; 15: 273-276.
22. Newman GV. Prevalence of malocclusion in children six to fourteen years of age and treatment in preventable cases. J Am Dent Assoc 1956; 52:566-575.
23. Gergely L. Die Okklusionsverhältnisse von 15–20 jährigen. Fortschr Kieferorthop 1958;19:256–260.
24. Thilander B, Myrberg N. The prevalence of malocclusion in Swedish schoolchildren. Scand J Dent Res 1973;81: 12-21.
25. Gelgör IE, Karaman AI, Ercan E. Prevalence of malocclusion among adolescents in central anatolia. Eur J Dent 2007; 1:125-131.
26. Uematsu S, Yoshida-Yamada C, Takada K. Proportions of malocclusions in Japanese female adolescents over the last forty years. http://www.kuchikao.com/links/Articles_Frameset.htm
27. Proffit WR. Special considerations in comprehensive treatment of adults. In: Contemporary orthodontics, 2nded, St Louis:Mosby Year Book 1993:585-606.
28. Gottlieb EL, Nelson AH, Vogels DS. 1997 JCO orthodontic practice study. Part 1:Ttrends. J Clin Orthod 1997; 31:675-684.

Part 2

成長と発育

CHAPTER 3

全身の成長と発育

1 成長発育とは

　成長 growth は身長，体重など身体，すなわち形態面の増加に対して使用される用語である．それに対して，発育 development は形態に加えて，精神，運動，生理など機能面の成熟に至る変化に対しても用いられる．発育期は次のように分類される．

(1) 出生前期 Prenatal period. 受精から出生まで．
(2) 新生児期 Neonatal period. 出生後第4週間まで．
(3) 乳児期 Infantile period. 新生児期の後より満1歳まで．
(4) 幼児期 Preschool period. 満1歳より小学校入学まで．
(5) 学童期 School period. 満6歳から12歳まで．
(6) 思春期 Puberty. 第二次性徴の始まりから完成まで．
(7) 青年期 Adolescence. 第二次性徴の開始から骨端線が融合し成長が停止する頃まで．

2 器官の発育パターン

　小児期の発育は連続的であるが，発育の速度は一定ではなく，ある年齢では急速に，またある年齢では緩やかに経過する．身長に対する頭長の比率は成長に伴い変化する（図3.1）．新生児は四肢が短く胴長で4頭身を示すが，成人は7〜8頭身で脚の長さは身長のほぼ1/2である．出生後の成長は上肢よりも下肢に著しい[1]．これは頭尾成長勾配の原理として知られている[2]．
　諸器官の発育は同じペースで進むものではない．

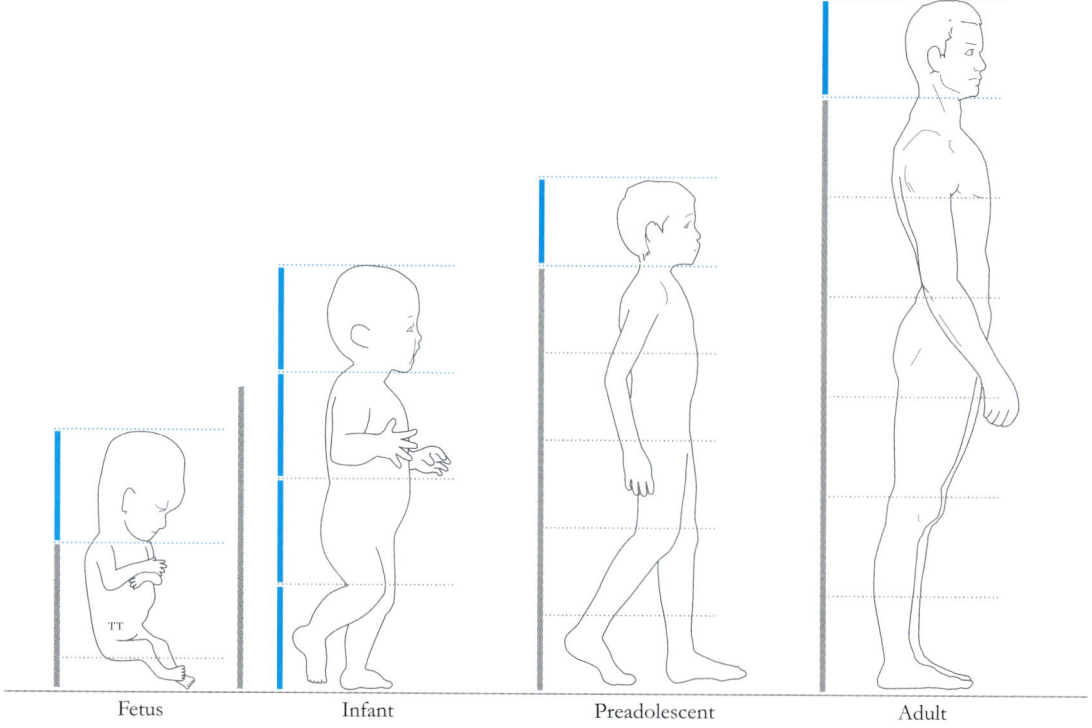

図 3.1　Change in body proportion according to general growth.

Scammon[3]は臓器別発育曲線としてこれを模式的に示した．20歳時の発育量を100として各年齢における諸臓器の重量を百分率で示すと，年齢の関数として4つの型で表現される．

(1) 一般型 General type：幼児期のゆっくりした成長と思春期の急激な成長を特徴とするS字状曲線を示す．頭部と頸部を除く身体全体の大きさ（身長，体重），筋，骨格，呼吸器，消化器など．
(2) 神経系型 Neural type：身体の他の部分に比べ成長が早く，7歳頃までにほとんど完了する．脳，脊髄，視覚器などの中枢・末梢神経系に属する諸器官，それらの器官に関係する頭部．
(3) 性器型 Genital type：10歳頃まではほとんど変化しないが，思春期になると成長発育をし始め急激に成人の域に達する．睾丸，卵巣などの性器，乳房，恥毛，腋毛，喉頭などの第二次性徴に関わる器官．
(4) リンパ系型 Lymphoid type：思春期直前に最大増加を示して最大値に達し，以後は減少して成人の値に達する．胸腺，リンパ節，口蓋扁桃，咽頭扁桃などのリンパ様組織．

3　一般的な身体発育の経過

ある個体が正常変異の範囲内であるのか，その域外にあるのかを決定することは難しいが，臨床上はきわめて重要なことである．通常身体の大きさ（身長，体重，頭囲，胸囲，座高）の年齢に伴う変化は成長曲線 growth curve，および成長速度曲線 growth velocity curve として表わすことができる（図3.2）[4,5]．ヒトの成長パターンは以下に記す4つの時期に区分され，成長速度のピークが2つある点にその特殊性が見られる[6]．以下は全身的な成長発育の一般的な経過である．

(1) 胎児期

胎児期（受胎後第9週～出生）は身体各部の大きさの増大を主とした急速な成長と，器官形成後の身体内部各器官系の発達を特徴とする．

(2) 乳・幼児期

胎生期に引き続いて乳児期（生後1年）から幼児期（1～6歳）の前半に急激な成長発育が見られる．その後，成長速度は次第に減退し，幼児期後半以降か

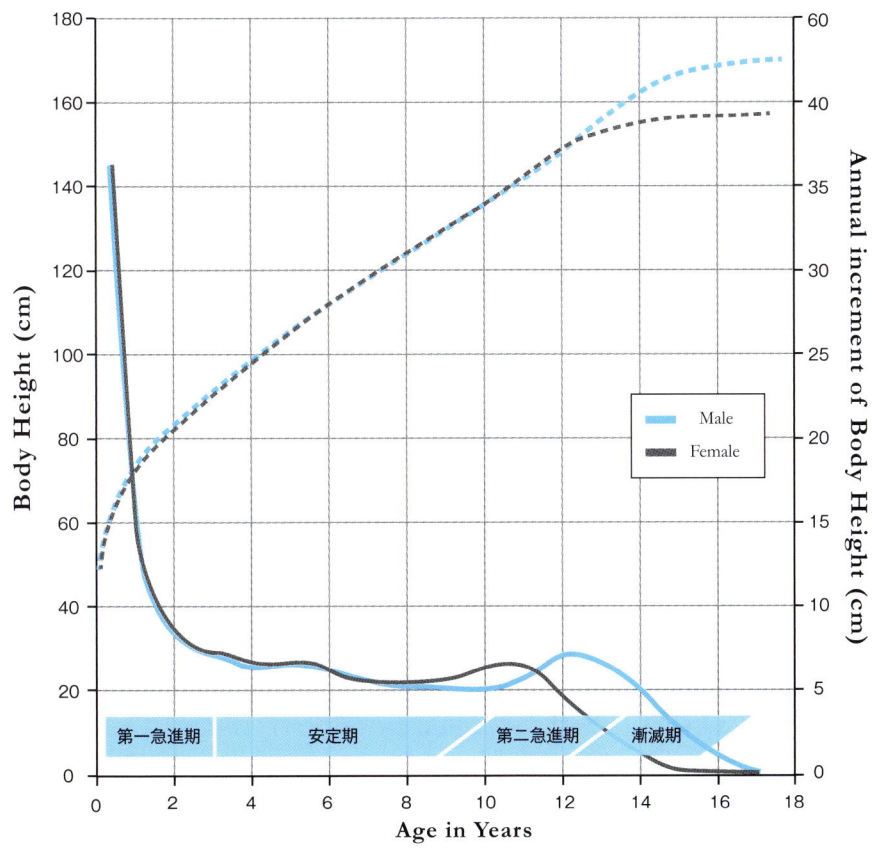

図 3.2　Mean growth curves and growth velocity curves. Estimated curves were computed from the data provided by the statistics 2000 by the Ministry of Health, Welfare and Labor, and the Statistical Survey of School Health by the Ministry of Education, Culture, Sports, Science and Technology, the Government of Japan [4,5].

ら学童期の安定期へと移行する．生後1年の間に身長，体重，頭囲は著しく増すが，諸臓器，特に中枢神経系も急速に発達する．

(3) 学童前期

学童前期（6〜10歳）には身長と体重が着実に増加し，脳重量は成人とほぼ同じになる．生後3〜4歳から思春期成長の加速を見るまでの期間は比較的安定した成長速度が保たれており，成長の安定期と呼ばれている．

(4) 思春期

男子では10歳頃になると，それまで緩やかであった身長の成長速度が上昇し，再び著しい成長を開始する．その後，年を追って身長の年間増加量は増す．13〜14歳で最高に達し（最大成長速度 maximum velocity），思春期の成長スパート pubertal growth spurt を示して急激に身長が伸びるが，第二次性徴はあまり現れない（思春期前期）．14歳を過ぎる頃から第二次性徴が出現し，身長の伸びは緩やかになる（狭義の思春期）．17歳頃にはほぼ成人の体格に近づく（思春期後期）．

女子では思春期の開始は男子に比べて1〜2年ほど早く，幼児期後半から学童前期を通じて生じる緩やかな身長増加が8〜9歳で再上昇し，10〜12歳頃をピークに低下し，14〜15歳で身長の伸びはほぼ停止する．初潮は身長の最大年間増加量を示す時期より半年から1年遅れて認められる．

4 成長の評価

全身ならびに口腔領域の成長発育状態を正しく理解するために，診査の対象とする患者について，その時点で患者の属する集団が示す標準値と比べてどの程度に成長発育の差が認められるかを評価することは，限定的な意味しか持たないことに注意する必要がある．現在に至るまでの患者の成長発育の経過（個成長 individual growth）について，経年的に記録したデータ（縦断資料）を用いて評価しなければならない．

その理由は，思春期成長促進の時期や身長最大増加量は個々人により異なるため，年齢に対応する平均身長の増加量の群平均をプロットすると，個々人の成長パターンとは様相を異にする曲線になるからである（図3.3）．

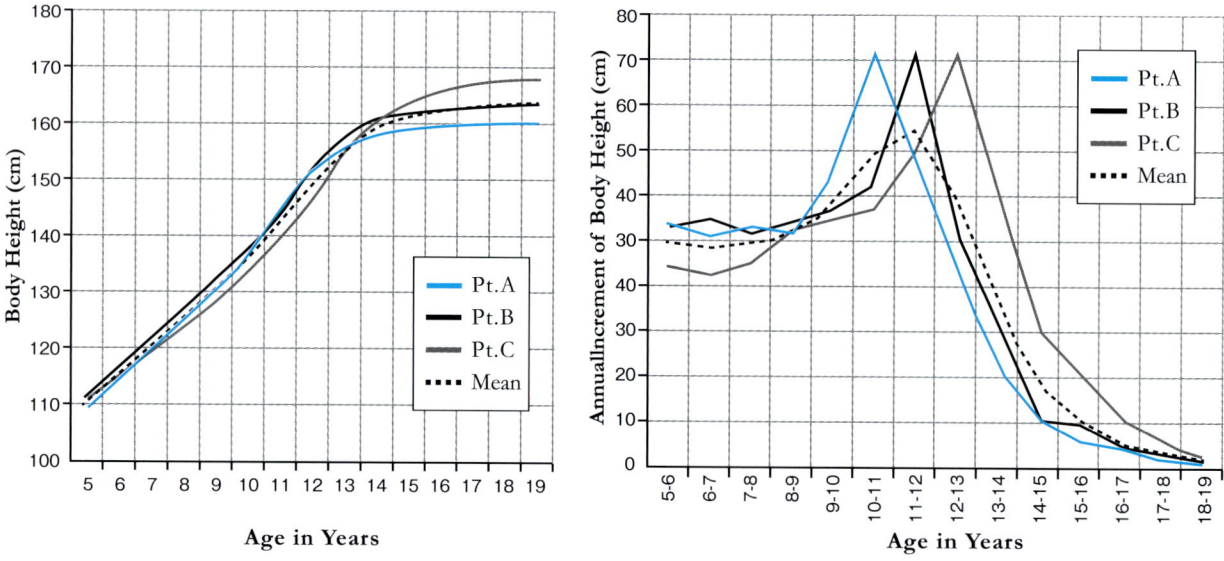

図 3.3 Changes in body height of three virtual females according to growth curves (Left) and growth velocity curves (Right). The solid lines designate mean of the three female data. Annual increment in stature of a patient that is designated as a function of chronological age can facilitate practitioners to understand if the stage of the patient's general growth is before the peak of the growth spurt or not. This method, if applied to a group of individuals, however, should be used cautiously because nature of each individual's growth is masked by the averaging process that deals with the data having different individual growth spurt periods.

4.1　成長曲線

個人の年齢ごとの計測値をつないだ曲線を成長曲線といい，低身長の診断などに用いられる．厚生労働省が10年ごとに実施している乳幼児身体発育調査による身体発育値[4]は乳幼児に対する標準値として，また，文部科学省が毎年実施し報告している学校保健統計[5]は，学童期以後の子ども（6～17歳）に対する標準値として用いることができる（図3.2）．

4.2　成長速度曲線

身長発育速度は乳幼児期の早期と思春期が最も高い（図3.2）．男子は11～14歳の約3年間に身長が急速に伸び，19歳頃に最終身長に達する．女子は10～12歳の約2年間に急伸し，初潮のおよそ1年前に成長スパートのピークを示す．以後身長の伸び率は急速に落ち，17歳頃に最終身長に達する．

4.3　発育指数

発育指数とは，体型の特徴を表示するための指数で，身体の発育や栄養状態などを判定する．

- 比体重＝体重（kg）／身長（cm）×10^2
  （正常範囲 22～33）
- Kaup指数[7]（文献）＝体重（g）／身長（cm）^{2}×10
  （正常範囲 15～18）

Kaup指数は，出生後2ヵ月までを除き全乳幼児期を通してほぼ正常値が一定しているので，乳幼児保健に用いられる．

- Rohrer指数[8]（文献）＝体重（g）／身長（cm）^{3}×10^4
  （正常範囲 110～160）

主に，学童期の子供の肥満の判定に用いられる．160以上の値をとるときに肥満とする．

5　相対成長

絶対成長 absolute growth は，成長を暦年齢 chronological age のように時間の関数としてとらえる．一方，生物体の2つの形質（身体全体の成長と部分の成長やある部分の成長と他の部分の成長）の一方を他方の形質の成長を知るための尺度として，相対成長 relative growth, allometry という言葉が用いられる．身長や骨成熟と顎顔面各部との相対成長を検討することにより，顎顔面の成長が予測できる．

6　生理的年齢

暦年齢は社会で慣用されている．しかし，成長発育は個体差がきわめて著しいことから，各個体の組織や器官の生理的状態を基準にして，成熟の度合いを評価する方法が考案されており，生理的年齢 physiological age あるいは発育年齢 developmental age と呼ばれる．骨齢，歯齢，第二次性徴年齢，形態学的年齢などがある．

6.1　骨齢

身体的成熟指標の最も適切な生理的年齢として，身長の伸びと密接な関連を持つ骨齢 bone age あるいは骨格年齢 skeletal age が広く用いられている．骨齢はエックス線画像での骨核（高年齢骨化中心）の出現と，その骨成熟に至る過程ならびに骨端軟骨（骨端核）の骨幹との癒合の過程に基づいて判定される．肩，肘，手，腰，膝，足の各部が対象となるが，手関節を含めた手部エックス線画像は，

- 撮影が容易で被曝量も比較的少ない．
- 多数の骨からできていて骨核数が多い．
- 出生から成人に至る長期にわたって各骨核の成熟度が観察できる．

などの利点があるので，臨床的によく用いられる．

手根骨の骨核や橈骨・尺骨遠位，中手骨，指骨の骨端核の骨核数および大きさ，骨核部の形，骨化度，骨端線の幅などによって年齢が判定される[9]（図3.4）．

■ 手根骨の骨核

手根骨の骨核は，通常，有頭骨→有鈎骨→三角骨→月状骨→大菱形骨→小菱形骨・舟状骨→豆状骨の順に出現する[10]．男子で7歳前後，女子で5歳前後に豆状骨を除く全骨核が出現し，その完成はそれぞれ12歳半ばおよび10歳半ばぐらいである．豆状骨骨核と有鈎骨フック（有鈎骨鈎）像がエックス線画像上に認められはじめるのは，身長が最大増加量を示す時期より早い．男子の大部分と女子のほぼ半数においてフック像が完成して明瞭に認知できるのは，身長が最大増加量を示す時期である．完成時手根骨の骨核の化骨数は11個で，健常児では年齢またはそれに1を加えた数字に等しい．

■ 橈骨・尺骨遠位，中手骨，指骨の骨端核

男子では1歳半ば，女子では1歳頃に橈骨骨端核，指骨の基節骨骨端核が，ついで2～3歳頃に中手骨と他の指骨の骨端核が出現する．尺骨骨端核の出現は，男子では7歳半ば，女子では6歳半ばである[10]．男子では13歳頃，女子では11歳頃に骨端核の縁が骨幹端に垂れ下がる'キャッピング capping'という現象が顕著になる．第一中手骨種子骨 sesamoid bone も出現してくる．この拇指尺側の種子骨は身長の最大増加期と同時期あるいはその1～2年前に出現することから，身長の思春期性の成長スパート期を予測する指標として利用できる．女子では種子骨の出現後1～2年の間に初潮がある．16～17歳頃橈骨骨端核が癒合する．

骨齢は以下の方法で評価する．

1) 一定部位の標準アトラスの年齢で表す．Greulich-Pyle法[11]のアトラスや日本人健康小児の標準手根骨エックス線図譜（諏訪）[10]を参考にして判定する．
2) 一部位の骨核の成熟を一定基準によって点数をつけ，これを総計して骨格成熟度を評価するもので Tanner-Whilehouse II（TW II）法[9] などがある．
3) 骨齢の遅速の判定には，骨齢／暦年齢×100（％）の式が用いられる．これの80～120％の範囲は正常と判定される．骨齢は成長ホルモン分泌低下性低身長やクレチン病で遅延し，性早熟症で促進する．

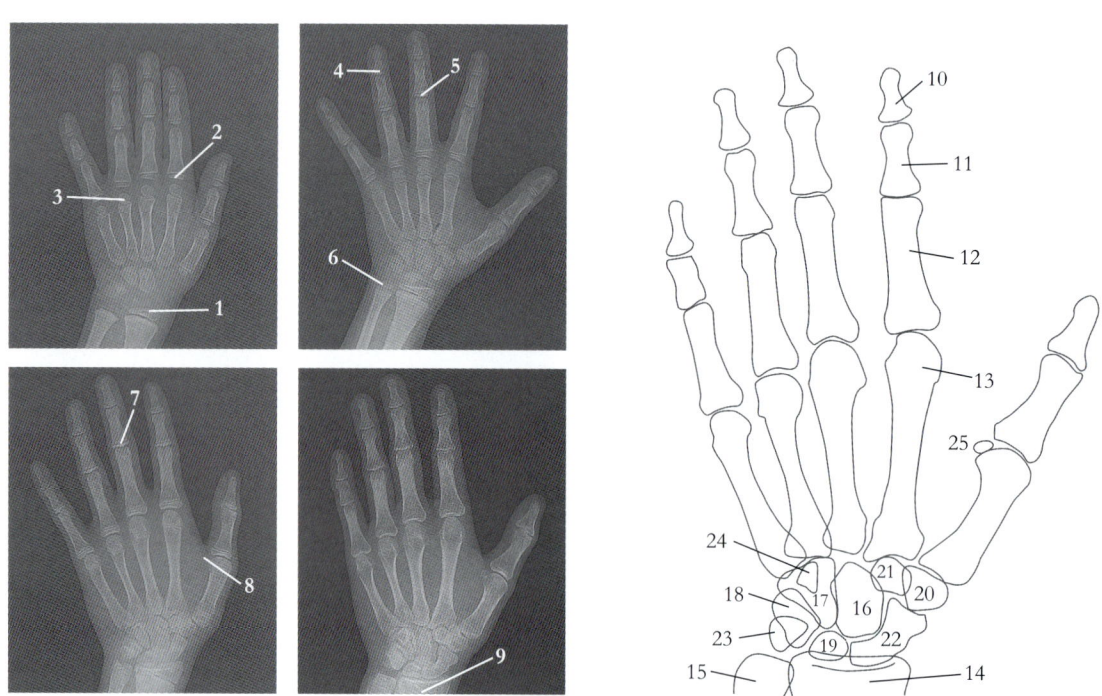

図3.4 Hand-wrist radiographs (males) and a tracing of the bones. a, 6-year old; b, 8-year old; c, 13-year old; d, 17-year old; e, tracing of hand-wrist bones.
1, 橈骨骨端 epiphysis of radius；2, 基節骨骨端 epiphysis of proximal phalanx；3, 中手骨骨端 epiphysis of metacarpal bone；4, 末節骨骨端 epiphysis of distal phalanx；5, 中節骨骨端 epiphysis of middle phalanx；6, 尺骨骨端 epiphysis of ulna；7, 中節骨骨端のキャッピング像 capping of epiphysis of metacarpal bone；8, 第一中手骨種子骨 sesamoid bone of first metacarpal bone；9, 橈骨骨端の癒合 fusion of epiphysis of radius；10, 末節骨 distal phalanx；11, 中節骨 middle phalanx；12, 基節骨 proximal phalanx；13, 中手骨 metacarpal bone；14, 橈骨 radius；15, 尺骨 ulna；16, 有頭骨 capitate；17, 有鈎骨 hamate；18, 三角骨 triquetrum；19, 月状骨 lunate；20, 大菱形骨 trapezium；21, 小菱形骨 trapezoid；22, 舟状骨 scaphoid；23, 豆状骨 pisiform；24, 有鈎骨フック hook of hamate；25, 第一中手骨種子骨 sesamoid bone of first metacarpal bone；

6.2 歯齢（歯年齢）

個体の身体発育段階を，萌出歯の数や種類を指標として評価することができる．このような分類概念を歯齢 dental age という．歯の萌出開始時期，石灰化の程度（石灰化年齢），さらに，歯冠あるいは歯根形成の程度も指標となる．Hellman の咬合発育段階（Chapter 4 参照）は，乳歯列から永久歯列への歯の交換状態を指標として発育を評価する歯齢のサブクラスである．

6.3 第二次性徴年齢

思春期の第二次性徴形質 secondary sexual character（睾丸，陰嚢，陰茎，陰毛，乳房，腋毛，初潮，髭，喉頭の隆起，声変わりなど）の出現から成人に至るまでの発育変化を数段階に分けて，その個体の思春期の身体成熟度を判定する[6]．

6.4 形態学的年齢

成人身長の 90％に達した時期や身長の最大増加量を示す時期など，個人の成長過程において際立った変化が見られる時期を先ず決め，この点を基準にそれ以前および以降を暦齢で区分して，生理的年齢を推し量ることがある．成長とともに変化する身体各部の形態的形質を生体計測で求めることから，形態学的年齢 morphological age, shape age または"生体計測年齢"と呼ばれる．

7 成長に影響を与える因子

身体の成長発育に影響を与える因子は大きく内因性と外因性に分かれる．これらは相互に作用する．内因（遺伝子に関連する因子）として，人種（民族），家族，性，年齢，先天異常などがある．外因（環境に関連する因子）として，日常生活での諸条件（栄養，疾病，運動，情緒，休養など），いわゆる"民度"（居住地域の経済，産業，消費，文化水準など），季節および気候，社会経済的水準（両親の職業，学歴，収入，家族構成，同胞数など），災害被災，戦争などの異常事態などがある．

■ 文献

1. Corliss CE. Pattern's human embryology elements of clinical development. McGraw-Hills, New York, 119, 1976.
2. Proffit W. 著，高田健治訳．プロフィトの現代歯科矯正学．クインテッセンス出版，東京，17, 80, 1989.
3. Scammon RE. The measurement of the body in children. In: The Measurement of Man, Harris, J A et al. (eds), University of Minnesota Press, Minneapolis; 173-215, 1930.
4. 厚生労働統計　乳幼児身体発育調査　平成 12 年乳幼児身体発育調査．
5. 文部科学省学校保健統計調査（指定統計第 15 号）．
6. Tanner JM. Growth at adolescence. 2nd ed, Blackwells. Oxford; 28-40, 1962.
7. 高石昌弘：身体計測値からみた小児の成長発達．小林登，多田啓也，藪内百治　編．新小児医学大系 2　小児発達科学．中山書店，東京，137-163, 1986.
8. Rohrer R. Der index der körperfülle als mass des ernährungszustandes. Munch Med Wochenscher 68: 580-583, 1921.
9. Tanner JM & Whitehouse RH. Assessment of skeletal maturity and prediction of adult height（TWII method）．2nd ed., Academic Press, London; 22-37, 1983.
10. 村田光範，松尾宣武，田中敏章他：日本人標準骨成熟アトラス，金原出版，東京，1993.
11. Greulich WW & Pyle SI. Radiographic atlas of skeletal development of the hand and wrist. 2nd ed., Stanford University Press, Stanford; 1-256, 1959.

CHAPTER 4

顔面および口腔の成長と発育

1 頭骨の成長と発育

1.1 骨・軟骨

■ 形を決めるホメオボックス遺伝子

動物の体は一つの受精卵から発生し，分化や増殖を繰り返して特徴ある形がつくられる．

ホメオボックス遺伝子 homeobox gene は180個の塩基から構成され，その塩基配列はショウジョウバエから脊椎動物まで高度に保存されている．形づくりの基本プロセスは，ホメオドメインを持つ転写因子が形づくりに必要な遺伝子の転写を制御するプログラムと，これらの制御を適切な位置で行わせる位置情報シグナル伝達システムを通じて行われる[1]．

■ 骨の組織発生

胎生期から出生後の骨の成長様式には，軟骨性成長と骨膜性成長がある．

■ 軟骨性成長

軟骨性成長 cartilaginous growth は，内軟骨性骨化 endochondral ossification によって形成される骨の成長様式である．内軟骨性骨化では間葉系組織の中に軟骨原基が形成され，軟骨細胞が増殖して軟骨原基が伸長，拡大する．軟骨細胞は肥大化し，石灰化した後に血管が侵入して最終的に骨に置換される．内軟骨性骨化は脊椎や四肢の長管骨などの内骨格で広範囲に認められ，中胚葉性間葉組織に由来する軟骨細胞と骨芽細胞から形成される．しかし頭蓋底の一部や下顎頭などは，神経堤細胞に由来する外胚葉性間葉組織から形成される．

■ 骨膜性成長

膜性骨化 membranous ossification では間葉系細胞の凝集部から骨原性細胞が分化・増殖し，ついで前骨芽細胞，骨芽細胞へと分化が進み，骨基質形成と石灰化が生じて骨形成が進行する．頭蓋の器官は神経堤細胞 neural crest cell に由来する外胚葉性間葉組織で構成されるものが多く，頭骨のような扁平な骨の多くは膜性骨化によって形成される．結合組織性の骨膜あるいは骨内膜に含まれる未分化の間葉系細胞が骨芽細胞に直接分化して，軟骨の形成を経ずに骨組織が発生し新生骨の表面付加 apposition が生じる（骨膜性成長 periosteal growth）．頭骨は膜性骨も軟骨性骨もすべて，表面付加によってその大きさを増す．また骨のリモデリング remodeling によって骨組織の付加と吸収が生じ，頭骨の形状が変化する．

縫合 suture は脳頭蓋と顔面頭蓋を構成する膜性骨間に見られる線維性結合である．縫合性成長 sutural growth は，縫合に接している各膜性骨の骨縁に生じる新生骨の付加（付加成長）によるもので，胎生期から出生後3年ぐらいが最も活発な成長の時期であるが，最終的には骨結合 synosteosis へ移行する．縫合部の骨基質の付加成長により，相対する骨は互いに離れてゆく．この骨の移動が，膜性骨間の拡大が生じるための重要なメカニズムである．

■ 軟骨と骨の細胞の起原

未分化間葉系細胞から骨・軟骨を形成する細胞が分化する．これは多分化能を持った細胞で，骨原性と血液原性の間葉系細胞に分かれる．未分化間葉系細胞の分化の振り分けは，それぞれの組織に特異的な転写因子によって制御されている．

骨原性の幹細胞からは骨や軟骨ばかりでなく，脂肪細胞，筋細胞，線維芽細胞などが分化する．骨芽細胞への分化はCbfa1[2]，Osterix[3]，軟骨細胞への分化はSox9[4]，

筋細胞への分化はMyoDファミリー[5], 脂肪細胞への分化はPPAR-γ[6]と呼ばれる転写調節因子が, それぞれ重要な役割を果たしている.

血液原性の幹細胞からはCFU-S（血液幹細胞）, CFU-M（単球／マクロファージの前駆細胞）を経て破骨細胞前駆細胞が分化し, それらが融合して多核の破骨細胞になる.

■ 骨組織を構成する細胞

骨芽細胞osteoblastはコラーゲン線維をはじめ, 種々の細胞外基質成分を合成・分泌し骨を形成する. 骨基質合成を活発に行う活性化骨芽細胞は立方形もしくは円錐形を呈し, 核周囲にはよく発達した粗面小胞体とゴルジ野を有している. 骨芽細胞によってコラーゲン, プロテオグリカンが合成され, 最初に類骨と呼ばれる未石灰化骨が形成される. 骨芽細胞は類骨層を介して骨組織の表面に単層で敷石状に配列し, 破骨細胞の分化誘導にも重要な役割を果たしている. 副甲状腺ホルモン, 活性型ビタミンD$_3$, エストロゲンなどに対する受容体を持ち[7], TGF-β, BMPなどのサイトカイン産生能を有する[8].

骨細胞osteocyteは, 骨芽細胞が自ら分泌した骨基質中に埋め込まれた細胞である. 骨細胞は1mm^{3}の骨中に26,000個も存在するといわれている. 骨小腔に存在する骨細胞は, 多数の細長い細胞突起を骨基質中に伸ばし, 隣接する骨細胞や骨芽細胞と互いにギャップ結合gap junctionで連絡し, 細胞性ネットワークを形成して, 細胞間の情報伝達を行うと考えられている（Chapter 16参照）. 骨細胞はカルシウムホメオスタシス, 類骨基質の成熟, 石灰化, メカノセンサー, 骨細胞性骨基質吸収等を抑制する働きがあるといわれている.

破骨細胞osteoclastは骨のカルシウムを血中へ動員できる唯一の細胞で, 骨の改造現象（リモデリング）に関与して, 血清カルシウムの恒常性を維持する. 血液原性幹細胞から分化した, 単球マクロファージ系の前駆細胞が分化, 融合し, 活性化されて骨吸収能を有する多核巨細胞となり, 骨組織表面に接着し, 骨に面している側に波状縁ruffled borderを形成する. 破骨細胞の細胞質には酒石酸抵抗性フォスファターゼと酸プロトン（H$^+$）の産性に関与する炭酸脱水素酵素（II型）がある. 骨表面に接着した後, タンパク質分解酵素や酸を放出して骨吸収を行う. 破骨細胞による骨吸収は, 骨芽細胞ならびに種々のホルモンや増殖因子, サイトカインによって綿密な調節を受けている. 骨吸収促進因子のシグナルは骨芽細胞に入り, その細胞上に破骨細胞分化因子 receptor activator nuclear factor kB ligand（RANKL）を誘導する[9]. 破骨細胞前駆細胞上のRANKL受容体receptor activator NFkB（RANK）と骨芽細胞上のRANKLが結合すると成熟破骨細胞への分化・融合が起こり, 活性化後に骨吸収を生じさせる. 一方, 骨芽細胞が産生分泌する破骨細胞抑制因子osteoprotegerin（OPG）[10]によって破骨細胞の分化が抑制され, RANKLとOPGの働きにより破骨細胞活性の調節がなされている（Chapter 16参照）. また, 破骨細胞表面にはカルシトニン受容体があり, その結合によって波状縁は消失し骨吸収作用は抑制される.

1.2 頭骨の発生と成長発育

■ 頭骨の発生と形態形成の制御

頭部の組織は外胚葉, 内胚葉, 中胚葉の3つの胚葉由来である. 多くの器官の発育に見られるように, 頭骨の形態形成も細胞運動, 細胞内情報伝達, 遺伝子間相互作用, 時間的・空間的な転写の調節など, 継続的で相補的な組織間の相互作用によって生じる.

頭蓋神経堤cranial neural crest（CNC）と中胚葉から由来する細胞が, 頭蓋冠calvariaの発育に関与する. 頭蓋骨の発生と脳および縫合をめぐる組織の発生との間には密接な関連がある. 頭蓋冠の石灰化は膜性骨化によって起こり, 複数の骨化中心から外側に向かって石灰化が進行し, 相互に骨化前線が近づいてついには縫合が形成される. Fibroblast growth factor（FGF）[11], bone morphogenetic protein（BMP）[11]はどの縫合の間葉細胞にも発現しているにも関わらず, いくつかの縫合のみが癒合する. この縫合での骨基質の付加成長により, 頭骨の拡大が起こる.

頭蓋顎顔面でも, *Hoxa2*[12]のようなホメオボックス転写因子遺伝子と, FGF, Sonic hedgehog（SHH）, Wnt, BMPなどのシグナル伝達システムが形態形成を制御する[13]. また, *Wnt1*は神経管の背側に神経堤の誘導の時期に発現し[14], Wntシグナルは上顎と前頭鼻突起の成長を制御する重要な役割を果たすことが示唆されている.

四肢の発育に関わっている遺伝子は, 頭骨の発育に

も影響を及ぼす．四肢あるいは頭蓋の形成異常はいくつかの遺伝子変異に関連している．*SHH*, FGF receptor gene family, *TWIST* (basic helix-loop-helix transcription factor)[15]と paired-like homeodomain family member[16]があげられる．

■ 頭骨の発生

頭骨は胎生1ヵ月までに脊索notochordの頭方端を取りまく間葉組織内に発生する．頭部を構成する間葉は，沿軸中胚葉 paraxial mesoderm，側板中胚葉 lateral plate mesoderm，神経堤 neural crest，および外胚葉性プラコードという外胚葉肥厚域に由来する．沿軸中胚葉（体節と体節分節）は頭蓋の壁と底，頭蓋顔面域のすべての随意筋などを形成する．側板中胚葉は喉頭軟骨およびこの域の結合組織を形成する．神経堤細胞も間葉に分化し，頭蓋 cranium（脳頭蓋）と顔面 face（顔面頭蓋）の骨の形成に加わり，特に顔面中央と鰓弓の骨格構造物を形成する．鰓弓は胎生4～5週に出現し，胚子の特徴ある外形に大きく関わる．

頭蓋は脳を取り囲んで保護する容器になる神経頭蓋（脳頭蓋）と，顔面の骨格を形成する内臓頭蓋とに分けられ，さらに骨の発生様式から膜性神経頭蓋 membranous neurocranium，軟骨性神経頭蓋 cartilaginous neurocranium，膜性内臓頭蓋 membranous viscerocranium，軟骨性内臓頭蓋 cartilaginous viscerocranium の4つの骨単位に分けられる[17]（図4.1）．

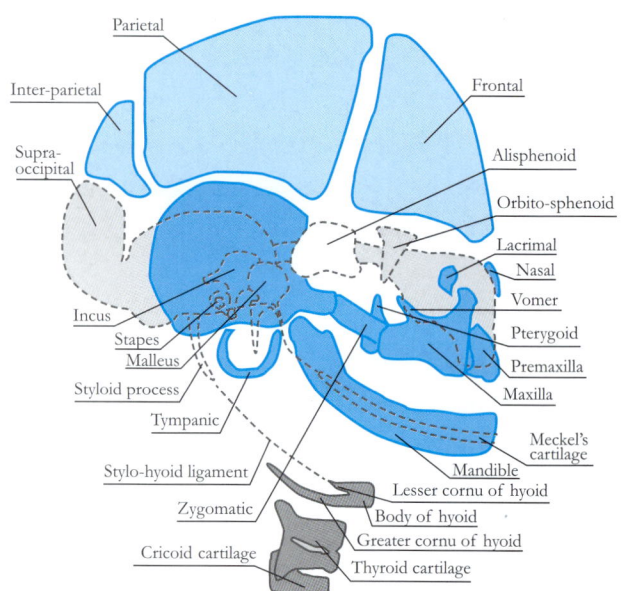

図4.1　The four bony components that constitute the cranium. Light blue, membranous neurocranium; Gray, cartilaginous neurocranium; Dark blue, membranous viscerocranium; Dark gray, cartilaginous viscerocranium. (Redrawn from Hamilton, Boyd and Mossman's human embryology : prenatal development of form and function(4th edition). (Copyright 1972, 537; Fig515, with permission by London : MacMillan.)

■ 膜性神経頭蓋

膜性神経頭蓋は脳を覆う中胚葉性間葉から発生し，骨に直接分化する膜性骨化によって扁平な各膜性骨（前頭骨，側頭骨，後頭骨，頭頂間骨）が形成され，頭蓋冠となる．各膜性骨間は靱帯結合 syndesmosis で結合線維性に連結される．

■ 軟骨性神経頭蓋

頭蓋基底部 cranial base は多数の硝子軟骨性原基から軟骨内骨化によって生じた軟骨性骨で構成され，頭蓋底の原基である軟骨性脳頭蓋 chondrocranium が形成される．

傍索軟骨と後頭椎板の軟骨が癒合して後頭骨底部と後頭顆部が，下垂体軟骨から蝶形骨体後部が，梁柱軟骨から蝶形骨体前部がそれぞれ形成され，軟骨性頭蓋正中部を構成する．蝶形骨体前部の軟骨は鼻中隔の軟骨となる．

軟骨性頭蓋両側部では眼窩蝶形軟骨から蝶形骨小翼，翼蝶形軟骨から蝶形骨大翼の一部，耳包の軟骨から側頭骨錐体部と乳様突起，鼻包の軟骨から篩骨，下鼻甲介および鼻中隔がそれぞれ形成される．

胎生8週以降に鼻中隔前部から後頭部に及ぶ軟骨原基の各部位に骨化中心が現れて，後頭骨，蝶形骨，側頭骨，篩骨そして下鼻甲介が形成され，軟骨性神経頭蓋を構成する．それぞれの軟骨性骨間には軟骨結合 synchondrosis が介在し，軟骨の間質成長と両極性の骨への置換によって各骨は大きさを増し，頭蓋底が拡大，成長する（図4.2）．

頭蓋底は脳頭蓋と顔面頭蓋との接合部にあり，軟骨性頭蓋骨と膜性頭蓋骨とが連結して頭蓋底を形づくる．したがって頭蓋底はその成長発育が頭蓋の最終的な形と大きさに，また咬合を含む顔面の形態形成に影響を及ぼす重要な部位である．

頭蓋底正中部には脳下垂体を収納するトルコ鞍や脳幹の腹側面が接する斜台があり，また大後頭孔を初めとする多数の孔を脊髄，脳神経，血管が通る[18]．頭蓋正中基底部は前頭骨眼窩部，篩骨の篩板と鶏冠，蝶形骨骨体および後頭骨底部で構成されトルコ鞍を中心として彎曲する（図4.2）．

頭蓋底の前下方では上顔面の骨格が前頭蓋窩と連結し，後方側面では下顎骨が側頭骨下顎窩と顎関節を形成する．

■ 膜性内臓頭蓋

膜性内臓頭蓋（膜性顔面頭蓋）は顔面頭蓋を構成する鼻と顎に関連して出現する膜性骨で，呼吸器官と消化器官を収納する．

■ 軟骨性内臓頭蓋

軟骨性内臓頭蓋は軟骨性顔面頭蓋とも呼ばれ，第一，第二，および第三の鰓弓軟骨 branchial cartilage に由来する．第一鰓弓腹側軟骨（Meckel's cartilage）からツチ骨とキヌタ骨が，第二鰓弓脊側軟骨（Reichert's cartilage）からアブミ骨と側頭骨茎状突起が，第二鰓弓腹側軟骨から舌骨小角と体上部が，第三鰓弓腹側軟骨から舌骨大角と体下部が，それぞれ形成される．

■ 胎生期の顔の形成

胎生4〜5週に，口窩の周りの神経堤細胞由来の間葉からは前頭鼻隆起の，第一鰓弓からは一対の上顎隆起と下顎隆起の形成が始まる．胎生4週末までに前頭鼻隆起下方部の両側に鼻板が発生し，この辺縁部に間葉が増殖して，内側鼻隆起および外側鼻隆起が形成され，将来外鼻孔となる鼻窩ができる．鼻窩は内側鼻隆起，外側鼻隆起，上顎隆起の癒合により小さくなり，顔の正中部に位置してくる．眼も側方から顔の正面に位置するようになり，胎生8週に顔の外形が完成する[18]．

前頭鼻隆起から鼻骨，涙骨，顎前骨が，上顎隆起から上顎骨，口蓋骨，鋤骨，蝶形骨大翼の大部分，蝶形骨翼状突起，側頭骨鱗部が，下顎隆起（Meckel軟骨 Meckel's cartilage を含む）から下顎骨，側頭骨の鼓室輪が，それぞれ形成される．

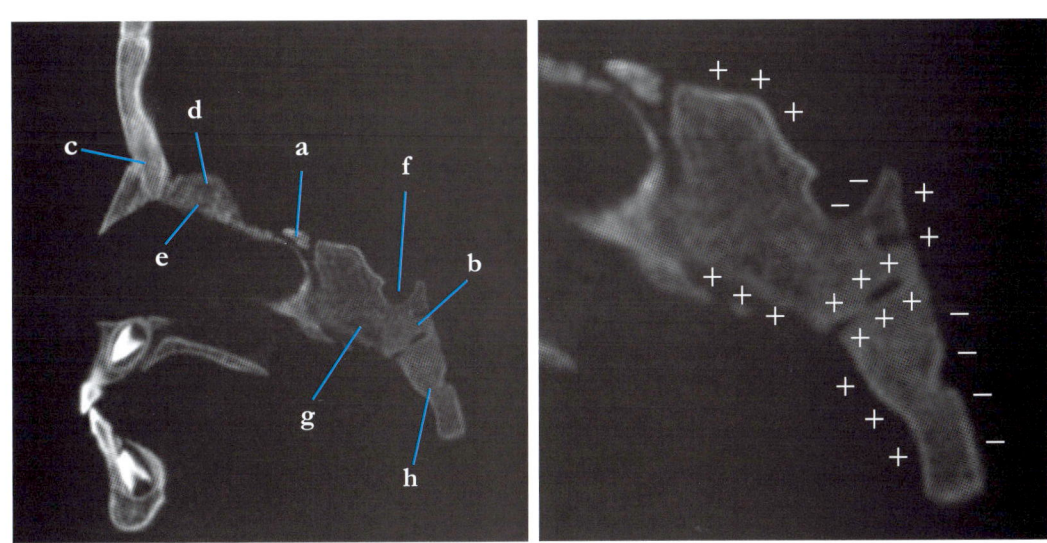

図 4.2　The human cranial base structure on the para-sagittal plane as reconstructed by a CT image. a, Sphenoethmoidal synchondrosis ; b, Sphenooccipital synchondrosis; c, Frontal bone; d, Foramen cecum ; e, Crista galli; f, Sella turcica; g, Sphenoid bone; h, Occipital bone. ＋ denotes apposition and − represents resorption.

■ 口蓋の形成

一次口蓋（正中口蓋突起）は胎生5週頃に，切歯孔より前方で左右の内側鼻隆起から発生する．二次口蓋は胎生6週に，切歯孔より後方で左右の上顎隆起の内面に発生する外側口蓋突起から形成される．外側口蓋突起（口蓋棚 palatal shelves）は舌の両側で下方に棚状に成長するが，胎生7週になると方向を変えて舌の上方へ挙上され，胎生9〜12週において前方では一次口蓋と，上方では鼻中隔と接合し，左右の口蓋棚相互間は癒合する[18]．

一次口蓋に膜性骨が発生し顎前骨が形成される．これとともに上顎骨と口蓋骨から外側口蓋突起に骨形成が及んで，硬口蓋が形成される．外側口蓋突起の後方部分は骨化せずに鼻中隔よりも後方に伸び，軟口蓋と口蓋垂が形成される[19]．

■ 口唇裂，口蓋裂および顔面裂

口唇裂 cleft lip と口蓋裂 cleft palate は比較的発生頻度の高い先天異常で，特異的な容貌と構音障碍が起こる（Chapter 5参照）．切歯孔より前方の変形は側方唇裂，上顎裂，一次口蓋と二次口蓋の裂により生じる．切歯孔より後方の変形は口蓋突起の癒着不全に起因し，口蓋裂および口蓋垂裂が生じる．裂が深部に及ぶと上顎裂を引き起こす．

口唇裂は内側鼻隆起と上顎隆起の癒合不全によって，片側性または両側性に生じる．口唇裂は赤唇縁の小さな裂をはじめ，外鼻孔の底部から歯槽突起に至る裂まで，その表現型はさまざまである[20]．

口蓋裂は両側の内側口蓋突起相互間，一次口蓋および鼻中隔との癒合不全により生じる．片側性口蓋裂は片側の口蓋と鼻中隔のみが癒合して他側の口蓋との間に裂を生じ，両側性口蓋裂は両側の口蓋が鼻中隔と癒合しない[20]．一次口蓋の裂，一次口蓋と二次口蓋との裂，および二次口蓋の裂に分類されるが，軽度の口蓋垂裂から軟口蓋，硬口蓋，歯槽（側切歯と犬歯間の歯槽突起）の全域にわたる完全口蓋裂までさまざまである[20]．

斜顔面裂は上顎隆起と外側鼻隆起との癒合不全により生じ，唇，鼻，眼瞼，眼窩に裂が及ぶ．口裂は上顎隆起と下顎隆起の癒合によって形成され，口裂が異常に小さいと小口症 microstomia，大きいと巨口症 macrostomia となる．横顔面裂では口角から頬部にかけて，上顎隆起と下顎隆起の癒合部位に一致して裂が発現する．正中唇裂は二鼻裂を持つ稀な奇形で，両側の内側鼻隆起の癒合不全により生じる[18]．

1.3　出生後の脳頭蓋の成長発育

■ 頭蓋冠の成長発育

いくつかの縫合の接合部は泉門 fontanel と呼ばれるが，頭蓋の泉門には頭頂骨から見て前方に大泉門 anterior fontanel（図4.3），後方に小泉門 posterior fontanel，前側方に前側頭泉門 sphenoid fontanel，後側方に後側頭泉門 mastoid fontanel の6つがある．出生後の骨成長によって，泉門の閉鎖と縫合の狭小とが生じる．大泉門の閉鎖は通常生後18ヵ月である[21]．

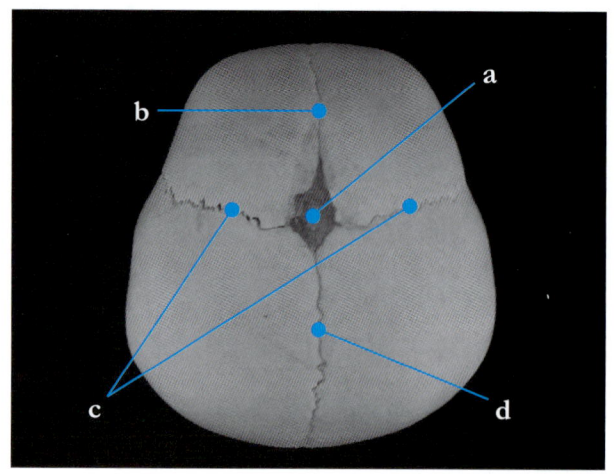

図 4.3　The anterior fontanel of an 8-month-old infant. a, Anterior fontanel; b, Anterior suture; c, Coronal suture; d, Sagittal suture (Courtesy of Dr. R. Kanomi)

■ 頭蓋冠の骨の付加・吸収による成長（付加成長）

出生後，頭蓋冠は縫合での骨成長と扁平骨の外面と内面での骨付加・吸収による成長によりその大きさを増し，頭蓋腔の容積が増す[18]（図4.4）．脳の成長による頭蓋腔内圧の増大と関連して頭蓋冠内面は吸収され，外面は頭蓋冠に付着している筋の機能などの外力によって影響を受ける．縫合での成長は4歳頃までで，その後は付加・吸収による成長が主体となる．前頭骨内板の成長は6〜7歳で完了に向かい安定する．幼児期に骨外面への付加成長によって眉弓，外後頭隆起，側頭線，項線が形成される．思春期に前頭洞が形成されるとともに，眉間，グラベラ部（Chapter 9参照）の前頭骨が厚くなる．

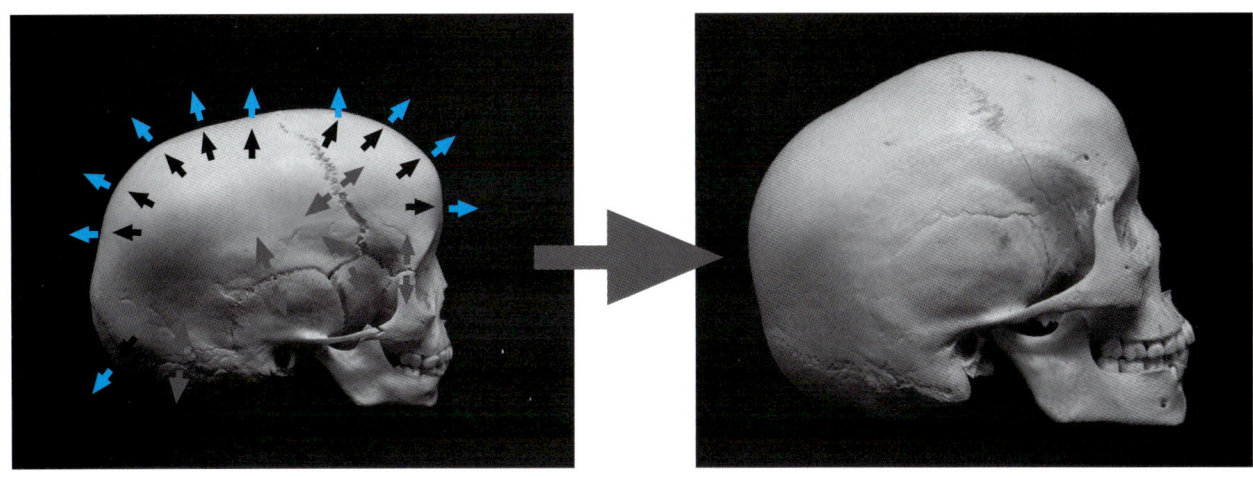

➡ :外側の骨付加
➡ :内側の骨吸収
➡ :縫合での骨成長

扁平骨での骨成長

図4.4　Dry skulls, estimated ages 2y (left) and 16y (right), showing appositional bone growth, resorption, and sutural growth. (Courtesy of Dr. R. Kanomi)

■ 頭蓋冠の縫合における骨成長（図4.4）

脳の成長は骨縫合部に骨を離開させる張力を及ぼし，各骨間の骨縁で骨芽細胞が増殖し，それにより二次的，補償的な骨形成が頭蓋冠の縫合で生じると考えられている．縫合での骨成長は出生後2～3年が最も活発な時期であり[22]，思春期頃に縫合性の成長は終わる．縫合の閉鎖は25～30歳頃に頭蓋冠内面で始まり，その後10年を経て外面に至り骨結合となる．縫合が早期に閉鎖すると，頭蓋骨癒合症 craniosynostosis や狭頭症となる（Chapter 5参照）．

■ 頭指数

形質人類学では，頭指数 cephalic index はヒトの人種的集団の分類基準の一つとして重要視されている．頭指数が，75以下の頭型を長頭 dolicocephaly，80以上を短頭 brachycephaly，その間を中頭 mesocephaly，85以上を過短頭 superbrachycephaly に分類する．

$$\text{頭指数 cephalic index} = \frac{\text{最大頭幅 maximum head breadth}}{\text{最大頭長 maximum head length}} \times 100$$

■ 頭蓋底の成長発育

脳の発育に伴い，内頭蓋底床部は全面的な骨吸収が生じて頭蓋窩は深くなる．また頭蓋骨間の縫合での付加成長が生じることにより，頭蓋底は側方にも拡大される．側頭骨下顎窩は出生時には浅い平坦な凹みであるが，永久歯萌出後の7歳頃から関節結節の形成が進み，12歳頃まで下顎窩の骨付加が続いて下顎窩が形成される．

■ 軟骨結合部での成長

頭蓋底の主な軟骨結合には次のものがある．

■ 蝶後頭軟骨結合 sphenooccipital synchondrosis

頭蓋底正中部の後頭骨と蝶形骨間の軟骨結合である．出生後の後頭蓋底の主要な成長部位であり，頭蓋で最後に癒合する軟骨結合で頭蓋底径の成長に寄与する[23]（図4.2）．男子では14～15歳頃，女子では12～13歳頃に内面（脳側）から骨化が始まり，20歳頃に外面（咽頭側）の骨化が完了する．生後の長期間にわたる蝶後頭軟骨結合での成長により，上顎骨の後方成長と後方大臼歯の萌出，鼻咽頭の成長が可能になる．

■ 蝶形骨間軟骨結合 midsphenoidal synchondrosis

頭蓋底正中部にある蝶形骨骨体の前部と後部の間の軟骨結合は出生直前に癒合し，蝶形骨骨体と大翼間の軟骨結合は出生時に癒合する．

■ 蝶篩骨軟骨結合 sphenoethmoidal synchondrosis

蝶形骨と篩骨の接合部の軟骨結合は軟骨が線維変性して蝶篩骨縫合 sphenoethmoidal suture となり，7歳頃まで成長する（図4.2）．

■ 後頭内軟骨結合 intraoccipital synchondrosis

出生時に後頭骨は軟骨結合によって4つの部分に分かれているが，後頭鱗部と後頭顆部の間の軟骨結合は2歳の終わりまでに癒合し，後頭顆部と底部の間の軟骨結合は6歳頃に癒合する．

■ 縫合部での骨付加と頭蓋底での骨リモデリング

出生後の前頭蓋窩における蝶前頭縫合，前頭篩骨縫合，蝶篩骨縫合での矢状方向の成長は，脳の著しい発育に伴って7歳頃まで続く[24]．トルコ鞍から盲孔までの成長は8～12歳頃に成人の域に達する．盲孔より前方における成長はその後も続き，前頭洞の形成と拡大に対応する前頭骨外表面への骨付加とグラベラ部における骨厚径が増大する．特に男子では思春期に成長のスパートを示す．

トルコ鞍では成長中に骨リモデリングが続き，その形状と大きさが変わる．下垂体窩内面の前部では5～6歳までに骨付加が生じて安定する．内面後部と床部の一部では16～17歳頃まで骨吸収が続き，鞍結節と鞍背には骨が付加して，下垂体窩が拡大する[25, 26]（図4.2）．

斜台および大後頭孔前縁部は，骨のリモデリングにより成長する．骨吸収は後頭骨底部の脳側面と大後頭孔後縁に見られるが，骨付加は蝶形骨後部の内面，外面，後頭骨底部の咽頭側面および大後頭孔前縁に見られ，蝶後頭軟骨結合の癒合後も頭蓋底長径は増す[27]．

1.4　出生後の顔面頭蓋の成長発育

感覚器官（嗅覚，視覚，聴覚など）は鼻，眼，耳として顔の上方で頭蓋底と接した位置にあり，軟骨性脳頭蓋の構成要素である．一方，顔面骨は鼻と顎に関連して出現する膜性骨であり，顔面頭蓋の主な機能は呼吸と咀嚼である（Chapter 5参照）．

新生児の顔面頭蓋は脳頭蓋に比較して小さいが，顔面骨格は緩徐に長期の成長を続ける．そのため顔の垂直高径は大きく増し，脳頭蓋に対して顔面頭蓋の占める割合は増齢につれて大きくなる．その結果，頭部のプロポーションは変化する[28]．

■ 鼻上顎複合体の成長発育

上顎骨と上顎骨に隣接する顔面骨（鼻骨，涙骨，篩骨，口蓋骨，頬骨および鋤骨）は縫合で接合しており，上顎複合体 maxillary complex あるいは鼻上顎複合体 nasomaxillary complex と総称される．上顔面の上半部は眼球，鼻中隔軟骨など脳頭蓋の成長に関連する部位であり，12歳頃に成長が完了する．下半部である顔面中央部は歯，顎，筋，舌などの咀嚼器官であり，18～25歳頃まで成長が続く．

■ 鼻腔

鼻腔 nasal cavity の上部の高さと幅は，主として鼻中隔軟骨の成長によって10歳代の終わりに成人値に達する．鼻腔下部ではその後も高さと幅が増し，鼻腔上壁の最上部を除く外壁および下壁（鼻底）に生じる骨吸収と口蓋の下方への移動によって鼻腔が成長する（図4.5）[27]．鼻腔の深さは蝶形骨翼状突起内側板，鋤骨および口蓋骨の各後縁で骨付加が生じることによって増し，鼻咽頭腔容積の拡大がもたらされる．

鼻中隔 nasal septum は鼻腔の内壁をなし，出生時にはその下端の鋤骨を除いて軟骨である．生後間もなく鼻中隔軟骨の上方で骨化を始めた篩骨垂直板が，3歳までに鼻中隔軟骨の後方で鋤骨に達し，10歳頃に鋤骨と癒合する．鼻中隔軟骨は胎生期の軟骨頭蓋の軟骨であり，出生後も永久軟骨として顔の中央に存続する．篩骨垂直板および鋤骨の成長に伴って鼻中隔軟骨はその前方部に小さく限局されるようになるが，前上方部は鼻背の外側鼻軟骨に移行して鼻背を形成する（Chapter 9参照）．上顔面の成長において特に乳幼児期の鼻中隔軟骨の重要性が示唆されており，ヒトの鼻中隔欠損症でも上顔面の劣成長が認められる[29]．

出生時には下鼻甲介より下方の下鼻道は著しく小さいが，口蓋の下降とともにその大きさを増す．鼻腔下部が鼻からの空気路となる．

鼻粘膜が鼻腔をとりまく頭骨内に陥没して形成された含気骨内の空間を副鼻腔 paranasal sinus と言う．前頭洞，篩骨洞，蝶形骨洞および上顎洞がある．上顎洞は出生前から，他は出生後に形成され始め，生涯にわたって拡大し続ける．

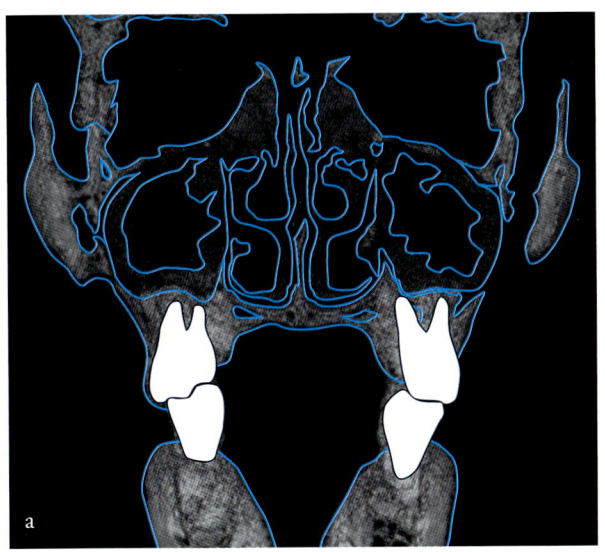
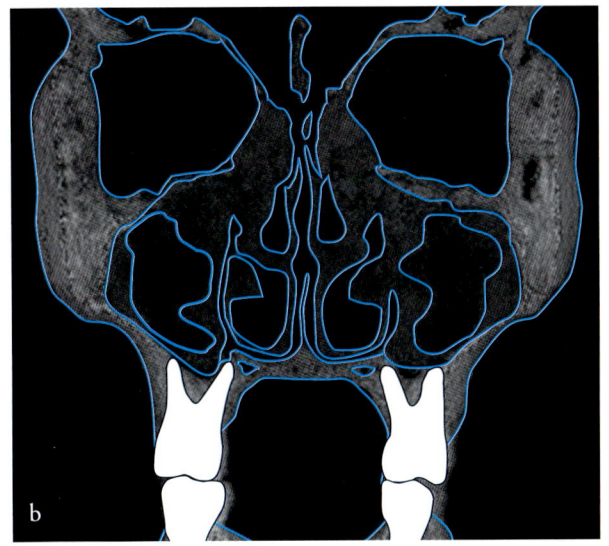

図 4.5　Growth of the nasal cavity, maxillary sinuses, palate, and the alveolar process. a, 8 year-old; b, 14 year-old; Both images of a and b were matched vertically with the cranial bases.

■ 頬骨弓

　頬骨弓は頬骨とともに，側頭頬骨縫合での前後方向への成長と頬骨前方部での骨吸収，後下方部での骨付加によって後方に移動する（図4.4）[27]．また頬骨弓外側面での骨付加と内側面での骨吸収とによって外側方へ成長する．頬骨弓下縁の前方2/3の部位に咬筋浅部が，内側面および下縁の後方1/3の部位に咬筋深部が，頬骨弓上縁に側頭筋膜が付着する．これらの咀嚼筋の活動は頬骨弓の成長に影響を及ぼす（Chapter 6参照）．

■ 口蓋

　出生後の口蓋palateは横口蓋縫合部でのわずかな成長と思春期近くまで続く上顎結節後面での骨付加とで長さを増大し，口蓋の幅は1〜2歳で終わる正中口蓋縫合部での成長と7歳頃まで続く上顎骨歯槽隆線外側面での骨付加によって増大する．正中口蓋縫合は成人期まで線維性結合として存続し，30歳以前の癒合はほとんどないと言われている[30]．

　口蓋の口腔面での骨付加と鼻腔面での骨吸収により，口蓋の下方移動と鼻腔の拡大がもたらされる（図4.5）[27]．歯の萌出に伴って形成される歯槽突起は口蓋の深さと幅を広げ，舌の機能空間を増す．

■ 咽頭腔

　咽頭腔pharynxは蝶後頭軟骨結合での頭蓋底の成長により前後的な深さを，頸椎の成長および口蓋の下降により高さを増大する．

■ 鼻上顎複合体の成長機構

■ 縫合部での成長

　縫合性成長は鼻骨間，上顎骨間，口蓋骨間，上顎骨とその周囲顔面骨間，顔面骨と頭蓋骨間で生じる．縫合性成長が最も活発な時期は，胎生期から生後3年までで，通常10歳頃までに終わる．鼻上顎複合体は主として下方へ，やや前方へも移動する．脳，眼球，頭蓋底軟骨，鼻中隔軟骨が成長することで，頭蓋骨と顔面骨を離開させ，それに伴い縫合での付加成長と鼻上顎複合体の位置移動が生じる．

　前頭上顎縫合 frontomaxillary suture および前頭頬骨縫合 frontozygomatic suture での垂直方向の成長は，眼球を内蔵する眼窩の成長に伴い顔の高さの増加をもたらす．また10歳頃まで成長を続ける鼻中隔軟骨の成長に伴い，前頭上顎縫合，前頭鼻骨縫合 frontonasal suture および前頭頬骨縫合では垂直方向への成長が生じて鼻腔底が下降し，顔は下方に成長する（図4.6）．篩骨上顎縫合 ethmoidomaxillary suture および前頭篩骨縫合 frontethmoid suture も，眼球および鼻中隔軟骨の成長に伴って垂直方向への成長を示す．

　脳および蝶後頭軟骨結合の成長に伴って，頬骨弓の側頭頬骨縫合 temporozygomatic suture は主として前後方向への成長を示す．鼻骨上顎縫合 nasomaxillary suture での前後方向への成長によって鼻梁は高くなる（図4.6）．

　頬骨上顎縫合 zygomaticomaxillary suture は眼球の成

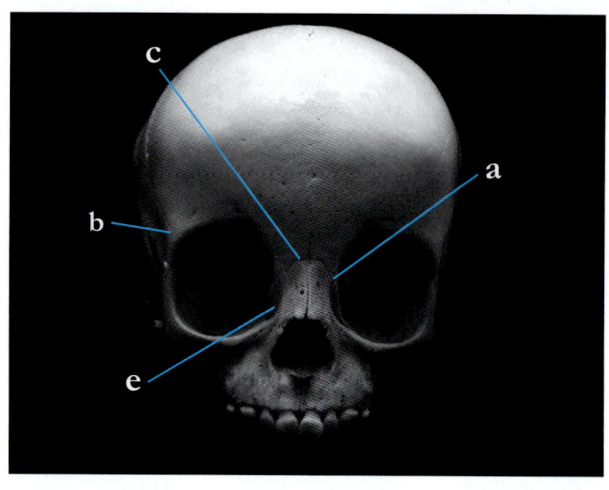
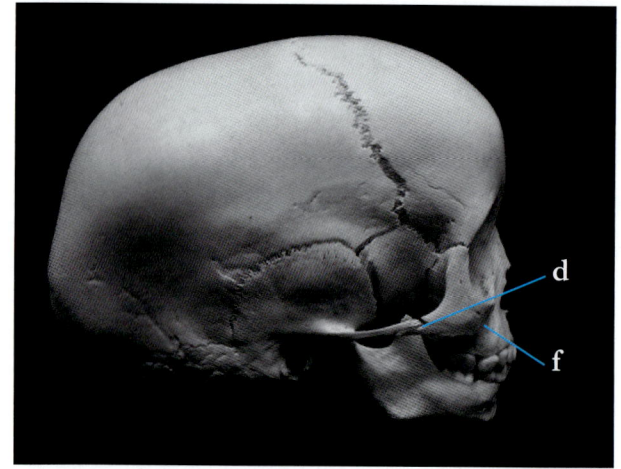

図 4.6　Sutural growth of the nasomaxillary complex. a, Frontomaxillary suture ; b, Frontozygomatic suture; c, Frontonasal suture; d, Temporozygomatic suture ; e, Nasomaxillary suture ; f, Zygomaticomaxillarysuture (Courtesy Dr. R. Kanomi).

長に伴って側方へ成長し，顔の幅を増大させる．顔の側方への拡大は鼻骨間縫合 internasal suture，上顎間縫合 intermaxillary suture そして正中口蓋縫合 mid-palatine suture も関与するが，それらの成長は生後1～2年の間に終わる．

■ 骨のリモデリングによる成長

顔面骨は縫合における成長により大きさを増し，相対的な位置を変える．しかし顔面骨は個々の骨膜面 periosteal surface および骨内膜面 endosteal surface で，骨の付加・吸収（骨リモデリング）も生じる[27]．この機転は，縫合部における成長がほぼ終了する10歳以降にも鼻上顎複合体の成長に関与することで，結節，洞，口腔，鼻腔，副鼻腔を拡大させるとともに，骨の大きさと厚みを増すように働く（図4.5）．

■ 下顎骨の発生と形態形成の制御

下顎骨と歯列の形態形成とは，第一鰓弓由来の下顎隆起の形成で始まる多段階の過程である．まず下顎隆起は上皮に囲われた間葉のコアからできる．その形成の後，第一鰓弓は上下顎を別々に発生する上顎隆起と下顎隆起に分かれる．下顎隆起を覆っている上皮は胎生期の外胚葉と内胚葉に由来し，間葉は中胚葉と神経堤細胞に由来する[31,32]．この神経堤細胞は骨，軟骨，頭蓋神経節，結合組織に分化する[31,32]．これらの細胞はHox遺伝子を発現するのではなく，頭蓋神経堤細胞 cranial neural crest cell（CNCC）の下顎弓にある骨格組織への分化と死は，CNCCと前腸の中胚葉と下顎上皮を含む周囲組織とのシグナル相互作用によって決定される[31,32]．

下顎隆起由来のMeckel軟骨は下顎骨 mandible の発生に直接の関与はせず，胎生6週にその外側にある下歯槽神経がオトガイ枝と切歯枝に分岐する部位で膜内骨化が始まり，上方，下方および内側方に骨化が広がって，下顎体 corpus と下顎枝 ramus が形成される[33]．下顎骨の発生では下顎頭と筋突起，正中線上の下顎結合部に軟骨から骨に置換する部位があり，これらの軟骨は軟骨頭蓋原基の一部ではなく，後に二次軟骨として発生する．

下顎隆起の形態形成は二つの別々の機能的領域，すなわち二つの大きな外側領域と小さな正中領域によって制御される．これらの領域は上皮にある Bmp4 と Fgf8 を含むシグナル分子と間葉組織のある転写因子に限られた，シグナル分子の発現パターンを特徴とする[34]．

外側領域は軟骨形成と骨形成が開始されると，臼歯を含む下顎弓の部分，Meckel軟骨の部分とそれに関連した骨の大部分ならびに，中耳構造の元になる．その下の間葉に発現しているいくつかの遺伝子，すなわちLhx6, Barx1, Gsc, Dlx, Pit1 とともに外側領域の上皮に発現している Fgf8 は，二つの外側領域の細胞増殖，アポトーシス，形態形成を制御する[35]．Fgf8 の外側領域における局在性は，内胚葉によって発現する SHH，正中

領域の上皮によって発現する*Bmp4*により制御されている[36,37].

二つの下顎隆起が出現する小さな領域は，切歯を含む下顎骨の正中領域と，最も近心領域に位置している骨格要素（Meckel軟骨のsymphysis部分とそれに関連した骨を含む）の元になる．内側領域は著しく増殖している間葉を含み，発育中の下顎骨全体の成長に関与する[38]．内側の形態形成は，*Fgf8*とは関係せず[39]に，*BMP*，*Endothelin1*，*SHH*を介するシグナルを含む多数のシグナル経路の複雑な相互作用に依存している．正中部の形態形成に関わる転写因子を発現する遺伝子の候補として，*dHAND*，（*Hand2*），*eHAND*，*Fox gene*，*dLX5*，*Dlx6*，*Msx1*，*Msx2*などがある[40,41].

*Prx1*と*Prx2*は頭蓋顔面間葉組織の存在するさまざまな場所で，ホメオボックス遺伝子と共発現するpaired-related familyの近縁の遺伝子である[42]．下顎隆起において*Prx*遺伝子は内側領域の間葉組織に強く共発現する．*Prx*遺伝子産物は，Meckel軟骨の尾側端と吻側端における軟骨形成と軟骨細胞の最終分化に必要とされ，下顎骨の形態形成過程において，細胞の生存，Meckel軟骨細胞の部位特異的最終分化と骨形成など，多機能な役割を果たす．*Prx1*と*Prx2*の欠失マウスは下顎骨の著しい形態異常を示す[43]．しかしこれらの内側領域の遺伝子経路を引き起こすメカニズムは，未だ十分には解明されていない．

■ 出生後の下顎骨の成長発育

出生後の下顎骨は，下顎頭軟骨での骨への置換と下顎骨骨膜面・骨内膜面におけるリモデリングによって，その大きさを増し成長する．すなわち，下顎頭での軟骨性成長，下顎枝後縁ならびに歯槽部への骨付加により，下顎骨はその長さと高さを増し，頭蓋底に対して前下方に移動する（図4.7）．下顎骨はオトガイを頂点として外方に広がるV字型を呈しているので，下顎骨の長さの増加とともに下顎枝は側方へ拡大され，下顎頭間幅径が増す[27].

出生時の下顎骨は上顎骨に対して後退位 retrognathic にあるが，下顎骨の大きさが増すにしたがい前下方へ移動し，正顎位 orthognathic をとるようになる．下顎骨体長や下顎枝高は身長の伸びと同様のS字型の成長曲線を描いて増加し，思春期以降に下顎骨の成長が促進される．また，特に思春期にオトガイ形成が著しくなり，下顎角も小さくなる．

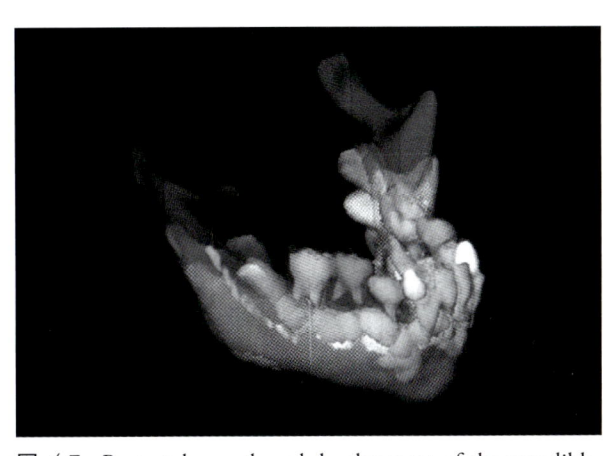

図4.7 Postnatal growth and development of the mandible, represented by a series of CT images recorded from a girl at the ages of: 9 months, 1y 9m, 7y. The "chain of beads" represents the mandibular canal. (Courtesy of Dr. S. Kreiborg.)

■ 下顎頭

下顎頭軟骨は身体の他の部位にある関節軟骨や長骨の骨端軟骨とは異なる組織所見を示し，成長軟骨と関節軟骨の両方の機能を果たす．下顎頭および側頭骨下顎窩は膠原線維束と弾性線維からなる緻密な線維性結合組織でおおわれており，関節面に加わる圧に適応し得る構造を持つ（Chapter 6参照）．下顎頭が機能環境の変化や機械的刺激に対して応答すると，細胞増殖能や基質形成能が変化することが知られている．また舌，筋，歯など周囲組織・器官の成長に伴って下顎頭が前下方に移動することによりつくり出された空間を補償するために，下顎頭に軟骨性成長が生じると考えられている[27]．下顎骨の位置や形態は下顎頭の成長方向や成長量に左右されると考えられるが，下顎頭の成長方向には個体変異が大きく，また同一個体でも成長方向が時期によって変化する．下顎頭での成長は思春期である12～14歳時にピークに達し，通常20歳頃に完了する．

■ 下顎枝と下顎体

生後4〜12ヵ月頃に左右の下顎体は骨性癒着して下顎結合 symphysis を形成し，単一の骨となる．出生後1年間は下顎骨全体に骨付加が生じるが，その後は部位特異的な骨付加により形態形成が進む（図4.7）．下顎体前部では，内側面の骨吸収と外側面の骨付加が生じて切歯部が前方に移動し，乳歯の萌出が可能となる．

下顎枝前縁では骨吸収が，後縁では骨付加が生じることで，下顎枝は後方へ移動するとともに下顎骨体長が長くなる[27]（図4.7）．成長が進むにつれて下顎枝後縁上部に骨吸収，後縁下部に骨付加，下顎枝前縁下部に骨吸収が生じ，筋突起の上縁と前縁への骨付加による筋突起の高さと幅が増し，下顎枝も直立するようになる（図4.7）．男子は女子よりも下顎角は小さく，咀嚼筋機能の発達や咀嚼力の強弱を反映すると考えられ，加齢とともにふたたび鈍角化する．下顎枝基底部内側面では骨吸収が生じ，外側面では骨付加が生じる．その結果，下顎角部は外側方に張り出す．下顎枝と下顎角の外側面の咬筋粗面に咬筋が，下顎枝と下顎角の内側面の翼突筋粗面には内側翼突筋が，そして筋突起の前縁と内側面には側頭筋が付着する（Chapter 6参照）．下顎角や筋突起は咀嚼筋の発達や機能に適応した形態と内部構造に変化すると考えられている．下顎角は下顎枝後縁線と下顎下縁線とのなす角度で，出生時には約140°，成人では約120°となる．幼児期以後オトガイ隆起が骨付加により形成され，思春期の第二次性徴の発達とともにオトガイ隆起が顕著になる．

下顎体に骨付加が生じて歯槽部が形成され，歯が萌出して下顎体の高さが増す．舌側結節 lingual tuberosity 後面で骨付加が生じることによって，下顎大臼歯の萌出が可能となる[27]．

■ 頭骨の成長を制御する要因についての仮説

頭骨の成長をコントロールする要因について，次のような仮説が提唱されている．

Sicherら[44]は，頭骨成長に関与する縫合，軟骨，骨膜は，すべて強く遺伝的に制御されるとした．なかでも縫合での成長が頭骨成長の主体をなし，頭蓋冠および鼻上顎複合体の縫合部結合組織の分化，増殖が骨を離開させると推論した．Scott[45]は，頭骨の成長は遺伝的に規定され胎生期および出生後の頭蓋軟骨の果たす役割が重要であるとした．特に鼻上顎複合体の形態形成には鼻中隔軟骨の成長が大きく関与し，他方，縫合性成長は二次的にこれらの軟骨や脳，眼球などの成長に応答するものであるとした．Moss[46]は，骨に付着する筋，舌，眼球，脳，神経・血管系などの軟組織や器官の存在と機能が頭骨の成長と形態形成に影響を及ぼし，骨格系は二次的，補償的に成長するとの概念としての機能的基質論 functional matrix theory を提唱した．van Limborgh[47]は，頭蓋・顔面成長の制御について Scott と Moss の考え方を統合し，"骨性脳頭蓋の成長は軟骨細胞の分化・増殖を決定する内因性遺伝要因によって強く規定されており，環境要因の影響は少ない．一方，膜性脳頭蓋および顔面頭蓋は遺伝的に規定される頭蓋底軟骨や鼻中隔軟骨，脳，眼球，舌，歯など関連諸構造の成長発育による影響が大きい．また膜性骨の成長は局所的な環境要因，特に咀嚼筋などの筋機能力によって促進される"とした．

Yamamoto Tら[48,49]は，頭蓋・顔面を構成している軟骨細胞，すなわち下顎頭軟骨細胞，蝶後頭軟骨結合細胞および鼻中隔軟骨細胞の培養系を用いた研究を行い，軟骨細胞の分化機能の最も高く，メカニカルストレスに対する反応性が高いのは下顎頭軟骨細胞であり，増殖能の最も高いのは鼻中隔軟骨細胞であること，また同じ軟骨細胞であっても，局在する部位や環境によってそれぞれ異なる特徴を発揮することを明らかにした．さらに，メカニカルストレスがこれらの骨細胞に直接作用を及ぼすこと，軟骨細胞自身が成長制御因子を産生していることも明らかにされている[50]．したがって，頭蓋顔面を構成する蝶後頭軟骨結合，鼻中隔軟骨，下顎頭軟骨などの軟骨細胞は，その部位特異性が遺伝子レベルで制御されていること，一方，メカニカルストレスや，種々のホルモン，成長因子が軟骨細胞に直接作用を及ぼすこと，これも部位特異的な反応性を示すことから，神経・筋機能による制御が行われていることが分子レベルで明らかにされた．すなわち，歯科矯正学における，1949年以来の長年の頭蓋顔面成長に関する諸説が，近年の細胞生物学，分子生物学の発展により，具体的に証明されつつある．

2 歯列と咬合の発育

2.1 歯の萌出

顎骨内の歯の萌出過程に関与する因子を図4.8に示す．

歯の萌出は，歯胚の顎骨内の移動と歯肉から口腔内への移動の，二つの時期に分けることができる．

■ **顎骨内の萌出**

萌出が始まると，歯冠の進む方向にある歯槽骨と乳歯の歯根は吸収され，歯根部の歯槽骨は増殖する．このプロセスは，骨吸収・骨形成のメカニズムを制御する因子の働きにより生じる．

顎骨内で萌出を開始するときに，歯は歯小嚢 dental follicle と呼ばれる結合組織に包まれる．歯小嚢の歯冠側半分を除去すると，歯冠側にある歯槽骨の吸収は起こらない．一方，歯根尖側半分を除去すると，歯の萌出と歯根尖側の歯槽骨の形成が阻害される[51]．すなわち，歯が萌出するために歯小嚢の存在は必須であり，ひとつの歯小嚢中で時空特異的に萌出のメカニズムが制御されている．

乳歯列期の終わり頃には，乳歯歯根の吸収が始まる．その時期に一致して後継永久歯の歯根形成が開始され，顎骨内での萌出が始まる．永久歯の歯髄と比べて，脱落間近の乳歯の歯髄細胞中には*RANKL*と*CSF-1* (colony-stimulating factor-one) 遺伝子の発現が強く認められる[52]．これらの因子は乳歯の歯根吸収を促進するように働くが，その働きは乳歯の直下にある永久歯の歯小嚢から分泌されるサイトカインと転写因子により制御されると考えられている[53]．これらの事実は，乳歯歯根が感染し根尖病巣や嚢胞を有するような場合に，正常な乳歯の歯根吸収や近傍の歯槽骨の吸収が阻害さ

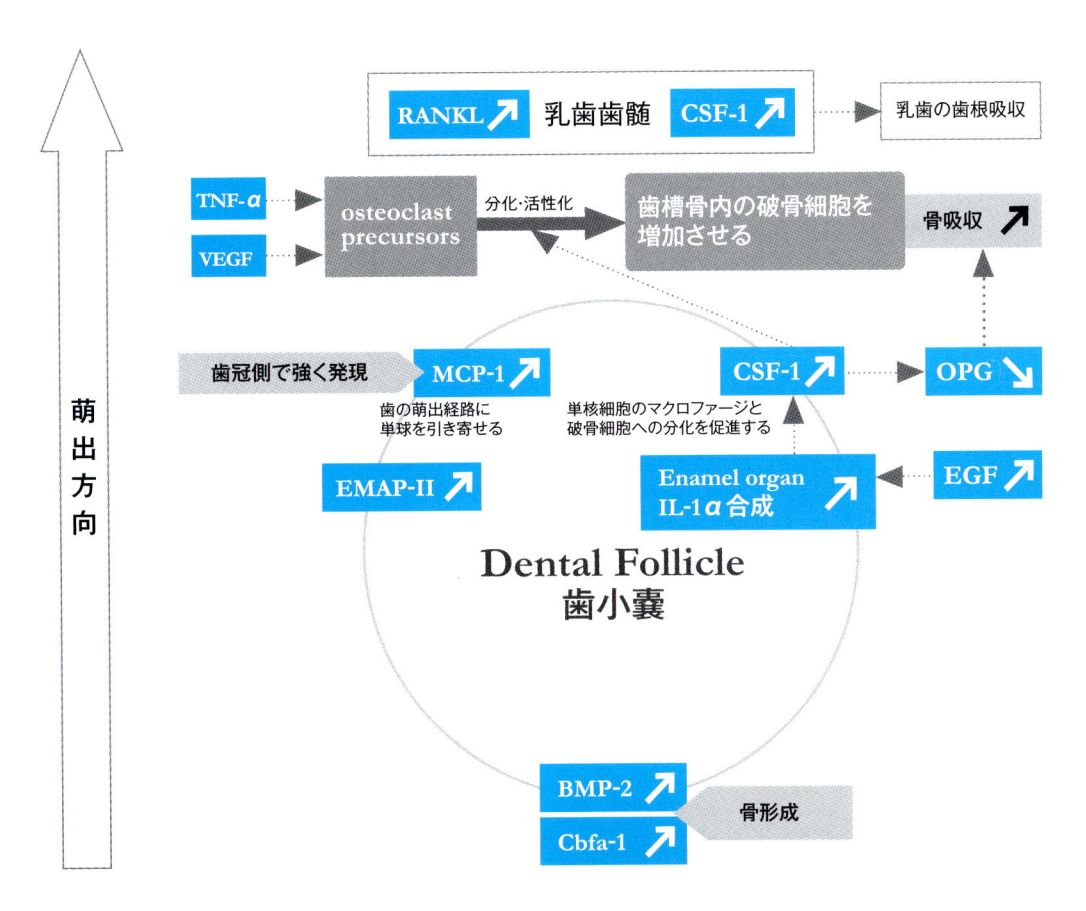

図 4.8 Schematic diagram illustrating the factors relevant to the process of tooth eruption in the jaw bones. TNF-alpha, Tumor necrosis factor-alpha; VEGF, Vascular endothelial growth factor; RANKL, Receptor activator for nuclear factor kappa beta; CSF-1, Colony-stimulating factor-1; MCP-1, Monocyte chemotactic protein-1; EMAP-II, Endothelial monocyte-activating polypeptide; OPG, Osteoprotegrin; BMP-2, Bone morphogenetic protein-2.

れ，後継永久歯の正常な顎骨内萌出が阻害され得ることを示唆している．

萌出が始まる頃に，歯小嚢の歯冠側では CSF-1 と MCP-1 (monocyte chemotactic protein-1) の働きで，破骨細胞の前駆体である単核細胞が発現する[54,55]．単核細胞から分化した破骨細胞が歯槽骨を吸収することで，歯の萌出経路が確保される．CSF-1 が欠如している大理石骨病ラットでは，破骨細胞による骨吸収が阻害されるため歯は萌出しない．骨の吸収には歯冠付近の歯槽骨と歯小嚢における Cbfa1 (Runx2) の減少が関与する．破骨細胞の活性を増減する因子がどの程度存在するかによって，萌出は加速したり遅延したりする[56]．重要なのは，歯小嚢の歯冠側にある歯槽骨がまず吸収された後にその部位に向かって永久歯が移動するのであって，永久歯の歯冠がその進行方向にある歯槽骨に圧力を加えることで歯槽骨が吸収されるのではない，という点である[57]．

歯が萌出のために骨内の移動を開始する時期に一致して，永久歯歯小嚢の歯根尖側では歯槽骨の形成が始まる[56,58]．歯根尖側の歯槽骨の増殖も歯を萌出させる力のひとつになると考えられている．歯槽骨が増殖・形成される時期は，歯小嚢中の BMP-2 (bone morphogenetic protein-2) の発現時期と一致する[59]．したがって，BMP-2 は歯槽骨の形成に関与していると考えられる．また，骨芽細胞の分化における主要な調節因子である Cbfa1 は，歯の萌出時の歯槽骨の形成にも関与している[60]．

歯が正常に萌出できるには，これまでに記したように歯小嚢の歯冠側における歯槽骨の吸収による永久歯の萌出経路の確保と，歯小嚢の歯根側における歯槽骨の形成が必要であり，それらは歯小嚢内に存在するさまざまな遺伝子が一定の順序で発現することで実現される[61,62]．しかし，それらのことだけでは顎骨内で歯を移動させる推進力が生起されるメカニズムを，十分には説明できない．

歯根膜は萌出過程の最終段階で発育するので，顎骨内の萌出過程において歯を萌出させる力を生じることはない[63]．

歯が骨内の萌出移動を開始するのに合わせて，歯根は長くなる．歯の萌出中に歯根尖の歯冠‐歯根方向の位置は変化せず[64]に，歯根の伸長分だけ歯は歯冠側に向かって移動する．仮説的には，(1) 歯冠部歯槽骨の吸収により萌出経路が形成されることが必要条件として担保され，次いで，(2) 歯根尖側における骨形成系細胞の増殖による抵抗のために，新たに形成される歯根は歯根尖側に向かって成長することができず，抵抗の弱い歯冠側にある萌出経路に向かって歯全体が移動されると考えることもできる．これに対しては歯根尖部を離断された歯胚が萌出を続けることが知られており，永久歯の歯根尖部の細胞増殖が骨内で歯の萌出を推進する力となることには，否定的な意見もある[65]．

■ 歯肉から口腔内への萌出

歯根膜は歯の萌出過程の最終段階で発育する．すなわち口腔内への萌出が始まると，歯小嚢は歯根膜に変化する．歯根膜のコラーゲン線維は歯根部のセメント質と歯槽骨とを結合するが，その走向は咬合力が加えられたときに緩衝となるように，すなわち歯を吊り下げるような角度を取る．

歯冠が口腔内に萌出した直後に，コラーゲン線維は数を増し短くなる．それによって歯根膜が歯を吊り上げることで，歯は歯肉を破り口腔内に萌出すると考えられている[66,67]．萌出に伴い歯槽頂の高さがセメント‐エナメル境に一致すると線維の走行方向は水平となり，萌出完了時には歯槽頂線維群は歯槽頂から歯冠方向へ斜走する．歯根膜の血流状態は歯の萌出に大きく影響する[68]．

永久歯の歯根形成が完成するまでには，通常 2～3 年かかる．歯根尖部の細胞増殖により歯根長が増すのに対応してコラーゲン線維は伸長され，歯を歯冠側に向かって移動させるような力が加えられる．そのような力学的な負荷は歯根膜線維の一方の付着部である歯槽骨壁にも加えられ，歯槽骨の垂直方向への発育を刺激することが考えられる．歯根尖，歯根膜，歯槽骨の間で行われていると考えられるシグナル伝達については，詳しくはわかっていない．

歯が歯肉を破って口腔内に萌出した後の歯の挙動は，次の4つの段階に分けることができる[69]．

- 咬合接触開始前のスパート pre-functional spurt ― 歯が口腔内に萌出してから咬合平面の高さに達するまでの時期．
- 若年性の平衡期 juvenile equilibrium ― 顎骨の発育と歯の歯槽性の垂直発育が緩慢に進む時期．
- 青年期の萌出スパート adolescent eruptive spurt ― 青年

期成長の時期．顎骨の発育と調和して歯槽骨の垂直発育が見られる時期．
・成人の平衡期 adult equilibrium‐歯の萌出が完了し，対向歯と咬合接触するようになる時期．

歯が歯肉を破って口腔内に萌出を始めてから咬合平面に到達するまでの時間的経過を，ヒトの小臼歯について計測した報告[70]によると，歯の萌出スピードは午後の6時以後から夜中までの間で最も速く，平均時速13ミクロン程度である．この時間は成長ホルモンの分泌レベルの高い時間帯である．

平衡期においては，口唇・頬や舌から安静時に加えられるような弱いが持続的な力が萌出を妨げ，咀嚼力のように強いけれども極端に短い時間しか働かない力は，歯の位置を変化させる要素とは考えにくい[71]．

2.2 歯列・咬合の発育と咬合異常の形成

■ 咬合の変遷 transition of dentition

乳歯の形成と口腔内への萌出，その後の自然脱落と後継永久歯の萌出は，出生前から思春期成長のピークを過ぎる頃までに生じる．このような咬合の変遷が生じる理由は，成長により全身のサイズが増すと生命維持のために必要なエネルギー摂取量も増し，大量の食物を摂るための強力な咀嚼器官が必要となるからである（本章の次節参照）．

ヒトでは歯槽突起の形成は出生時点では不十分であるが，顎骨内には乳歯の歯胚が形成されている．生後6～8ヵ月頃には下顎乳中歯，ついで10ヵ月頃には上顎乳中切歯が萌出する．乳中切歯についで乳側切歯と第一乳臼歯が萌出する．

生後1年を過ぎると上下乳切歯の萌出は完了し，下顎第一乳臼歯の萌出が開始される．生後3～4年で第二乳臼歯を含むすべての乳歯の萌出は完了する．この頃には乳切歯の口蓋側あるいは舌側に，永久切歯の歯胚が位置する．将来の叢生や埋伏を引き起こすことの多い永久犬歯と小臼歯の歯冠も，この頃には顎骨内で形成されている．乳歯列には通常，空隙が見られる．特に乳犬歯と第一乳臼歯の間に見られる空隙は他の霊長類にも普遍的に見られることから，霊長空隙と呼ばれる．

6歳時には，第二乳臼歯遠心の顎骨内にある永久第一大臼歯が萌出する．いわゆる6歳臼歯である．歯の萌出は通常，下顎が先行する．

この時期からすべての乳歯が脱落し，第二大臼歯までのすべての永久歯の萌出が完了する12～13歳頃までを，混合歯列期あるいは側方歯群交換期と言う．通常，永久歯は歯根の長さが完成時の1/2から3/4に達したときに萌出する[72]．永久歯の歯根が完成する前に，ほとんどの永久歯は咬合するようになる．

側方歯群の交換は，上顎では第一小臼歯が先に萌出し，ついで第二小臼歯，最後に10～11歳頃に永久犬歯が萌出する．上顎骨が相対的に小さい場合には，永久犬歯は正常に萌出できずに低位唇側転位を示したり，時には埋伏してしまうことがある．上顎永久犬歯の萌出が上顎第二小臼歯より先行したときには，第二小臼歯は口蓋側に転位して萌出することがある．下顎歯列では第一小臼歯と永久犬歯の萌出が先行し，第二大臼歯がその後に萌出することが多い．萌出スペースが不足すると，第二小臼歯は舌側に転位して萌出することが多い．

歯冠近遠心幅と顎骨の大きさの間に不調和がない場合，乳歯の脱落時期は永久歯が正しく排列されるかどうかを決定する鍵となる．したがって，およそ9～11歳頃の口腔衛生管理と必要に応じたスペースコントロールは重要である．9～11歳頃に見られる典型的な歯の交換の様子を図4.9に示す．

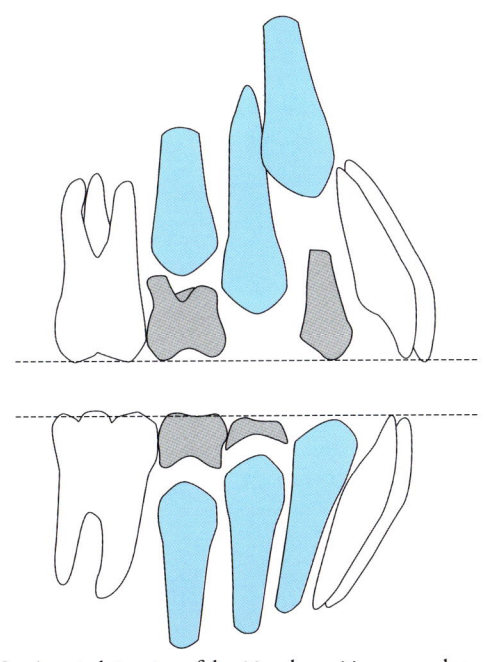

図4.9 A typical situation of dentitional transition as seen between the ages of 9 to 11 years. The preservation of the second deciduous molar tooth until it is considered physiological by the normal period is critical in gaining the sufficient space necessary for the permanent canine and premolar teeth to erupt.

第二大臼歯は，平均して12歳頃に萌出が完了する．歯冠が形成され歯根の形成が始まる頃から起算すると，平均5〜6年で歯は萌出する．その概要は以下のとおりである．

　　　歯根 1/4 - 1/2 = 2年
　　　歯根 1/2 - 3/4 = 1.5年
　　　歯根 3/4 - 1 = 0.5年〜0.85年

永久大臼歯の萌出について，臨床上心得ておくべき重要なことのひとつは，その頬舌（口蓋）方向への萌出である．上顎第二大臼歯の萌出スペースが不足すると，ほとんどの場合頬側に歯冠を大きく傾斜させて萌出する．一方，下顎では後方にいくにしたがい，下顎歯とそれらを取り囲む歯槽骨は，下顎骨体の方向よりも内側にそれるように排列される．下顎骨体部が短いと，すべての永久歯が咬合彎曲を描いて排列できるだけのスペースは得られないので，大臼歯，中でも第二大臼歯は近心舌側方向に歯冠を傾けて萌出することが多い．このような状態が放置されると，前記した状態が増悪するか咬合時に下顎が片側に常に偏位し，固定化する恐れがある．また，咀嚼時には平衡側大臼歯の咬合接触が生じることもある（Chapter 6参照）．そのようなことが観察される場合には，混合歯列期においても局所の咬合異常の矯正歯科治療が必要になることがある．

永久大臼歯の萌出に関わるもうひとつの重要な知識は，第三大臼歯の萌出時機と萌出スペースについてである．歯冠の近遠心径が大きいかあるいは下顎骨体長が短いと，後方臼歯，特に第三大臼歯は咬合平面に垂直に萌出できずに，下顎枝前縁部から水平に近心方向に萌出するか埋伏してしまう可能性がある．したがって混合歯列期後半からは第三大臼歯の歯胚形成の様相と萌出方向を観察し，将来において咬合に参加させるか否か，もし参加させるなら第二大臼歯との関係をどうするのか，逆に参加させないなら抜歯するのかどうか，またその時機はいつにするのかといった点について，考え始めておく必要がある．

乳歯萌出前から永久歯列の完成に至るまでの咬合の変遷は少数の発育段階に単純化され，離散的に表現されることが多い．これにより，臨床検査時に患者の咬合発育段階を診療録等に簡潔に記録でき，また歯科医療者間の患者情報の共有も容易になる．

わが国では，Hellman M[73]の提唱した分類法が伝統的に用いられている（表4.1）．暦齢chronological ageや骨齢bone age（Chapter 3参照）と比較することで，患者の発育のピッチをおおまかではあるが推定することができる．しばしば誤ってデンタルエージ（歯年齢，歯齢）と記されることがあるが，不適切である．正しくは咬合発育段階dental developmental stageであることに注意すること．

表4.1　Hellman's dental developmental stage[73]（1932）

IA	最初の乳歯の萌出する時期
IC	第二乳臼歯が萌出を開始する時期
IIA	第二乳臼歯が萌出し，乳歯列が完成する時期
IIC	第一大臼歯が萌出を開始し，乳切歯が脱落し，後継永久切歯が萌出する時期
IIIA	第一大臼歯が乳歯列の後方に萌出を完了する時期
IIIB	乳犬歯および乳臼歯が脱落し，後継永久歯が萌出する時期
IIIC	第二大臼歯が萌出を開始する時期
IVA	第二大臼歯が第一大臼歯の後方に萌出を完了する時期
IVC	第三大臼歯が萌出を開始する時期
VA	第三大臼歯が萌出し永久歯列が完成する時期

■ 永久歯の咬合状態の予測

乳歯列期から混合歯列期の患者の歯列について，歯科医師が判断しなければならないことは三つある．

その一は，仮に乳歯，永久歯がう蝕などに罹患していないとして，永久歯列期になるとどのような咬合状態を患者が示すようになるのかを予測することである．これは上下歯列の位置関係ばかりでなく，上下顎骨の発育の不調和を原因とする骨格性の咬合異常（Chapter 10参照）が発現あるいは顕在化するかどうかを予測することに等しい．この予測を行うための最も簡便でよく知られた方法が，ターミナルプレーン terminal plane[74]の観察による第一大臼歯の近遠心方向の対向関係の予測である．

ターミナルプレーンとは，片側の上下第二乳臼歯の遠心隣接面に対する接線（近似的に歯冠遠心隣接面に接し，それぞれの咬合平面に対する垂線）のことを指

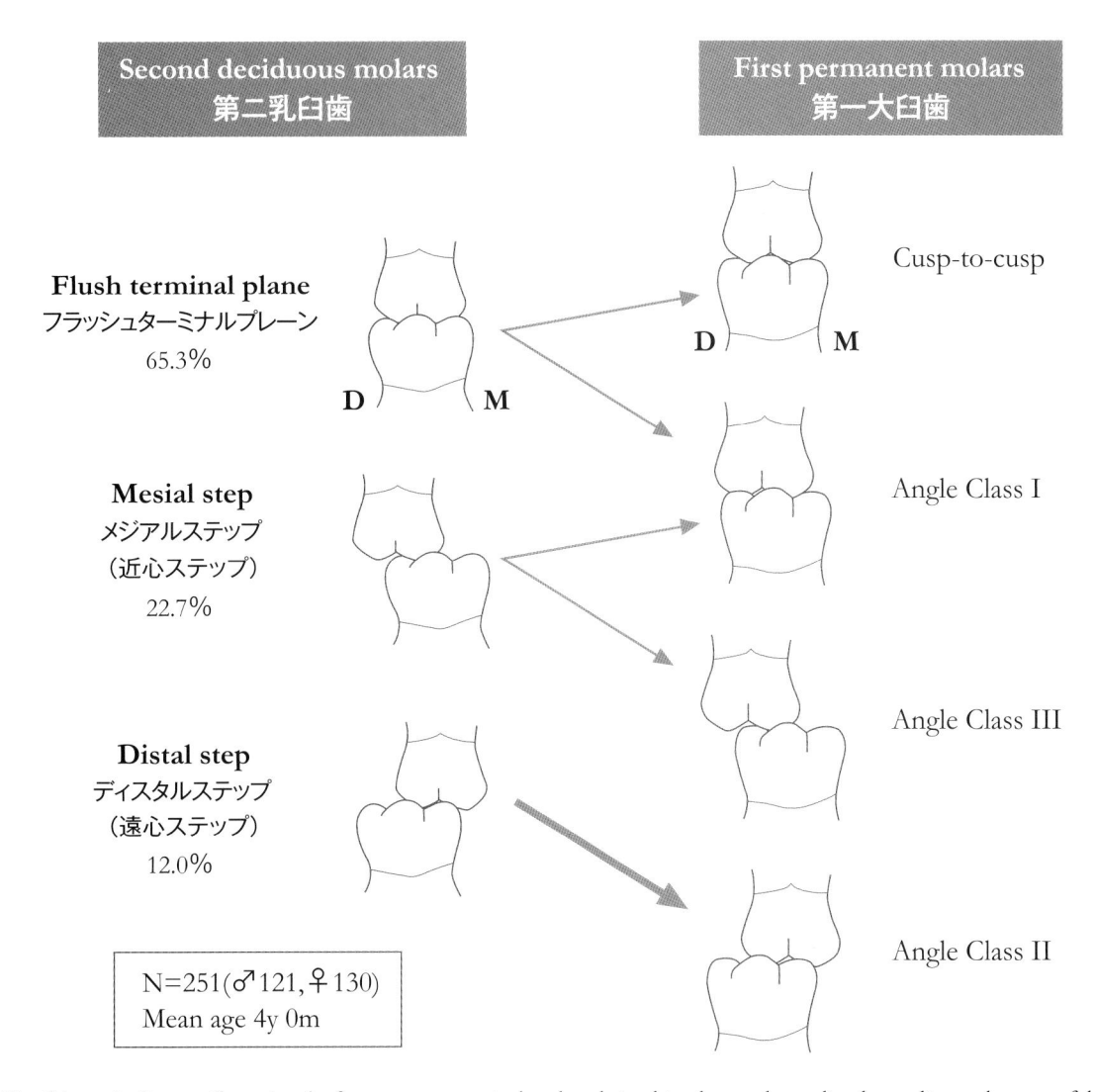

図4.10 Schematic diagram illustrating the first permanent sagittal molar relationships that can be predicted according to the types of the terminal planes (Designed on the basis of data reported by Hamada et al.)

す．中心咬合位において，上下第二乳臼歯のターミナルプレーンがほぼ一直線の場合を'フラッシュターミナルプレーン flush terminal plane'，上顎第二乳臼歯遠心面が下顎の同名対咬歯より遠心に位置する状態を'メジアルステップ[†] mesial step'，近心に位置する状態を'ディスタルステップ distal step'と言う．

日本人について見たターミナルプレーンの型別分布は，フラッシュターミナルプレーンを示すものが65%，メジアルステップが23%，そしてディスタルステップが12%である[75]（図4.10）．各タイプの出現率について性差はない．

フラッシュターミナルプレーンの場合，上下第一大臼歯の前後的関係はI級になるものと，咬頭対咬頭の関係になるものとがある．

第一乳臼歯は，その後継永久歯である第一小臼歯と歯冠幅径はほとんど違わない．一方，上顎では第二乳臼歯の歯冠近遠心幅径は第二小臼歯より1.5mm程度長く，下顎ではその差は約2mmである．これらの差はリーウェイスペース leeway space[*]と呼ばれる．第二乳臼歯が自然脱落すると，後継の第二小臼歯が完全に萌出する前に第一大臼歯は近心に移動する．その場合，下顎第一大臼歯の方が上顎同名対向歯よりも0.5mm，余分に近心に移動することになる．このことが，フラッシュターミナルプレーンを示す子供の多くが，永久歯咬合ではI級の大臼歯関係を獲得する理由である．

脚注[*]：リーウェイスペース：もともと船や飛行機の進行方向が，風の影響で風下に向かってずれることをいう．

脚注[†]：Stepを階段と表記するのは誤りである．Stepとは offset と同義で，線または面が直線・平坦でなく一部段差のついている状態を意味する．また flush とは平面を形成するという意味であるので，フラッシュターミナルプレーンを vertical type と呼ぶのは不適切である．（Baume[74]の定義を参照のこと）

しかし，下顎第一大臼歯の近心移動量が上顎第一大臼歯のそれよりも多いか下顎骨の成長量が平均を上回るような場合には，III級の大臼歯関係がもたらされることになる．日本人の場合，実際には後者はあまり生じないで，I級か咬頭対咬頭の関係が維持されることの方が多い．

メジアルステップの場合，永久歯列ではIII級の大臼歯関係がつくられると考えるのは理論的に正しい．事実この型ではIII級の大臼歯関係を示すものが多いが，I級の関係を示すものもある．このことは機能的に下顎が前方に誘導されて咬合していた場合，永久歯列期にはそれが自然に是正される場合があることを示唆している．

ディスタルステップを示すものは，永久歯列期にはII級の対向関係を示す．このことは乳歯列あるいは混合歯列期に，下顎の後退位あるいは真性の上顎前突の特徴を示すものは日本人の場合，下顎骨の成長による上下顎関係の自然な補正は期待できないことを示唆している．

以上のように，乳臼歯の咬合関係が永久大臼歯の咬合関係を予測するための，必ずしも正確な変量とならないのは，上下歯の前後的な位置関係の決定には上下顎骨の前後的位置関係も関与しており，上下顎骨のそれぞれの発育ベクトルを正確に予測することはきわめて困難なためである．

■ 歯の正常な排列を妨げる歯性の要素

乳歯列期と混合歯列期の患者について歯科医師が判断しなければならないもうひとつのことは，永久歯咬合の健全な形成を障碍するおそれのある問題がないかを調べ，もし問題を発見したときには，将来に起こり得るさらなる問題の発生を回避するための対応策を講じることである．ここでいう問題は歯・歯列ばかりでなく，顎顔面骨格と周囲の軟組織にも内在する．歯の正常な排列を妨げる歯性の要素については次項で記す．後者については，Chapters 5と6，およびPart 5において詳しく解説する．

咬合の正常な発育を妨げると考えられる歯性の要素（表4.2）について異常がないかどうか，またあるとすればその原因は何かについて，リスク評価をすることは重要である．この評価を正しく行うことで，永久歯列期の矯正歯科治療の負荷を軽減できる可能性もある．

これらの問題の確定診断はエックス線画像の精査により行うことが基本なので，以下では主にエックス線画像を例示しながら解説を進めることにする．

表4.2 Dental elements that may disturb the normal alignment of teeth.

先天欠如歯
過剰歯
既萌出歯の歯冠形態や萌出位置の異常，う蝕等の有無．
歯根形成不全や彎曲
歯胚を含む未萌出永久歯の位置，予想される萌出の方向，順序および時機の異常
乳歯の歯根吸収の早発または遅延
歯の骨性癒着（アンキローシス）

■ 先天欠如歯および過剰歯 Congenitally missing/supernumerary teeth

歯の先天欠如は歯胚形成の極く初期の段階で，形成過程が障碍されると生じる（Chapter 5参照）．すべての歯が欠如した場合を無歯症anodontia，複数歯が先天欠如した場合を部分的無歯症oligodontiaという[76]．

外胚葉形成不全ectodermal dysplasia（Chapter 5参照）では，特徴的な臨床所見として歯の先天欠如と形態異常，細くてまばらな毛髪，汗腺の欠如，などが認められる[77]．

上顎永久側切歯が先天欠如している場合，放置しておくと上顎永久犬歯を含めて遠心にある歯は，自然に本来の位置よりも近心にずれて萌出を完了する．これにより永久犬歯の咬頭が目立つようになるので，美容上の問題を生じることがある（図4.11）．先天欠如した永久側切歯が本来占めたであろうスペースが完全に閉鎖されていない段階で患者が来院した場合には，正中離開midline diastemaを認めることが多く，その問題に対する対策をどうするのか，また残された永久側切歯のスペースをそのまま利用するのか拡大するのか，あるいは積極的に閉じるのかを判断しなければならない（Chapter 20参照）．

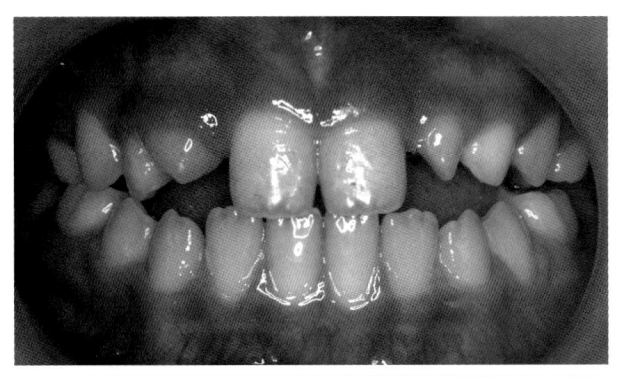

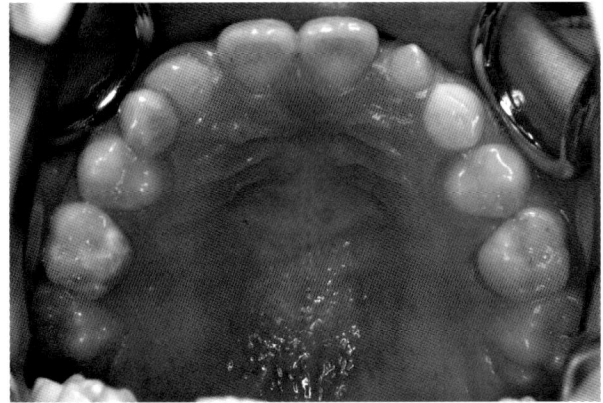

図 4.11 Orthodontic problems caused by the congenital absence of the upper permanent lateral incisors. Because the upper permanent canine spontaneously erupts more mesially to its originally anticipated position, the cusp tip of the canine becomes more visible and thus impairs the dental aesthetics and occlusions of the patients.

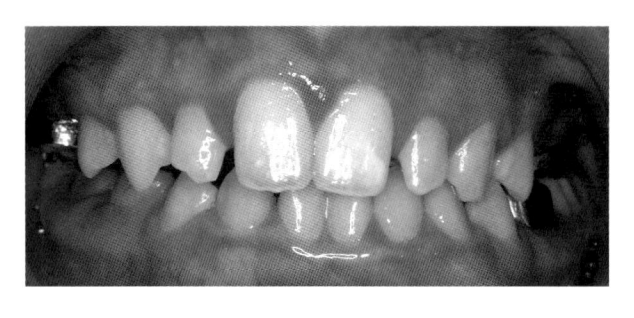

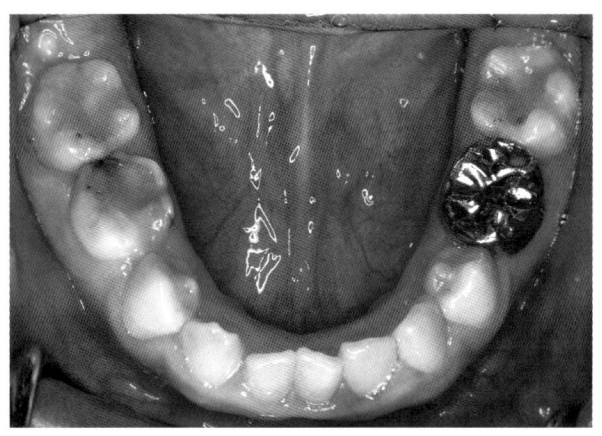

図 4.12 Orthodontic problems caused by a congenital absence of the lower permanent lateral incisor.

　しかし，さらに問題なのは，本来の上顎永久犬歯の位置に上顎第一小臼歯が排列されるので，対向する下顎永久犬歯との間でⅠ級の咬頭嵌合が形成されず，さらに第一小臼歯の口蓋側咬頭が下顎の側方運動を妨げるおそれがあることである．

　歯の排列上の利点としては，もしも歯冠幅径が大きい場合に生じたであろう側方歯部の叢生の発現が，未然に防がれることである．小臼歯の先天欠如は同じような効果をもたらすことがある．

　下顎永久側切歯の先天欠如もよく見られる問題である．下顎永久切歯が3本のみ存在する場合，臨床では'three incisors'と呼ばれることがある（図4.12）．下顎両側の永久側切歯が欠如する場合もある．乳歯列期あるいは混合歯列前期の段階でその事実が判明している場合には，舌側から萌出してくる永久切歯の位置を定期的に観察しておくのがよい．下顎乳切歯が脱落すると，口腔内に萌出した永久切歯は舌圧の力で唇側に向かって移動する．混合歯列期の場合は，先天欠如した部位に向かってそれより遠心の歯が自然に近心に移動することを期待するつもりなら，そのことにより側方永久歯群の排列が将来どのようになるか（たとえば叢生が防止できるか）も予測する必要がある．

　下顎永久切歯が3本のみで自然に排列した場合，永久歯咬合が完成すると上下歯列の正中の不一致とⅡ級の犬歯関係という二つの問題が生じる．オーバーバイトがもともと深い症例では，さらに深くなりやすいという問題もある．下顎の永久側切歯が両側ともに先天欠如すると，上下の正中のずれは問題とならないことが多いが，オーバーバイトが深くなる．下顎永久犬歯を下顎永久側切歯に，下顎第一小臼歯を下顎永久犬歯に見立てた治療計画を立てなければならないことが多い．なお下顎永久切歯が先天欠如した場合，萌出した永久切歯は本来の位置よりも舌側に傾斜して排列される．これはオーバーバイトを深める効果をもたらすことが多いが，下顎永久切歯がもともと唇側に傾斜し過ぎている症例では，矯正歯科治療上，有利に働く場合もある．

　下顎永久側切歯の先天欠如という問題については，将来，下顎前歯のスペースを完全に正中方向に詰めるのか，それとも欠如部分を人工歯で補うのかを，あら

かじめ考えたうえで矯正歯科治療を行うのが望ましい．セットアップ模型による事前の検討が多くの場合，必要になる．歯数が不足することは，患者にとっては不安に思うことかもしれないが，極端な不足でない限り矯正歯科治療上はそれほど対応が困難な問題ではない．

歯の形やサイズの異常は，形態分化の過程における障碍が原因で生じる．上顎永久側切歯や第二小臼歯の歯冠形態は大きい変異を示す．上顎永久側切歯は栓状，円錐状を示すことがある．上下歯冠のサイズの間にバランスを欠くと，上下歯の正常な対向関係が得られない．そのため，矯正診断ではBolton分析により"歯の大きさの不調和tooth size discrepancy"の有無を，正確に評価しておくことが重要である．癒合歯は歯胚の発育中に形成される．下顎永久切歯に好発する．

Casalら[77]は，外胚葉形成不全の原因遺伝子であるEDA（Chapter 5参照）の欠損が原因で円錐状歯を持つイヌにEDAを投与することで，正常な歯の形をつくることに成功している．現在の遺伝子工学の発展を理解するなら，歯の先天欠如，形態異常に対する治療法は，将来大きく変わると考えられる．

過剰歯の存在は先天欠如よりも厄介である．過剰歯が存在すると近傍にある健全な歯の歯根形成が妨げられ，彎曲したり吸収されるリスクがある．過剰歯が他の健康な歯の正常な発育と萌出を妨げるようなら，原則として取り除く必要がある．過剰歯の近遠心に位置する永久歯は，萌出後に正常な隣接面接触の機会を妨げられることがある．典型的な例は上顎の正中埋伏過剰歯（正中歯；メジオデンスmesiodens）の存在により生じる正中離開である．

正中離開とは通常，混合歯列前期に上顎左右の永久中切歯間に認められる空隙である．この空隙は正常な歯の交換にしたがって形成される，一過性の発育上の問題である場合が多い．

すなわち8～9歳頃には，上顎永久側切歯歯胚は上顎切歯と比べて正常では口蓋側の顎骨内に位置するが，永久犬歯間の歯槽基底部幅が短くなければ唇側に移動しながら萌出する．それに合わせて先行して萌出している上顎永久中切歯は正中に向かって押されるように移動し，正中部の空隙は自然に閉じられる（図4.13）．この時期は'醜いアヒルの子の時代ugly duckling stage'と呼ばれる．

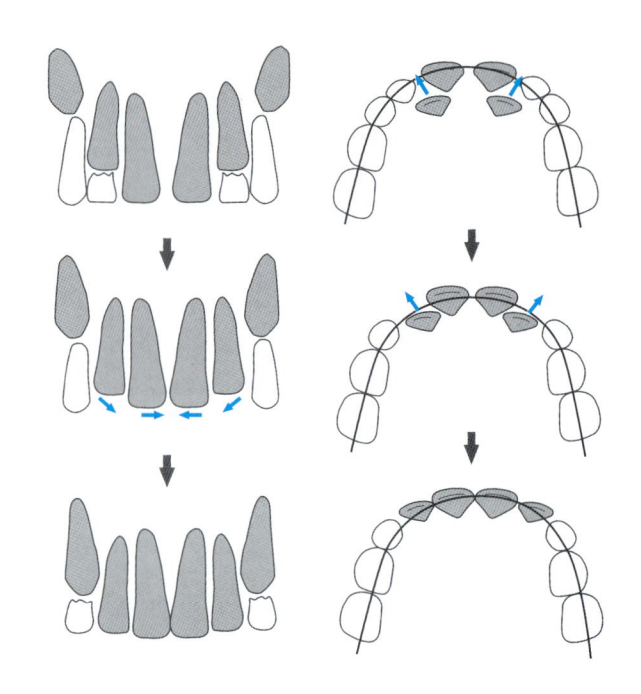

図 4.13　Sequence illustrating spontaneous closure of the upper midline space.

しかし，以下のような条件が原因で，真性の正中離開が生じることがある（表4.3）．いずれも離開が自然に解消されることは難しい．

表4.3　Causes of true midline diastema.

過剰歯
永久側切歯の先天欠如
円錐状側切歯
上唇小帯が高位にある
歯列全体にわたる空隙がある

以下に咬合の発育に関する知識が，矯正診断と治療計画の立案においてなぜ必要とされるのかを読者に理解してもらうために，混合歯列前期において正中離開を示した7歳6ヵ月の男子に対する対処の仕方を具体的に示す（図4.14）．

この患者では，上唇小帯は咬合面寄りにあり，上顎左側永久中切歯は捻転し，正中離開も認められる．上顎左側の永久側切歯の歯冠は，萌出を開始している．上下歯を咬合させると，ターミナルプレーンは明確なメジアルステップを示し，前歯反対咬合（Chapter 11参照）を呈している．そのため下顎永久中切歯の歯頸部歯肉は，両側ともに退縮が認められる（永久側切歯の歯肉と比較せよ）．見た目が良くないことと外傷性咬合の存

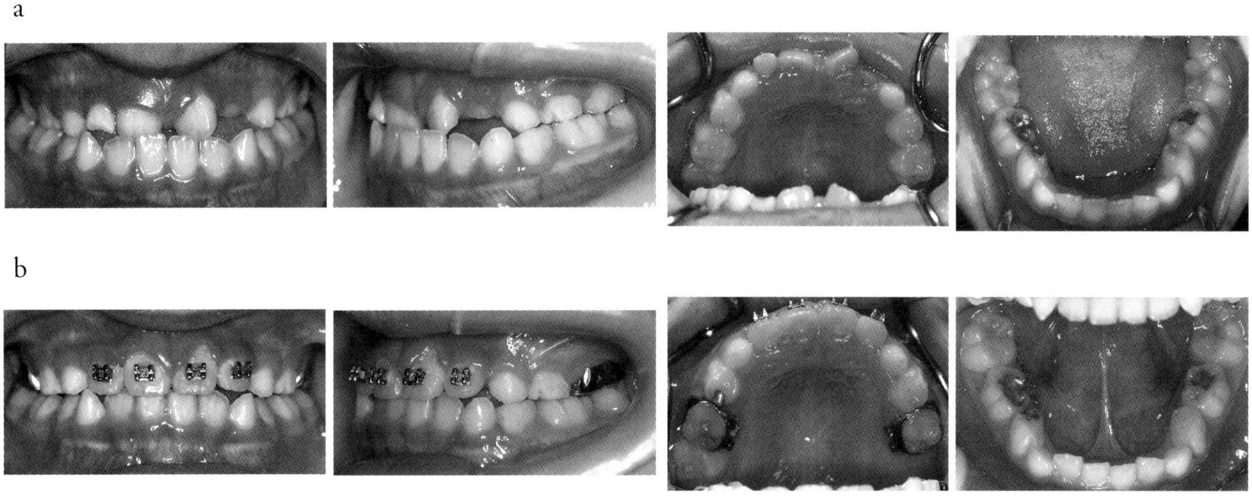

図 4.14　A case of a mixed dentition stage (boy, 7y6m) showing midline diastema and anterior crossbite. a, Pretreatment; b, Completion of closing diastema and correction of anterior crossbite. Tooth alignment made using a sectional archwire.

在，そしてこのままでは永久側切歯も反対咬合となるおそれがあるので，8歳10ヵ月時にセクショナルアーチワイヤー（Chapter 13参照）を用いて上顎永久切歯の排列を行った．

この症例で注目すべきことのひとつとして，治療前の反対咬合の状態では下顎前歯部の叢生はほとんど認められないのに対して，オーバージェットの改善が行われた後には下顎歯列に矯正力などを作用させなかったにも関わらず，前歯部の叢生状態は顕著になっていることがあげられる．また乳犬歯の位置はほぼ不動か顎骨の成長により犬歯間幅径も増加したと仮定すると，下顎永久切歯が明らかに舌側に転位していることがわかる．これは前歯部の被蓋が改善されたために，下顎骨の成長に伴い下顎永久切歯が上顎永久切歯から舌側に向かう力を受けた結果によるものと考えられる．下顎骨の発育に伴い生じる叢生の問題についてはChapter 17で解説する．

■ 既萌出歯の問題

歯の大きさがそれらを植立する顎骨の大きさと比べて相対的に大きいと叢生tooth crowdingが生じ，逆に小さいと空隙歯列spaced dental archになりやすい．理論上は顎骨（歯槽基底部apical base）の大きさに対する歯冠幅径の比率は，歯の排列状態を説明する変数のひとつである[78]．

空隙歯列は，歯槽基底弓のサイズが正常であるにも関わらず歯冠の近遠心幅径が小さい場合と，基底弓のサイズが大きく歯が相対的に小さい場合に生じる．自然治癒は期待できないことが多い．

歯の排列状態に関わる他の重要な要素に，歯の萌出時機（タイミング）と顎骨内の歯胚の位置，予想される萌出方向がある．永久歯の一般的な萌出順序については既に図4.9に示した．

上顎では先ず第一大臼歯が萌出し（6歳臼歯），続いて永久中切歯，永久側切歯の順に萌出する．永久側切歯の歯胚はもともと永久中切歯歯胚よりも口蓋側寄りの顎骨内にあるため，口蓋側に転位した状態で萌出しやすい．特に前歯歯槽基底部の幅が小さい場合に生じやすい．側方歯群の交換は第一小臼歯が先行し，ついで第二小臼歯が萌出する．そのため第二小臼歯はその萌出のタイミングが遅れると，遠心にある第一大臼歯が本来の位置よりも近心に転位するために，自身は口蓋側に転位しやすくなる．第一大臼歯より前方の永久歯で，最後に萌出するのは永久犬歯である．したがって萌出スペースが不足すると，永久犬歯は低位唇側転位を生じやすい．稀ではあるが，口蓋側に転位したままで順生あるいは逆生埋伏歯となることがある（図4.25参照）．

混合歯列期の段階で永久歯列期に叢生を生じるかどうかを予測することは，臨床上有意義である．この判

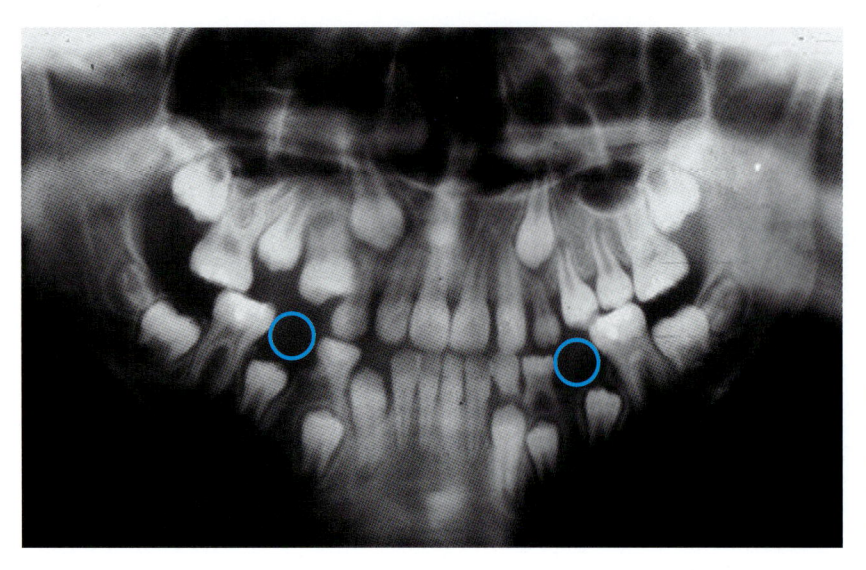

図 4.15 Early exfoliation of the deciduous molar teeth causes a space deficiency for the eruption of the permanent second premolar teeth. Defect of the eruption space for the right maxillary permanent canine is also seen.

断は通常，パノラマエックス線画像を用いて行われる．

　前述した歯の萌出順序を読者は理解していることを前提に記すと，上顎永久中切歯の萌出後に，遠心にある永久側切歯歯根と永久犬歯歯冠が顎骨内で近接することがある．特に第一小臼歯，第二小臼歯も叢生状態にある時，上顎永久犬歯は遠心位にある永久側切歯の歯根に接触することがある．もしそのようなことが生じると，上顎永久側切歯の歯根は吸収される（図4.25参照）．したがって，矯正歯科治療前に上顎の小臼歯から永久側切歯にかけて叢生が認められる場合には，パノラマエックス線画像ばかりでなくデンタルエックス線画像による精査を強く勧める．三次元的な位置関係がはっきりとせず，患者の同意が得られるなら，コンピュータ断層撮影は価値のある選択である．

　う蝕など何らかの理由で第二乳臼歯が早期に脱落すると，それによって第一大臼歯歯胚は近心に移動しながら萌出するか，あるいは萌出後に歯冠が近心に傾斜する．そのことによって第二小臼歯の正常な萌出が妨げられ，口蓋側に萌出方向を変えるかあるいは萌出できずに埋伏してしまうことがある．したがって第二乳臼歯の早期脱落に対しては，スペースコントロールを行う必要がある．

　図4.15は下顎第二乳臼歯がう蝕により早期喪失したことが原因で，下顎第一大臼歯の近心転位を示すパノラマエックス線画像である．上顎右側の第二乳臼歯も早期に失われたために，その遠心に位置していた第一大臼歯は近心に移動している．上顎左側の第一小臼歯と第二小臼歯は正常に萌出したため，上顎左側第一大臼歯の近心転位は生じていない．

　この症例では，上顎右側第一小臼歯は捻転しながら本来の萌出部位よりも近心に萌出したため，同側の上顎永久犬歯長軸は近心に傾き永久側切歯歯根と接触するおそれがある．大抵の場合，パノラマエックス線画像上で上顎永久犬歯歯冠がその近心にある永久側切歯歯根に接触しているように見えても，三次元空間内では永久歯は唇側に転位して永久側切歯とは離れていることが多い．隣接歯同士が接触している場合には，重複画像で歯根膜部の白線（ラミナデュラ lamina dura）が認められないことが多い．不明な場合はデンタルエックス線画像かCT画像を撮影して確認することを勧める（本項の埋伏歯の項を参照）．

　第一乳臼歯が早期に脱落あるいは喪失しても，第一大臼歯と第二乳臼歯は近心に転位しない．喪失部は自然に閉鎖されることが多いが，それは主として歯肉の歯間水平線維の能動的な収縮により生じる牽引力によって，永久切歯の遠心転位が生じるからである．第一乳臼歯や乳犬歯が片側性に早期喪失した場合には近心にある永久切歯が喪失側に向かって転位し，正中がずれることがあるので注意を要する．

　永久歯の歯冠が大きい歯列では，萌出する前に既に顎骨内で，永久歯は異常な位置や歯軸傾斜を示すことが多い．

■ 萌出の問題

　萌出の問題には，晩期残存した乳歯，骨性癒着を起こした歯，異所萌出，そして埋伏歯が含まれる．

　図4.16に示すパノラマエックス線画像は，下顎左側第二乳臼歯が脱落あるい喪失した後に，本来後継の永

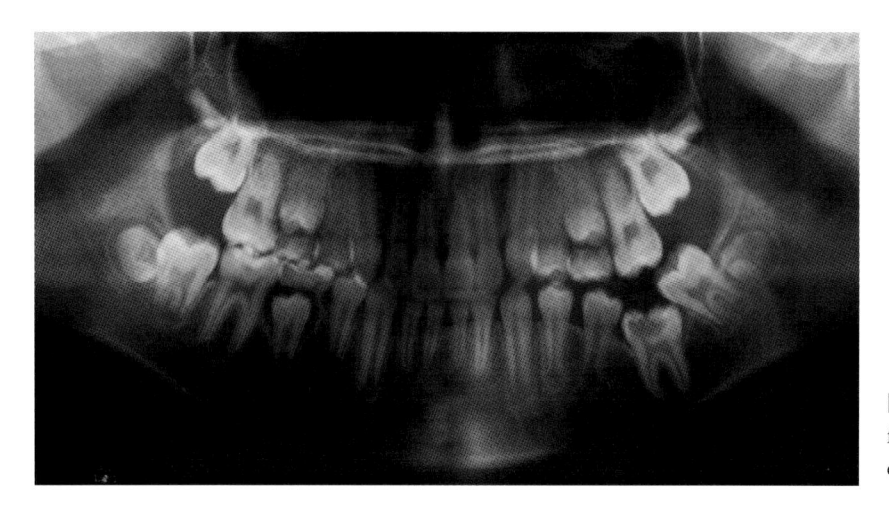

図 4.16 Ankylosed lower left permanent first molar that has caused mesial tipping and elongation of the permanent second molar.

久第二小臼歯が右側のように萌出するはずが，第一大臼歯がアンキローシスankylosis（骨性癒着）を起こした結果，同側の第二小臼歯より前方の歯は自然に遠心に転位し，同時に同側の第二大臼歯が近心に転位している症例である．二次的な影響としてアンキローシスを起こした第一大臼歯は，周囲の歯槽骨の垂直発育がないために萌出ができないのに比べて，ほかの歯を取り囲む歯槽骨と顎骨は正常に垂直方向に発育している．

その結果，当該第一大臼歯はあたかも歯槽骨内に埋没したような観を呈している．また下顎歯列の正中が左にずれ始めており，下顎左側第二大臼歯は上顎同側の第一大臼歯と咬合するようになっている．このままでは，上顎左側第二大臼歯は同名対向歯と緊密に咬合できないおそれがある．下顎左側の第三大臼歯は，正常に萌出できるスペースが得られている．

図4.17と図4.18は，複数歯のアンキローシスを示した初診時年齢21歳の女性の，口腔画像とパノラマエックス線画像である．口腔内所見として，上顎左側永久犬歯から後方の永久歯，下顎左側第一大臼歯から後方の永久歯，および下顎右側第一大臼歯の萌出不全が認められる．上顎左側第二乳臼歯が晩期残存しており，後継の第二小臼歯は埋伏していた．パノラマエックス線画像では，上顎左側第二小臼歯と第一大臼歯の歯根膜腔は確認されなかった．

■ 異所萌出

歯が本来の正常な位置ではないところに萌出することを，異所萌出ectopic eruptionという．永久側切歯，上顎永久犬歯，上顎第一大臼歯に見られることが多い．原因として近傍の過剰歯胚，歯胚の位置異常，乳歯の晩期残存，濾胞性歯のう胞などがある．

図4.19に，異所萌出した上顎第一大臼歯の例を示す．上顎第一大臼歯は両側ともに近心にある第二乳臼歯の遠心歯根部に向かって顎骨内を移動し萌出しようとしたため，同歯の歯根を吸収した状態で萌出は停止している．その結果，上顎第一大臼歯は両側ともに対向歯と咬合していない．また小臼歯は正常な萌出経路を確保できないため，上顎永久犬歯も上顎永久側切歯歯根に向かっている．

上顎永久犬歯が同側の永久側切歯の部位に萌出することがある（図4.20）．それによって永久側切歯の歯根が吸収されているのか，永久犬歯を本来の位置に矯正移動して戻すべきかなどを，歯科医師は評価することになる．

■ 埋伏歯 impacted teeth

永久歯が口腔内に萌出せずに顎骨内に留まる原因には，次のようなものがある．

・永久歯の萌出スペース不足または萌出経路の閉塞．
・外傷により生じた永久歯の骨性癒着．
・顎骨の成長発育に伴う鼻腔底や上顎洞の位置の変化に対応して歯胚の方向が変わり，顎骨内に取り残される．

図 4.17 Multiple ankylosed teeth (young female); Because of the distal shifts of the left premoler teeth, incisors in both dental arches are retroclined.

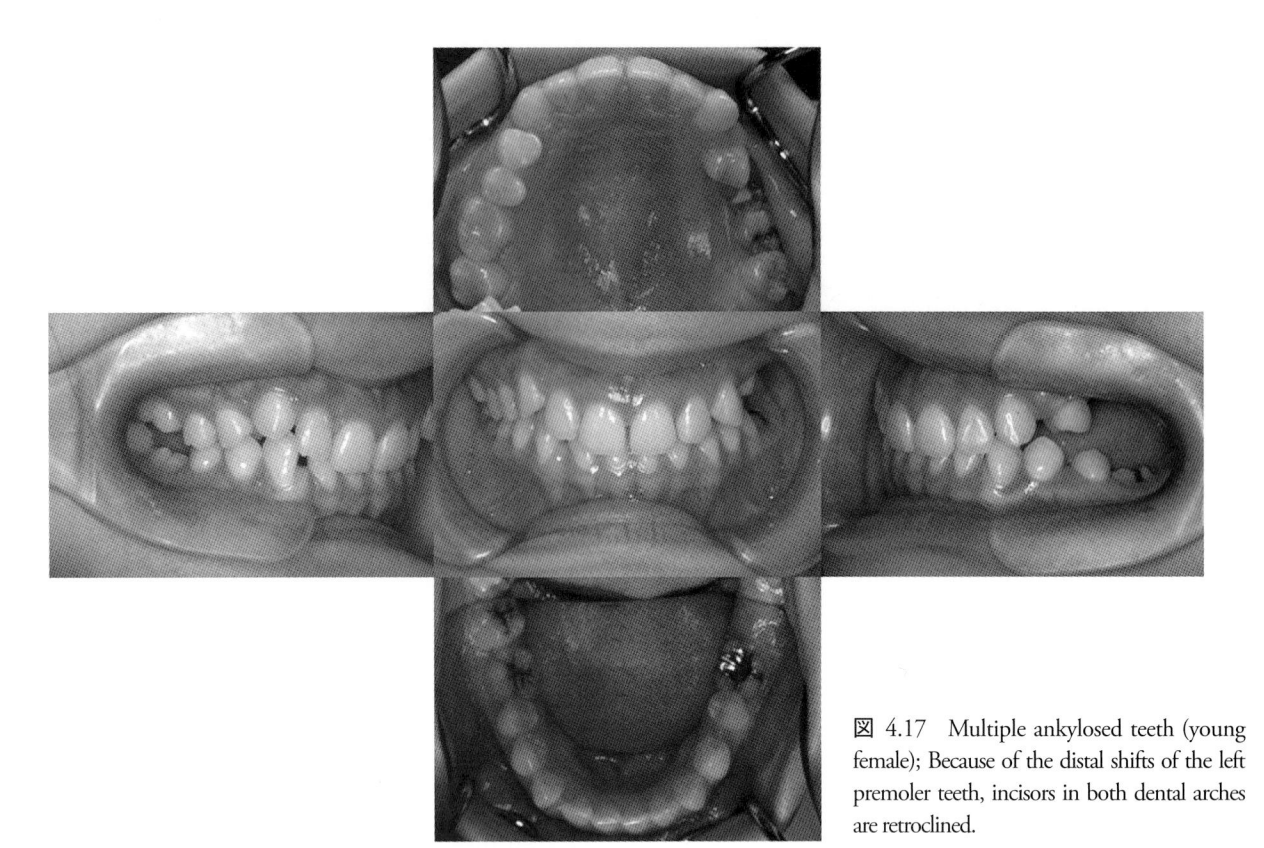

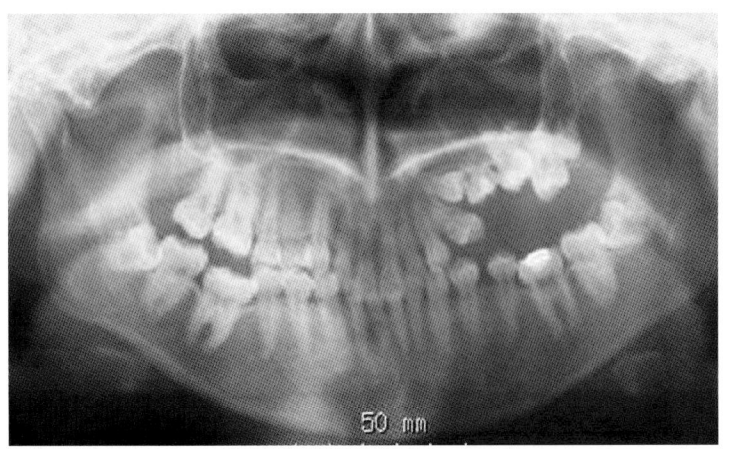

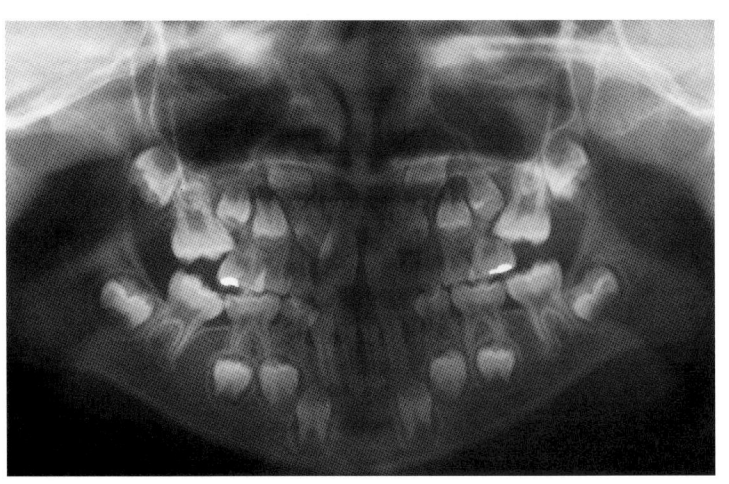

図 4.18 A panoramic radiograph of the patient in Fig.4.17

図 4.19 Ectopic eruption of the maxillary permanent first molars tipped mesially against the distal root apices of the second deciduous molars.

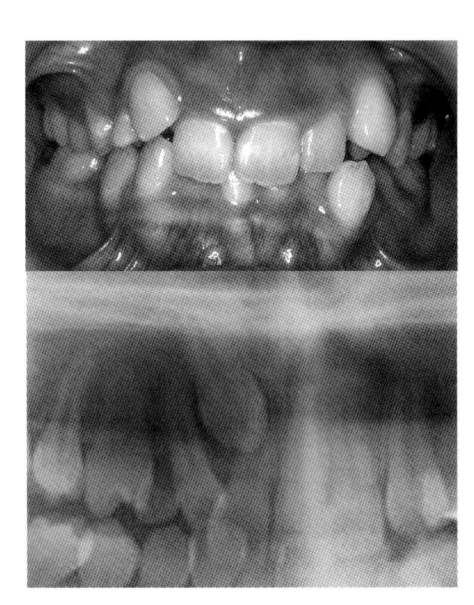

図 4.20 Ectopic eruption of the maxillary right permanent canine. The canine is located close to the root apex of the permanent maxillary central incisor, and the permanent lateral incisor is in a palatalized position. The maxillary deciduous canine is distal to the permanent lateral incisor.

・特定の遺伝子の働きが関与すると考えられる，原発性の歯の萌出不全 primary failure of eruption[6]．

顎骨の歯槽基底部が歯の大きさに比べて相対的に小さいと，歯の正常な排列が妨げられ，最後に萌出する永久歯は埋伏することがある（図4.21）．歯槽基底部の幅径が短いと永久大臼歯は頰側に傾斜して，対向歯と咬合する．

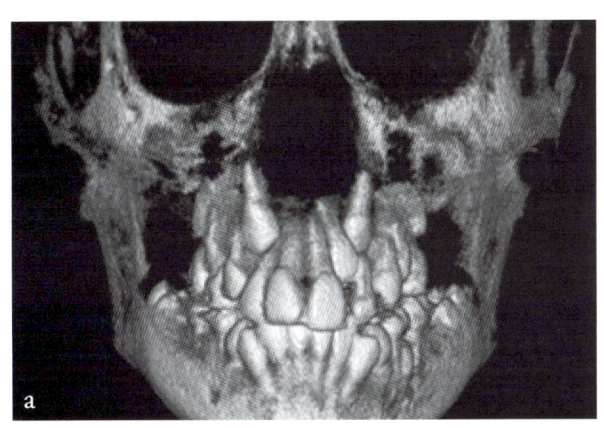

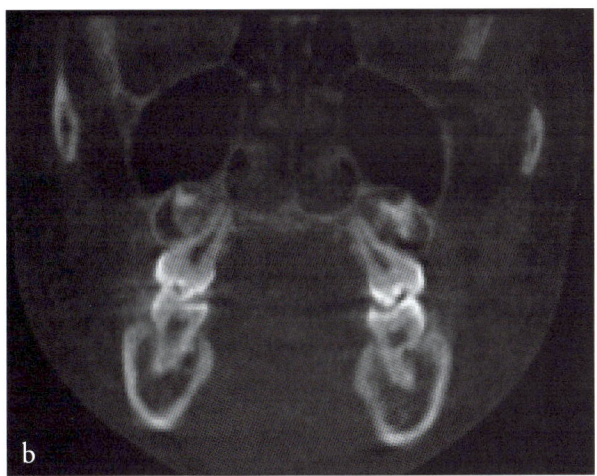

図 4.21　Impacted maxillary permanent canine teeth caused by small-sized maxilla (a), and maxillary first molars showing adaptional buccal inclinations (b).

萌出途上にある永久犬歯や小臼歯の中には，顎骨内で残存乳歯，隣在永久歯，過剰歯，囊胞などの抵抗に会い，そのまま埋伏してしまうものもある．第二小臼歯は萌出途上で下顎第二乳臼歯の歯根囊胞内に歯冠が入ったまま，水平埋伏することがある（図4.22）．上顎永久犬歯の埋伏により，近接する永久中切歯や永久側切歯の歯根がしばしば吸収される[7]．

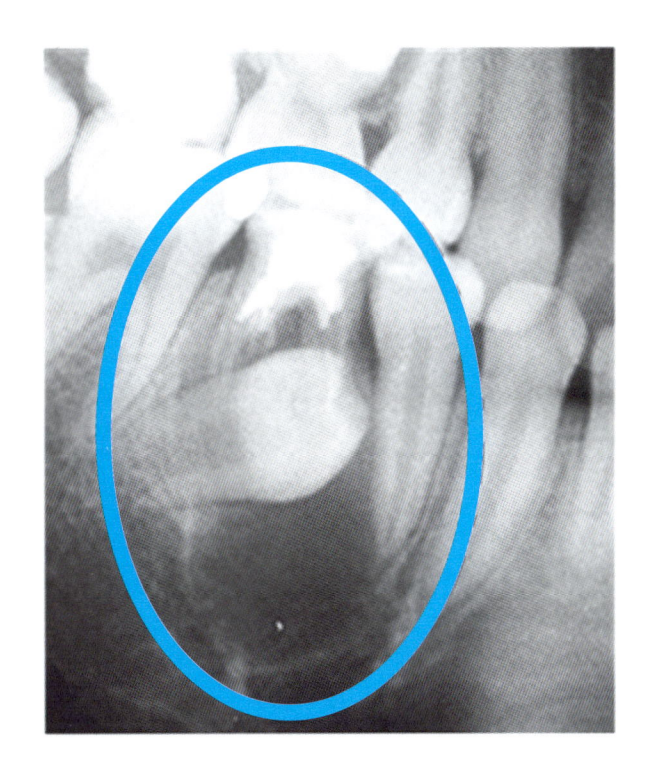

図 4.22　Horizontally impacted mandibular second premolar tooth seized inside a dental cyst of the second deciduous molar tooth.

図4.23に，上顎乳犬歯の歯根囊胞が存在したために永久犬歯が正常に萌出できず，歯冠が水平位を取るようになった症例を示す．乳犬歯を抜去した後，永久犬歯歯冠は自然に下方に移動し，歯列弓内に排列された．

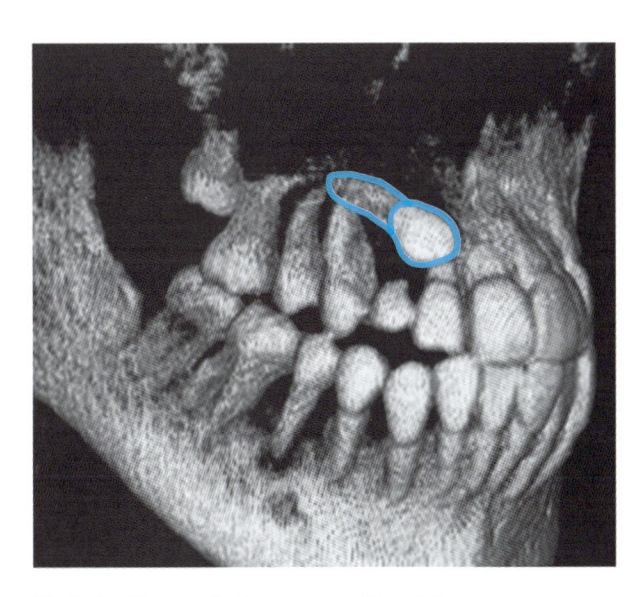

図 4.23　Horizontally impacted maxillary right permanent canine whose eruption pathway was re-orientated due to resistance delivered by the cyst of the right maxillary deciduous canine.

上顎洞と鼻腔の下方成長により，近心傾斜しながら埋伏した永久犬歯の歯根が下方に徐々に押されて歯軸が変化し，水平位を取ることがある（図4.24）．上顎洞や鼻腔の下方への成長スピードが永久犬歯の下方への萌出スピードを上回る場合には，永久犬歯の歯根は上顎洞の中に入り込むか癒着することがある．永久犬歯の歯根が鼻腔の底部や側壁に接触しながら押されると，形成中の歯根は彎曲することがある．いずれにしても，上顎骨の成長による下方への移動と歯槽骨の垂直発育に伴い，他の永久歯が正常に下方に変位するにも関わらず，永久犬歯は上顎洞や鼻腔に捕らわれたように低位に留まる．

図4.25に，萌出途上の歯列のパノラマエックス線画像とCT画像を示す．パノラマエックス線画像では右側永久犬歯は同側の永久中切歯および永久側切歯の歯根を吸収しているように見える．しかしCT画像を精査すると右側永久中切歯の歯根吸収は認められず，永久犬歯と永久中切歯および永久側切歯歯根との間にはスペースがあることが確認できる．左側永久犬歯は同側の永久側切歯歯根に接触しているように見えるが，二次元画像では判然としない．しかしCT画像を精査すると，明らかに永久側切歯根を吸収していることがわかる．どちらの永久犬歯も歯根の2/3以上が完成しているため，自然萌出は期待できない．このような場合には外科的に開窓後，歯列弓内に牽引することが考えられる（Chapter 20参照）．

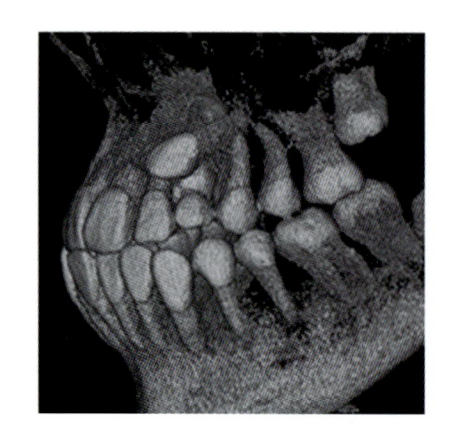

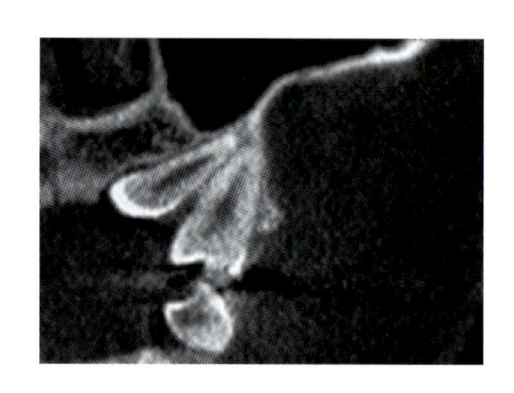

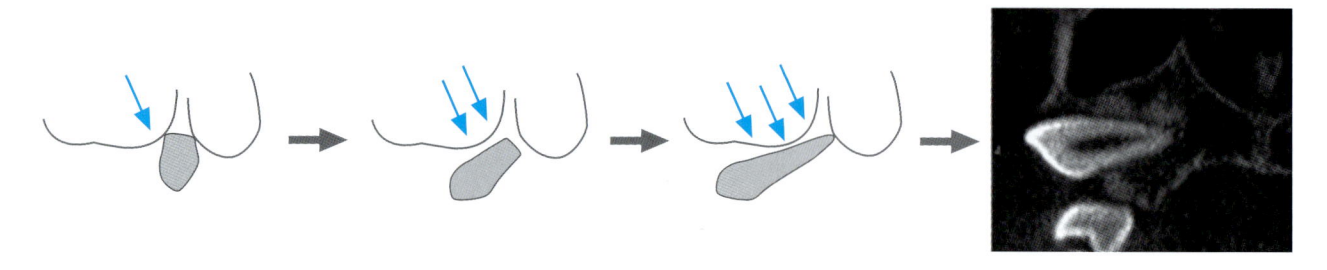

図4.24　Downward growth of the maxillary sinus and the nasal cavity can cause a redirection of the eruption pathway of the impacted permanent maxillary canine. Upper, The maxillary left canine with its root apex has been displaced downward in accord with a downward growth of the maxillary sinus; Lower, Diagrams illustrating the sequence of how horizontal imapaction of the permanent maxillary canine is developed by the pressures exerted by the sinus and the nasal cavities.

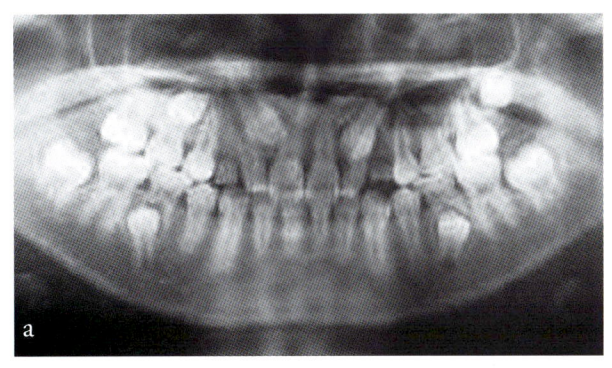

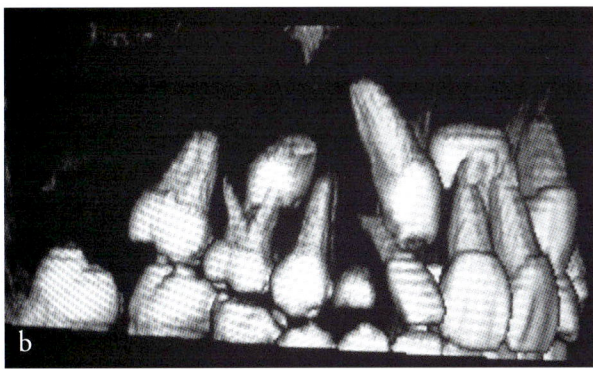

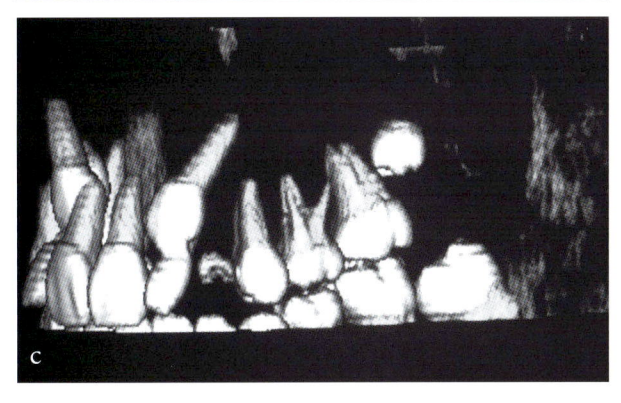

Chapter 4　顔面および口腔の成長と発育

2.3　咬合の発育と咀嚼機能の発達

■咀嚼とは

　動物は感覚器を使って自分を取り囲む外界の状況についての情報を収集し，それに基づいて自己の生存確率を最大化するためにはどのような行動を取ればよいのかを判断する．ヒトの場合でも判断の多くはフォワード制御されており，いちいち皮質レベルで言語に置き換えて考える必要はない．顔の認識はその好例である（Chapter 9参照）．
　しかし外界の状況がいつもと異なる場合には，変化した状況に対して生存確率を最大化するために末梢からの情報を参照して，時には反射的に必要な判断や動きを取るように普段の動きが修飾される．
　咀嚼運動の目的は後述するように最小エネルギーコストで食物の咬断と粉砕・臼磨を行うことであり，自身にエネルギーを供給することでその生存確率を高めることにある．
　空腹になると食欲が沸く．このような感覚は視床下部や扁桃体で生じる．「さあ，食事でもするか」と言語で認識する作業は，前頭前野で行われる．摂食行動は大脳皮質の補足運動野，咀嚼野，顎運動野などのニューロンが活性化されることで始まる．
　その情報は脳幹に伝達され，そこにあるセントラルパターンジェネレーター central pattern generator（CPG）と呼ばれるニューロン群が活性化されると，下顎のリズミカルな運動が始まる[80,81]．CPGから出力される信号は三叉神経運動ニューロンを介して，その支配する咀嚼筋群をリズミカルに収縮させる．咀嚼系の神経制御機構を図4.26に示す．食物を口に入れない下顎の単純な開閉動作では，上下の歯が強く接触しないように閉口筋の活動は抑制される．しかし咀嚼においては閉口筋活動は増強される．すなわち，咀嚼筋の収縮の強さは食物を摂取するかどうかにより，オン・オフ的に決定される[82]．咀嚼効果を最大化するためには，頭部を固定する必要がある．そのために頸部の筋肉も動員される．
　咀嚼時には，食物を適切なサイズに咬断して下顎臼歯の咬合面に運び，頬粘膜と舌を働かせながら食物を歯列上に固定させる．これを的確に行うためには，食物のサイズ，性状，形などの情報は中枢へフィードバック入力され，それに対応して下顎，舌，口唇の協調的な

図 4.25　The maxillary permanent canine teeth are seen as if they contact the permanent central and lateral incisors on the panoramic radiograph (a). There is space on the right side, however, between the maxillary canine, the lateral incisor, and the central incisors (b); The maxillary left permanent canine contacting the permanent lateral incisor has caused its root resorption. (c)

43

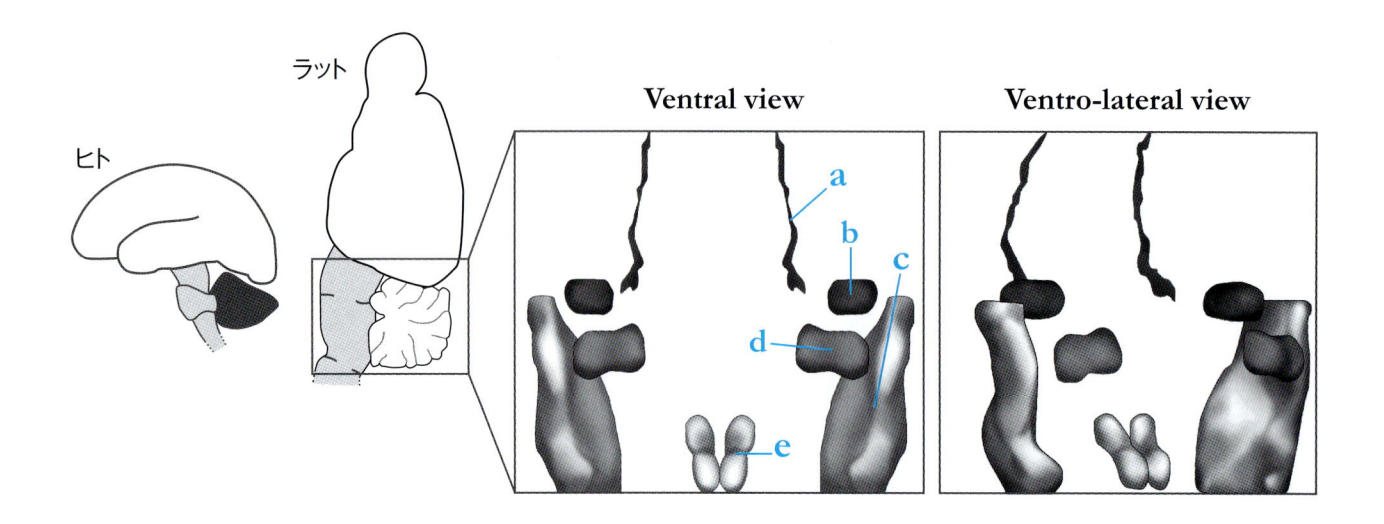

図 4.26　Diagram illustrating peripheral sensory receptors and pathways of sensory input and motor output relevant to the neural control of the masticatory system. a, Trigeminal mesencephalic nucleus; b, Trigeminal motor nucleus; c, Facial nucleus; d, Trigeminal main sensory nucleus; e, Hypoglossal nucleus.

運動パターンはリアルタイムに修飾される[83,84]．咀嚼の閉口相における下顎運動には強いフォワード制御が働き，特に閉口相の後半では食塊の性状やサイズなどを識別する時間はない．したがって咀嚼時の下顎運動は，開口相よりも閉口相の方が画一的に制御される[85,86]．

咀嚼運動が円滑に行われるためには，顎顔面や口腔に存在する感覚受容器の働きが重要である[87]．下顎運動は口腔に存在する感覚器から検出され中枢に送られる求心性情報による修飾を受ける[82]．すなわち口腔粘膜・舌や歯・歯根膜に食物が接触することで生起される触覚や圧覚，また咀嚼筋内の筋紡錘と側頭下顎関節に存在するゴルジ腱器官で検出される，下顎位や下顎運動速度などに関する感覚情報は，上位中枢に伝えられる．

咀嚼中に中枢は感覚情報を逐一読み取るのではなくて，たとえば食物の中に釘やガラス片などの異物が混入していたときのように強い圧力が突然に歯にかかると，フィードバック制御により咀嚼力を調節する．それには下顎張反射や歯根膜咀嚼筋反射などが関与する．その場合，およそ0.01〜0.04秒の間，閉口筋の収縮活動は自動的に停止する[88]．この現象が見られる時間帯をサイレントピリオドsilent periodという．

サイレントピリオドの発生時刻に対して，実際に下顎の閉口運動が減速を開始する時刻は0.03〜0.07秒程度の遅れがある．下顎には慣性が働いているために，下顎歯は対向歯と衝突する．

このような反射機構が存在する合目的性は，食物ではない固いものが誤って嚥下されるのを排除し，咀嚼器官が損傷するリスクを低減するためと解釈できる．歯の位置異常があると，そのような歯自体が対向歯に異常な力を加える原因になることが考えられる．不適切な修復物を装着したときに患者が感じる不快感はその具体例である．しかし咬合異常は成長の過程を通じて緩慢に形成されるので，そうした不快感を意識することはほとんどない．

正常なヒトの咀嚼運動では1咀嚼サイクルはおよそ0.6〜1.3秒の間にある．そのうち，開口相と閉口相はそれぞれ0.3〜0.5秒であるが，上下の歯が食物を介して接触する時間帯である咬合相は，0.1〜0.2秒と推定される[84,89]．

咀嚼時に歯に加えられる強い間欠的な圧力は歯を歯槽窩内で瞬時に移動させるが，持続的にその位置を移動させるほどの影響は与えない．しかし，極めて短時間とはいえ恒常的に正常値を遥かに上回る圧力が加えられるとその情報は中枢に送られ，咀嚼運動が最も円滑に，低コストでかつ効率よく行われるように運動出

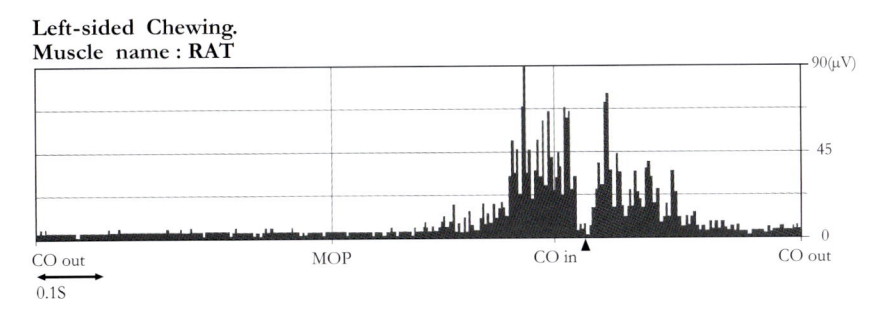

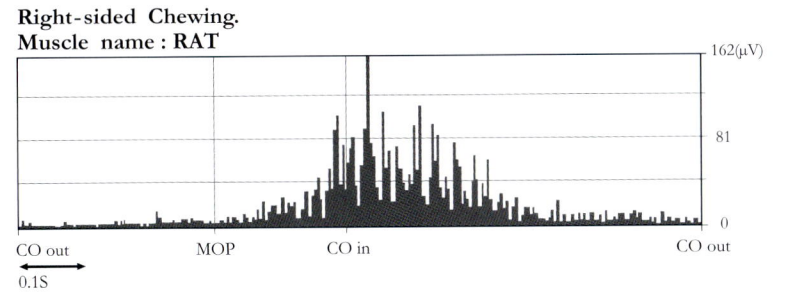

図 4.27 Silent period is a period of abrupt cessation (0.01-0.045s) of jaw-closing muscle activity that occurs at the tooth intercuspation phase of chewing. MOP, Maximum jaw-opened position; CO in, Beginning of the intercuspation phase; CO out; End of the intercuspation phase; RAT, Right anterior part of the temporalis muscle.

力（咀嚼筋の活動時間，収縮の強さ，活動の開始と終了のタイミング）を制御すると考えられている[89].

■ 咀嚼運動機能の発達

健常者の場合，生後1週目から離乳期までの間は，およそ0.4Hz周期の咀嚼様運動を行う[90]．この頃から口唇，舌および下顎の協調運動の学習が始まる．口唇と舌には鋭敏な感覚受容器が豊富に分布しており，触圧などの求心性入力に対する口唇や舌の最適な動きは短期間で学習される．その結果，生後1年以上経つとこれらの器官をより正確に動かせるようになる．

生後20ヵ月頃までには，ヒトは性状の異なる多様な食物を摂取するようになる．その間に性状やサイズのわずかな違いを認識し，適応的な咀嚼運動ができるようになる．口唇や舌，咀嚼筋および歯肉・口蓋粘膜に存在する感覚受容器は，食物の性状や大きさ，口腔内での位置などについての情報を，常時末梢で検出し中枢に送る．このような情報が頻繁に入力されることによって，脳はさまざまな食物の特性を認識できるようになる．また歯が萌出すると，食物や対向歯から歯に加えられる圧力に関する正確な情報を，歯根膜中に存在する自己受容性の圧受容器が検出し，中枢に伝えるようになる．

咀嚼運動は日常的に頻繁に繰り返されるため，短期間で下顎，舌，口唇，頬の協調的な動きが学習される．手や眼球などの運動では，運動器官が目標とする運動終末点に正確に到達しようとするほど運動時間は長くなる．これはFittsの法則[91]として知られている．しかし運動に習熟するにしたがい円滑な動きができるようになり，運動時間は短く運動速度は速まる[92,93]（Chapter 6参照）．また運動終末における運動軌跡の分散は小さくなる[94]．成長するにしたがい，食物を咀嚼し始めてから嚥下に至るまでの時間は短くなる．したがって乳幼児期の咀嚼運動の学習態様は，身体運動スキルを学習により獲得する過程において一般に認められる傾向と変わりはない．

咀嚼運動の学習プロセスを理解するためには，咀嚼という運動目標を達成するための主たる効果器である下顎が，咀嚼時にどのような運動パターンを示すのかを，成長という時間の流れの中で考えるとよい．

乳歯列期から混合歯列前期においては，咀嚼時の下顎切歯点の運動軌跡は中心咬合位から下方，外側に向かうように開口し，最大開口位より反転して，開口路よりさらに外側から閉口するという特徴を示す[95,96,97]（図4.28，左）．一方，永久歯列期では下顎切歯点は垂直に下方に向かって移動するように開口し，最大開口位

近傍で側方へ移動した後に閉口動作に移る[98]（図4.28，右）．運動パターンの相違に加え，小児では成人と比べて咀嚼サイクル毎に下顎の運動ベクトル（方向と距離）に大きなばらつきが見られる[95,99]．

こうした違いはなぜ生じるのであろうか？その理由は身体の筋・骨格系の発育に伴う構造的変化と脳の運動制御という視点から考えるとわかりやすい．

乳歯は永久歯に比べてエナメル質が柔らかい．そのため咬合面は容易に咬耗され，平坦になりやすい．また小児の下顎側頭関節窩は浅く，深さに比べて相対的に水平方向の広がりの大きいドーム状をなす．こうした特徴があるおかげで，下顎頭の側方および前方への滑走運動は容易になり，機能性の前歯部反対咬合が生じる一因ともなる．

このような構造的特徴は，下顎が非定型的な運動を行っても下顎や下顎頭が余裕を持って変位できるだけの場所（空間）を確保するための必要条件となる．しかし，前記したような小児の咀嚼時の下顎運動パターンの特徴を説明するための十分条件にはならない．

動物の体は筋骨格系の構造自体は一定しているにも関わらず，さまざまな状況に対応できるだけの運動の自由度が約束されている．しかし脳は特定の身体運動を実行する場合，運動の自由度を最小化することでその作業効率を高めることが知られている[100,101,102]．

身体の運動を制御する脳神経システムは，筋骨格系の発育に対応して生後に発達する[103]．小児は腕に一定の軌道を安定して取らせるのに必要な筋力が十分に発達していないため，成人と比較してスムーズに腕を動かすことができない[104]．しかし筋・骨格系が発達するにしたがい，正確でスムーズに身体を動かすことができるようになる[105,106]．

咀嚼系の場合，生後6歳になる頃には永久歯が生え始め，小学生の間に歯は乳歯から永久歯に順次生え変わる．この時期には全身の骨格も大きくなり，それを支えるための筋肉も大きくなる．そのようにサイズが増すと，それを維持するためにより多くのエネルギー摂取が必要になる．そのためには，大量に肉類などの繊維質に富む高蛋白質を摂らねばならない．強い咬合負荷に耐えるように顎骨は成長し，同時に歯も乳歯列から永久歯列へ交換する．

強靭な繊維質の食物を咬断，臼磨するためには，下顎骨と下顎歯列は安定した姿勢latitudeで上顎歯列に対して一定の咬合圧を加えながら，スムーズに移動できなければならない．咀嚼を効果的に行うためには運動中および咬合時の頭頸部と下顎骨の位置を，それぞれ安定させなければならない．固定した頭部と上顎に対して下顎が閉じられる．これを実現するためには2kg近い重さの頭部を支えるだけの僧帽筋，広頸筋，胸鎖乳突筋など，頸部から肩を構成する筋肉が発達していなければならない（図4.29）．また咀嚼の咬合相において上下歯が食物を介して片側で咬合接触し，食物を効率よく粉砕，臼磨させることを可能にする上顎部の目標点（これは学習により知る）に繰り返しスピーディーに到達できるだけの，強力な咀嚼筋が備わっていなければならない．

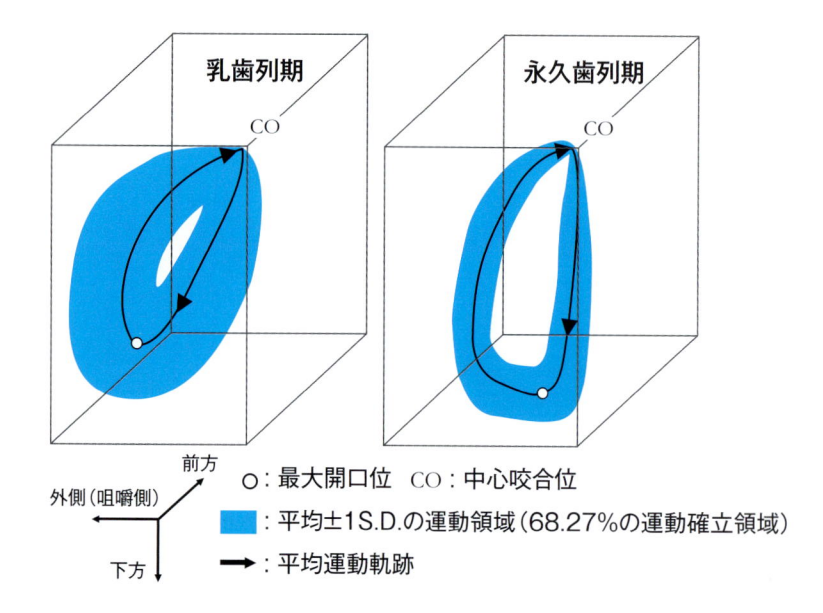

図 4.28 Conceptual diagram bird-viewing the lower incisor point movement trajectories during chewing from above and behind the patient having the deciduous dentition（left）and the permanent dentition（right）．Solid line, mean movement trajectories; open circle, maximum jaw-opened position; → direction of jaw-opening; gray zone, ± one standard deviation; CO, centric occlusion position; Circle, Maximum jaw-opened position; Blue zone, Jaw-motion trajectory zone of mean, plus/minus 1S.D (zone of probability of 68.3%).

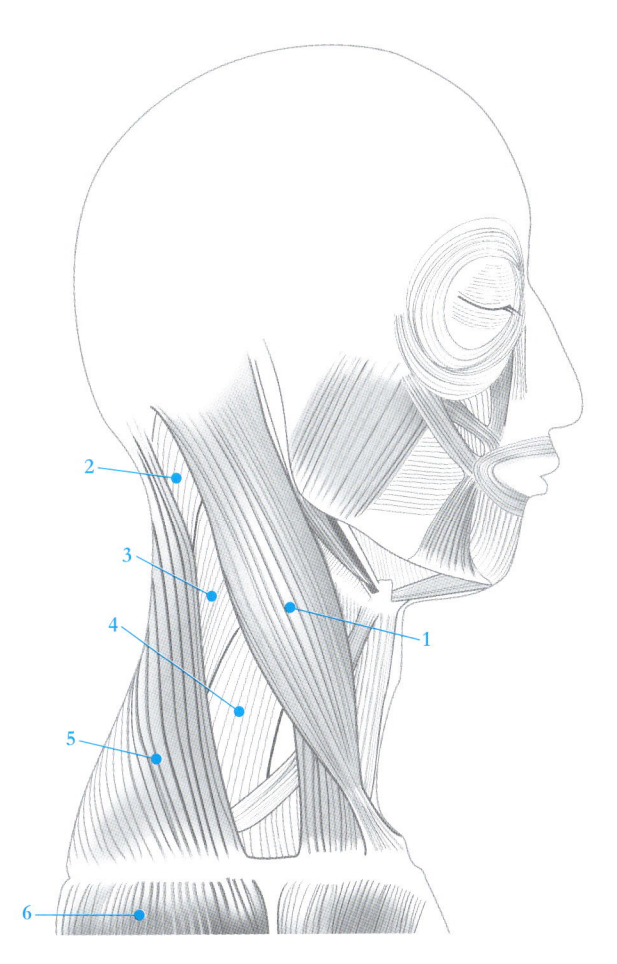

図4.29 Chewing can securely be achieved only with robust support to the head by the neck and shoulder muscles. 1, Sternocleidomastoideus; 2, Splenus capitis; 3, Levator scapulae; 4, Scalenus medius; 5, Trapezius; 6, Deltoideus.

習する．それにより，個体にとっては栄養の摂取という目的を，最大化することが可能になる．そのためには，歯・顎骨の発育に対応した頭頸部の筋肉の発育が必要である．

歯科医師にとって，乳幼児期から口の健康，特に正しい歯の生え変わりに留意することとは，煎じ詰めれば口顎の機能を最適化する形態の育成と保全にある．側方歯群の交換期は，脳の立場からすると成長過程にある咀嚼器官の構造的自由度を利用して，さまざまな下顎運動軌跡の効率性を検証し，永久歯列期に最適な咀嚼運動の制御ができるようになるために必要な試行錯誤の期間であると言える．

小児は成人と比べて，咀嚼時の下顎運動軌跡は個体内変動，個体間変動ともに大きい[99]．これは，小児は成人に比べて咬筋や内側翼突筋など，強い閉口力を発揮する筋肉が未発達であることと関係している．小児の咀嚼運動を特徴付けるのは側頭筋，特にその後部の活動である．側頭筋は下顎の変位に大きく関与する筋肉であるのに対して，咬筋は強い咬合力を発生させるために必要な筋肉である．そのため小児の下顎切歯点の運動軌跡は，前記したように成人と比べてより外側に広がる傾向を示す．合目的的には，それによって効果的な臼磨運動が可能になる．

以上のように，成長による咀嚼器官（顎顔面・頸部の筋・骨格系と歯・歯列）の構造的変化に適応して，脳は咀嚼効率を最大化できるような咀嚼運動パターンを学

文献

1. McGinnis W, Levine MS, Hafen E, et al. A conserved DNA sequence in homoeotic genes of the Drosophila Antennapedia and bithorax complexes. Nature 1984; 308: 428-433.
2. Komori T, Yagi H, Nomura S, et al. Targeted disruption of Cbfa1 results in a complete lack of bone formation owing to maturational arrest of osteoblasts. Cell 1997; 89: 755-764.
3. Nakashima K, Zhou X, Kunkel G, et al. The novel zinc finger-containing transcription factor osterix is required for osteoblast differentiation and bone formation. Cell 2002; 108: 17-29.
4. Lefebvre V & de Crombrugghe B. Toward understanding SOX9 function in chondrocyte differentiation. Matrix Biol 1998; 16: 529-540.
5. Tapscott SJ, Davis RL, Thayer MJ. MyoD1: a nuclear phosphoprotein requiring a Myc homology region to convert fibroblasts to myoblasts. Science 1988; 242: 405-411.
6. Tontonoz P, Hu E, Graves RA, et al. mPPAR gamma 2: tissue-specific regulator of an adipocyte enhancer. Genes Dev 1994; 8: 1224-1234.
7. Eriksen EF, Colvard DS, Berg NJ, et al. Evidence of estrogen receptors in normal human osteoblast-like cells. Science 1988; 241: 84-86.
8. Linkhart TA, Mohan S, Baylink DJ. Growth factors for bone growth and repair: IGF, TGF beta and BMP. Bone 1996; 19: 1S-12S.
9. Suda T, Takahashi N, Udagawa N, et al. Modulation of osteoclast differentiation and function by the new members of the tumor necrosis factor receptor and ligand families. Endocr Rev 1999; 20: 345-357.
10. Simonet WS, Lacey DL, Dunstan CR, et al. Osteoprotegerin: a novel secreted protein involved in the regulation of bone density. Cell 1997; 89: 309-319.
11. Kim HJ, Rice DP, Kettunen PJ, et al. FGF-, BMP- and Shh-mediated signalling pathways in the regulation of cranial suture morphogenesis and calvarial bone development. Development 1998; 125: 1241-1251.
12. Barrow JR & Capecchi MR. Compensatory defects associated with mutations in Hoxa1 restore normal palatogenesis to Hoxa2 mutants. Development 1999; 126: 5011-5026.
13. Ulloa F & Briscoe J. Morphogens and the control of cell proliferation and patterning in the spinal cord. Cell Cycle 2007; 6: 2640-2649.
14. Dorsky RI, Moon RT, Raible DW. Control of neural crest cell fate by the Wnt signalling pathway. Nature 1998; 396: 370-373.
15. Rice DP. Craniofacial anomalies: from development to molecular pathogenesis. Curr Mol Med 2005; 5: 699-722.
16. Martin JF, Bradley A, Olson EN. The paired-like homeo box gene MHox is required for early events of skeletogenesis in multiple lineages. Genes Dev 1995; 9: 1237-1249.
17. Hamilton WJ & Mossman HW. Hamilton, Boyd and Mossman's human embryology: prenatal development of form and function (4th edition). London, Macmillan 1972: 536-541.
18. Langman J. Medical embryology (4th edition). Baltimore/London: Williams & Wilkins 1981: 123-128, 282-288.
19. Ferguson MW. Palate development. Development 1988; 103 Suppl: 41-60.
20. Cobourne MT. The complex genetics of cleft lip and palate. Eur J Orthod 2004; 26: 7-16.
21. Kiesler J & Ricer R. The abnormal fontanel. Am Fam Physician 2003; 67: 2547-2552.
22. Latham RA & Burston WR. The postnatal pattern of growth at the sutures of the human skull. An histological survey. Dent Pract Dent Rec 1966; 17: 61-67.
23. Garcia-Perea R. Patterns of postnatal development in skulls of lynxes, genus Lynx (Mammalia: Carnivora). J Morphol 1996; 229: 241-254.
24. Madeline LA & Elster AD. Suture closure in the human chondrocranium; CT assessment. Radiology 1995; 196: 747-756.
25. Arat ZM, Turkkahraman H, English JD, et al. Longitudinal growth changes of the cranial base from puberty to adulthood. A comparison of different superimposition methods. Angle Orthod 2010; 80: 537-544.
26. Axelsson S, Strohaug K, Kjaer I. Post natal size and morphology of the sella turcica. Longitudinal cephalometric standards for Norwegians between 6 and 21 years. Eur J Orthod. 2004; 26: 597-604.
27. Enlow DH. Facial growth, 3rd ed, W. B. Philadelphia, Saunders 1990: 36-41, 82-105, 125-130, 293-298.
28. Robbins WJ, et al. Growth, New Haven, 1928, Yale University Press.
29. Kitai N, Iguchi Y, Takashima M, et al. Craniofacial morphology in an unusual case with nasal aplasia studied by roentgencephalometry and 3D CT-scanning. Cleft Palate Craniofac J 2004; 41: 208-212.
30. Persson M & Thilander B. Palatal suture closure in man from 15 to 35 years of age. Am J Orthod 1977; 72: 42-52.
31. Knight RD & Schilling TE. Cranial neural crest and development of the head skeleton. Adv Exp Med Biol 2006; 589: 120-133.
32. Noden DM & Schneider RA. Neural crest cells and the community of plan for craniofacial development: historical debates and current perspectives. Adv Exp Med Biol 2006; 589: 1-23.
33. Sperber GH. Craniofacial embryology, 4th ed, London, Boston; Wright 1989, 143-159.
34. Mina M, Wang YH, Ivanisevic AM, et al. Region- and stage-specific effects of FGFs and BMPs in chick mandibular morphogenesis. Dev Dyn 2002; 223: 333-

352.

35. Abu-Issa R, Smyth G, Smoak I, et al. Fgf8 is required for pharyngeal arch and cardiovascular development in the mouse. Development 2002; 129:4613-4625.

36. Liu W, Selever J, Murali D, et al. Threshold-specific requirements for Bmp4 in mandibular development. Dev Biol 2005; 283:282-93.

37. Harworth KE, Wilson JM, Grevellec A, et al. Sonic hedgehog in the pharyngeal endoderm controls arch pattern via regulation of Fgf8 in head ectoderm. Dev Biol 2007; 303:244-258.

38. Richman JM & Tickle C. Epithelia are interchangeable between facial primordia of chick embryos and morphogenesis is controlled by the mesenchyme. Dev Biol 1989; 136:201-210.

39. Trumpp A, Depew MJ, Rubenstein JL, et al. Cre-mediated gene inactivation demonstrates that FGF8 is required for cell survival and patterning of the first branchial arch. Genes Dev 1999; 13:3136-3148.

40. Francis-West P, Ladher R, Barlow A, et al. Signalling interactions during facial development. Mech Dev 1998; 75:3-28.

41. Balic A, Adams D, Mina M. Prx1 and Prx2 cooperatively regulate the morphogenesis of the medial region of the mandibular process. Dev Dyn. 2009, 238:2599-2613.

42. ten Berge D, Brouwer A, Korving J, et al. Prx1 and Prx2 in skeletogenesis: roles in the craniofacial region, inner ear and limbs. Development 1998; 125:3831-3842.

43. ten Berge D, Brouwer A, Korving J, et al. Prx1 and Prx2 are upstream regulators of sonic hedgehog and control cell proliferation during mandibular arch morphogenesis. Development 2001; 128:2929-2938.

44. Sicher H. Some principles of bone pathology. J Oral Surg (Chic) 1949; 7:104-117.

45. Latham RA & Scott JH. A newly postulated factor in the early growth of the human middle face and the theory of multiple assurance. Arch Oral Biol 1970; 15:1097-1100.

46. Moss ML. A theoretical analysis of the functional matrix. Acta Biotheor 1968; 18:195-202.

47. van Limborgh J. Factors controlling skeletal morphogenesis. Prog Clin Biol Res 1982; 101:1-17.

48. Takano-Yamamoto T, Soma S, Nakagawa K, et al. Comparison of the effects of hydrostatic compressive force on glycosaminoglycan synthesis and proliferation in rabbit chondrocytes from mandibular condylar cartilage, nasal septum, and spheno-occipital synchondrosis in vitro. Am J Orthod Dentofacial Orthop 1991; 99:448-455.

49. Takano T, Takigawa M, Shirai E, et al. The effect of parathyroid hormone (1-34) on cyclic AMP level, ornithine decarboxylase activity, and glycosaminoglycan synthesis of chondrocytes from mandibular condylar cartilage, nasal septal cartilage and spheno-occipital synchondrosis in culture. J Dent Res 1987; 66:84-87.

50. Hiraki Y, Tanaka H, Inoue H, et al. Molecular cloning of a new class of cartilage-specific matrix, chondromodulin-I, which stimulates growth of cultured chondrocytes. Biochem Biophys Res Commun 1991; 175:971-977.

51. Marks SC Jr. & Cahill DR. Regional control by the dental follicle of alterations in alveolar bone metabolism during tooth eruption. J Oral Path 1987; 16:164-169.

52. Yildirim S, Yapar M, Sermet U et al. The role of dental pulp cells in resorption of deciduous teeth. Oral Surg Oral Med Oral Pathol Oral Radiol Endod 2008; 105:113-120.

53. Harokopakis-Hajishengallis E. Physiologic root resorption in primary teeth: molecular and histological events. J Oral Sci 2007; 49:1-12.

54. Kawakami M, Kuroda S, Yamashita K et al. Expression of CSF-1 receptor on TRAP-positive multinuclear cells around the erupting molars in rats. J Craniofac Genet Dev Biol 1999; 19:213-20.

55. Wise GE, Frazier-Bowers S, D'Souza RN. Cellular, molecular, and genetic determinants of tooth eruption. Crit Rev Oral Biol Med 2002; 13:323-334.

56. Marks SC Jr. The basic and applied biology of tooth eruption. Connect Tissue Res 1995; 32:149-157.

57. Cahill DR & Marks SC Jr. Tooth eruption: evidence for the central role of the dental follicle. J Oral Path 1980; 9:189-200.

58. Cahill DR. The histology and rate of tooth eruption with and without temporary impaction in the dog. Anat Rec 1970; 166:225-238.

59. Wise GE, Yao S & Henk WG. Bone formation as a potential motive force of tooth eruption in the rat molar. Clin Anat 2007; 20:632-639.

60. Camilleri S & McDonald F. Runx2 and dental development. Eur J Oral Sci 2006; 114:361-373.

61. Kawakami M, Kuroda S, Yoshida C A et al. Dental follicle cell-conditioned medium enhances the formation of osteoclast-like multinucleated cells. Eur J Orthod 2000; 22:675-682.

62. Wise GE. Cellular and molecular basis of tooth eruption. Orthod Craniof Res 2009; 12:67-73.

63. Maltha JC. Dissertations 25 years after date 9. How is tooth eruption regulated? Ned Tijdschr Tandheelkd 2006; 113:322-325.

64. Avery JK 編．寺木良巳，相山誉夫訳．Avery 口腔組織・発生学．医歯薬出版，東京，1999:87

65. Marks SC Jr. & Shoroeder HE. Tooth eruption: theories and facts. Anat Rec 1996; 245:364-393.

66. Moxham BJ & Berkovitz BKB. The effects of root transaction on the umimpeded eruption rate of the rabbit mandibular incisor. Archs oral Biol 1974; 19:903-909.

67. Cahill DR & Marks SC Jr. Chronology and histology of exfoliation and eruption of mandibular premolars in dogs. J Morphol 1982; 171:213-218.

68. Cheek CC, Paterson RL & Proffit W R. Response of erupting human second premolars to blood flow changes. force application. Archs oral Biol 2002; 47:851-858.

69. Proffit WR & Frazier-Bowers SA. Mechanisim and control of tooth eruption: overview and clinical implications. Orthod Craniofac Res 2009; 12:59-66.

70. Risinger RK & Proffit WR. Continuous overnight

observation of human premolar eruption. Archs oral Biol 1996; 41:779-789.

71. Gierie WV, Patterson RL & Proffit WR. Response of erupting human premolars to force application. Archs oral Biol 1999; 44:423-428.

72. Gron AM. Prediction of Tooth Emergence. J Dent Res 1962; 41:573-585.

73. Hellman M. An introduction to growth of the human face from infancy to adultfood, The Intern J. Orthodontia, Oral Surg Radio 1932; 18:777-798.

74. Baume LJ. Physiologic tooth migration and its signicance for the development of occlusion. J Dent Res 1950; 29:123-132.

75. 浜田作光, 進士久明, 大館満ほか. 正常乳歯列の歯列・咬合状態の選択基準による相違に関する一考察. 小児歯誌 1997; 35: 839-844.

76. 森下正明, 額田純一郎, 石原吉孝ほか. 一卵性双生児姉妹に見られた多数歯欠如の一例と文献考察. 日口腔科会誌 1978; 27: 50

77. Casal ML, Lewis JR, Mauldin EA et al. Significant correction of disease after postnatal administration of recombinant ectodysplasin A in canine X-linked ectodermal dysplasia. Am J Hum Genet 2007; 81:1050-1056.

78. Lundstrom AF. Malocclusion of the teeth regarded as a problem in connection with the apical base. J Oral Sur Rad 1925; 7:591-602.

79. Kakimoto K, Yamashiro T & Takada K. Orthodontic treatment of a patient with root resorption of a central incisor associated with an ectopically erupted maxillary canine tooth, Orthod Waves 2005; 64:88-93.

80. Chandler SH & Goldberg LJ. Differentiation of the neural pathways mediating cortically induced and dopaminergic activation of the central pattern generator (CPG) for rhythmical jaw movements in the anesthetized guinea pig. Brain Res 1984; 323:297-301.

81. Lund JP & Enomoto S, The generation of mastication by the mammalian central nervous system, In: Cohen H, Rossignol S, Grillner S. (Eds.) Neural control of rhythmic movements, New York: Wiley, 1988; 41-71.

82. Morimoto T & Takada K. The sense of touch in the control of digestion. In: Pergamon Studies in Neuroscience No.6; Neurophysiology of ingestion, ed. Booth DA, Pergamon Press 1993; Oxford, New York, Seoul, Tokyo, 79-97.

83. Liu ZJ, Masuda Y, Inoue T et al. Coordination of cortically induced rhythmic jaw and tongue movements in the rabbit. J Neurophysiol 1993; 69:569-584.

84. Takada K, Yashiro K, Sorihashi Y et al. Tongue, jaw, and lip muscle activity and jaw movement during experimental chewing efforts in man. J Dent Res 1996; 75:1598-1606.

85. Hiiemae K, Heath MR, Heath G et al. Natural bites, food consistency and feeding behavior in man. Arch Oral Biol 1996; 41:175-189.

86. Yashiro K, Yamauchi T, Fujii M et al. Smoothness of human jaw movement during chewing. J Dent Res 1999; 78:1662-1668.

87. Morimoto T, Inoue T, Masuda Y et al. Sensory components facilitating jaw-closing muscle activities in the rabbit. Exp Brain Res 1989; 76:424-440.

88. Takada K, Nagata M, Miyawaki S et al. Automatic detection and measurement of EMG silent periods in masticatory muscles during chewing in man. Electromyogr Clin Neurophysiol 1992; 32:499-505

89. Yashiro K, Fujii M, Hidaka O et al. Kinematic modeling of jaw-closing movement during food breakage. J Dent Res 2001; 80:2030-2034.

90. Sheppard JJ & Mysak ED. Ontogeny of infantile oral reflexes and emerging chewing. Child Dev 1984; 55: 831-843.

91. Fitts PM. The information capacity of the human motor system in controlling the amplitude of the movement. J Exp Psychol 1954; 47:381-391.

92. Morasso P. Spatial control of arm movements. Exp Brain Res 1981; 42:223-227.

93. Collewijn H, Erkelens CJ & Steinman RM. Binocular coordination of human horizontal saccadic eye-movements. J Physiol 1988; 404:157-182.

94. Harris CM & Wolpert DM. Signal-dependent noise determines motor planning. Nature 1998; 394:780-784.

95. Wickwire NA, Gibbs CH, Jacobson AP et al. Chewing patterns in normal children. Angle Orthod 1981; 51:48-60.

96. Gibbs CH, Wickwire NA, Jacobson AP et al. Comparison of typical chewing patterns in normal children and adults. J Am Dent Assoc 1982; 105:33-42.

97. Kiliaridis S, Karlsson S & Kjellberg H. Characteristics of masticatory mandibular movements and velocity in growing individuals and young adults. J Dent Res 1991; 76:1367-1370.

98. Ahlgren J. Mechanism of mastication. Acta odont Scand 1966; 24:5-109.

99. Takada K, Miyawaki S & Tatsuta M. The effects of food consistency on jaw movement and posterior temporalis and inferior orbicularis oris muscle activities during chewing in children. Arch oral Biol 1994; 39:793-805.

100. Nelson WL. Physical principles for economies of skilled movements. Biol Cybern 1983; 46:135-147.

101. Hogan N. Planning and execution of multijoint movements. Can J Physiol Pharmacol 1988; 66:508-517.

102. Hore J, Watts S & Tweed D. Arm position constraints when throwing in three dimensions. J Neurophysiol 1994; 72:1171-1180.

103. Miller AJ. Adaptive changes in mandibular muscles during postnatal development. Science and Practice of Occlusion. (McNeill C ed.) 1997; Quintessence, Chicago; 137-150.

104. Yan JH, Thomas JR, Stelmach GE et al. Developmental features of rapid aiming arm movements across the lifespan. J Motor Behavior 2000; 32:121-140.

105. Viviani P & Schneider R. A developmental study of the relationship between geometry and kinematics in drawing movements. J Exp Psychol 1991; 17:198-218.

106. Ferrel C, Bard C & Fleury M. Coordination in childhood:modifications of visuomotor representations in 6- to 11- years-old children. Exp Brain Res 2001; 138: 313-321.

Part 3

病因論

CHAPTER 5

咬合異常の病因

1 人類の進化と咬合の異常

　歯科矯正学では，異なる人種や民族の間で，顎顔面の形態にどのような違いが認められるのかを論じることに熱中した時代があった．これは，第二次世界大戦以前に人類学の分野で行われたのと同じことが，歯科医療というミッションに目的を変えて適用されたものであると解釈することもできる．人種が異なれば顔つきも異なるので，それぞれの人種内での'スタンダード'を定めることが，臨床上必要であるという考え方である．

　このような考え方は，人の往来が比較的少なかった時代には，ある程度の正当性を保つことができたが，情報が瞬時にして地球上の離れた地域に伝播する現代においては，その意味が薄れてしまった．

　たとえば，日本人という統一体で定義される集団の顎顔面の'基準値 fiducial'に近づけようとする歯科医師の思惑は，患者側からの"ハリウッドスターの誰それのような顔立ちにして欲しい"という希望の前に，もろくも崩れ去る．社会が父権性を尊重し，またそうした振る舞いを医療者に要請していた時代には，医療者は前記のような希望は"統計的には無意味である"というレトリックを用いて，患者を説得することに成功したかも知れない．

　しかし'あなたの上の前歯の出方は日本人の平均からずれていない'という言葉は，今日では説得力を欠く．世界中に均質な美容広告のメッセージが行きわたる時代にあっては，そのような説得は難しいどころか，患者の'でも、わたしはいやなんです．'という言葉の前ではほとんど意味をなさない．

　われわれ人類はどこから来たのかという問題について，現在でも研究者の間で統一された見解は見られない．

　二つの仮説がある[1]．その一つは多地域進化説 Multi-regional hypothesis と呼ばれるもので，人類は遥か昔に

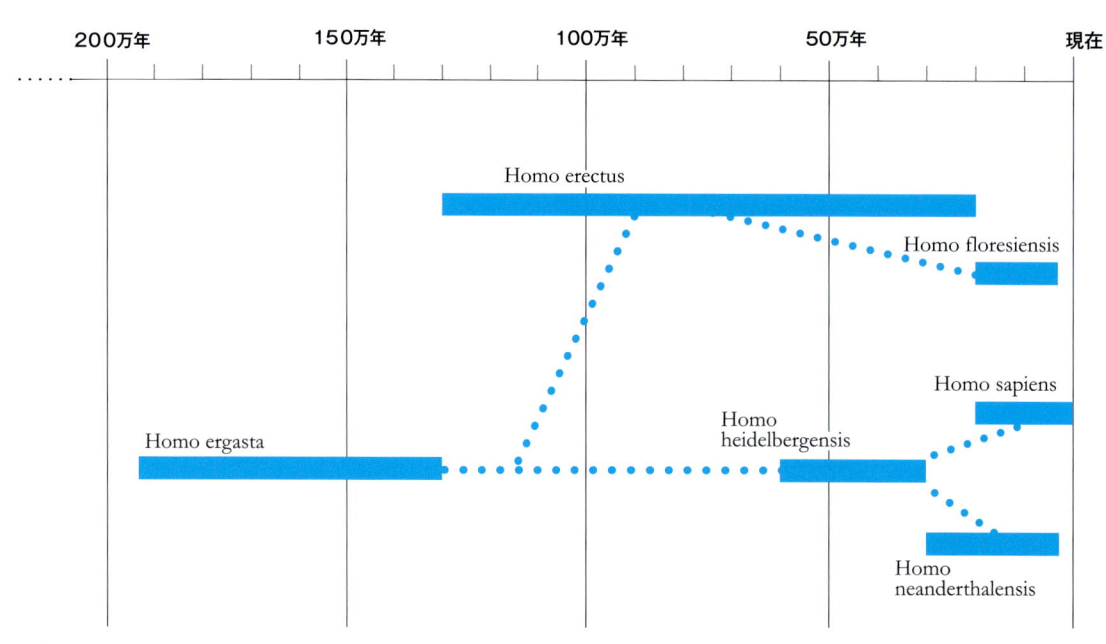

図5.1　A diagram illustrating the human phylogeny. (Based on the data from Wood B & Richmond BG [1]; Brown P, Sutikna T, Morwood MJ et al [2] and Strait DS, Grine FE & Moniz MA [5].)

地球上の異なる地域で同時平行的に互いに隔絶されて進化し，やがて地域により異なる解剖学的特徴を備えるようになったとするものである．もう一つは，出土した化石から得られたDNA解析の結果から，アフリカにいた初期の人類の小集団が現代の人類に共通の祖先であり，過去数万年の間にヨーロッパ，中近東，南西アジア，東アジア，そしてシベリアを経て，アメリカ大陸に広がったとするものである．これは'出アフリカ説 Out of Africa hypothesis'と呼ばれ，現代の人種間に見られる変異は最近の10万年ほどの間に生じた適応現象と考えられている．

どちらの学説を採用するにしても，現世人類（ホモサピエンス Homo sapiens sapiens）が，気候や生活地域，食物源などの環境要因を起源とするさまざまな淘汰圧（自然淘汰 natural selection，性選択 sexual selection などの圧力）に対して，その生存確率を最大化するために最適な形で順応してきた結果，今日みられるような瞳や髪，肌の色などの形質表現の差異が生じたと考えるのが妥当である．ヒト族はこれまで考えられていたよりも環境に対してより高い順応を示し，その形態を変化させることができることが知られている[2]．

先史時代の人類には，歯の叢生（Chapter 9 参照）はほとんど見られないことが知られている[3]．その理由として，歯の大きさに比べて顎骨が大きいことが考えられる．確かに人類の進化の過程を系統発生学的に顧みると，少なくとも過去数十万年の間に頭骨のサイズが減少したことは明らかである．

チンパンジーやゴリラの場合，顎骨に対して脳は小さく，上下顎骨は前頭蓋底に対して前突し，前後および垂直方向に長い丈夫な下顎枝を有している．直立猿人 Homo erectus は，ホモサピエンスとはおよそ100万年前に異なる進化の道を歩むようになったが，その脳頭蓋の容積は大きく，上下顎骨は前頭蓋底に対して前突している．眼窩上隆起の発達，強固な頬骨，下顎角の隆起，大きい下顎枝，大きい歯冠は，強力な咀嚼力を発揮できたことを物語っている．

ネアンデルタール人 Homo neanderthalensis とホモサピエンスの間には際立った形態的特徴の差異が認められる[4]が，ホモサピエンスの形質はネアンデルタール人から次第に受け継がれ，進化してきたものではない．ネアンデルタール人の上腕骨から得られたミトコンドリアDNAを解析した結果[6,7]からは，彼らはおよそ55〜69万年ほど前にホモサピエンスとの共通の祖先であるハイデルベルク人 Homo heidelbergensis から分かれ，2万年ほど前まで同じような地域で生活していたことが知られている（図5.1）．

ネアンデルタール人の脳頭蓋容積はホモサピエンスの脳より20%大きいが，体格に対する比率で見るとホモサピエンスよりも小さい．脳が大きい理由は後頭葉の発達が大きいためであり，前頭葉はあまり大きくない[1]．歯を含む身体の成熟速度はヒトよりも速く，15歳頃に完了したと推定されている．その理由として，彼らが生活していた2〜6万年ほど前は気候が寒冷だったため，早熟であるほど個体の生存確率が高まることと関連があるとされている．

ネアンデルタール人とは異なり，ホモサピエンスの特徴は大きく発達した前頭葉であり，それを収める頭蓋部は前頭部が垂直で眼窩隆起は小さい[8]．また，犬歯窩と隆起したオトガイの存在もヒトらしさの特徴である．それらの特徴に対応して鼻骨は前突し，鼻上顎複合体は全体として下方あるいは後下方に縮小・後退することで口元の前突感は減少し，下顎骨は小さくなった[9]．

ホモサピエンスに上下顎骨の形態的変化が生じた最大の理由は前頭葉を主体とする脳サイズの増大と考えてよいが，このような顎骨のマクロの形態的変化に大きな影響を与えた要素として，十分な栄養が摂取できるようになったことと，食物を調理して食べる機会が増したために，強力な咀嚼筋を用いる必要が著しく減ったことが考えられる．

しかし，以上に記した変化が人類の歴史上で過去3〜4万年の間に連続的に生じたと考えるのは早計である．現代人に見られる歯冠サイズの減少や咬頭数の減少[10]は，ホモサピエンスの化石でも認められる．彼らの残した壁画をみると，その美意識と創作能力は現代人と変わらないどころか，むしろ優れているとさえ言える．

ところで現代のヒトはどの程度に均質なのであろうか？ Howells[11] は28の現代人の集団について頭蓋を計測し，Mahalanobis 距離を用いて判別分析したところ，すべての集団はネアンデルタール人と明確に区別できることを確認した．しかし，現代人の集団間には差は認めなかった．このことは，現代人は人種や民族が異なっても，ネアンデルタール人との間に見られるよう

な差異は，お互いの間にはないということを意味する．

一方，現代人に共通の形質は，特定の人種あるいは民族内において75%程度しか認められないことが知られている[12]．これは驚くべきことではない．というのは，生物の種にとって遺伝形質の変異が少ないことは，絶滅へのリスクを増すことになると考えられるからである．生存という観点からすると，さまざまな顎顔面骨格のパターンや咬合形式を持っていることは，人類にとって有利に作用するであろうし，そうした多様性は歓迎すべきことである．咬合の異常（不正咬合）malocclusion（Chapter 9参照）は口腔の諸構造を傷つけることがあるが，そのような場合は別として，咬合の異常により引き起こされる口腔の機能的問題は，本質的には適応現象である．多くの咬合異常は，咬合異常で'ある'のではなくて，性選択に結びつく淘汰圧の影響により咬合異常に'なる'のである．

先史時代の人類の間に叢生が認められない理由について，現在では当時の食環境が大いに影響したとする考えが受け入れられている．すなわち，歯の見かけ上の形態的特徴として，極端な咬耗に加えて，歯冠隣接面のエナメル質の磨耗が著しい．これは当時の食餌には砂が混入することが通常であったことを理解すれば，驚くべきことではない．仮に1歯あたり臨床歯冠の近遠心径が0.2mm減少したとしても，ひとつの歯列では7mmの減少となり，叢生の発現を抑制するのに不十分な量とは言えない．逆説的に考えるなら，歯冠隣接面の磨耗がなければ歯と顎骨の間の大きさの不調和は，2～3万年前においてももう少し高い頻度で発現していたことが想像される．

Mockersら[13]は集団内で顕著に叢生の発現を認める例を発見した．彼らは南フランスで発掘された紀元前2100年頃のヒトの下顎骨43例について調査し，すべての標本において下顎切歯部に叢生を認めた．そのうち7例は重篤な叢生で，2例に犬歯の埋伏も認められた．近代あるいは現代のヒトと比べても，叢生の程度と発現率はいずれも高かった．

興味深いことに，歯冠の近遠心幅径や咬耗の程度は他の先史時代の集団と同じであったのに対して，下顎犬歯間幅径は近代の白人よりも短かった．すなわち，下顎骨が歯の大きさに比べて小さいことが示唆された．彼らは叢生の原因として，調査対象とした集団が他の人類集団からは孤立し遺伝的な淘汰が働いたと推論している．

少数集団の哺乳類は，隔絶された環境下に置かれるとそのサイズと構成員数は減少することが知られている．これはIsland dwarfism[14]と呼ばれる現象である．Dwarfismはインドネシアのフローレス島で発見された類人である，フローレス人 Homo floresiensisに典型が認められる[2]．

フローレス人は直立猿人の子孫と考えられている．その体は現世人類と比べると極端に小さく，その傾向は特に頭蓋・顎顔面について顕著に見られる．Brownら[2]は，フローレス人は長期間にわたり島に隔絶されていたために，生体を維持するための栄養源の減少が集団に対する淘汰圧となり，体が小さくなったと考えている．

図5.2に，紀元前18,000年頃に生活していたと思われる推定年齢30歳のフローレス人の女性の頭蓋骨を示す[2]．身長は1メートル，脳容積はチンパンジーに近い．現世人類と比較すると頭蓋および顎顔面骨はきわめて小さい．下顎前歯部には叢生が見られる．強いSpee彎曲が見られるが，これは上顎骨に対して下顎骨が小さいために，大きいオーバージェットと過蓋咬合（Chapter 9参照）が形成されたことを想起させる．

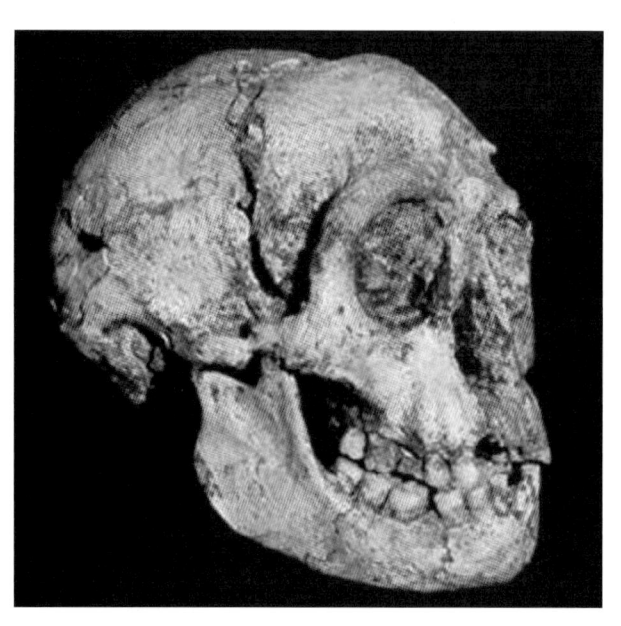

図5.2 A skull of a female Homo floresiensis, estimated 30 years of age and 1m in height. The capacity of the brain is close to that of a chimpanzee. She is considered to have lived about 18 thousand years ago. (Reprinted by permission from Macmillan Publishers Ltd: Nature, Brown,P. et al: A new small-bodied hominin from the Late Pleistocene of Flores, Indonesia. 431: 1055-1061, Copyright 2004.) There is crowding in the lower anterior segment. A heavy curve of Spee may indicate that she had an excessive incisor overjet and deep overbite due to a small mandible relative to the maxilla (Comment by the author).

Harris ら[15]によれば，およそ 2500 年前から 2000 年前の 500 年間で，エジプト人の頭骨と顔は華奢になり，歯も小さくなった．同時に叢生と上下顎前突の発現率は高くなった．Mocker らの調査した Roix 人の生活していた時代とほぼ同時期である．

Argyropoulos ら[16]は 4000 年前のギリシャの子供の頭骨を分析し，現代人ときわめて類似していることを報告している．紀元前 5 世紀頃の古代エジプトのミイラの顎顔面形態は，現代人と比べても大きな差がなかった[17]．Manolis ら[18]は，ギリシャのアテネで発掘された紀元前 5 世紀頃の 11 歳の少女の歯列と頭骨の形態的特徴について調べ，次のように記している．すなわち，上顎両側の第二乳臼歯と乳犬歯のみが残存し，そのほかの乳歯は永久歯に交換していた．上顎犬歯は半萌出の状態で近心唇側に転位し，そのため犬歯より遠心の上顎歯は近心に転位して，II 級の大臼歯関係を呈していた．第二小臼歯は萌出を完了して対向歯と咬合し，下顎右側の第一小臼歯は未萌出で歯槽骨を破ったところであった．上下前歯部に軽度の叢生が認められた．

われわれが現在入手し得る情報はきわめて限られているが，今日において人類に見られる咬合の発育パターンや咬合異常のタイプは，今から 4000 年ほど前においても普遍的に認められていたと推論することは可能であろう．過去 20 万年ほどの間に生じた食物の調理方法の変化や気候の変化などを淘汰圧とする適応性の形態変化と，隔絶して生きていた人類集団間の交配により，さまざまな形状の鼻上顎複合体と下顎骨の組み合わせがつくられたことが，過去 2 万年ほどの間に見られる咬合異常の出現を説明するシナリオである．人類の間で先史時代から咬合異常が見られるという事実は，進化学的に見て咬合異常がこれまでのところ，'科' あるいは '属' としての人類の存続を妨げる不利な問題ではなかったということを示唆している．

2　頭骨の形成異常

胎生期の発育障碍は，遺伝的障碍から特殊な環境汚染物質によるものまで，さまざまな原因により生じる．ヒトの顎顔面の形成異常を引き起こすと考えられる物質（催奇形物質 teratogens）を表 5.1 に，代表的な形成異常とそれらの原因遺伝子を表 5.2 に示す．

以下では，重篤な咬合の異常が見られるために矯正歯科治療が必要となる，いくつかの形成異常を取り上げて解説する．

表 5.1　Teratogens that induce craniofacial malformations and corresponding phenotypes.

催奇形物質	形成異常
コルヒチン（痛風治療薬）[19]	Down 症候群
フェノバルビタールナトリウム（催眠鎮静剤・抗不安剤）[20]	口唇裂，口蓋裂
カルバマゼピン（抗てんかん剤）[21]	眼裂・鼻・人中形成異常
バルプロ酸ナトリウム（抗てんかん剤）	両眼隔離症，中顔面発育不全，鼻形成異常，前頭部突出，口唇裂，口蓋裂
フェニトイン（ヒダントイン誘導体，抗てんかん剤）[22]	小頭症，鼻形成異常，高口蓋，口唇裂，口蓋裂
塩酸ヒドロキシジン，パモ酸ヒドロキシジン（神経系用剤）	口蓋裂
ワーファリンカリウム（クマリン系抗凝固剤）[23]	鼻軟骨形成不全
アルコール[24]	小頭症，眼裂縮小，鼻・人中・上唇形成異常，下顎後退
パルミチン酸レチノール（ビタミン A），トレチノイン（抗癌剤）	耳介形成異常，口唇裂，口蓋裂
コカイン	小頭症
メトトレキサート，アミノプテリン（葉酸代謝拮抗剤，抗癌剤）	頭蓋骨形成異常，小下顎症，口蓋裂

表 5.2 Representative craniofacial malformations, their locations on the chromosomal maps and relevant genes [25].

形成異常	染色体地図上の位置	変異に関与する遺伝子
口唇裂単独，口唇裂・口蓋裂	6p24.3	OFC1
	2p13-p14	OFC2
	19q13	OFC3
	4q21-q31	OFC4
	4p16.1	OFC5
	11q23-q24	PVRL1（症候群に合併）
口蓋裂単独	17p12-p11.1	UBB
鎖骨頭蓋骨形成不全	6p21	CBFA1
Crouzon 症候群	10q26	FGFR2
	4p16.3	FGFR3
Apert 症候群（尖頭合指症）	10q26	FGFR2
Treacher-Collins 症候群	5q32-q33.1	TCOF1
Pierre Robin 症候群	17q24.3-q25.1	SOX9
	2q32.3-q33.2	
第一・第二鰓弓症候群，ヘミフェイシャルマイクロソミア,Goldenhar 症候群（鰓弓異常症を含む）	14q32	HFM
外胚葉形成不全	11q23-q24	HVEC
	Xq12-q13.1	EDA
	13q12	GJB6
	Xq28	IKBKG
	1q42.2-q43	EDARADD
	2q11-q13	EDAR
Down 症候群	21q22.3	DCR
	Xp11.23	GATA1
	1q43	MTR
Turner 症候群	X 染色体モノソミーまたは X 染色体部分モノソミーによって発症する	
Romberg 症候群	不明	
Russel-Silver 症候群	7p11.2	SRS
先天性ミオパチー	1q22-q23	TPM3
	1q42.1	ACTA1
	9p13.2-p13.1	TPM2
	19q13.4	TNNT1
	2q22	NEB
Ellis-van Creveld 症候群	4p16	EVC, LBN
軟骨形成不全症	4p16.3	FGFR3
神経線維腫症　Type 1 (Von Recklinghausen disease)	17q11.2	NF1
Type 2	22q12.2	NF2
基底細胞母斑症候群	9q22.3	PTCH1
Noonan 症候群	12q24.1	PTPN11
Marfan 症候群	15q21.1	FBN1
Prader-Willi 症候群	15q11-q13	NDN
	15q12	SNRPN
Beckwith-Wiedemann 症候群	5q35	NSD1
	11p15.5	KIP2, H19, LIT1, IGF2
Hypoglossia-hypodactylia 症候群	不明	

■ 口唇裂・口蓋裂

口唇裂・口蓋裂は，200以上の症候群に合併してみられる．顎顔面領域の異常の中では，最も発現頻度が高い．発現率は日本人では新生児400〜600人に1人[26]であり，白人では新生児800〜1000人に1人，黒人では1,000〜1,800人に1人である[27]．

宮崎[28]によると，以下のような特徴を持つ．すなわち裂型別では，日本人については頻度の高い順に，口唇裂・口蓋裂が45%，口唇裂単独が35%，口蓋裂単独が20%である．片側性の異常は両側性よりも頻度が高く（口唇裂でおよそ6:1；口唇口蓋裂で3:1），左側に多く発生する（約5:3）が理由は不明である．性差については，口唇裂単独は女性にやや多く（男女比は45:55），口唇裂・口蓋裂合併は男性が女性の約2倍で，口蓋裂単独は女性が男性の約2倍である．

Carterら[29]によれば同胞の発現率は3.15%，親にも認められる割合は1.18%である．日本人では遺伝率は0.77%である．

発症には，多くの遺伝子が関与していると考えられている[30]．単独の口蓋裂は，口唇裂あるいは口唇裂・口蓋裂とは異なる遺伝子の欠損で生じる．頭蓋顔面の膜性骨化に関与する遺伝子であるRunx1は口蓋棚の正中部の上皮中に強く発現し，一次口蓋棚と二次口蓋棚の癒合に関与する[31,32,33]．その欠損は，ヒトにおいても口蓋裂を発現させると考えられている．

環境要因の影響として重要なのは喫煙である．妊娠中の母親の喫煙は，高いリスク要因である[34]．母親が1日に20本以上喫煙する者では，*TGFA*，*NAT2*，そして胎児の頭蓋顔面の組織中に発現する*GSTT1*遺伝子の突然変異や欠損による，口唇裂・口蓋裂を発症しやすい[35]．

口唇裂・口蓋裂は容貌・構音を損ねるために，患者が社会適応するうえで深刻な問題をもたらす．生後の形成手術により上顎骨の発育が阻害されることが多く，また歯の先天欠如，位置異常，過剰歯などの発現頻度も高いため，重篤な咬合異常をもたらす．したがってその原因究明と効果的な治療法の開発は，歯科医学におけるきわめて重要な課題のひとつである．問題の多様性と成長には深い関わりがあるため，口唇裂・口蓋裂を有する患者に対する治療はチームアプローチで行うことが望ましい（図5.3）．

口唇裂・口蓋裂の治療には，内科，小児科，形成外科，口腔外科，耳鼻科，言語療法，矯正歯科，一般歯科，補綴科などの領域の専門家に加えて，管理栄養士，看護師，歯科衛生士，臨床心理士などとの共同作業が必要である．治療内容は，患者の成長に合わせて組み合わせが変化する．

通常，乳幼児期に口蓋裂の形成手術を受けるので手

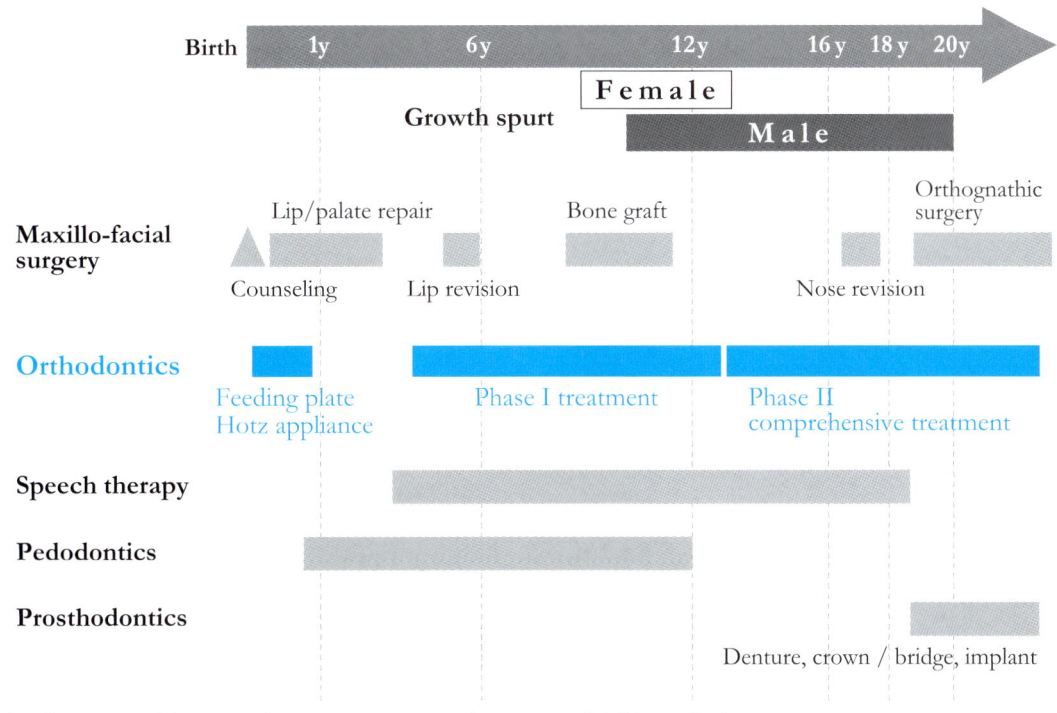

図5.3　Roles of expertise and their interrelations in a team approach treatment of cleft lips and palates.

術創が瘢痕化し，成長期には篩骨や口蓋骨の正常な発育が物理的に妨げられやすい．その結果，混合歯列前期において既に上顎骨の前方および側方への発育が阻害され，上下前歯は反対咬合あるいは切端咬合を示すことが多い（図5.4）．

このような咬合異常の顎整形治療として，上顎骨の側方拡大と前方牽引がしばしば行われる[36]．しかし，瘢痕が存在するために効果は減殺される．上顎骨仮骨延長術 distraction osteogenesis（Chapter 22 参照）を実施すると大臼歯部は前方に移動するので，その後に行う上顎骨の側方拡大量も少なくて済み，術後の咬合の安定にもつながる．仮骨延長術は上顎前方牽引装置よりも，口唇裂・口蓋裂と重篤な上顎骨の低形成を有する成長期の患者に適した治療法である[37]．

骨移植 bone grafting は通常10歳前後に行い，裂部に永久側切歯や犬歯を誘導し萌出させる．成長が終了した患者に対してはエッジワイズ装置による矯正歯科治療を行うが，骨切り術を組み合わせることが多い．歯が先天欠如している場合には，成長終了後にブリッジで修復するか，インプラントを植立することができる．ただしインプラントの植立には，裂部の十分な骨量が必要である．床義歯の場合は金属床を用いると舌感も良い．

■ 鎖骨頭蓋骨形成不全（図5.5）

Komori ら[38] は，骨の形成と骨芽細部の分化を制御する転写因子 Cbfa1（core-binding factor alpha1；Runx2 とも呼ばれる）を欠損させたマウスでは，骨化が全く生じないことを発見した．Cbfa1 が正常な機能を維持するために必要な Cbfβ の働きが阻害されても，同様の問題を発生させる[39]．ヒトの $CBFA1$ の欠損も，鎖骨頭蓋骨形成不全 cleidocranial dysplasia を引き起こすと考えられている[40]．

主な臨床症状は以下のとおりである．

- 低身長．
- 鎖骨の低形成または無形成のため，両肩を正中に向かうように閉じて接触させることができる．
- 頭蓋底の骨化遅延．前頭縫合と矢状縫合の閉鎖遅延は，大きく短い頭蓋と，基底部が広く短い鼻，眼間離開 ocular-hypertelorism を引き起こす．眼間離開とは，蝶形骨の拡大によって篩骨洞が大きくなるため鼻柱が極端に広くなり，左右の眼窩が離開する結果，両眼の距離が広がった状態である．Crouzon 症候群，Apert 症候群にも見られる．
- 上顎骨・頬骨の低形成に起因する下顎前突症．
- 多数の過剰歯と歯の萌出遅延．造骨細胞，破骨細胞，象牙芽細胞の分化が障碍されるため，後継永久歯の萌出障碍による多数歯埋伏，埋伏歯周囲の囊胞，歯冠・歯根の形成異常，多発性の過剰歯を認める．

永久歯の歯根が 1/2 から 1/3 完成したら，できるだけ早く乳歯と過剰歯を抜去し，永久歯を萌出させるようにする必要がある．埋伏している永久歯を開窓し，第一大臼歯を固定源にして牽引し，歯列弓内に誘導する（Chapter 20 参照）．上顎骨を外科的に前方移動する場合もある．

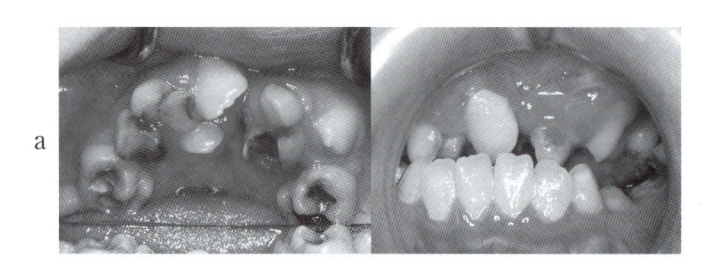

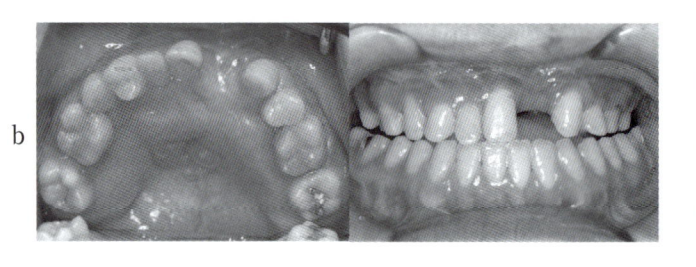

図 5.4　A patient with unilateral (left-side) cleft lip and palate. The soft tissue of the palate was scarred post-surgically which resulted in maxillary constriction. Malposed and congenitally missing teeth are also found. The patient demonstrated an anterior crossbite due to recessive growth of the maxilla. a, Pre-orthodontic treatment; b, Post-orthodontic treatment.

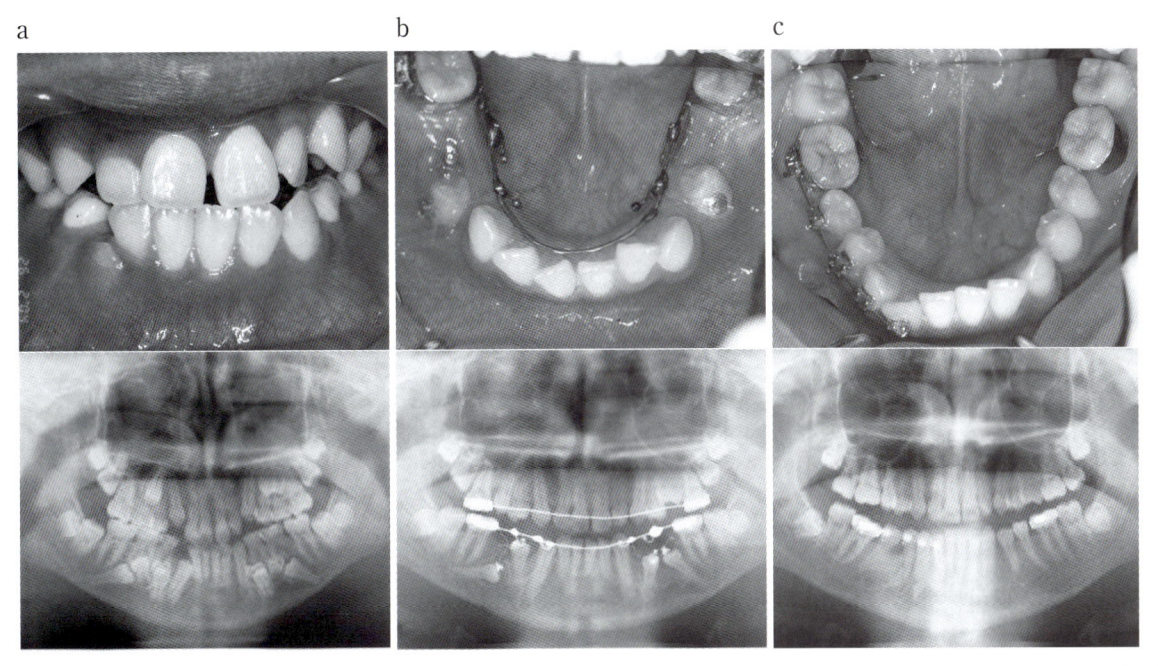

図 5.5　A female patient, age 17 years, who was diagnosed as having cleidocranial dysplasia. a, Before orthodontic treatment. Impaction of multiple teeth is seen; b, A lingual arch appliance was used to tract the impacted teeth; c, Traction completed. The lower right teeth were realigned using a sectional archwire.

■ Crouzon 症候群（図 5.6）

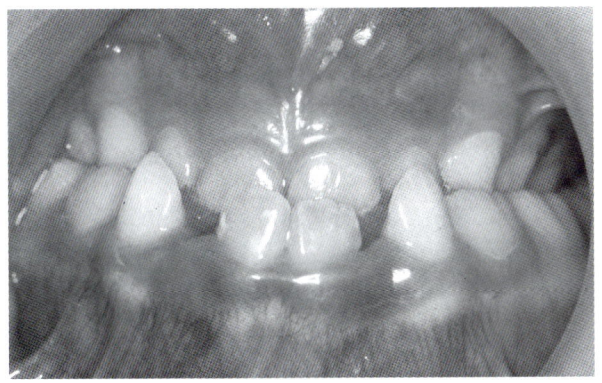

FGFR2（fibroblast growth factor receptor 2）と FGFR3 遺伝子の欠損により生じる[41,42]．頭蓋縫合の早期癒合 cranio-synostosis のおよそ 5％ を占め，100 万人当たり 16.5 人の発現率と推定されている[43]．

主な臨床症状は以下のとおりである[44]．

- 頭蓋縫合の早期癒合による眼間離開，外斜視，眼球突出．眼球突出は顔面骨の形成不全が原因で，眼球が相対的に前突する．Apert 症候群では，前頭蓋底の発育異常が胎生初期より生じることで，眼球突出が起こる．
- 上顎骨の低形成に起因する反対咬合．
- 上顎歯列弓長および幅の短小．
- 前歯部開咬．
- 短い上唇．
- 口蓋側歯肉の腫脹．
- 歯の形成不全（シャベル状切歯）．

脳頭蓋および上顎部については，LeFort II または III 型の骨切り術を併用した外科的矯正歯科治療の適用となる．上顎にコルチコトミー corticotomy を行い，歯列弓の拡大を図ることがある．

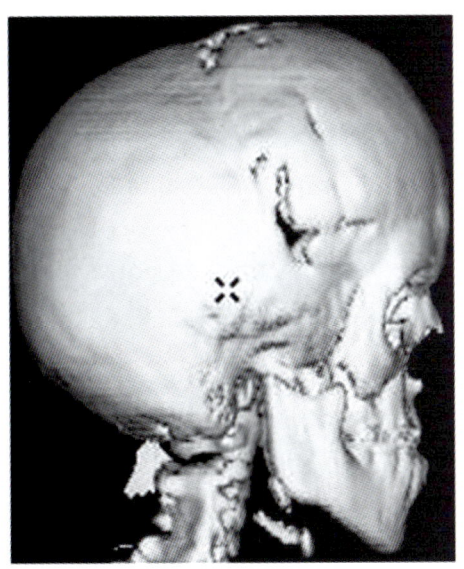

図 5.6　Intraoral and 3D CT craniofacial images of a patient having Crouzon syndrome.

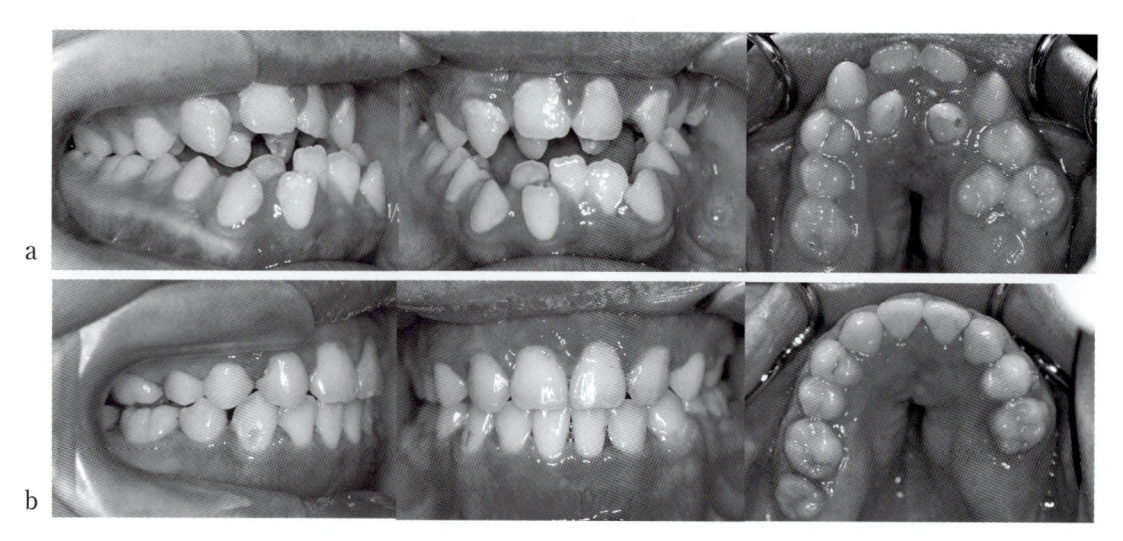

図 5.7　A case of Apert syndrome, male, 15 years old, showing severe maxillary hypoplasia and anterior openbite malocclusion [49,50]. a, Pre-orthodontic treatment intraoral views. The maxillary advancement was achieved by distraction osteogenesis. After the distraction, treatment was continued with the edgewise appliance and maxillary protraction headgear; b, Post-orthodontic treatment. Improvement in midfacial convexity, achievement of tight intercuspation of teeth, and recovery of eyesight were obtained.

■ Apert 症候群（図 5.7）

FGFR2 遺伝子の突然変異により引き起こされる[45]. 家族性発現は認められない.

主な臨床所見は以下のとおりである[46,47,48].
- 頭蓋縫合の早期癒合による尖頭と広い絶壁状の額.
- 平坦な後頭部.
- 頭蓋顔面の非対称.
- 眼間離開と眼球突出, 眼裂斜下. 眼球突出は蝶形骨大翼の突出と上顎骨の低形成並びに後退が原因で, 眼窩の容積が小さくなり生じる. 視力低下, 視野狭窄を来たしやすい.
- 大きい耳.
- 短く幅の広い鼻.
- 前顔面高の短小.
- 下顎骨は影響を受けない.
- 上顎歯列弓長径の短小と歯列狭窄に起因する前歯部反対咬合, 前歯部開咬.

本症候群に対しては, コルチコトミーによる上顎歯列弓の拡大や, LeFort II または III 型骨切り術を併用した外科的矯正歯科治療が行われることが多い. 仮骨延長術を行うことで成長期に上顎骨を前進させ, 咬合と容貌を大きく改善することができる（図 5.7）.

■ Treacher Collins 症候群（図 5.8）

TCOF1 遺伝子の欠損で生じる[51]. 常染色体優性遺伝である. 家族性の発現はない. 本症候群の患者では, 胚形成初期の段階で神経上皮細胞のアポトーシスが過剰に起こり, それによって神経堤細胞の生成が妨げられる[52]. そのために頭蓋顔面部の骨, 軟骨および結合組織の正常な形成が阻害される. *TCOF1* 遺伝子は神経堤細胞の増殖に必要なリボゾームの生成を阻害すると考えられている.

主な臨床所見は以下のとおりである[53].

- 両側の眼窩上縁および頬骨の低形成.
- 外眼角が内眼角よりも下がった状態となる眼裂斜下.
- 耳介の形成不全, 外耳道欠損, 耳下腺の低形成.
- 下顎頭と筋突起の低形成に起因する小顎症.
- およそ 3 分の 1 の症例に口蓋裂が認められる.

治療法としては, 矯正歯科治療と組み合わせて, 下顎骨仮骨延長術と下顎頭の再建手術が必要である.

降せずに左右側から成長中の口蓋棚に接触し，口蓋正中部の正常な閉鎖が妨げられる結果，口蓋裂が生じるおそれがあることである．二つ目は，出生直後に気道狭窄を引き起こしやすいことである．これに対しては出生時に直ちに舌を前方に牽引するか，気管を切開して気道を確保する必要がある．

多くの場合，青年期に下顎骨は追いかけ成長 catch-up growth するので舌も正常な姿勢位を取るようになり，気道閉塞のリスクは軽減される．

口蓋裂に対する形成外科手術によって生じる口蓋部の瘢痕形成と上顎骨の劣成長に対しては，上顎歯列弓の拡大を行う．小顎症により骨格性2級の顎態を示すため下顎骨骨切り術による前方移動もしくは下顎骨仮骨延長術と，オトガイ形成術を組み合わせることが多い．

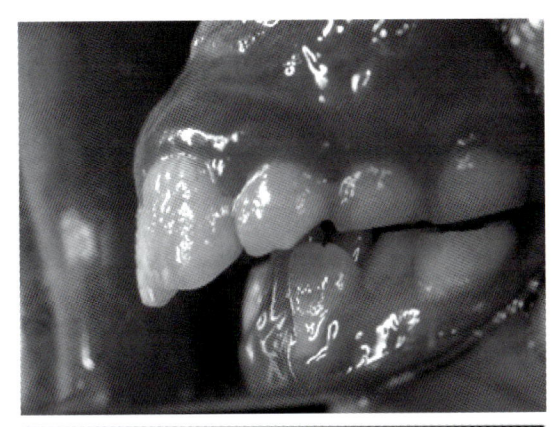

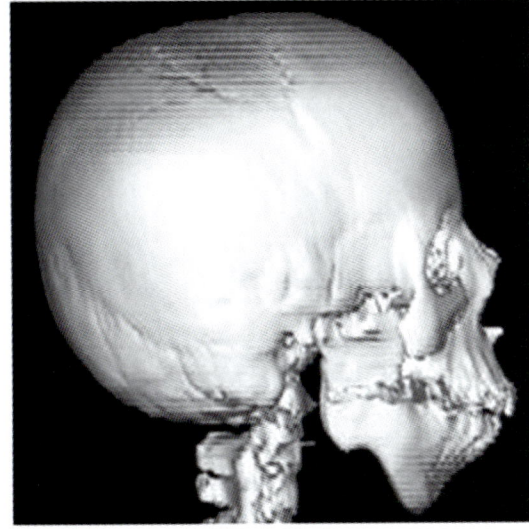

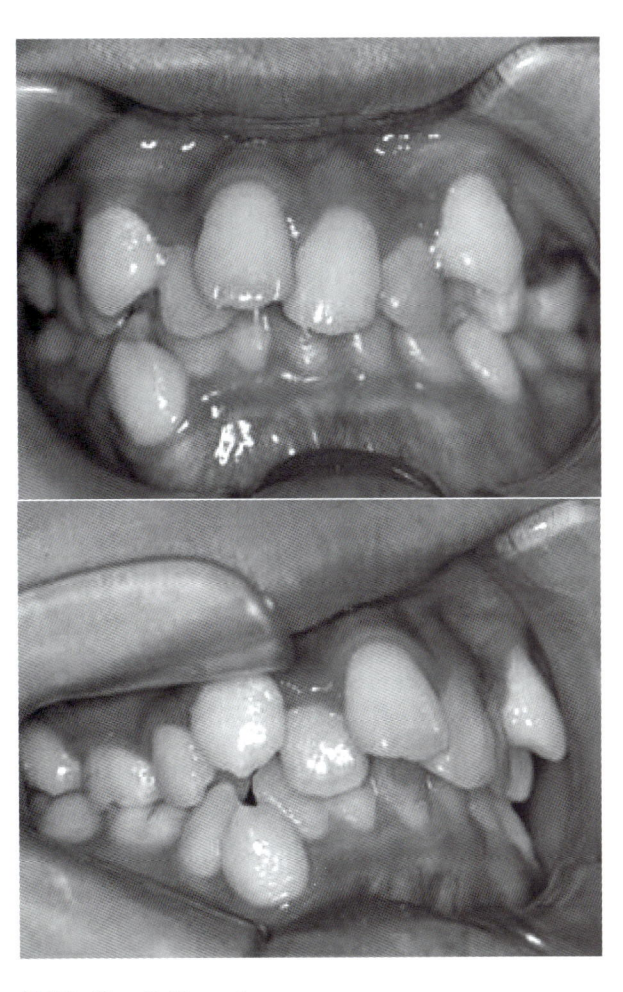

図 5.8　Treacher Collins syndrome.

■ Pierre Robin 症候群（図 5.9）

染色体地図上の 2q32.3-q33.2 領域の中間部欠損によるもの [54] と，17q24.3-q25.1 領域の異常によるもの [55] が，報告されている．Benko ら [55] は，本症候群の発現には *SOX9* の突然変異が関係していると考えている．

Pierre Robin 症候群の子供は胎生期から下顎骨は小さく，かつ後退している [56]．胎児が頭部を胸に強く押し付けた状態で胎生期を過ごしたために，下顎骨の正常な前方への成長が得られなかったためである．舌は後退し下垂する．そのため口蓋形成期に舌は口蓋棚 palatal shelf に接触し，口蓋の閉鎖を妨げる結果，口蓋裂を生じる．出生時には吸気性呼吸困難となりやすい．

胎児の顎骨の位置や形態が発育中に修飾されることを，子宮内応形機能と呼ぶ．生体の適応的な反応である．ほとんどの場合，顎骨の変形は出生後に正常な形に復元される．

下顎骨の成長が阻害されることは，二つの潜在的なリスクを抱えることを意味する．その一つは，舌は下

図 5.9　Pierre Robin syndrome.

ヘミフェイシャルマイクロソミア hemifacial microsomia（図 5.10）

HFM 遺伝子の突然変異により生じる[57] 耳，下顎そして頭蓋顔面を構成する骨の発育不全である[58]．
以下のような臨床症状を示す．
- 耳の形成異常（無耳症，耳介形成異常，耳介前方部の副耳，外耳道閉鎖または狭窄）．
- 片側性の下顎骨低形成（下顎枝および関節突起の形成不全または無形成）．
- 咀嚼筋の低形成．
- 歯の先天欠如，形成遅滞．
- 眼球上類皮腫．

片側の下顎枝，下顎骨体，下顎頭，咀嚼筋の形成不全のために，下顎骨は障碍側に向かって偏位するような発育パターンを示す[59, 60]．顔の非対称と咬合平面の横方向への傾斜は，成長にしたがい増悪する[61]．

正常な発育では，上顎骨の前下方への成長に伴う変位と，それと対応する下顎骨の前下方への成長に対応して下顎枝もその長さを増し，頚椎・舌骨も下方に転位する．成長に伴う舌骨の下方への転位は，下顎結合部，下顎枝，下顎骨体の調和の取れた垂直性の発育と均衡を取りながら進むので，舌骨上筋群と下筋群との均衡は常に一定に保たれる（図 5.15 参照）．そのことは，気道が常に安定して確保されることを意味する．

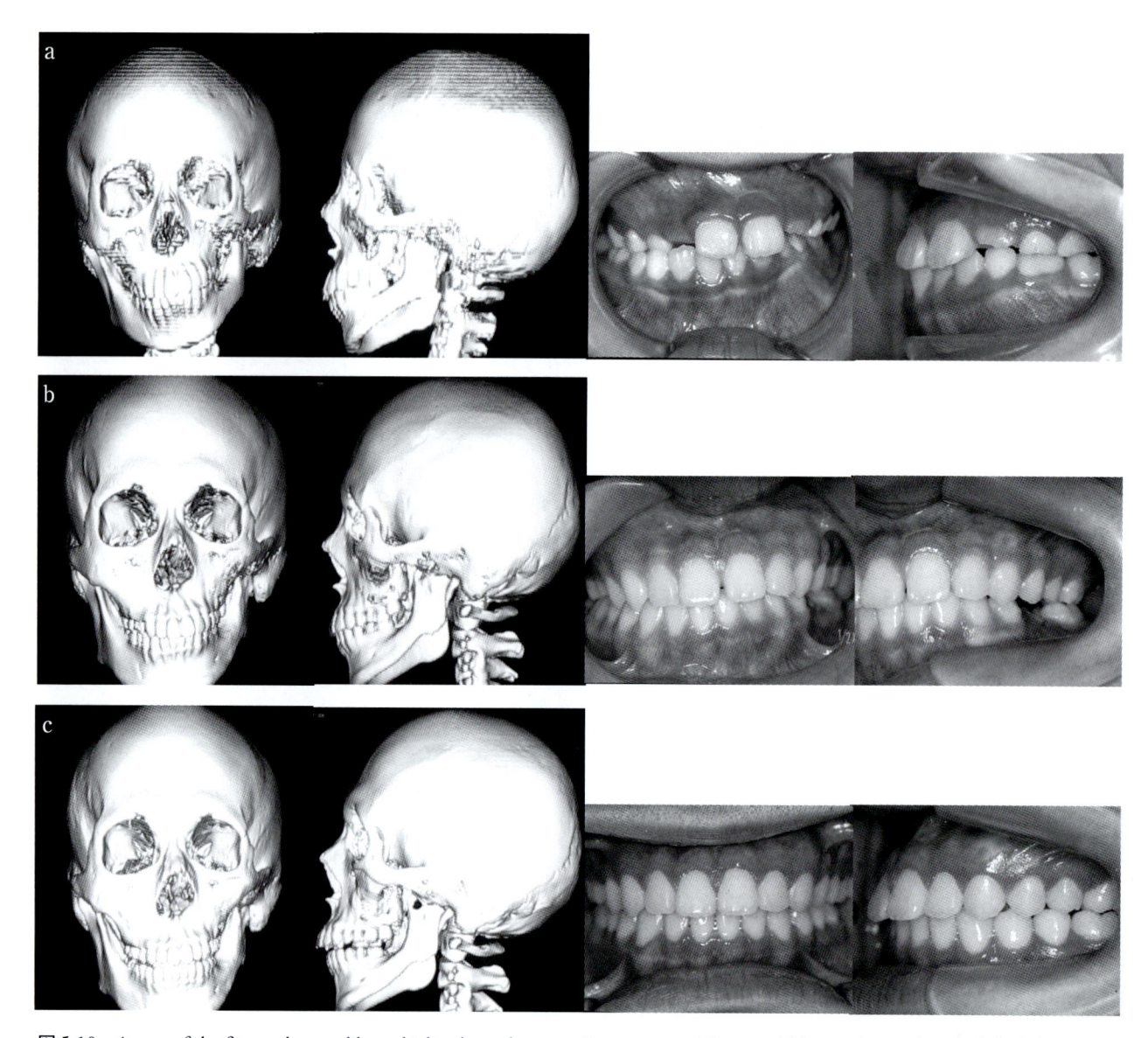

図 5.10　A case of the first and second branchial arch syndrome. a, Pretreatment. The mandible was deviated toward the left side with a cant occlusal plane; b, Mid-treatment; c, Completion of treatment.

このような発育環境では，下顎角前方の咬筋停止部に相当する骨粗面のくびれ（弯曲）は，著明ではない．しかし，下顎頭の形成不全，骨折や若年性顎関節炎などが原因で，下顎頭の正常な発育が障碍されると，軟骨性の発育は期待できないため，下顎枝は下方へ成長せずに，下顎骨体部は下顎角部の前方で，大きく下方に彎曲するように発育する[62]．

　乳歯列期から混合歯列前期の症例に対しては，機能的矯正装置などを用いたり下顎枝仮骨延長術を実施する[61]．患者の成長が終了した後では，顎変形の程度が強い症例は自家骨移植の適応症となる．青年期の成長が終了する頃で，中程度の顎変形症の場合には矯正歯科治療，オトガイ形成術，片側性の下顎骨の延長が行われることが多い[63,64]．重篤な場合には，上下顎手術の適応症となる．

■ 口唇裂・口蓋裂—外胚葉形成不全症候群　Cleft lip/palate-ectodermal dysplasia syndrome　（図 5.11）

　染色体地図上の Xq12-q13.1 にある ectodysplasin A（*EDA*）遺伝子が欠損すると，無汗性外胚葉形成不全 ectodermal dysplasia (XLHED) が発症する[65]．この遺伝子の突然変異は，歯の形成不全をもたらす[66]．

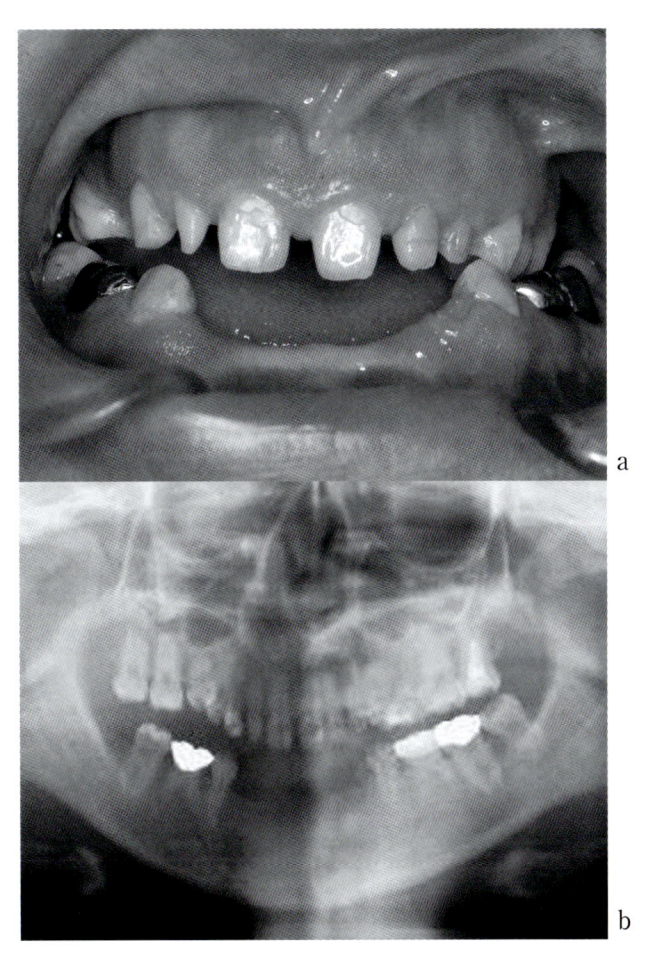

図 5.11　Cleft lip and palate-ectodermal dysplasia syndrome. a, Intraoral view; b, Panoramic radiograph

■ Beckwith-Wiedemann 症候群（図 5.12）

染色体 11p15.5 領域の *p57*（*KIP2*），*H19*，および *LIT1* 遺伝子の欠損や突然変異が原因で生じる[67]．常染色体優性遺伝である．母親由来の *IGF2* 遺伝子の過剰発現が原因と考えられている[68]．

本症候群の代表的な臨床症状とその発現率は，大舌症（97％），胎生期から幼児期にかけての過成長とそれに由来する巨人症（88％），腹壁欠損（80％），新生児低血糖症（63％）である[69]．

歯科矯正学的な問題としては，相対的下顎前突，下顎下縁平面の急傾斜などが認められる．治療法として舌縮小術，成長終了後には包括矯正歯科治療，骨切り術などを考慮する．

■ Hypoglossia-hypodactylia 症候群

原因遺伝子は不明である．胎生 4～7 週において第一鰓弓から舌の前方部が発生する．舌の後方部は，第二および第三鰓弓から形成される．上肢芽は 4 週で発生する．腕，前腕，そして手は 5 週に分化し，7 週までに手指が分離される．舌と四肢の形成時期は一致するので，この時期の形成障害は本症候群のように，舌と四肢に現われやすい[70]．

臨床症状としては，骨格性 2 級の上下顎関係，下顎下縁平面の急傾斜，下顎骨の低形成と後退，上顎切歯の口蓋側傾斜，下顎切歯の先天欠如と同部の歯槽骨稜の萎縮，小舌，舌下 muscular ridge の肥大，舌下腺と顎下腺の肥大，指，四肢の異常[71]，両側性の鋏状咬合，下顎歯列弓の極端な狭窄[72,73,74]などがある．

第一鰓弓症候群は，胎生初期に血管の異常が原因で生じる[75,76]．Wada ら[73]によれば，下顎骨の低形成とそれに対応する舌の低形成は，下顎骨が舌と同じ鰓弓に由来することで説明できる．口腔底筋群の肥大は，嚥下や構音をうまく行えるようにするための代償性の機能発達によると考えられる[72]．

小顎症では舌が強制的に後退位を取らざる得ないため，気道が閉塞される危険性がある．そのため重篤な先天異常の場合には，早期に外科手術による気道の確保が必要となる．さらに重篤な咬合異常が存在し，そ

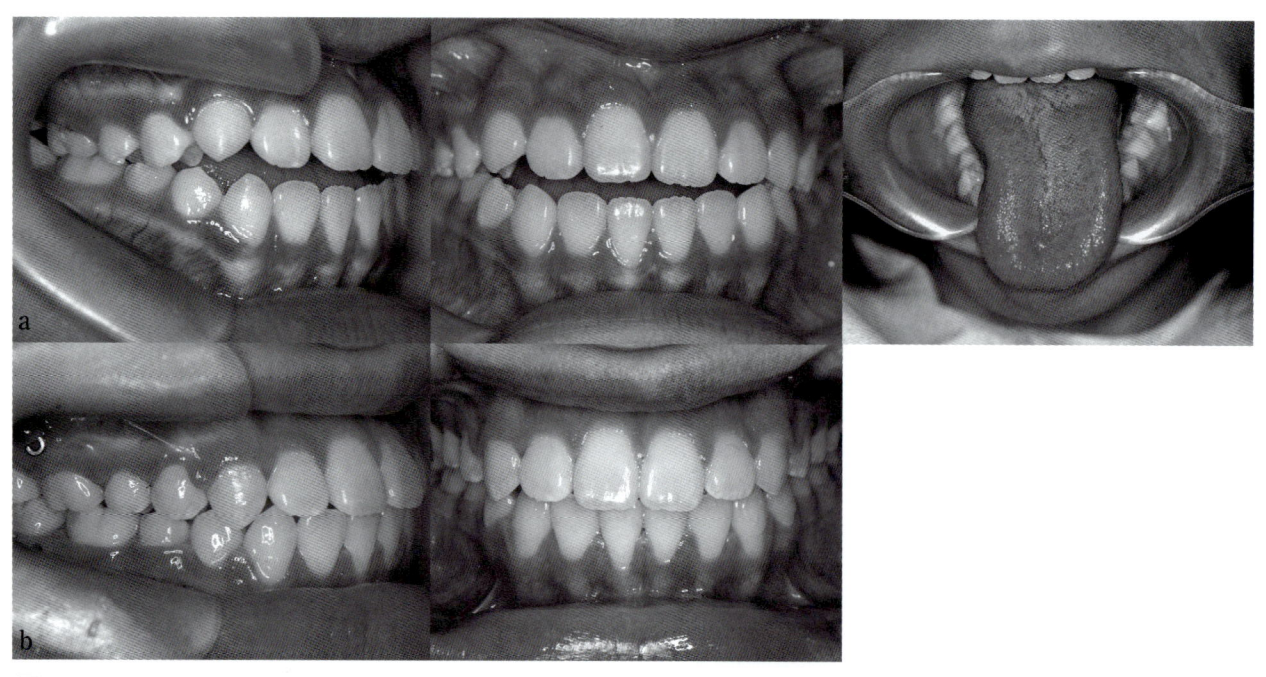

図 5.12　A case of Beckwith-Wiedemann syndrome.　a, Pretreatment（15y3m）; b, Post orthodontic treatment（17y11m）.

れが原因で機能的な成長パターンが障碍されるおそれのある場合にも，早期の手術の適応症となる．

下顎骨の後退と咬合異常の治療については，固定式装置[72,77]や，通法にしたがった外科的矯正歯科治療が行われていたが，下顎骨の側方拡大は仮骨延長術により行うのが良い[78,79]．

3 歯の問題

歯の形態，数，萌出の部位と時期に異常があると正常な歯列弓形態がつくられず，上下歯の緊密な咬合関係も得られない．歯の正常な排列を妨げる歯性の要素については，Chapter 4 で詳説した．

4 内分泌系の問題

前下垂体腫瘍が原因で成長ホルモンの過剰分泌が生じると，末端肥大症になる（図 5.13）．下顎骨の過成長による骨格性 3 級の咬合異常と空隙歯列が形成される．下顎骨に対する顎整形手術が必要になることがある．

5 外傷

転倒や殴打，交通事故などによって顎顔面部が骨折し，結果として上下顎関係がずれ，緊密な咬合が崩壊することは珍しくない（図 5.14）．外傷が直接歯におよび，破折や脱臼などを生じることもある．

下顎骨に外力が加えられる場合，多くは片側に斜め前から加えられるので，反対側の下顎頭頸部の骨折が生じやすい．幼児期の関節突起の骨折の予後は良好であるので，このような骨折の多くは，それと気付かれずに経過することが多い．成長が進むにつれて，骨折側に向かって下顎骨は偏位するようになるが，多くの場合，その直接的な原因を思い当たらないことになる．

成長期の下顎骨の偏位が深刻なのは，それが非偏位側において上顎歯槽骨の過剰な垂直発育を招くことになり，非偏位側の咬合平面は下方に向かって次第に傾斜するからである（図 5.14）．その結果，咀嚼機能が障碍されることに加えて，外見上も口元が歪んだように見えるようになる．

外力が下顎骨に対して正面から加えられた場合，両側の下顎頭が骨折することがある．これが成長期に起こり，受傷部位に瘢痕が形成されると下顎骨の前方へ

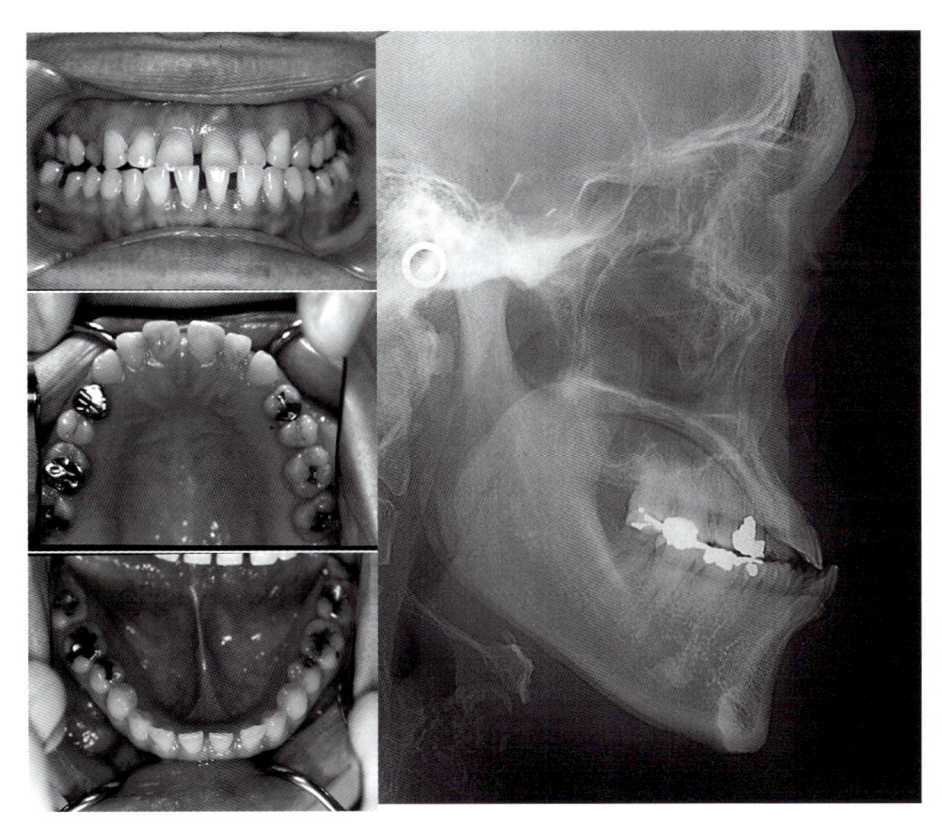

図 5.13 Acromegaly caused by hyperpituitarism, female, 42 years old. The overgrowth of the mandible began around the age of 30. Note the enlarged and spaced dental arches and the large-sized mandible.

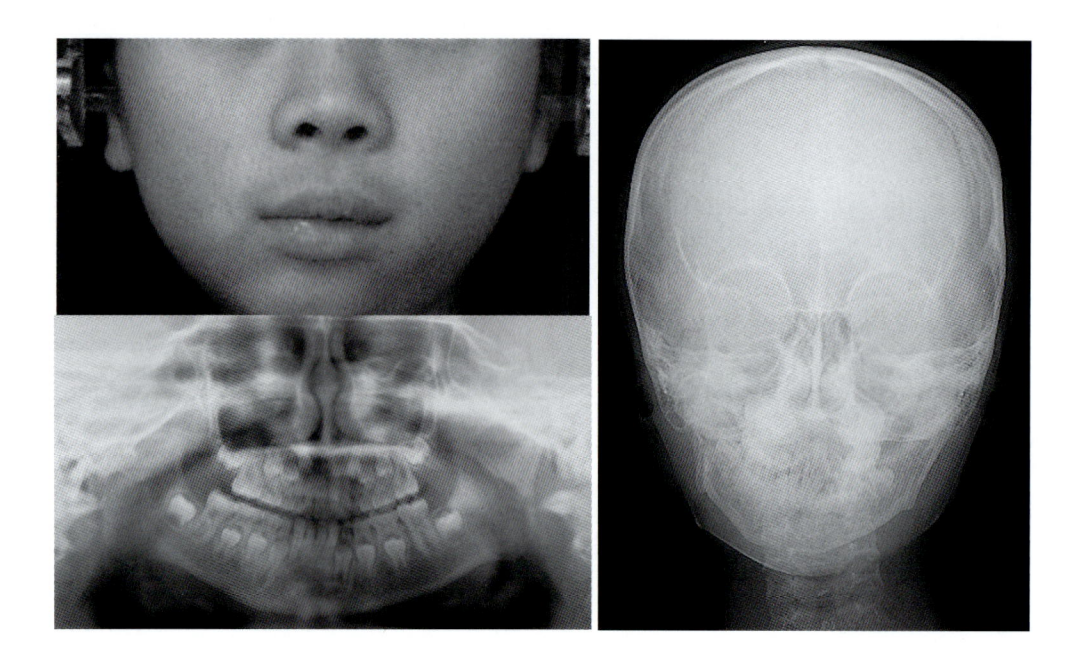

図5.14 Ankylosis in the temporomandibular joint. Female, 8 years 4 months. The patient fell down from a staircase at the age of 3 and received a hard blow to the face. Six months after the injury, she experienced a difficulty opening her jaw, which has lasted until the time of the first consultation at the university hospital. Right-sided deviation of the chin is seen. The right side condylar head is immobilized at jaw opening and medio-anteriorly displaced with ankylosis. A cant occlusal plane that was caused by asymmetric growth of the mandible including the alveolar process.

の成長は期待できず，鳥貌 bird face が形成される．（次節を参照）

成長期の下顎頭骨折に対しては，原則として保存療法を優先すべきである．また，できるだけ早期に下顎骨に対する運動療法を開始するのが良い．幼少期の下顎頭骨折を原因とする下顎骨の発育不全と，リューマチ性関節炎を原因とする側頭下顎関節部の骨性癒着や，ヘミフェイシャルミクロソミアに特徴的な下顎頭の形成不全との鑑別は重要である．

6 局所の炎症

耳鼻・咽頭部の炎症が咬合異常の形成に関与するのではないかという考えは，Angleの提案したⅡ級1類咬合異常の定義にもみられる（Chapter 9 参照）．

若年性関節炎 juvenile arthritis は，下顎骨の発育不全をもたらす重要な原因となり得る．北欧のように，寒冷な気候のところに住む子供の間では内耳炎は珍しくないとされるが，この炎症はしばしば内耳道に近接する下顎頭部に拡がる．その結果，下顎頭軟骨の成長は阻害され，重篤な骨格性2級咬合異常の原因となる[80]．外見的にはオトガイの極端な後退と下顎下縁平面の急傾斜を伴う，鳥貌を特徴とする．

正常な発育の過程においては，下顎骨体と下顎枝は垂直方向に大きく発育する．同時に歯槽骨も垂直性の成長を遂げる．第一大臼歯について見ると，その量は口腔内に萌出後，青年期成長が完了するまでに，およそ1cmと推定されている[81]．言い換えると，大臼歯は成長期において垂直方向に1cmは移動する．

こうした変化と調和を取りながら，頸椎と舌骨筋群も下方に向かって成長し，舌骨も下方に変位する．その位置は，基本的には気道の確保が最も優先されるように，上舌骨筋群と下舌骨筋群との間の動的平衡 dynamic equilibrium が成り立つように決定される（図5.15a）．すなわち，安静状態で両筋群の筋放電活動が最小となるように最適化される．

下顎頭軟骨の発育が炎症により阻害されると，下顎枝の正常な垂直性発育が得られない．そのような場合，気道の確保は生命維持のために，他の口腔諸機能に優先して無意識に行われる．健常者であれば舌は反射的かつ持続的に前方に移動した姿勢位を取り，それに対応して下顎骨も反射的に後下方に回転する．一連の動作は中枢性に調節され，気道が確保される[82]．

しかし下顎頭が骨性癒着し，そのスムーズな回転運動が阻害される場合には，成長期という時間の中で，下

顎骨体の前方部は適応的に下方に彎曲することで，成長に伴う舌骨の下方移動に対応する（図 5.15b）．これは，若年性関節炎や幼児期の下顎頭の骨折に由来する下顎関節頭部の骨性癒着では，下顎角近傍にある咬筋前縁停止部の明瞭なくびれとして，セファロ画像上で認められる（図 5.15c）．

このような下顎骨の形態・位置における適応性の変化は，遺伝的に決定されているロングフェース症候群との鑑別基準となる．後者の場合，下顎枝はオトガイや舌骨との相対的位置関係の調和を保ちながら垂直に発育するので，下顎角部の著しい彎曲は認められない．

7 歯と顎骨の間のサイズの不均衡

分子・細胞レベルで見ると，先天異常を除いて咬合異常を認める者の歯と骨の発育は，本質的に正常である（Chapter 4 参照）．顔面頭蓋を構成する骨性要素が示す発育の量とタイミングが個々に正常であっても，顔というひとつの単位としてみると相当に大きな変異がある．ほとんどの咬合異常は発育の過程において形成される問題であり，歯を植立する上下顎骨の歯槽基底部のサイズと歯のサイズの間に見られる不均衡か，あるいは上下顎骨の相互の位置関係が上下歯の緊密な咬合を得るには離れ過ぎているか，もしくは両者が複合して生じる[83]．Case[84] は歯・歯槽性と骨格性の咬合異常を区別して記している．

歯・歯槽性の咬合異常の代表である叢生は，人類にとって先史時代より見られる問題である（本章の第1項参照）が，現代人の間では普遍的に見られる．その理由のひとつとして，歯冠サイズが過去 300 年の間に増加している[85] ことも関係しているかもしれない．

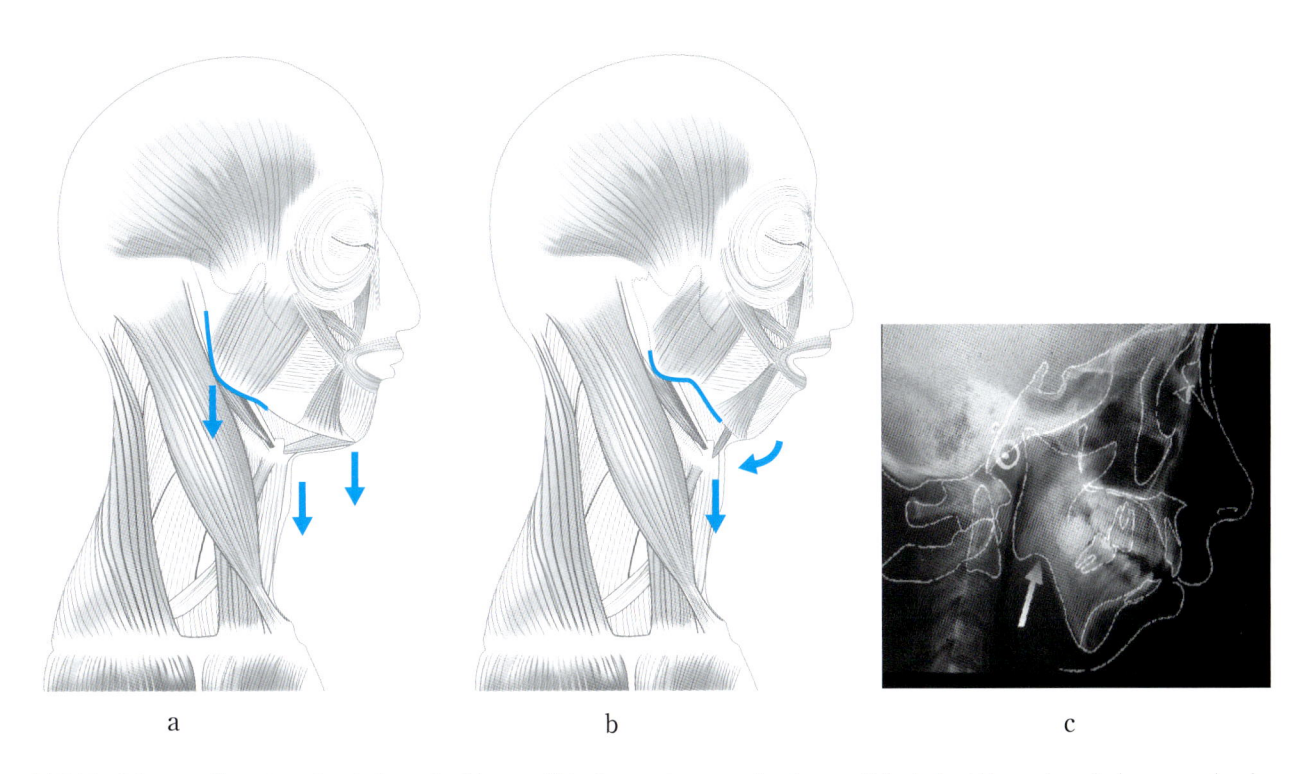

a　　　　　　　　　　b　　　　　　　　　　c

図 5.15　Schematic illustration of vertical growth of the mandible, the muscles supporting the mandible, the hyoid bone, the styloglossus muscles, the muscles supporting the head, neck, and the cervical supine, keeping mutual positions in harmony (a); Juvenile arthritis, congenital malformation of the condylar head, traumatically-induced ankylosis all lead to impairment of the normal vertical growth of the mandible, which results in sharply bent anterior portion of the mandible at the antegonial notch where the anterior margin of the superficial masseter inserts (b); Cephalogram of a patient showing reduced growth of the mandibular ramus due to juvenile arthritis (c).

8 軟組織の機能と形態の問題

8.1 形態は機能である

哺乳動物は生存の機会(時間)を最大にするための判断(選択行動)を常に行っている．ひとつは短期的に見た生存の機会を増やし，リスクを減らすための判断である．呼吸は即時の対応が要求される行動であり，基本的に反射的に制御される．捕食とそれに続く咀嚼・嚥下は，エネルギーの取り込みという目的に沿った行動である．もうひとつは性選択の機会を得ることであり，それにより自己の複製を得ることができる．

動物の特徴は移動することにある．移動の理由は捕食のためである．もちろん，自身が捕食されないため(逃避行動)という理由もある．捕食によって，自己の生存に必要なエネルギーを獲得するのであるから，移動方向の先端に捕食のための器官，つまり口と顎ができたと考えてよい．捕食するには対象を正確に，かつ瞬時に識別する必要がある．そのため嗅覚器や視覚器など情報収集力に長けた器官が発達し，さらにそれらは外界の状況を認識(センシング・検出)してすばやい行動に移れる(運動出力)ように，感覚・運動機能を統御する脳に近接して存在する．

呼吸，嚥下，咀嚼，構音，表情表出，キスなどの運動に関わる中枢神経系の制御システムと，末梢の運動器官の機能と形は，ヒトにおいてもすべて個体の生存確率を最大化するために，それぞれ最適化されている．そして長い進化の過程の中で，細胞から器官・臓器そして個体に至るまで，形態は機能を最適化するようにつくられている．このことはD'Arcy Thompson[86]により，初めて理論立てて解説された．生物の形態は，その機能の究極の表現型といえる．

口唇，頬，舌，咀嚼筋などの器官は，中枢の制御の下で協調して活動する．それらの器官が生存に必要な運動機能を維持し運動目的を正確に達成できるために，中枢は末梢の状態に応じて，器官の活動性を絶えず調節・修飾しなければならない．そのためには軟組織と硬組織のいずれもが，正常な発育を遂げなければならない．

生体は自身に加えられる環境要因の影響で，その形を変化させる．生体に加えられる力学的エネルギー要素の中で，生体の正常な成長・発育にとって最も重要なのは重力である．重力は地球上の生命体に等しく，また絶えず働きかける．

歯・顎顔面骨格の形と位置は遺伝的に定められたプロセスにしたがって形成されるが，骨内部および周囲の軟組織から加えられる力などの環境要因によって絶

表5.3 Major soft tissues recruited in breathing and swallowing at rest and in action, jaw positions during functions and types of malocclusions when functions are modulated.

Oral & facial function	Mode	Major soft tissues participated & their contribution					Jaw posture	Resultant malocclusion
		Skin	Tongue	Buccinator	Perioral m.	Jaw-closing m.		
Breathing	Nasal breathing	Rest	Resting tonus	Resting tonus	Resting tonus	Resting tonus	Rest	
	Mouth breathing	Extended	↑	↑	↑	↓	Opened/lowered	Molar elongation Maxillary constriction Reduced overbite
Swallowing	Normal swallow		Moderately active	Moderately active	Moderately active	Moderately active	Rest/Light contact	
	Tongue thrust swallow	Extended	↑	↑	↑	↓	Opened/lowered	See Fig.5.22
Rest	Muscular dystrophy	Extended	↓	↓	↓	↓	Opened/lowered	Anterior openbite
	Burning of the cheeks & lips	Immobilized ↓	–	–	–	–		Maxillary constriction

*Includes extrinsic and intrinc tongue muscles; ↑, facilitated; ↓, inhibited.

えず変調される．軟組織の細胞に加えられる重力エネルギーは細胞によって検出され，化学エネルギーに変換されることで，筋肉を構成するために必要な新しい細胞が合成される[87]．その結果，筋肉は発達し，筋力が増す．頭骨の正常な形態形成と姿勢位の維持のためには，同部を構成するすべての軟組織，わけても抗重力筋の正常な発育がなければならない．

生体の反応モードにはヒエラルキーがあり，個体の生存に対するリスクが高いほど，即応性の高い反応が選択される．たとえば後述するように鼻閉に対する生体の反応としては，骨のリモデリングよりも開口，つまり下顎骨を回転させることが優先される．その場合，二次的に歯とその周囲の歯槽骨の垂直方向の発育は歯根膜を介して変調され，開咬などの咬合異常が形成されることがある．

咬合異常の形成と関連があると考えられている口腔・顔面のさまざまな機能と，それらに関わる主な軟組織とその活動性，機能時の下顎位，および機能が変調されたときに形成される咬合異常のタイプを表5.3に示す．

個体の生存という観点から見ると，顎顔面骨格を特徴付ける最大の要素は下顎位の可変性にある．哺乳動物は，個体を取り囲む環境に対して，下顎骨の位置を変えるという最小のコストで，短時間のうちに，最大の適応を果たすことができる．このきわめて効率的な構造が，皮肉にも骨格性の開咬などの上下顎の垂直関係の異常を生み，また垂直方向の咬合関係をコントロールすることの難しさを，歯科医師に痛感させる原因ともなっているのである．

以下では，咬合異常（硬組織の形態異常）の形成に関わる軟組織の形態と機能について，次の4つの観点から解説する．

- 軟組織内部で発生する引っ張り力・圧縮力や自重による顎骨形態の修飾．
- 舌サイズの異常．
- 軟組織の発生する力の変化に対応した下顎骨の姿勢位の適応的な変化．
- 持続的に加えられる外力に対する顎骨形態の修飾．

8.2 軟組織の発する応力や自重による顎骨形態の修飾

成長期に皮膚が正常な伸展機能を失うと，どのような問題が起こるのであろうか？思春期成長期が終了するより前に頬や口唇部に火傷を負うと，皮膚や粘膜が瘢痕化して伸展性が失われ，正常な頬・口唇圧が働かなくなる．その結果，顎骨の成長が阻害され，歯列弓の狭窄が生じることがある．口蓋裂の形成手術後に手術創が瘢痕化し，その後の正常な鼻上顎複合体の発育や歯の萌出が妨げられることはよく知られている．

筋肉が収縮することで骨や軟骨組織に加えられる引っ張り力や圧縮力，また重力に由来する筋肉の自重は，骨の形態形成にどのような影響を及ぼすのであろうか？逆に，自然に加えられるべき力が加えられないときに，どのような影響があるのであろうか？

骨格筋は骨に付着して関節を回転させることで，身体の運動を可能にする筋肉である．骨格筋が収縮すると，その起始部と停止部の間の骨に応力が加えられる．停止部近傍の骨梁の形成には，加えられる力のベクトルが影響を与える[88]．また，骨のサイズはそこに加えられる力学的な負荷が増すにつれて大きくなり[89]，その増加の割合は骨に対して加えられる引っ張り力の強さと線形相関する[90]．

以上の事実は，顎・顔面頭蓋にも適用できる[91,92]．閉口筋の体積および断面積は，その収縮力の強さと正の相関を示す[93,94]．したがって，下顎枝と頬骨弓の断面の形態形成は，閉口筋の収縮活動により適応的に修飾され得る．

Kitaiら[95]は，成人のCT画像を三次元定量解析した結果，側頭筋断面積と咬筋の体積は頬骨弓幅および側頭窩－頬骨弓幅とそれぞれ強い相関を示すが，側頭窩幅と筋肉のサイズとの間には相関が認められないことを見出した（図5.16）．このことから，筋突起を介して側頭窩と頬骨の間を走向する側頭筋筋腹の厚みと，頬骨弓内面に付着する咬筋の収縮時に発生する引っ張り力の影響で，頬骨弓は外側に向かって適応的に弯曲しながら発育すると推論している．

彼らはまた，頬骨弓および下顎枝の断面積と咬筋の体積との間にはそれぞれ強い正の相関が存在することを見出し，咬筋のサイズはその応力が強くかかる局所の骨構造の形態形成に，大きな影響を与えると結論づけている（図5.17）．

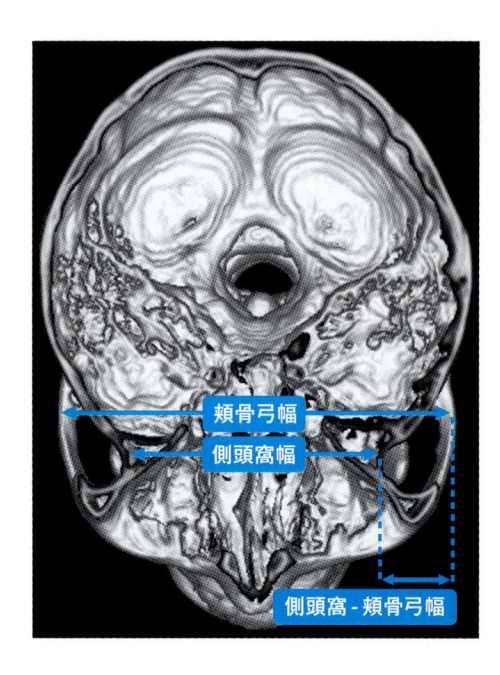

図 5.16　A scheme illustrating that the cross-section of the anterior part of the temporalis muscle and the volume of the superficial part of the masseter muscle strongly correlate with the distance between the temporal fossae and the zygomatic arch (Reprinted from J Dent Res, 81(11): Kitai,N., Fujii,Y., Murakami,S., Furukawa,S., Kreiborg,S. & Takada,K., Human masticatory muscle volume and zygomatico-mandibular form in adults with mandibular prognathism, 752-756, Copyright 2002, with permission from Sage Publications Ltd.)

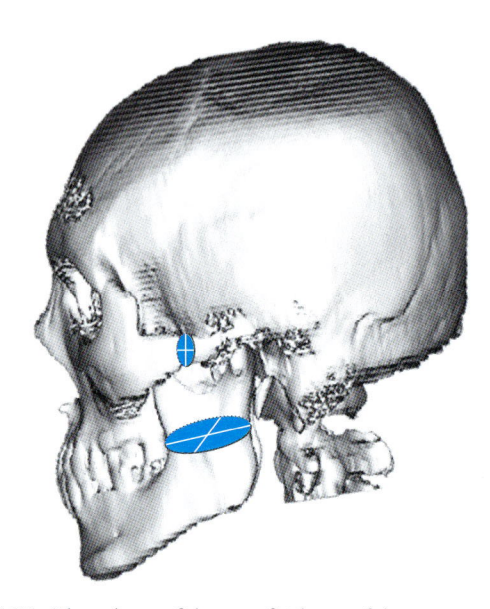

図 5.17　The volume of the superficial part of the masseter muscle strongly correlates with the cross-section of the zygomatic arch and that of the mandibular ramus to which the contraction force of the muscle is almost directly delivered. (Reprinted from J Dent Res, 81(11): Kitai,N., Fujii,Y., Murakami,S., Furukawa,S., Kreiborg,S. & Takada,K., Human masticatory muscle volume and zygomatico-mandibular form in adults with mandibular prognathism, 752-756, Copyright 2002, with permission from Sage Publications Ltd.)

　しかし，ここで留意しなければならないのは，局所の骨の形態と巨視的にみた筋腹の走向角度との間には，必ずしも相関が認められないことである．コンピュータ断層撮影，核磁気共鳴装置，超音波検査などを用いて記録された画像を三次元形態解析した結果によると，咀嚼筋のサイズ・走向角度と頭蓋顎顔面の全体的な骨格形状との間に有意の相関を認めた報告[96,97]と，これを否定する報告[95,98,99]とがある．

　相関分析とは別に筋肉の走向角度と顎骨の形態をマクロモデル化して，仮想的に筋肉を収縮させたときに顎骨にどのような応力が加えられるかを推定する試みは，これまでにも数多く行われている．しかし筆者の今日的な理解では，筋線維が発生する収縮力ベクトルのモデル化は意外に難しい．モデルの正当性が担保されるためには吟味すべき点は，およそ以下のように要約できる．

■ 筋力が直接に作用すると考えられる顎顔面骨格の形状と咀嚼筋の走向との関連を，三次元的に調べる必要がある．Wolff[88]の太腿骨骨頭のモデルは，"骨梁は骨に加えられる応力に反応して配列される"ということを述べているのであり，応力が加えられる部位は，この場合，筋力が直接作用する筋の付着（停止）部である．したがって顎顔面部では，骨構造の適応的な反応が起こる領域は限定的であると考えるのが妥当であろう．

■ 歯・顎骨に加えられる筋力の強さは中枢性の制御を受けるので，発生する咀嚼力・咬合力を求心性入力とした場合の中枢の応答を，生体力学モデルに組み込む必要がある．

■ 提示されたモデルが妥当であることを証明するためには，初期条件と境界条件をヒューリスティックに変えて計算された複数のモデルの中で，提示されたモデルが最適なものであることの証明が不可欠である．

■ 骨の形態形成に関与する要素としての筋腹を，機能的な単位として取り扱うことはできない[100]．筋肉は筋線維，筋膜，腱，腱膜と，血管，神経，血液などを含む結合組織から構成される粘弾性体複合体である．筋膜，腱，腱膜の性状は，それらと接する骨の形態形成に大きく関与する[101,102,103]．

■ 顎顔面頭蓋骨に加えられる力には，同部を構成する皮膚，筋肉，粘膜などの軟組織から，自然に加えられる応力，重力，そして矯正装置から加えられる外力などがある．

力の源が何であれ，機械的応力 mechanical stress は骨内の力の作用点とその近傍において，生化学的な信号に変換されたのち特定の遺伝子の発現が励起され，結果として細胞の形や数が変化する．Silver と Siperko[87] によれば，細胞に加えられる外力は細胞表面のインテグリンの構造を変化させ，細胞の分化・増殖を制御する遺伝子の機能を変化させる．また，細胞膜にある Ca イオンチャネルの透過性を変えることで，成長因子やホルモンの受容器が活性化されるとしている．

骨に加えられる機械的な力は，作用点から遠ざかるにつれて線形的に減衰するのではない．外力は遺伝子の発現，細胞の増殖・分化・成熟，および基質の合成という力学 - 化学エネルギー変換 mechano-chemical transduction とよばれる制御プロセスにしたがって，非線形的に化学エネルギーに変換される（Chapter 16 参照）．それによって，遺伝的に定められた骨と軟骨の成長が変調され，最終的には器官の形態が変わる[104]．今日の臨床では，筋機能と骨形態の相互作用はこのようなエネルギー変換プロセスを利用した情報の伝達を基礎とする，生物力学的現象として理解する必要がある．

8.3 舌サイズの異常

出生後より思春期成長が完了するまでの間に，舌の大きさと質量は増加する[105]．

成人では，舌は口腔内をほぼ満たすように収まり，口蓋，上下臼歯に密着している（図 5.18）．矢状面で見ると，正常咬合者では安静時に舌尖は下顎永久中切歯より僅かに舌側で，下顎咬合平面より僅かに下方に位置する[106]．オトガイ結合の舌側には舌からの強い組織圧が加えられるが，舌を部分的に切除して体積を減らすと圧力は減少する[107]．

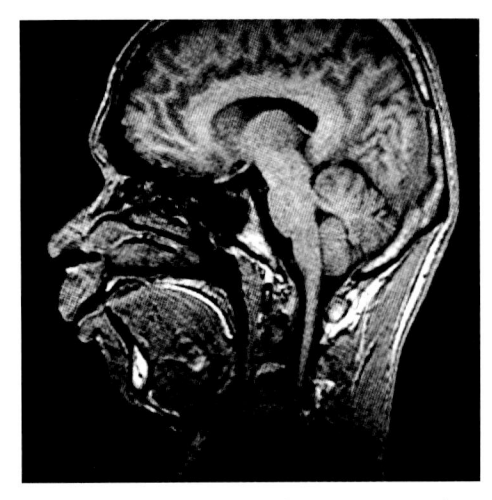

図 5.18 Para-sagittal section of an MR image showing the relative positions of the tongue, the palate, and the jaw bones. The tongue is accommodated inside the oral cavity, almost completely occupying its space, and in close contact with the palate.

何らかの先天的あるいは後天的な原因で舌が通常より著しく大きいか，あるいは口腔容積に対して大きい場合，歯列・顎顔面の正常な発育は変調される．臨床的に遭遇することの多い大舌症の先天的原因を表 5.4 に示す．

表 5.4 Causal factors of macroglossia

先天性甲状腺機能低下症
Marfan 症候群
Down 症候群 (小さい口腔容積)
リンパ管腫
血管腫
アミロイドーシス
ムチン沈着症
リピドーシス

舌が口腔よりも大きい相対的大舌症や，単純性リンパ管腫，アミロイドーシスなどが原因で生じる病的な大舌症 macroglossia（図 5.19）の場合には，舌組織が加える圧力によって空隙歯列と上下切歯の極端な唇側傾斜が引き起こされ，上顎骨は前方部において上方に反り返るように発育する．また，舌体が上下前歯の間に常時，物理的に介在することによって，下顎骨は強制的に後下方位を取らざるを得なくなり，臼歯の過萌出とそれを原因とする前歯部開咬が生じる．発育中に下顎骨体の前方 2/3 は下方に弯曲するように成長し，下顎角前方の下顎下縁に明瞭なくびれが形成される．

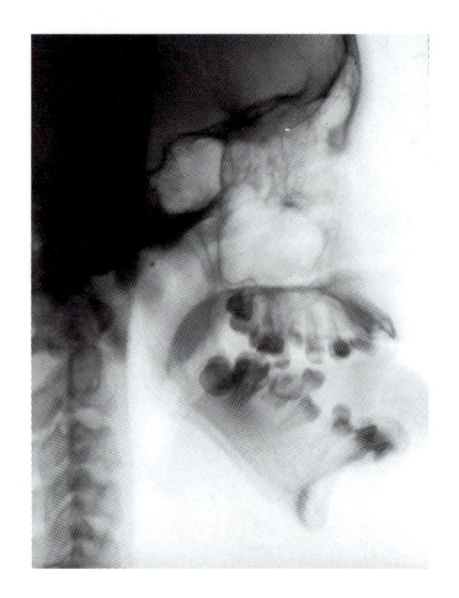

図 5.19 Skeletal anterior open bite malocclusion developed by hemangioma of the tongue. Because the tongue was positioned consistently between the upper and lower incisors during growth period, molar teeth were over erupted, which allowed the mandible to grow back- and downwardly. In contrast, the upper and lower incisors both exhibit remarkable labial tipping due to pressures delivered by the hypertrophic tongue tissues. Note that the anterior portion of the palatal bone including the anterior nasal spine is distorted upwardly.

小舌症 microglossia や無舌症 aglossia の場合には下顎骨や下顎歯列は小さく，狭窄する（図 5.20）．そのため中心咬合位において下顎は過閉口し，過蓋咬合を呈することが多い．

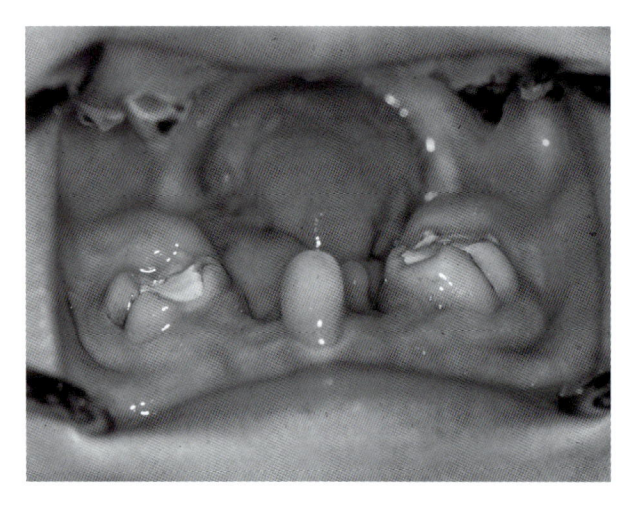

図 5.20 Microglossia is usually associated with a small mandible and a small and narrow lower dental arch.

骨格性下顎前突者の舌体積は，舌を収める口腔に対して大きいのではないかと考えられていた．しかし，筆者らが MR 画像を利用して骨格性下顎前突症の成人の舌体積を正常咬合者と比較した結果では，絶対的な体積でも口腔容積との比率においても，両者の間に差異は認められず，下顎前突者群の中で明らかに大きい舌を有するものはいなかった[108]．骨格性下顎前突症について下顎骨のセットバック手術（Chapter 22 参照）を計画する場合には舌も後退するため，気道閉塞のリスク評価をする必要がある．多くの場合，舌は水平方向に後方移動するのではなく，全体として後下方に移動するので，病理学的に問題のある大舌症でない限り，舌切除の機会は従来考えられていたよりも少ないと考えてよい．

8.4　下顎骨の姿勢位

■ 呼吸モードの変化

呼吸モードの変化は，咬合異常の形成に大いに影響を及ぼす．

ヒトは通常，鼻腔を介して呼吸する．しかし，鼻粘膜は左右交互に充血と収縮を周期的に繰り返すので，片側はほとんど常にある程度，閉塞している．また深呼吸をするときなどには，口を介した呼吸も行う．

呼吸は，生命の維持にとって最優先の機能である．それを最適化するために，下顎骨・舌・舌骨の相対的な位置が短時間のうちに，あるいは成長発育中に調節される．

アレルギー鼻炎や，鼻孔から後鼻孔に至る部位の気道狭窄があると，正常な鼻呼吸が行えなくなる．子供の場合，慢性の扁桃肥大 hypertrophic tonsils やアデノイド adenoids は気道を部分的に閉塞することになるので，代償的に口呼吸も行うことで体内への酸素の取り込みを助ける．

呼吸モードの変化は，直ちに下顎骨の姿勢位 posture の変化を引き起こす[109]．すなわち，気道を拡げるために下顎骨は後下方位を取るように回転し，これに対応して舌を前方に移動させる働きをするオトガイ舌筋は反射的に活動性を高め，舌は安静時あるいは軽く口を閉じているときに前方姿勢位 forwarded tongue posture を取るようになる．鼻呼吸から口呼吸に切り替わると内舌筋の活動性も高まり[110]，舌尖は下顎切歯の上方に位置するようになる．こうした舌の姿勢位の変化を，後

述するタングスラストと混同してはならない.

　以上の動作は反射的に行われる.ネコを用いた実験で下顎骨を他動的に押し下げると,脳幹にある舌下神経運動核を構成するニューロンの活動が高まる[82].舌下神経運動核は,遠心性にオトガイ舌筋の運動を制御している.舌下神経運動核とその近傍にある顔面神経運動核(口輪筋の運動を支配)と三叉神経運動核(閉口筋活動を支配)は,ネットワークを構成することで舌・口唇・下顎の協調運動を可能にしている.

　合目的性から解釈すると,舌を前方に移動するときには口輪筋は弛緩し,舌を前突しやすくする.同時に閉口筋の活動も抑制されることで下顎位は下がり,これも舌の前突を容易にする.このような神経・筋活動の連携は咀嚼運動においても見られ,閉口相では口輪筋と閉口筋の活動は促進され,オトガイ舌筋と開口筋である顎二腹筋前腹の活動は抑制される[111,112](Chapter 6参照).それによって,食物が口腔内でしっかりと捉えられ,咀嚼できる.

　部分的な鼻閉や慢性の扁桃肥大が疑われる患者は,口唇無力 incompetent lips を示すことがある.口唇無力とは,安静状態において上下の口唇が緊張感を欠き,しばしば離開している状態をいう.この症状は前記した外舌筋,口輪筋,閉口筋の間の協調的な活動が,中枢性に統合的に制御されているという事実から理解できよう.

　呼吸モードの変化が引き起こすもうひとつの重要な変化は,頚部(頚椎)の姿勢位である.鼻呼吸から口呼吸モードに変わると,頭も自然に後方へ傾く.そのように調節することで気道の確保を万全にすると同時に,頭部のバランスも保つことができる[113].

　気道の部分的な閉塞が慢性化するときに下顎骨と頚椎の姿勢位が適応的に変化することは,咬合の形成にどのような影響を与えるのであろうか? 以下ではその点について解説する.

　成長期の子供では,鼻閉などを原因とする呼吸モードの慢性的な変化に伴い,下顎骨は安静時には気道閉塞のない状態で自然に調整されたであろう下顎安静位よりも,後下方に押し下げられた位置を取る.その結果,前記した神経メカニズムにより舌は前方姿勢位を取る.口唇は翻転するが緊張する.

　安静時に口唇,頬,舌などから歯に加えられる圧力(軟組織の自重や弾性に由来する圧力)の作用時間は,咀嚼や嚥下に費やされる時間よりもずっと長く,1日あたりおよそ23時間45分である[114].作用時間が十分に長ければ,きわめて弱い力でも歯を移動させるのに十分であることが知られており,安静時の口唇や舌が歯に加える組織圧は歯の位置を決定する重要な要素と考えられている[115,116].

　開咬を有する成人は,正常咬合者と比べると安静状態で舌は前方姿勢位を取る[116,117](図5.21).すな

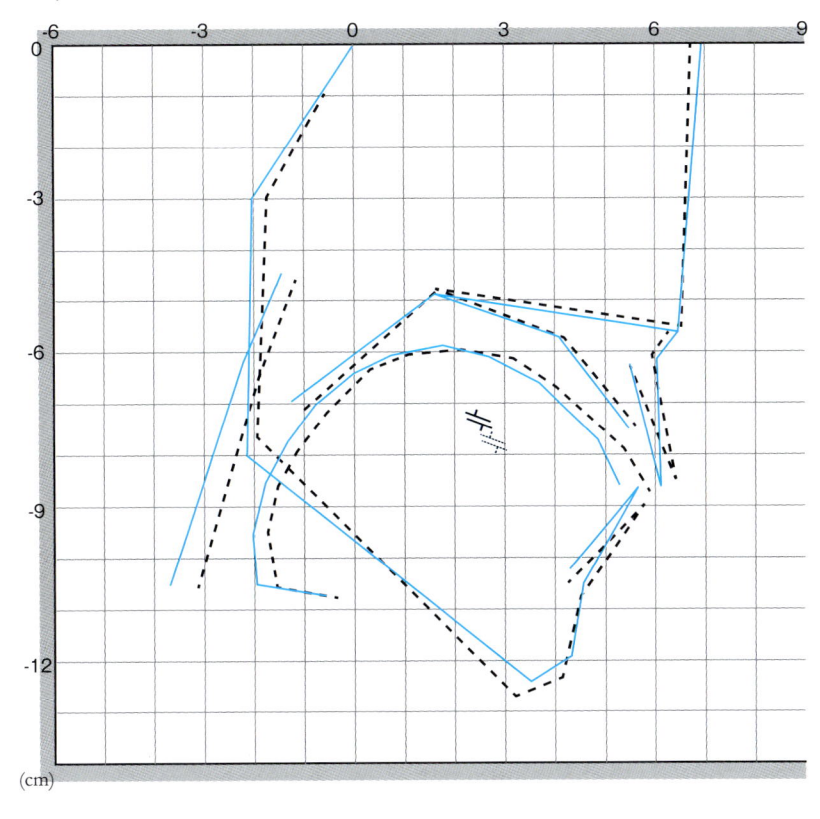

図 5.21 Comparison of tongue, pharyngeal and dentoskeletal structures at rest between the group of adult females with skeletal anterior openbite malocclusions (dotted line) and that with acceptable good occlusions (solid line). Mean profilograms of the two subject groups were superimposed with the sella as the origin and a sella-to-nasion line as the X axis. The tongue tip is located lingual to the lower incisors and inferior to the lower occlusal plane. Also, see Figs. 8.15 and 8.16.(Reprinted from Takada et al. J Osaka Univ Dent Sch 1985; 25: 139-151.)

わち開咬者では，舌尖は下顎切歯切縁の上前方に位置し，舌背中央部の高さは正常咬合者と変わらないが，舌後方から舌根部は咽頭後壁とともに全体が前方に位置する．前方姿勢位にある舌により加えられる圧力の影響で，下顎切歯は唇側に傾斜すると考えられている．

舌の前方姿勢位は，上顎骨の形態形成に影響を与える．成人正常咬合者の場合，安静時に下顎大臼歯部に加えられる舌圧と頬圧はほぼ拮抗しており，およそ2g/cm^{2}である[118]．臼歯の頬舌方向の位置は，舌圧と頬圧が平衡状態を維持することで安定すると考えられる．気道の部分閉塞により下顎骨は安静時にも，閉塞がない場合の下顎安静位を超えて強制的に下方に押し下げられ，舌も前方姿勢位を取る．伸張された頬部の筋肉と皮膚から加えられる圧力は高まり，一方，舌は低位を取るために口蓋に対して内側から加えられる圧力は減少する．その結果，上顎骨と歯列弓は狭窄することになる．

舌の前方姿勢位は，臼歯の垂直方向の位置も変化させる．そのことは前歯部開咬が形成される中心要素でもある．

歯の垂直方向の位置の決定には，安静時，特に就寝中に舌が歯の咬合面に加える圧力が，歯の位置の安定に寄与すると考えられている[81]．舌が前方姿勢位を取ることで，正常であれば舌体から恒常的に加えられるはずの組織圧が，大臼歯の咬合面に加えられる機会は減る．その結果，大臼歯の歯槽骨は通常の成長で期待される発育量を超えて，同じように挺出する対合歯と咬合接触するまで垂直方向に発育する．このような状態が混合歯列期まで続き，その間の変化を補償するだけの下顎枝の垂直方向への成長がなければ，前歯ではオーバーバイトの減少あるいは開咬が形成されると考えられる．

この仮説モデルの不都合なところは，気道の一部閉塞などの問題がない正常咬合者で，舌はどのようにして歯冠の咬合面に接触し，歯の垂直方向への移動を妨げるのかが具体的に説明されていない点にある．安静時に歯冠の咬合面に加えられる舌圧以外の要素について考慮する余地がある．

ウサギを使った実験では，全時間の25％の時間に1gの強さで力が加えられると歯の萌出は停止する[119]．言い換えると，1gの力で歯の移動が抑制されるかどうかの臨界時間は，1日当たり6時間ということになる．これは，咀嚼時に咬合接触が生じると考えられる時間よ

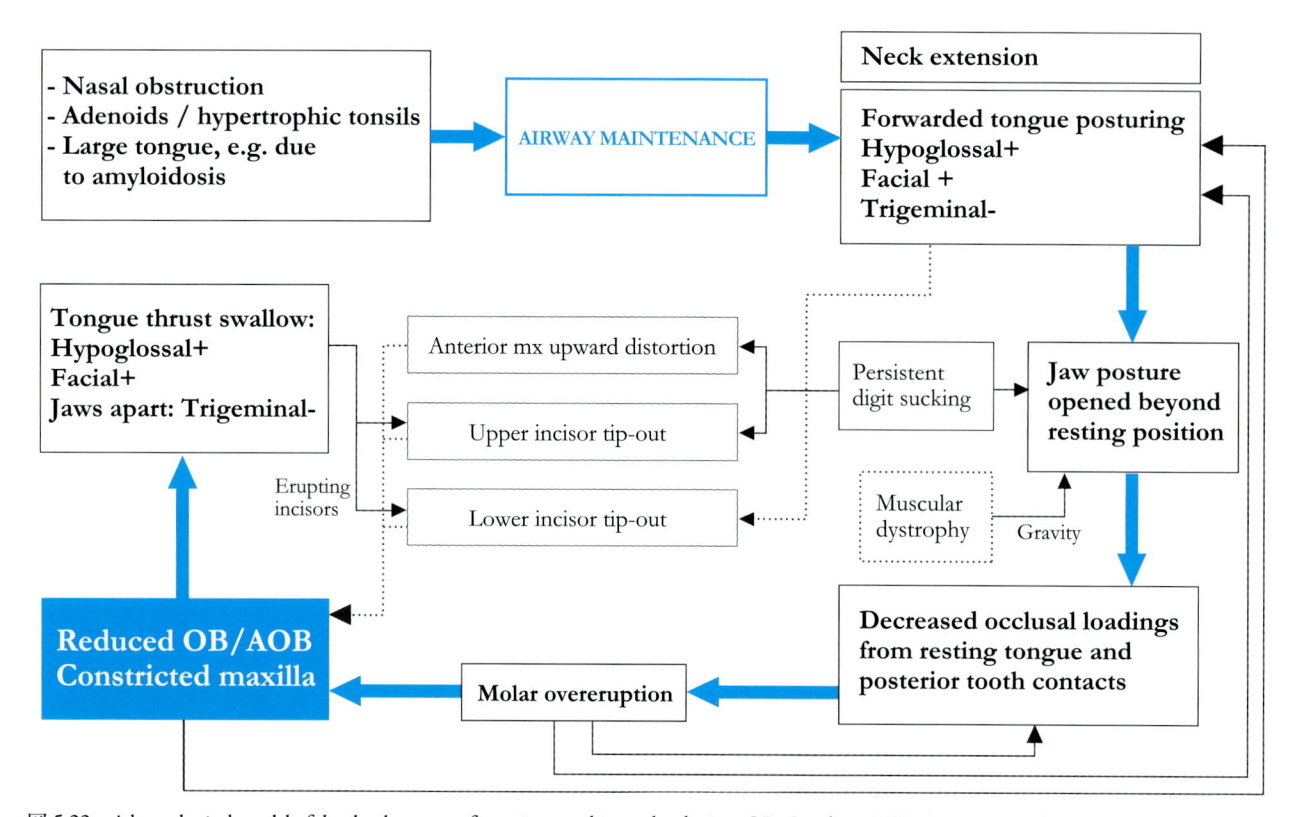

図 5.22 A hypothetical model of the development of anterior openbite malocclusion. OB, Overbite; AOB, Anterior openbite.

りもはるかに長い．このことが，咀嚼時に歯に加えられる強い間欠的な圧力は，歯の位置を移動させるほどの影響は与えないと考える根拠となっている．

歯の垂直方向の位置は歯根膜，歯槽骨内部で生起される歯の萌出力により，強く制御されている．そのことは臼歯を喪失すると，その対向歯は年齢にかかわらず挺出することでも理解できる．

Proffit ら[120]によると，ヒト（子供）では小臼歯の口腔内への萌出は最初の 24 時間が 83 μm と最も移動距離が大きく，4 日間の平均移動速度は 1 日当たり 44 μm である．萌出は昼間にはほとんど起こらず，もっぱら夜に生じる．そのタイミングは，成長ホルモンが分泌される周期と一致している．興味深いことに，彼らは食事（咀嚼）により萌出移動は停止すること，また上下歯が咬合する時期が近付くと萌出速度は落ちて，1 日当たり平均 13 μm となることを見出している．

これらの事実は，咀嚼時や嚥下時に上下歯が直接にあるいは食物を介して咬合接触することにより生じる力も，歯の位置を安定させる働きを担っていることを想起させる．しかし，咀嚼や嚥下時の咬合接触が歯の垂直的な位置の決定に影響を及ぼすと考えることの問題点は，歯の移動を抑えるには咬合接触の時間があまりにも短いことである．

咀嚼，嚥下，構音などの運動以外の時間に，上下歯が接触しないと考えるのは短絡的に過ぎる．実験的に条件づけされた下顎安静位とは異なり，安静位空隙の範囲内で自己受容性のセンシングを行うことで下顎位はゆらぎを示し，われわれの考える以上に頻繁に軽い咬合接触が起こっていると考えるのは不合理ではない．そうしたゆらぎは生体が重心バランスを維持する際に見られる現象であり，筋疲労を防ぐ調節機構と考えられている．

以上のことから，下顎安静空隙量を超えて下顎骨が慢性的に下制されると臼歯の咬合接触の機会は減り，食物を介した咬合接触圧も小さくなって臼歯の挺出が生じるものと考えられる．

図 5.22 に，本項と次項で記した内容をもとに組み立てた前歯部開咬形成の仮説モデルを示す．

■ **筋無力症**

垂直方向の咬合関係を決定する基本的な要素は，重力と咀嚼筋や頚部・肩部の筋肉の安静時の緊張度 tonus である．上下歯の間歇的な，直接のあるいは食物を介した咬合接触の有無が，歯の垂直的な位置の決定に，どの程度の影響を及ぼすのかは，実のところはっきりしていない．

筋無力症 musclular dystrophy の患者では閉口筋は正常に収縮できないために，重力の影響で下顎骨は健康であったと仮定した場合の下顎安静位よりも下方に押し下げられた位置を，ほとんど常時取るようになる．正常な場合よりも上下臼歯の間隙は広がるため，咬合接触は頻度，強さともに不十分となり臼歯は過萌出する．その結果，前歯のオーバーバイトが浅くなると考えられる（図 5.23）．

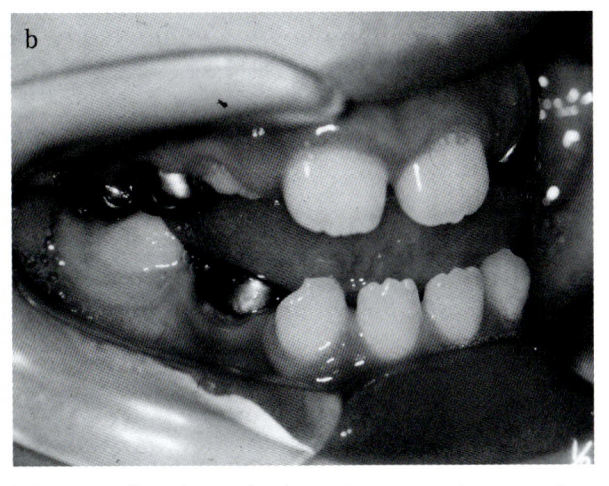

図 5.23 Effect of muscular dystrophy on vertical jaw growth. a, Lateral cephalometric tracing of a patient with muscular dystrophy (male,7y6m; solid line) and a normative mean profilogram of an age group corresponding to the patient (dotted line). Note the apart lips and a steep mandibular plane associated with a remarkable notch of the mandible at the antegonial region; b, Intraoral view.

8.5 持続的に加えられる外力

■ 人工栄養

舌や口唇の運動異常（筋機能の異常）を咬合異常の原因とみなす考え方は，前世紀の初頭に既に見られる[121]．1940年代から70年代後半にかけて，さまざまなタイプの咬合異常の原因は，口腔機能の異常に求めることができるとする仮説が提案された．

Straub[122]は開咬患者を観察した結果，その多くが哺乳瓶で育てられたものであり，母乳で育てられなかったことに対する心理的ストレスが弄舌癖・タングスラスト（後述）を生み出し，それが原因となって前歯部開咬が形成されるという仮説を立てた．このような考え方の背後にある根拠は，当時唱えられたFreud[123]のリビドー説（口唇性欲説）であろう．その他，爪・鉛筆咬みなども原因として唱えられたが，今日ではいずれも否定されている．

■ 構音時の舌と口唇の圧力

前歯部開咬者はいくつかの種類の特徴的な構音の異常を示す．まず舌先音である /s/ が /th/ と誤って構音される．これはリスピング lisping とよばれる．構音時に舌先が上下前歯の間に介在しやすいためである．もうひとつの構音上の問題は側音化 lalling である[117]．構音時の舌や口唇の異常な動きが，開咬その他の咬合異常をもたらすのではないかと考えられた時期があるが，今日では完全に否定されている．

■ 楽器演奏時の舌と口唇の圧力

極めて長時間練習をする音楽家を除いては楽器の演奏は短すぎて，顎顔面の形態的変化を生じる原因とは考えられていない．またプロの演奏家は，吹奏楽器を演奏するときに習熟度の低い素人が演奏する場合と比べて，口腔周囲筋や頬筋をほとんど働かせないことが知られている[124]．

■ 吸指癖

習慣性が認められる口腔の運動機能の異常は，口腔習癖 oral habit とよばれる．口腔習癖は'悪習癖'と呼ばれることもあるが誤りである．なぜなら生命現象に正邪はないからである．

長期にわたる吸指癖 persistent digit sucking habit（指しゃぶり，弄指癖）は，咬合異常が形成される原因となる．

吸指癖は胎児においても観察される[125]．口唇や口蓋・歯肉粘膜の接触感覚，下顎の開閉感覚などを通じて，胎児が物体のサイズ，形状，テクスチャなどを理解する方法を学習することで，生後の捕食活動を行いやすいようにしていると解釈されている．また吸啜動作を繰り返すことで，口唇や頬部の筋肉の活動を活性化する効果もある．

このような事実を踏まえると，この行動を'癖'と呼ぶのは不適切である．その意義に照らし合わせると，'吸指行動'と呼ぶのが正確である．吸指行動は生後6～7歳くらいまで持続する．この時期には，この行動を意図的に止めてはならない．というのは，吸指により子供は何らかの精神的な不安や葛藤を軽減していると解釈されるので，行動を制止することにより他の代替的な行動に転化された場合，幼児期の精神形成に好ましくない影響を与えることも考えられるからである．

吸指行動が7歳を過ぎても継続的に認められる場合には，精神発達の点からも，また咬合異常が形成されることからも注意を要する．この時期に行われる吸指行動は，確かに吸指癖と呼んでもよいであろう．

小学校の低学年から中学年の時期に吸指行動の見られる患者に対しては，親を同席させたうえで親に対して問題の所在と，放置した場合の問題を説明するのが良い．その際，本人に対して加罰的な態度を示してはならない．そのようにすることは問題の解決を妨げることになりかねない．この問題の原因を知るためには，家族間の関係性を洞察する必要がある．たとえば，患者本人より年下の弟妹に親がかかりきりで本人が甘える機会が少なく，我慢を強いられているといった状況が存在することが多い．もしそうしたことが原因として強く疑われるなら，患者本人とのスキンシップを意識して強めることと，タオルやぬいぐるみなど指に代わる'お気に入りの代替物'を与えてやるように，本人の前で親に勧めるのがよい．

中学生になっても，稀にではあるが吸指行動がみられることがある．この年齢の患者に対しては，精神医学の専門医によるカウンセリングも含めた慎重な対応が望ましい．

混合歯列期から永久歯列期にかけて継続して吸指が行われると，典型的な症状として上顎永久切歯の唇側傾斜と歯間空隙，下顎永久切歯の舌側傾斜，前歯部開

咬，そして狭窄したV字型の上顎歯列弓がもたらされる（図5.24）．吸綴行動が原因で形成される前歯部開咬は，歯・歯槽性の開咬 dentoalveolar open bite と呼ばれる．

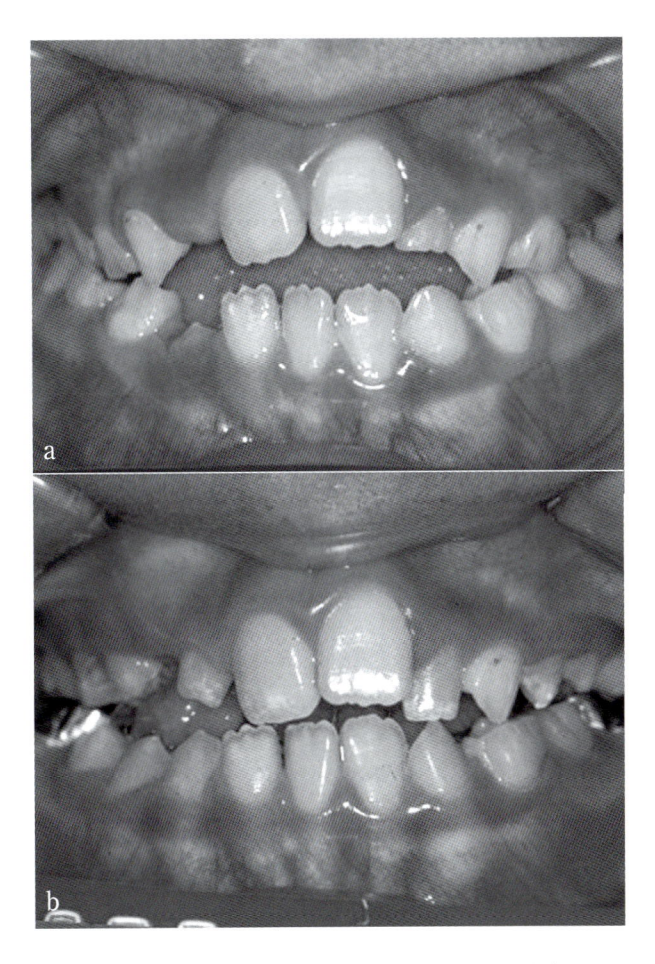

図 5.24　Anterior openbite malocclusion in the mixed dentition caused by a persistent digit sucking habit. a, Before orthodontic treatment. Note the posterior crossbite caused by the constricted maxillary dental arch; b, If a tongue crib must be used to reorient the direction of eruption of the upper incisors to close the vertical incisal gap, it is often a sign that the openbite was developed by locally delivered external forces, such as digit sucking.

上下顎は，本来の下顎安静空隙量を超えて離開することにより，臼歯の萌出力と本来これに拮抗する咬合力，舌圧などの間の力の平衡状態が変化する．その結果，臼歯の過萌出が生じる．臼歯の僅かな挺出が，前歯部開咬をもたらすことになる．

セファロ画像所見では，口蓋骨は前方部から前鼻棘にかけて上方に反り返るように弯曲し，上顎骨は前上方への成長を示すようになる．この所見はプロフィログラム上で口蓋平面を観察しても必ずしも明らかではないので，前歯部開咬を示す患者については，年齢を問わずセファロ画像を直接に読影することを勧める．

歯・歯槽性の開咬は早期に発見して，直ちに治療を開始する必要がある．青年期の成長スパートが始まる頃まで吸指行動が持続すると，下顎骨の成長方向は下方に変調されやすい．Heimerら[126]は，4〜6歳の子供287名を対象にした調査で，吸指行動の見られるものほど前歯部開咬・臼歯部交叉咬合の発現率は高いことを報告している．

■ 閉口筋の筋力の亢進

咀嚼回数を増やすことにより顔面を構成する筋肉の代謝活動が高まり，循環血流量の増加を図ることができる．咀嚼により顔面の血流量は増し，表面温度も上昇する[127]．いったん上昇した顔面温は，咀嚼を止めた後も長時間持続する．また筋力の増加により，咬合力を強めることもできる．チューインガムを1日3回，各5分間咀嚼させ3ヵ月間続けさせると，咬合力はおよそ30％増加する[128]．ヒトでは閉口筋が肥大すると下顎角部は膨隆する．しかし筋無力症の患者は別として，健常者の場合，筋訓練が容貌をどの程度変えることができるか，またオーバーバイトを深くすることができるのかについてはよくわかっていない．

Proffit & Fields[129]は，ロングフェイスパターンの成長を示す子供と，正常な顔面高を有する子供との間で咬合力に差はないことを見出した．しかし正常咬合者では，思春期に咀嚼筋は発達し咬合力も増すのに対して，ロングフェイスの子供では咬合力の増加は認められなかった．彼らは，ロングフェイスの顎顔面の形態的特徴は青年期の成長のスパートが始まる以前に認められることから，ロングフェイスの子供の咀嚼筋がもともと未発達なのではなくて，臼歯でしか咬合できないことが咬合力の低下をもたらすと推論している．

■ タングスラスト

構音時あるいは嚥下時に，無意識に舌が上下歯間より突き出される動作をタングスラスト tongue thrust（舌突出）という．安静時の舌の前方姿勢位との鑑別は重要である．構音時のスラストは，歯茎音の歯音化（または歯間音化）やリスピングの原因となる．前歯部開咬が存在する場合，嚥下時のタングスラストは口輪筋やオトガイ筋の強い緊張を明瞭に目視できるため'異常嚥下運動'と呼ばれることもあり，前歯部開咬が形

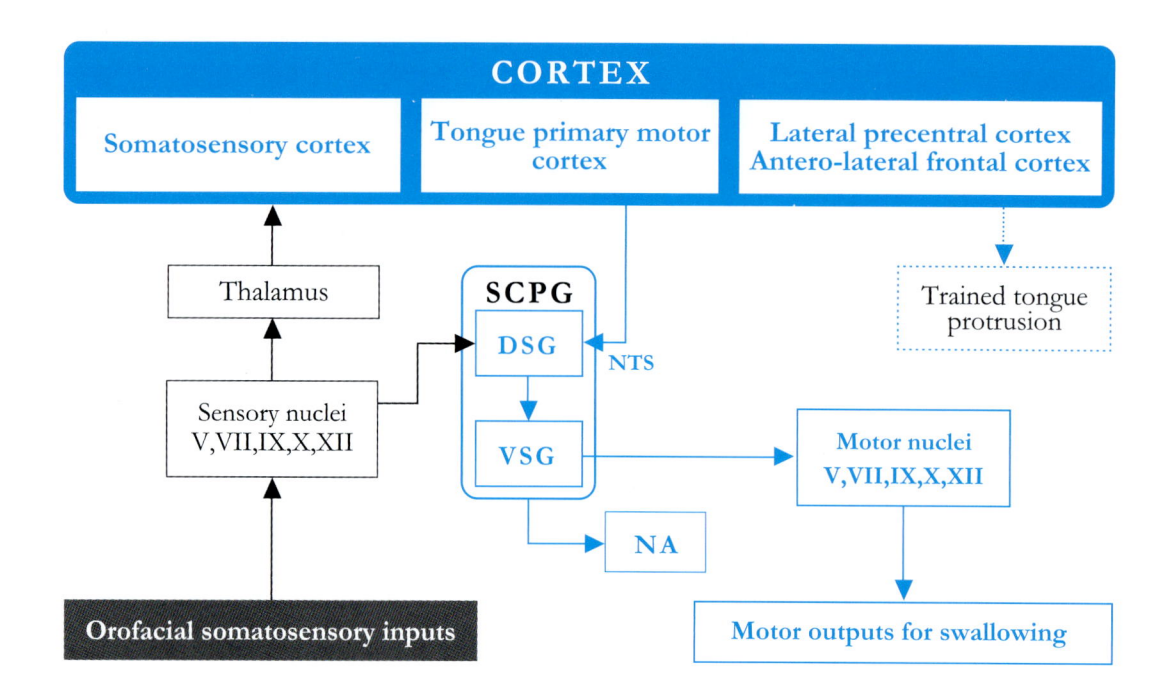

図 5.25　Neural control of swallowing. V, Trigeminal nucli 三叉神経核；VII, Facial nucli 顔面神経核；IX, Glossopharyngeal nucli 舌咽神経核；X, Vagal nucli 迷走神経核；XI, 副神経核 Spinal accessory nerve nuclei; XII, Hypoglossal nucli 舌下神経核（Gray and blue colors designate sensory and motor nucleus, respectively.）；SCPG, Swallowing central pattern generator 嚥下のセントラルパターンジェネレータ；NTS, Nucli of the solitary tract 孤束核；DSG, Dorsal swallowing group 背側嚥下ニューロン群；VSG, Ventral swallowing group 腹側嚥下ニューロン群；NA, Nucli ambiguus 疑核（Developed from Jean[132] and Martin & Sessle[135]）

成される原因と考えられたこともある．

　嚥下とは食物あるいは液体を口に入れてから胃に送るまでの，一連の運動過程である．

　嚥下運動は，脳幹に存在するセントラルパターンジェネレータとよばれるニューロン群の働きにより基本的に制御される．このパターンジェネレータは，2種類の神経細胞群で構成される．孤束核中にある背側嚥下ニューロン群（DSG）は嚥下を誘発し，そのタイミング，律動性を制御する．背側嚥下ニューロン群で誘発された信号は腹側嚥下ニューロン群を介して，嚥下に関与する運動神経核に伝えられる[130]．

　嚥下運動には内舌筋，外舌筋ばかりでなく，口腔周囲の筋肉，頬筋，咀嚼筋，舌骨筋群および咽頭部の筋肉が動員される[131]．

　嚥下運動はまた末梢からの求心性フィードバックにより，皮質レベルで変調される[132,133]．口腔・顔面の体性感覚が刺激されると，三叉神経，顔面神経，舌咽神経，舌下神経などの感覚核を介して大脳皮質に情報が伝えられる．たとえば三叉神経を求心性に刺激すると嚥下中枢は興奮し，同時に皮質の活動性も高まる[134]．この事実は歯肉や歯根膜からの感覚入力が，嚥下に関与する筋肉の活動性を修飾し得ることを意味している．嚥下の中枢制御機構を図 5.25 に模式的に示す．

　ヒトを対象に嚥下時の脳の活動を fMRI を用いて観察した研究[135]でも，嚥下運動の遂行には延髄，脳幹に加えて，大脳皮質による制御が重要な役割を果たしていること，また嚥下が随意で行われるか否か，嚥下内容（食物，水，唾液の別）と嚥下過程のどの段階（口腔相，咽頭相，食道相）かによって，嚥下運動の制御に関わる皮質の部位とニューロンは異なることが明らかとなっている．

　これらのことは，末梢における求心性の刺激を意識的に操作することで，嚥下運動を変調しようとする，いわゆる筋機能療法 myofunctional therapy（Chapter 19 参照）の可能性を示唆するものであるが，嚥下パターンジェネレータがいったん活性化されると嚥下に関与する筋肉が作動して，反射的に嚥下が滞りなく実行されるように皮質の活動は抑制される[134]ので，現実にはそ

SWALLOWING

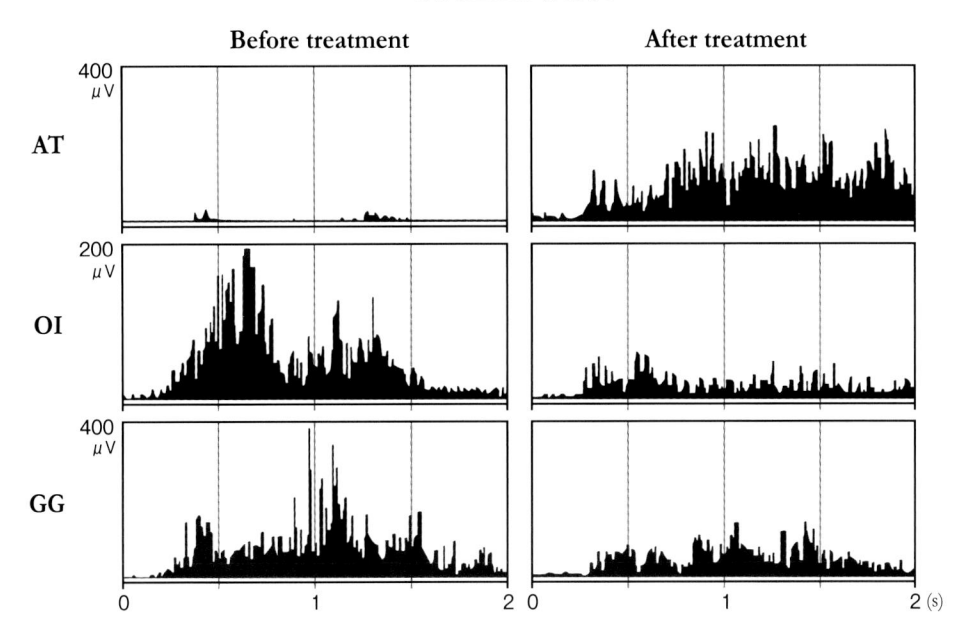

図 5.26 Electromyographic recordings from the anterior part of the temporalis muscle (AT), the inferior orbicularis oris muscle (OI) and the genioglossus muscle (GG) during the swallowing of 2cm³ in a patient having anterior openbite malocclusion. The patient showed tongue-thrust swallowing in 7 out of 10 trials (Reprinted from Am J Orthod Dentofac Orthop, 115 (6), Yashiro,K. & Takada,K [136], Tongue muscle activity after orthodontic treatment of anterior open bite: A case report, 660-666, Copyright 1999, with permission from Elsevier.)

れほど容易ではないであろう．

　正常な嚥下では，口唇を閉じて口腔内を陰圧にする必要がある．嚥下第2相(咽頭相)では，食塊あるいは液体は食道に向かって吸引される．基本的に不随意運動であるので，いったん咽頭相に入ると途中で意識的に止めることはできないし，舌の位置を意識的にコントロールすることもできない．

　前歯部開咬を有する成人は安静時には舌は前方位を取り，嚥下時にはタングスラストを，構音時にはリスピングを示すことが多い．上下の口唇は普段でも安静時には離開した状態にあり，また臼歯で咬合しても前歯部には垂直的な空隙があるので，嚥下時に口腔内に陰圧を形成しにくい．

　そのように不利な解剖学的条件を克服するために，咽頭相においては上下前歯の間に舌が突き出されることで口腔前方部の封鎖が行われ，陰圧の形成に寄与する．タングスラスト型嚥下を行っているときの筋電図を観察すると，閉口筋である側頭筋前腹はほとんど活動せず，下口輪筋とオトガイ舌筋は著明で長い放電活動を示す(図5.26)．矯正歯科治療により緊密な咬合をつくりあげると，嚥下時のオトガイ舌筋と口輪筋の活動は穏やかになり，側頭筋前腹は著明な活動を示すようになる．そのことは，嚥下時に上下歯が接触することを意味する．

　以上のことから神経生理学的には，タングスラスト型嚥下は異常な運動ではなくて'嚥下時の口顎諸筋の活動に伴う，舌の適応的で一時的な前方移動'であり，消化器官の上端が嚥下時に十分に閉じることができない状態(開咬)に対する生体の適応性の反応であるといえる．これは正常咬合者でも，口唇を閉じない状態で唾液を飲み込もうとすると，相当の努力を要することからも確認できる．

　タングスラストは開咬をもたらす原因なのであろうか？この問題を考えるには，歯に加えられる力の方向と時間を理解しておかなければならない．

　咀嚼時や嚥下時，あるいは構音時に舌や頬，口唇から歯冠に加えられる圧力は，歯の位置を変えるだけの影響を持つとは考えにくい[115]．その理由は，圧力の作用時間が短すぎるからである．正常咬合者の場合，唾液嚥下開始後，舌筋の活動は0.5秒から1秒以内にピークに達するが，筋活動の持続時間は3秒程度である[105]．この条件下では，歯の唇(頬)舌方向の位置は動的平衡状態にあって安定している．

　前歯部開咬を有する成人では，嚥下時に舌筋は正常咬合者よりも長く強い活動性を示す[136]．慢性の扁桃炎を認める小児では，嚥下中の舌骨下筋群は健康な子供と比べて異常に高い活動性を示す[137]．もし患者が混合歯列前期にあって，慢性の部分的な気道の閉塞に伴う臼歯の過萌出による前歯部オーバーバイトの減少が徐々に進行しつつあるなら，タングスラストにより萌出中の上下永久切歯に対して加えられる舌圧は通常よりは強く，また作用時間は長いという可能性を排除で

きない.

　その場合，理論上は舌圧と，それに拮抗する口唇圧，および歯を定位置に押し留めようとする歯槽骨や歯根膜など組織の抵抗力などの要素が平衡状態に達するまで，切歯は唇側に向かって移動されるであろう．成人の開咬者では，歯に加えられる複数の力は平衡状態に達していると考えられるので，舌圧を成人正常咬合者と比較しても差は認められないであろう．

■ 文献

1. Wood B and Richmond BG. Human evolution: taxonomy and paleobiology. J Anat 2000; 197 (Pt 1): 19-60.
2. Brown P, Sutikna T, Morwood MJ et al. A new small-bodied hominin from the Late Pleistocene of Flores, Indonesia. Nature 2004; 431:1055-1061.
3. Kaifu Y, Kasai K, Townsend GC et al. Tooth wear and the "design" of the human dentition: a perspective from evolutionary medicine. Am J Phys Anthropol. 2003; Suppl 37:47-61.
4. Stringer CB. Current issues in modern human origins. In Contemporary Issues in Human Evolution, 1996; ed. Meickle WE, Howell FC, Jablonski NG, pp. 115-134. San Francisco: California Academy of Science.
5. Strait DS, Grine FE & Moniz MA. A reappraisal of early hominid phylogeny. J Human Evolution 1997; 32:17-82.
6. Krings M, Stone A, Schmitz RW et al. Neandertal DNA sequences and the origin of modern humans. Cell 1997; 90:19-30.
7. Krings M, Geisert H, Schmitz RW et al. DNA sequence of the mitochondrial hypervariable region II from the Neandertal type specimen. Proc Nat Acad Sci USA, 1999; 96; 5581-5585.
8. Lieberman DE . Sphenoid shortening and the evolution of modern human cranial shape. Nature 1998; 393:158-162.
9. Spoor F, O'higgins P, Dean C et al. Anterior sphenoid in modern humans. Nature 1999; 397, 572.
10. 藤田恒太郎, 歯の解剖学 22 版：金原出版 1998; 88-92, 105-106,181-195, 東京.
11. Howells WW Skull shapes and the map: Craniometric analysis of modern homo. Cambridge, MA: Harvard, 1989.
12. Stringer CB, Hublin JJ, Vandermeersch B. The origin of anatomically modern humans in Western Europe. 58 B. Wood and B. G. Richmond. In: The Origins of Modern Humans: A World Survey of the Fossil Evidence (ed. Smith FH, Spencer F),1984, 51-135. New York: Alan R. Liss.
13. Mockers O, Aubry M, Mafart B. Dental crowding in a prehistoric population. Eur J Orthod 2004; 26: 151-156.
14. Foster J. Island dwarfism. Nature1964; 202: 234-235.
15. Harris JE, Kowalski C, Walker JF. Craniofacial variation in the royal mummies. In Harris JE, Wente EF, e. An x-ray atlas of the royal mummies. Chicago: University of Chicago Press 1980: 346-363.
16. Argyropoulos E, Sassouni V, Xeniotou A. A comparative cephalometric investigation of the Greek craniofacial pattern through 4,000 years. Angle Orthod 1989; 59: 195-204.
17. Thekkaniyil JK, Bishara SE, James MA. Dental and skeletal findings on an ancient Egyptian mummy. Am J Orthod Dentofac Orthop 2000; 117:10-14.

18. Manolis J, Papagrigorakis; Philippos N et al. Dental status and orthodontic treatment needs of an 11-year-old female resident of Athens, 430 BC. Angle Orthod 2006: 78:152-156.
19. Cestari AN, Vieira JPB, Yonenaga Y et al. A case of human reproductive abnormalities possibly induced by colchicine treatment. Rev Bras Biol 1965; 25:235-256.
20. Meadow SR. Anticonvulsant drugs and congenital abnormalities. Lancet 1968; 2:1296.
21. Jones KL, Lacro RV, Johnson KA, et al. Pattern of malformations in the children of women treated with carbamazepine during pregnancy. N Engl J Med 1989; 320:1661-1666.
22. Sherman S & Roizen N. Fetal hydantoin syndrome and neuroblastoma. Lancet 1976; 1:517.
23. Howe AM, Lipson AH, de Silva M et al. Severe cervical dysplasia and nasal cartilage calcification following prenatal warfarin exposure. Am J Med Genet 1997; 71:391-396.
24. Streissguth AP, Clarren SK, Jones KL. Natural history of the fetal alcohol syndrome: a 10-year follow-up of eleven patients. Lancet 1985; 2:85-91.
25. OMIM (Online Mendelian Inheritance in Man), 2009.
26. 宮崎 正, 小浜源郁, 手島貞一ほか. 我が国における口唇裂口蓋裂の発生率について. 日口蓋誌 1985; 10:191-195.
27. Greene JG Vermillion JR and Hay, S. Utilization of birth certificates in epidemiologic syudies of cleft lip and palate. Cleft Palate J 1965; 2:141-156.
28. 宮崎 正編. 口唇・口蓋裂の分類と統計. 口蓋裂－その基礎と臨床. 医歯薬出版; 40-57; 東京, 1982.
29. Carter CO, Evans K, Coffey R et al. A three generation family study of cleft lip with or without cleft palate. J Med Genet 1982; 19:246-261.
30. Ardinger HH, Buetow, KH, Bell, GI et al. Association of genetic variation of the transforming growth factor-alpha gene with cleft lip and palate. Am J Hum Genet 1989; 45:348-353.
31. Yamashiro T, Aberg T, Levanon D et al. Expression of Runx1, -2 and -3 during tooth, palate and craniofacial bone development.Mech Dev 2002; 119 Suppl 1:107-110.
32. Yamashiro T, Wang XP, Li Z, et al. Possible roles of Runx1 and Sox9 in incipient intramembranous ossification. J Bone Miner Res 2004; 19:1671-1677.
33. Charoenchaikorn K, Yokomizo T, Rice DP et al. Runx1 is involved in the fusion of the primary and the secondary palatal shelves. Dev Biol 2009; 326:392-402.
34. Shaw GM, Wasserman, CR, Lammer, EJ et al. Orofacial clefts, parental cigarette smoking, and transforming growth factor-alpha gene variants. Am J Hum Genet 1996; 58:551-561.
35. Shi M, Christensen K, Weinberg CR et al. Orofacial cleft risk is increased with maternal smoking and specific detoxification-gene variants. Am J Hum Genet 2007;80:76-90.
36. Tindlund RS&Rygh P. Soft-tissue profile changes during widening and protraction of the maxilla in patients with cleft lip and palate compared with normal growth and development. Cleft Palate Craniofac J 1993; 30:454-468.
37. Scolozzi P. Distraction osteogenesis in the management of severe maxillary hypoplasia in cleft lip and palate patients. J Craniofac Surg 2008; 19:1199-1214.
38. Komori T, Yagi H, Nomura S A et al. Targeted disruption of Cbfa1 results in a complete lack of bone formation owing to maturational arrest of osteoblasts. Cell 1997; 89:755-764.
39. Yoshida CA, Furuichi T, Fujita T et al. Core-binding factor beta interacts with Runx2 and is required for skeletal development. Nat Genet 2002; 32:633-638.
40. Kreiborg S, Jensen BL, Larsen P et al. Anomalies of craniofacial skeleton and teeth in cleidocranial dysplasia. J Craniofac Genet Dev Biol 1999; 19:75-79.
41. Oldridge M, Wilkie AO, Slaney SF et al. Mutations in the third immunoglobulin domain of the fibroblast growth factor receptor-2 gene in Crouzon syndrome. Hum Mol Genet 1995; 4:1077-1082.
42. Berk DR, Spector EB, Bayliss SJ.Familial acanthosis nigricans due to K650T FGFR3 mutation. Arch Dermatol 2007; 143:1153-1156.
43. Cohen MM Jr., Kreiborg S.Birth prevalence studies of the Crouzon syndrome: comparison of direct and indirect methods. Clin Genet 1992; 41:12-15.
44. Kreiborg S, Marsh JL, Cohen MM Jr et al. Comparative three-dimensional analysis of CT-scans of the calvaria and cranial base in Apert and Crouzon syndromes. J Craniomaxillofac Surg 1993; 21:181-188.
45. Park WJ, Theda C, Maestri NE et al. Analysis of phenotypic features and FGFR2 mutations in Apert syndrome. Am J Hum Gene 1995; 57:321-328.
46. Cohen MM Jr & Kreiborg S. Cutaneous manifestations of Apert syndrome. (Letter) Am J Med Genet 1995; 58:94-96.
47. Cohen MM Jr & Kreiborg S. A clinical study of the craniofacial features in Apert syndrome. Int J Oral Maxillofac Surg 1996; 25:45-53.
48. Kreiborg S, Aduss H, Cohen MM Jr. Cephalometric study of the Apert syndrome in adolescence and adulthood. J Craniofac Genet Dev Biol. 1999; 19:1-11.
49. Takashima M, Kitai N, Murakami S et al. Dual segmental distraction osteogenesis of the midface in a patient with Apert syndrome.Cleft Palate Craniofac J 2006; 43:499-506.
50. Tañag MA, Takagi S, Takashima M et al. Improvement of vision after a combined midfacial and maxillary distraction with a rigid external distraction device. Scand J Plast Reconstr Surg Hand Surg 2007; 41:259-263.
51. Dixon J, Edwards SJ, Anderson I et al. Identification of the complete coding sequence and genomic organization of the Treacher Collins syndrome gene. Genome Res 1997; 7:223-234.
52. Sakai D, Trainor PA Treacher Collins syndrome: unmasking the role of Tcof1/treacle. Int J Biochem Cell Biol 2009; 41:1229-1232.

53. Dixon MJ. Treacher Collins syndrome. Hum Mol Genet 1996; 5 Spec No: 1391-1396.
54. Houdayer, C, Portnoi MF, Vialard F et al. Pierre Robin sequence and interstitial deletion 2q32.3-q33.2. Am J Med Genet 2001; 102: 219-226.
55. Benko S, Fantes JA, Amiel J et al. Highly conserved non-coding elements on either side of SOX9 associated with Pierre Robin sequence. Nature Genet 2009; 41: 359-364.
56. Figueroa AA, Glupker TJ, Fitz MG et al. Mandible, tongue, and airway in Pierre Robin sequence: a longitudinal cephalometric study. Cleft Palate Craniofac J 1991; 28: 425-434.
57. Kelberman D, Tyson J, Chandler DC et al. Hemifacial microsomia: progress in understanding the genetic basis of a complex malformation syndrome. Hum Genet 2001; 109: 638-645.
58. Stark RB, Saunders DE. The first branchial syndrome; the oral-manidbular auricular syndrome. Plast Reconst Surg 1962; 29: 229-239.
59. Takashima M, Kitai N, Murakami S et al. Volume and shape of masticatory muscles in patients with hemifacial microsomia. Cleft Palate Craniofac J 2003a; 40: 6-12.
60. Kitai N, Murakami S, Takashima M et al. Evaluation of temporomandibular joint in patients with hemifacial microsomia. Cleft Palate Craniofac J 2004; 41: 157-162.
61. Proffit WR and White RP. Surgical orthodontic treatment, St. Louis, Mosby, 1991; 142-168, 483-502.
62. Takashima M, Kitai N, Mori Y et al. Mandibular distraction osteogenesis using an intraoral device and bite plate for a case of hemifacial microsomia. Cleft Palate Craniofac J 2003b; 40: 437-445.
63. Epker BN, Fish LC. Dental deformities. Integrated orthodontic and surgical correction. St. Louis, Mosby 1986: 949-1041.
64. Yamashiro T, Takano-Yamamoto T, Takada K. Dentofacial orthopedic and surgical orthodontic treatment in hemifacial microsomia. Angle Orthod 1997; 67: 463-466.
65. Kere J, Srivastava AK, Montonen O et al. X-linked anhidrotic (hypohidrotic) ectodermal dysplasia is caused by mutation in a novel transmembrane protein. Nat Genet 1996; 13: 409-416.
66. Casal ML, Lewis JR, Mauldin EA et al. Significant correction of disease after postnatal administration of recombinant ectodysplasin A in canine X-linked ectodermal dysplasia. Am J Hum Genet 2007; 81: 1050-1056.
67. Hatada I, Ohashi H, Fukushima Y et al. An imprinted gene p57(KIP2) is mutated in Beckwith-Wiedemann syndrome. Nat Genet 1996; 14: 171-173.
68. Sun FL, Dean WL, Kelsey G et al. Transactivation of IGF2 in a mouse model of Beckwith-Wiedemann syndrome. Nature 1997; 389: 809-815.
69. Elliott M, Bayly R, Cole T et al. Clinical features and natural history of Beckwith-Wiedemann syndrome: presentation of 74 new cases. Clin Genet 1994; 46: 168-174.
70. Johnson GF, Robinow M. Aglossia-adactylia. Radiology 1978; 128: 127-132.
71. Gorlin RJ, CohenMM, Levin LS. Syndromes of the Head and Neck. 3rd ed. New York: Oxford University Press, 1990: 666-673.
72. Salzmann JA and Seide LJ. Malocclusion with extreme microglossia. Am J Orthod 1962; 48: 848- 857.
73. Wada T, Inoue K, Fukuda T et al. Hypoglossia-hypodactylia syndrome: report of a case. J Osaka Univ Dent Sch 1980; 20: 297-304.
74. Yasuda Y, Kitai N, Fujii Y et al. Report of a patient with hypoglossia-hypodactylia syndrome and a review of literature. Cleft Palate-Craniofac J 2003; 40: 196-202.
75. McKenzie J. The first arch syndrome. Dev Med Child Neurol 1966; 8: 55-66.
76. Poswillo D. The pathogenesis of the first and second branchial arch syndrome. Oral Surg Oral Med Oral Pathol 1973; 35: 302-328.
77. Kuroda T, Ohyama K. Hypoglossia: case report and discussion. Am J Orthod 1981; 79: 86-94.
78. Havlik RJ & Bartlett SP. Mandibular distraction lengthening in the severely hypoplastic mandible: a ploblematic case with tongue aplasia. J Craniofac Surg 1994; 5: 305-310.
79. Heggie AA & Scott PA. Distraction osteogenesis in a patient with micrognathia and a rare facial clefting syndrome. Aust Orthod J 1998; 15: 200-205.
80. Kreiborg S, Bakke M, Kirkeby S et al. Facial growth and oral function in a case of juvenile rheumatoid arthritis during an 8-year period. Eur J Orthod 1990b; 12: 119-134.
81. Proffit WR & Frazier-Bowers SA. Mechanisim and control of tooth eruption: overview and clinical implications. Orthod Craniofac Res 2009; 12: 59-66.
82. Lowe AA, Sessle BJ. Tongue activity during respiration, jaw opening, and swallowing in cat. Can J Physiol Pharmacol 1973; 51: 1009-1011.
83. Lundstrom A F. Malocclusion of the teeth regarded as a problem in connection with the apical base. J Oralssur Rad 1925; 7: 591-602.
84. Dewel BF. The Case-Dewey-Cryer extraction debate. Am J Orthod 1964; 50: 862- 865.
85. Lavelle CL. Variation in the secular changes in the teeth and dental arches. Angle Orthod 1973; 43: 412-421.
86. D'Arcy Thompson, W. On growth and form. Cambridge Univ Press, Cambridge, 1917.
87. Silver FH, Siperko LM. Mechanosensing and mechanochemical transduction: how is mechanical energy sensed and converted into chemical energy in an extracellular matrix? Crit Rev Biomed Eng 2003; 31: 255-331.

88. Wolff J. Das Gesetz der Transformation der Knochen [The law of bone remodeling]. Maquet P, Furlong R, translators. Berlin:Springer. 1892.

89. Jee WS, Li XJ. Adaptation of cancellous bone to overloading in the adult rat: a single photon absorptiometry and histomorphometry study. Anat Rec 1990; 227:418-426.

90. Rubin CT, Lanyon LE. Osteoregulatory nature of mechanical stimuli: function as a determinant for adaptive remodeling in bone. J Orthop Res 1987; 5:300-310.

91. Ingervall B, Thilander B. Relation between facial morphology and activity of the masticatory muscles. J Oral Rehab 1974; 1:131-147.

92. Bouvier M, Hylander WL.The effect of dietary consistency on gross and histologic morphology in the craniofacial region of young rats. Am J Anat 1984; 170:117-126.

93. Baron P & Debussy T. Biomechanical analysis of the main masticatory muscles in the rabbit. J Biol Buccale 1980; 8:265-281.

94. Van Eijden TM. Masticatory muscles. Part I. Functional anatomy of the masticatory muscles Ned Tijdschr Tandheelkd 1997; 104:175-177.

95. Kitai , Fujii Y, Murakami S et al. Human masticatory muscle volume and zygomatico-mandibular form in adults with mandibular prognathism. J Dent Res 2002; 81:752-756.

96. Weijs WA & Hillen B. Correlations between the cross-sectional area of the jaw muscles and craniofacial size and shape. Am J Phys Anthropol 1986; 70:423-431.

97. Benington PC, Gardener JE, Hunt NP. Masseter muscle volume measured using ultrasonography and its relationship with facial morphology. Eur J Orthod 1999; 21:659-670.

98. Hannam AG & Wood WW. Relationships between the size and spatial morphology of human masseter and medial pterygoid muscles, the craniofacial skeleton, and jaw biomechanics. Am J Phys Anthropol 1989; 80:429-445.

99. Van Spronsen PH, Weijs WA, Valk J et al. Relationships between jaw muscle cross-sections and craniofacial morphology in normal adults, studied with magnetic resonance imaging. Eur J Orthod 1991; 13:351-361.

100. Wal JC van der: The organization of the substrate of proprioception in the elbow region of the rat. University of Limburg. 1988 (cited from Huijing 1999).

101. Huijing PA. Muscle as a collagen fiber reinforced composite: a review of force transmission in muscle and whole limb. J Biomech 1999; 32:329-345.

102. Oda T, Kanehisa H, Chino K et al. In vivo behavior of muscle fascicles and tendinous tissues of human gastrocnemius and soleus muscles during twitch contraction. J Electrom Kinesiol 2007; 17:587-595.

103. Burkholder TJ. Mechanotransduction in skeletal muscle. Front Biosci 2007; 12:174-191.

104. Mao JJ & Nah HD. Growth and development: hereditary and mechanical modulations. Am J Orthod Dentofac Orthop 2004; 125:676-689.

105. 豊浦博雄：日本人舌の重量及び大きさについて，北越医学会雑誌 1934; 49:1808-1812.

106. Takada K, Lowe AA, Yoshida K et al. Tongue posture at rest: an electromyographic and cephalometric appraisal. J Osaka Univ Dent Sch 1985; 25:139-151.

107. Liu ZJ, Shcherbatyy V, Perkins JA. Functional loads of the tongue and consequences of volume reduction. J Oral Maxillofac Surg 2008; 66:1351-1361.

108. Yoo E, Murakami H, Takada K et al. Tongue volume in human female adults with mandibular prognathism. J Dent Res 1996; 75:1957-1962.

109. McNamara JA Jr. Studies of adaption to experimental change in form and growth of the Rhesus monkey. Am J Orthod 1972; 62:317-318.

110. Takada K, Yasuda Y, & Hiraki T. Tongue muscle activity during jaw opening, breathing, clenching and protrusive and retrusive efforts in man. In: D vanSteenberghe & a. De Laat(Eds), EMG of jaw reflexes in man, 327-339, Leuven Univ Press, 1989.

111. Liu ZJ, Masuda Y, Inoue T et al. Coordination of cortically induced rhythmic jaw and tongue movements in the rabbit. J Neurophysiol 1993; 69:569-584.

112. Takada K, Yashiro K, Sorihashi Y et al. Tongue, jaw, and lip muscle activity and jaw movement during experimental chewing efforts in man. J Dent Res 1996;75:1598-1606.

113. Solow B, Siersbaek-Nielsen S, Greve E. Airway adequacy, head posture, and craniofacial morphology. Am J Orthod 1984; 86:214-223.

114. Lear CS, Flanagan JB Jr., Moorrees CF. The frequency of deglutition in man. Arch Oral Biol 1965; 10:83-100.

115. Proffit WR. Equilibrium theory revisited: factors influencing position of the teeth. Angle Orthod 1978;48:175-186.

116. Lowe AA, Takada K, Yamagata Y et al. Dentoskeletal and tongue soft-tissue correlates: a cephalometric analysis of rest position. Am J Orthod 1985; 88:333-341.

117. 尾関 哲．X線法による前歯部不正咬合患者の tongue thrust に関する研究．日矯歯誌 1973; 32：1-22.

118. Thuer U, Sieber R and Ingervall B. Cheek and tongue pressures in the molar areas and the atmospheric pressure in the palatal vault in young adults. Eur J Orthod 1999;21:299-309.

119. Proffit WR & Sellers KT. The effect of intermittent forces on eruption of the rabbit incisor. J Dent Res 1986; 65:118-122.

120. Proffit WR, Prewitt JR, Baik HS et al. Video microscope observations of human premolar eruption. J Dent Res 1991; 70:15-18.

121. Rogers, AP. Muscle training and its relation to orthodontia. Int J Orthodontia 1918;4:555-557.
122. Straub W J. Malfunction of the tongue. Part 1. The abnormal swallowing habit: its causes, effects, and results in relation to orthodontic treatment and speech therapy. Am J Orthod1960;46:404-424.
123. Freud S 著, 本間直樹, 家高 洋, 太寿堂 真ほか訳: フロイト全集〈18〉1922-24年—自我とエス・みずからを語る. 岩波書店, 2007.
124. White ER, Basmajian JV. Electromyography of lip muscles and their role in trumpet playing. J Appl Physiol 1973; 35:892-897.
125. Bosma JF, Hepburn LG, Josell SD et al. Ultrasound demonstration of tongue motions during suckle feeding. Dev Med Child Neurol 1990; 32:223-229.
126. Heimer MV, Katz CRT & Rosenblatt A. Non-nutritive sucking habits, dental malocclusions, and facial morphology in Brazilian children: a longitudinal study. Eur J Orthod 2008; 30:580-585.
127. Morimoto T, Takada K, Hijiya H et al. Changes in facial skin temperature associated with chewing efforts in man: A thermographic evaluation. Arch Oral Biol 1991; 36:665-670.
128. 平木建史. 上顎前突を呈する児童の咬合力と閉口筋活動に関する研究：チューインガムによる咀嚼訓練の効果. 阪大歯学誌 1991; 36:389-414.
129. Proffit WR & Fields HW. Occlusal forces in normal- and long-face children. J Dent Res 1983; 62:571-574.
130. Jean A. Brainstem control of swallowing: localisation and organisation of the central pattern generator for swallowing. In: Neurophysiology of the jaws and teeth, ed. Taylor A., 1990; 294-321. MacMillan Press, London.
131. Doty RW&Bosma JF. An electromyographic analysis of reflex deglutition. J Neurophysiol 1956 ; 19:44-60.
132. Sumi T. Reticular ascending activation of frontal cortical neurones in rabbits, with special reference to the regulation of deglutition. Brain Res 1972; 46:43-54.
133. Martin RE & Sessle BJ. The role of the cerebral cortex in swallowing. Dysphagia 1993; 8:195-202.
134. Hamdy S, Aziz Q, Rothwell JC, Hobson A et al. Sensorimotor modulation of human cortical swallowing pathways. J Physiol 1998; 506:857-866.
135. Martin RE, Goodyear BG, Gati JS et al. Cerebral cortical representation of automatic and volitional swallowing in humans. J Neurophysiol 2001; 85:938-950.
136. Yashiro K & Takada K. Tongue muscle activity after orthodontic treatment of anterior open bite: A case report. Am J Orthod Dentofac Orthop 1999; 115:660-666.
137. Vaiman M, Krakovsky D, Eviatar E. The influence of tonsillitis on oral and throat muscles in children. Int J Pediatr Otorhinolaryngol 2006; 70:891-898.

CHAPTER 6

咬合の異常に対する口腔機能の順応

1 咬合の異常と咀嚼運動

1.1 ヒトの咀嚼運動の評価

　歯の位置異常や顎変形症などがあると上下歯の緊密な対向関係が得られないため，咬合機能も低下しているのではないかという考えは古くからある．咀嚼時の下顎運動は，口腔を構成する要素である歯根膜，粘膜，筋肉，皮膚，そして顎関節などからの感覚性フィードバックによる修飾を受けることで，三叉神経や顔面神経の運動出力信号が変調される[1]．したがって咬合異常を認める患者では，下顎運動の制御に関わる巧緻性 skillfulness が損なわれているのではないかと考えるのは，まったく理にかなっている．実際，重篤な咬合異常があると，咀嚼能率 masticatory efficiency は低下している[2,3]．

　咀嚼時の顔面温の記録は，軟組織内の代謝活動を非侵襲的に評価するのに適しており[4]，咀嚼が単なる顎の開閉運動では無いことを可視化して理解するうえで便利である．しかし筋無力症などは別として，咬合異常と関連付けて評価することは難しい．

　咀嚼筋の筋電図 electromyography は，筋肉の収縮の程度と活動時間，および複数の筋肉の間の時間的協調性が観察できるので，古くから研究と臨床に応用されている．図6.1では，咀嚼サイクルの開口相において顎二腹筋前腹が活動し，それと強調するように下唇部の筋肉も活動する．閉口相に入るとこれらの筋肉の活動は抑制され，まず側頭筋後部が下顎を旋回させて外側から中心咬合位に向かって移動させるために，バーストを開始する．やや遅れて，側頭筋前部が活動を始める．これらの閉口筋は咬合相の中央時刻付近では活動を終了する．オトガイ舌筋は舌を前突させる筋肉であるが，開口相で強くバーストし，咬合相では活動は抑制される．顎二腹筋前腹とオトガイ舌筋は咬合相の中盤でふたたび活動を開始する．このことから，咀嚼に関与する筋肉は，下顎が実際に動き始めるより先に活動を始めることが分かる．

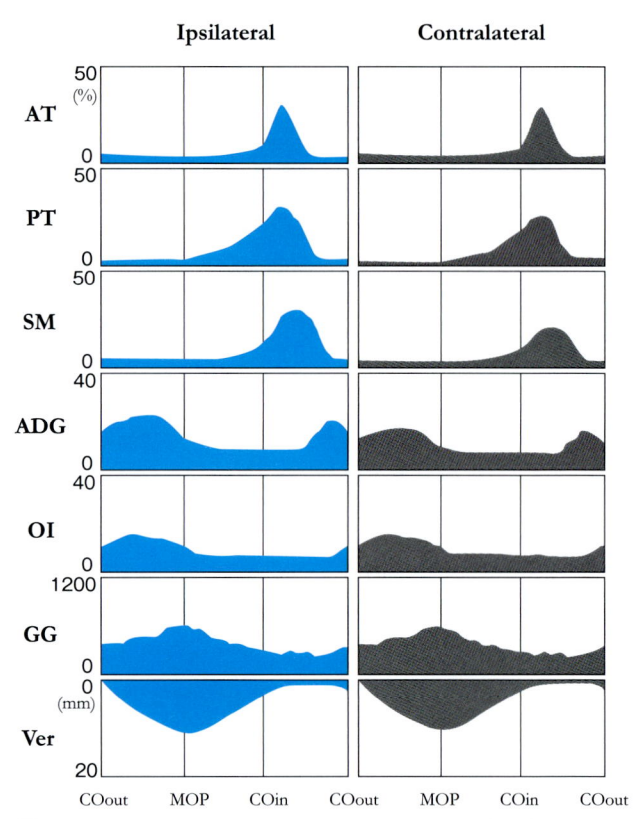

図 6.1　Mean electromyographic activities recorded from the masticatory and tongue muscles and the lower incisor point displacement during chewing. Mean of 30 chews are designated. AT, anterior part of the temporalis muscle; SM, superficial part of the masseter muscle, ADG, anterior belly of the digastrics muscle; OI, inferior orbicularis oris muscle; GG, genioglossus muscle; Ver, vertical displacement of the lower incisor point. Vertical axis, EMG amplitudes normalized to those recorded for the maximum effort; Horizontal axis, time. A single chewing cycle was divided into three phases, i.e. the jaw-opening, the jaw-closing and the tooth intercuspation phases, and each phase was normalized to be displayed equally in time. COout, End of the intercuspation phase; COin, Beginning of the intercuspation phase; MOP, Maximum jaw opened position. COout and COin were defined as the time points when the lower incisor point passes the level 1mm below the centric occlusion position. Ipsilatera, working side on chewing; Contralateral balancing side on chewing. Mean of 30 chews were designated with normalized activities with respect to those recorded for the maximum efforts. Temporal coordination between the muscles and their relationships with the spatial position of the lower incisor point can be understood. (Reprinted from J Dent Res[5], 75(8): Takada K et al. Tongue, jaw and lip muscle activity and jaw movement during experimental chewing efforts in man, 1598-1606, Copyright 1996, with permission from Sage Publications Ltd. & Arch Oral Biol, 39: Takada K et al. The effects of food consistency on jaw movement and posterior temporalis and inferior orbicularis oris muscle activities during chewing in children, 793-805, Copyright 1994, with permission from Elsevier.) Electromyographic activity 筋活動；COout 開口相の開始時刻；MOP 開口相の終了時刻；COin 閉口相の終了時刻；AT 側頭筋前部；SM 咬筋浅部，ADG 顎二腹筋前腹；OI 下口輪筋；GG オトガイ舌筋．

筋電図の利用上の限界としては，まず電極の設置方向と部位を異なる被検者間で標準化できないという点がある．さらに，筋電図のみで身体運動を評価することは避けなければならない．その理由は，筋活動の強弱と活動時間の意味を正しく評価するには，対応する身体，すなわち骨格の姿勢（posture と latitude）と動きが同時にわかっていなければならないからである．

咀嚼運動を評価しようとするなら，効果器である下顎骨（とそこに植立されている歯）の運動軌跡を筋電図と同時に計測することが重要である．咀嚼サイクル（あるいは嚥下運動など）のように，生理学的に定義できる運動過程の中で，咀嚼筋，口唇，舌などの咀嚼に関わる複数の筋肉の活動と下顎の三次元空間内の位置を同時に記録し，筋活動の開始と終了，および最大活動の時刻や活動時間と対応する下顎位の関係を評価することは意義のあることである（図 6.1）．筋電図の解析

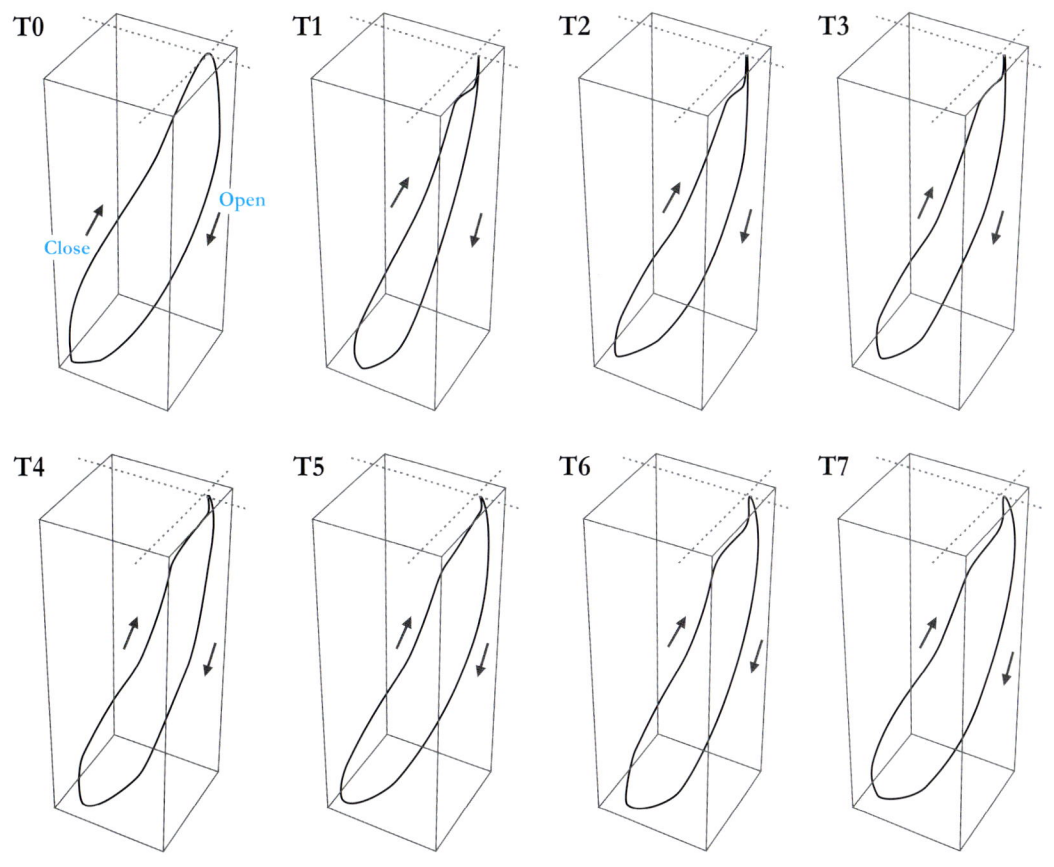

図 6.2 Mean lower incisor movement trajectories before (T) and after (T1-T7) placement of a metallic occlusal interference onto the upper first molar tooth crown. Recordings were made for 30 consecutive cycles for each session with an interval of 10 minutes. The movement trajectory at T1 significantly differs from that at T0. It is, however, difficult to discriminate trajectories at T2 to T7, which were altered progressively according to the achievements made through subconscious learning. These trajectories in their static forms alone do not provide any hint about biological or kinetic significance that may be abstracted from the observed difference in configuration. For more details, see the reference 11. occlusal interference 咬合干渉；trajectory 軌跡

は，自動化することでより客観性の高い分析レポートが作成できる[7]．

筋電図は健常者あるいは筋無力症など，神経・筋の病変を認めるものについて口腔の筋活動を評価するのには適しているが，咬合異常を認める者の筋活動の'異常性'を健常者と比較して抽出することには必ずしも成功していない．

ヒトの咀嚼時の下顎切歯点の運動軌跡はさまざまな特徴的「パターン」に分類され，咬合状態との関係が論じられてきた[8,9,10]．しかし，静的な図形に基づいた主観で分類された個々のパターンやパターン間の差異が，何を意味するものなのかについての合理的な説明はなかった．

たとえば，いわゆるチョッピングストロークとグラインディングストロークや，8の字型と表現される運動軌跡はどう違うのか，といった疑問に対する運動生理学の知識を基礎とした明確な説明は，臨床医にも与えられてこなかった．正面から見た下顎切歯点の動きがたとえ8の字型であったとしても，三次元空間内では運動軌跡は必ずしも交わるとは限らないので，一方向から見たパターンが下顎運動を特徴づける決定的な要素と言えるのかなどの疑問は，これまで積み残されたままであった（図6.2）．

咀嚼は周期的に開閉される単純な下顎の動きではなく，そのリズム，スピード，強さが中枢性に制御されている身体運動である．顎，舌，口唇への運動出力は，咬合状態に対応して変調される（Chapter 4参照）．したがって，咬合状態の差異は静的な下顎運動パターンよりは，むしろ運動制御に関わる変数を用いて，より明確に説明できると考えるのが妥当である．

1.2 下顎運動は最適制御されている

身体を動かすことで達成される変数は，「運動目標」あるいは「運動ストラテジー」と呼ばれる．具体的には，運動の時間や距離を最短にすることや動きに必要なエネルギーを節約すること，滑らかな動きをすることなどがある．ヒトの運動機能を制御する神経機構については，身体の運動は最適な運動が行えるように制御されていると考えられている[12,13]．

最適運動制御理論 theory of optimum motion control によれば，ある運動ストラテジーが一旦選択されると，それに対応する最適な運動軌跡が特異的に決定される．

つまり，空間内において理論上は存在する無数の軌跡の中から，唯一の軌跡（特異解）が選択される．ここで軌跡とは，'位置と速度の経時的な変化'と定義される．

加速度を微分することで得られる物理量をジャーク jerk という．一般に運動の円滑性は，ジャークの2乗を時間積分することで，求めることができる[14]．これをジャークコスト jerk cost と言い，加速度の変化率と定義される．ジャークコストは以下のように求めることができる．

■ ステップ1　ある身体運動を行う時の効果器の変位を m 次のフーリエ級数 x(t)，y(t)，z(t) で近似する．x,y,z は三次元空間内の3方向（たとえば前後，左右，垂直方向）を意味する．

■ ステップ2　関数 x(t)，y(t)，z(t) を微分して，三次元空間内における接線速度関数 TV(t) を次式で求める．

$$TV(t) = \sqrt{\left(\frac{dx(t)}{dt}\right)^2 + \left(\frac{dy(t)}{dt}\right)^2 + \left(\frac{dz(t)}{dt}\right)^2}$$

■ ステップ3　TV(t) を微分して，接線加速度関数 TA(t) を求める．

■ ステップ4　TA(t) を時間で微分してジャークを求める．ジャーク関数 J(t) = dTA(t)/dt

■ ステップ5　ジャークの2乗積分値で次式[15]により求められる．

$$\text{ジャークコスト } Jerk\ cost = \frac{1}{2}\int_{t_1}^{t_2}(Jerk(t))^2 dt$$

ここで，t_1, t_2 は下顎運動中の任意の時刻である．

■ ステップ6　各単一咀嚼サイクルの間に存在する咀嚼時間と運動距離の相違を補正して，運動の円滑性を比較するために，次式により時間および距離を正規化する[16,17]．
正規化ジャークコスト $NJC = Jc \times T^5/D^2$
ここで D は，下顎切歯点の空間移動距離である．

Velocity profile

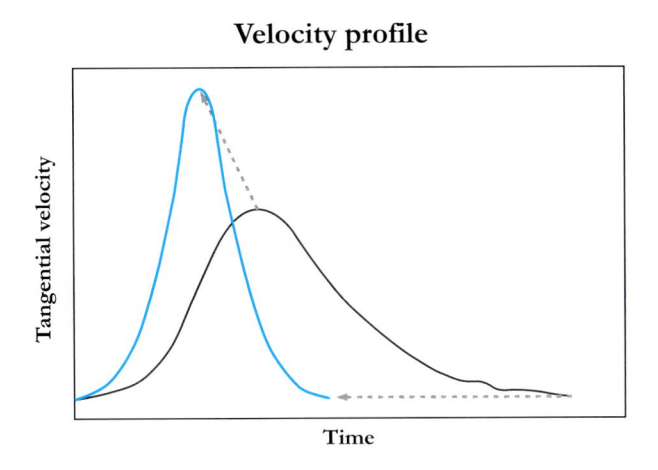

図 6.3　A schematic diagram illustrating the significance of movement time, peak velocity, symmetry of the velocity profile and variance of movement trajectories in explaining the skillfulness of body movement. Movement time, peak velocity, symmetry of the velocity profile, and variance of movement trajectories are effective indices in explaining the skillfulness of the body movement. Gray, velocity profile of the unskilled individual; Blue, velocity profile of the skilled individual. The more skillfull one becomes, the more the peak velocity increases and is associated with shorter moving time and a bell-shaped asymmetric velocity profile. If one is not skillful in a given movement, movement velocity is decreased or movement time is elongated to obtain relatively small variance of movement trajectories immediately before reaching the movement goal. Peak velocity ピーク速度 ; velocity profile 速度プロファイル ; skillfulness 巧緻性

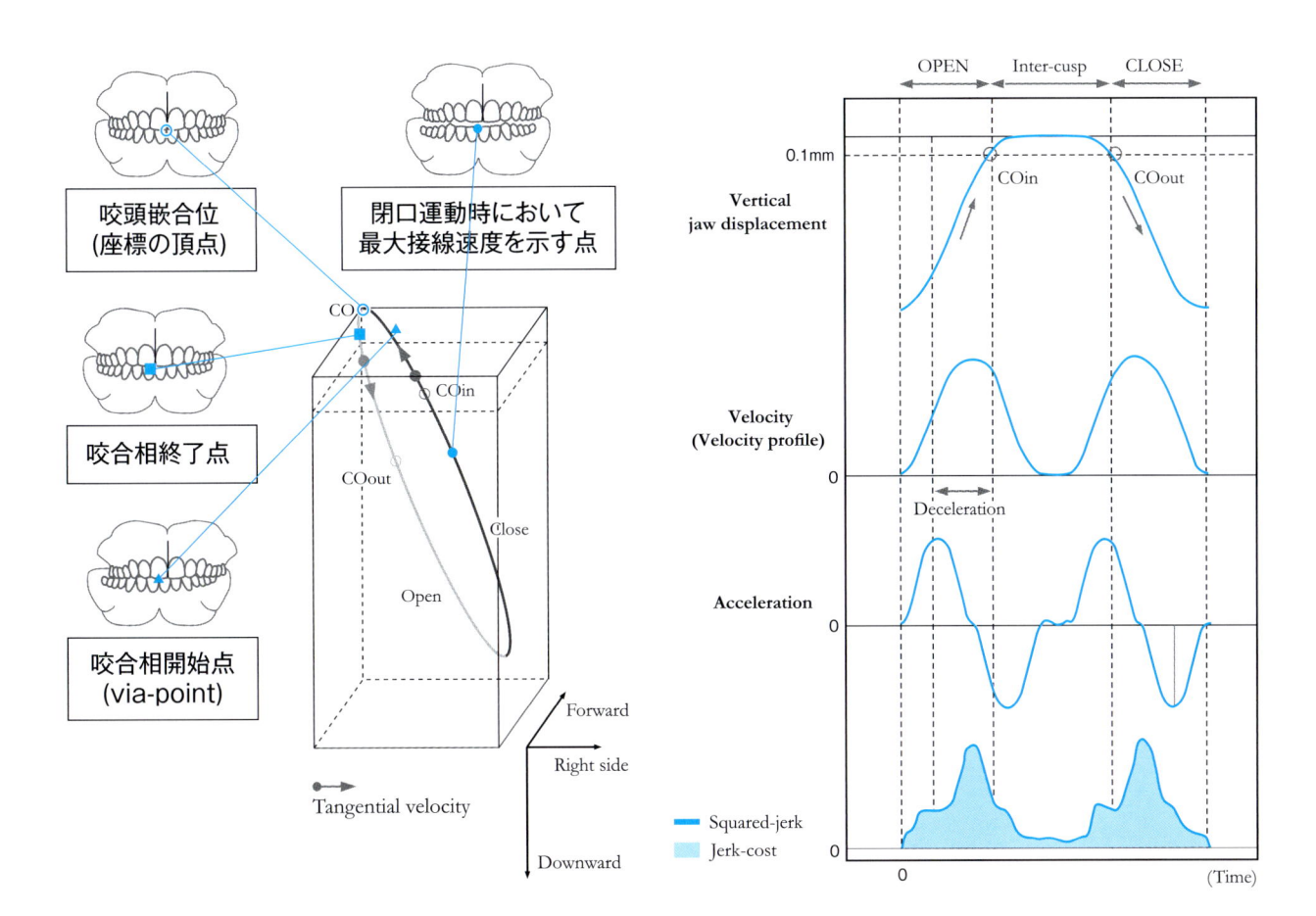

図 6.4　Left, Lower incisor point movement trajectory as viewed from the subject's right profile, above and behind; Right, Vertical displacement of the lower incisor point with the centric occlusion position (CO) as the origin, its movement velocity, acceleration, deceleration, squared jerk and jerk cost. A chewing cycle begins with the jaw-opening movement. One chewing cycle can be divided into the jaw-opening (OPEN), jaw-closing (CLOSE) and tooth intercuspation (Intercusp) phases[7]. The jaw-closing phase is divided into the acceleration and deceleration sub-phases, with the time of maximum jaw-closing velocity as the break point [20]. (Reprinted from J Dent Res, 80(11): Yashiro K Fujii M Hidaka O & Takada K: Kinematic modeling of jaw closing movement during food-breakage, 2030-2034, Copyright 2001, with permission from Sage Publications Ltd.)

運動の円滑性を評価するジャークコストを目的関数とし，ジャークコストが最小値をとる運動モデルを最小ジャークコストモデルという[13,16]．ジャークコストを最小化するということは，身体運動の円滑性を最適化することと同義である．円滑な運動とは，巧緻性が高く効率性の良い，すなわち習熟された動きを意味する．

身体運動の巧拙は，ジャークコストのほかに運動時間，ピーク速度，速度プロファイルの対称性，そして運動軌跡の分散などを用いて説明できることが，ヒトの上腕，眼球，そして下顎の運動について証明されている[14,17,18]（図6.3）．学習により運動スキルが高まるとジャークコストは減少し，速度プロファイルは釣鐘型の対称性をとるようになる[19]．さらに身体運動はその巧緻性が高まるほど，運動終末近傍における運動軌跡の分散は小さくなる[14]（最小分散理論）．

図6.4に，中心咬合位を原点とした場合の下顎の垂直方向の位置と，それに対応する速度と加速度を示す．最下段のプロファイル（図6.4b）はジャークプロファイルを，陰影をつけた領域はジャークコストを示す．ジャークピークは加速から減速に移行する時刻と一致している．この時刻において，下顎運動の円滑性は最小（ジャークコストは最大）となる．ジャークコストはジャークの二乗を時間で積分して求められるので，咀嚼運動時の任意の時刻を選んで積分することができる．言い換えると，下顎運動の円滑性を，咀嚼中のさまざまな局面で計量・評価することができる．

運動軌跡の経時的変化(チューインガム咀嚼)

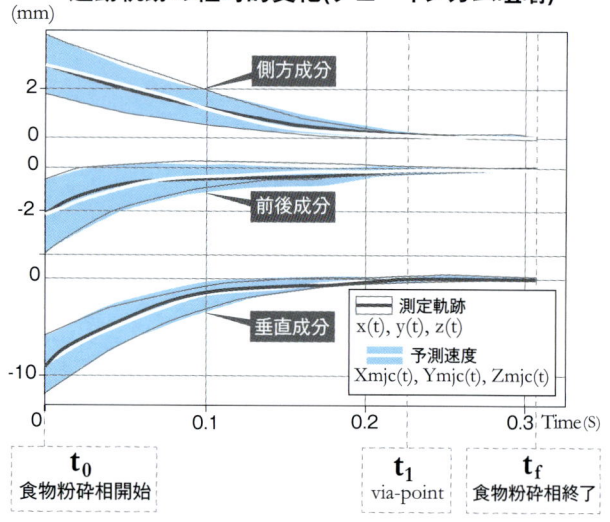

図 6.6　Comparison of jaw movement trajectories during the time course of gum-chewing between the measured (gray) and the predicted (blue) using a jerk-cost modeling technique. Lateral, sagittal, and vertical components of the jaw displacement are displayed. The mean absolute measurement error between the measured and the predicted was 0.84mm to guarantee the robustness of the optimum control model in explaining the jaw movement trajectories (Reprinted from J Dent Res, 80(11): Yashiro K et al.[20] Kinematic modeling of jaw closing movement during food-breakage, 2030-2034, Copyright 2001, with permission from Sage Publications Ltd.) optimum control model **最適制御モデル**

咀嚼時の下顎運動軌跡と，Hogan[15]が提唱したモデル化技術を用いて計算された運動軌跡の相関はきわめて強い（図6.5，6.6）[18,20]．このことは正常咬合者ばかりでなく，AngleⅠ級咬合異常と骨格性下顎前突症についても確かめられている．すなわち咀嚼中の下顎運動軌跡は，最小ジャークコストモデルでうまく説明することができる[21,22,23]．このように予測精度が高いということは，それぞれの個体の持つ咬合状態に適応するように，個体内では運動の最適化が行われていることを示唆している．

三叉神経の運動出力は，歯に加えられる力の方向[24,25]や下顎位の垂直的な変化[26]に敏感に反応して変調される．最適咬合力の発生に必要な運動スキルの獲得には，食物の性状[27]と咬合関係[28]は重要なパラメータである．

人工的に歯に咬合干渉を装着して，オーバーバイトを急性に減少させると，減少量に比例してジャークコストは増加し，速度プロファイルなどの特徴要素は下顎運動の巧緻性の低下を示すようになる[28]（図6.7，図6.8）．また，歯に加えられる咬合負荷の検出は臼歯部より前歯部が敏感である[29,30]が，ジャークコストを用いれ

接線速度の経時的変化(ガム咀嚼)

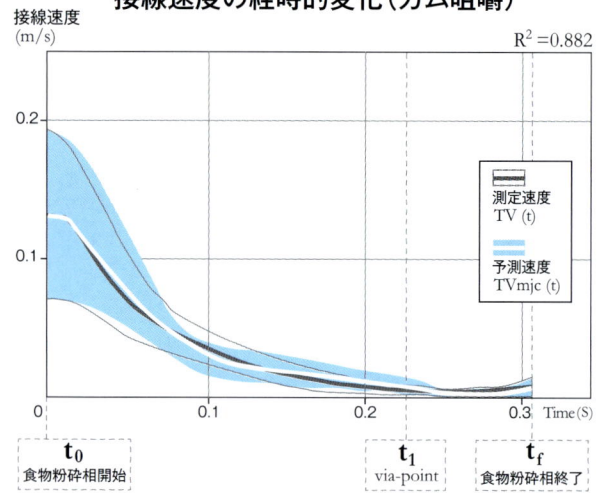

図 6.5　Measured (gray) and predicted (blue) jaw opening speeds during gum-chewing. The shaded area represents ±1 standard deviations. (Reprinted from J Dent Res, 80(11): Yashiro K et al.[20] Kinematic modeling of jaw closing movement during food-breakage, 2030-2034, Copyright 2001, with permission from Sage Publications Ltd.)

ば,歯列弓内における咬合干渉部位が異なると下顎運動の円滑性が明確に異なることを,正確に定量評価することができる.このように,ジャークコストや速度プロファイルなどの特徴パラメータは,咬合接触状態の急性の変化に対してきわめて感度が高いので,歯冠修復物の適性を診断するのに役立つ[31].

以上をまとめると,咬合状態を急性に変化させた時の咀嚼時の下顎運動の変化は,これまで述べてきた最小化ジャークコストと最小分散理論を用いて完全に説明できる.そのことはとりもなおさず,それらの生体運動制御パラメータを用いて,下顎運動の巧緻性・効率性が正確に説明できることを意味する.

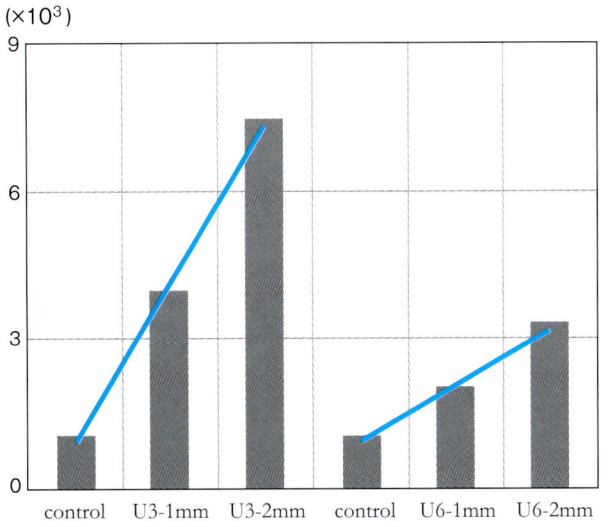

図 6.7 Changes in jerk-costs when occlusal interferences were given experimentally to the human maxillary canine and the first molar teeth. Bite-raising of 1mm and 2mm with an incisal guide pin corresponds proportionally with increase in jerk-costs of the lower incisor point movement during chewing. The ratio of increase is greater with the canine interference than with the molar one. (Reprinted from Physiol Meas 27: Takada K., Yashiro K. & Takagi M. Reliability and sensitivity of jerk-cost measurement for evaluating irregularity of chewing jaw movements, 609-622, Copyright 2006, with permission from IOP Publishing Ltd.)[28]

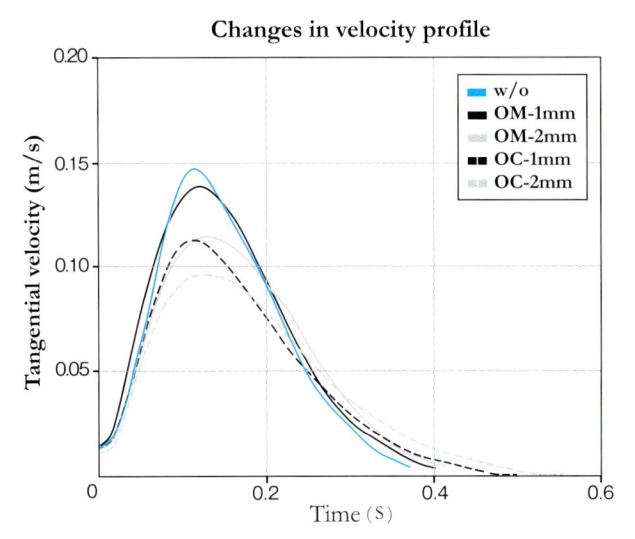

図 6.8 Changes in velocity profiles of the lower incisor movement during the deceleration phase of the masticatory jaw closing movement with/without the acrylic occlusal interferences onto the canine and the first molar tooth crowns, respectively. Changes in velocity profiles of the lower incisor movement during the deceleration phase of the masticatory jaw-closing movement with/without the acrylic occlusal interferences on the canine and the first molar tooth crowns, respectively. The jerk-costs increased immediately after wearing of the occlusal interference, and the velocity profile was altered to an asymmetric form associated with the decrease in jaw movement speed and prolongation of the movement time. These findings suggest the rapid decrease in jaw movement smoothness and its later recovery, which demonstrates a learning process by the brain. (Reprinted from Physiol Meas 27: Takada K et al. Reliability and sensitivity of jerk-cost measurement for evaluating irregularity of chewing jaw movements, 609-622, Copyright 2006, with permission from IOP Publishing Ltd.)

咀嚼運動の性差についても記しておくことにする.
女性は男性と比べて咀嚼運動時間は長く,ピーク速度は遅い[32,33,34].これは,女性は男性ほどには筋線維を早く収縮させて強い筋力を発揮させることができないという事実で説明できる[35].しかし,咀嚼時の下顎運動の巧緻性・円滑性に関しては性差はない[23].女性はゆっくりと優雅に食事をすると言えるのかもしれない.

1.3 矯正歯科治療は咀嚼機能を改善する

多くの咬合異常は,成長発育の過程で自然に形成される.そのため咀嚼機能が損ねられていても,はっきりとは自覚されにくいことが多い.疼痛や運動機能障害が顕著に示されないことが多いため,形成異常に起因するものを除くと,咬合異常を医療の対象と見なさない考えは,現在でも相当に支配的である.

しかし本章の初めにも記したように,咬合異常を認める者は正常咬合者と比べて咀嚼能率は低下している.

食物の粉砕, 臼磨が効果的に行われるためには, 上下歯の効率的な咬合接触[36]と, それに見合う下顎運動の最適化[37]が担保されなければならない. にもかかわらず, 咬合異常を認める者では前者の要件は満たされない.

前項では, 急性に咬合状態を変化させたときの下顎運動の順応性変化について記した. 成長にしたがい咬合状態が徐々に変化するときに, 下顎運動は適応性に変化するのであろうか？ また, 矯正歯科治療による人為的な咬合状態の変化は, 患者が優れた機能的咬合を獲得するうえでプラスの効果があるのであろうか？

歯科医師の興味を惹くであろう, 次の3つのパラダイムがある.

- 咬合異常が形成される過程において, 咀嚼機能は順応性に変化するのか？
- 咬合異常が認められる者の下顎運動の巧緻性は, 正常咬合者のそれよりも劣るのか？
- 矯正歯科治療による咬合の改変に対応して, 咬合機能は順応性に変化するのか？特に便宜抜歯の影響はあるのか？

ヒトは環境条件の変化に対し, 正確な運動スキルをきわめて適応的に獲得することができる[38]. いったん獲得されたスキルは, 初期の不安定な状態から速やかに安定した状態に変わる[39]. 咀嚼時の下顎運動にみられる順応, すなわち学習の過程は上肢や眼球の運動と同じく, 損ねられた運動の円滑性が回復してゆく過程と同義である[17,40,41].

咀嚼中の下顎の動きは, 下顎骨に加えられる咀嚼筋や筋膜の張力と下顎関節頭および歯の咬合面で生じる反作用の, 動的な変化としてとらえることができる[42]. ジャークコストとは, 咀嚼筋活動とそれに対する反作用との間で生じる変動の度合いを, ある時間経過の中でとらえる指標であると解釈してよい.

咀嚼は出生直後より生涯にわたって, 持続的に学習される運動である. 下顎運動は歯根膜内の器械受容器と咀嚼筋中の筋紡錘, そして下顎関節部に存在するゴルジ腱器官から中枢に送られる求心性情報により変調される[1]（Chapter 4と本章の第2項を参照）. このような適応制御のメカニズムにより, 巧緻性が高く円滑な下顎運動が可能となる[27,43].

成人の場合, 急性実験においてつくられた咬合干渉を円滑に回避できるようになるにはおよそ90回程度, 咀嚼練習を繰り返す必要がある[11]. これは上腕運動について, 練習により新しい運動パターンを獲得するのに必要な回数[44]とほぼ同じである.

咬合が発育するにしたがい, 成長期のある時点において最適化された下顎の閉口運動軌跡上に, 時を追って順次乳歯は脱落し, 後継永久歯が萌出, 咬合接触が形成される. 萌出歯が咬合線近傍に達する度に, 下顎は運動軌跡を修正して咬合接触の最適化を図る. 永久歯が歯槽基底弓から大きく逸脱して萌出する場合には, 下顎はその運動軌跡を変えて外傷性咬合となるのを避けるか（速度が一定なら運動時間は延長する）, 早期接触が不可避なら, その衝撃を弱めるために閉口速度を低下することを学習する. 咬合接触あるいは食塊との接触により加えられる抵抗力により, 萌出中の歯もその萌出速度と方向を変える[45]（Chapter 4参照）.

このような学習が混合歯列期に繰り返されることで, さまざまな咬合状態に適応できるように下顎運動機能は発達する. そうした意味では, 混合歯列期とは単に歯が空間的に交換する時期ではなくて, 咬合状態がゆっくりと時間をかけて変化し, 将来, 強力な咀嚼器官を利用してエネルギーを体内に安定摂取するのに必要な, さまざまな咀嚼運動パターンを習得するために, 自然が生体に与えた試練の時期といえる. 実際に混合歯列期の児童では咀嚼時の下顎運動軌跡は分散が大きく, また筋力の不足を補い効果的な臼磨を行えるように, 成人と比べてより外側に振れる[6]（Chapter 4参照）. 運動出力の多様性は, 咬合状態が変化することにより生じるフィードバック情報の増加で説明できる.

学習が進むにつれてフィードフォワード制御が優勢となり[46], 咬合状態と咀嚼物が一定であればジャークコストは減少する[18]. 咬合形態が正常か異常かを問わず, それぞれの個体内でジャークコストを最小化するように, 下顎運動軌跡を変調することが学習される.

しかしこのことは咬合状態の差異を問わず, どの個体も一様な値のジャークコストを示すことを意味するものではない. ジャークコストの最小化とは, あくまでも同一個体が取り得る運動軌跡の特異解を指すのであり, 個体間では運動学習の到達度に差が存在することを排除するものではない. 実際, 以下に記すような理由から, 咬合異常を認める者の下顎運動の巧緻性は正常咬合者のそれと比べて劣っている（図6.9）[11,22].

咬合異常を認める者の下顎運動速度は, 正常咬合者と比べて遅い[10]. 問題は閉口減速相にある. すなわち,

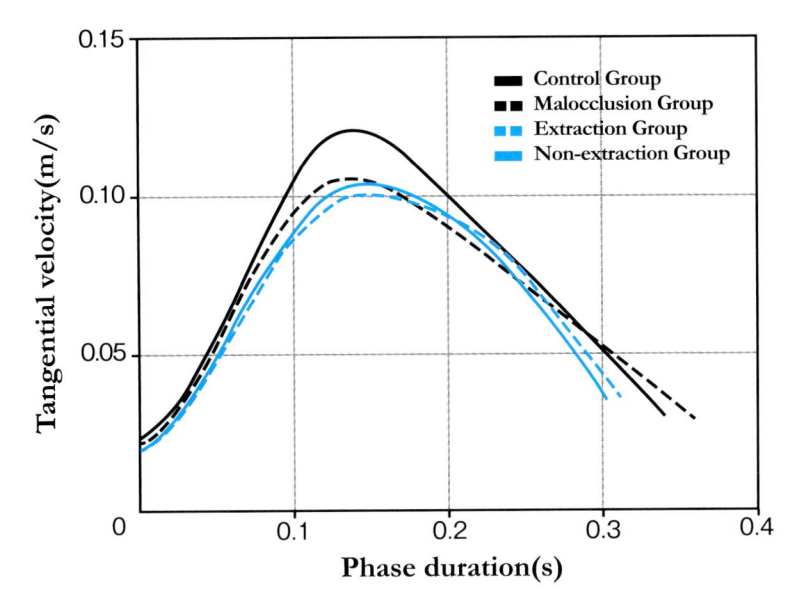

図6.9 Jaw-closing movement velocity profile measured for the patient group of Angle Class I malocclusion with crowding of teeth. Decreased treatment jaw-movement skillfulness before orthodontic treatment was improved after the treatment compared to the control data (subjects having normal occlusion). Black solid, Control; Grey solid, patients pre-treament; Chain line, patients treated with extraction of 4 premolars; Dotted line, patients with no tooth extraction. (Redrawm from Angle Orthod 79:1078-1083:Tome W et al. Orthodontic treatment of malocclusion improves impaired skillfulness of the masticatory jaw movements.[22], Copyright 2009, with permission from E H Angle Orthodontists Research and Education Foundation, Inc.) skillfulness 巧緻性

閉口相の前半では下顎運動は加速されるが,その基本的パターンニングは脳幹のセントラルパターンジェネレータで制御され,食物の物性や咬合状態の影響は受けない[47,48].ヒトでも,咬合干渉を回避するために閉口速度を低下させなければならないような状況下でも,閉口加速相の時間は一定に維持される[11].

一方,咬合異常が存在すると,閉口減速相は加速相と比べて長い[11,22,49].その理由としては次の3つの可能性が考えられる.

1) 上下臼歯の間に食物を捕捉するときに,下顎の動きが物理的に阻害される[25,50].
2) 開口筋の活動性が増す[49].
3) 食物の固さに抵抗できるように筋肉が硬くなる[51,52].

すなわち,食物の性状や位置,個体の筋力や走向に合わせて最適な強さと方向の咬合力が発揮できるよう,閉口相の後半において下顎をスムーズに減速できるようなフォワード制御が学習される[53].

咬合の問題が歯性であるか骨格性であるかを問わず共通して認められるのは,閉口時の高いジャークコスト,遅いピーク速度,長い運動時間,そして閉口相終末の閉口運動軌跡の分散が大きいことである.運動の巧緻性が損ねられている理由として,緊密で安定した咬頭嵌合位が得られないと,咀嚼時の閉口相の終末における下顎の運動軌跡が,中心咬合位に収束しにくいことがあげられている.

矯正歯科治療により,自然の成長発育の過程で獲得された正常咬合よりも優れた'機能的な'咬合をつくることができる[22].Tomeら[22]は叢性を伴うAngle I級および軽度のII級の咬合異常者について計測し,矯正歯科治療後の閉口減速相の正規化ジャークコストは治療前と比べて平均でおよそ63%,正常咬合者と比べて61%減少するとしている.

最小分散理論[14]によれば身体運動の神経制御学的目標は,運動の効果器を損傷することなく最小のエネルギー消費で,運動の目標地点まで効果器を移動させることにある.これを下顎運動に当てはめると,最も優先度の高い運動目標は,閉口相において中心咬合位近傍の下顎位の分散を最小にすることにあるといえる.分散を最小化することで下顎運動の巧緻性は最適化され,ジャークコストは最小化される.

矯正歯科治療の結果,損なわれていた不安定な咬合を改善して緊密な咬頭嵌合をつくりあげることで,運動の効果器である下顎と下顎歯は,運動の最終到達点である中心咬合位に対して,一定の角度から正確に近づくことを,繰り返し安定して実行できるようになる (図6.10)[22,54,55].下顎運動軌跡の分散は特に側方方向において小さくなり,上下の歯の間に食塊をしっかりととらえ,効果的に咬断,臼磨することができるようになる.

矯正歯科治療後に認められる機能的な改善としてもうひとつ重要なのは,生体は咬合形態の変化に対して食物を強い力で噛むために速度を増すことよりも,むしろ閉口運動時間を短くすることを優先していることである.生体は力よりもまず時間の制御を学習することで運動軌跡のばらつきを小さくし,十分な学習期間を経た後に食物に加える衝撃の度合いを強くするこ

Part 3 病因論

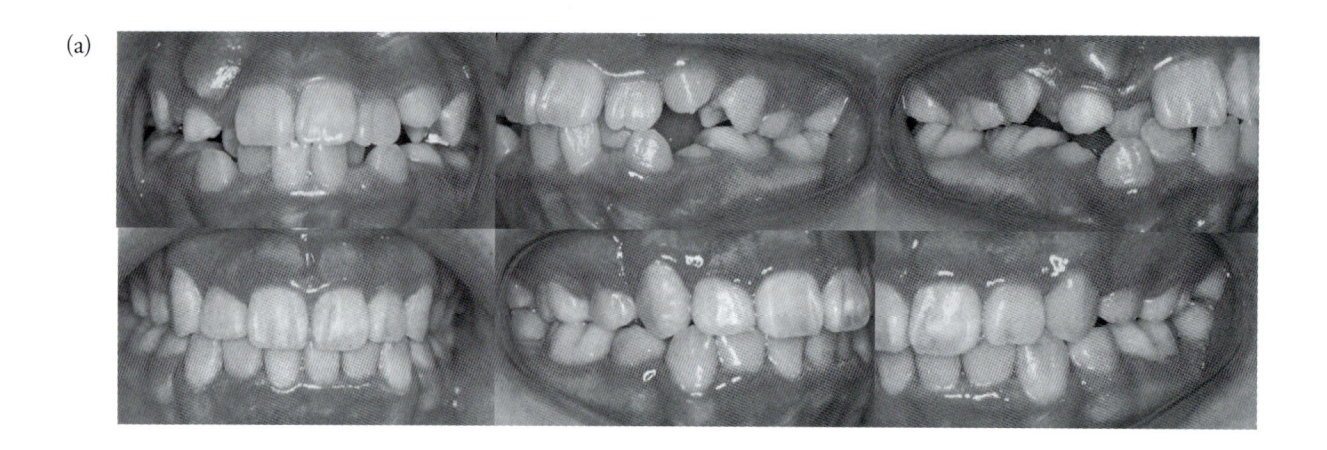

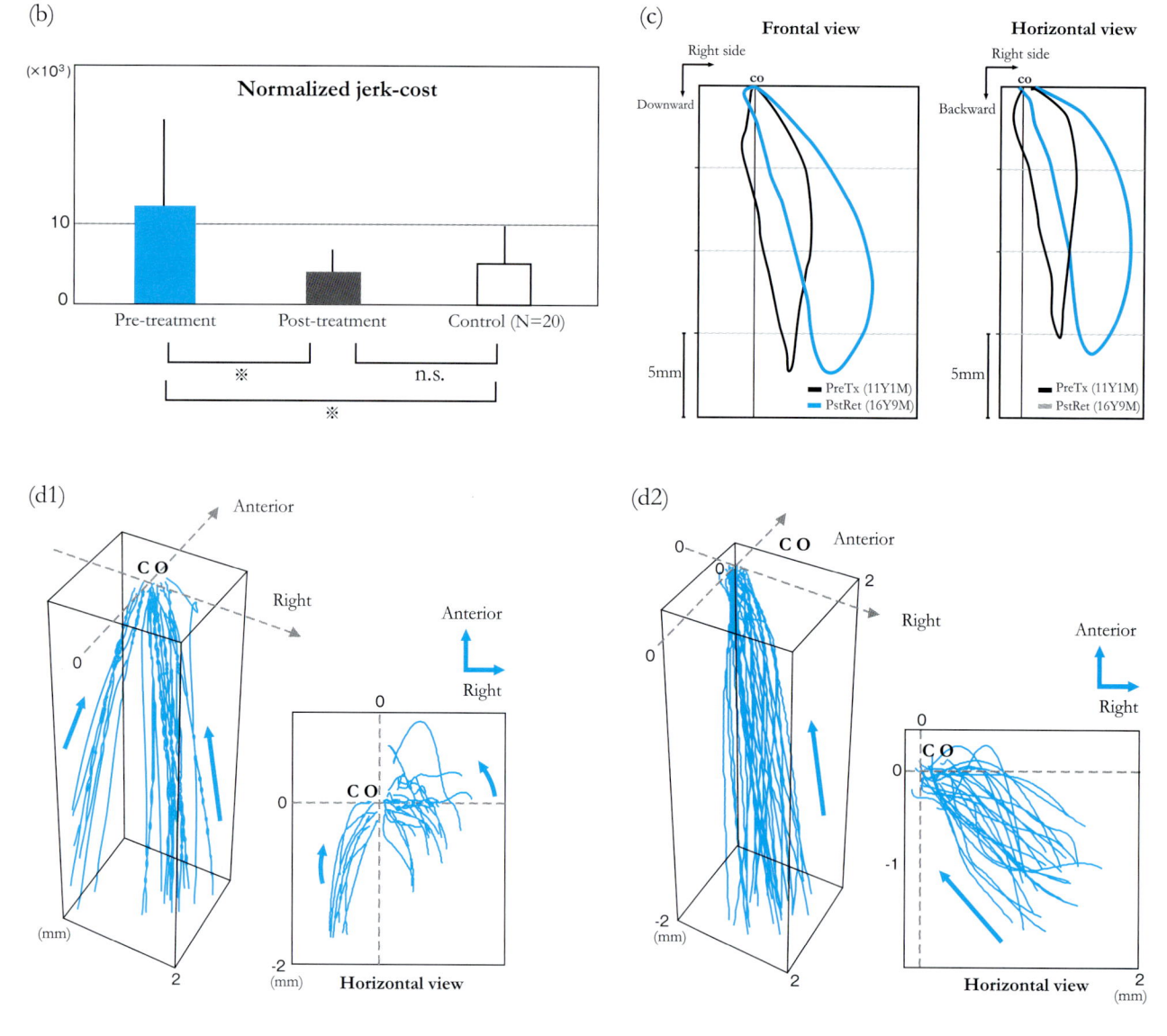

図 6.10 Pre- and post-orthodontic treatment occlusal conditions of a patient having Angle Class I malocclusion with crowding of teeth(a); Normalized jerk-costs at the deceleration phase of jaw-closing (b); Mean lower incisor point movement trajectories during gum-chewing(c); Lower incisor point movement trajectories at the terminal stage of the jaw-closing phase (d1 and d2, pre and post treatment). Tight intercuspation of teeth established by orthodontic treatment and the extraction of 4 first premolar teeth leads to improved skillfulness of jaw movement. (Reprinted by permission from the J of Craniomandibular Practice, 22 (2), Yashiro K et al. 54 :Improvement in smoothness of the chewing cycle following treatment of anterior cross bite malocclusion: A case report, 151-159, Copyright 2004.) jaw-closing phase 咀嚼閉口相 ; normalized jerk-cost 正規化ジャークコスト .

とを学ぶと考えられる．こうした優先順位の存在は，スポーツ技術を含む身体運動スキルの習得において普遍的に認められるものである．咬合機能を考えるうえで重要なのは口顎の特殊性ではなくて，身体運動を制御する普遍的な原理を学ぶことである．

骨格性下顎前突症では，興味深いことに習慣性の最大咬頭嵌合位において，上下切歯の咬合接触があるかどうかで下顎運動の巧拙に差がある．上下切歯が咬合接触するものでは，前歯部開咬を認めるものと比べて正規化ジャークコストは高く，閉口運動時間は長く，閉口速度は遅い[23]．

ヒトの歯根膜の圧受容器の検出感度は，前歯の方が臼歯よりも高い[29,30]．そのため，咬合干渉は臼歯よりも前歯に設置した時の方が閉口筋活動は強く抑制され，咬合力は大きく減少する[24]．このようなフィードバック制御の効果は本章の前半において解説したように，正規化ジャークコストなどの運動制御パラメータにも正確に反映される．

したがって，上下切歯の咬合接触関係が異なる二つのタイプの反対咬合について認められている運動学的な差異は，歯根膜からの求心性入力の差に由来すると考えられている．もちろん，いずれのタイプの咬合接触関係であっても，正常咬合者と比べて運動の巧緻性が損ねられていることには変わりはない．

骨格性開咬のように上下顎関係の垂直方向の異常を特徴とする咬合異常では，治療によって上下顎の垂直距離を短くすることが多い．したがって，治療後の咀嚼機能の順応性変化には筋紡錘からの応答も強く関わることが考えられるが，あまりよくわかっていない．

矯正歯科治療による咬合機能の改善というテーマを論じる最後に，便宜抜歯が治療後の咬合機能を損ねるかどうかについて記す．この問題については，今日までさまざまな議論がある[56]．

運動制御の立場からは，この問題に対する回答は単純明快である．Angle I級および軽度のII級咬合異常を有する患者では，小臼歯4本の便宜抜去により包括矯正歯科治療を受けたものと，非抜歯による治療を受けたものとの間で，治療後の咀嚼運動の巧緻性に差はない[22]．重篤な叢生を伴う骨格性反対咬合者について抜歯を伴う外科的矯正歯科治療を行った場合も，治療後に運動の巧緻性は著しく改善され，その状態は治療後長期にわたり持続する[57]．

本項では，矯正歯科治療は美しい歯並びと優れた咀嚼機能をつくりあげることができることを述べてきた．このことの本質は，口顎の形態と機能は等価であるという点にある（Chapter 4 参照）．矯正歯科治療による咬合の再建は，現実の世界では歯の美しい再排列を目標として達成される．その理由は，目視による目標設定と確認が行いやすいためである．幸いなことに，矯正歯科治療によりつくりあげられる美しい歯並びには，自然に形成される咀嚼機能を上回る運動機能も備えることができるのである．本章で解説した運動制御変量は，患者の咀嚼運動機能を診断し，咬合をどのように改善すべきかの指標となり得る．

2 咬合の異常と顎関節症

2.1 発現率

顎関節症 temporomandibular joint disorder; temporomandibular joint pain dysfunctyion syndrome は女性に多くみられる[58]．

顎関節症を特徴付ける臨床主徴のなかでも，疼痛は患者にとって不快感のきわめて強い病的所見である．疼痛はまた，顎関節部における出血や炎症，関節円板の断裂や非復位性の前方転位などの病的変化と関連して生じる．

疼痛やクリッキングなどの顎関節症の臨床症状の発現率について，13歳から86歳までの一般歯科の外来患者を対象にした調査[59]では，異なる年齢群の間に有意の差は認めていない．しかし幼児から青年期の間では，混合歯列期の児童が最も高い発現率を示すとの報告[60]もある．

もし顎関節症の症状が加齢とともに増悪するのなら，臨床主徴を示す人の数（発現率）は年齢が高い群ほど高くなるはずである．したがって前記の調査結果からは，若年者に見られる顎関節症は，たとえ臨床主徴が発現しても生体が順応することで，成長期を過ぎるとかなりの割合で自然に消褪するとの解釈も成り立つ．

横断資料に基づく調査成績から得られる解釈には，おのずと限界があることには注意しなければならない[61]．すなわち同一人について，もし顎関節症の臨床主徴が一度出現しても，その状態がずっと存続せずに消褪することもあるのなら，そのような特徴を分析することはできない．顎関節症の発症が年齢に依存するものかどうかを正確に知るには，症状の発現・消褪を経年的に

評価する必要がある.

17歳から19歳の青年を2年間,経年的に調査した研究[62]では,最初の検査のみに雑音を示した者の数は,2年間継続して雑音を示した者の数とほぼ同じであった.そのことから,雑音の発現率は年齢とは無関係に一定であるという結論が導かれた.注意を要するのは,異なる時点の発現率が同じでも,同一人物が発現したかどうかは保証されていないことである.あくまで'見かけ上'の発現率に過ぎないことに留意する必要がある.

筆者らの研究グループは若年者を対象に,臨床主徴の発現率を12歳から16歳まで年に1度,合計5回にわたり追跡調査した[63].調査の対象としたのは,著者らが長年にわたり系統的に口腔衛生指導を行ってきた,兵庫県下のある私立女子中・高等学校に通う生徒の中から無作為に選ばれた361名であり,社会・経済的条件と口腔衛生に対する理解度がかなり均質と考えられる集団[64]であった.調査結果は以下の通りである(図6.11).

青年期に疼痛,雑音,下顎偏位が認められても,個々人についてはそれらの徴候は必ずしも持続しない.むしろ消長を繰り返し,その変遷の様相には特定のパターンは見られない.同様の成績が子供から成人に至る20年の追跡調査においても報告されている[65].

実施された5回の検査のうち,調査した女性の15%は少なくとも1回,3%が3回以上,疼痛を経験していた.長期にわたり継続する疼痛を疑わせるものの発現率は,33人に1人であった.下顎偏位については,調査対象者の30%が5回の検査のうち1回以上経験し,5.2%,すなわち20人に1人強が3回以上,うち0.7%が疼痛症状も併せて経験していた.さらに被検者の50%は1回以上,関節雑音を経験していた.調査した女性の20%については関節雑音が3回以上記録され,その18%(全調査対象者の3.6%)に疼痛症状が合併されていた.言い換えると,青年期の女性の5人に1人は継続的な関節雑音に悩まされており,30人に1人が継続的な関節雑音と疼痛を合併していた.

以上のように青年期の女性にみられる顎関節痛の発現率は,型別にみた咬合異常の発現頻度(Chapter 2参照)と比べると叢生を除いてほぼ同じ程度であり,他の疾病と比べても多くの人にとって罹患するリスクは高い.慢性の顎関節痛や運動障害は,それ自体が患者にとって身体的苦痛であるばかりでなく,栄養摂取と社会的コミュニケーション活動を著しく阻害しQOLを低めるため,歯科医学上の重要なテーマである.若い女性では,特に社会活動に影響を与えることが報告されている[66].

顎関節症の発症には多くの因子が関与している[67,68].特定の型の咬合異常について,特に臼歯部交叉咬合や大きいオーバージェットなど,不安定な咬合を予想さ

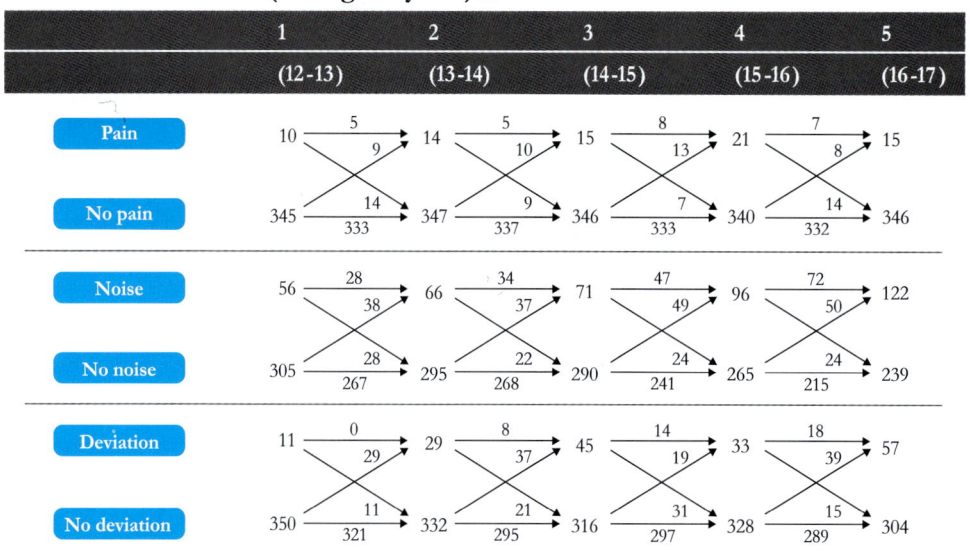

図6.11 Longitudinal changes in number of unior and senior high school students who were diagnosed as having cardinal clinical signs of TMD (Reprinted from J Oral Rehab 24(10): Kitai et al. Pain and other cardinal TMJ dysfunction symptoms: a longitudinal survey of Japanese female adolescents, 741-748, Copyright 2008, with permission from John Wiley and Sons.)[63]

せるような型について, 顎関節症が高い発現率を示したとする報告[69]もある. 調査開始時に 7 歳, 11 歳, 15 歳の児童・青年を 20 年間にわたり追跡調査した研究[70]では, 顎関節症と一般的に類型化されて呼ばれる咬合異常型の間に関連性は認めていない. ただし, 咬合時に下顎が側方に強制的に変位を強いられたり, 片側性の交叉咬合が存在するという場合は, 発症のリスクが高まるとしている. Kitai ら[63]の調査では, 顎関節症の臨床主徴の発現と上下歯列の前後, あるいは垂直方向の対向関係の異常や叢生などの歯の位置異常との間に, はっきりとした関連性は認めていない. また彼らの資料では, 疼痛の症状を示したもの(調査対象者の 15%)のうち正常咬合者の割合が 3 分の 1 を占めていたことも, 咬合異常と顎関節症の発現との間には単純で普遍的な関係は存在しない, ということの証明になっている. このことについては後で詳しく述べる.

2.2　中心位と中心咬合位

顎関節症に罹患する過程を考えるうえで, 咬合異常を有する者の中心位は正常咬合者のそれとは異なるという考えが提起された. またそれゆえに, 矯正歯科治療のゴールを設定するうえで, 治療後の中心咬合位における下顎頭の関節窩に対する位置を, できるだけ中心位に一致させるべきであるとの考えが提唱された[71,72]. しかし, そうした考えが科学的にみて妥当であるかどうかを検討するうえで重要な要素である, 中心位の定義と計測方法については, 歯科医師の間で未だ意見の一致は見られない[73].

中心位 centric relation (CR) は咬合とは無関係に定まる下顎頭の位置であり, 中心咬合位 centric occlusion (CO) とは上顎歯列に対して下顎歯列が嵌合する位置である[74]. したがって中心咬合位における下顎頭の位置は, CO 下顎頭位 CO condyles と呼ぶのが適切である[75].

中心位とは, もともと関節窩内において関節窩の後上方に収まる下顎頭の位置を指していた[76]. しかしその定義は 1990 年代に入ると変わり, 下顎頭の位置は関節窩内面の前上方へと変わっている[77]. 二つの中心位は経験に基づく仮想的な概念として定義されているため, どちらが規準位として妥当であるかという議論は科学的には意味をなさない.

Roth[78] は, CO 下顎頭位が関節窩内面で関節窩に対して後上方に位置しない場合, それは顎関節症の原因になるとした. しかしその考えは, 後退した CO 下顎頭位は強制的に移動された非生理的な位置であり, 安定しない[79] という事実により退けられる.

MRI を用いた実証的研究[75]では, 顎関節に疼痛や運動障害を認めないヒトでは, 前記した中心位のいずれも取らないことが確認されている. また関節窩内における下顎頭の位置が, 顎関節症の発現にとってクリティカルな要素であることも証明されてはいない[80,81,82]. 関節窩に対する下顎頭の空間的位置から, 顎関節症が発現するかどうかを予測することはできない[83].

これらの研究成績から, 下顎頭の位置は顎関節症の発現に何ら関係がないというステートメントを期待する読者もいるかもしれない. しかし筆者はそのようには考えない. すなわち一連の研究は, 顎関節症の発現の有無は下顎頭の位置という要素のみでは説明できないこと, また両者は非線形な応答関係を持たないことを示している (図 6.14 参照). つまり, 正常と規定した空間領域を下顎頭が超えると症状が出現するという, 単純なオン・オフの関係ではないことを意味している.

中心位と CO 下顎頭位との間のずれが大きいと, 顎関節症が発現すると考えられている[53]. 顎関節症と Condyle Position Indicator (CPI) 値との間には強い相関が認められ, CPI が 1mm 増加すると, 顎関節症の発現率が劇的に高まるとの報告もある[84]. 顎関節症状が発現するかどうかを臨床的に判断するときの下顎頭の臨界変位量は, 中心位から前方あるいは下方に 2mm 以上, 横方向に 0.5mm 以上とされている[85]. これらの報告に対する批判は, 中心位を定めた生物学的根拠が明確でないことと, パワーセントリックバイトレジストレーション法の計測感度が, 研究成績の正当性を担保するには必ずしも高くないことに集約される[86].

Hidaka ら[87] は 150 名の矯正患者 (6 歳から 58 歳) について調査し, その 31% が中心位から CO 下顎頭位に下顎を移動させた時に, 下顎頭が 0.5mm 以上側方に変位し, また 17% は左右いずれかの下顎頭が, 2mm 以上の下方への変位を示したと報告している.

重要なのはこのような変位量を示した患者が, 必ずしも顎関節症を発症していたわけではなかったという点である. したがって彼らの調査結果は, 咬合異常を有する者には CO 下顎頭位と中心位のずれが大きいものが多いとは言えても, それが直ちに病的なサインと考えることはできないことを意味している. CPI の計測値を臨界値として, 決定論的に (発現する・しないや, イ

エス・ノーなどの態度をとること）顎関節症に罹患しやすいかどうかを断定することは避けなければならない．顎関節症の発症メカニズムを正確に理解するためには，後述するように問題の所在を空間的ではなく時空的に捉える必要がある．

臨床の立場から見ると，同一の定義の中心位を採用してCO下顎頭位の位置の差を指標に判断することは，受け入れられることである．このやり方は，'備えよ常に'という考えに基づいて治療計画を立てようとする者にとって，安全な方法である．

すなわち，ある術式にしたがって記録された'中心位'とCO下顎頭位との位置の差が，同じ方法で相当数の健常者について得られた群標準値から相当に偏った値を示すなら，その患者に中心位とCO下顎頭位をそれぞれ一定の定義で再現させた状態でMRIを撮影し，関節窩に対する下顎頭の相対的位置関係を評価することは，意味のある選択と言える．重要なのは，定義された位置から何mm以上離れたら異常，それ以内なら正常という2値論的解釈にこだわらずに，中心位を生理的に意味のある空間内の一定のゆらぎを持つ領域として精査することである[88,89]．

AckermanとProffit[90]は，中心位に下顎を誘導して閉口させたときに，上下歯が最初に接触する位置と習慣性の最大咬頭嵌合位との間に1～2mm以上の相違がある場合には，最初に咬合接触する位置を治療後につくりあげる咬合位と仮定して，矯正歯科治療を行うのがよいとしている．中心位を取った場合の下顎位と比べて，中心咬合位が2～3mm側方あるいは前方に向かって変位している場合には，精査することを考えるのがよい（Chapter 11参照）．これは臨床においては疑わしきは慎重に精査し，リスクの回避に努めるという観点から望ましい対処法である．

咬合異常と顎関節症は関連しているのであろうか？また矯正歯科治療を行ううえで，中心位に配慮する必要があるのであろうか？

歯列をもとにした咬合分類や骨格形態と顎関節症の発現との間には，関連性は認められない[63,70]．ただしEgermarkら[70]は，下顎の側方偏位に由来する咬合異常については，発症原因となり得るとの立場をとっている．

CO下顎頭位と中心位のずれの大きさや方向は，年齢，性，歯列をもとにした咬合分類，骨格形態では説明できない[87]．上下歯列の相対的位置関係から，下顎頭の位置を推定することは難しい[92]．これらの研究成績は，下顎頭の動態と顎関節症は，伝統的な方法で分類された'咬合異常型'と結びつけることはできないことを示唆している．

それでは，咬合のどのような問題が顎関節症の発症と関連するのであろうか？咬合異常はあくまで顎関節症の病因となる多数の要素の一つであるという留保条件付きであることを踏まえたうえで，以下では下顎頭の偏位と周囲軟組織の障害を生じるような，顎関節の構造および動力学特性について解説する．

2.3　下顎頭運動

■ 顎関節の構造

一般に身体運動において運動軌跡の途中に障害物がある場合，衝突を避けるために回避行動をとるか（下顎の変位運動），回避できない場合には減速することが知られている（本章の第1項参照）．咬合時に歯列に加えられる機械的応力や顎関節部に生じる応力の強さや方向は末梢の感覚器により検出され，その情報は中枢に送られ解読された後に，末梢器官の保護を優先するように咀嚼筋への運動出力が調節される．したがって咬合異常と顎関節症の関連性について考える場合には，顎関節部の構造と神経支配についてまず理解しておく必要がある（図6.12）．

顎関節に外部から加えられる力や内部で生じる炎症は，顎関節部に現れる疼痛の原因となる．下顎頭軟骨と関節円板には，疼痛を感知する神経終末は存在しない．疼痛感覚は靭帯と関節包滑膜，骨膜などで検出される．特に関節包の後側と外側部分の結合組織には侵害性および非侵害性の刺激を検出し，中枢に伝える自由神経終末が最も高密度で分布している[*,93]．この部分には耳介側頭神経の終末も高密度で分布しており，運動時と静止時の下顎頭の回転角が検出される[94]．

脚注＊：したがって顎関節炎の疑いのある患者に対しては，下顎頭を前方内側に変位させ，結合組織を伸展させた時に関節部に痛みを訴えるかどうかが診断基準のひとつになる．

図6.12と図6.17に示すように，下顎頭はその外側に付着する靭帯によって，斜め前方の頬骨弓と上方の側頭骨に固定されている．これにより，下顎頭の後方および下方への逸脱が防がれている．下顎頭は内側と

外側が円板靱帯により囲まれており，さらにその外側は関節包により囲まれている．関節円板は下顎頭に堅固に付着している[95]．関節円板は粘弾性を有しており，ショックアブソーバーのように自身に加えられる負荷を緩衝する機能がある．関節円板は前方および後方で肥厚しているが，中央部では狭窄している．関節円板は後方で下顎頭頸部の後縁につながる，線維性の結合組織に移行している．咀嚼時の作業側の顎関節腔空隙量は下顎頭の全域においてほぼ均一で，3mm前後と推定されている[96]．

■ 外側翼突筋の働き

下顎頭の前縁には外側翼突筋が停止している．外側翼突筋下頭の働きは，下顎頭を単に前方に回転させることにあるのではない．この筋肉は下顎の開口動作ばかりでなく，収縮すると下顎頭を前内側に移動させる[97]（図6.13a）．

すなわち咀嚼の開口相では，平衡側の外側翼突筋下頭は咀嚼側の側頭筋後部と共同して，下顎骨を下げながら同時に咀嚼側に向かって水平面上で旋回させる．作業側の外側翼突筋下頭は，開口相では著明な放電活動を示す（図6.13b上段）．閉口相に移ると活動は速やかに低下する．咬合相の開始前より再び放電活動が高まり，咬合相の中央時刻で高い活動性を示す．これは次の咀嚼サイクルに向けての活動である．すなわち平衡側の側頭筋後部と共同して，作業側の下顎頭を回転させながら前方に転位させ，同時に中心咬合位に向かって下顎骨を回転させる．

一方，平衡側の外側翼突筋下頭の筋活動（図6.13b下段）を見ると，作業側と比べて開口相における活動性が高い．これは，開口時に平衡側の外側翼突筋下頭が下顎頭を回転させるばかりでなく，前方に大きく変位させるからである[98]．閉口相後半にはほとんど活動性を示さなくなり，その状態は咬合相の前半まで続く．その理由は，平衡側の外側翼突筋下頭は，下顎を咀嚼側から正中に戻すことに積極的に関与しないからである．ただし咀嚼側，平衡側のいずれにおいても，外側翼突筋下頭は咬合相の後半に強い放電活動を示す．これは咀嚼筋の活動が完全に中枢性に制御されていることを示している．下顎（と下顎頭）が実際に前下方に移動を開始する前に，それらの動きに必要な咀嚼筋の収縮が始まるのである．

顎関節周囲の関節包や靱帯が損傷すると疼痛が生じる．それに対して中枢は防御的に反応し，下顎頭の動きを最小化する．

閉口筋が収縮するときに発生する力の大部分は，咀嚼の咬合相において食物を臼磨するための咬合力と関節円板に加えられる荷重となる[42]．

■ 下顎頭の働きと関節円板

正常な咀嚼運動では，開口時の関節円板の前方転位と閉口時の後方転位は，咀嚼筋の活動と下顎頭の長軸回りの回転により，関節円板の中央部から後部にあって矢状方向に走向する，疎な線維性結合組織の下層が伸縮することで実現される[99]．そのため関節円板の後部から中間部は，下顎頭の長軸方向への動きに対して構造的に脆弱であり損傷されやすい[100]（図6.12）．この線維性結合組織の下層は，円板の過剰な回転を防ぐ役

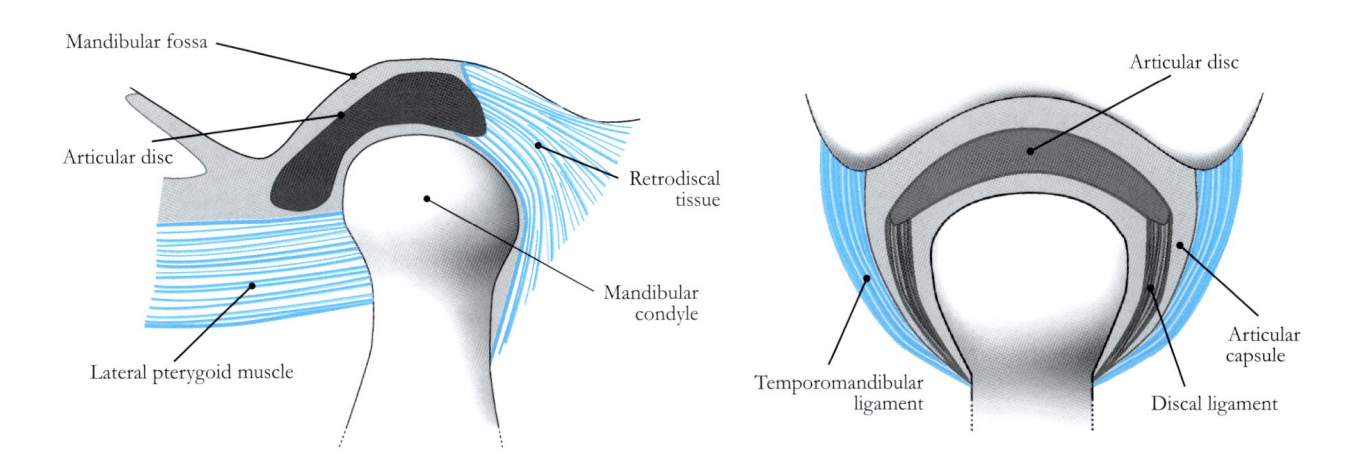

図6.12　Schematic diagram illustrating the condylar head, meniscus, and their surrounding fibrous connective tissues.

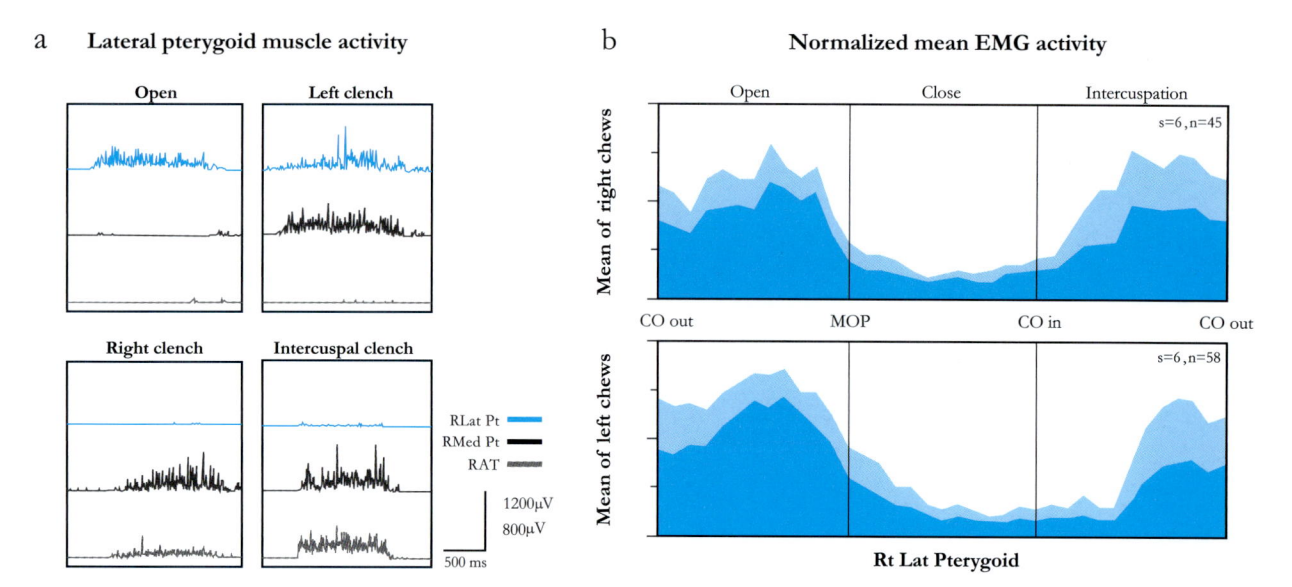

図 6.13a　Electromyographic recordings of the right side lateral pterygoid muscle, the medial pterygoid muscle and the anterior part of the temporalis muscle during jaw opening and clenching efforts (a) and of the right side lateral pterygoid muscle during gum-chewing efforts(b).
Left, Electromyographic recordings of the right side inferior lateral pterygoid muscle (RLat Pt), the medial pterygoid muscle (RMed Pt) and the anterior part of the temporalis muscle (RAT) during jaw opening and clenching efforts. The inferior lateral pterygoid muscle shows a strong burst during the maximum jaw-opening (top, left), whereas the jaw-closing muscles, i.e. the medial pterygoid muscle and the anterior part of the temporalis muscle on the ipsilateral side do not burst. On the contrary, the jaw-closing muscle exhibit strong activity during intecuspal clench (bottom, right) but the inferior lateral pterygoid muscle show minimum activity. The latter does not show distinctive activity during clenching on the right molar teeth (bottom, left), while in contrast they do exhibit a higher activity during clenching on the left side (top, right). These data suggest that the inferior lateral pterygoid muscle shows strong activity not only with jaw-opening, but also with when the condylar head displaces forwardly as well as medially.

図 6.13b　Right, Electromyographic recordings of the right side inferior head of the lateral pterygoid muscle during gum-chewing. Top, Right chews; Bottom, Left chews; COout, beginning of the jaw opening phase; MOP, Maximum jaw-opened position; Coin, End of the jaw-closing phase; Open, Jaw-opening phase; Close, Jaw-closing phase; Intercuspation, Tooth intercuspation phase; Grey area, Mean EMG activity; Blue, +1 S.D. of the mean EMG activity; s, number of subjects; n, total number of chews; vertical axis, Normalized EMG amplitude with respect to that recorded for the maximum efforts; abscissa, time. (Reprinted from Arch Oral Biol 31 (4), Wood WW, Takada K & Hannam AG[97], The electromyographic activity of the inferior part of the human lateral pterygoid muscle during clenching and chewing, 245-253, Copyright 1986, with permission from Elsevier.)　Electromyographic recording 筋電図；inferior lateral pterygoid muscle 外側翼突筋下頭（RLat Pt）；medial pterygoid muscle 内側翼突筋（RMed Pt）；anterior part of the temporalis muscle 側頭筋前部（RAT）；condylar head 下顎頭

割も果たしている[99].

　下顎頭の運動は，下顎頭中央部（幾何学的な重心）の動きで代表できると考えられていた[101]．しかし，この仮定は適切とはいえない．すなわち，下顎頭はその幾何学的重心を通る法線方向に沿って，関節円板に対して均質で等速の負荷をかけるのではない．

　筆者らの研究グループが成人の正常咬合者について，下顎6自由度計測装置とMR画像を用いて咀嚼作業側の下顎頭表面の法線方向の動きを計測したところ，頂点の動きが最も円滑で，それと比べて外縁と内縁，前縁，後縁の点は，高いジャークコストを示した[102]．すなわち，閉口相の終了直前から咬合相において作業側下顎頭の外縁部は不規則に振動し，下顎頭の上下軸回り，つまり水平面上での回転運動の方向は変化する．この効果により，咬合力ベクトルの水平成分の方向も変化する[102]（図6.18）．このような動きをすることで，食物を効果的に臼磨することができる．

■ 顎関節症のモデル化

　顎関節症の典型的な臨床徴候は疼痛と（開閉口）運動障害である[*2]．これらは，下顎頭と関節円板の周囲にある線維性結合組織や毛細血管の，断裂・損傷などの器質性変化で生じる．

*2: 本書ではII型，III型bおよびIV型の顎関節症を念頭に解説する．

　図6.14に顎関節症の発現と，原因と考えられる特徴要素の関係を概念的に示す．顎関節症の原因となる主

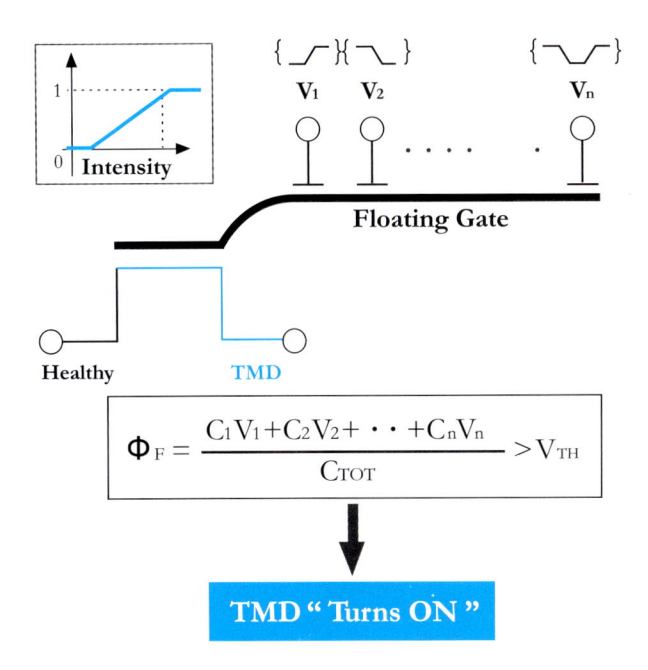

図 6.14 A schematic diagram illustrating the contribution of causative feature elements to the occurrence of temporomandibular disorders. V1, V2, ⋯.Vn designate feature elements.

$$\Phi_F = \frac{C_1V_1 + C_2V_2 + \cdots + C_nV_n}{C_{TOT}} > V_{TH}$$

信度が1になるので，容易にV_{TH}を超える．

下顎頭，関節包，滑膜の形態や質量，剛性などの物理性状，下顎頭に付着する筋肉が発生する収縮力ベクトル（強さと方向）と，靭帯の強度および走行，咬合接触点の位置，下顎骨の移動方向と速度などは，下顎頭の移動方向や距離，速度，移動の態様などを規定する要素である．

咬合の異常が存在すると，正常咬合者とは異なる非生理的な大きさと方向の力が，顎関節部に対して加えられやすい[103,104]．ブラキシズム[105,106,107]や偏咀嚼[108,109]を認める患者では，両側の顎関節に過大なあるいは左右非対称の力が加えられ，顎関節症の発症につながるのではないかと考えられている．関節円板に対して病的な負荷が長期にわたり加えられると，下顎頭と関節円板との間の摩擦抵抗が増し[110]，関節円板が穿孔あるいは非薄化しやすい[111]．関節円板の非復位性前方転位は顎関節症に見られる症状の一つであり，下顎頭に非生理的な応力が継続して加えられることで生じると考えられている[112,113]．

下顎が中心咬合位において定まる下顎位よりも左方に変異するとき，左側の下顎頭は後上方に移動し，右側の下顎頭は前下方に移動する．右側への下顎の変位の場合は前記と反対の現象が生じる．このような状況が恒常的に続くと，非偏位側では下顎頭と関節円板の間の空隙が広がり，円板の前方転位が生じるリスクが増すと考えられている[114]．また，下顎頭に付着する靭帯，筋肉，神経の伸展，圧迫や損傷，筋活動の異常な亢進も生じやすいとされている[115]．

健康な顎関節部では，関節窩内における下顎頭の正常な定位と，下顎頭，関節円板，それらに付着する筋肉，靭帯，腱などの軟組織との間でつくられる，生体が生理的に受容可能な力学的均衡が成立している（図6.17）．ここまでに紹介したさまざまな研究は，そうした均衡を妨げるような上下歯列・顎関係の異常があるなら，それは顎関節症の原因となり得ることを示唆している．

早期接触がある場合，下顎は外傷性咬合を避けるような閉口軌跡を描くことを学習する．あるいはもともと早期接触が認められても，咬合接触歯の咬合面が咬耗することで，早期接触を回避して咬合できるようになることもある．

たとえば，両側あるいは片側の上顎永久側切歯の口蓋側転位により同歯と対咬歯が反対咬合を示すような

な特徴要素（Chapter 8 参照）V1, V2⋯, Vn には，次のようなものがある．

- 関節円板とその周囲の軟組織の生物・物理特性（たとえば形，強さ）
- 関節円板とその周囲の軟組織に加えられる荷重の大きさ，方向，時間，頻度
- 下顎頭とその周囲の筋肉・筋膜・毛細血管などの軟組織の生物・物理特性
- 下顎頭に加えられる荷重の大きさ，方向，時間，頻度

それぞれの要素の特徴は強度（図中 intensity）で評価される．強度は遺伝と環境に依存して決まる．顎関節症が発現（病的な器質性の変化）するかどうかの蓋然性（図中の縦軸に示した0から1の間の値をとる確信度）は，個々の要素が示す強度に対して非線形の応答を示す．そのため顎関節症の発現を特定の要素の強度を用いて説明しようとしても，うまくいかないことが多い．理論的には多数の特徴要素の示す強度が合算され，ある閾値V_{TH}を超えると関節包や靭帯の損傷，関節円板の断裂や非復位性の前方転位などが生じる．転倒や殴打などが原因で下顎骨に加えられる外力は，顎関節症の有力な原因である[91]が，多くの特徴要素の強度の確

とき，下顎は前方あるいは左右側のどちらかに誘導された状態で最大咬頭嵌合を示すことがある．そのことに気づかず，下顎が機能的に誘導されることで形成された中心咬合位を基準にして上下歯の再排列を行うと，治療により咬合干渉が取り除かれた後では，下顎頭は周囲の筋肉や靱帯などの軟組織や他の咀嚼筋が安静状態でつくりだす力学的均衡作用のために，治療により定められた CO 下顎頭位よりも後退した位置を取ることになる[116]．中心咬合位における咬頭嵌合の状態から，下顎頭の偏位の様相を正確に推定することはできない[92]，ということに留意しなければならない．

ここで重要なのは，CO 下顎頭位が生理的に安定した（と考えられる）下顎頭位からどれくらいずれているのか（距離と位置）ではなくて，そのような変位が生じるまでに至った経緯，すなわち下顎頭が日常的にどのような動き（運動）を示し，その結果，周囲の筋肉，筋膜，靱帯そして関節円板がどの程度に障碍されているかである．特に断裂した軟組織が硬化すると運動障碍が固定化し，頭頸部の自発的な疼痛や不定愁訴が強まると考えられる．

顎関節症にしばしば認められる咀嚼筋の自発痛については以下のように理解できる．

慢性の筋肉痛は筋肉内の血液循環が十分でないために，筋組織の酸素圧が減少することで生じると考えられている[117]．筋肉内の毛細血管を流れる血液が不足すると，血液循環がうまく制御できなくなる．その結果毛細血管は廃用萎縮し，筋肉を収縮させると疼痛が生じやすい[118,119]．

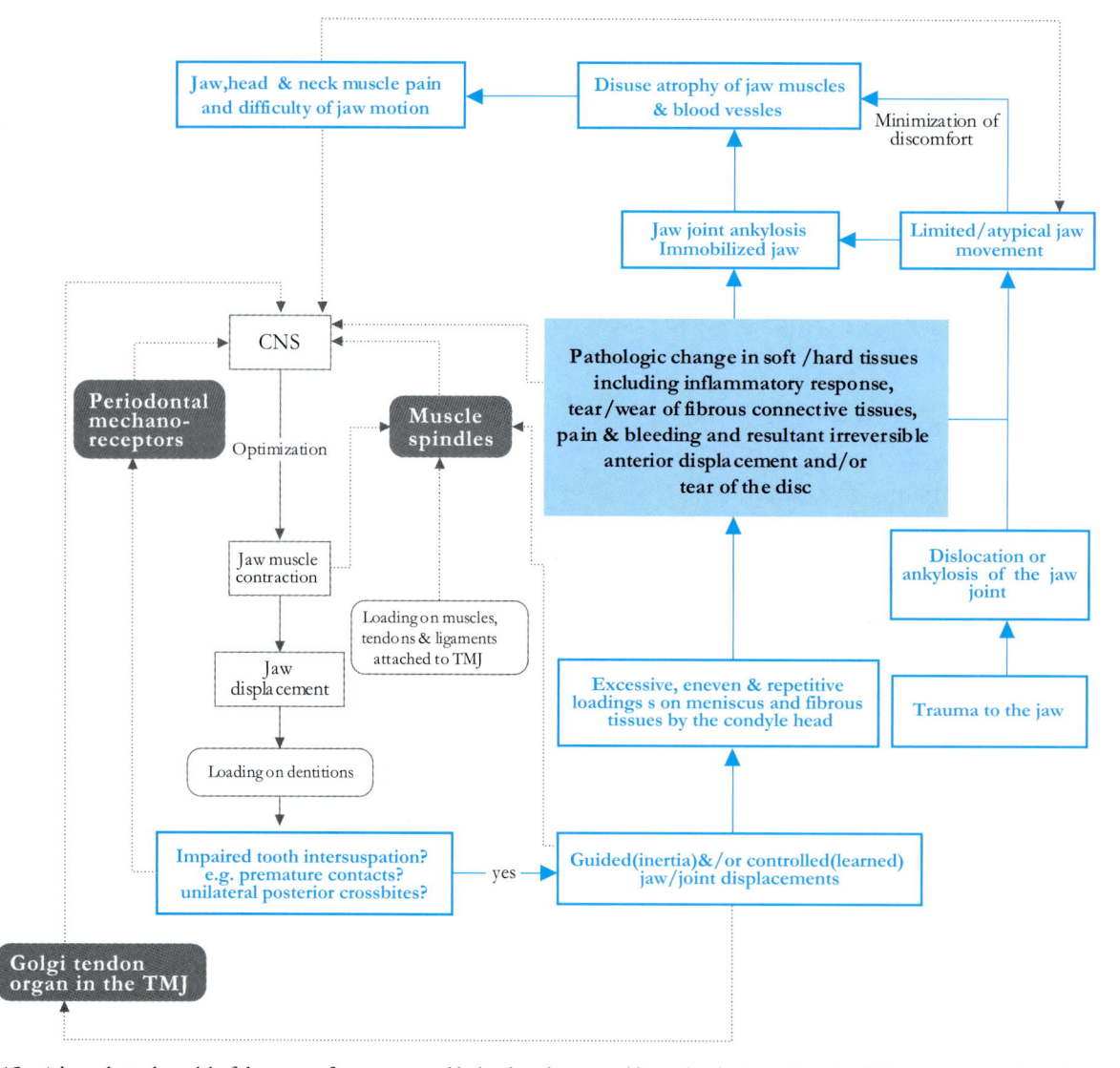

図 6.15　A hypothetical model of the onset of temporomandibular disorders caused by malocclusions. Grey & solid, motor output from the central nervous system (CNS); Grey & dotted, peripheral sensory afferents; Blue & solid, the pathway to the manifestation of TMD when malocclusion is present. CNS 中枢神経系；motor output 運動出力；peripheral sensory afferents 末梢からの求心性入力

咀嚼時に閉口筋は間欠的に活動する．間歇的な収縮はクレンチングなどの持続的な収縮と比べて，単位時間当たりのエネルギー消費量は大きい[120]．Abeら[121]が健常者について行った研究によれば，咀嚼筋内の血液循環動態を指標としてみた代謝活動の強さは，咀嚼時の咬合負荷の強さに対応している．ガム咀嚼時には咬筋内に動脈血流量が増え，酸化ヘモグロビン値が上昇する．筋肉内の温度は上昇して血液循環が速やかに行われるようになるが，その状態は咀嚼停止後も長時間持続する[122]．

したがって顎関節に器質的な変化が生じ，疼痛と下顎の開閉が困難な状態が続くと咀嚼筋内の血液循環が障害され，筋痛が生じることが考えられる．また交感神経系の関与も考えられる．

以上のことから，咬合の異常が原因で顎関節症が発現する過程とそれに関与する神経・筋機構をモデル化すると，次のようになる（図6.15）．

正常咬合では，
(1) 中心位の下顎頭の位置は関節窩にあって周囲組織に障碍を与えない．
(2) 中心位とCO下顎頭位との間に大きなずれはない．

一方，咬合異常の状態によっては，
(1) 咬合干渉が存在するため咬頭嵌合が定まらず，下顎骨が前方あるいは側方にずれる．

(2) その結果，CO下顎頭位は生理的に安定した位置から逸脱するか，
(3) 咀嚼時の下顎頭の運動が異常なパターンを示すようになる．
(4) そのため，下顎頭部を介して下顎等に付着する筋肉や靭帯そして関節円板に異常な力のベクトルが慢性的に加えられ，周囲組織が障碍される．
(5) その結果，患者は疼痛，クリッキングなどの症状を訴えるようになる．関節円板の非復位性前方転位が生じることもある．
(6) 症状が悪化すると下顎の運動障碍が生じ，開閉口動作は障害される．その結果，筋肉痛や放散痛が生じる範囲は頭部，頚部にも広がる．

■ 咀嚼平衡側臼歯部に咬合干渉がある場合の下顎頭の運動

噛みしめ時の最大咬合力は，成人では習慣性咀嚼側の第一大臼歯歯冠遠心3分の1と第二大臼歯歯冠近心3分の1で得られる[123]．しかし大臼歯，特に第二大臼歯は頬・舌側に転移して萌出することが多いため緊密な噛みしめが妨げられ，咀嚼時には平衡側の咬合干渉を引き起こしやすい．平衡側の咬合干渉は，古くより顎関節機能を障碍しやすいと考えられてきた[124,125,126]．

咀嚼時平衡側に咬合干渉があると，下顎頭は次のような応答を示す．

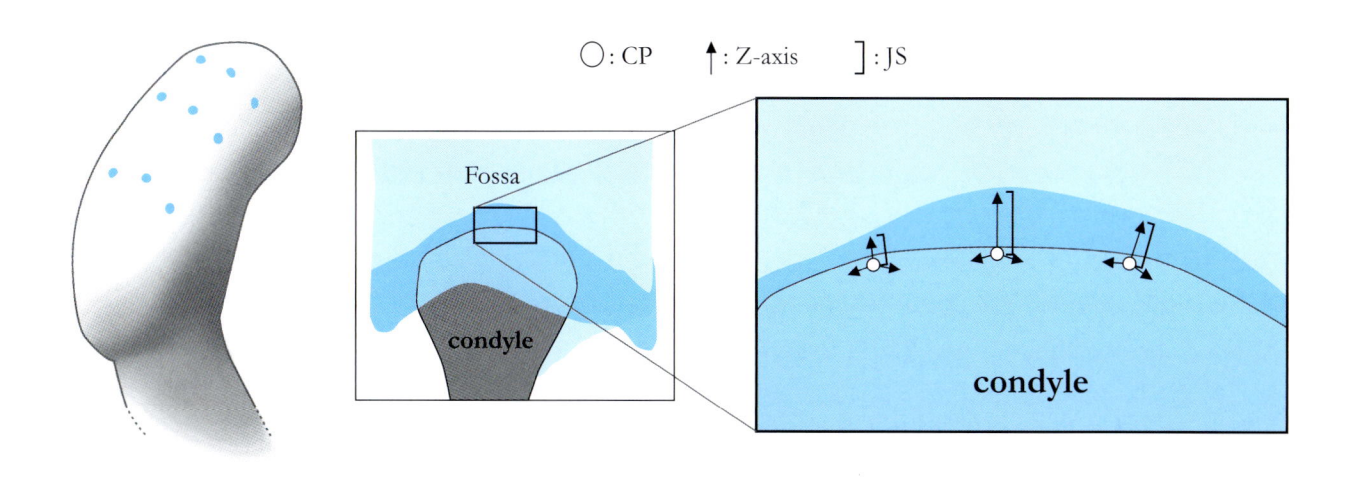

図6.16 Left, Landmarks mapped on the surface of the mandibular condyle generated as a 3D CT image; Middle and Right, Tangential vectors are computed for each landmark using the mandibular condylar head movement measuring system with six degrees of freedom[102]. tangential vector 法線方向ベクトル；degrees of freedom 自由度

- 咀嚼時作業側の下顎頭は平衡側よりも上方に移動する[104].
- 関節円板の転位と関連がある[125].
- 平衡側下顎頭の動きは減少する[127].
- 咀嚼閉口相における作業側下顎頭の動きは咬合干渉のない時と比べて著しく円滑性が低下する．この傾向は下顎頭の外縁部において特に顕著に認められる[96]．下顎頭表面に対する法線方向への下顎頭外縁部の不均質な動きは，関節円板の穿孔や菲薄化を引き起こす可能性[111]を支持する現象である．
- 咀嚼咬合相における作業側の顎関節腔は，干渉を付与する前と比べて全領域でほぼ均等におよそ1.5mm増加する[96]．合目的的には，作業側下顎頭は急性につくられた咬合干渉に適応するために必要な運動の自由度を得るために，下方に移動して顎関節腔内の可動スペースを確保すると考えられる．

以上のことから，矯正歯科治療では咀嚼平衡側における臼歯の咬合干渉が生じないよう必要に応じて歯の再排列を行い，機能的に緊密な咬合をつくることが重要である．

■ 下顎骨の偏位と下顎頭運動

中心咬合位で，下顎骨の片側への偏位と同側の臼歯部交叉咬合を認める症例に遭遇することは稀ではない．そのような症例では関節窩内における下顎頭の位置が左右で著しく異なるか，偏位側の下顎頭の運動は制限されていることが考えられる．その状態を放置することは，顎関節に障碍とならないのであろうか？

CT画像の下顎頭表面に計測点をマッピングし，各点について法線方向のベクトルを計測することで下顎頭の三次元的な動きを知ることができる（図6.16）．

この問題を考察するためには，顎関節がおかれている動力学的環境（図6.17）を理解しておく必要がある．

関節円板の内外側方向への剪断応力場[128]が移動する速度は，円板に損傷を与える運度エネルギー量と等価である[129]．関節円板後部の下層に内外側方向に向かう応力が慢性的に働くと，円板後部の結合組織は絶えず引き伸ばされた状態になり弾力が失われる．場合によっては円板後部の結合組織の穿孔や菲薄化も生じることがある．その結果，結合組織は関節円板を安定化させることができなくなり，関節円板の望ましくない前方転位が生じると考えられている[130].

下顎骨の偏位を認める矯正患者のMR画像，CT画像，および下顎頭運動軌跡に関する実データをもとにした数理モデリング実験[102]の結果からは，咀嚼時閉口相における下顎頭表面に対する法線方向の正規化ジャークコストは，下顎頭表面の前方部，内外側部，中央部と比較して後方部において大きく，円板や周囲組織に対してより加速・減速の著しい急激な引っ張り，並びに圧縮応力を加えることが明らかにされている[102].

すなわちこのタイプの咬合異常では，偏位側で咀嚼したときに，閉口減速相において偏位側下顎頭の長軸（内外側方向）周りの回転運動は非偏位側と比べて約2倍速く，下顎頭は関節窩を形成する後方部・外側の壁に対して，長距離を比較的速いスピードで関節窩後部から前方へ向かって離れるように，また後方へ回転するように移動する（図6.17）．また上下軸周りでは，偏位側の下顎頭はの外側が前方へ，内側が後方へ移動するように回転する．さらに偏位側，非偏位側のいずれにおいても，食物を効率よく臼磨するために必要な咬合力ベクトルの水平成分の方向転換は難しい．咀嚼時の動的咬合接触時における作業側の関節窩と下顎頭頂点との垂直的位置関係については，下顎骨偏位を有する患者と正常咬合者の間に差はない．

CO下顎頭位が生理的に許される位置範囲から逸脱している場合には，関節円板に対して下顎頭は平行移動し，均等に負荷をかけるのではなく移動方向に対する垂直平面上で偏心しながら回転することで，関節包や靭帯，そして円板に対して局所的な打撃を与え，それらの部位を損傷するのではないかと考えられる（図6.17，図6.18）．数理モデリングの結果は，下顎骨の偏位と臼歯部の交叉咬合が複合して存在することで咀嚼運動を通じ，関節円板とその後部結合組織の損傷による関節円板の前方転位が引き起こされやすいことを示唆している．このようなタイプの咬合異常は，顎関節症の発現と関連していることが長期観察の疫学調査[70]で示唆されている．

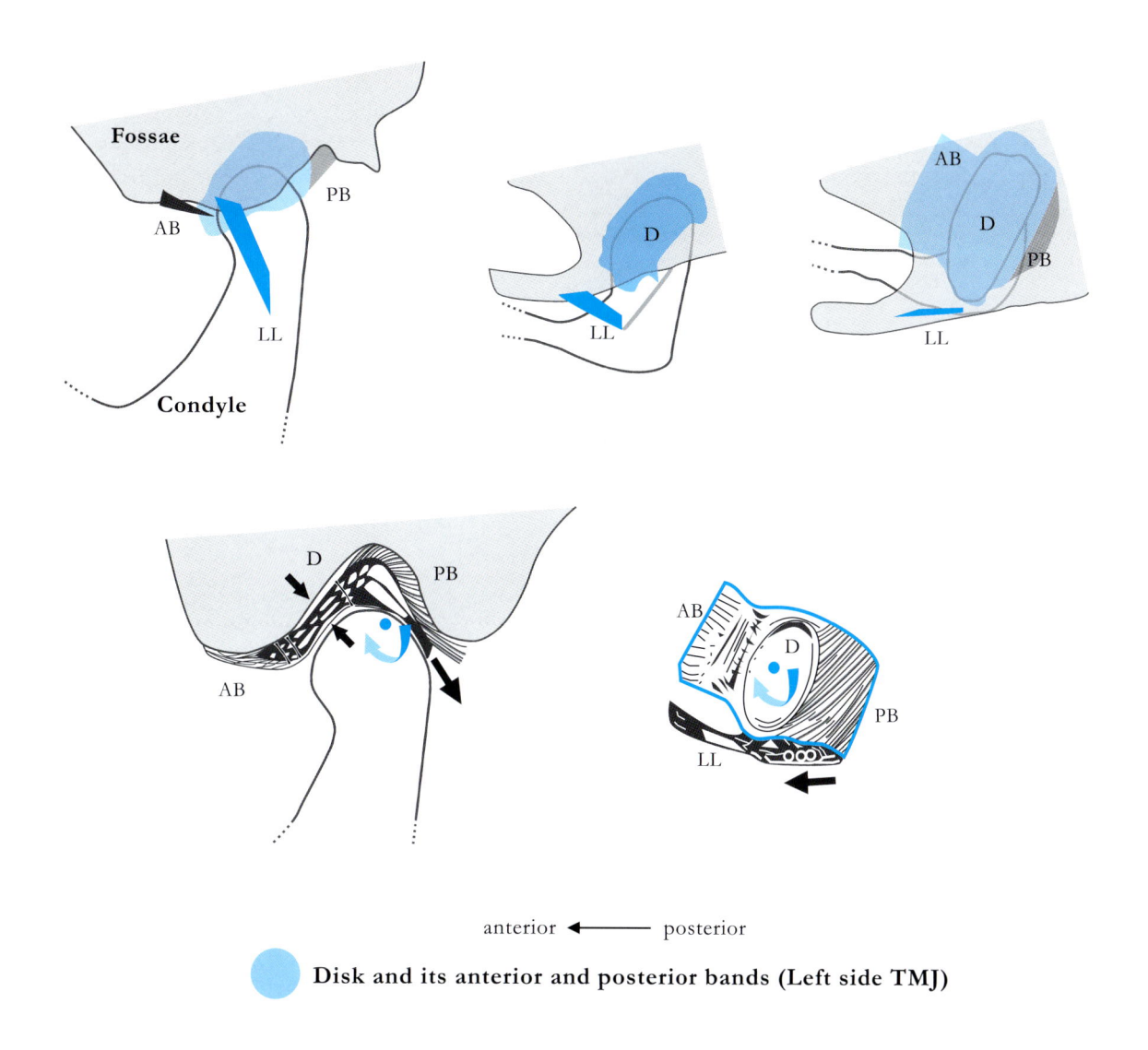

図 6.17　The kinematic conditions to which the temporomandibular joint is exposed. Upper, Schematic diagram that illustrates the human temporomandibular joint and its adjacent connective tissues in the sagittal view (Left), the latero-posterior top view (Middle) and the horizontal view (Right); Lower left, Rotational movement of the temporomandibular joint around its medio-lateral axis when chewing is performed on the jaw-deviated side and generated stress in the tooth intercuspation phase of gum-chewing, showing the compression of the meniscus and pull-back of the lower layer of the connective tissue attached to the posterior surface of the joint (sagittal view) and the rotational movement around the supero-inferior axis (horizontal view). The eccentric movement characteristics which likely act to extend the lower layer of the connective tissues posterior to the meniscus, leading to a latero-medial displacement of the stress field which will eventually impair the connective tissues[102]. The blue arrow designates the rotation around the near-top of the condyle; AB, Anterior band of the connective tissue 円板前部結合組織 ; PB, Posterior band 円板後部結合組織 ; D, Meniscus 関節円板 ; LL, Lateral ligament 外側靭帯 . stress field 応力場 , kinematic condition 動力学的環境（Redrawm from Yashiro et al.）

Part 3 病因論

Patient   Left side TMJ

Control subject

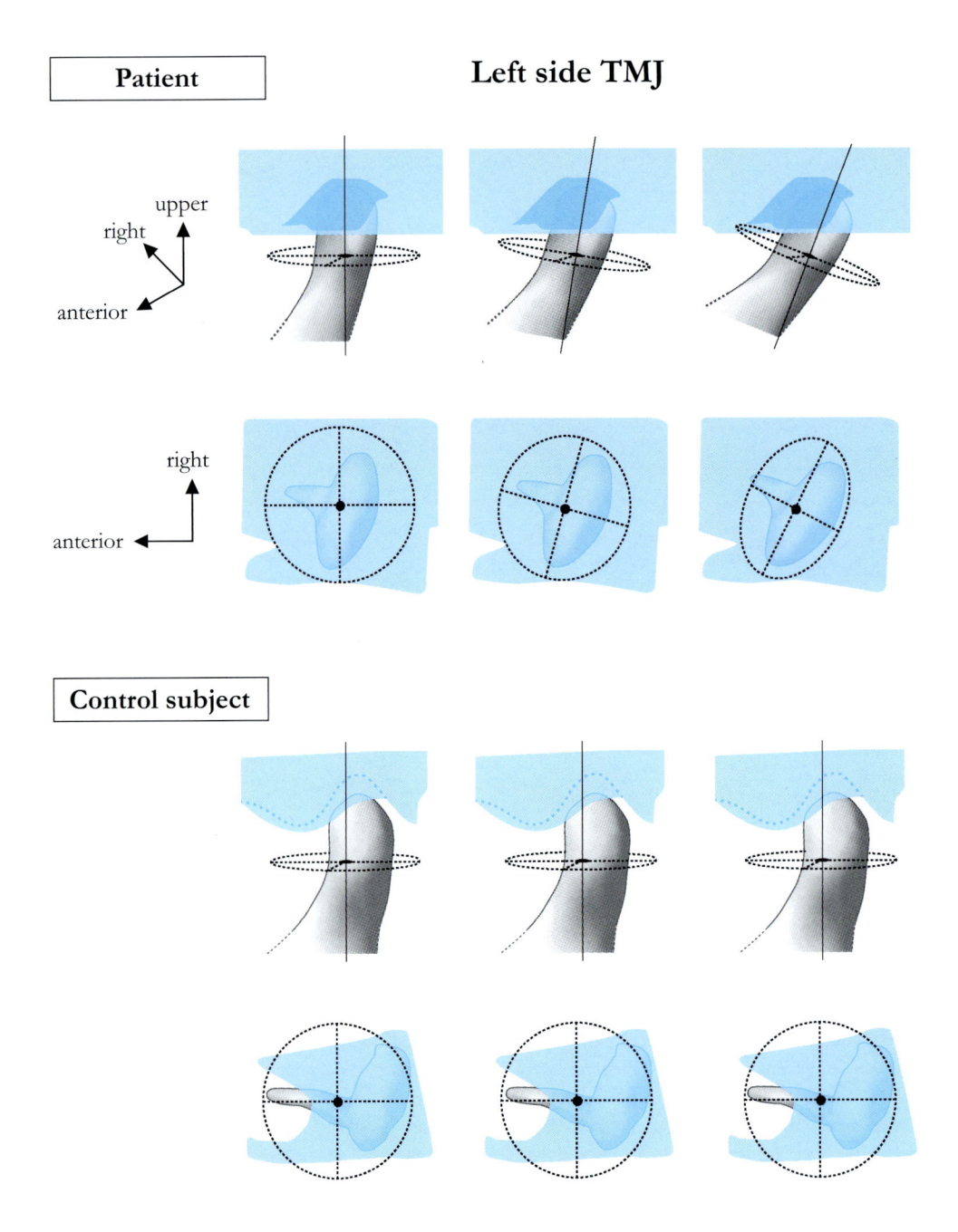

図 6.18 Movement of the mandibular condyle on the jaw-deviated side in the tooth intercuspation phase of chewing when chewing is performed on the jaw-deviated side[102]. For each of the patient having jaw deviation and the control, the views with the lower incisor point 0.5 mm below the centric occlusion position in the jaw-closing phase of chewing (Left), at the centric occlusion position (Middle) and the lower incisor point 0.5 mm below the centric occlusion position in the jaw-opening phase of chewing (Right) are illustrated. eccentric movement 偏心運動, meniscus 関節円板, connective tissue 結合組織

■ 文献

1. Morimoto T & Takada K. The sense of touch in the control of ingestion. In Neurophysiology of Ingestion, ed Booth, DA, Pergamon Studies in Neuroscience No.6, Oxford, New York, Seoul, Tokyo,1993; 79-97.
2. Manly RS. Factors affecting masticatory performance and efficiency among young adults. J Dent Res. 1951; 30:874-882.
3. Toro A, Buschang PH, Throckmorton G et al. Masticatory performance in children and adolescents with Class I and II malocclusions. Eur J Orthod 2006; 28:112-119.
4. Morimoto T, Takada K, Hijiya H et al. Changes in facial skin temperature associated with chewing efforts in man: a thermographic evaluatiuon. Archs oral Biol 1991; 36:665-670.
5. Takada K, Yashiro K, Sorihashi Y et al. Tongue, jaw and lip muscle activity and jaw movement during experimental chewing efforts in man. J Dent Res 1996; 75:1598-1606.
6. Takada K, Miyawaki S & Tatsuta M. The effects of food consistency on jaw movement and posterior temporalis and inferior orbicularis oris muscle activities during chewing in children. Archs oral Biol 1994; 39:793-805.
7. Hannam AG, Scott JD & DeCou RE. A computer-based system for the simultaneous measurement of muscle activity and jaw movement during mastication in man. Archs Oral Biol 1977; 22:17-23.
8. Ahlgren J: Mechanism of mastication. A quantitative cinematographic and electromyographic study of masticatiory movements in children, with special reference to occlusion of the teeth. Acta Odontol Scand 1966; 24 (Suppl 44):1-109.
9. Wickwire N A, Gibbs C H, Jacobson A P et al. Chewing patterns in normal children. Angle Orthod 1981; 51:48-60.
10. Pröschel PA & Hofmann M. Frontal chewing patterns of the incisor point and their dependence on resistance of food and type of occlusion. J Prosthet Dent 1988; 59:617-624.
11. Yashiro K, Fukuda T & Takada K. Masticatory jaw movement optimization after introduction of occlusal interference. J Oral Rehab 2010; 37:163-170.
12. Nelson WL. Physical principles for economies of skilled movements. Biol Cybern 1983; 46:135-147.
13. Hogan N. An organizing principle for a class of voluntary movements. J Neurosci 1984; 4:2745-2754.
14. Harris CM & Wolpert DM. Signal-dependent noise determines motor planning. Nature 1998; 394:780-784.
15. Flash T & Hogan N. The coordination of arm movements: an experimentally confirmed mathematical model. J Neurosci 1985; 5:1688-1703.
16. Wiegner AW & Wierzbicka MM. Kinematic models and human elbow flexion movements: Quantitative analysis. Exp Brain Res 1992; 88: 665-673.
17. Hreljac A. The relationship between smoothness and performance during the practice of a lower limb obstacle avoidance task. Biol Cybern 1993; 4: 375-379.
18. Yashiro K, Fujii M, Hidaka O et al. Kinematic modeling of jaw-closing movement during food breakage, J Dent Res 2001;80: 2030-2034.
19. Nagasaki H. Asymmetric velocity and acceleration. Exp Brain Res 1989; 74:319-326.
20. Yashiro K, Yamauchi T, Fujii M et al. Smoothness of human jaw movement during chewing. J Dent Res 1999; 78:1662-1668.
21. Yashiro K & Takada K. Model-based analysis of jaw-movement kinematics by using jerk-optimal criterion: simulations of human chewing cycles. J. Electromyo. Kinesiol 2005;15:516-526.
22. Tome W, Takada K & Yashiro K. Orthodontic treatment of malocclusion improves impaired skillfulness of the masticatory jaw movements. Angle Orthod 2009; 79:1078-1083.
23. Yashiro K, Takagi M & Takada K. Smoothness of Chewing Jaw Movements in Human Adults with Mandibular Prognathism. J Oral Rehab 2010 (in submission).
24. MacDonald JW & Hannam AG. Relationship between occlusal contacts and jaw-closing muscle activity during tooth clenching: Part I. J Prosthet Dent 1984; 5: 718-728.
25. Lavigne G, Kim JS, Valiquette C et al. Evidence that periodontal pressoreceptors provide positive feedback to jaw-closing muscles during mastication. J Neurophysiol 1987; 58:342-358.
26. Hidaka O, Morimoto T, Kato T et al. Behavior of jaw muscle spindle afferents during cortically induced rhythmic jaw movements in the anesthetized rabbit. J Neurophysiol 1999; 82:2633-2640.
27. Trulsson M & Johansson RS. Encoding of tooth loads by human periodontal afferents and their role in jaw motor control. Prop Neurobiol 1996; 49: 267-284.
28. Takada K, Yashiro K & Takagi M. Reliability and sensitivity of jerk-cost measurement for evaluating irregularity of chewing jaw movements. Physiol Meas 2006; 27:609-622.
29. Dejardins RP, Winkelmann RK & Gonzalez JB. Comparison of nerve endings in normal gingiva with those in mucosa covering edentulous alveolar ridges. J Dent Res 1971; 50:867-879.
30. Hannam AG, Wood WW, DeCou RE et al. The effects of working-side occlusal interferences on muscle activity and associated jaw movements in man. Archs Oral Biol 1981; 26:387-392.
31. Watamoto T, Egusa H, Mizumori T et al. Restoration of occlusal and proximal contacts by a single molar crown improves the smoothness of the masticatory movement. J Dent 2008; 36:984-992.
32. Neill DJ & Howell PG. A study of mastication in dentate individuals. Int. J Prosthodon 1988; 1:93-98.
33. Nagasawa T, Yanbin X, Tsuga K et al. Sex difference of electromyogram of masticatory muscles and mandibular movement during chewing of food. J Oral Rehab 1997; 24:605-609.
34. Buschang PH, Hayasaki H & Throckmorton GS. Quantification of human chewing-cycle kinematics. Archs Oral Bio 2000; 45:461-474.

35. Gentil M & Tournier C L. Differences in fine control of forces generated by the tongue, lips and fingers in humans. Arch. Oral Biol 1998; 43:517-523.

36. Wilding RJ. The association between chewing efficiency and occlusal contact area in man. Arch Oral Biol 1993; 38:589-596.

37. Wilding RJ & Shaikh M. Muscle activity and jaw movements as predictors of chewing performance. J Orofac Pain 1997; 11:24-36.

38. Haruno M, Wolpert, DM & Kawato M. Mosaic model for sensorimotor learning and control, Neural Comput 2001; 13:2201-2220.

39. Muellbacher W, Ziemann U, Wissel J et al. Early consolidation in human primary motor cortex, Nature 2002; 415:640-644.

40. Schneider K & Zernicke RF. Jerk-cost modulations during the practice of rapid arm movements. Biol Cybern 1989; 3:221-230.

41. Erni T & Dietz V. Obstacle avoidance during human walking: learning rate and cross-modal transfer, J Physiol 2001; 534:303-312.

42. Yashiro K, Peck CC & Hannam AG. A dynamic human jaw model with analogues for multiple occlusal contacts involving dental implants. In: Tachibana E, Furukawa T, Ma H, Eds. IA' 02 Proc Internt' l Symp Young Researchers on modeling and their applications. Osaka; Bandoh Print & Package 2002; 83-90.

43. Komuro A, Morimoto T, Iwata K et al.. Putative feed-forward control of jaw-closing muscle activity during rhythmic jaw movements in the anesthetized rabbit. J Neurophysiol 2001a; 86:2834-2844.

44. Bhushan N & Shadmehr R Computational nature of human adaptive control during learning of reaching movements in force fields. Biol Cybern 1999; 81:39-60.

45. Cheek CC, Patterson RL & Proffit WR. Response of erupting human second premolars to blood flow changes. force application. Archs oral Biol 2002:851-858.

46. Wolpert DM & Ghahramani Z. Computational principles of movement neuroscience. Nat Neurosci 2000; 3:1212-1217.

47. Chandler SH & Goldberg LJ. Differentiation of the neural pathways mediating cortically induced and dopaminergic activation of the central pattern generator (CPG) for rhythmical jaw movements in the anesthetized guinea pig. Brain Res 1984; 323:297-301.

48. Lund JP & Enomoto S. The generation of mastication by the mammalian central nervous system, In: Cohen H, Rossignol S, Grillner S (Eds.), Neural Control of Rhythmic Movements; New York: Wiley, 1988:41-71.

49. Ostry DJ & Flanagan JR. Human jaw movement in mastication and speech. Arch oral Biol 1989; 34:685-693.

50. Morimoto T, Inoue T, Masuda Y et al. Sensory components facilitating jaw-closing muscle activities in the rabbit. Exp Brain Res 1989; 76:424-440.

51. Miles TS & Wilkinson TM, Limitation of jaw movement by antagonist muscle stiffness during unloading of human jaw closing muscle. Exp Brain Res 1982; 46:305-310.

52. Ottenhoff FAM, Van Der Bilt A, Van Der Glas et al. Control of elevator muscle activity during simulated chewing with varying food resistance in humans. J Neurophysiol 1992; 68:933-949.

53. Komuro A, Masuda Y, Iwata K. et al. Influence of food thickness and hardness on possible feed-forward control of the masseteric muscle activity in the anesthetized rabbit. Neurosci Res 2001b; 39:21-29.

54. Yashiro K, Miyawaki S, Tome W et al. Improvement in smoothness of the chewing cycle following treatment of anterior cross bite malocclusion: A case report. J Craniomand Practice 2004a; 22:151-159.

55. Yashiro K & Takada K. Post-operative optimization of gum-chewing kinematics in a prognathic patient. Orthod Craniofac Res 2004b; 7:47-54.

56. Beattie JR, Paquette DE, Johnston LE Jr. The functional impact of extraction and nonextraction treatments: A long-term comparison in patients with "borderline" equally susceptible Class II malocclusions. Am J Orthod Dentofac Orthop 1994; 105:444-449.

57. Takada K, Fukuda T & Takagi M. Jerk-cost as a predictor of malocclusion and their treatment outcomes. In: Takada K & Proffit WR, eds. Orthodontics in the 21st century, Suita; Osaka University Press 2002; 51-59.

58. MacFarlane TV, Kenealy P, Kingdon HA et al. Twenty-year cohort study of health gain from orthodontic treatment: temporomandibular disorders. Am J Orthod Dentofac Orthop. 2009; 135:692; discussion 692-693.

59. Rieder CE, Martinoff JT & Wilcox SA. The prevalence of mandibular dysfunction. Part I: Sex and age distribution of related signs and symptoms. J Prosth Dent 1983; 50:81-88.

60. Deng Y, Min Kui F & Hägg U. Prevalence of temporomandibular joint dysfunction (TMJD) in Chinese children and adolescents. A cross-sectional epidemiological study. Eur J Orthod. 1995; 17:305-309.

61. Magnusson T, Egermark I & Carlsson GE. A longitudinal epidemiologic study of signs and symptoms of temporomandibular disorders from 15 to 35 years of age. J Orofac Pain. 2000; 14:310-319.

62. Wanman A & Agerberg G. Two-year longitudinal study of symptoms of mandibular dysfunction in adolescents. Acta Odontol Scand 1986; 44:321-31.

63. Kitai N, Takada K, Yasuda Y et al. Pain and other cardinal TMJ dysfunction symptoms: a longitudinal survey of Japanese female adolescents. J Oral Rehab 1997; 24:741-748.

64. Yasuda Y, Takada K, Yasuda Y et al. Prevalences of malocclusions and dental caries in molars in female adolescents. J Osaka Univ Dent Sch 1990; 30:139-147.

65. Egermark I, Carlsson GE & Magnusson T. A 20-year longitudinal study of subjective symptoms of temporomandibular disordersfrom childhood to adulthood. Acta Odontol Scand 2001; 59:40–48.

66. Nilsson IM, Drangsholt M & List T. Impact of temporomandibular disorder pain in adolescents: differences by age and gender. J Orofac Pain 2009; 23:115-122.

67. Nydell A, Hekimo M & Koch G. Craniomandibular dosorders in children. A critical review of the literature. Swed Dent J 1994; 18:191-205.
68. Verdonck A, Takada K, Kitai N et al. The prevalence of cardinal TMJ dysfunction symptoms and its relationship to occlusal factors in Japanese female adolescents. J Oral Rehabil 1994;21:687-697
69. Thilander B, Rubio G, Pena L et al. Prevalence of temporomandibular dysfunction and its association with malocclusion in children and adolescents: an epidemiologic study related to specified stages of dental development. Angle Orthod 2002; 72; 146-154.
70. Egermark, I Magnusson T & Carlsson GE. A 20-year follow-up of signs and symptoms of temporomandibular disorders and malocclusions in subjects with and without orthodontic treatment in childhood. Angle Orthod 2003; 73:109–115.
71. Dawson PE. New definition for relating occlusion to varying conditions of the temporomandibular joint. J Prosthet Dent. 1995; 74:619–627.
72. Cordray FE. Centric relation treatment and articulator mountings in orthodontics. Angle Orthod 1996; 66:153–158.
73. Truitt J, Strauss RA, Best A. Centric relation: a survey study to determine whether a consensus exists between oral and maxillofacial surgeons and orthodontists. J Oral Maxillofac Surg 2009; 67:1058-1061.
74. Glossary of prosthodontic terms. J Prosthet Dent 1987; 58:713-762.
75. Alexander SR, Moore RN & DuBois LM. Mandibular condyle position: comparison of articular mountings and magnetic resonance imaging. Am J Orthod Dentofac Orthop 1993; 104:230-239.
76. Academy of Denture Prosthetics. Glossary of prosthodontic terms (Appendix). J Prosthet Dent 1956; 692:5-34.
77. Academy of Prosthodontics. Glossary of prosthodontic terms. 7th ed J Prosthet Dent 1999; 81:39-110
78. Roth RH. Functional occlusion for the orthodontist, Part III. J Clin Orthod 1981; 15:174–179, 182–198.
79. Sicher H. Positions and movements of the mandible. J Am Dent Assoc 1954; 48:620–625.
80. Dixon DC. Diagnostic imaging of the temporomandibular joint. Dent Clin North Am 1991; 35:53–74.
81. Mohl ND & Dixon DC. Current status of diagnostic procedures for temporomandibular disorders. J Am Dent Assoc 1994; 125:56–64.
82. Katzberg RW, Westesson PL, Tallents RH et al. Orthodontics and temporomandibular joint internal derangement. Am J Orthod Dentofacial Orthop 1996; 109:515-520.
83. Management of temporomandibular disorders. National Institutes of Health Technology Assessment Conference Statement. J Am Dent Assoc 1996; 127:1595–1606.
85. Crawford SD. Condylar axis position, as determined by the occlusion and measured by the CPI instrument, and signs and symptoms of temporomandibular dysfunction. Angle Orthod. 1999; 69:103–115.
85. Utt TW, Meyers CE Jr, Wierzba TF et al. A three-dimensional comparison of condylar position changes between centric relation and centric occlusion using the mandibular position indicator. Am J Orthod Dentofacial Orthop 1995; 107:298-308.
86. Rinchuse DJ & Kandasamy S. Centric relation- a historical and contemporary orthodontic perspective. JADA 2006; 137:494-501.
87. Hidaka O, Adachi S & Takada K. The difference in condylar position between centric relation and centric occlusion in pretreatment Japanese orthodontic patients. Angle Orthod 2002; 72:295-301.
88. Keim RG. Centric Shangri-La. J Clin Orthod 2003; 37:349-350.
89. Rinchuse DJ. Counterpoint: a three-dimensional comparison of condylar change between centric relation and centric occlusion using the mandibular position indicator. Am J Orthod Dentofac Orthop 1995; 107:319-328.
90. Ackerman JL & Proffit WR. The characteristics of malocclusion: a modern approach to classification and diagnosis. Am J Orthod 1969; 56:443-454.
91. Pullinger AG & Seligman, DA Trauma history in diagnostic groups of temporomandibular disorders. Oral Surg. Oral Med. Oral Pathol 1991a; 71:529-534.
92. Shildkraut M, Wood DP & Hunter WS. The CR-CO discrepancy and its effect on cephalometric measurements. Angle Orthod 1994; 64:333-342.
93. Thilander B. The struscture of the collagen of the temporo-mandibular disc in man. Acta Odontol Scand 1964; 22:135-149.
94. Kawamura Y & Abe K. Role of sensory information from temporomandibular joint. Bull Tokyo Med Dent Univ 1974 ; 21 Suppl:78-82
95. Griffin CJ, Hawthorn R. & Harris R. Anatomy and histology of the human temporomandibular joint. Monogr Sci 1975; 4: 1-26.
96. Yashiro K, Yamamoto K & Takada K. Influence of balancing-side occlusal interference on condylar movement smoothness and inter-articular space on working-side in chewing effort. J Oral Rehab 2010 (in submission).
97. Wood WW, Takada K & Hannam AG. The electromyographic activity of the inferior part of the human lateral pterygoid muscle during clenching and chewing. Arch Oral Biol 1986; 31:245-253.
98. Lindauer SJ, Sabol G, Isaacson RJ et al. Condylar movement and mandibular rotation during jaw opening. Am J Orthod Dentofac Orthop 1995; 107:573–577.
99. Alomar X, Medrano J, Cabratosa J et al. Anatomy of the temporomandibular joint. Semin Ultrasound CT M 2007; 28:170-183.
100. Scapino RP. The posterior attachments: its structure, function, and appearance in TMJ imaging studies. Part 1. J Craniomandib Dis Facial Oral Pain 1991a; 5:83-95.
101. Yatabe M, Zwijnenburg A, Megens CC et al. Movements of the mandibular condyle kinematic center during jaw opening and closing. J Dent Res 1997; 76:714-719.

102. 藤山明日香. 下顎骨の偏位を有するヒトにおける咀嚼時作業側の下顎頭の運動特性. 博士学位論文 2008 年；1-52. 大阪大学.

103. Pullinger AG, Seligman DA. Overbite and overjet characteristics of refined diagnostic groups of temporomandibular disorder patients. Am J Orthod Dentofac Orthop 1991b; 100:401-415.

104. Miyawaki S, Tanimoto Y, Araki Y et al. Movement of the lateral and medial poles of the working condyle during mastication in patients with unilateral posterior crossbite. Am J Orthod. Dentfac Orthop 2004 ; 126:549-554.

105. Yustin D, Neff P, Rieger MR et al. Characterization of 86 bruxising patients with long-term study of their management with occlusal devices and other forms of therapy. J Orofac Pain 1993; 7:54-60.

106. Kampe T, Tagdae T, Bader G et al. Reported symptoms and clinical findings in a group of subjects with long-standing bruxing behaviour. J Oral Rehab 1997; 24:581-587.

107. Okeson JP. Diagnosis of temporomandibular disorders. (Okeson JP editor),1998; Mosby Inc; St. Louis, 310-351.

108. Agerberg G & Carlsson GE. Symptoms of functional disturbances of the masticatory system- A comparison of frequencies in a population sample and in a group of patients. Acta Odontol Scand 1975; 33:183-190.

109. Kumai T. Difference in chewing patterns between involved and opposite sides in patients with unilateral temporomandibular joint and myofascial pain-dysfunction. Archs Oral Biol 1993; 38:467-478.

110. Forster H & Fisher J. The influence of continuous sliding and subsequent surface wear on the friction of the articular cartilage. Proc. Inst. Mech. Eng 1999; 213:329-345.

111. Forster H &Fisher J. The influence of loading time and lubricant on the friction of the articular cartilage. Proc Inst Mech Eng 1996; 210:109-119.

112. Harkins S J & Marteney J L. Extrinsic trauma: a significant precipitating factor in temporomandibular dysfunction. J Prosthet Dent 1985; 54:271-272.

113. Weinberg S & Lapointe H . Cervical extension-flexion injury (whiplash) and internal derangement of the temporomandibular joint. J Oral Maxillofac Surg 1987; 45:653-656.

114. Isberg AM&Isacsson G. Tissue reactions of the temporomandibular joint following retrusive guidance of the mandible. Cranio 1986; 4:143–148.

115. Okeson JP. Management of temporomandibular disorders and occlusion. St Louis, Mo:CV Mosby 1993:168–170.

116. Wood DP&Elliot RW. Reproducibility of the centric relation bite registration technique. Angle Orthod 1994; 64:211–220.

117. Larsson SE, Bodegard L, Henriksson KG et al. Chronic trapezius myalgia. Morphology and blood flow studied in 17 patients. Acta Orthop Scand 1990; 61:394–398.

118. Mense S. Peripheral mechanism of muscle nociception and local muscle pain. J Musculoskelet Pain 1992; 1:101-128.

119. Larsson SE, Alund M, Cai H, et al. Chronic pain after soft-tissue injury of the cervical spine: trapezius muscle blood flow and electromyography at static loads and fatigue. Pain 1994; 57:173-180.

120. Asmussen E. Similarities and dissimilarities between static and dynamic exercise. Circ Res 1981; 48:3–10.

121. Abe N, Yashiro K, Hidaka O et al. Influence of gum-chewing on the haemodynamics in female masseter muscle. J Oral Rehab 2009; 36:240-249

122. Morimoto T, Takada K, Hijiya H et al. Changes in facial skin temperature associated with chewing efforts in man: a thermographic evaluation. Archs oral Biol 1991; 36:665-670.

123. Hidaka O, Iwasaki M, Saito M et al. Influence of clenching intensity on bite force balance, occlusal contact area, and average bite pressure. J Dent Res 1999; 78:1336-1344.

124. Ramfjord SP. Bruxism, a clinical and electromyographic study. J Am Dent Assoc 1961; 62:21-44.

125. Ohta M, Minagi S, Sato T et al. Magnetic resonance imaging analysis on the relationship between anterior disc displacement and balancing-side occlusal contact. J Oral Rehab 2003; 30:30-33.

126. Ogawa T, Ogimoto T& Koyano K. The relationship between non-working-side occlusal contacts and mandibular position. J Oral Rehab 2001; 28:976-981.

127. Okano N, Baba K & Ohyama T. The influence of altered occlusal guidance on condylar displacement during submaximal clenching. J Oral Rehab 2005; 32:714-719.

128. Palla S, Gallo LM & Gössi D. Dynamic stereometry of the temporomandibular joint. Orthod Craniofac Res 2003; 6:37-47.

129. Gallo LM, Nickel JC, Iwasaki LR et al. Stress-field translation in the healthy human temporomandibular joint. J Dent Res 2000; 79:1740-1746.

130. Eriksson L, Westesson PL, Macher D et al. Creation of disc displacement in human temporomandibular joint autopsy specimens. J Oral Maxillofac Surg 1992; 50:869-873.

Part 4

検査・診断論

　矯正診断と聞くと，何か途方もなく深い森のなかで，正しい道を探す作業のように感じる読者もいるかもしれない．また，診断が治療計画の立案にどのように関わっていくのかについても，きちんと整理してみたいと思う人も多いであろう．人間が何かの事象を理解しようとするとき，最も確実な学習方法は，個々の事象や知識をまずはばらばらであっても処理してみて，とりあえずどんなものかを感覚的に知り，つぎに，一見ばらばらに見える事象や知識の間に見られる規則性や共通性，すなわち系統的な原理を理解すれば良い．

　矯正診断は抽象的な講釈ではない．それは現実的な作業であると同時に，それ自体で完結するものではなくて，治療計画に論理的な妥当性を与えるための原動となるものである．矯正診断はセファロ分析に代表されるように，"分析すること"をその目的と解している読者もいるかもしれない．しかし，それは誤りである．分析（解析）とは観測対象の性質（病像）を有限個の要素（特徴変量）に分けたうえで，そのおのおのの要素の特徴を計量する（数値化する）ことである．要素に分ける作業を対象の知識化あるいは知識表現 knowledge description という．分析は矯正診断の必要条件であるが，十分条件ではない．通常，観測に要求されるのは分析に留まらない．というのは観測の最終的な目標（ここでは医学診断）とは，対象の持つ性質（特徴）を小さな構成要素に分けて分析したうえで，それぞれの要素について得られた知識を"統合する"ことで，対象の本質（病気の本態）を全体的 holistic に理解することにあるからである．

　分析は各要素について個別に独立して行う客観的な情報（インフォメーション）の計量であるのに対して，統合はそれら要素間の相互の関係性を記述するための人間の知的活動である．セファロ分析では個々の計測変量について計測することや，計測した値を吟味する（通常は大小の判断）だけでは不十分であり，複数の変量について得られた数値を組み合わせて，問題の性質を多元的に理解する作業が必要である．さらに，セファロ分析単独で患者の問題を特徴化してはならない．なぜなら，セファロ分析の結果自体は，患者の持つ矯正学的問題を記述する要素のひとつに過ぎないからである．

　矯正学的な問題は個別に評価（解析）するのではなく，複合する問題の間の関連性を総合的に理解することが重要である．矯正歯科治療を希望する患者の多くが，容貌の改善と口腔の機能の回復を期待しているという事実を前提にするならば，患者の咬合状態が果たして治療の必要があるほどのものかどうか，すなわち症状の重さや，治療の難易度，患者の社会心理学的に見た治療を希望する度合いなどを評価する指標を，診断プロセスの中で活用することが望ましい．

　患者の抱える問題を総合的に把握し理解するためには，歯科医師の記憶力に依存した少数個の特徴要素では不十分であり，今後は電子カルテを含むコンピュータ支援のデーターベースの利用が不可欠になるであろう．Part4 検査・診断論では，適切な診断に必要な特徴要素を計量するための検査方法と，検査により収集された患者情報の知識化，矯正学的問題とその対処法の関係性，知識化された情報で構成される多次元診断空間について詳しく記す．また，そのような考えに基づいて筆者らが設計・開発したデータベースと最適治療計画モデルについても紹介する．

CHAPTER 7

顔の検査

1 顔の認識

　容貌は個人を識別するうえで重要な要素である．自分の顔がどのように見られているかは，ヒトにとって自分が周りに受け入れられているという心理的充足を得るうえで強い影響を及ぼす．容貌はヒトが自尊心を育て維持するには不可欠の身体要素である．

　20世紀における矯正歯科治療の目標は，咬合異常を認める患者の歯・顎顔面骨格の形態異常（平均像からの偏り）を人為的に変えて，'正常咬合者に特徴的に認められる統計学的平均'に近づけることであった．

　しかし当然のことではあるが，顔面頭蓋硬組織の形態的特徴は，それを被う軟組織の形と必ずしも一意に対応しない[1]．また，顔の成長パターンには大きな個体差が存在する[2]．さらにヒトが心理的に受け入れることのできる身体イメージは，相当に個人差がある．

　そうした理由から，それぞれの患者が受け入れることのできる容貌と口腔機能の獲得を目指して，歯列・顎骨形態を変えることが矯正歯科治療の重要な目標と考えられるようになった[3]．このような治療概念を'軟組織パラダイム soft tissue paradigm'と言う．したがって矯正患者の顔の形を正確に把握し，患者の希望する顔立ちとどのように違うのか，治療を開始する前に明確に把握しておくことが重要である．

　顔の検査では，伝統的に形と大きさが評価されてきた．しかし風景や器械などの認識とは異なり，顔の認識は'統合的，全体的'に行われる神経活動であることを特徴としている[4,5]．一方，伝統的な矯正診断では断片的に計測された少数個の長さや角度を指標として，顔の型を少数のサブクラスに分けることが行われている．たとえば，後述する横顔の前突型・直線型・陥凹型への分類がこれにあたる．

　このような分類法は簡便であるが，二つの問題を内在している．その一は分類の合理的根拠が与えられていないことである．その二は単純化し過ぎているために，患者の実際の顔立ちと観察から得られる'印象'との間にギャップがあることである．

　ヒトが顔を認識するときに用いる知識（多くは無意識あるいは直感として認識されている）を評価パラメータとして用いることで，実際にわたしたちが顔を見るときに感じる印象と評価値との間のギャップを少なくすることができる[6]．このような分類手法を用いることで，立体画像や表情表出動作の三次元的評価が可能になる．

　本章ではまず初めに，顔の認識に関わる神経活動と，美しい顔とはなにかについて解説し，ついで顔の評価・分類法について述べる．

1.1 顔の認識

　顔の認識は二つの要素が存在して初めて成立する．一つは，見られているヒト posers すなわち認識対象であり，'形'，'動き'，'テクスチャ'，'色'など，客観的に観測が可能な物理的性質によって特徴づけられる．第二の要素とは，認識対象を見て自身の脳内に蓄積しているテンプレートと比較することで，それが何（誰）であるか，表出された表情がどのような意味を持つのかを認知する主体　perceiver である．鏡で自分の顔を見る場合のように，認識対象と認識主体が同一の場合もある．容貌の改善は矯正歯科治療の重要な目的のひとつであるので、歯科医師は単に記録された顔画像の計測をするのではなくて、顔の認識に関わる神経系の働きについて基本的な知識を身につけておく必要がある．

　わたしたちは人間の顔もラッコや犬の顔も，顔というひとつの概念でカテゴリ化して認識できる能力を持つ．一方，わたしたちは群衆の中から友人の顔を瞬時

に識別できる．こうした能力はヒトが生きていくうえで不可欠のものである．この能力は個体の生存確率を高めるために本質的に重要であり，多くの哺乳動物に共通に認められる（図 7.1）．

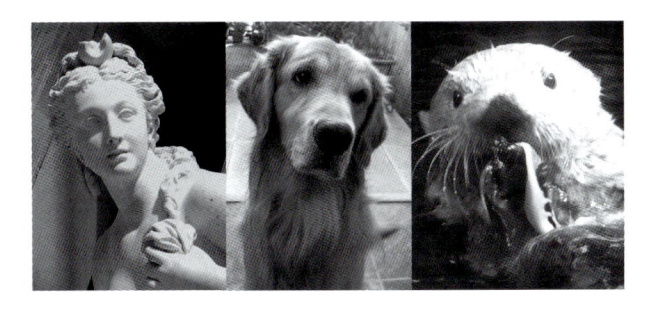

図 7.1　Men, dogs, and sea otters all have common features that are recognized as the face.

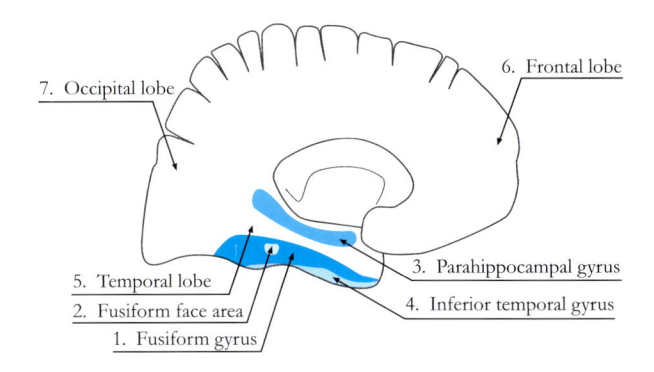

図 7.2　Medial aspect of the cerebral hemisphere, showing the sites of neurons that are activated when recognizing a face. Fusiform gyrus 紡錘状回；Fusiform gyrus area（FFA）紡錘状回顔領域；Parahippocampal place area（PPA）海馬傍回場所領域．

サルの大脳の上側頭溝 superior temporal sulcus（STS）には，顔を見ると特異的に反応するニューロンが存在する[7,8]．側頭葉の紡錘状回 fusiform gyrus にある紡錘状回顔領域 fusiform face area（FFA）には，顔以外の認識対象よりも顔により強く反応する神経細胞群がある[9,10,11]（図 7.2）．FFA はヒトが認識しようとする対象の種類（カテゴリ）の相違とは無関係に，似たものの集まりであるひとつのカテゴリの中である特定のものを見つけ出すときに活動性を高める[10,12]．このような能力があるおかげで，群衆の中から知人を見つけ出すことができるわけである．

FFA の神経細胞はまた，顔の形のきわめて小さな差異の検出に大きく関与することが知られている[9]．顔の年齢も FFA の反応を修飾する要素である[13]．成人では自分と同じ年齢の顔に対する識別能力が高い．FFA が何らかの原因で損傷されると人間の顔が識別できなくなる（相貌失認）．その場合，眼や鼻の形などの部分的な特徴は認識できても，容貌を全体として理解する機能が毀損される．

ヒトの高位脳（視覚領野）には，一般の物体（オブジェクト），顔，場所などに選択的に反応する部位が存在する．物体の視覚認識能力は生後 3 ヵ月の新生児にも既に認められるが，それには後頭葉にある外側後頭部複合体 lateral occipital complex（LOC）の働きが関わっている．海馬傍回場所領域 parahippocampal place area（PPA）は記憶の符号化，特に風景の認識に関与することが知られている[14]．

Golarai ら[15]は LOC，FFA，STS および PPA について，子供（7 〜 11 歳）と青年（12 〜 16 歳）そして成人の fMRI を比較した．その結果，右側 FFA と左側 PPA の体積は，子供と比べて成人では約 3 倍になることを見出した．彼らによれば顔パターンの識別能力は年齢に比例して高くなり，FFA の領域も広がる．それは，身体の成長スパートの時期と一致していると考えられている．すなわち成人が持つ顔の認識能力は，ヒトでは 14 歳頃になって初めて備わる．多くの顔を見るという経験を積み重ねることで，脳の顔認識領域において，顔の認識に与るニューロンの数が増加するのであろう．このことは，思春期になるとヒトは容貌や歯並びを気にするようになるという経験知を説明する根拠となる．

FFA のサイズは右側優位性を示し，左側の 2 倍である．この事実は，顔を認識するプロセスは右半球が優位性を持つ[16,17,18]ことと対応していると考えられている．したがって，顔の認識がどの程度，正確にできるかは，右側の FFA の発育のピッチが鍵となる．一方，LOC と STS の体積と視認対象の記憶能力については，子供と成人の間で差は認められていない．

脳内には顔のプロトタイプともいえるイメージが記憶されており，その基準イメージと実際に目の前にある顔との差異を検出することで，顔の認識が行われていると考えられている[19]．Leopold ら[20]は，多数のヒトの顔を加算平均化した顔をつくり，それを規準にさまざまな顔の線画を描いてサルに見せ，顔の特徴を検出する細胞群が存在する下側頭皮質 inferior temporal cortex のニューロンの活動性を評価した．その結果，平均化された顔に対するニューロンの応答は低く，顔の形が平均像からずれるほど高い応答を示すことを見出

した．このことは，刺激頻度が高い（際立った特徴のない顔）ほど発火頻度は低くなり，脳内で情報処理を行うときの生体への負荷が少ないことを意味する．

ジョージタウン大学のRiesenhuber教授らの研究グループは，一連の実験で異なる顔に特異的に反応するニューロンが存在することを証明している．

まず，個々の細胞に高度に選択的な検出器としての機能を持たせたシミュレーションモデルをつくり，さまざまな顔画像を入力したときの仮想の大脳皮質視覚領野V4に設けた，仮想ニューロンの識別精度を検証した[21]．その結果，多くの入力を受ける顔認識ニューロンほど，より細かい顔の形の差異を検出できることがわかった．

彼らは，視覚入力された対象はサイズ依存的にクラス分けがなされており，視覚領野内の細胞群の反応はクラスごとに異なることを見出し，このような機構が存在するおかげで，ヒトは対象を分離識別できるのであろうと考えている．ある特定のクラスの認識対象にのみ反応するニューロンが増えると，そのクラス内では認識対象間のより細かい差異を検出できるようになる．

さらに彼らは，コンピュータモデリングで用いた顔画像を実際の人間に見せたときのfMRIを解析した．その結果，ヒトが顔を認識する機能は，FFAに存在する顔の形の処理ができるように厳密に調整されたニューロンの介在によって行われること，また認識のための計算処理には対象の認識に用いられる汎用モデルで十分であり，顔にだけ適用されるような特別な計算アルゴリズムは必要ないことを見出した[22]．

観察対象の微妙な差異を識別する能力は，顔の認識に限定されるものではないことも知られている．たとえば，現実に存在しない奇妙な形をした擬似生物をコンピュータでつくり，それらの形態を僅かに変えた集合体をつくって学生に学習させたところ，形態の微妙な差異を識別できるようになったことが報告されている[23,10]．また自動車の種類を学ばせると，外側後頭部複合体にあるニューロン群が車種特異的に活性化される[24]．これらの研究は，顔に限らず特定の対象を正確に視覚認識できるようになるためには，刺激の頻度を増やして脳の特定部位のニューロンを活性化すればよいことを示している．これは神経の可塑性 neural plasticity と呼ばれる現象で，視覚認識以外にも，頭頸部の皮膚や口腔粘膜に分布する感覚神経終末を刺激して同部への運動出力を修飾する技術は，言語障碍や嚥下障碍に対するリハビリテーション治療に応用されている（Chapter 19参照）．

顔の認識について調べた一連の研究は，青年期にヒトの顔や化粧への関心が高まるのは，その時期に社会的な行動範囲が広がることでさまざまな顔を学習する機会が増えることにより，細かい顔の特徴を選別できるだけのニューロン数が増えることによるのではないか，ということを想起させる．脳は認識しようとする対象の細かい特徴の差を検出できるように，より多くのニューロンを動員するのである．

顔の認識に関わるこれまでに記してきた神経科学の知見は，ヒトがなぜ生きている時代や地球上で生活する地域により異なる美意識を持つのか？ 同じ人種・民族の顔をより簡単に識別できるのか？ また異なる民族であっても交流を繰り返すことで，お互いの顔の形や表情の識別がうまくできるようになるのか？ を説明する，合理的な根拠を与えている．

矯正歯科治療は，ヒトに顔の特徴の僅かな差異を検出できる能力が与えられているがゆえに必要とされる医療ともいえる．グローバル化された時代においては，患者が属する民族集団が示す平均的な顔の形を治療目標とするような診断論理は意味を持たない．

2 美しい顔

健康性，美しさ，魅力は容貌を表わす代表的な要素である．これらは次のように定義することができる[25]．健康である healthy とは病気に罹患していない，心身の安寧な状態を意味する．正常咬合（Chapter 9参照）は健康であるという概念のなかに含まれる．健康であるかどうかは観察者の立場に依存することなく定まる．美しい beautiful という概念は，認識主体の五感を通して知性あるいは情動を刺激し称賛の念を引き起こすようなさまざまな特性と定義される．美しい旋律，美しい数式などのように，この概念には性的関心が喚起されるという意味は必ずしも含まれない．魅力的 attractive とは見るものの関心を引き起こすような，認識対象が持つ特性と定義される．人の心身の特性について魅力的かどうかという問いがなされる場合，性選択につながる価値判断が含まれていることになる．通常，対象に対して'好ましい'という価値判断が下される．三つ

の要素の関係を図7.3に示す．

　魅力的ということは必ずしも美しいあるいは健康であることを意味しないことに注意しなければならない．筆者は'美しい'という特性にはオブジェクト（認識対象）間にパターンの共通性が存在するのに対して，魅力的という価値判断には認識主体の情動的な反応，つまり嗜好 preference がより強く反映されるために，同一のオブジェクトに対して複数の観察者は異なる評価態度を示す機会が多いと考える．以下では美しい顔について論じることにする．

　矯正歯科治療を希望する患者のほとんどは，容貌の改善を希望して来院する[26]．患者が美しくなりたいということを明確に意識しているにもかかわらず，顔の美しさについて歯科矯正学が蓄積してきた知識は奇妙なほどに不足しており，また現代の科学が明らかにしているところとはかけ離れている．そして，軟組織の形態診断の手法もきわめて限定的であり古典的である．黄金律は，顔の美しさを説明する信頼のおける指標とは言い難い[27]．

　美しい顔は以下のような理由で，一般化して定義するのが難しいと考えられてきた．

- 観察者の主観に依存して決まるものである．
- 観察者の属する性，民族集団，社会の持つ価値観，そして観察者が生きている時代の影響を強く受ける．
- 同じ観察者でも年齢や社会経験により美しさの規準は変化する．

　これらの言葉に共通しているのは，'過去'に個人が遭遇した'経験'が，その美的判断（主観的評価値）に

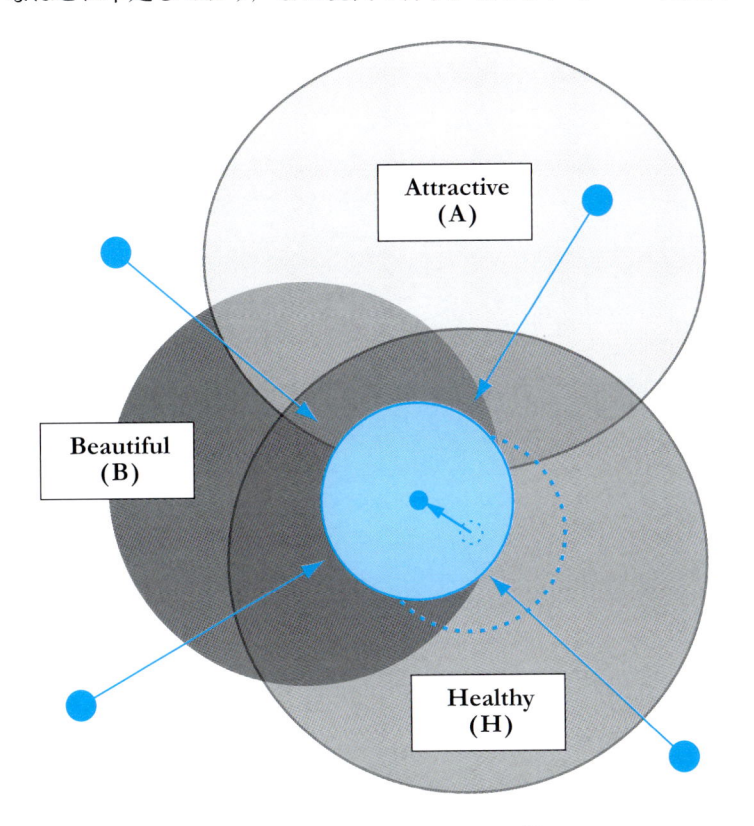

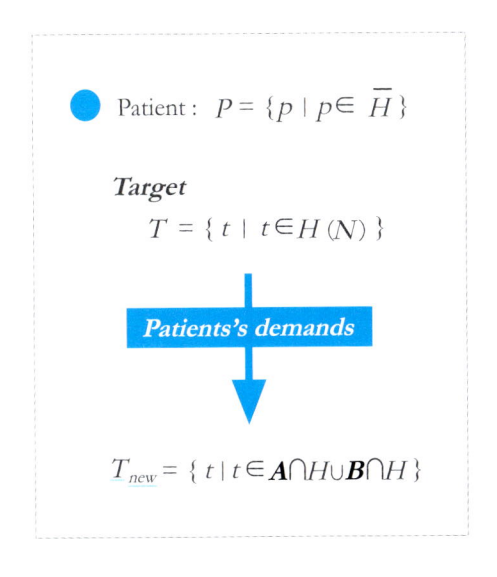

図7.3　The diagram representing the interrelationships between the concepts of health, beauty and attractiveness for occlusion. 'Health' is defined as a state of well-being free from disease. Accordingly, the idea of 'normal occlusion' is included within the concept of being healthy. As one can see, optimum occlusion is located somewhere within the realm of 'healthiness,' and if the patient's dental hygiene is not adequate, optimum occlusion cannot be reached. The 'Beautiful' section represents those qualities that give pleasure to the senses. The set of elements that constitute the concept of 'beauty' is located adjacent to, and partly overlapping, the 'Health' section. As such, orthodontic treatment may or may not always result in beautifulness. The word 'Attractive' is defined as the quality of arousing interest. This is connoted with contribution from the limbic system (which controls emotions) - in addition to the perception of the beauty - and thus is more related to sexual selection, as claimed by Charles Darwin. There has been an increasing demand from the orthodontic patients' side claiming for treatments results of not only functionally optimum occlusions and well-balanced tooth alignments, but also that outcomes that create beautiful and attractive facial proportions. (The definitions are cited from WordNet Lexical Database[25] by Princeton University)

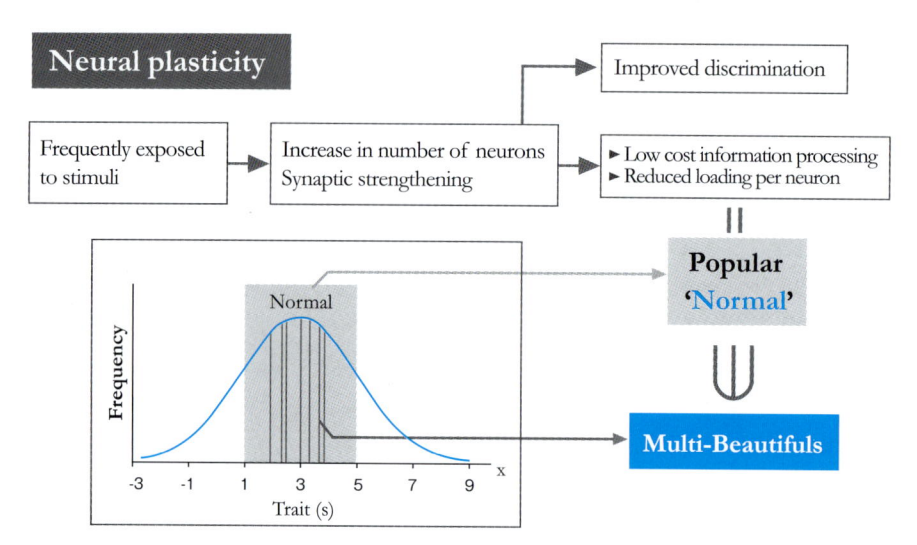

図 7.4 If one is exposed to various faces, it causes an increase in the number of neurons and the synaptic strengthening in the FFA. Such neural plasticity acts to improve one's ability to discriminate between a variety of faces accurately. At the same time, it reduces the energy cost per neuron. Thus the faces frequently exposed to the perceivers become familiar to them and recognized as normal. Normality and abnormalities are not singular entities. The class of 'Normal' can be subclassified; it is a set of subclasses, and those subclasses with a higher incidence rate are more likely to be thought of as 'Beautiful.' Therefore, there are multiple versions of beauty.

影響を与えるということである．言い換えると，顔が美しいかどうかの判断は，本質的に個々人の認識の問題である．

前記の三つの理由は，前項で記した脳の側頭葉の機能で合理的に説明できる．さまざまな顔を見る（学習する）ことで，脳は顔の認識処理に関与する神経系の構造と応答を変化させるだけの可塑性を有している[10,15]．先にも記したように，成人では自分と同じ年齢の顔に対する識別能力が高い[13]．これは同一年齢群に共通する，顔の類似的特徴と非類似的特徴を識別する能力である．側頭葉の機能特性は，美しいと感じる顔が個人により，時代により，民族により，また同一人でも年齢により，なぜ異なるのかを説明している．

美しい顔とは何かについて，脳への入力対象である顔の形態的特徴についても考えてみよう．

先にも記したように，視覚入力された顔はサイズ依存的にクラス分けされた視覚領野内のニューロンの働きにより認識される[21]ので，容貌が美しいか否かの認識に関わる脳内の基準イメージは正常か異常かといった単純な二つのサブクラスではなくて，複数の代表パターン（コードともいう）で構成されると考えるのが妥当であろう．

観測対象は理論上，その形や性状を表現すると考えられる無限の要素の集合である．しかし，動物はその生存確率を最大化するためには，観測対象が何であるかの判断に時間を要してはならないので，脳内に対象の冗長性を排して有限個の特徴要素で表現される複数のコード（分類されたパターン）が生成されていると仮定することは，情報処理の立場からも不当ではない[28,29]．見ているものが何であるかは，入力データを脳内にコード化されて蓄積されている知識表現（次項参照）と対比して，'似ているか似ていないか'を判断（マッピング）することで認識される．

入力データを，そのデータの脳内の特徴表現と対比してどのコードに近いかを見るためには，知識をコード化するためのアルゴリズムが必要である．これは"連想"という機能として知られている[30]．神経科学の教えるところでは，脳はさまざまな顔を記憶することで顔の認識処理に関与する神経系の構造と応答を変化させ（ニューロン数の増加とシナプス機能の強化），より細かい特徴の差異を検出できる能力を獲得する[10,15,31,32]．そのことは同時に認識過程における計算効率が向上することを意味し，結果として認識作業において1ニューロンあたりが負担しなければならないエネルギーコストが削減されることになる．ヒトは顔を記憶するために都合のよい，コード化スキーム（数理モデル）を持っていると仮定することができる．脳はおそらくさまざまな顔を効率的にコード化（分類）するように，適応進化を遂げているのであろう．

神経系の可塑性を基に顔が美しいと認識されるにいたる仮説モデルを描くと図7.4のようになる．

もし，ヒトがさまざまな特徴を持つ複数の顔を見る機会が増えると，顔の認識に関与するニューロンの数は増し，神経接合部の機能も強化される．神経機構の持

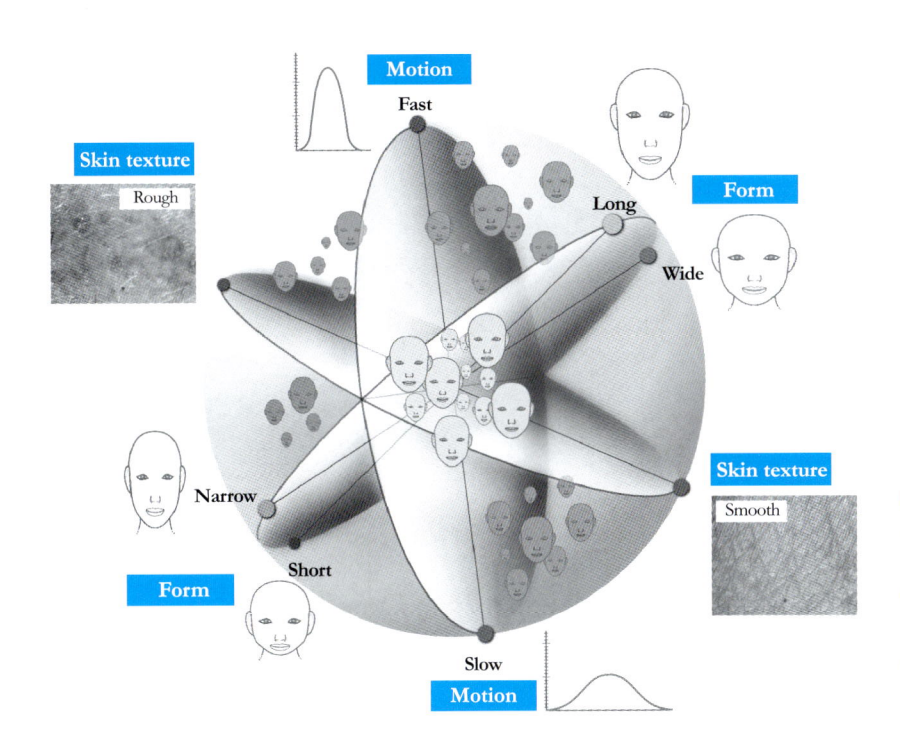

図 7.5 Inside the space, there are multiple representative subsets of the faces that can be discriminated each other with a norm defined by the multidimensional feature elements as an index. The subset of faces with a higher incidence rate is recognized as more normal among the multiple face clusters.

つこのような可塑性のおかげで，ヒトはさまざまな形，表情やテクスチャを持つ顔を正確に識別し意味付けする能力を身に着ける．同時にそのような能力を増すことで，1ニューロン当たりに生体が消費するエネルギーコストを低減させる．このようにして，認識主体に頻繁にさらされる顔は認識する側からすれば見慣れた顔となり，'正常'として認識されるようになる．ここで正常とは単一の集合ではなく，いくつかのサブクラスの集合体であり，'正常'を構成するサブクラスは，さまざまな顔（ここでは正規分布すると仮定している）の平均の近傍に分布する．正常が複数のサブクラスの集合であることについては，後述する鼻や口唇の形態分類を参照されたい．'正常'を構成するサブクラスの中で出現頻度の高いサブクラスや中心に近いサブクラスほど美しいと認識されやすい．そのことは，ひとりの観察者にとって複数のタイプの美しい顔が存在することを説明する理由でもある．

Schmidhuberは，"美しさ"は数学的に定式化して説明できると唱えている．彼の説く最小記述長理論 Theory of minimum description length (MDL)[33,34]によれば，主観的に最も美しい顔とは，コード化スキームを用いて最も少ない計算量で求められる顔と定義される．人間が自己組織化的に学習することを考慮すると，脳内マップとマッチングするコード化手法は頻度の高い外的刺激に対する情報に対して計算量が最小化されるように最適化され，認識時に発生する生体にかかる負荷（エネルギーコスト）を減少させると考えるのである．モデルとして可能な限り演算コストを小さく（生体への負荷を小さく，そして外的刺激に対する反応速度を早く）するためには，認識というプロセスで用いられる顔を表現するベクトル空間をどのように生成し，顔を代表させるコードをどのように配置するかということがきわめて重要となる．単純な輝度値等の加算平均を用いて以上の条件を実現するのは，きわめて困難である．

図7.5に示す球体は無数の顔が存在する多次元空間を表す．図は，顔は幅や長さといった特徴要素以外にも，加齢により生じる皮膚の性状などの要素を用いても表現することができることを示している．球体の断面すなわち円はそれぞれ顔の全体形状，動き，皮膚のテクスチャなどを表す特性である．そのほかにも，目や鼻，口の大きさや形，それらの相対的位置関係など，さまざまな特性が存在する．形の平面を例にとると，幅（広いか狭いか），長さ（長いか短いか），彎曲の程度などの要素で特徴づけられる軸群から構成される．理論上，平面と軸の数はいずれも無限である．長いか短いかといった特徴の発現頻度は平面の中央（球体の中心）で高く，周辺に行くにしたがい次第に低くなる．集団の平均的な長さや幅，彎曲を持つ顔（および鼻や口など顔を構成するパーツ）が一番多いということになる．認識される頻度の高い顔は認識する側からすれば見慣れた顔となり，'正常'として認識されるようになる．'正常'を構成するサブクラスは球体の中心近傍に分布する．

Yagiら[29,35,36]は，テンプレートマッチング技術を基礎

119

として顔やセファロ画像の認識を自動的に行うために，専門家の知識を実装したコード化スキームを実現している（次項およびChapter 10参照）．顔を表現する空間については，矯正歯科医が長年の臨床経験により蓄積した知識に基づいて選択した解剖学的特徴変量を数学的に検証して決定し，多様な顔を効率的に表現することを可能にする最適な数の基準顔パターンを，学習アルゴリズムにより数学的に決定する．サブクラス化された基準顔パターンのサブクラス内の平均像が，そのサブクラスにおいて最も認識にかかる演算コストが少ないものと考える．

以上のようなモデルの演算コストは，顔空間のベクトルの次元数をn，顔空間に配置されたコード数をmとすると，距離演算でm×n，それに加えて最も距離が近いものを見つけるための演算にmステップがかかり，合計m（n+1）の演算量となる．ここで，顔のすべてのバリエーションに対応することになると，nとmは爆発的に増加し，演算コストが増す．しかしYagiらは，顔のマルチクラスによる認識を実現することにより，nとmを減少させ効率的な演算を実現している．

具体的には顔全体に対応する特徴表現をそのまま生成するのではなく，鼻・赤唇・オトガイのように解剖学的に重要な構成要素をサブクラスとし，サブクラスを統合して顔全体を表現することでmとnの減少を実現している．また，この減少方法は数学処理のみに依存するのではなく，臨床経験に裏打ちされた解剖学的知識によるものである．

以上のことは，Schmidhuberら[33,34]の言う「原型顔に対するすべての顔の相対的な記述長の合計と，原型顔そのものの（観察者が眼にしている光景についての残りの知識に対する相対的な）記述長の合計の最小化」に対応するものであり，美しい顔，すなわち付加的に計算しなければならない情報が少ない顔は，この系においては各コードに近い顔となる．

美しい顔は以上に述べたように定義され分類される．これは，美男・美女にはさまざまなタイプがあるという，一般にわたしたちが抱く常識（暗黙知）と合致している．

3 顔の検査

3.1 目的

- 患者が気にしている容貌の特徴と歯科医師の観察結果，客観的な計測結果を比較して，一致する点と相違する点を明確にする．
- 患者の容貌上の特徴が歯・顎顔面骨格の形態的な特徴を反映したものであるかを評価する．
- 歯・顎顔面骨格の形態を治療により変化させることで容貌がどのように変化するのか，あるいはしないのかについて見通しを立てる．
- 患者の顔色，皮膚の張りなどを評価し，全身の健康状態や加齢の状態を推定する参考にする．
- 患者の表情をみて，気分やパーソナリティを推定する参考にする．

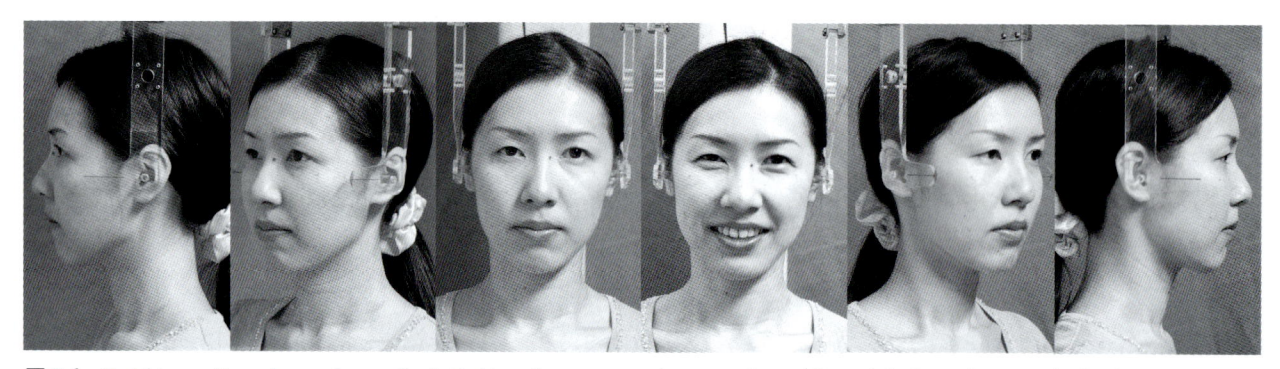

図7.6　Facial image. Faces that can be equally divided into three parts, i.e. the upper, the middle, and the lower face are judged as having good facial proportions. The frontal view is examined to see if there is any distortion of the area between the nose and the chin in the transverse direction. Some clinicians strongly value such aesthetic factors as: the thickness of the lip vermilions, the hollow space between the angles of the mouth and the dental arches that can be observed when the patients smile (i.e., the buccal corridor), and if the curve of the lower margin of the upper lip vermillion parallels with that connecting the upper incisor edges. In the lateral view, the dorsum of the nose, the curve of the nasal tip, the angle formed by the base of the nose and the upper lip line, the degree of lip convexity or concavity, lip protrusion, the severity of the chin prominence or retrusiveness The oblique facial image is suitable for examining the 3D characteristics of the face, i.e. the prominence of the cheeks, the nose, the angles of the mandible and the chin, and the steepness of the mandible.

3.2 記録方法

顔の形態評価は伝統的に患者を直接に観察し，その結果を言葉で記述すること（視診）により行われてきた．視診を軽視してはならない．医療面接を通じて，患者の顔の形と表情をさまざまな角度から自然な雰囲気で観察することができる．

しかし臨床業務の効率化と情報の保存性という観点から，過去半世紀以上にわたり規格顔面写真*（図7.6）を記録し，患者への面接で得た情報と合わせて分析・評価するという手法も採られてきた[37]．この方法の利点は定量評価が可能であるという点にある．欠点としては定量法の多くは少数の角度や距離の計測に依存しているため，顔像の持つ情報量の多さに対して得られる情報はきわめて限られていることである．

脚中*：本書では医療用に供されるイメージは画像と表記し，写真という表現は使わない．また，顔のイメージ自体については顔像，それを何らかの方法で記録したものを顔画像と表現する．'顔面'写真もより一般的な表現を尊重し，'顔'写真と表記する．

患者を座らせるかあるいは立たせたままで，自然頭位 natural head posture で前方を向かせる．顔の向きをほぼ一定にするために患者を椅子に座らせて，両耳に軽くイヤーロッド ear rod を挟んで撮影することもある．通常，口唇や頬を安静状態にさせて上下の歯を軽く接触させたまま，呼気を終えたときに正面観，左右側面観，左右45°斜位観を撮影する．必要に応じて笑顔も記録する．どの患者に対しても，またどの治療段階でも撮影倍率，撮影方向を一定にしておくと，治療経過に伴う変化を調べるときに都合が良い．

いずれの顔像を撮影する場合も，患者の眼点と耳点を結ぶ線分（眼耳平面）がなるべく床と平行になるように顔の方向を定める．患者が必要以上に緊張しないようにリラックスさせる．そのうえで中心咬合位で上下の歯を軽く噛ませ，下唇を無理に閉じさせずに力を抜いてもらうよう指示する．

眼鏡，イヤリングなどは外してもらうこと．前髪が額にかからないようにヘアピンなどで留める．

■ 正面観

ファインダーもしくはモニターの中央を通る長軸（垂直軸）と短軸（水平軸）を仮定する．顔の正中が画面の左右の中央にある垂直軸と重なり，同時に頭頂部を上限に，下方は肩が少し入るようにする．左右の耳が収まるようにファインダー内の構図を決める．水平軸は通常，左右の眼と重なるかそれよりやや下にくるような構図にする．

■ 側面観

ファインダーもしくはモニターの中央を通る長軸と短軸を仮定する．眼耳平面に対する垂直二等分線が画面の左右の中央にある垂直軸と重なり，同時に頭頂部を上限に，下方は肩が入るようにファインダー内の構図を決める．眼耳平面が画面の上下の中央，または中央よりわずかに上にくるように設定する．頭頂部と鼻の先端が画面からはみ出さないように注意する．

■ 左右45°斜位観

撮影側の眼耳平面に対する垂線が画面の垂直軸と重なり，同時に頭頂部を上限に，下方は肩が入るようにする．頬が画面からはみ出さないように注意する．眼耳平面が画面の上下の中央，または中央よりやや上にくるように設定する．

■ 立体像

2台あるいは4台の高精度CCDカメラを用いて，顔の立体デジタル画像を高速・高精細で記録することができる（図7.7）．撮影時間は1枚あたりおよそ0.04秒であるので，乳・幼児の撮影にも適している．記録されたデータは数分以内に加工できるので，任意の角度から見た顔画像を撮影直後に確認し，必要に応じて患者に見せることもできる．

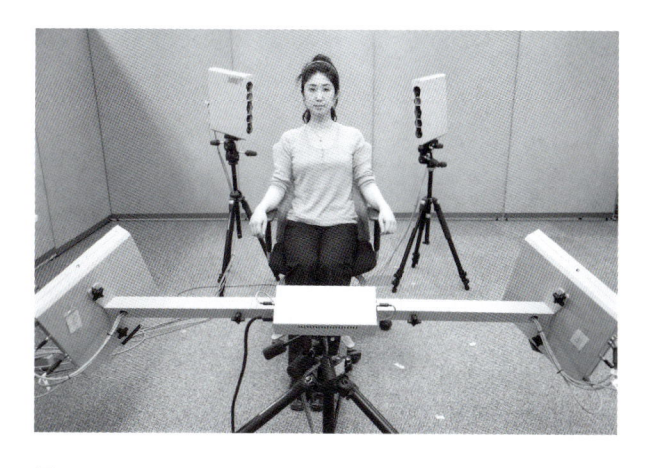

図7.7 The system for recording 3D facial imagery (3dMDcranial™ System, 3dMD, USA). Circumferential data of the face can accurately be retrieved with simultaneous recording done by placing four cameras around the object.[38]

また三次元顔画像は，CT画像やMR画像と組み合わせることで手術シミュレーションなどさまざまな応用が期待できる．このように立体顔画像撮影装置システムは高速性，利便性，正確性を備えているので，矯正歯科臨床における顔画像の記録と解析のブレークスルーとなった．

3.3 顔の形態分析

■ 軟組織計測点

図7.8に顔の形態や表情表出運動の分析に用いられることの多い，軟組織上の解剖学的特徴点 anatomic landmarks を示す．

■ 正面観

顔は上から順に上顔面，中顔面，下顔面の三つに分けられる．前額の髪の生え際からグラベラまでを上顔面，グラベラから鼻下点までを中顔面，鼻下点から軟組織メントンまでを下顔面という．次のような点に注目して観察する．

■ 全体の顔立ち－面長なのか，幅広いのか，卵円型な

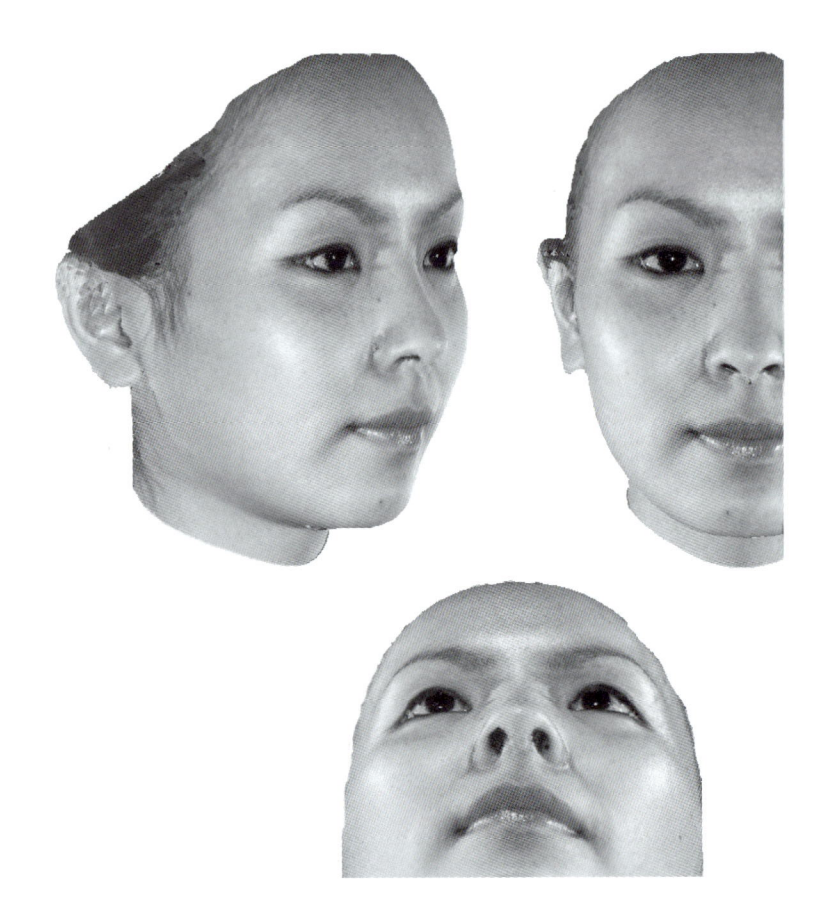

図7.8 Anatomic landmarks defined on the facial surface [6,39,40,41,42,43].
Glabella（g）グラベラ，正中矢状面上で左右眉毛間の最前方；Nasion（n）ナジオン，前頭鼻骨縫合部の最前点；Sellion（se）セリオン，ナゾフロンタル角の最深点；Exocanthion（ex）エクトカンティオン，眼裂の外眼角点；Endocanthion（en）エンドカンティオン，眼裂の内眼角点；Palpebrale superius（ps）パルペブラーレスーペリウス，上眼瞼縁の最上方点；Palpebrale inferius（pi）パルペブラーレインフェリウス，下眼瞼縁の最下方点；Orbitale（or）オルビターレ，眼窩下縁の最下点；Zygion（zy）ツィギオン，頬骨弓の最外側点；Porion（po）ポリオン，イヤーロッドの最上方点；Pronasale（prn）プロナザーレ，鼻尖の最前方点；Subnasale（sn）サブナザーレ，鼻下点；Alare（al）アラーレ，鼻翼の最外側点；Alare curvature（ac）アラーレカーヴァチュアー，鼻翼基底部の最外側点；Subalare（sbal）サブアラーレ，鼻翼基底部の最下方点；Labiale superius（ls）ラビアーレスーペリウス，上唇点；Labiale inferius（li）ラビアーレインフェリウス，下唇点；Stomion（sto）ストミオン，口裂点；Cheilion（ch）ケイリオン，口角点；Gonion（go）ゴニオン，下顎角の最外側点；Pogonion（pg）ポゴニオン，オトガイの最前方点；Cervical neck（cn）サービカルネック，オトガイと首を結ぶ曲線の最深点；Gnathion（gn）グナチオン，stoとcnを結ぶ直線上における，オトガイプロファイルの最前上方点；gn'point グナチオンポイント，snとgnを結ぶ直線上におけるオトガイプロファイルの最前方点；g point ジーポイント，po, sn, ex を結んでできる三角形の幾何学的重心点．

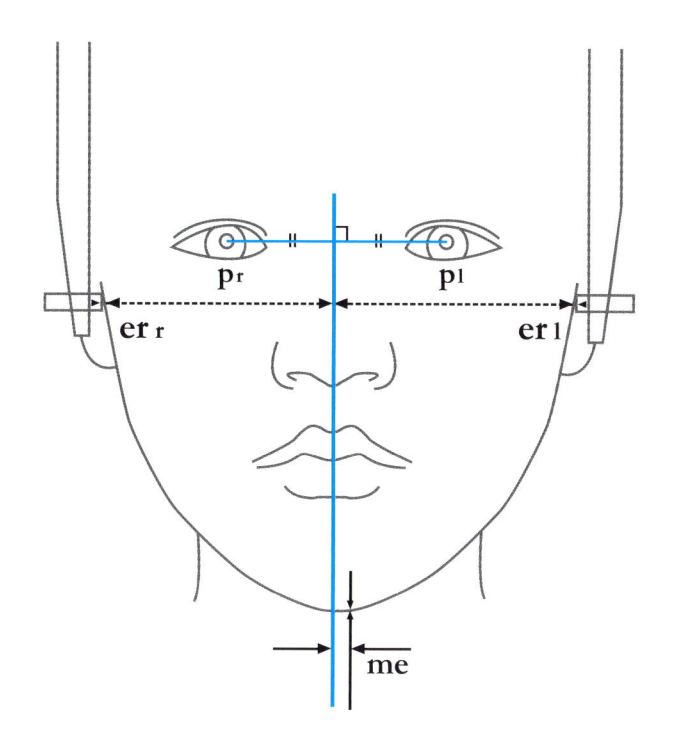

図 7.9 Soft tissue landmarks, the facial midline, and the measurements that are employed in clinical examination of facial symmetry. err and erl, the intersection of the facial contours with a line connecting the bilateral centers of the ear rods; pr & pl, the midpoint between the right and left side pupils; me, the lowermost point on the interior margin of the mandible at the midline. The facial midline is defined as the perpendicular bisector of the line connecting the bilateral pupils[45].

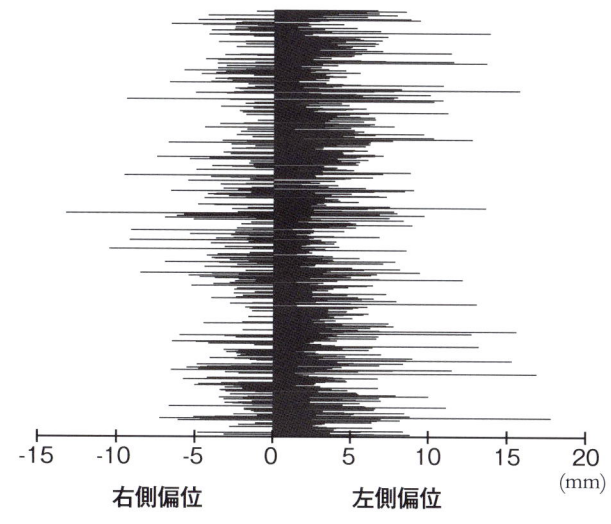

図 7.10 A graph showing the distribution of the distances (me to the facial midline) measured for 1,800 orthodontic patients, arranged in order of registration. Note the overwhelming number of patients that showed jaw deviations toward the left side. (Reprinted from Angle Orthod 2002 ; 72 : 28-35. Haraguchi S, Takada K & Yasuda Y. Facial asymmetry in subjects with skeletal Class III deformity, Copyright 2002, with permission from E H Angle Orthodontists Research and Education Foundtin, Inc.).

のかなどを評価する．短頭型，長頭型などの特徴分類をすることもある（Chapter 4 参照）．
- 上顔面から中顔面では眼間離開の有無や，外耳，鼻，口唇の形成状態などの所見は，さまざまな顎顔面の形成異常の鑑別診断に有用である（Chapter 5 参照）．
- 鼻背，鼻尖の形（側面観と斜め前からの観察も参照する）．
- 口唇については左右の対称性，厚み，安静時の形 posture，緊張状態そして口裂の傾きを観る．特に下顎骨の偏位を認める症例では，口裂の傾きと咬合平面の傾きについても精査する必要がある．後者は上顎骨の下方への成長量が左右で異なっているかどうかを評価する指標である．舌圧子 tongue blade を横向きにくわえさせ，その左右への傾きをみることで咬合平面の傾きを知ることができる．安静時に口唇が閉じられていないときには，口呼吸または鼻閉を疑う．
- オトガイ隆起の程度（側面観と斜め前からの観察も

参照する）．
- 顔面高－顔の垂直方向の長さを顔面高 face height という．思春期の患者で下顔面高が長い場合，垂直方向の咬合のコントロールに注意を要する場合がある．
- 対称性（図 7.9）－顔は対称ではなく，右半側が左半側に比べて大きい（図 7.10）[43]．わたしたちが正常とみなしている顔は実は非対称なので，完全に対称な顔の合成写真を眼にしたときに，わたしたちは'普通でない'という違和感（非対称であることを基準にした状態からのずれ）を持つのであろう．顔の対称性という要素は，美しさよりは病的要素の有無を評価するときの有効な指標である．口元を中心とした顔のゆがみ（変形）は，内部の顎骨形態（形と大きさ）の異常とそれによりもたらされる上下歯列の咬合関係の異常を反映している場合が多い．人は正中に対してオトガイが約 5mm 以上ずれると，顔が非対称であることに気づく[44]．

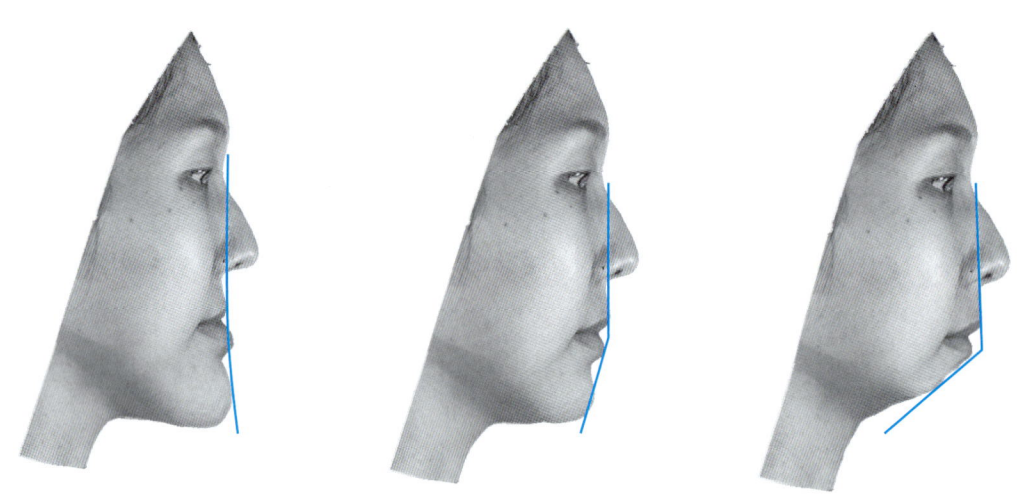

図 7.11　Three typical facial profiles. Cconcave type 陥凹型, straight type 直線型, convex type 前突型.

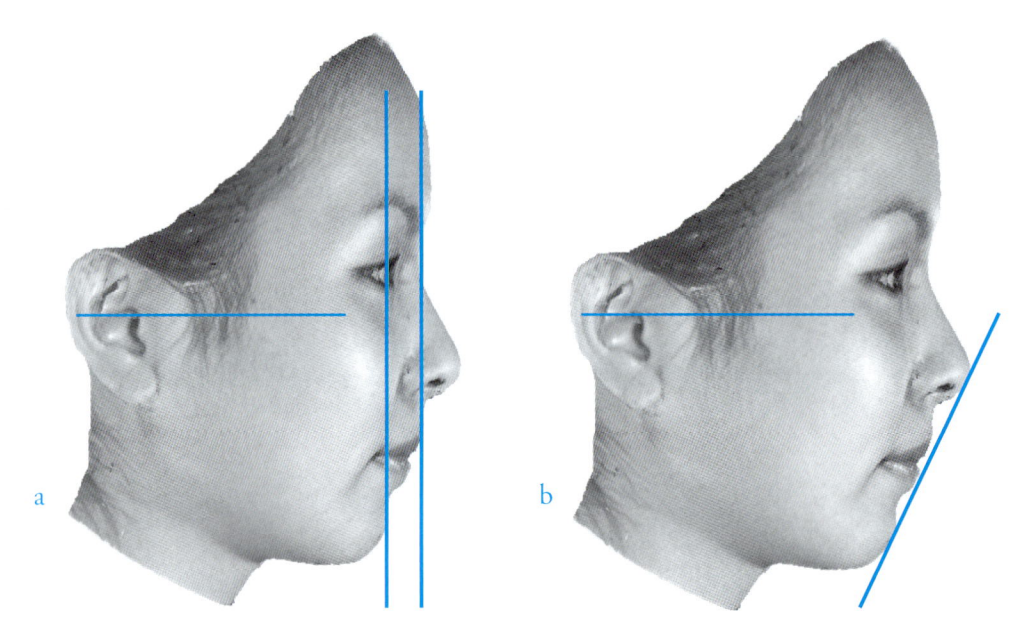

図 7.12　a, Holdaway analysis; b, Ricketts analysis

■ 側面観
横顔

　横顔 profile（プロファイル）とは，額からオトガイ下部にいたる顔側面像の総称であるが，特にその輪郭に限定して意味する場合もある．軟組織プロファイル soft tissue profile ともいう．歯科矯正学では横顔のことを側貌と呼ぶことがある．これは容貌から転じた造語である．

　口唇部の形状は，矯正歯科治療により前歯や上下顎骨の位置を変えることで変化する．したがって，前歯および上下顎骨の移動術式と方向および量を決定するうえで，横顔の客観的な分類と評価は必要不可欠である．

　セファロ画像上で軟組織の形態を分析する[45]ことがある．この方法は歯・顔面頭蓋の形態と同時に評価できるという利点がある．しかし口角の位置や口裂の傾き，赤唇の上下的な厚みなど，実際にヒトが顔を認識するときに注目する特徴を観察することが難しいのが欠点である．またエックス線の接線効果により，軟組織の輪郭を必ずしも正確に把握できないため，本来は横顔の正確な輪郭評価には適していない[46,47,48]．

　横顔の形状がその内面を構成する歯・骨格の形態と密接に関連していることを疑う余地はない．

　横顔の最もよく知られた分類は，陥凹型 concave type，直線型 straight type，前突型 convex type の3型である（図 7.11）．この分類法は，鼻とオトガイに対する口唇の相対的な前突・後退の程度を特徴化したものである．鼻が低いあるいはオトガイ隆起が目立たない患者への

適用には限界がある．

　矯正歯科臨床で用いられることの多い分析法には，そのほかに Holdaway 分析[49]（図7.12a）と Ricketts 分析[50]（図7.12b）がある．前者は顔の側面観において軟組織 A 点，あるいは B 点を通る鉛直線（起立させて自然位をとらせたときの地面に対する垂線）を基準に判定する．この線より赤唇が著しく前方にあるときを「前突」と判定する．口唇安静時（軽く開いた状態）でこの 2 本の線の距離が 2 ～ 3 mm を超えて大きいときは，歯槽性の'前突'と判定する．後者はオトガイと鼻尖を結ぶ線分 Esthetic line（E ライン，審美線）に対する，上下の赤唇の相対的位置で評価する．

　横顔は，前突型，直線型，陥凹型への 3 分類のように，暗黙裡に正しいと考えられる直感や知識に基づいていくつかのパターンに分類されてきた．

　これらの分類法は単純な基準を用いているため，直感的に理解しやすいという利点がある．しかしヒトは顔の微細な特徴を正確に認識する能力を備えているため，分類結果と実際に顔の特徴から受ける印象との間には，かなりの隔たりが生じることがあるという欠点もある．ヒトは顔の特徴を全体像として holistic に認識するものである[4,5]ことを理解しておかねばならない．

　この種の分類法が抱える本質的な問題として，顔の類型基準（たとえば前記の 3 つのパターン）が暗黙知として与えられていることがある．類型基準や類型数が最適かどうかの検証はない．同じような誤りの例として"美しい"と（観察者が）判断した顔を収集し，それらの平均像と標準偏差を求めるといったことがある．初めに"美しい顔"ありき，すなわち美しさの基準が先験的に与えられていると主張するような分類法には注意しなければならない．形状分類の妥当性，客観性，ロバスト性についての検証が必要である．

・**Nose-lip-chin profile 分類**

　多くの軟組織形態の分類法の限界は，分類基準や分類数を決定した根拠が説明されていないこと，異なるサブクラスの中間型の取り扱いが不問に付されていること，そして口唇の前後的な位置以外の特徴である厚みなどの要素が分類に用いる基準に含まれていないこと，などにある．つまり顔のわずかな形態的な差異（そしてそれは本質的に個性を表し，個体間の識別に決定的な影響を与えることが多い）が，うまく抽出されないという問題をはらんでいる（前項を参照）．

　筆者ら[6,41,42,51]は人間の認識とかけ離れず，かつ微妙な形態上の相違を記述できるような分類基準を知識化し（図7.13），テンプレートマッチング技術とベクトル

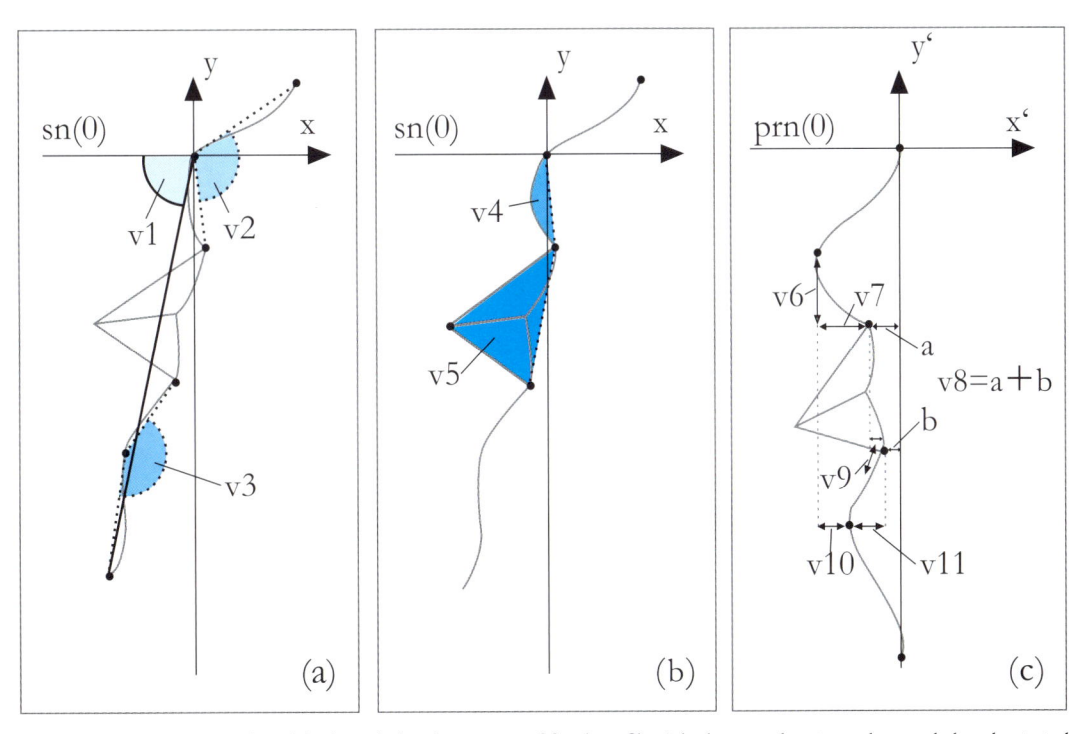

図7.13　Feature vector elements employed for knowledge description of facial profiles. The lip vermilion is used as a subclass that is independent of the elements v1,v2,…,v11[51].

Part 4　検査・診断論

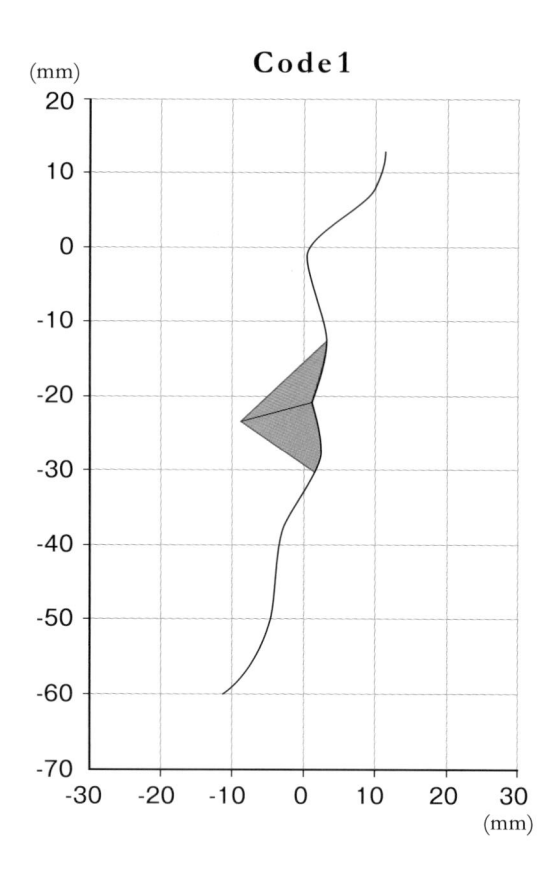

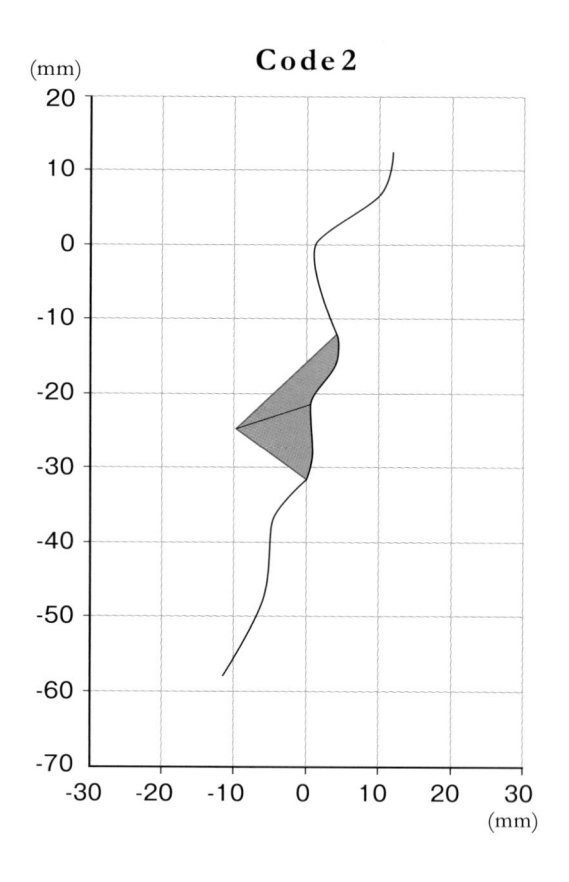

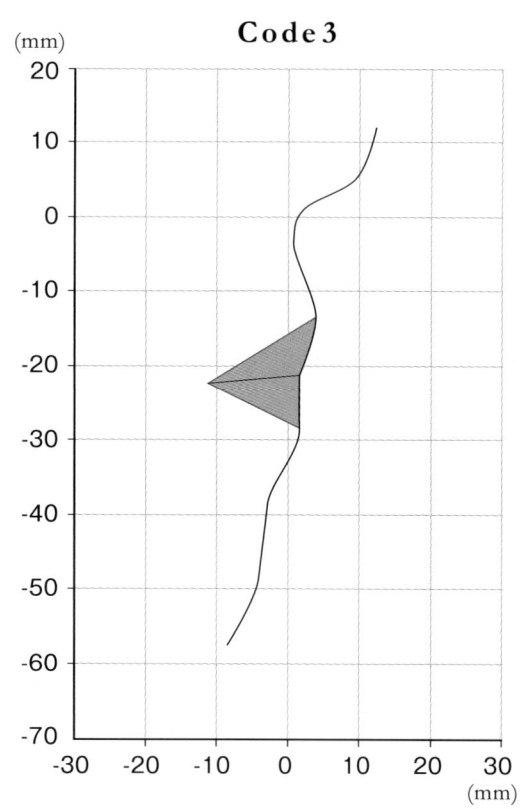

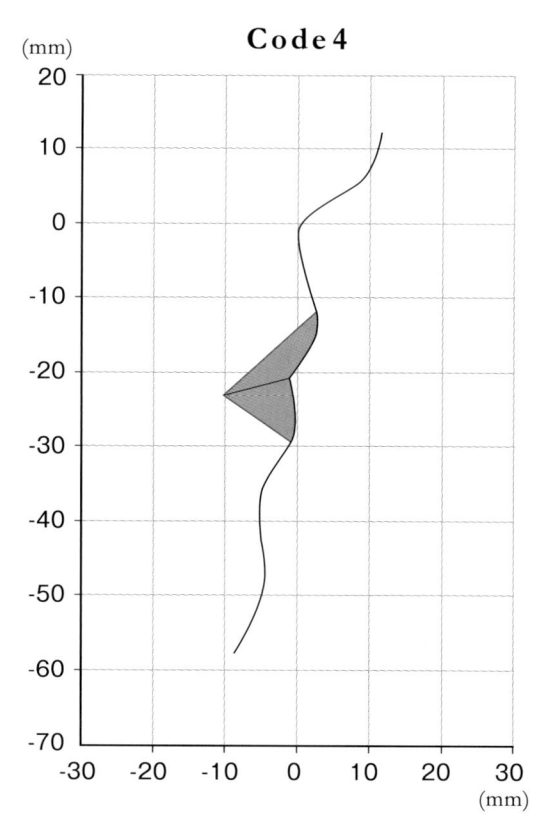

Code 1

Code 2

Code 3

Code 4

図 7.14a

図 7.14b

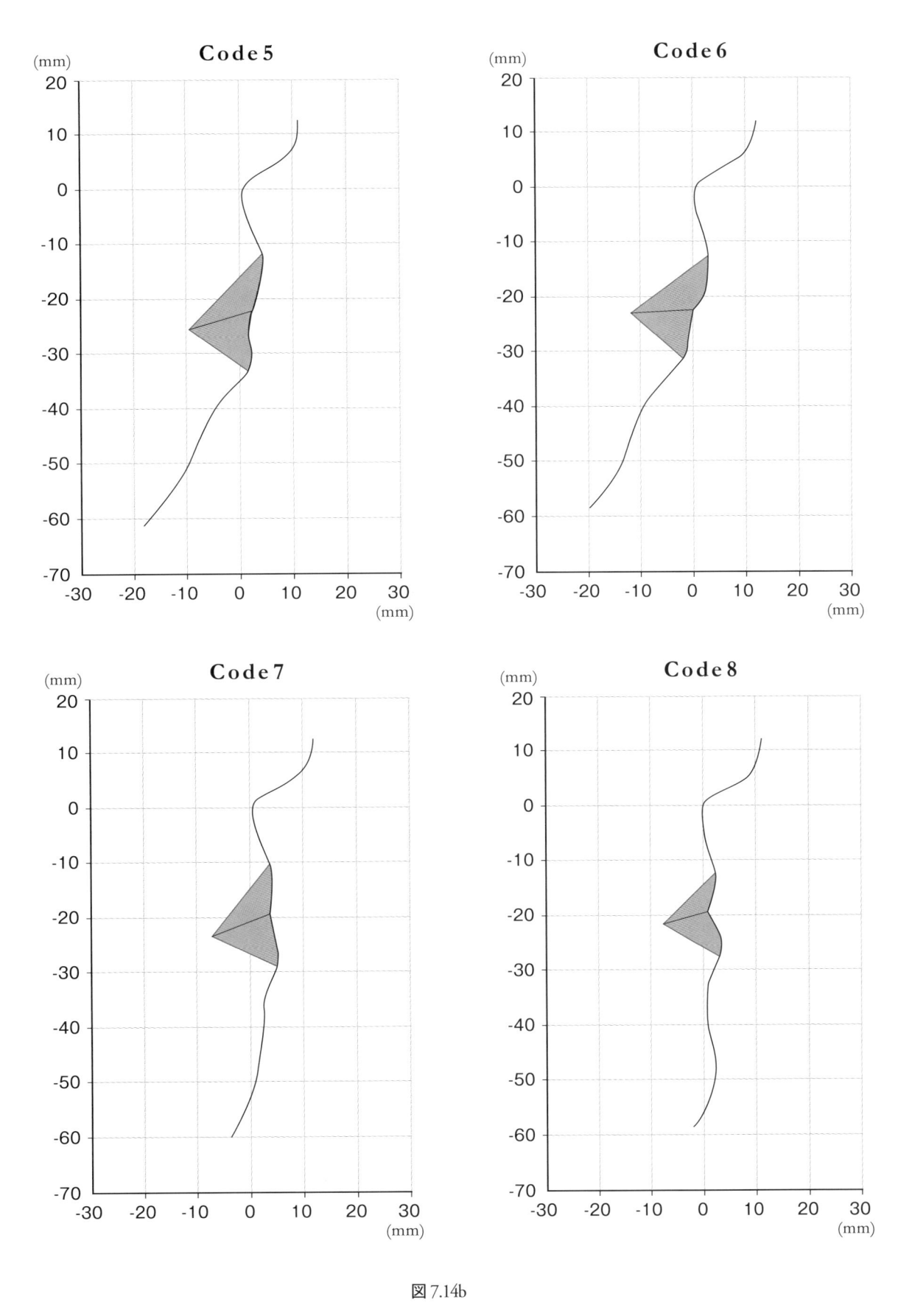

図 7.14　a,b, Eight mean nose-lip-chin profile patterns,50 designated in actual size. The chart can be used to classify a given patient's facial profile by superimposing it on each of the 8 codes[51].

表7.1　Characteristics of the six codes (subclasses) representing the naso-lip-chin profiles

NLCコード1	直線型の横顔．軽度の下唇の翻転．
NLCコード2	前突型の横顔．下赤唇は上赤唇より後退．平坦な下顎下縁平面．骨格性1級または2級．
NLCコード3	直線型の横顔．前後方向に長く垂直方向に短い赤唇．平坦な口裂．
NLCコード4	直線型の横顔．広いナゾラビアル角と狭いラビオメンタル角．薄い赤唇．後退したおとがい唇溝とおとがいの隆起．上下顎切歯の直立．骨格性1級または2級の顎関係．平坦な下顎下縁平面．
NLCコード5	前突し，分厚い上下の赤唇．下赤唇は上赤唇より前突．口裂は口角に向かうにしたがい下がる．おとがいの著明な後退．下顎下縁平面の急傾斜を伴う骨格性2級．
NLCコード6	前突し，分厚い上下の赤唇．上赤唇の前突．口裂は平坦．おとがいの著明な後退．下顎下縁平面の急傾斜を伴う骨格性2級．
NLCコード7	陥凹型の横顔．小さいナゾラビアル角．上赤唇の後退．上下ともに分厚い赤唇．口裂は口角に向かうにしたがい下がる．小さいオーバージェットと骨格性3級．下顎下縁平面の急傾斜．
NLCコード8	陥凹型の横顔．後退した薄い上赤唇．おとがいの前突．口裂はコード7よりは平坦．小さいオーバージェットと骨格性3級．

量子化技術を用いて，ヒトの顔の側面観を8つに類型化することに成功している（図7.14）．ここで類型化されたパターン（コード）数は，パターン間の差が数学的に最大化されるときの数を意味する．症例の横顔の輪郭をそれぞれのコードに重ね合わせ，最も近似するコードを選ぶ．

横顔を正確に識別するためには，以下のような特徴要素が手掛かりになる．

・ナゾラビアル naso-labial angle 角
・ラビオメンタル labio-mental 角
・鼻唇溝
・上唇の長さと彎曲の程度
・上赤唇の前突度
・赤唇の厚み
・オトガイの前後的な位置
・オトガイ隆起の程度

各コードの形態的特徴を表7.1に示す．

■鼻

矯正歯科治療においては，口唇の前突の程度は便宜抜歯を行うかどうかを決定するうえで重要な評価要素の一つである．その判定には鼻の高さやオトガイとの前後的な位置関係[50]や，鼻柱の傾きと上唇の傾きとの関係[45]が利用されることがある．

思春期には鼻背の上方回転，鼻背隆起の形成，鼻柱の下方回転などが生じるために，鼻の形態は変化する[52]．そのような形態変化には性差がある[53]．

青年期成長スパートの時期は一般に女子において早く，特に鼻背の長さは9歳から11歳の女子では男子を上回る増加量を示す．鼻の総成長量は女子が男子よりも小さい．小臼歯を抜去し上顎前歯を口蓋側に牽引するときには，オーバージェットの減少に伴い上唇が後退し，鼻唇溝が伸びて後傾する，いわゆる'dished-in'型の横顔が不本意につくられることがある．その場合，鼻下点も後下方に移動し，鼻柱はより急傾斜するようになりやすい．アングルⅡ級1類咬合異常の症例では，このような横顔をつくらないように考慮しなければならない．

したがって便宜抜歯か非抜歯かの判断をしなければならない思春期の患者に対しては，口唇やオトガイの形のほかに，鼻の前後的位置や形態を客観的そして定量的に評価し，さらに将来の横顔の形を予測することは，矯正診断において重要である．

鼻の高さは口唇の前突の程度を判断するための指標として，オトガイの前後的な位置と組み合わせて用いられる[51]．上顎前歯の位置や傾きに問題のある不正咬合の治療計画を立てる場合には，前歯の矯正移動（カムフラージュ camouflage 治療）と外科的矯正歯科治療のいずれが治療方法として適切かを判断するうえで，鼻柱の傾きは重要な指標となる．

表 7.2　Characteristics of the six codes (subclasses) representing the nasal forms

Ｎコード1	直線的に下降する鼻背上部．後下方へ凸の彎曲を示す鼻背中央部．尖った鼻尖と緩やかな傾きの鼻柱．
Ｎコード2	下方へ向かって凸の彎曲を示す鼻背中央部．尖った鼻尖を特徴とする上向きの鼻．
Ｎコード3	緩やかな凹型の彎曲を描く鼻背．他のコードの中間的な形態的特徴を示す鼻．
Ｎコード4	やや凸型の鼻背隆起と直線的な鼻背を持つ上向きの鼻．
Ｎコード5	凸型の鼻背隆起．直線的な鼻背中央部と下部．丸い鼻尖と緩やかな傾斜の鼻柱．
Ｎコード6	直線的な鼻背と丸い鼻尖．

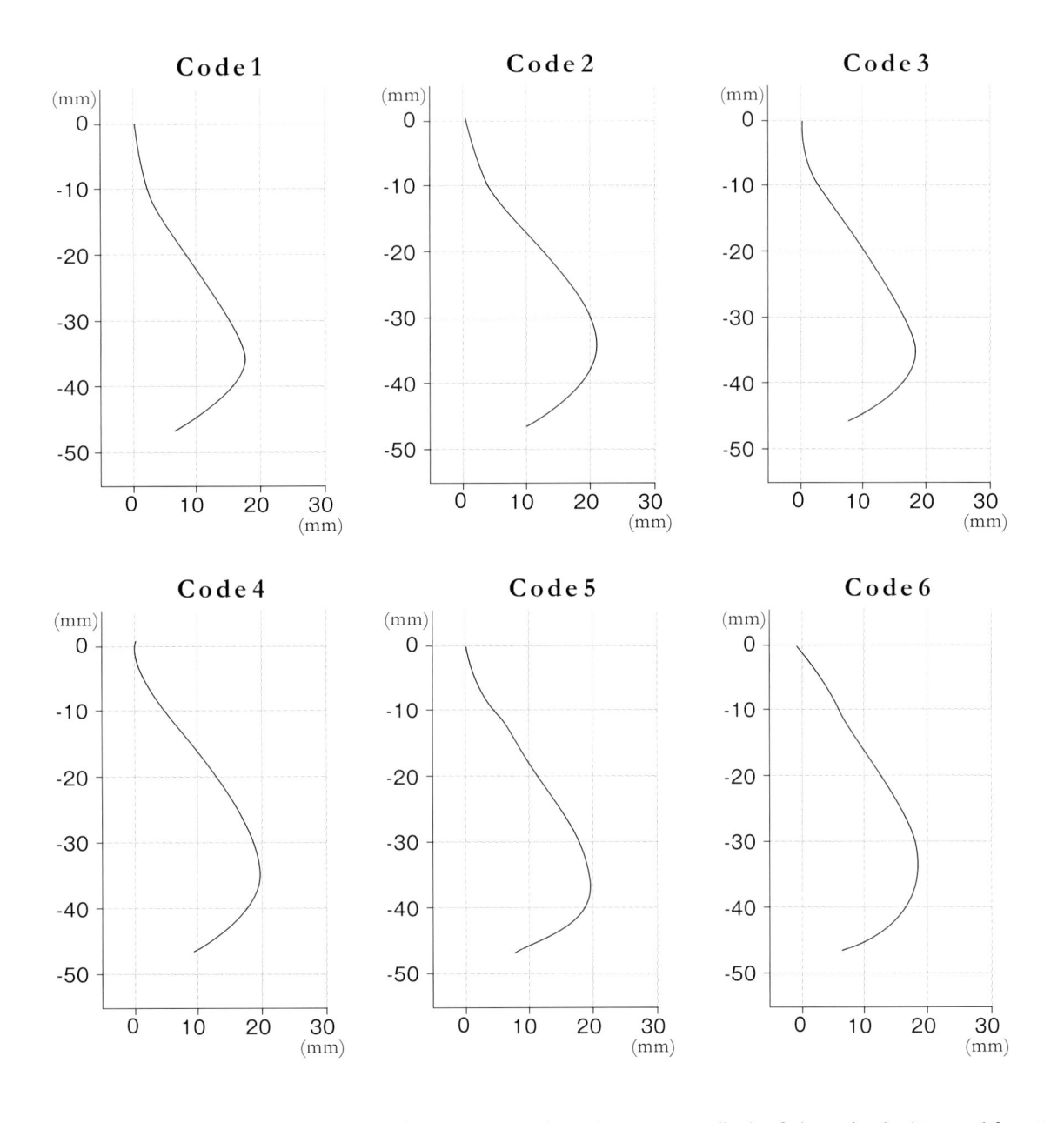

図 7.15　Mean nose profile patterns of Japanese adult women, in actual size, that were optimally classified into 6 codes (Reprinted from Angle Orthodontists: Tanikawa C. et al. Knowledge dependent pattern classification of human nasal profiles. 77:821-830. Copyright 2007, with permission from E H Angle Orthodontists Research and Education Foundation, Inc.)

鼻側面の形態は6種類のコード（パターン）に類型化される[41]（図7.15）．

各コードの形態的特徴を表7.2と図7.15に示す．

■ 矯正歯科治療で考慮すべきこと

Nコード2とNコード4の鼻の形を有し，上顎骨の後退に起因する骨格性反対咬合を伴う患者に対して，LeFort I型の骨切り術により上顎骨の圧下と前方への移動を計画する場合には，手術により鼻尖が上方に変位し，その結果，術前より鼻がさらに上向くおそれがある[54]．またⅡ級1類の咬異常合を認める思春期の患者で上顎骨の前方成長を抑制することを計画する場合には，鼻柱の上向きへの急傾斜が強められる機会は損なわれるおそれがある．一方，短い上顎骨を原因とする骨格性反対咬合を有する小児患者に対して，上顎骨の前方牽引や骨延長術を計画するときには，治療後に鼻はより上向きになる可能性がある．

LeFort I型骨切り術の偶発症として，上顎骨を上方へ移動することにより鼻尖も上方へ変位することが知られている[55,56]．鼻尖が1 mm上方に変位するだけで，鼻の印象は相当に変わる[57]．したがって顎変形症，特に上顎骨の後退を伴う骨格性反対咬合や上顎骨の垂直方向への過大な成長を特徴とするロングフェース症候群など，外科的矯正歯科治療の適応症例の診断，治療計画の立案，術後の容貌の予測および術前の患者教育を適切に行うためには，患者の鼻の形態的特徴を把握しておくことは大いに意味がある[58,59]．

■ 赤唇

顔画像を用いて上下赤唇の垂直的長さや，前突・後退の程度などの主観的評価が行われてきた[40,50]．側面位セファロ画像上で上下赤唇の前後的な位置，切歯から軟組織までの線長，線分のなす角度なども計測されている[45,49,60,61]．

日本人女性の赤唇側面像の形態は7つに最適分類される（図7.16）[42]．分類されたパターン間の差異は上赤唇および下赤唇の形態的特徴，口裂の傾きおよび上下赤唇の前後的位置関係により最大化される．赤唇部側面像の形状は，下顎骨の前後的ならびに垂直的位置および上下中切歯の相対的位置関係により特徴づけられる．

各コードの歯・顎顔面骨格形態の特徴を表7.3に示す．

■ 矯正歯科治療で考慮すべきこと

上赤唇が下赤唇と比較して前方に位置する場合には，オーバージェットは大きい．

LVコード2とLVコード5は上赤唇が下赤唇より前突しているが，上赤唇の膨らみは中程度である．小臼歯を便宜抜去し上顎永久切歯を口蓋側に牽引する場合には，'dished-in'型の横顔がつくられるおそれがある．したがってこれらのコードに分類される患者では，上顎永久切歯を後方へ過剰に牽引することは控えるべき

表7.3 Traits of the 7 mean lip vermilion profile codes determined for the Japanese adult women.

LVコード1	平均的で整ったプロポーションの赤唇．骨格性1級あるいは下顎骨実効長が長いことに起因する骨格性3級の傾向．長い下顔面高．下顎前歯の舌側傾斜と小さいオーバーバイト．
LVコード2	尖って前突した上赤唇と丸みを帯びて後退した下赤唇．前方において上方へ向いた口裂．骨格性1級または骨格性2級．下顎前歯の唇側傾斜と大きいオーバージェット．
LVコード3	薄い上赤唇と厚い下赤唇．前方において上方へ向いた口裂．骨格性1級または下顎骨実効長が長いことに起因する骨格性3級．小さいオーバージェット．
LVコード4	前後的に長い赤唇と平坦で垂れ下がった下赤唇．骨格性1級で前頭蓋底前後径は長い．
LVコード5	上赤唇に対して後退した下赤唇．骨格性1級あるいは下顎骨が短いことに起因する骨格性2級．下顎下縁平面の急傾斜．大きいオーバージェット．上顎切歯の口蓋側傾斜と下顎切歯の唇側傾斜．
LVコード6	膨れて前突した上赤唇と，後退した下赤唇．前方において上方へ向いた口裂．骨格性1級．下顎下縁平面は緩傾斜．大きいオーバージェット．
LVコード7	薄く平らで上方に翻転した上赤唇と厚く前後に長い下赤唇．骨格性1級あるいは下顎骨実効長が長いことに起因する骨格性3級．小さいオーバージェット．

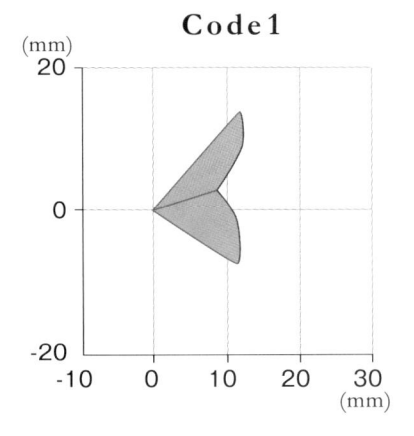

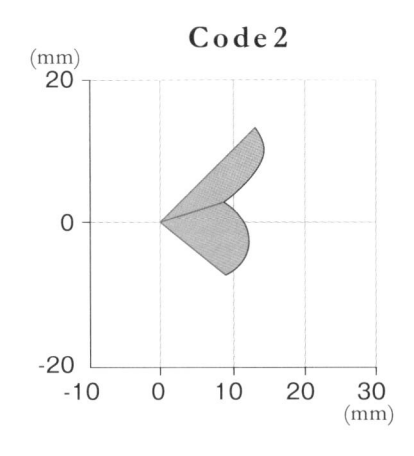

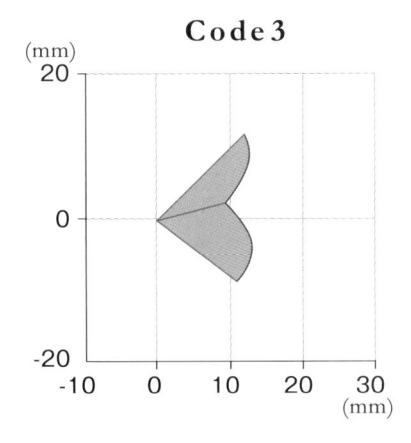

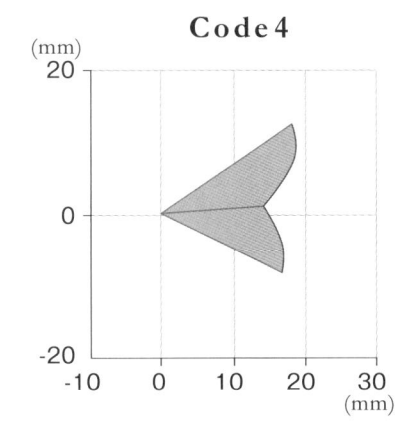

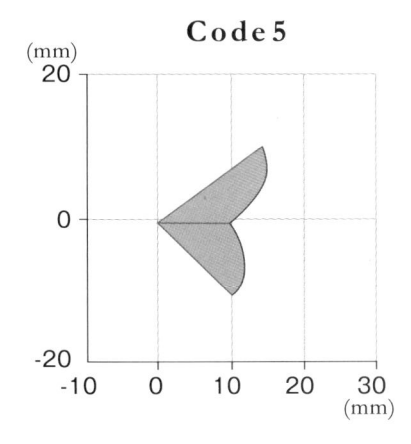

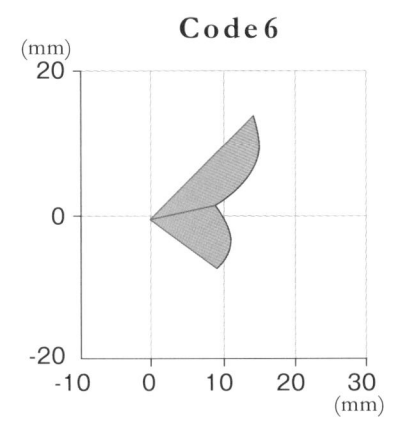

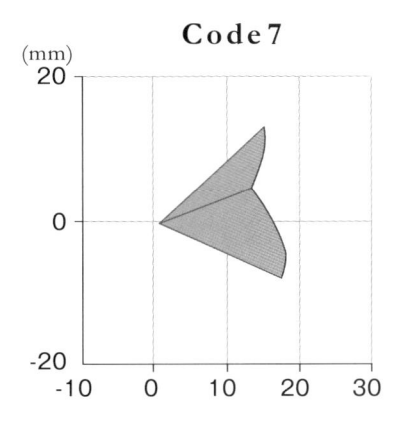

図 7.16 Seven mean mean-lip-vermilion profile codes, designated in actual size, that were found to be optimal for the Japanese adult women. (Reprinted from Angle Orthodontists: Tanikawa C. et al. Lip vermilion patterns and corresponding dentoskeletal forms in female adults. 79: 1037-1046. Copyright 2009, with permission from E H Angle Orthodontists Research and Education Foundation, Inc.)

である.

LVコード4は上下赤唇ともに前後的に長いので便宜抜歯を行い，前歯を後退させることで，よりバランスの取れた赤唇形態を獲得できる可能性がある.

LVコード6の赤唇を有し口唇の前突感を主訴として来院した患者に対しては，下顎を前方移動させ下唇を前方に移動させることで，より好ましい顔貌が得られる場合がある.

LeFort I型骨切り術を下顎矢状分割骨切り術と併用した場合の偶発症として，上顎骨を前方へ移動することにより，口唇はより薄くなる[62]. LVコード3およびLVコード7のような赤唇を有する患者に対してLeFort I型骨切り術による上顎骨の前方移動を行うと，上唇はさらに薄くなる可能性が高い．したがってLeFort I型骨切り術の術前計画を立案する際には，上顎を前方に移動させ過ぎないように，配慮する必要がある.

4 立体顔像

立体顔画像を資料として，任意の角度から顔像の特徴を抽出・評価できる．また任意の部位における表面形状の特徴を観察・計測・表示することが可能である（図7.17）．治療前後の形態変化が生じた部位を定量的に計測することができる.

直線型の横顔の輪郭（Nose-lip-chin分類のNLCコード1，3，および4）を特徴とする日本人成人男女の立体顔像の代表的な特徴要素と，それらの平均と標準偏差を図7.18と表7.4にそれぞれ示す（解剖学的特徴点の定義については，図7.8を参照）．咬合異常を認める患者の顔の形態診断に標準値として用いることができる．また男女それぞれの平均顔像を図7.19に示す.

青年期の口唇の特徴は微笑んだときに(1)下唇の明瞭な翻転，(2)上顎前歯の切縁が垂直方向に2～3mm見える，(3)上赤唇の先端が下赤唇の先端よりも2mm程度前方に位置している，(3)赤唇とその周囲の皮膚組織との境界が鮮明であることなどがあげられる[64]．さらに安静時に赤唇の湿潤域と乾燥域の境界が明瞭であること，鼻唇溝部が側面観で明瞭な彎曲を描くことも特徴である．赤唇は中央部で前突し，張りがある．このような特徴は加齢とともに口輪筋の廃用委縮と脂肪組織，筋膜および筋肉鞘の増加が進むことで消失する[65].

笑ったときに強調される口角と頬部の間にある法令のしわは，同部の脂肪組織の消失により生じる．オトガイ筋の深部にある脂肪の消失は口唇-オトガイ輪郭に影響を及ぼす．つまり顔の老化の主な原因は皮膚の

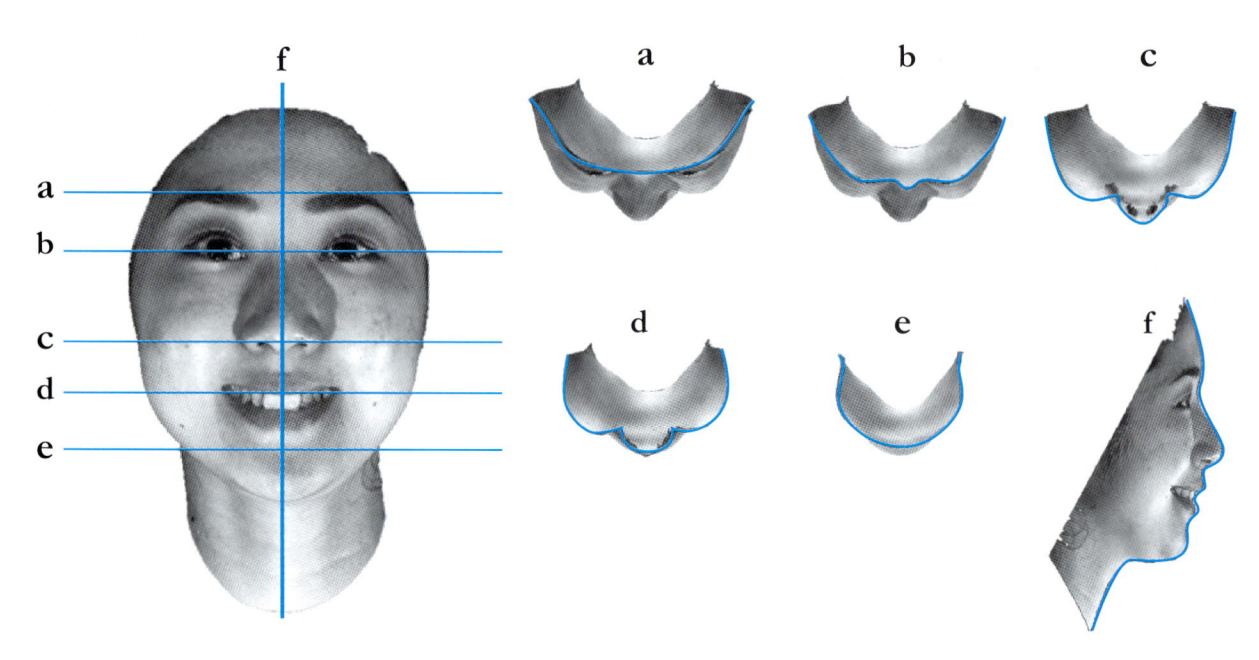

図7.17　The contours of the soft tissue face at a-f.

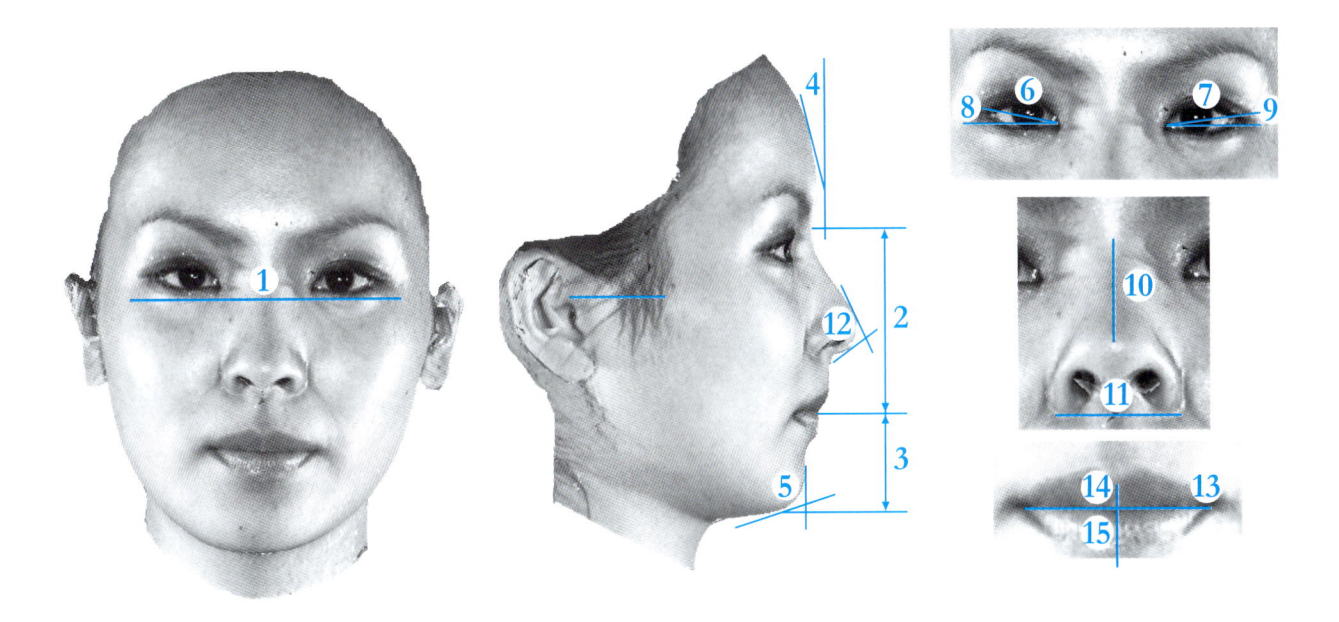

図 7.18　Anatomic feature elements[63] that are defined on a three-dimensional facial image. The terms and definitions of the elements are given in Table 7.4.

表 7.4　Means and standard deviations determined for the facial soft tissue measurements in adults with normal occlusions and naso-lip-chin codes 1, 3 and 4.

	Measurement	Male Mean	S.D.	Female Mean	S.D.
Face					
1	Width of the face (zy-zy) (mm)	124.6	6.7	118.9	12.9
2	Physiognomical height of the upper face (n-sto) (mm)	77.7	2.9	72.8	5.8
3	Height of the mandible (sto-gn) (mm)	46.2	4.9	42.4	4.9
4	Inclination of the anterior surface of the forehead (deg.)	-15.9	5.1	-9.7	9.0
5	Mentocervical angle (deg.)	82.8	13.5	74.8	15.0
Orbits					
6	Length of the eye fissure (ex-en) : right (mm)	30.1	1.9	29.9	3.1
7	Length of the eye fissure (ex-en) : left (mm)	30.4	1.8	28.7	3.8
8	Inclination of the eye fissure (ex-en) : right (mm)	6.7	3.6	5.9	3.4
9	Inclination of the eye fissure (ex-en) : left (mm)	8.7	3.4	7.9	3.1
Nose					
10	Length of the nasal (n-prn) (mm)	47.4	3.4	43.7	7.2
11	Width between the facial insertion points of the alar base (ac-ac) (mm)	29.4	2.3	29.2	4.0
12	Nasal tip angle (deg.)	79.3	14.5	89.2	6.6
Lips					
13	Width of the mouth (ch-ch) (mm)	48.2	4.6	46.0	7.4
14	Vermilion height of the upper lip (ls-sto) (mm)	11.0	2.2	9.7	1.7
15	Vermilion height of the lower lip (sto-li) (mm)	10.7	1.8	8.4	1.7

Part 4　検査・診断論

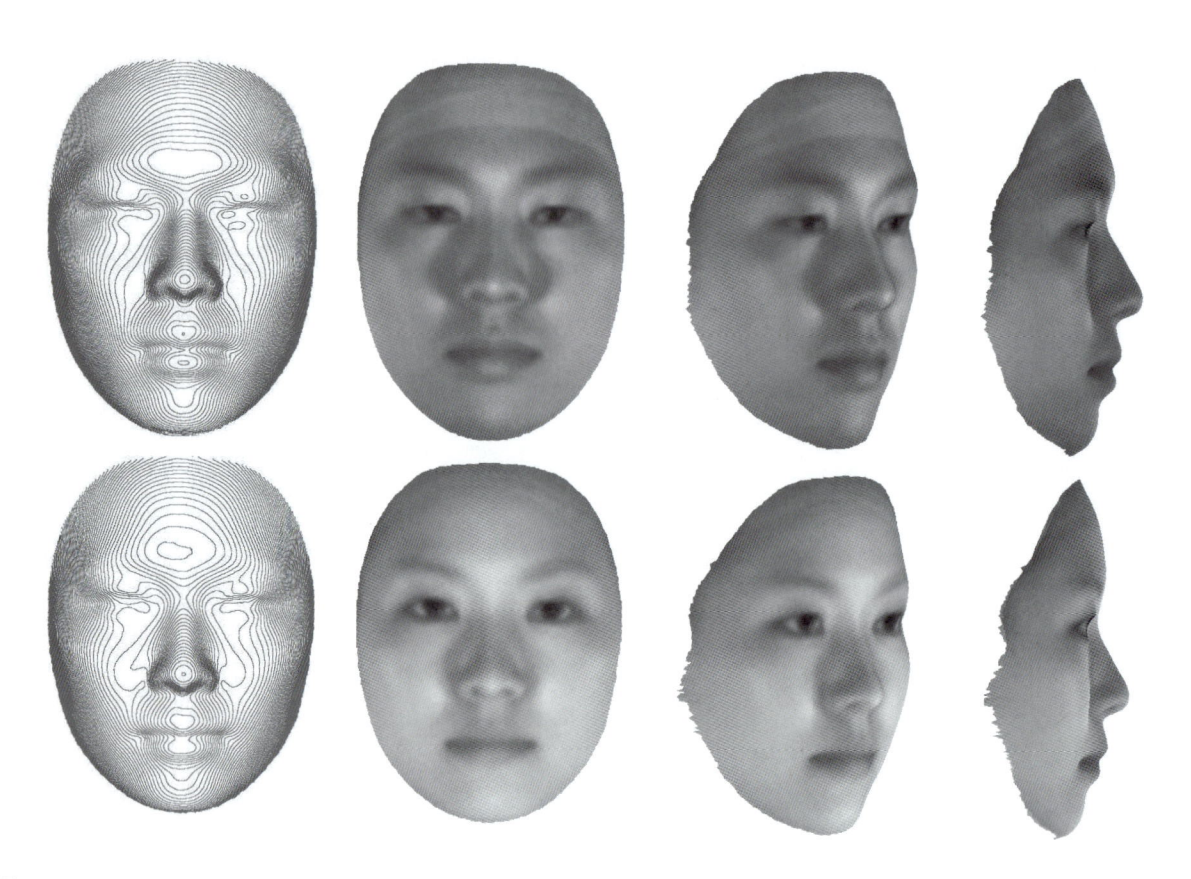

図 7.19　Mean facial image of the young Japanese adults calculated from the sample given in Table 7.4. Upper, Males, mean age 26y5m, n=30; Lower, Females, mean age 25y2m, n=30).

老化に加えて表情筋の廃用萎縮と脂肪組織の部位特異的な増減にある．

　青年期の患者において歯の矯正移動による硬組織の構造的変化に伴う軟組織形状の変化とは異なる変化が，中年期以後に生じる老化した顔に生じることを意味する．つまり軟組織パラダイムでは加齢に伴う皮膚およびその深部にある筋肉と脂肪組織の構造的および機能的変化を考慮した，治療目標の設定を行う必要がある．

　以上は，患者の顔の形を術者が分析する方法であるが，患者自身が自分の顔のどこを気にしており，またどのような顔立ちになりたいかを正確に知ることができれば，歯科医師にとってより適切な治療計画の立案が可能になる．患者が自ら操作して希望する顔立ちをつくることのできる，双方向型の診療支援システム[66]が開発されている．

5　表情

　静止した顔像の改善に加えて軟組織の動き，すなわち表情の改善は矯正歯科治療の基本的な目標の一つである．口唇裂・口蓋裂などの形成異常や顎変形症，そして加齢のために表情筋の廃用萎縮が疑われる患者の表情表出機能を，術前・術後に評価することは重要である[6,67]．

　矯正歯科治療による表情の改善効果については，情緒的なフレーズが先行しがちのように思える．矯正歯科治療は患者の'スマイル'を改善することでQOLを高める，というのがそうしたフレーズのおおよその骨子である．表情表出の'異常'を診断するためには，まず正常像とは何かについて正確に理解しておく必要があるということを忘れてはならない．診断基準に用いることのできる健常者のデータは限られている．正常咬合者について，笑顔表出時に顔は非対称な動き（左側優位）をすることが知られている[68]．顎顔面の形態は顔の軟組織の動きに影響を及ぼすと考えられるので，表情表出は左右対称に行われるという仮定を無条件においてはならないことを理解したうえで，正確な診断を下す必要がある．

■ 文献

1. Subtelny D. Longitudinal study of soft-tissue facial structures. Am J Orthod 1966; 45:481-507.
2. Moore A W. A critique of orthodontic dogma. Angle Orthod 1969; 39:69-82.
3. Ackerman J L. The merging soft tissue paradigm in orthodontic diagnosis and treatment planning. Clin Orthod Res 1999; 2:49-52.
4. Behrmann M, Winocur G, Moscovitch M. Dissociation between mental imagery and object recognition in a brain-damaged patient. Nature 1992; 359:636-637.
5. Rentschler I, Treurwein B, Landis T. Dissociation of local and global processing in visual agnosia. Vision Res 1994; 34:963-971.
6. Tanikawa C, Takada K, van Aalst J, Trotman CA. Objective 3D assessment of lip form in patients with repaired cleft lip. Cleft Palate Craniofac J. 2010.
7. Desimone R. Face-selective cells in the temporal cortex of monkeys. Special issue: face perception. J Cognit Neurosci 1991; 3:1-8.
8. Perrett DI, Oram MW, Harries MH et al. Viewer-centered and object-centered coding of heads in the macaque temporal cortex. Exp Brain Res 1991; 86:159-173.
9. Kanwisher N, McDermott J & Chun MM. The fusiform face area: a module in human extrastriate cortex specialized for face perception. J Neurosci 1997; 17:4302-4311.
10. Gauthier I, Tarr M J, Anderson AW et al. Activation of the middle fusiform 'face area' increases with expertise in recognizing novel objects. Nat. Neurosci 1999; 2:568-573.
11. Grill-Spector K, Knouf N, Kanwisher N. The fusiform face area subserves face perception, not generic within-category identification. Nat Neurosci 2004; 7:555-562.
12. Gauthier I, Skudlarski P, Gore J C et al. Expertise for cars and birds recruits brain areas involved in face recognition. Nat Neurosci 2000; 3:191-197.
13. Anastasi JS & Rhodes G. An own-age bias in face recognition for children and older adults. Psychon Bul Rev 2005; 12: 1043-1047.
14. Epstein R & Kanwisher N. A cortical representation of the local visual environment. Nature 1998; 392:598-601.
15. Golarai G, Ghahremani DG, Whitfield-Gabrieli S et al. Differential development of high-level visual cortex correlates with category-specific recognition memory. Nat Neurosc 2007; 10:512-522.
16. Gilbert, C & Bakan, P. Visual asymmetry in perception of faces. Neuropsychol 1973; 11:355-362.
17. De Renzi E, Perani D, Carlesimo GA et al. Prosopagnosia can be associated with damage confined to the right hemisphere ミ an MRI and PET study and a review of the literature. Neuropsychol 1994; 32:893-902.
18. Rossion B, Dricot L, Devolder A et al. Hemispheric asymmetries for whole-based and part-based face processing in the human fusiform gyrus. J Cogn Neurosci 2000; 12:793-802.
19. Valentine T. A unified account of the effects of distinctiveness, inversion, and race in face recognition. J Exp Psychol 1991; 43:161-204.
20. Leopold DA, Bondar IV & Giese MA. Norm-based face encoding by single neurons in the monkey inferotemporal cortex. Nature 2006; 442:572-575.
21. Cadieu C, Kouh M, Pasupathy A et al. A model of V4 shape selectivity and invariance. J Neurophysiol 2007; 98: 1733-1750.
22. Jiang X, Rosen E, Zeffiro T et al. Evaluation of a shape-based model of human face discrimination using fMRI and behavioral techniques. Neuron 2006; 50:159-172.
23. Gauthier I & Tarr MJ. Becoming a "Greeble" expert: exploring mechanisms for face recognition. Vision Res1997; 37:1673-1682.
24. Jiang X, Bradley E, Rini RA et al. Categorization training results in shape- and category-selective human neural plasticity. Neuron 2007; 53:891-903.
25. WordNet Lexical Database v3.0 Copyrights 2010 Princeton Univ.
26. Tulloch JF, Shaw WC, Underhill C et al. A comparison of attitudes toward orthodontic treatment in British and American communities. Am J Orthod 1984; 85:253-259.
27. Kiekens RM, Kuijpers-Jagtman AM, van't Hof MA et al. Putative golden proportions as predictors of facial esthetics in adolescents. Am J Orthod Dentofac Orthop 2008; 134:480-483.
28. Schmidhuber J. Low-complexity art. Leonardo, J Intern Soc Arts Sci Tech 1997; 30:97-103, MIT Press.
29. Yagi M & Shibata T. An image representation algorithm compatible with neural- associative- processor-based hardware recognition systems. IEEE Trans Neural Network 2003; 14:1144-1161.
30. Shibata T. Intelligent VLSI systems based on a psychological brain model. Proc ISPACS 2000; 323-332.
31. Rotshtein P, Henson R N, Treves A et al. Morphing Marilyn into Maggie dissociates physical and identity face representations in the brain. Nat. Neurosci 2005; 8:107-113.
32. Loffler G, Yourganov G, Wilkinson F et al. fMRI evidence for the neural representation of faces. Nat Neurosci 2005: 8 :1386-1391.
33. Schmidhuber J. Facial beauty and fractal geometry. Technical Report TR IDSIA-28-98, IDSIA 1998, Published in the Cogprint Archive: http://cogprints.soton.ac.uk.
34. Schmidhuber J. Simple algorithmic principles of discovery, subjective beauty, selective attention, curiosity and creativity. In V. Corruble, M. Takeda & E Suzuki, eds., Proc 10th Intl Conf Discovery Science (DS 2007) p. 26-38, LNAI 4755, Springer, 2007.
35. Yagi M, Shibata T & Takada K. Optimizing feature-vector extraction algorithm from grayscale images for robust medical radiograph analysis. Proc IFMIP 2002; 13:251-257.
36. 八木雅和, 谷川千尋, 山本卓ほか. 歯科医の知識を実

装した知的情報処理システム，電子通信学会技術研究報告 2007；(画像工学研究会 (IE))，SIP2007-127, ICD2007-116, IE2007-86 (2007-10)：25-30.

37. Peck H, Peck S. A concept of facial esthetics. Angle Orthod 1970; 40:284-318.
38. Aldridge K, Boyadjiev SA, Capone GT et al. Precision and error of three- dimensional phenotypic measures acquired from 3dMD photogrammetric images. Am J Med Genet A 2005; 138:247-253.
39. Phillips C, Greer J, Vig P et al. Photocephalometry: Errors of projection and landmark location. Am J Orthod 1984; 86:233-243.
40. Farkas L G.. Anthropometry of the head and face. 2nd ed. New York; Raven Press Ltd 1994;12-13:153-157.
41. Tanikawa C, Kakiuchi Y, Yagi M et al.Knowledge-dependent pattern classification of human nasal profiles. Angle Orthod 2007; 77:821-830.
42. Tanikawa C, Nakamura K, Yagi M et al. Lip vermilion profile patterns and corresponding dentoskeletal forms in female adults. Angle Orthod 2009; 79:849-858.
43. Haraguchi S, Iguchi Y, Takada K. Asymmetry of the face in orthodontic patients. Angle Orthod 2008; 78:421-426.
44. Haraguchi S, Takada K & Yasuda Y. Facial asymmetry in subjects with skeletal Class III deformity. Angle Orthod 2002 ; 72:28-35.
45. Arnett GW, Jelic JS, Kim J et al. Soft tissue cephalometric analysis: diagnosis and treatment planning of dentofacial deformity. Am J Orthod Dentofac Orthop 1999; 116:239-253.
46. Bjork A & Solow B. Measurement on radiographs. J Dent Res 1962; 41:672-683.
47. Hillesund E, Field D & Zachrisson BU. Reliability of soft tissue profile in cephalometrics. Am J Orthod 1978; 74:537-550.
48. Kragskov J, Bosch C, Gyldensted C et al. Comparison of the reliability of craniofacial anatomic landmarks based on cephalometric radiographs and three-dimensional CT scans. Cleft Palate Craniofac J 1997; 34:111-116.
49. Holdaway RA. A soft-tissue cephalometric analysis and its use in orthodontic treatment planning. Part II. Am J Orthod 1984; 85:279-293.
50. Ricketts RM. Esthetics, environment, and the law of lip relation. Am J Orthod 1968; 54:272-289.
51. Tanikawa C, Takada K. Objective classification of facial soft tissue profiles using a vector quantization method in Japanese female adults. Am J Orthod Dentofac orthop 2010. in submission.
52. Buschang P H, De La Cruiz R, Demirjiana A. Longitudinal shape changes of the nasal dorsum. Am J Orthod 1993; 103:539-543.
53. Burke P H, Hughes-Lawson C A. Stereophotogrammetric study of growth and development of the nose. Am J Orthod Dentofac Orthop 1989; 96:144-151.
54. Wolford L M. Discussion: lip nasal esthetics following LeFort I osteotomy by HM Rosen. Plastic Reconstr Surg 1988; 81:180-182.
55. Gassmann C J, Nishioka G J, Van Sickels J F, et al. A LeFort I osteotomy applying photometric analysis techniques. J Oral. Maxillofac Surg 1989; 47:926-930.
56. McFarlane RB, Frydman WL, McCabe SB et al. Identification of nasal morphologic features that indicate susceptibility to nasal tip deflection with the LeFort I osteotomy. Am J Orthod Dentofac Orthoped 1995; 107:259-267.
57. Rosen H M. Lip-nasal aesthetics following LeFort I osteotomy. Plastic Reconstr Surg 1988; 81:173-179.
58. O'Ryan F, Schendel S. Nasal anatomy and maxillary surgery. I. Esthetic and anatomic principles. Int J Orthod Orthognath Surg 1989a; 4:27-37.
59. O'Ryan F, Schendel S. Nasal anatomy and maxillary surgery. II. Unfavorable nasolabial esthetics following the LeFort I osteotomy. Int J Orthod Orthognath Surg 1989b; 4:75-84.
60. Verdonck A, Jorissen E, Carels C et al. The interaction between soft tissues and the sagittal development of the dentition and the face. Am J Orthod Dentofac Orthop 1993; 104:342-349.
61. Bergman R T. Cephalometric soft tissue facial analysis. Am J Orthod Dentofac Orthop 1999; 116:373-389.
62. Jensen A C, Sinclair P M, Wolford L M. Soft tissue changes associated with double jaw surgery. Am J Orthod Dentofac Orthop 1992; 101:266-275.
63. Farkas LG.. Anthropometry of the head and face. 2nd ed. New York; Raven Press Ltd 1994; 12-13:153-157.
64. Bisson M & Grobelaar A. The esthetic properties of lips: a comparison of models and nonmodels. Angle Orthod 2004; 74:162-166.
65. Penna V, Stark GB, Eisenhardt SU, Bannasch H, Iblher N. The aging lip: a comparative histological analysis of age-related changes in the upper lip complex.Plast Reconstr Surg 2009; 124:624-8.
66. Ito K, Takami A, Hanibuchi S, et al. Clinical usefulness of human-computer interface for training targeted facial expression - Application to patient with cleft lip and/or palate., Proc Human Comp Interface Intern 2009 (HCII 2009)；9:5618.
67. Trotman CA, Faraway JJ & Phillips C: Visual and statistical modeling of facial movement in patients with cleft lip and palate. Cleft Palate Craniofac J 2005; 42:245-254.
68. Okamoto H, Haraguchi S & Takada K. Laterality of asymmetry in movements of the corners of the mouth during voluntary smile. Angle Orthod 2010; 80:223-229.

CHAPTER 8

顎顔面の画像診断

1 顎顔面の形態分析
（頭部エックス線規格画像分析）

1.1 セファロ画像

　欧米の矯正歯科臨床では，もともと治療前後の上下切歯の前後的な位置を計測することは，診断上ならびに治療による改善の度合いを評価するうえで価値のあることであった．この目的のために，すべての患者について頭部を側面から同一条件で撮影できるエックス線撮影装置（頭部エックス線規格写真撮影装置Cephalostat）が，ドイツ[1]とアメリカ[2]で，ほぼ同時期（1931）に考案された．それ以来，頭部エックス線規格写真分析（セファロ写真分析，セファロ分析）roentgen cephalometric analysis, roentgen cephalometry は，矯正診断と治療計画を立案するうえで基本的な臨床業務の一つとなった．

　側面位に加えて正面位で撮影したセファロ画像を利用した，骨格性の非対称の同定も行われている．現在ではデジタル画像処理が標準であるので，本書では以後，セファロ画像という表現を用いる．アナログ画像の場合は，被写体のサイズは実物の1.1倍となるように設計された．デジタルエックス線撮影法で記録された画像も，計測時の倍率は伝統を踏襲している．

　なお，側面位の代わりに側面，側貌などの表現も慣習的に用いられている．本書では患者に対するエックス線の照射方向を基準に表記する．

1.2 セファロ画像分析

■ 目的

　個々の矯正患者について，予め定義された解剖学的計測点を指標として，二点間距離と三点のなす角度を計測することにより，歯の位置と傾斜角度および顎顔面の形態的特徴を知る．患者について得られた計測値を正常咬合者群についてあらかじめ求めておいた平均（標準値）と比較することで，検査対象である患者の歯の位置・骨格パターンが標準からどの程度にずれているかを，定量的に知ることができる．

　20世紀には，セファロ画像分析すなわち矯正診断であるとの誤った認識が，少なからぬ臨床医の間で共有され，結果として歯・顎顔面形態の特徴分析とそれに基づく硬組織系の形態的改善を，治療の目標とみなす時期もあった．歯科矯正学すなわちセファロ分析の歯科医学ともいえるほどに，実に多くの分析法と計測変量が提唱された．

　しかし，現代では情報のグローバル化が加速され，それに伴いわが国でも患者の所属する民族集団に見られる顎顔面形態の平均像に近づけるという治療概念そのものの正当性が，根底から問い直されるようになっている（Chapter 7 参照）．軟組織パラダイム，すなわちそれぞれの患者にとって受け入れることのできる顔の形を獲得できるように，歯・顎顔面骨格パターンを改善することが，治療の目標となった．統計的平均像へ如何に患者を近づけるかというそれまでの努力に変わって，患者の個性に適合する咬合と容貌の回復が，矯正歯科医の目標となったわけである．その結果，矯正診断におけるセファロ画像分析の果たす役割は，相対的に小さくなっている．

■ 利点と限界
■ 利点

1) 顎顔面の内部構造を定量的に評価できる．
2) 側面位セファロ画像では前頭蓋底に対する顔面骨格と歯の位置について，患者の治療前の状態が患者の属する社会集団に属する正常咬合者の示す状

態と，どのように相違しているのかを計量することができる．
3) 正面位セファロ画像では顎顔面の正中線に対して，骨格構造の対称性と上下歯列正中の骨格正中からのずれをそれぞれ計測する．
4) 側面位画像，正面位画像ともに，顎顔面骨格と歯の位置について患者の治療前後の状態を比較することで，矯正歯科治療による改善の内容を計量することができる．
5) 成長期の患者では，成長発育に伴う頭骨の構造的変化を知ることができる．

■ 限界

1) 顎発育のベクトルと時期を正確に長期予測することはできない．
2) 矢状面に投影された像を三次元に拡張して思考する場合，情報の減失が大きい．(側面位セファロ画像では)観測の対象とする部位が下顎角のように矢状面から離れるほど，実際の形とのずれが大きくなる．
3) 大臼歯の垂直方向の位置については計測誤差が大きいため，歯の圧下，挺出の評価には注意を要する．
4) 横顔の輪郭（軟組織側貌）の計測の信頼性は高くない[3]（Chapter 7 参照）．
5) 矯正診断と歯科治療計画の立案に不可欠のものではない．患者が中程度から重症の骨格性の問題を有している場合や，顎関節症など咬合に関連する可能性を排除できない問題を抱えている場合，また外科的矯正歯科治療が必要な場合などには，セファロ画像による評価が望ましい．しかし，たとえば叢生を伴う骨格性1級の患者について，セファロ画像の記録は絶対要件とはいえない．歯科医師はエックス線被曝とセファロ画像から得られる情報との間の，トレードオフを考える必要がある．顔の表面形状を視診と触診により観察することで，患者の顎骨形態のおよその特徴をつかむことは可能である．

■ 手順

コンピュータ支援システムを用いるのが一般的である．主な解析手順は以下のとおりである．

■ ステップ1
モニタに表示されたデジタルエックス線セファロ画像上で，マウスカーソーを用いて計測点（後述）を同定する．

■ ステップ2
予めプログラムされた内容にしたがい，二点間距離と三点のなす角度を計算させる．

■ ステップ3
演算結果を保存したのち，数表およびグラフの形で出力する．患者データは，一般にあらかじめ用意されている標準値データの中から年齢と性が対応する値を引き出し，統計的に比較される．

■ **マニュアル計測法**

エックス線画像（フィルム）より作成した透写図（トレース）上で，定規と分度器を用いて距離と角度を計測する．この方法は臨床経験の比較的浅いものが，解剖学的特徴や計測点の定義を確実に理解するうえで有効である．

頭部エックス線セファロ画像のトレーシングに必要な資料・器具
・セファロ画像フィルム
・カルテ，口腔模型
・セファロ画像を置ける大きさのビューボックス（ライトボックス）
・アセテートトレーシングペーパー（マット状）
・2H〜4Hの鉛筆またはシャープペンシル
・消しゴム
・三角定規2枚
・分度器
・メンディングテープ

■ トレーシングの準備

1) フィルムをライトボックスに置く．側面位画像では横顔が右方に向くようにする．
2) トレーシングペーパーをフィルムの上に置く．上端の両隅と下端の左隅をセロハンテープでとめる．このときトレーシングペーパーの艶消し面を表にすること．
3) トレーシングペーパーの左上隅に担当医名，トレー

ス者名と患者名, 年齢, 撮影日を記入する.
4) トレーシングペーパーは手垢で汚れやすいので, 手指をよく洗い, 乾かしてからトレースを始める.

■ 外形線のトレース（図8.1）
側面位のトレース作成を例示する.

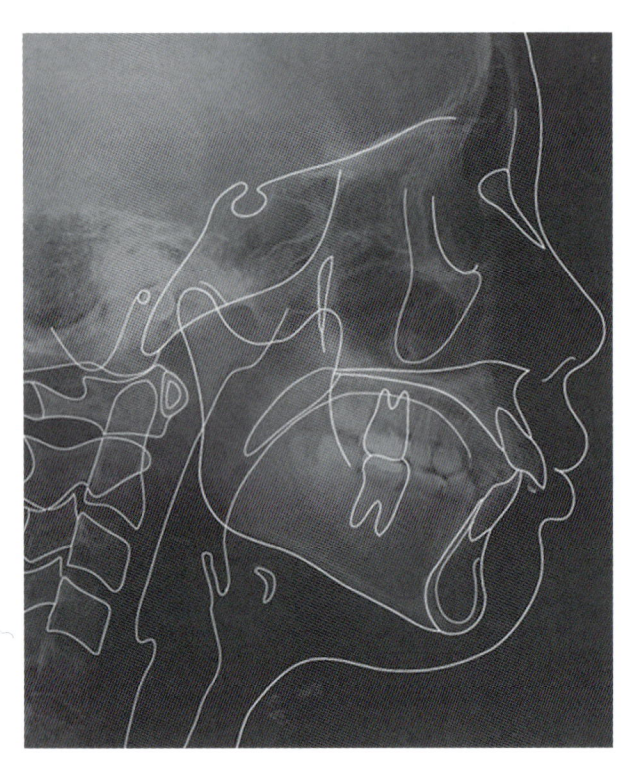

図 8.1　A tracing of a lateral cephalogram.

- ステップ 1
  トルコ鞍
  ポリオン
  頭蓋骨後縁

- ステップ 2
  前頭骨からナジオンへ
  鼻骨
  眼窩

- ステップ 3
  鼻腔底
  歯槽骨前縁のカーブ
  上顎中切歯

- ステップ 4
  下顎枝後縁と前縁および下顎下縁
  下顎結合部

下顎中切歯
上下顎最後臼歯接合点
舌骨

- ステップ 5　軟組織側貌と舌咽頭部輪郭

■ 側面位セファロ画像分析

本書では先ず, 大阪大学で伝統的に用いられている分析法について記す. 主に Tweed[4], Wylie[5], Downs[6], Steiner[7] らの提唱した計測変量で構成されている. 次にファジー論理を応用した TSS 分析法について詳説し, 最後にいくつかの特徴ある分析法について簡単に紹介する.

■ 計測点 Lateral cephalometric landmarks [8,9]

分析に用いられる代表的な計測点の名称と定義を図 8.2 に示す. 計測点はその性質により, 歯・顎骨の画像上に解剖学的に定義されるものと, 作図により定義されるものに分類される. また, 左右両側に存在する点と正中矢状面上に定義される点とがある.

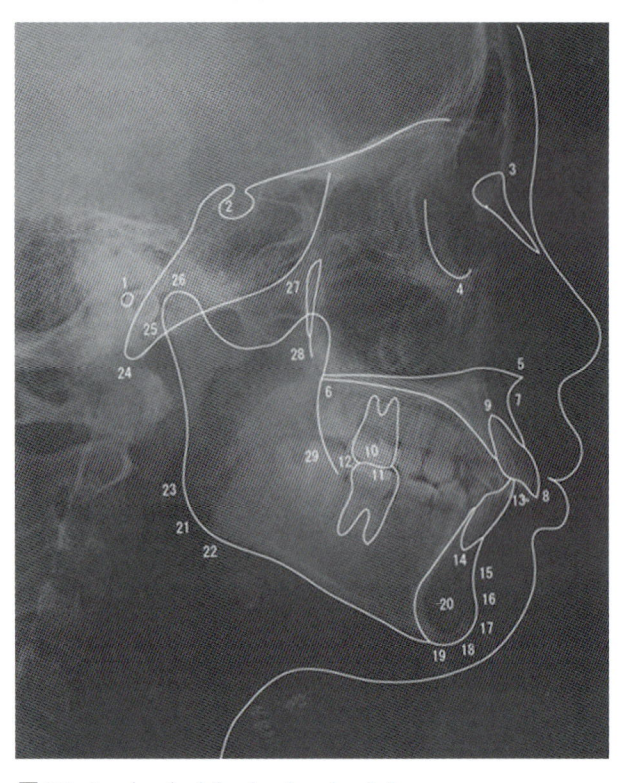

図 8.2　Landmarks defined on lateral cephalograms.
1, Po* (Porion), 外耳道上縁の最上方点（解剖学的ポリオン）, イヤーロッドの外形線の最上方点（器械的ポリオン）; 2, S (Sella), トルコ鞍の中心点; 3, N (Nasion), 前頭鼻骨縫合部の最前点; 4, Or* (Orbitale), 眼窩下縁の最下方点; 5, ANS (Anterior nasal spine), 前鼻棘尖端点; 6, PNS (Posterior nasal spine), 後鼻棘尖端点; 7, A 点 (Point A), 前鼻棘と上顎中切歯間歯槽突起

稜との間の上顎骨外形線上の最深点．上顎歯槽基底部の前方限界を表す；8, U1*, 上顎中切歯切縁点；9, U1-A*, 上顎中切歯歯根先端点；10, U6*, 上顎第一大臼歯咬合面の近遠心的中央；11, L6*, 下顎第一大臼歯の近遠心的中央；12, M, 上下顎最後臼歯接合点；13, L1*, 下顎中切歯切縁点；14, L1-A*, 下顎中切歯歯根先端点；15, B点 (Point B), 下顎中切歯間歯槽突起稜とPogonionとの間の下顎骨外形線上の最深点．下顎歯槽基底部の前方限界を表す；16, Pm, 下顎結合部の前縁でB点とPogの中間点；17, Pog (Pogonion), 下顎結合部の最前方点；18, Gn (Gnathion), 下顎結合部の最前下方点，顔面平面と下顎下縁平面のなす角の二等分線とオトガイ外形線の交点；19, Me (Menton), 下顎結合部の最下方点；20, D, 下顎結合体の中心点；21, Go* (Gonion), 下顎下縁平面と下顎後縁平面とのなす角の二等分線と下顎角部外形線との交点；22, LPG*, Meを通る直線と下顎角部の下顎下縁の接点；23, PPG*, Arを通る直線と下顎角部の下顎後縁の接点；24, Ba (Basion), 大後頭孔の前縁上の最下方点；25, Ar* (Articulare), 頭蓋底下縁と下顎枝後縁の陰影像の交点；26, Cd* (Condylion), 下顎頭の最上方点；27, Pt*, 翼口蓋窩の後縁と正円孔の下縁との交点；28, Ptm* (Pterygomaxillary fissure), 翼口蓋窩の最下点；29, ABR* (Anterior border of ramus), 咬合平面と下顎枝前縁の交点．
*, 両側性の計測点.

■ 基準平面 Reference planes（図8.3）

セファロ画像分析では計測の基準として用いる二点を結ぶ直線を，伝統的に'平面 plane'と呼ぶ．これは側面位頭部エックス線規格画像撮影法において当初より，フランクフルト水平面 Fraknfort horizontal plane に代表される，人類学的な計測基準が採用されたことに由来する．

■ 計測変量 Cephalometric variables

計測項目ともいう．統計解析処理が普及するにつれて，'変量'ということばが用いられる機会が増えている．一般に角度と線長および線長間の比率が用いられる．後述するTSS分析では確信度（メンバーシップ値）membership grade も用いられる．軟組織形態に関わる計測は Chapter 7 を参照されたい．

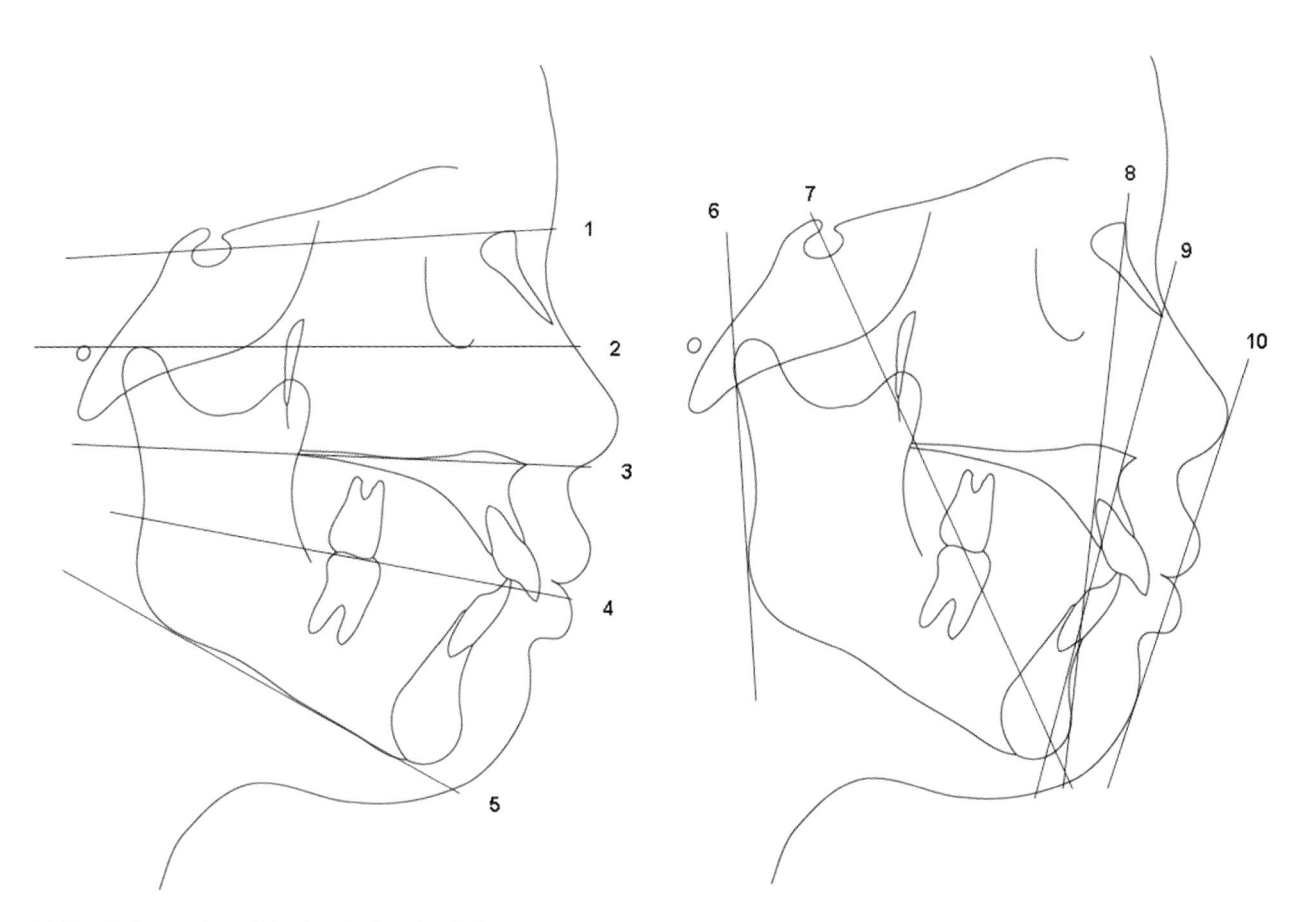

図8.3 Reference planes defined on the lateral cephalograms.
1, SN plane (SN) SN平面，SとNを結ぶ直線；2, Frankfort horizontal plane (FH) FH平面，OrとPoを結ぶ直線；3, Palatal plane (PP) 口蓋平面，ANSとPNSを結ぶ直線；4, Occlusal plane (Occ. PまたはOP) 咬合平面，上下中切歯切縁の中点とM点とを結ぶ直線；5, Mandibular plane (MP) 下顎下縁平面，Meを通り下顎下縁に対する接線；6, Ramus plane (RP) 下顎後縁平面，Arを通り下顎角後縁に対する接線；7, Y-axis Y軸，SとGnを結ぶ直線；8, Facial plane 顔面平面，NとPogを結ぶ直線；9, AB plane A-B平面，A点とB点を結ぶ直線；10, E-line (Esthetic line), 鼻尖と軟組織横顔上のオトガイを結ぶ直線．

Part 4 　検査・診断論

- 角度計測 Angular measures

　角度計測変量の名称と定義を図 8.4a に示す．

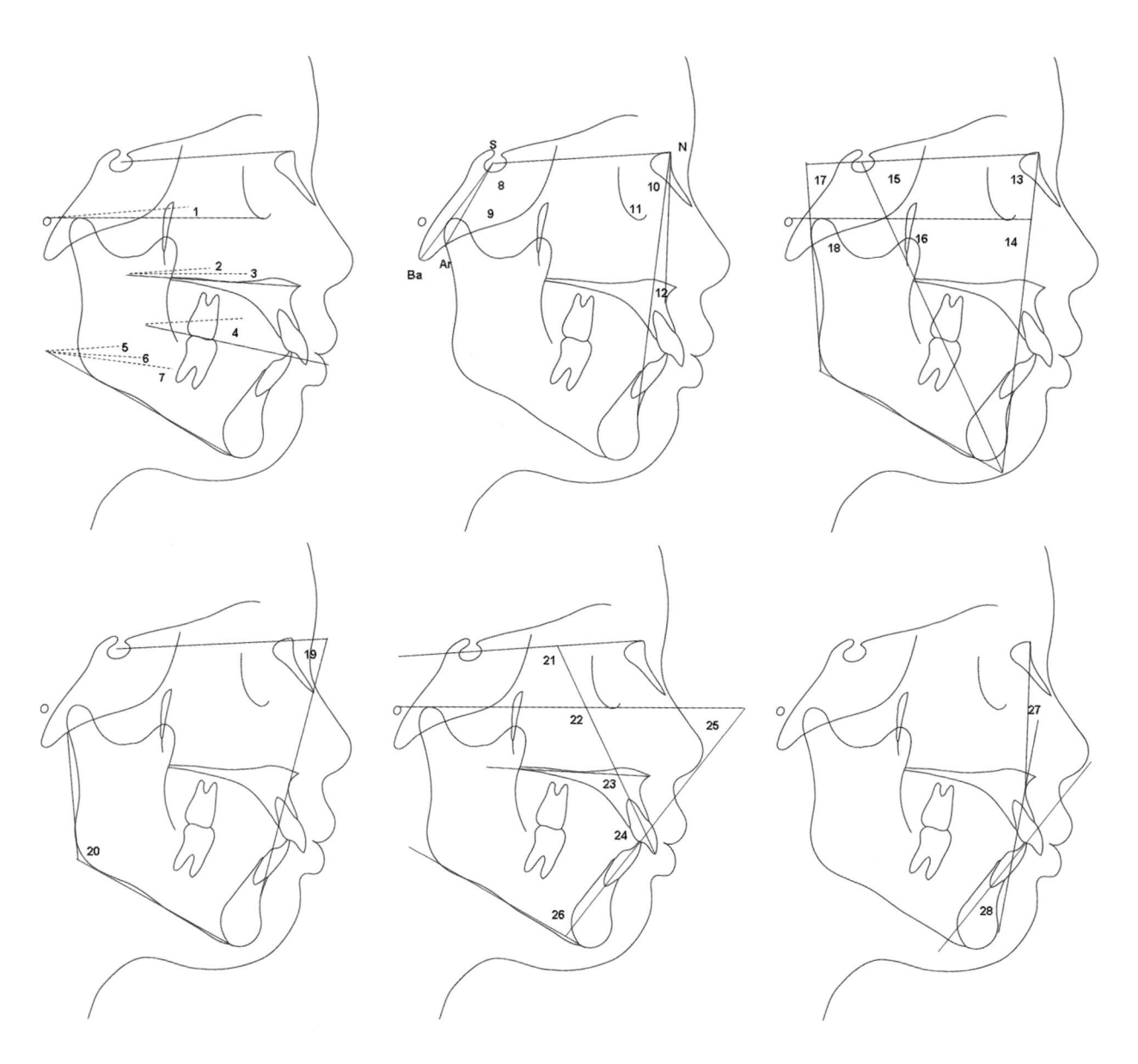

図 8.4a 　Angular lateral cephalometric measures.
1, SNFH, SN 平面と FH 平面のなす角度；2, SNPP, SN 平面と口蓋平面のなす角度；3, FHPP, FH 平面と口蓋平面のなす角度；4, SNOP, SN 平面と咬合平面のなす角度．咬合平面傾斜角；5, SNMP, 下顎下縁平面角, SN 平面と下顎下縁平面のなす角度；6, FHMP (FMA, Frankfort mandibular plane angle), FH 平面と下顎下縁平面のなす角度；7, PPMP, 口蓋平面と下顎下縁平面のなす角度；8, NSBa, N-S-Ba のなす角度．頭蓋底角；9, NSAr, N-S-Ar のなす角度；10, SNA, S-N-A のなす角度．上顎前歯歯槽基底部の前方限界の位置を示す；11, SNB, S-N-B のなす角度．下顎歯槽基底部の前方限界の位置を示す；12, ANB, A-N-B のなす角度．A 点が NB 線より前方にある場合を＋値, 後方にある場合を－値で表す；13, SNP, 顔面平面と SN 平面のなす角度．オトガイの前突の程度を表す；14, 顔面角 Facial angle, 顔面平面と FH 平面のなす角度；15, NSGn, Y-axis と SN 平面のなす角度；16, Y-axis, Y-axis と FH 平面のなす角度；17, SNRP, 下顎後縁平面と SN 平面のなす角度．下顎後縁平面角；18, FHRP, 下顎後縁平面と FH 平面のなす角度；19, SNAB, SN 平面と AB 平面のなす角度；20, GoA, Gonial angle 下顎後縁平面と下顎下縁平面のなす角度．下顎角；21, U1-SN, 上顎中切歯長軸と SN 平面のなす角度．上顎中切歯歯軸傾斜角；22, U1-FH, 上顎中切歯長軸と FH 平面のなす角度．上顎中切歯歯軸傾斜角；23, U1-PP, 上顎中切歯長軸と口蓋平面のなす角度．上顎中切歯歯軸傾斜角；24, IIA, Interincisal angle 上下中切歯歯軸交叉角；25, L1-FH (FMIA, Frankfort mandibular incisor angle), 下顎中切歯長軸と FH 平面のなす角度；26, L1-MP (IMPA, Lower incisor to mandibular plane angle), 下顎中切歯長軸と下顎下縁平面のなす角度；27, NAP, N-A-P のなす角度．上顎突出度 Angle of convexity. N と A 点を結ぶ直線と, A 点と Pog を結ぶ直線のなす角度．A 点が顔面平面よりも前方にあるときは＋の値をとる；28, L1-AP, 下顎中切歯長軸と直線 AP のなす角度．

- 距離計測 Linear measures

  距離計測変量の名称と定義を図 8.4b に示す.

■ 計測誤差

計測点座標があらかじめ明記された資料について同一計測者が繰り返し同定するときの誤差は，コンピュータのマウスカーサーを用いた入力方式では x 座標（横方向）で 0.032 mm，y 座標（縦方向）で 0.035 mm である[9]．セファロ画像の解像度を 300dpi とすると，分解能（1 画素）は 0.0846 mm に等しいので，前記の入力誤差は無視できるくらいに小さい．

計測点の座標を目視で同定する作業の再現性は，計測点周囲の解剖学的特徴の識別のしやすさに依存する[10]．計測者内変動は平均で，x 座標で 0.5 mm，y 座標で 0.6 mm である．以下に記すように，計測者間の変動はさらに大きい．

図 8.5 に代表的な計測点に固有の同定のばらつきを確率楕円で示す．確率楕円の形はそれぞれの計測点に特徴的である．たとえば，セラ（擬似楕円の中心）やナジオン（鼻骨と前頭骨の境界）は定義が単純で，周囲画像とのコントラストもはっきりしているので，入力座標の分布範囲は狭い．Ptm の入力座標のばらつきは垂直方向に大きい．しかし，この計測点を上顎骨の前後方向の大きさの評価に使う限り問題はない．ANS と PNS は垂直方向のばらつきは小さいので，口蓋平面の傾きを評価するのに特に問題はない．

■ 分析結果の提示

■ プロフィログラム　Profilogram

プロフィログラムとは側面位で撮影されたセファロ画像上で顎顔面の形態を簡潔に表示するために，特定の計測点を選び，直線で結ぶことで描かれた線画である（図 8.6）．通常，正常咬合者についてあらかじめ求められた標準値をもとにプロットされた'平均プロフィログラム'と重ね合わせて表示することで，診断対象とする患者の顎顔面の形態的特徴を，歯科医師が把握しあるいは患者に説明することに用いられる．治療の改善の様子を知るためにも用いられる．

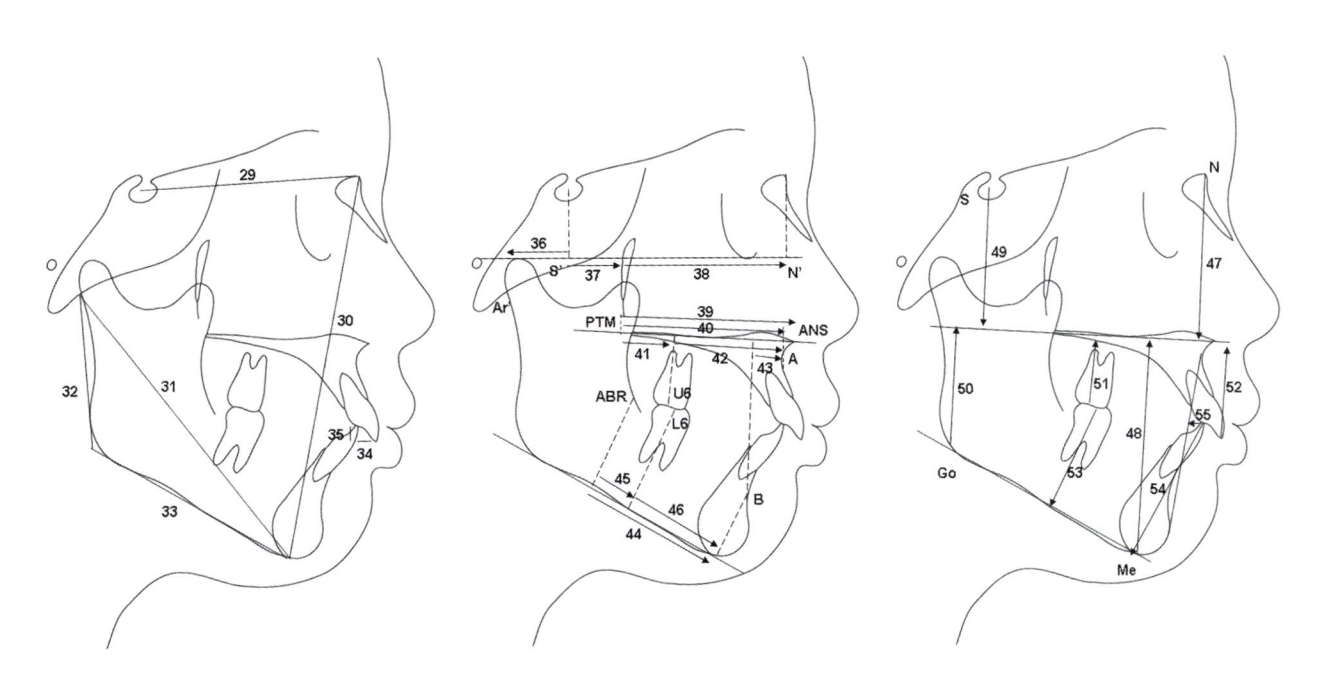

図 8.4b　Linear lateral cephalometric measures.
29, SN 長, Anterior cranial base length 前頭蓋底前後径；30, NMe 長, Total anterior facial height 総前顔面高；31, ArMe 長, Mandibular effective length 下顎実効長；32, ArGo 長, Ramus height 下顎枝高；33, GoMe 長, Mandibular body length 下顎骨体長；34, OJ, オーバージェット Overjet, 上下中切歯の水平的被蓋；35, OB, オーバーバイト Overbite, 上下中切歯の垂直的被蓋；36, S-Ar/FH；37, S-Ptm/FH；38, Ptm-N/FH；39, Ptm-ANS/PP；40, Ptm-A/PP, 上顎骨前後径；41, PTM-U6/PP；42, U6-A/PP；43, A-B/PP；44, ABR-B/Mp；45, ABR-L6/Mp；46, L6-B/Mp〔36-46, 基準平面に投影した 2 計測点間距離〕；47, N-PP, 前上顔面高 Upper anterior facial height；48, Me-PP, 前下顔面高 Lower anterior facial height；49, S-PP, 後上顔面高 Upper posterior facial height；50, Go-P, 後下顔面高 Lower posterior facial height；51, U6-PP；52, U1-PP；53, L6-MP；54, L1-MP；55, L1-AP〔47-55, 計測点から基準平面に下ろした垂線の足の長さ〕．

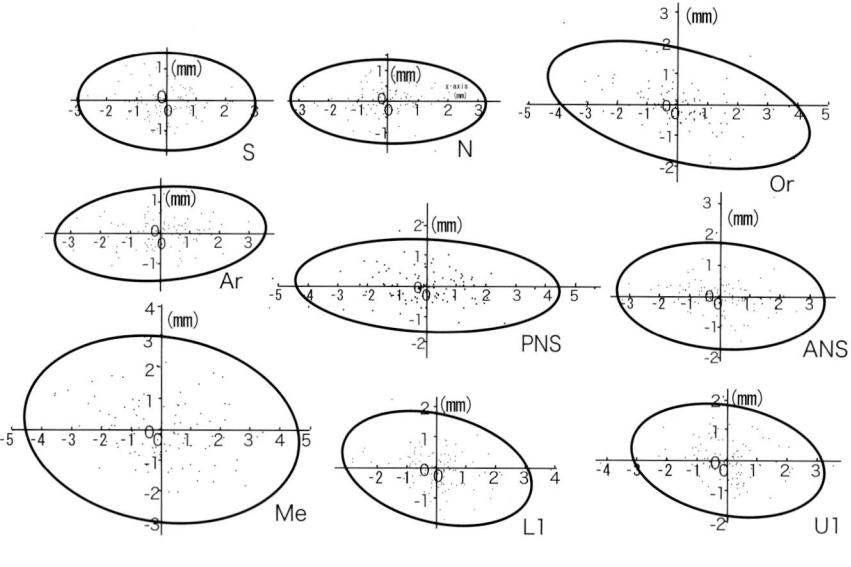

図 8.5 Landmark positions inherent to each anatomic landmark are visually identified and, with the use of probability ellipses, their variances are represented schematically. Data was obtained from 10 orthodontists, each of whom determined landmarks on 10 cephalograms. Gray lines denote a probability of 0.01. (Reprinted from Angle Orthod, 79(6), Tanikawa C et al. Automated cephalometry: system performance reliability using landmark-dependent criteria, 1037-1046, Copyright 2009, with permission from EH Angle Orthodontists Research & Education Foundation, Inc.).

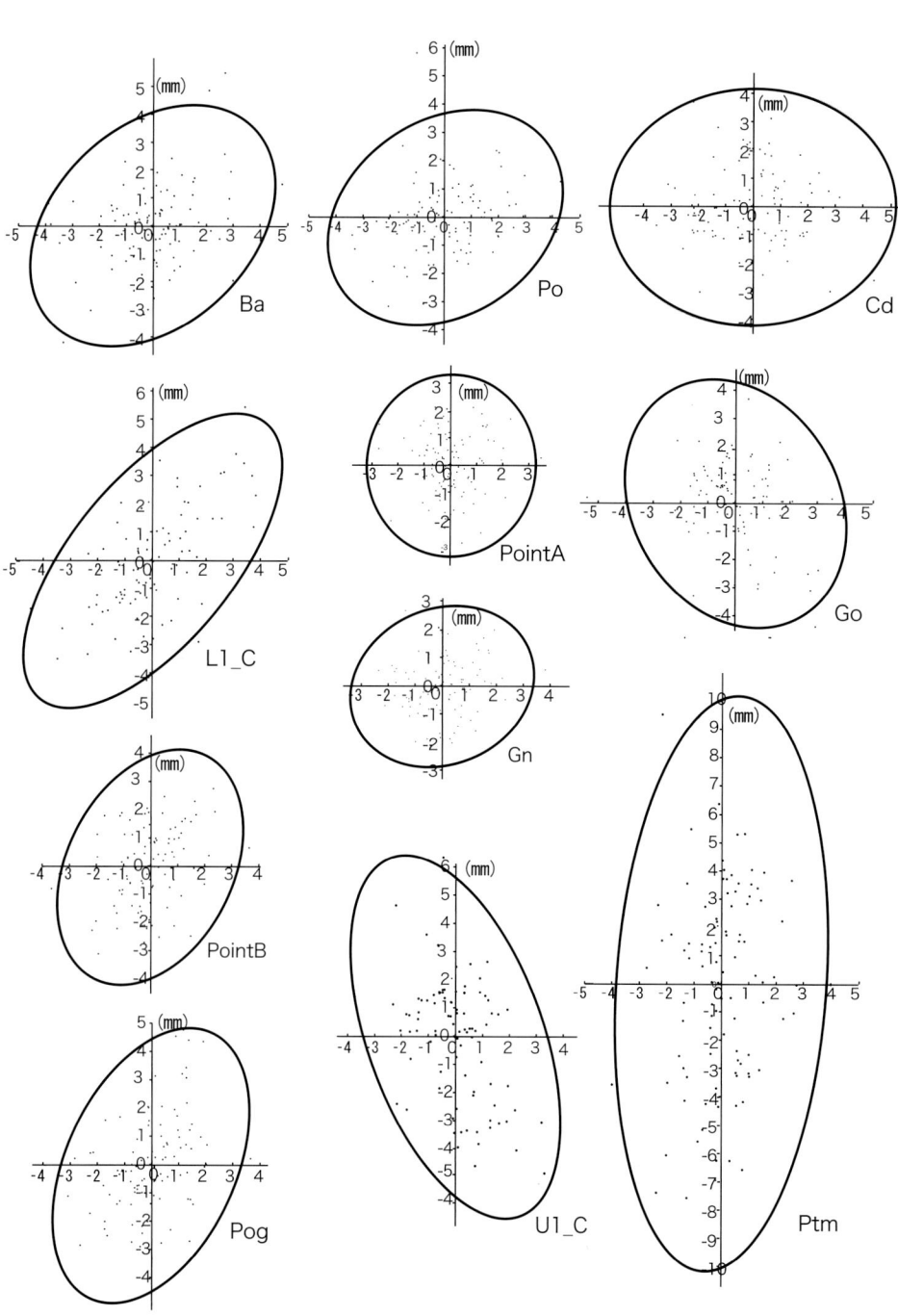

Profile Diagram:

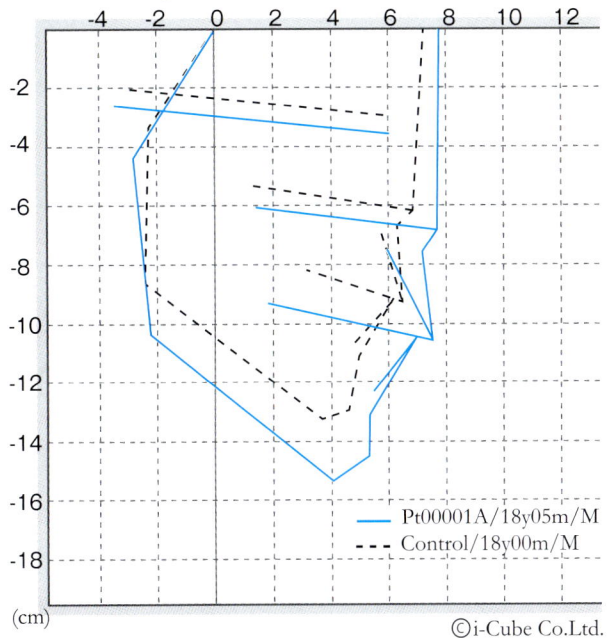

図 8.6　The superimposition of a patient's proflogram and its corresponding norm.（Courtesy of i-Cube Co. Ltd., Osaka）

■ ポリゴン（多角形図）

ポリゴンとはポリゴナル（polygonal 多角形）な図 diagram の略語であり，複数の計測変量について求めたセファロ画像分析値を，標準値 normative（およびその標準偏差）と比較して一覧できる図を意味する（図8.7）.

標準値とは患者の属する集団内の正常咬合者標本から得られた平均のことである．ポリゴンは縦方向あるいは横方向の折れ線グラフでも，レーダーチャート形式でも表現することができる．患者から得られた計測値をポリゴンにプロットしたとき（折れ線で表示されている）に，その値が標準値からどの程度離れているかが一目でわかる．多変量の正常からの偏りを同時に総覧できるように図示することで，顎顔面の形態異常の様相を簡潔にとらえることができるが，平均±1標準偏差を超えると異常値とみなすことが多い．ポリゴンは通常，男女別，年齢群別のものが使用される．

ポリゴンの機能とレイアウトを基本的に踏襲しながら，それぞれの計測項目について計測された値を標準値（平均）を0，また1標準偏差の値を1として相対値で表現（正規化）したものを正規化ポリゴン normalized polygon（図8.7）と言い，パラレログラムとも呼ばれる．

正規化ポリゴンでは実際の角度や距離は即座にはわからないので，グラフの横に数値データを付すことが多い．しかし，異なる単位の複数の変量について求めた計測値が標準値に対してどの程度ずれているのか，すなわちバイアス bias を瞬時に理解できるという利点を備えている．正規化ポリゴンはコンピュータ支援システムの普及に伴い，活用されるようになった．

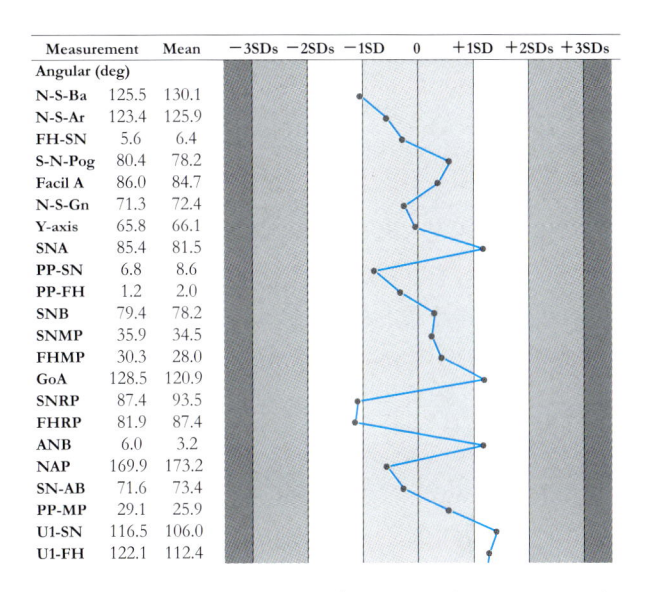

図 8.7　A normalized polygon（Courtesy of i-Cube Co. Ltd., Osaka）.

■ TSS（Takada-Sorihashi-Stephens）分析

われわれは，通常，上顎前突やうけ口といったことばの意味するものを，自明のこととして，'理解'している．他の物体の形状認識とは異なり，ヒトは顔の特徴を瞬時に，また正確に認識することができる（Chapter 7 参照）.

TSS分析[11,12]とは複数のセファロ計測変量を用い，上下顎骨の前後的な位置関係をヒトの目視による判断に合うように最適化された予測モデルを用いて分類する技術である．分類結果は，その確からしさ（確信度）と併せて提示される．

セファロ画像分析では，上下顎の前後的な位置関係は少数の計測変量（特徴要素）で観察される．計測された値を正常咬合者群についてあらかじめ求めておいた標本平均（標準値）と比較することで，観測値が平均（とその標準偏差）に対して大きいか，同じくらいか，あるいは小さいかが決定される．

ANB 角は矢状（前後）方向の上下顎関係を記述する変量である．患者の ANB 角の値が対応する性と年齢の標準値の±1標準偏差内にあるか否かにより，上下顎の前後的関係が以下のように分類される．Angle の咬合異常分類と混同しないように，Skeletal 1 あるいは

Skeletal Class 1 などと表記される[13]．（北米では Class I とローマン表記されることが多い）

標準値 − 1S.D. ≦患者の ANB 角≦標準値 + 1S.D.
　　　　　　　　　　　　　　Skeletal 1（骨格性 1 級）

標準値 + 1S.D. ＜患者の ANB 角
　　　　　　　　　　　　　　Skeletal 2（骨格性 2 級）

標準値 − 1S.D. ＞患者の ANB 角
　　　　　　　　　　　　　　Skeletal 3（骨格性 3 級）

　この方法は単一の変量で観測対象の状態を記述できるという利点を有している．使用上の制約としては，計測に用いる絶対原点と座標が得られないことである．そのため上下顎の前後的な位置関係は，作図効果の影響を受けることになる．また，平均と標準偏差を用いる判断に常に見られる問題として，境界値の取り扱いが難しいということがある．

　作図上の誤りを補正するための方法が，過去にいくつか提案された．しかしいずれの方法も，「なぜ補正が必要なのか」という点について自己矛盾を内包している．ANB 角や A-B 距離などの計測変量を指標として歯科医師が統計確率論的に求めた分析結果と，観察対象である患者が示す外見的な印象（の歯科医師による認識結果）が一致しないときには，観察者（術者）はセファロ分析の結果よりも自分の目視による判断を正しいものとして優先させる．このことは，人間の持つ「顔の認識」能力からすれば至極当然のことである（Chapter 7 参照）．しかし理由は不明であるが，これまでそうしたことは深く吟味されないままに，個々の研究者が"正しい"と経験的に定めた「補正法」が提案されてきた．

　筆者らはイギリスの Bristol 大学の CD Stephens 教授（当時）と共同で，人間の目視による判断が断片的な'計測'よりもはるかに正確であるとの仮定（これが正しいことは Chapter 7 を参照）のもとに，上下顎の前後的位置関係について，経験豊かな臨床医の意見を最適に反映するような推論モデルに基づく分析法（TSS 分析法）を開発し，その有効性を確認した[12]．TSS 分析法は矯正歯科治療計画立案ナビゲーションシステム（e 準備 3.0, アイキューブ（株），大阪）に搭載され，日常の臨床に活用されている．

　この推論モデルでは，単変量（ANB）に基づいて骨格性 1 級, 2 級, 3 級のいずれかに 2 値的（yes または no）に分類するという方法はとらずに，複数のセファロ計測変量（ANB 角, S-N 長, グナチオンからナジオン垂線にいたる距離, 下顎骨体長）を用いて専門医の目視

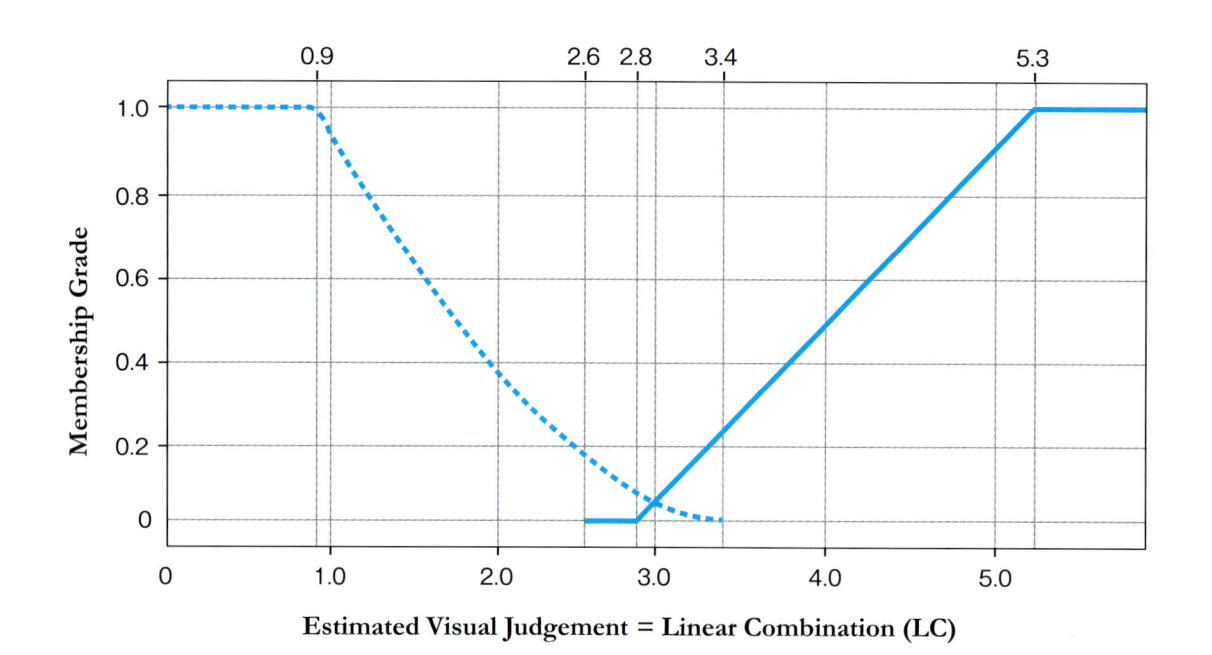

図 8.8　Membership functions that estimate membership grades (degrees of certainty) for three skeletal subclasses. Solid line, Skeletal 1 or skeletal 2 ; Dotted line, Skeletal 1 or skeletal 3. The horizontal axis denotes the judgment estimate given by a panel of orthodontists after a visual inspection of cephalograms, facial images, oral images, and dental casts and is expressed by an equation given in the next page. The vertical axis designates the corresponding degree of certainty (membership grade). (Reprinted from Am J Orthod Dentofac Orthop, 117 (3), Sorihashi,Y. et al. An inference modeling of human visual judgment of sagittal jaw-base relationships based on cephalometry: Part II, 303-311, Copyright 2000, with permission from Elsevier.)

による判断（Vj）を推定するための，以下の重回帰式が予め求められている．

$$\hat{V}_j = 0.806\text{ANB} + 0.330\text{GnNp} + 0.182\text{SN} - 0.154\text{GoMe} + 3.472$$

次いで，$\hat{V}_j$ の確信度を専門医から収集することで両者の関係を 2 種類のメンバーシップ関数で表現し，その結果に 8 つの if, then ルールを組み合わせることで，上下顎の前後的位置関係（骨格パターン）が推論される．

推論は骨格性 1 級かそれとも 2 級か（実線），および骨格性 1 級かそれとも 3 級か（破線）を，矯正歯科医がセファロ画像，顔画像，口腔画像および口腔模型を資料として分析した結果（横軸）と，その確信度（縦軸）の関係を表すメンバーシップ関数を用いて行う（図 8.8）．

確信度とはファジー関数で用いられる指標で，確信度 0 は「まったくあり得ない」ことを意味し，確信度 1.0 は「完全にあり得る」ことを意味する．確信度は二通りで表示される．その一は，症例が骨格性 1 級と 2 級のうちどちらの特徴をより強く備えているのかという問いに対する確信の度合いを示し，その二は，症例が骨格性 1 級と 3 級のうちどちらの特徴をより強く持っているのかという問いに対する確信の度合いを示す．これは骨格性 2 級と 3 級の容貌の特徴が並存する症例に対応するものであり，日本人の骨格パターンの分類に適している．

SN 長が標準的な長さより外れていると，作図上 ANB 値が実際の見た目とは異なる値を示す（図 8.9）．このような「偽効果」は，TSS 分析では自動修正される．専門医の目視による判断と TSS 分析の予測精度，すなわちモデルを用いた場合の推論結果との一致度（決定係数で 0.90）は，ANB 単独を用いた分類結果や Wits 分析[14]による分類結果との一致度（それぞれ決定係数で 0.81 と 0.52）よりも優れている．

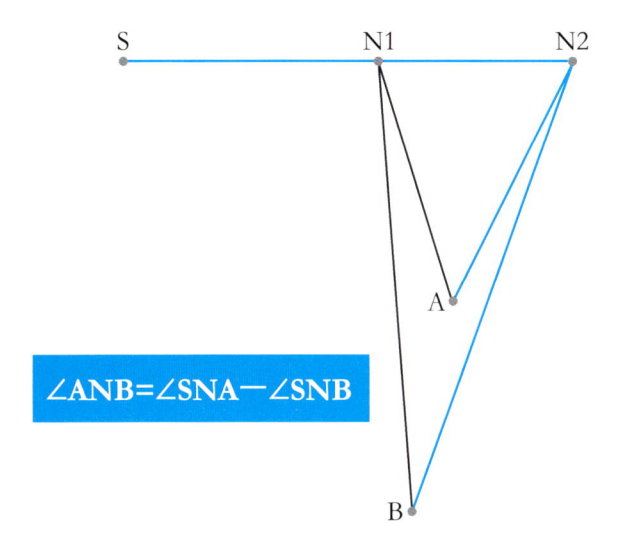

図 8.9　ANB angle alterations illustrated as geometric side-effects (according to the SN length).

TSS 分析では年齢群，性別による予測は行わない．予測モデルの開発に用いられた資料は日本人成人女性である．モデル化に際しては次のような仮定がおかれている．その一つは，'ヒトは男性（あるいは女性）に特有の骨格性 2 級あるいは 3 級の骨格パターンがあるといった前提で顔の形を観察するのではない'ということである．その二は，ヒトは顔の骨格パターンについて，小児であろうが青年であろうが，丸い顔は丸く，四角い顔は四角いという評価態度を取るのであって，観察対象の属する年齢群の計測平均からの偏りで分類（認識）するのではない，ということである．この仮定を受け入れることで，たとえば，ある小児がその属する年齢群のセファロ計測変量の統計平均と標準偏差をもとに骨格性 2 級と分類されても，その小児について得られた計測値を別の年齢群に適用すると別の骨格性カテゴリに入れられてしまうという矛盾は生じない．

Enlow D 博士[15]は，セファロ画像上で定義される計測点や平面，角度のほとんどは実際の顔の形態形成とは結びついておらず，母集団の標準値という実在しない少数個の平均との比較という形で評価されることを強く批判し，このような方法は個々の患者に特化したテーラーメードの分析と治療計画の立案には適していないとしている．彼は TSS 分析法は伝統的なセファロ画像計測法を克服しており，'生物学の知識と臨床経験に基づいた専門家の知的判断' を矯正歯科臨床において実現したパイオニアワークであるとして，その理論

的根拠とそれを具現化した予測モデリングの手法を高く評価している．

■ セファロ画像の自動認識

認識とは，'過去の知覚・経験・学習に基づいて，対象物が何であるかを知ること'と定義される．物事を認識するためには，認識主体が対象を認識した経験があって，さらに認識物に対して予め有限個の分類（コード）を作り上げている必要があり，そのいずれかのコードに分類することで，対象物を認識したと自覚する．（Chapter 7 参照）

機械にとって'知ること'とは，既知の分類コードの一つに対象物を当てはめることといえる．'解剖学的特徴の認識'とは，ある名称を持つ計測点（S などの計測点の名称）近傍の解剖学的特徴を含む画像範囲に対して既知の解剖学的構造の名称（トルコ鞍などの解剖学的構造の名称）を当てはめることであり，'計測点の認識'とは，ある位置座標を有する点に対し既知の名称（S など計測点の名称）を当てはめることである．ヒトはマクロ的に解剖学的特徴の認識を行った後，その解剖学的特徴に含まれるミクロな画像の特徴を用いて計測点を認識する（Chapter 7 参照）．

机の上の本を認識するという例をこのような認識過程のアナロジーとすると，解剖学的特徴の認識はマクロ的に机の上にあるものが箱ではなく本であることを認識することに対応し，計測点の認識はミクロ的に本の右上角がどこに位置しているかを認識するということに対応している．

ヒトの視覚と同様の視覚情報認識処理を機械に行わせることは「機械による視覚 machine vision の問題」と呼ばれ，人工知能の実現を図るうえできわめて重要な要件である．

機械による視覚の問題を解くための技術として，Projected Principal-Edge Distribution（PPED）技術[16] が有効であることが知られている．PPED 技術は，脳の視覚野における方向選択性ニューロンの働きによる特徴抽出方法との概念的類似性から発想を得て開発された技術であり，認識対象とする画像について 4 方向のエッジ情報を取り出し，エッジ分布情報から認識に有用な画像情報を効率よく数値表現する．PPED ベクトルは「類似している」と判断する人間の感覚をうまく再現しており，人間が行うような柔軟な認識を行うことができる．

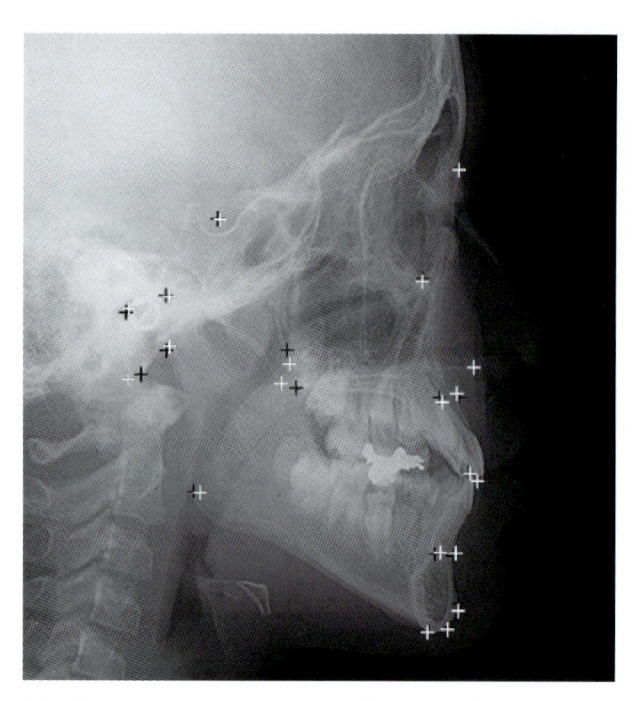

図 8.10 A comparison between cephalometric landmarks that were automatically recognized and those that were judged by orthodontic experts.

セファロ画像を自動的に読み取るコンピュータ支援システムは，いくつか試みられている[17,18,19]．筆者らの研究グループは PPED 技術を応用し，セファロ画像上で解剖学的特徴の認識（成功率：100％）と計測点の位置の認識（成功率：平均 88％）を自動的に行うハードウエアシステムの開発に成功した[9,20,21]（図 8.10）．顎顔面の形態的特徴の決定を含むセファロ画像の解析プロセス全体を，自動的に行えるようになったわけである．

その他のセファロ分析法

以下では代表的なセファロ分析法で用いられる計測変量の中で，わかりやすく便利と筆者が考えるものについて簡単に解説する．

Tweed 分析（図 8.11）

Tweed CH[4,22] の考案した分析法である．FMA を一定に保ちながら，美的にも術後の安定を得るうえでも最適な FH 平面に対する下顎永久中切歯長軸の傾斜角度（FMIA）を，実際に治療を終え予後の安定した症例を評価することで求めた．この分析法で用いられる前記の計測変量と IMPA でつくられる三角形は Tweed triangle と呼ばれ，Tweed の唱えた経験則に基づき，次の二つの推定を行う．

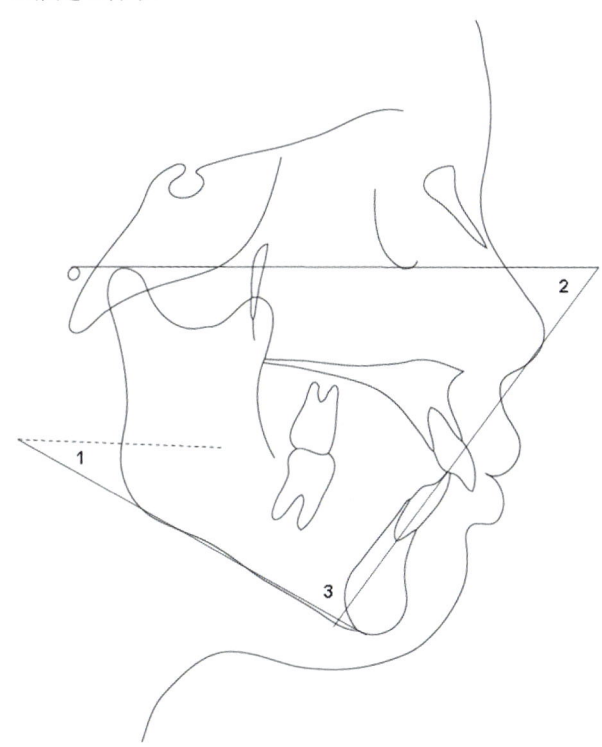

図 8.11 Tweed analysis.
1, FMA (Frankfort horizontal to mandibular plane angle)，; 2, FMIA (Frankfort horizontal to lower central incisor angle) ; 3, IMPA (lower incisor to mandibular plane angle)

1. 予後を推定する－FMA の角度によって，16〜28°ならば予後良好，28〜35°ならば予後ほぼ良好，35°以上ならば予後不良と推定する．
2. 下顎永久中切歯の治療後の最適な位置を推定する－FMA に応じた最適な FMIA を仮定する（表8.1）．次に下顎永久中切歯の矢状方向への矯正移動量を次式で求める．FMIA を前記の仮定値（標準値）に近づけることを head plate correction と呼ぶ．FMIA を 2.5° 大きくするためには 2 mm の arch length が必要である．（Chapter 9 参照）

Cephalometric discrepancy =（FMIA − 57°）× 2/2.5°
（Head plate correction）

表 8.1 に正常咬合を有する日本人成人男女について求められた FMA, IMPA, FMIA の値を示す．また，異なる FMA に対応する最適な FMIA の値を表 8.2 に示す．

表 8.1 Means values for FMA, IMPA, FMIA calculated for the Japanese male and female adults who have normal occlusion[23] (unit:°).

FMA	Male	26.2°
	Female	28.6°
IMPA	Male	97.2°
	Female	96.2°
FMIA	Male	56.6°
	Female	55.2°

表 8.2 Optimum FMIA estimated for the FMA[4,24].

FMA	推奨される FMIA	
	Caucasian	Japanese
30°≦	65°	55°〜58°
21°〜29°	68°	57°
20°≧	66°〜80°	IMPA は 98° を超えない
	IMPA は 94° を超えない	FMIA を選択する

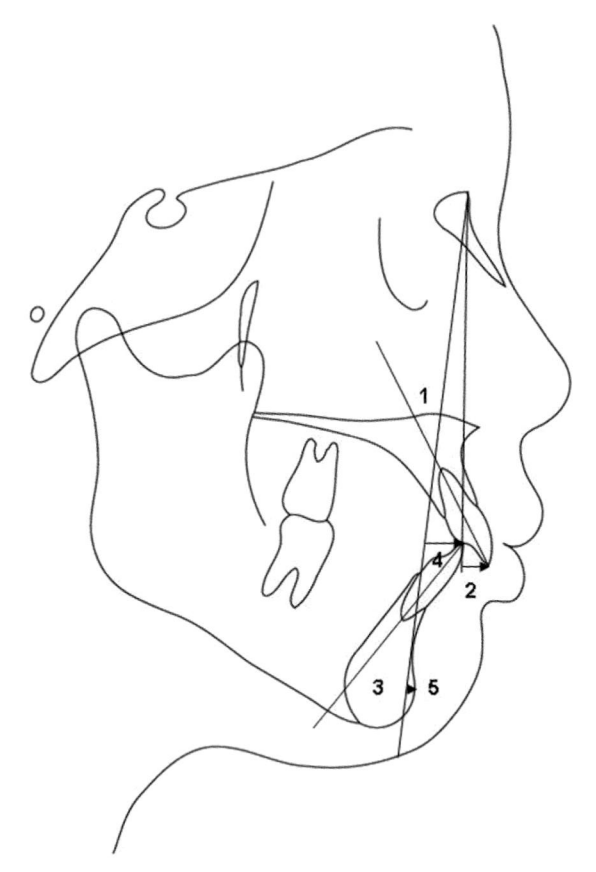

図 8.12 Steiner analysis [7,25] 1, U1/NA, the angle formed by the line NA and the long axis of the upper central incisor; 2, U1-NA, the distance from the upper central incisor edge to the line NA; 3, L1/NB, the angle formed by the line NB and the long axis of the lower central incisor; 4, L1-NB, the distance from the lower central incisor edge to the line NB; 5, Pog-NB, the distance from the pogonion to the line.

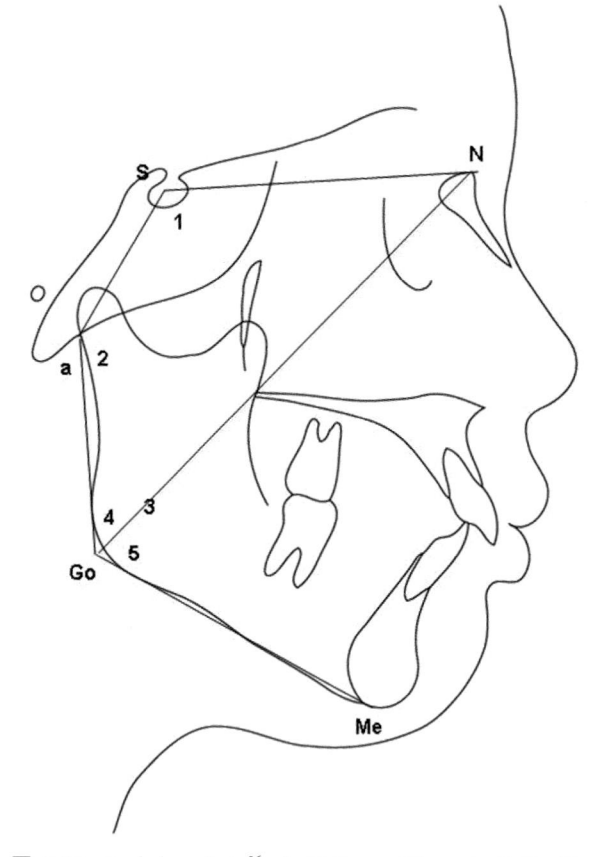

図 8.13 Jarabak analysis [26] 1, N-S-a, saddle angle; 2, S-a-Go, articular angle; 3, a-Go-Me, gonial angle; 4, N-Go-a, upper gonial angle; 5, N-Go-Me, lower gonial angle.

■ Steiner 分析（図 8.12）

上下永久中切歯がどの程度，前突あるいは後退しているのかを評価するときに，Steiner CC [7,25] は上下顎骨の歯槽基底部前方限界と上下中永久切歯切縁の前後的な位置，およびオトガイの前後的な位置を評価することを推奨している．

■ Jarabak 分析 [26]（図 8.13）

Saddle angle が小さいと後頭蓋底にある蝶形後頭軟骨結合の前方成長は優位となり，その結果，側頭下顎窩は成長にしたがい，より前方に位置するようになる．そのため下顎骨は前方へ位置するようになる [27]．そこで小さい saddle angle を示す顎骨パターンは，骨格性 3 級咬合異常の特徴を持つと考える．逆に，この角度が大きいと骨格性 2 級の顎発育パターンがあるとみなす．

図 8.13 の 1 から 3 で示す角度を three angles と言い，その総和が平均（396°± 6° [26]）を上回るとき，下顎骨は時計回りの成長パターン clockwise rotation jaw growth pattern を，平均以下の場合には，反時計回りの成長パターン counter-clockwise rotation jaw growth pattern を有すると判断する．

■ McNamara 分析 [28]（図 8.14）

図 8.14 に示す計測変量を用いて，上下顎骨が前頭蓋底に対してどの程度前突あるいは後退しているのか，また上顎永久中切歯の顎骨に対する矢状方向の相対的な位置を評価する．

図 8.14　McNamara analysis [28]. The nasion-perpendicular is originally defined as the line perpendicular to the nasion line (while the head is in the natural posture), however it is actually more often represented as the line perpendicular to the FH plane through the nasion. Point A vertical, a line parallel to the nasion-perpendicular through Point A; 1, Nasion-perpendicular to point A, The distance from Point A to the nasion-perpendicular(mm). The ideal values range between 0 and 2mm; 2, Upper incisor to point A, The distance from U1 to the Point A vertical (mm). The ideal values range between 4 and 6mm; 3, Pogonion to nasion-perpendicular, The distance from the pogonion to the nasion-perpendicular (mm).

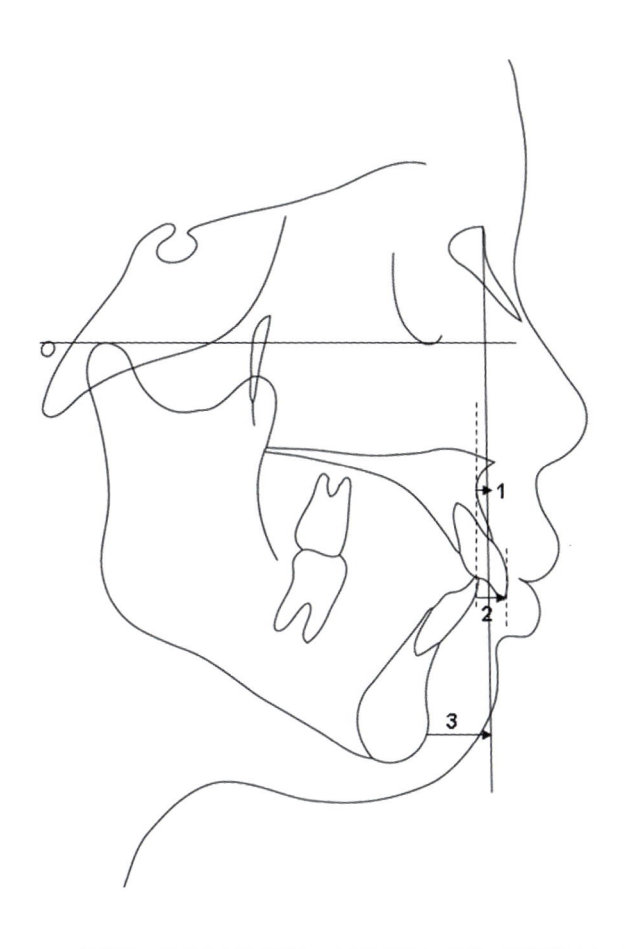

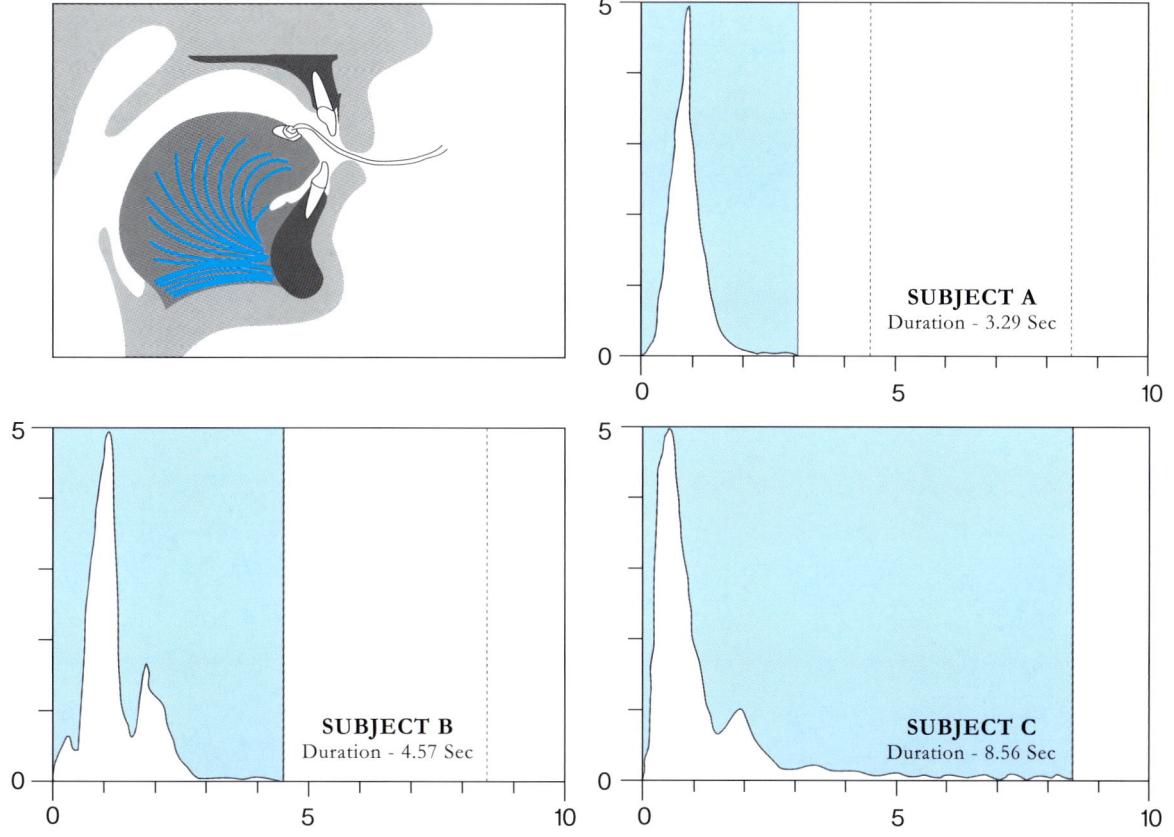

図 8.15　A diagrammatic portrayal of miniature electrodes on the tongue surface and three typical swallow/post-swallow EMG patterns [30]. Intrinsic tongue muscles show minimum activity some 10 seconds after swallowing saliva, at which point one is provided reasonable recording conditions for resting posture of the tongue [30]. (Reprinted from J Osaka Univ Dent Sch 25(1), Takada, K. et al. Tongue posture at rest: an electromyographic and cephalometric appraisal; 139-151, Copyright 1985)

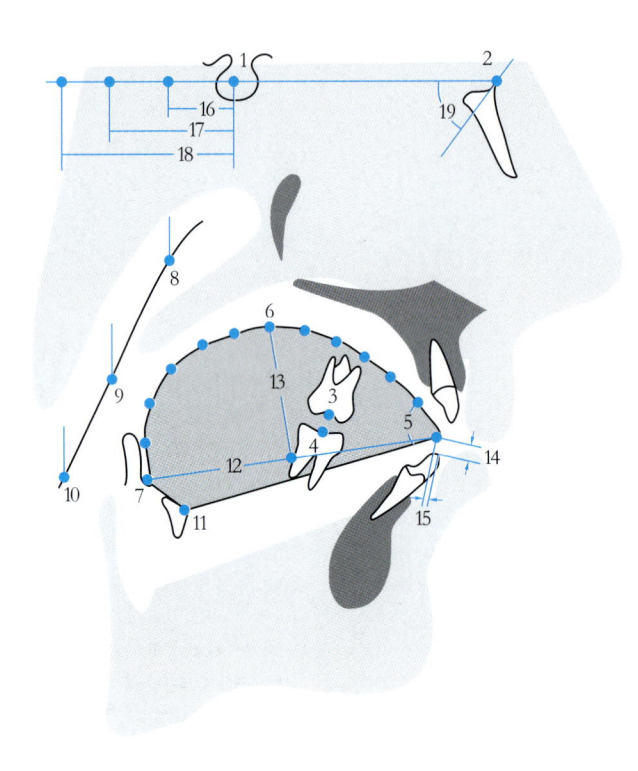

図 8.16 Anatomic landmarks and measures of the tongue and pharyngeal structures [30]. 1, Sella; 2, Nasion; 3,U6; 4, L6; 5, TT, tongue tip; 6, top of the dorsum of the tongue; 7, epiglottis; 8, UPW, the intersection between the palatal plane and the posterior pharyngeal wall; 9, MPW, the intersection between the occlusal plane and the posterior pharyngeal wall; 10, LPW, the intersection between a line pararel to the occlusal plane through the hyoid and the posterior pharyngeal wall; 11, Hyoid bone; 12, TGL, tongue length; 13, TGH, tongue height; 14, TT/LOP, tongue tip-lower occlusal plane (vertical distance); 15, TT-L1/LOP, tongue tip-lower incisor (horizontal distance); 16, UPWx, upper posterior pharyngeal diameter; 17, MPWx, middle posterior pharyngeal diameter; 18,LPWx, lower posterior pharyngeal diameter; 19, HNS, the angle formed between the hyoid, nasion, and sella. (Reprinted from J Osaka Univ Dent Sch 25(1), Takada, K. et al. Tongue posture at rest: an electromyographic and cephalometric appraisal; 139-151, Copyright 1985)

表 8.3 Normative means and standard deviations determined for the tongue and pharyngeal cephalometric measures [30] (30 Japanese female adults with normal cclusions). TTx & TTy, horizontal and vertical positions of the tongue tip; Ex & Ey, horizontal and vertical positions of the epiglottis; TTA/TOA(%), total tongue occupancy ratio; UTA/AOA(%), partial tongue occupancy ratio.

Variable	Normative* (n=30)	
	Mean	S.D
TTx (mm)	54.0	5.8
TTy (mm)	-87.1	4.5
TT/LOP (mm)	2.7	1.6
TT-L1/LOP (mm)	3.7	1.4
TGH (mm)	37.0	2.1
TGL (mm)	76.6	4.9
TTA/TOA (%)	68.2	3.7
UTA/AOA (%)	64.0	7.4
Ex (mm)	-20.4	7.4
Ey (mm)	-103.6	4.2
HNS (deg)	54.4	2.5
UPWx (mm)	-15.0	4.3
MPWx (mm)	-23.3	4.6
LPWx (mm)	-37.9	7.6

*: Japanese female adults with normal occlusion.

■ Visualized Treatment Objective (V.T.O.)

V.T.O. とは，Ricketts RM[29] によって提唱された顎・顔面頭蓋の成長予測である．彼は正円孔の翼口蓋窩への出口の下縁に当る部分（PTポイント）を中心として，顎顔面頭蓋は矢状面において放射状に成長すると考えた．彼の唱える座標系で表現すると，顎・顔面の成長方向について，人種差や性差はないとした．V.T.O. はエックス線セファロ画像の透写図から成長変化と治療メカニクスへの反応を考慮して作成する．可視化された治療目標である．

V.T.O. は目で見て分かりやすいということもあり，好んで利用する臨床医も多い．しかし，その予測精度については必ずしも信頼性は高いとは言えない．したがって，矯正歯科治療の開始時期の決定や治療法の選択において中・長期の成長予測を行うことがクリティカルな場合には，その使用は慎重でなければならない．

■ 舌と咽頭部の分析

口呼吸やアデノイド，慢性の扁桃腺肥大を認める症例では，安静時の舌の姿勢位を評価することがある．舌尖と上下切歯の相対的な位置関係や，舌背の口蓋に対する位置（高位・低位の別）などを評価する．また舌背，舌根部と咽頭後壁の相対的位置や，舌骨の位置も観察することがある．

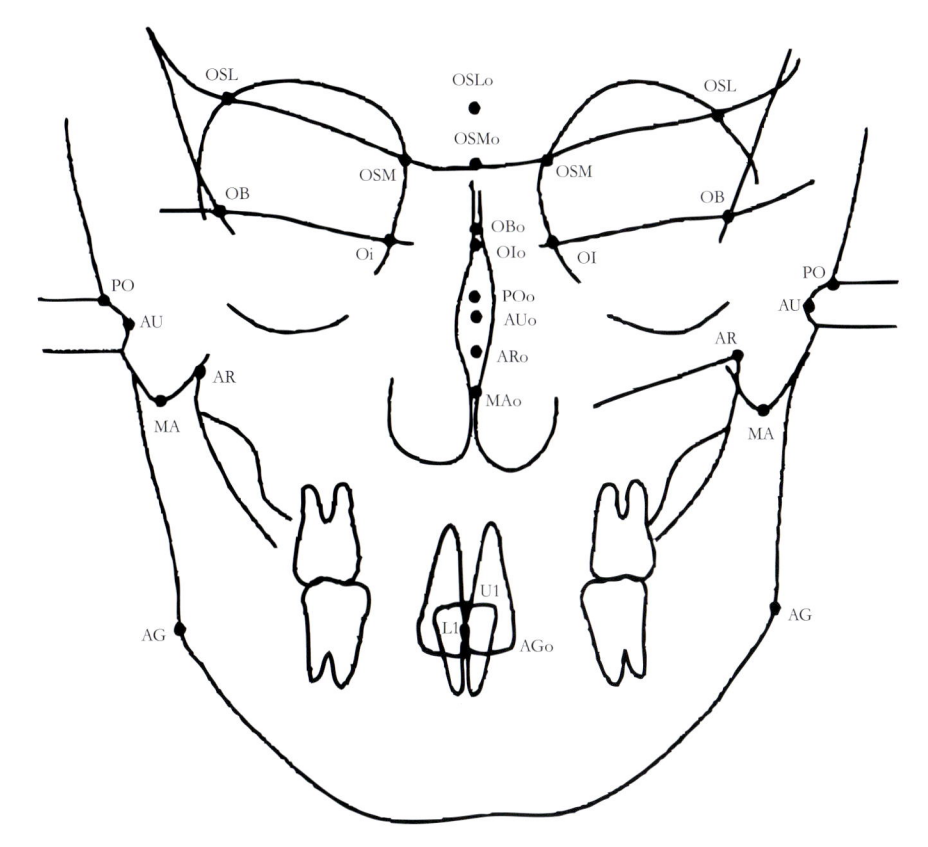

図8.17　Anatomic landmarks employed in PA cephalometric analysis[31]. OSL, The intersection between the orbital line (the image of the posterior margin of the orbital plate that forms the superior wall of the orbital fossae) sutured with the minor wing of the sphenoid bone or its extension, and the image of the lateral contour of the orbital plate; OSM, The intersection between the OS line and the medial contour of the orbital plate; OB, The intersection between the Petrosus ridge and the inferior part of the Oblique line; OI, The intersection between the Petrosus ridge and the medial wall of the orbital fossae; PO, The intersection between the superior margin of the ear-rod and the lateral wall of the temporal bone (Porion); AU, Most prominent point of the contour of the ear-rod; AR, The intersection between the margin of the posterior cranial base and the medial contour of the mandibular ramus; MA, The inferiormost point of the mastoid process; AG, The point on the mandibular contour tangential to the gonial angle through PO; LI, Midpoint between the mesial angles of the margins of the right and left lower central incisors; UI, Midpoint between the mesial angles of the margins of the right and left upper central incisors. (Reprinted from J Jpn Orthod Soc 20, Nakago T. et al. A new decision of median sagittal plane for roentgenographic cephalometric analysis, 151-157, Copyright 1961, with permission from Japan Orthodontic Society)

姿勢位の舌背の輪郭を正確に造影するために，撮影に先立ち患者の舌背正中部に薄くバリウムを塗布し，軽く唾液を嚥下させ10秒ほど経過した時点で撮影する[30]（図8.15）．

舌と咽頭部の計測変量を図8.16に，日本人成人女性の安静時の標準値を表8.3に示す（図5.21も参照）．

■ 正面位セファロ画像分析

図8.17に正面位セファロ画像分析に用いられる，解剖学的計測点[31]を示す．

図中，左右対称にある点については，それぞれの中点を作図により求めて，それらをOSLo, OSMo, OBo, OIo, POo, AUo, ARo, MAo, AGo点とする．正中線に対する左右の同名計測点の位置を比較することで，顎顔面の対称性が評価できる．

■ セファロ画像分析の要点

セファロ分析は幾何学的な理屈を理解すれば，それほど複雑な作業ではない．少なからぬ歯科医師が多くの分析法の習得に励んでいるのを見かけるが，診断の本義は枝葉末節の分析ではなくて，患者の抱える問題の全体像と細部を同時に，正確に俯瞰することにあることを忘れてはならない（Chapter 11参照）．

以下に，分析を行ううえで予め理解しておくと役に立つ点を記す．

(1) 観測対象は硬組織が脳頭蓋，鼻上顎複合体，下顎骨，舌骨および上下歯，軟組織が舌，咽頭後壁そして横顔である．
(2) 側面位セファロ画像では，前頭蓋底に対する前記構成要素の前後方向および垂直方向の相対的位置と傾きを計測する．

上下顎の前後的関係を評価する場合は，前方限界の指標であるA点とB点の位置を見る．上顎骨の長さについてはPtm-Aや上顎骨単位長を，下顎骨については下顎骨実効長，下顎骨体長，下顎枝高などを見る．

下顎下縁平面の傾きは，下顎骨の成長方向を推定したりヘッドギア装置を選択するうえで重要な指標であるばかりでなく，B点やオトガイの前後的な位置にも影響を与えるので重要である．下顎下縁平面傾斜角（SNMPやFHMP）のとる値により，下顎骨の傾きは次のように分類される．

標準値 − 1 S.D. ≦計測値≦標準値 + 1S.D.
　　　　　　　　　　　　ノーマルアングル normal angle *

計測値 < 標準値 − 1 S.D.
　　　　　　　　　　　　ローアングル low angle

計測値 > 標準値 + 1 S.D.
　　　　　　　　　　　　ハイアングル high angle

* Average angle は日本語的英語風表現であり適切ではない．たとえば，ハイアングル群についての average も存在する．

ローアングルは過蓋咬合，ハイアングルは開咬と対応していると考えてはならない．それは誤りである．上下切歯の垂直的被蓋関係は下顎骨に限定しても，下顎下縁平面の傾きばかりでなく下顎角と下顎枝高の影響も受けることを忘れてはならない．実際にハイアングルの正常咬合者や，ローアングルにもかかわらず浅いオーバーバイトを有する患者に遭遇することは稀ではない．当然のことではあるが，下顎下縁平面の傾きという変量のみに頼って，ヘッドギア装置の選択をしてはならない[32]．

オーバーバイトの大小を推定する場合には，下顎下縁平面よりも下顔面高を評価する方が役に立つことが多い．下顔面高の値により，顎顔面頭蓋の垂直方向の特徴は次のように呼ばれる．

標準値 − 1S.D. ≦計測値≦標準値 + 1S.D.
　　　　　　　　　　　　ノーマルフェース normal face

計測値 < 標準値 − 1S.D.
　　　　　　　　　　　　ショートフェース short face

計測値 > 標準値 + 1S.D.
　　　　　　　　　　　　ロングフェース long face

(3) 横顔の輪郭はエックス線の接線効果のために，実像を正確には反映しない．

(4) 軟組織の形 posture を正確に計測し治療前後で比較するためには，'下顎安静位で呼気を終えた後'というように軟組織をリラックスさせた状態で撮影された画像でなければならない．

(5) 左右対称の構造については，像が二つ存在する．エックス線源からの距離は顔の左右側で異なり，エックス線は被写体に対し平行に投射されないので，側面像では左右のPo, Or, Go, Arや歯の像はずれて見える．基本的には左右同名画像の中線（中点）を用いる．

(6) 大臼歯の垂直方向の位置は挺出，圧下の評価に用いられることがあるが，必ずしも正確ではない．その理由は，咬合面の形状を正確には特定しがたいこと，また矯正移動（特にトークをかけることによる頬舌方向の移動）の前後で同一の計測点を同定することが難しいことなどによる．

(7) 弄指癖（指しゃぶり）が7，8歳以後も持続すると，口蓋前方部の前上方への変形を特徴とする歯・歯槽性の開咬 dento-alveolar anterior openbite が形成される．(Chapter 5 参照)．また上顎前歯も唇側に傾斜する．このような特徴はセファロ画像に明瞭な所見として現れることが多いが，口蓋平面の傾きをプロフィログラムで見ても大きな差異としては検出できないことが多い．セファロ分析ではオリジナルの画像を先ず直視することが重要である．

(8) 患者が下顎を前方に移動させた状態で撮影されることがある．これはAngle II 級の咬合異常や開咬でよく見られる現象である．セファロ画像上と口腔模型上で計測したオーバージェットを照合することで，正しい下顎位で撮影されたかどうかを確認することができる．両者が異なる場合には，模型計測値を採用する．

■ セファロ画像分析例
■ 例1. 上下顎前突（図8.18）

上下唇の前突を特徴とする症例は日本人に多く認められる．図8.18に示す症例の骨格パターンを見ると，上下顎骨の前後径はいずれも長い．その結果，ANBは0°に近い値を取り，この変量のみで判断すると骨格性3級に分類されてしまう．しかし，そうした分類結果

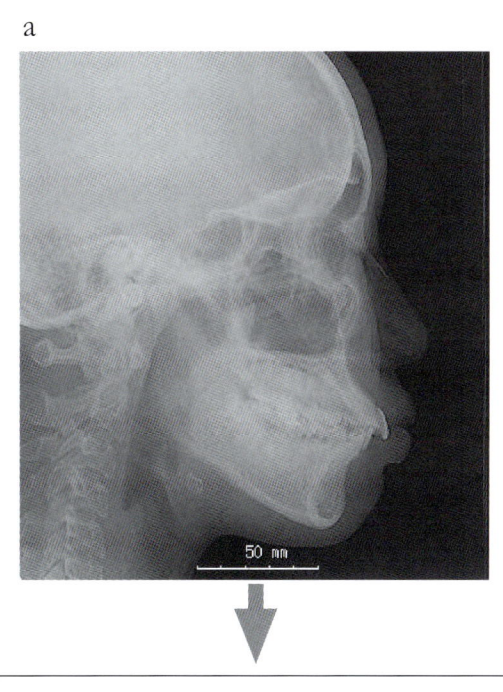

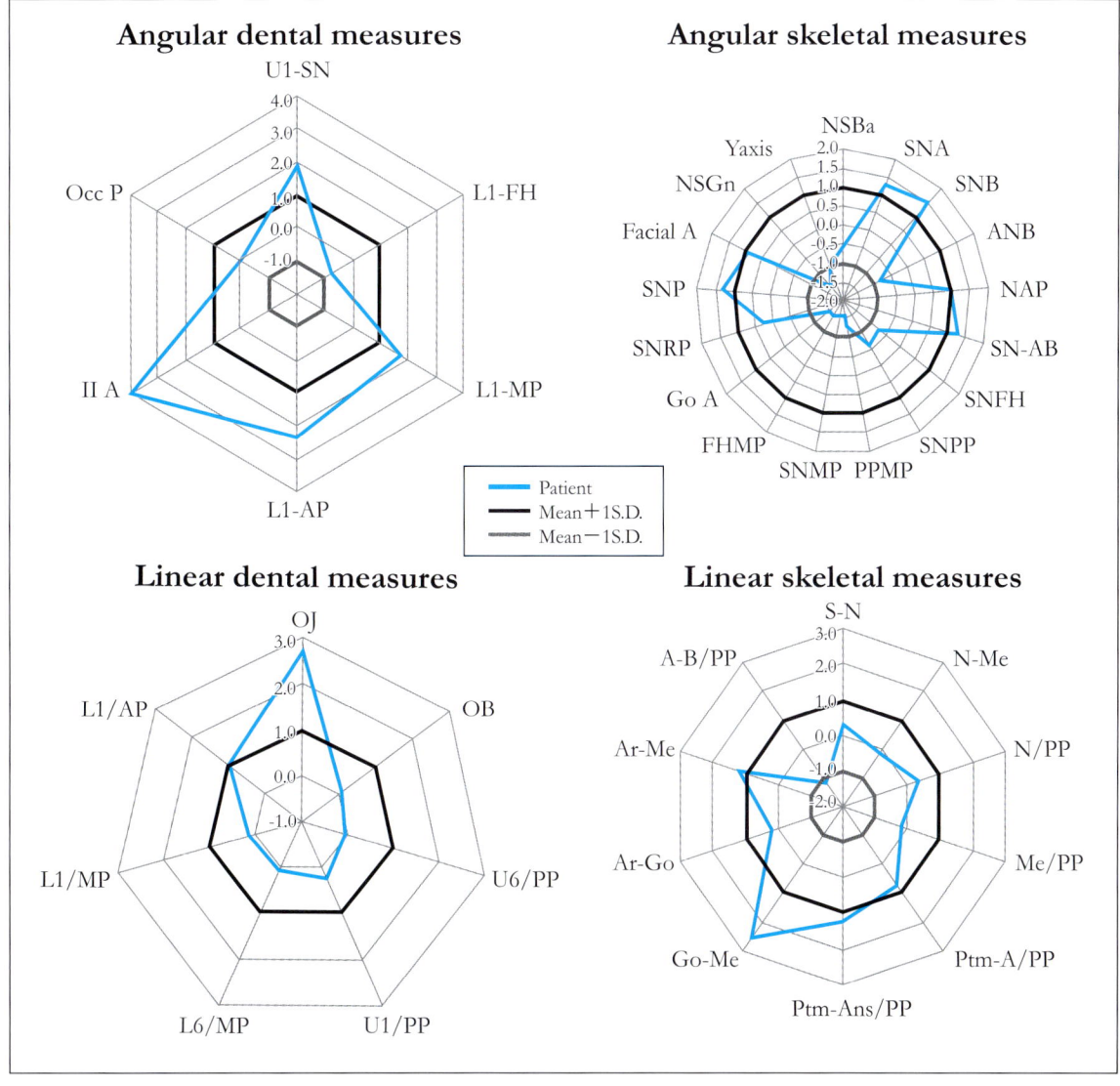

図 8.18　A case showing protruding lips and a large overjet. a, Lateral cephalogram; b, Normalized polygons.

は，セファロ画像を目視した時に受ける印象とは一致しない．

この症例を歯性の要素について見ると，上顎永久切歯は唇側に著しく傾斜している．そのためOJも大きい．下顎永久切歯もAP線に対してはフレアアウトしているが，下顎下縁は平坦（ローアングル）なためIMPAは見かけ上，さらに大きい値を示す．

以上の所見から，本症例は歯性・骨格性の上下顎前突と判断できる．しかしセファロ画像からも明らかなように，この型の咬合異常は，見方によっては骨格性2級とも3級ともとらえられる特徴を有している．TSS分析の結果ではメンバーシップ値（確信度）は骨格性1級が0.75，骨格性3級が0.25であった．

■ 例2．Angle II 級 1 類の咬合異常（図8.19）

この症例の矢状方向の骨格パターンの特徴を見ると，上顎骨前後径が標準よりも長いのに対して下顎骨は骨体長，実効長ともに著しく短い．それらのことを反映してANB値は大きく，典型的な骨格性2級の顎態を示している．TSS分析の結果では，メンバーシップ値（骨格性2級の確信度）は1.0である．

次に垂直方向の骨格パターンを見ると前顔面高が正

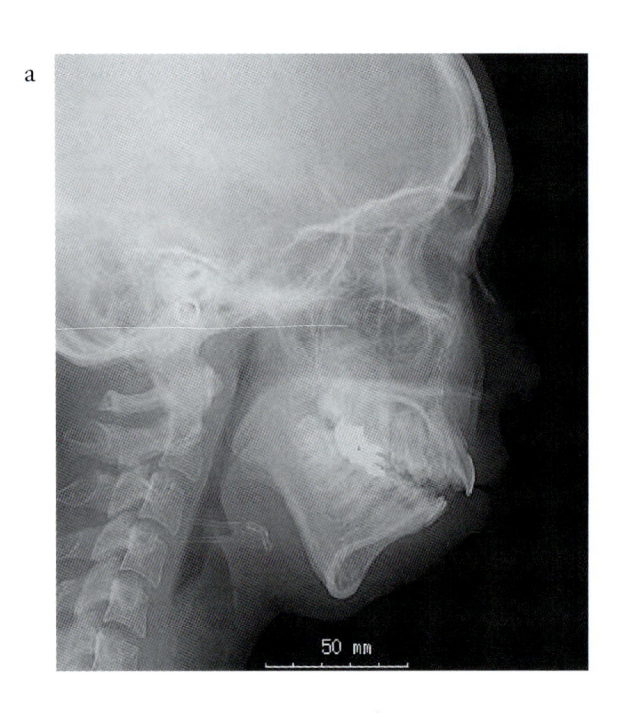

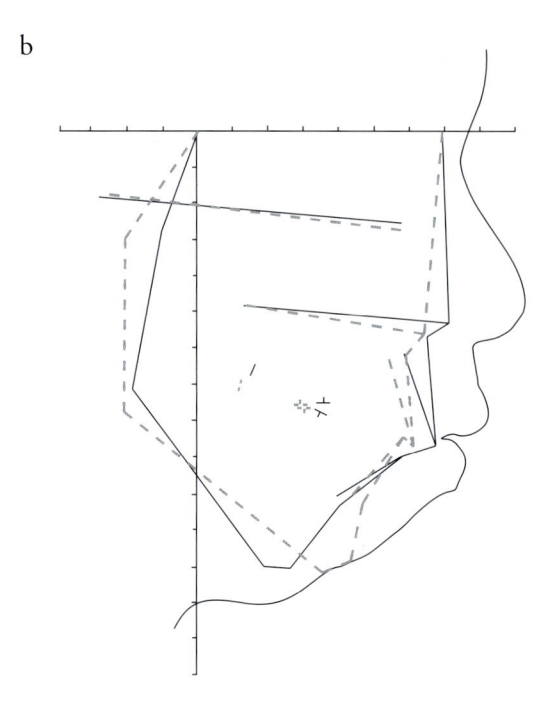

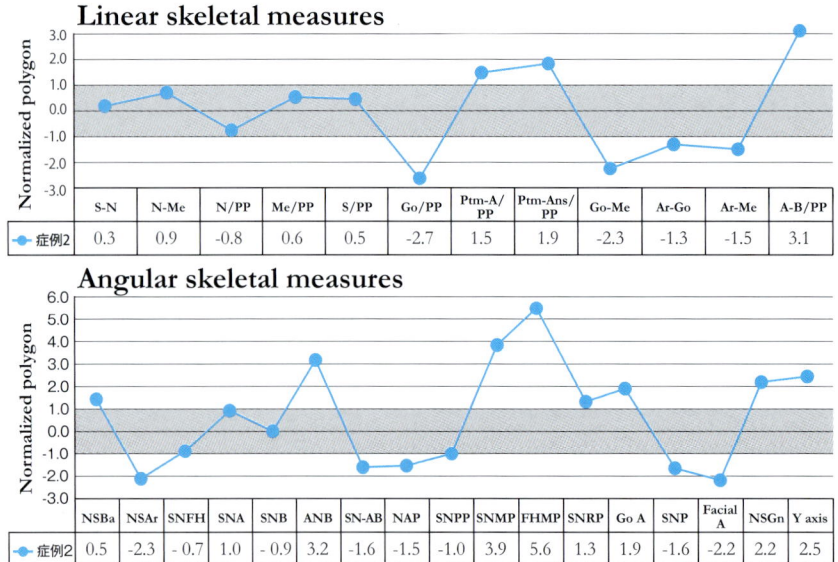

図 8.19　A case characterized by a skeletal 2 jaw-base relationship and anterior open bite. a, Lateral cephalogram; b, Profilogram; c, Normalized polygons.

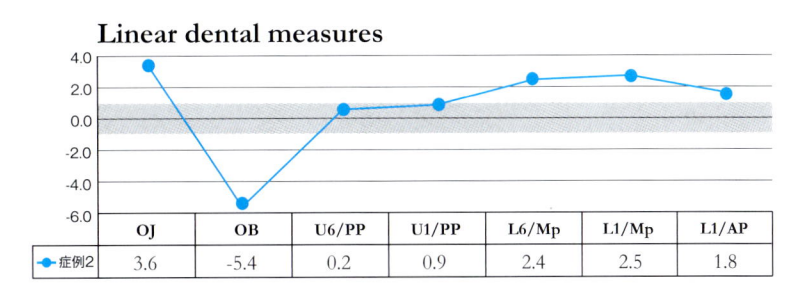

Linear dental measures

	OJ	OB	U6/PP	U1/PP	L6/Mp	L1/Mp	L1/AP
症例2	3.6	-5.4	0.2	0.9	2.4	2.5	1.8

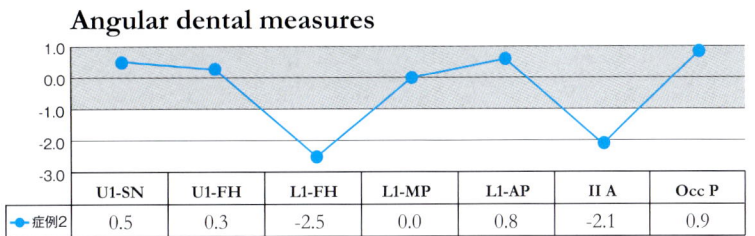

Angular dental measures

	U1-SN	U1-FH	L1-FH	L1-MP	L1-AP	II A	Occ P
症例2	0.5	0.3	-2.5	0.0	0.8	-2.1	0.9

常な長さを示すのに対して，後顔面高は極端に短い．下顎角は開大し，下顎骨は著しく後下方に回転し，いわゆるハイアングルを呈している．これらのことから，先に記した骨格性2級の特徴形成には上下顎骨の長さの不均衡に加えて，下顎下縁平面が急傾斜をなすことで，オトガイ部が後退していることも影響していると考えてよい．

本症例を特徴づけるハイアングルについてはもう一つ重要な所見がある．それは下顎角部前縁の切痕（antegonion）に認められる極端な下方への彎曲である．この'くびれ'は下顎枝の短小が原因であり，それはおそらく下顎頭の正常な成長が何らかの原因で阻害された可能性を示唆している（Chapter 5 参照）．事実，本症例は幼児期にオトガイを強打した既往がある．セファロ画像を精査すると，扁桃肥大を疑わせるような不透過像の存在と，頸椎に対して頭部が後方に彎曲していることが観察される．これらの所見は気道の部分的な閉塞の存在を疑わせ，またその結果としての骨格性前歯部開咬を想起させる．患者を直接に視診して得られた情報と照合する必要がある．事実，本症例は前歯部開咬と上下切歯の唇側傾斜を示している．

以上に記したように，セファロ画像の分析においては，画像そのものを精査することが重要であり，単純に数値のみを追いかけてはならない．

■ 例3. Angle II 級 2 類の咬合異常（図 8.20）

この型の咬合異常は日本人では稀であるが特徴的な歯列の形態と咬合を認めるので，II 級 1 類の咬合異常と正確に区別できなければならない．通常深いオーバーバイトを認め，下顎下縁平面は平坦であることが多い．

本症例は前後ともに顔面高は短い．上顎大臼歯の低位を認める．これらは II 級 2 類に特徴的な所見である．下顎下縁平面角と下顎角は正常である．これは後顔面高が短いためと考えられ，いずれも II 級 2 類に特徴的な所見とは言えない．オーバーバイトは深い．

前後方向で見ると上顎骨の長さは正常であるのに対して，下顎骨実効長は短い．TSS 値は骨格性 2 級の確信度が 1.0 であった．上下顎関係を表す指標のひとつである ANB 角は大きい（2.1 S.D.）．オーバージェットは小さいが，その理由は上下切歯の直立に求めることができる．上下中切歯歯軸交叉角はそれを反映して大きい．

以上は II 級 2 類咬合異常に典型的な所見である．

■ 例4. 骨格性反対咬合（図 8.21）

成人の骨格性反対咬合のセファロ分析を行う目的は主に次の三つである．

(1) 顎変形症についての手術の可否．
(2) 手術を併用した矯正歯科治療を行うなら，顎骨形態を定量評価し，手術術式の詳細を決定すること．
(3) 模擬手術 mock surgery により術後の容貌を合理的に推定すること．

a

b

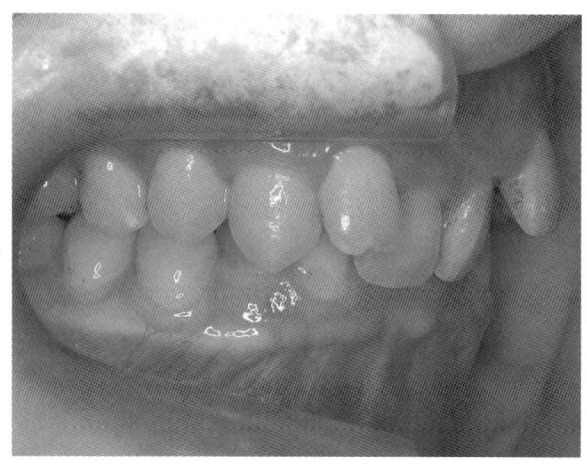

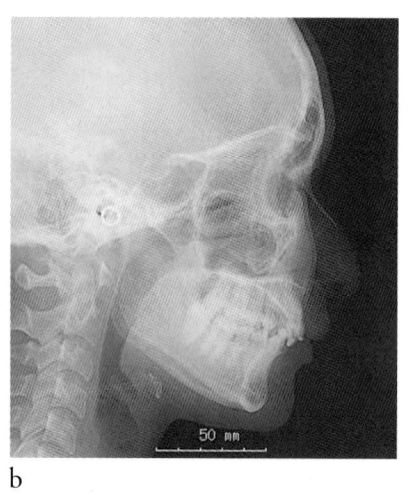

c

Angular measurements (degree)				
	Data	Mean	S.D.	xS.D.
N-S-Ba	131.5	130.2	5.94	0.2
N-S-Ar	121.3	124.5	5.85	-0.5
FH-SN	5.8	6.5	2.74	-0.2
S-N-Pog	76.6	77.7	4.84	-0.2
Facial A	82.4	84.2	4.40	-0.4
N-S-Gn	68.2	72.5	3.91	-1.1
Y-axis	62.3	66.1	3.58	-1.1
SNA	83.7	80.8	3.61	0.8
PP-SN	11.0	9.1	3.45	0.5
PP-FH	5.1	2.6	2.11	1.2
SNB	75.8	77.9	4.54	-0.5
SNMP	32.6	37.1	4.64	-1.0
FHMP	26.8	30.5	3.60	-1.0
GoA	114.8	122.1	5.29	-1.4
SNRP	97.8	94.8	5.62	0.5
FHRP	91.9	88.7	6.16	0.5
ANB	7.9	2.8	2.44	2.1
NAP	163.7	173.6	5.46	-1.8
SN-AB	61.1	73.5	7.47	-1.7
PP-MP	21.6	27.9	4.08	-1.5
U1-SN	85.4	105.0	6.99	-2.3
U1-FH	91.3	112.3	8.26	-2.5
U1-PP	96.4	115.0	6.99	-2.7
L1-FH	56.5	56.0	8.09	0.1
L1-MP	96.8	93.4	6.77	0.5
L1-AP	16.7	24.9	5.32	-1.5
IIA	145.2	123.6	10.64	2.0
OccIP	21.2	16.9	4.40	1.0

Linear measurements (mm)				
	Data	Mean	S.D.	xS.D.
S-N	70.9	67.9	3.65	0.8
S-Ar/FH	14.6	16.6	3.15	-0.7
S-Ptm/FH	19.8	17.4	1.84	1.3
Ptm-N/FH	50.3	50.1	4.26	0.0
N-Me	112.7	125.8	5.04	-2.6
N/PP	54.5	56.0	2.53	-0.6
Me/PP	56.9	68.6	3.71	-3.2
S/PP	40.8	45.4	3.29	-1.4
Go/PP	28.3	33.2	3.03	-1.6
Ptm-A/PP	51.6	47.9	2.80	1.3
Ptm-ANS/PP	54.8	52.1	30.4	0.9
Go-Me	67.2	71.4	4.14	-1.0
Ar-Go	38.1	47.3	3.33	-2.8
Ar-Me	93.7	106.6	5.74	-2.3
ABR-B/MP	45.2	46.8	3.42	-0.5
OJ/PP	3.2	3.1	1.07	0.1
OB/PP	7.1	3.3	1.89	2.0
A-B/PP	10.3	5.3	4.44	1.1
Ptm-U6/PP	21.7	20.9	3.05	0.3
U6-A/PP	29.6	26.9	2.72	1.0
U6/PP	19.6	24.6	2.00	-2.5
U1/PP	27.5	31.0	2.34	-1.5
ABR-L6/MP	18.8	17.9	2.65	0.3
L6-B/MP	26.5	28.9	2.47	-1.0
L6/MP	29.9	32.9	2.50	-1.2
L1/MP	39.2	44.2	2.68	-1.9
L1/AP	-3.2	5.5	3.00	-2.9

d　Profile Diagram:

e

Angular (deg.)

N-S-Ba	131.5	130.2
N-S-Ar	121.3	124.5
FH-SN	5.8	6.5
S-N-Pog	76.6	77.7
Facil A	82.4	84.2
N-S-Gn	68.2	72.5
Y-axis	62.3	66.1
SNA	83.7	80.8
PP-SN	11.0	9.1
PP-FH	5.1	2.6
SNB	75.8	77.9
SNMP	32.6	37.1
FHMP	26.8	30.5
GoA	114.8	122.1
SNRP	97.8	94.8
FHRP	91.9	88.7
ANB	7.9	2.8
NAP	163.7	173.6
SN-AB	61.1	73.5
PP-MP	21.6	27.9
U1-SN	84.4	105.9
U1-FH	91.3	112.3
U1-PP	96.4	115.0
L1-FH	56.5	56.0
L1-MP	96.8	93.4
L1-AP	16.7	24.9
IIA	145.2	123.6
Occl.P.	21.2	16.9

Linear (mm)

S-N	70.9	67.9
S-Ar/FH	14.6	16.6
S-Ptm/FH	19.8	17.4
Ptm-N/FH	50.3	50.1
N-Me	112.7	125.8
N/PP	54.5	56.0
Me/PP	56.9	68.6
S/PP	40.8	45.4
Go/PP	28.3	33.2
Ptm-A/PP	51.6	47.9
Ptm-ANS/PP	54.8	52.1
Go-Me	67.2	71.4
Ar-Go	38.1	47.3
Ar-Me	93.7	106.6
ABR-B/MP	45.2	46.8
OJ/PP	3.2	3.1
OB/PP	7.1	3.3
A-B/PP	10.3	5.3
Ptm-U6/PP	21.7	20.9
U6-A/PP	29.6	26.9
U6/PP	19.6	24.6
U1/PP	27.5	31.0
ABR-L6/MP	18.8	17.9
L6-B/MP	26.5	28.9
L6/MP	29.9	32.9
L1/MP	39.2	44.2
L1/AP	-3.2	5.5

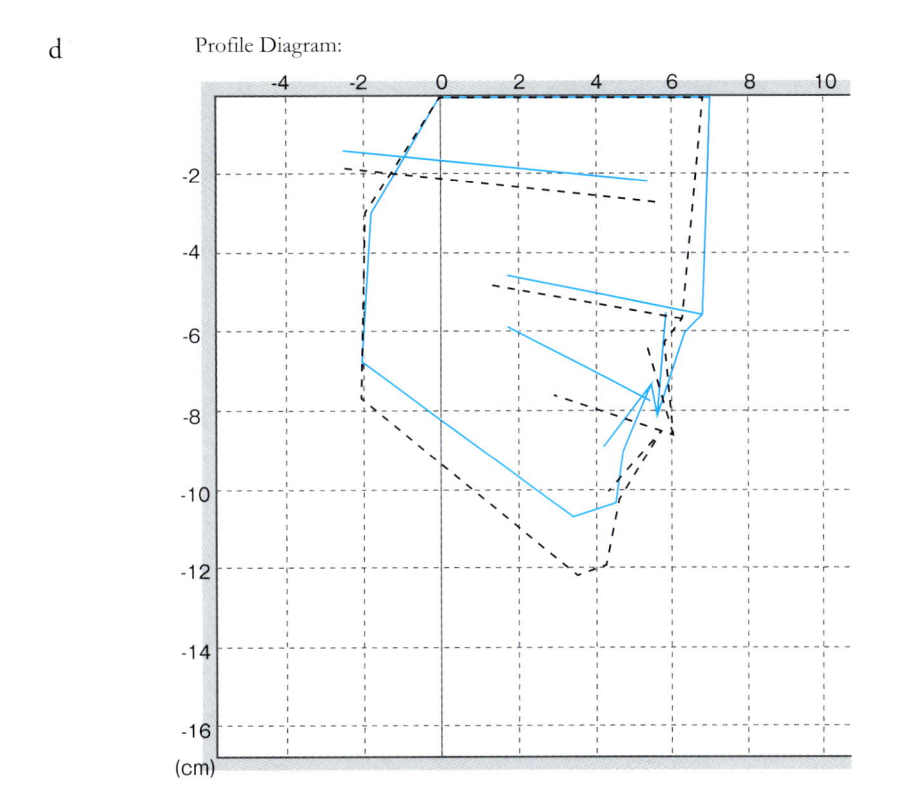

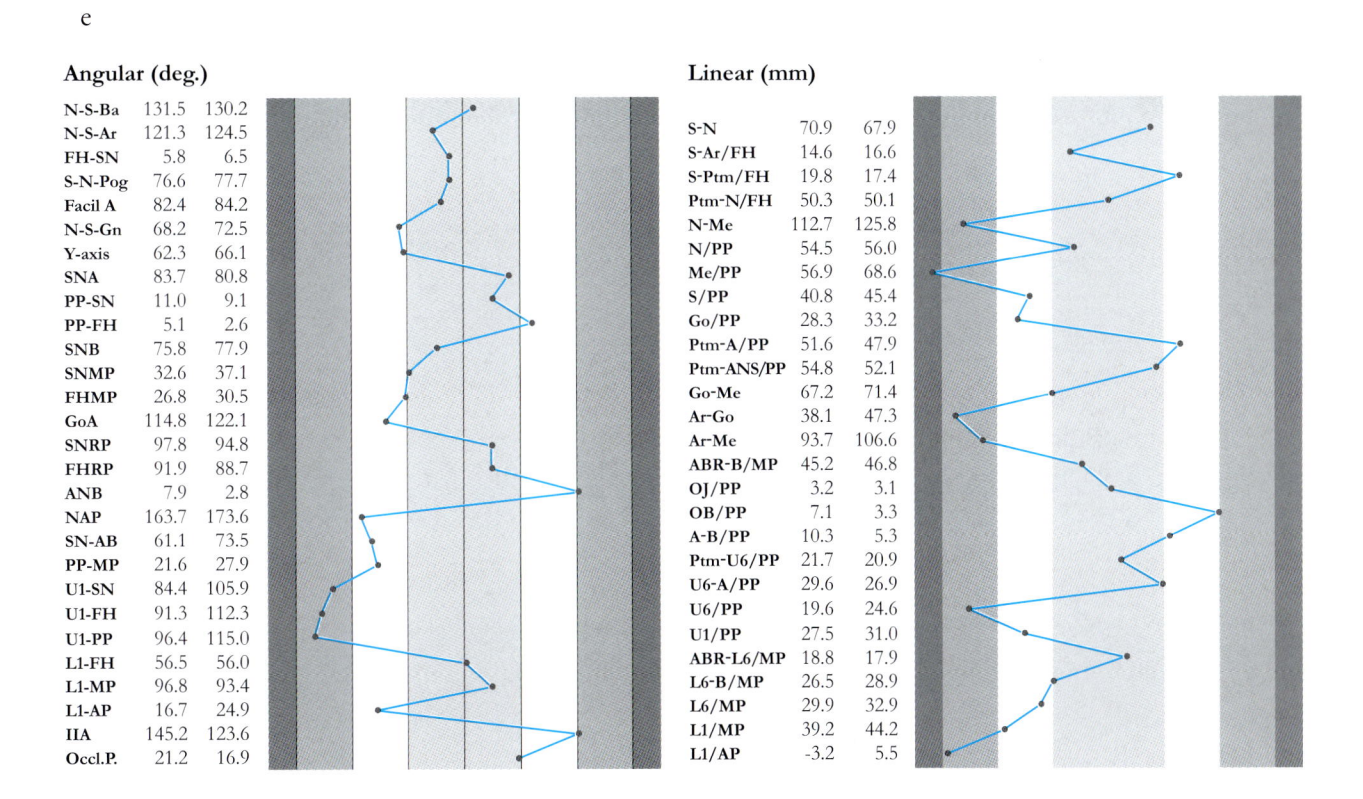

図 8.20　A patient with an Angle Class II, Division 2 malocclusion. a, Intraoral image; b, A lateral head film; c, Cephalometric measurements; d, Superimposed profilograms,; e, Normalized polygons.

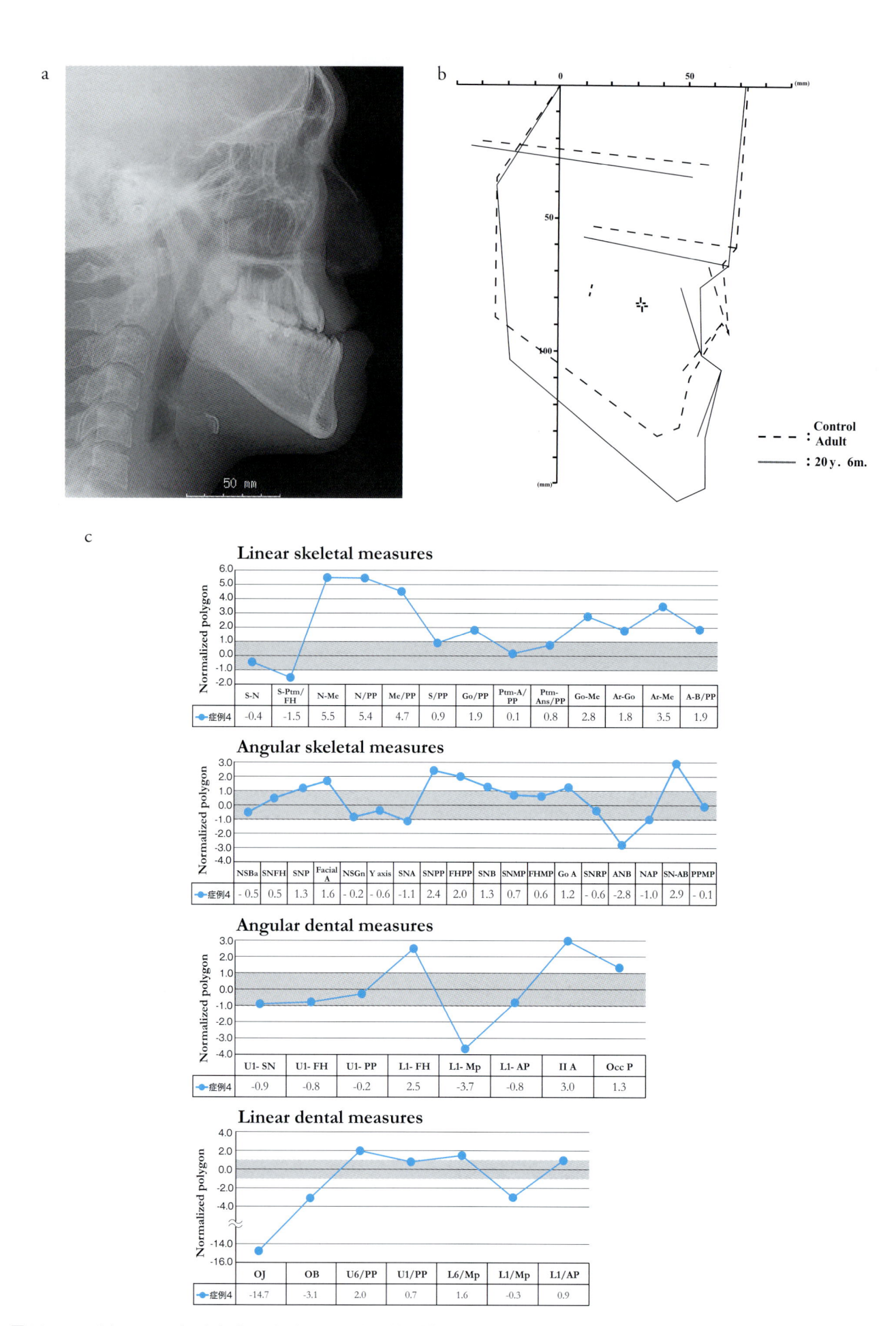

図 8.21　An adult patient with a skeletal 3 malocclusion. a, A lateral head film; b, Profilograms; c, Normalized polygons

図8.21に示す症例のセファロ画像を見ると，上唇に対して下唇は前方位にある．その理由は下顎骨が長いことにあると考えられるが，どの部分がどの程度長いかを正確に知るには，計量しなければならない．また前歯部反対咬合の病因について，上顎骨の前後径は短くないのかについても，知っておく必要がある．

さらに手術によって下顎骨の前方移動や下顎骨の後方への移動を計画するには，咬合平面の傾斜角度を知る必要がある．咬合平面が前方で下方に大きく傾いている症例では，下顎骨のセットバック量を大きくしないと，十分な水平移動量が確保できない（Chapter 22参照）．

この症例のセファロ画像分析の結果（図8.21，bとc）を見ると，骨格パターンは矢状方向では標準的な長さの上顎骨と長い下顎骨を特徴としている．ANB角は小さくSN-AB角は大きい．TSS分析ではメンバーシップ値（骨格性3級の確信度）は1.0であった．垂直方向について見ると前・後顔面高ともに長い．また口蓋平面は前方において下方に傾斜している．下顎角も開大傾向を示す．オトガイ結合の前後径は短く，下顎切歯歯根の前後的な移動量に制限があることがうかがえる．歯性の要素について見るとオーバージェット，オーバーバイトともに－値を示す．下顎中切歯は舌側に傾斜し，上下第一大臼歯は高位にある．

以上の特徴から，本症例は骨格性前歯部開咬を伴う骨格性3級の咬合異常を示すといえる．

2 コンピュータ断層撮影画像とMR画像

コンピュータトモグラフィー Computerized tomography（以下CT），特にコーンビームCT（CBCT）が急速に普及するにしたがい，顎顔面外科と矯正歯科の分野ではCTを用いた顎顔面頭蓋の形態計測結果に基づいて，診断や成長分析，手術結果の予測が広く行われるようになっている[33,34,35]．

CTは主に以下の目的で活用されている．

1）埋伏歯の形態，位置，方向，などの確定診断．
2）顎骨の形成状態の精査．
3）鼻腔や副鼻腔（洞）の形状，位置の精査．
4）顎変形症の手術方法の選択とシミュレーション．
5）固定用インプラントの設置位置の確認．
6）顎関節症患者の下顎頭の精査．

CT画像の臨床応用が普及するにつれて，伝統的なセファロ画像計測法を二次元から三次元に拡張するという考えが出されている．Enlow[15]は，顎顔面形態の特徴抽出は生物学の知識と臨床経験に基づいた専門家の知的判断により得られるものであるので，伝統的なセファロ画像計測法はそのような作業には適していないとしている．その点について筆者も同意見である[11,12]．セファロ画像上で定義される平面，角度，距離のほとんどが実際の顔の形態形成とは結びついていないと

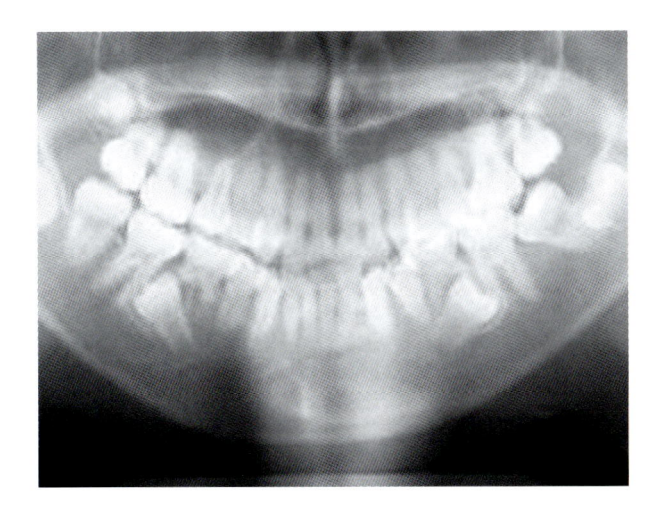

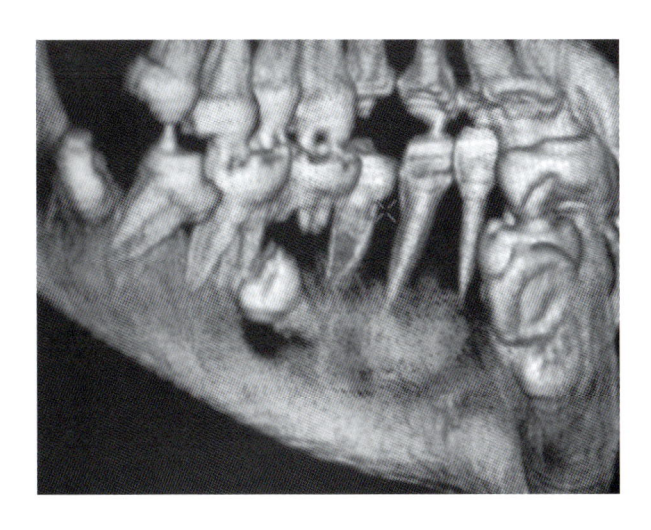

図8.22　A panoramic and a CT image of a case with an inverted impaction of the lower second premolars bilaterally.

いう，本質的な問題を見過ごしてはならない．また矯正診断で必要とされる顔の特徴抽出という作業は，視覚認識の問題でもあることを理解しなければならない（Chapter 7 参照）．患者の三次元画像上で計測された角度や距離を，正常咬合者についてあらかじめ求めておいた標準値（平均と標準偏差）と比較するという手法そのものが既に存在意義を失いつつある．矯正診断で必要なのは個人に備わっている固有の生物学的指標を用いて絶対評価するものであって，平均との比較すなわち相対評価ではない[15]．本章のセファロ画像の目的のところでも述べたように，顔面頭蓋の成長発育とそれに由来する問題は，患者に個別の生物学的指標に基づいて評価されるべきであり，それは解析（断片化）的ではなくて統合的な作業である．

図8.22に下顎両側第二小臼歯の埋伏例を示す．本症例のように第二小臼歯歯冠が舌側に向かって水平埋伏しているような場合には，周囲構造との空間的な位置関係を正確に把握しリスクの低い抜歯方法を判断するうえで，三次元CT画像はきわめて効果的である．

下顎骨の偏位を伴う症例ではCT画像を用いて顎骨の形態に加えて，関節窩に対する下顎頭の位置を精査することができる（図8.23）．またCT画像とMR画像を合成したり[36]，さらに下顎運動データと組み合わせて三次元下顎頭運動のシミュレーションにより関節円板の動きを評価することも行われる（Chapter 6 参照）．

三次元CT画像を利用した手術シミュレーションは，顎変形症について，個々の症例に適した手術法を合理的に選択するための有益な情報を与える[34]（Chapter 22 参照）．

コーンビームCTは精細な画像を得ることに優れており，顎顔面形態の三次元的な精査，埋伏歯の確認，舌・咽頭部の観察，固定用インプラントの顎骨内における植立状態の確認などに応用されている（図8.24）．

核磁気共鳴画像（MRイメージ）magnetic resonance imageは軟組織の観察に適しているため，咀嚼筋[37] 舌・咽頭部や関節円板の病変の診断に応用されている．咀嚼時の関節円板の動きや嚥下時の舌・咽頭の動態解析が可能なイメージング技術も導入されており，またニューロンの活動性を評価することが可能なfMRIも活用されている．診断・治療シミュレーションへの具体的な適用については，関連する章において解説した（Chapter 5, Chapter 22 参照）．

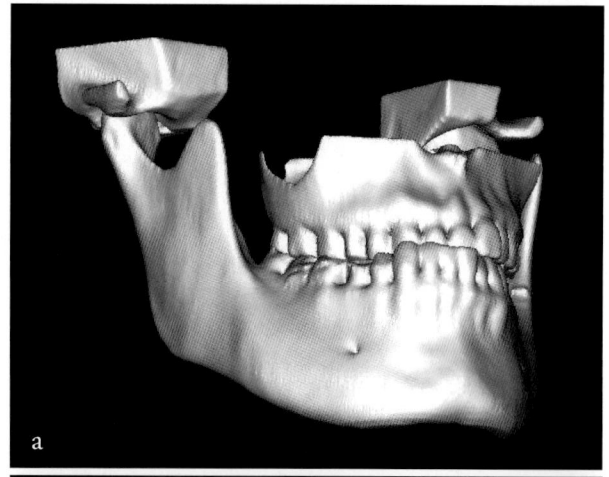

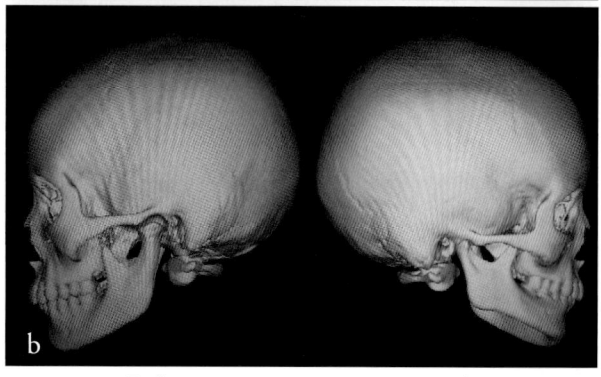

Left　　　　　　　　Right

図8.23　a, The CT image of a patient with a skeletal 3 malocclusion and jaw deviation toward the right side; b, A patient having hemi-hypertrophy of the left-side mandibular condyle.

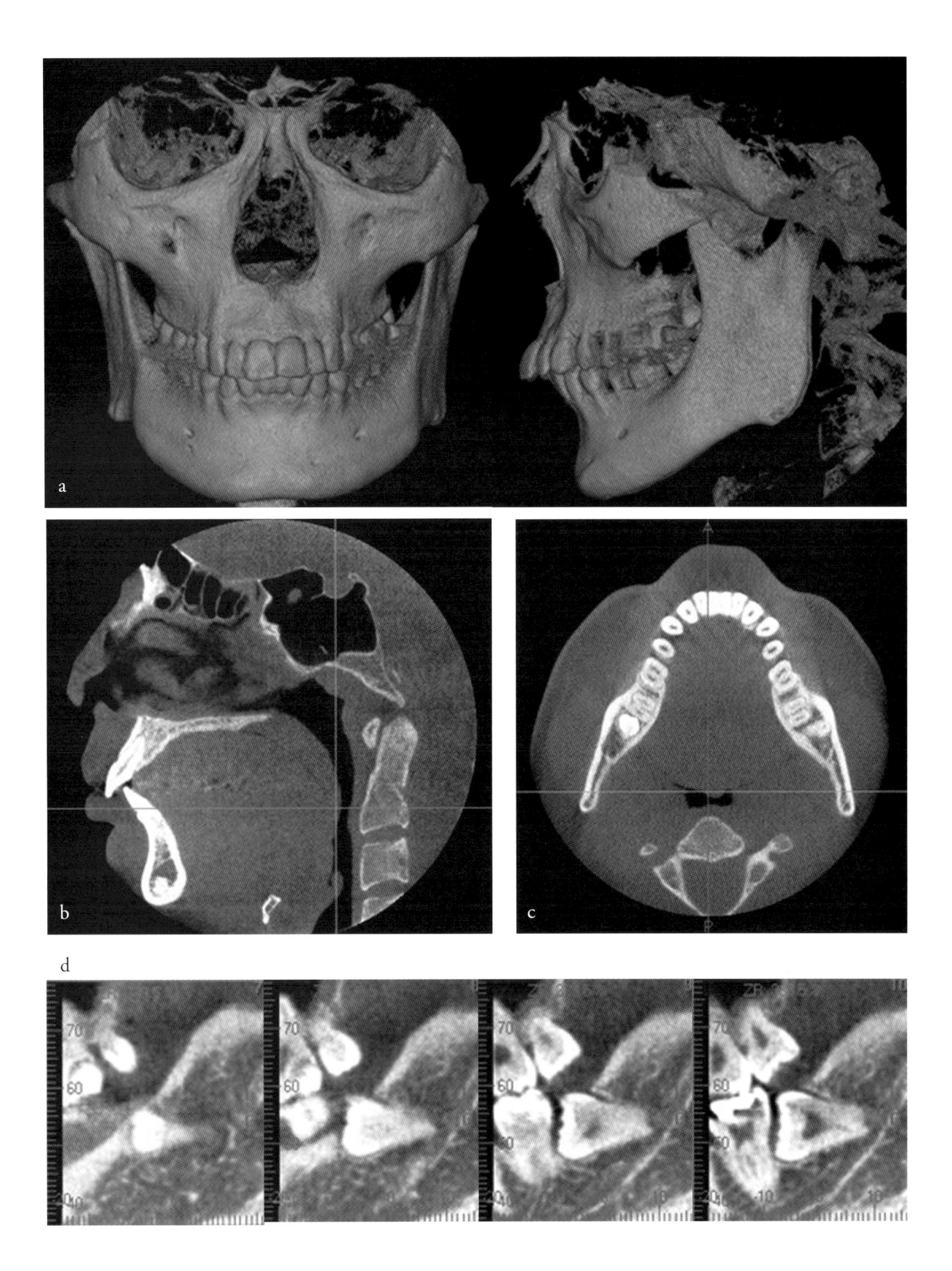

図 8.24　Application of cone-beam computed tomographic imaging to orthodontic diagnosis. a, Three-dimensionally reconstructed image (frontal and left lateral views) ; b, Para-sagittal image which facilitates the examination of dentoskeletal as well as tongue, nasopharyngeal, and vertebral structures; c, A horizontal view of the mandible. Note the presence of the horizontally impacted lower left third molar tooth, which can also be viewed sagittally (d) ; e, Positions of orthodontic implants in space can also be identified using the CBCT. (Courtesy of Dr. R. Kanomi)

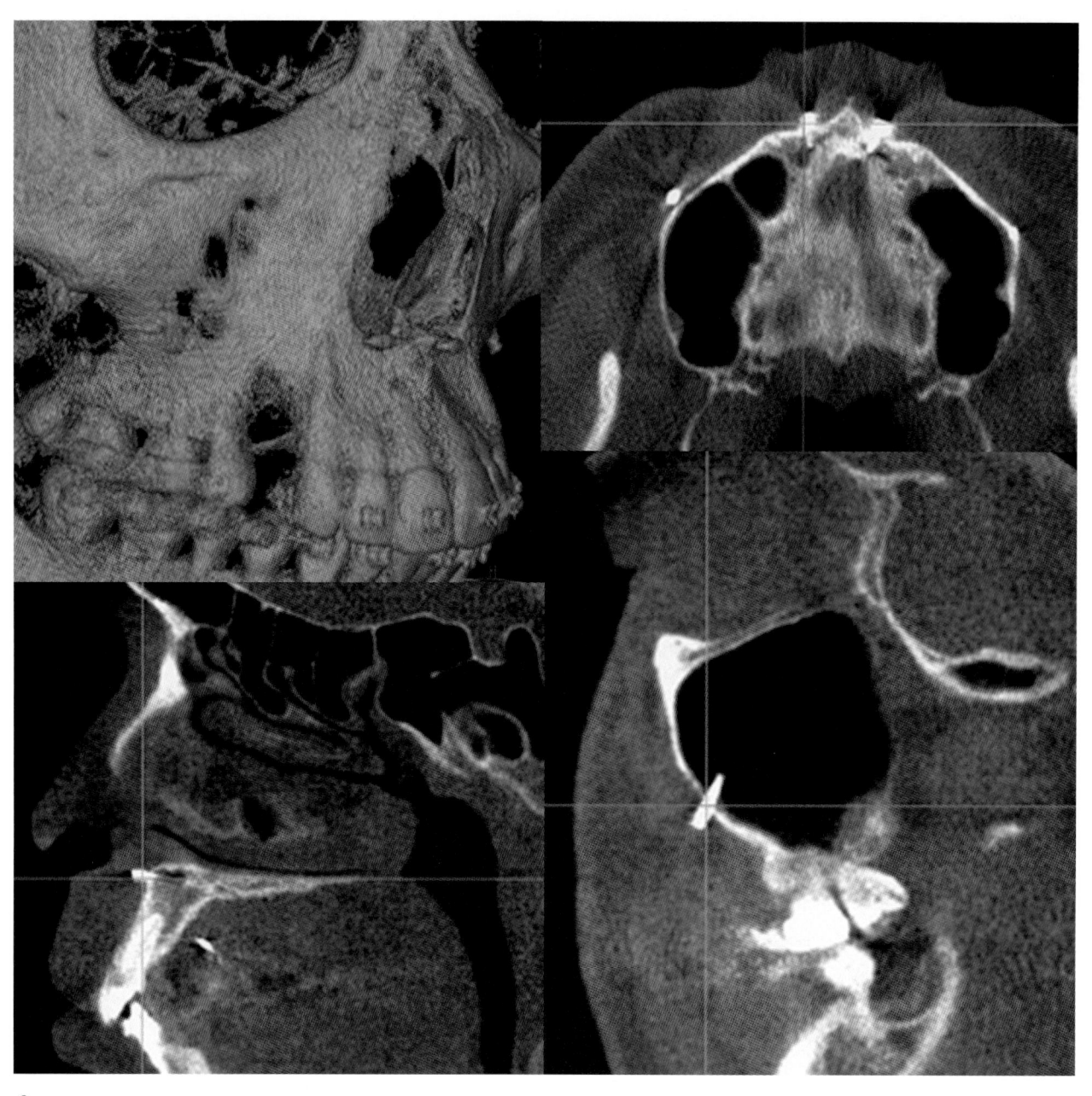

e

■ 文献

1. Hofrath H. Beteutung der Rontgenfern und Abstandsaufnahme fur die Diagnostik der Kieferanomalien. Fortschr Orthop 1931; 1:231-258.
2. Broadbent BH. A new x-ray technique and its application to orthodontia. Angle Orthod 1931; 1:45-66.
3. Hillesund E, Field D & Zachrisson BU. Reliability of soft tissue profile in cephalometrics. Am J Orthod 1978; 74: 537-550.
4. Tweed CH. The Frankfort-mandibular plane angle in orthodontic diagnosis, classification, treatment planning and prognosis. Am J Orthod 1946; 32:175-230.
5. Wylie WL. The assessment of anteroposterior dysplasia. Angle Orthod 1947; 17:97-109.
6. Downs WB. Variation in facial relationships:Their significance in treatment and prognosis. Am J Orthod 1948; 34:12-40.
7. Steiner CC. Cephalometrics in clinical practice. Angle Orthod 1959; 29:8-29.
8. Broadbent BH. Bolton standards of dentofacial development growth. Mosby 1975; USA; 133-135.
9. Tanikawa C, Yagi M & Takada K, Automated cephalometry: system performance reliability using landmark-dependent criteria. Angle Orthod 2009; 79:1037-1046.
10. Baumrind S & Frantz RC. The reliability of head film measurements. 1. Landmark identification. Am J Orthod 1971; 60:111-127.
11. Takada K, Sorihashi Y & Stephens CD. An inference modeling of human visual judgement of sagittal jaw-base relationships based on cephalometry- Part I. Am J Orthod Dentofac Orthop 2000; 117: 140-147.
12. Sorihashi Y, Stephens CD & Takada K. An inference modeling of human visual judgement of sagittal jaw-base relationships based on cephalometry- Part II. Am J Orthod Dentofac Orthop 2000; 117: 303-311.
13. Tulley WJ & Campbell AC. A manual of practical orthodontics. 3rd ed, John Wright & Sons Ltd Bristol 1960; 36-37.
14. Jacobson A. The 'Wits' appraisal of jaw disharmony. Am J Orthod 1975; 67:125-138.
15. Enlow D. Discussion. Am J Orthod Dentfac Orthop 2000; 117: 147.
16. Yagi M and Shibata T. An image representation algorithm compatible with neural- asociative- processor-based hardware recognition systems. IEEE Trans Neural Network 2003; 14:1144-1161.
17. Levy-Mandel AD, Venetsanopoulos AN & Tsotsos JK. Knowledge-based landmarking of cephalograms. Comput Biomed Res 1986; 282-309.
18. Giordano D, Leonardi R, Maiorana F et al. Automatic landmarking of cephalograms by cellular neural networks. Lect Notes Artif Int 2005; 3581:342-352.
19. Yue W, Yin D, Wang G et al. Automated 2-D cephalometric analysis on X-ray images by a model-based approach. IEEE Trans Biomed Eng 2006; 53:1615-1623.
20. Yagi M, Shibata T & Takada K. Optimizing feature-vector extraction algorithm from grayscale images for robust medical radiograph analysis. IFMIP 2002; 13:251-257.
21. 八木雅和，谷川千尋，山本卓，中村佳世子，堀口依里子，大野弘子，高田健治．歯科医の知識を実装した知的情報処理システム．電子通信学会技術研究報告（画像工学研究会（IE）），SIP2007-127, ICD2007-116, IE2007-86（2007-10）2007:25-30.
22. Tweed CH. The diagnostic facial triangle in the control of treatment objectives. Am J Orthod 1969; 55:651-667.
23. 山内和夫，秋山敬子，松井泰生ほか．頭部X線規格側貌写真計測による成年男女の標準値について．日矯歯誌 1964; 23: 32-37.
24. Iwasawa T, Moro T, & Nakamura K. Tweed triangle and soft-tissue consideration of Japanese with normal occlusion and good facial profile. Am J Orthod 1977; 72:119-27.
25. Steiner CC. The use of cephalometrics as an aid to planning and assessing orthodontic reatment. Am J Orthod 1960; 46:721-735.
26. Jarabak JR & Fizzel JA. Technique and treatment with lightwire edgewise appliances. 2nd ed, C V Mosby Co,1-1224, St Louis, 1972.
27. Bjork A. Variation in the growth pattern of the human mandible:Longitudinal radiographic study by the implant method. J Dent Res 1963; 42:400-411.
28. McNamara JA,Jr. A method of cephalometric evaluation. Am J Orthod 1984; 86: 449-469.
29. Ricketts RM. The value of cephalometrics and computerized technology. Angle Orthod 1972; 42:179-199.
30. Takada K, Lowe AA, Yoshida K et al. Tongue posture at rest: an electromyographic and cephalometric appraisal. J Osaka Univ Dent Sch 1985; 25:139-151.
31. 中後忠男，石沢命久，作田　守ほか．頭部エックス線規格写真正貌分析法に関する正中線の決定について．日矯歯誌 1961; 20:151-157.
32. Akcam MO & Takada K. Fuzzy modeling for selecting headgear types. Eur J Orthod 2002; 24:99-106.
33. Kreiborg S, Larsen P, Darvann TA et al. 3D craniofacial growth analysis. In:Takada K & Kreiborg S eds; In silico dentistry- the evolution of computational oral health science; Medigit Corp, 29-32, Osaka, 2008.
34. Sohmura T, Hojo H, Nakajima M et al. Prototype of simulation of orthognathic surgery using a virtual reality haptic device. Int J Oral Maxillofac Surg 2004; 33:740-745.
35. Mizoguchi I, Uechi J, Shibata T et al. Three-dimensional（3-D）simulation of orthognathic surgery using a multimodal image-fusion technique. In:Takada K & Kreiborg S. eds. In silico dentistry-the evolution of computational oral health science; Medigit Corp; 125-128, Osaka, 2008.
36. Itoh S, Nagata H, Murakami S et al. Case Report: Surgical orthodontic treatment of skeletal Class III malocclusion with anterior disc displacement without reduction

(ADNR), J Clin Ortho Res 1999; 2: 209-215.
37. Kitai N, Kreiborg S, Bakke M et al. 3D magnetic resonance image of the mandible and masticatory muscles in a case of juvenile chronic arthritis treated with the Herbst appliance. Angle Orthod 2002; 72:81-87.

CHAPTER 9

歯列と咬合の検査

1 咬合発育段階

側方歯群交換期の患者について，口腔内あるいは口腔模型を観察することにより，Hellman[1] の咬合発育段階(Chapter 4 参照)を評価する．評価の結果を歴齢および骨齢と比較することで患者の成熟段階を総合的に評価し，永久歯の萌出時期や顎骨の成長スパートの時期などを予測する手掛かりとする．

2 正常咬合

歯科矯正学では治療目標とする咬合様式を正常咬合 normal occlusion と呼ぶ(図9.1)．正常咬合とは見た目にも美しく，中心咬合位で上下歯列が緊密に咬合し，機能的には最大の咀嚼効率が得られるような咬合様式である．

正常咬合は概念的に次のように分類される．

- 理想(仮想)正常咬合—ヒトの歯がその機能を最大に発揮できるような理想的な咬合形式．
- 典型正常咬合—ある集団や民族に最も共通的な特徴を持つ正常咬合の形式．
- 個性正常咬合—矯正歯科治療の目標とする咬合様式．歯の大きさ，形，植立状態と顎骨の形は個人により異なっている．正常範囲内にある個人差を認めた正常咬合である．
- 機能正常咬合—形態的に多少の欠陥があっても，咀嚼発音などの機能に異常を認めない咬合の形式．
- 暦齢正常咬合—年齢に応じた正常咬合．

2.1 Angle の正常咬合の概念

Angle[2] の規定した正常咬合とは，以下のようなものである．

- すべての永久歯が揃っていることが必須である．正常咬合では最大咬頭嵌合時の咬合接触点を結ぶ線は放物線状をなし，咬合(彎曲)線 (curving) line of occlusion と呼ばれる．咬合線は上顎では大臼歯と小臼歯の中心窩から犬歯の辺縁隆線を通り，切歯では歯冠の切縁側 1/3 の高さで辺縁隆線を通過する．下顎では大臼歯と小臼歯の頬側咬頭の近心・遠心の斜面と，犬歯の尖頭頂そして切歯の切縁を通過する．
- 咬合機能の観点からは第一大臼歯が最も重要である．なかでも上顎の第一大臼歯は正常な位置を取ることが多い，咬合の鍵(要) key to occlusion となる歯である．
- 上顎第一大臼歯の近心頬側咬頭が下顎第一大臼歯の近心頬側溝に咬合する．
- 上顎犬歯の尖頭は下顎犬歯と第一小臼歯の間の鼓形空隙に咬合する．

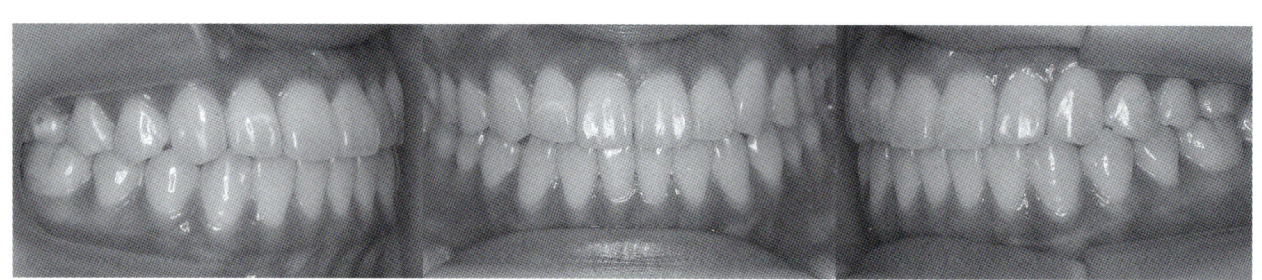

図 9.1　Normal occlusion.

168

現代のわれわれの知識では，歯の位置を普遍のものとみなして分類の基準に用いることは容認できない．また咬合の正常と異常は，第一大臼歯の前後的な位置のみで評価できるものではない．上下切歯を含む他の歯の歯軸や三次元空間内の対向関係を考慮する必要がある．

2.2　Andrewsの最適咬合の概念

Andrews[3]は，矯正歯科治療を受けていない優れた永久歯咬合を有する120症例を集め，最適咬合optimal occlusionを構成するための条件を検討し，最適咬合に必要な6つの鍵 six keys to optimal occlusion を見出した．その意味で彼の見解は概念というよりもむしろ，実データから得た知識表現と考えるのが正しい．最適咬合について記す前に，彼の用いている用語[4]について簡単に記しておく．

- Andrews平面 − 歯冠が正しい傾斜角度を保つと仮定したときに，咬合平面に平行でそれぞれの歯冠の垂直的な中央を横切る水平面 mid-transverse plane は同一平面上にある．その平面をAndrews平面と呼ぶ．
- 臨床歯冠 − 目視により確認できる歯冠部．切歯の切縁あるいは歯冠の咬頭頂と歯頚部歯肉の最深点を結ぶ直線を臨床歯冠の頬側軸 facial axis（FACC, facial axis of the clinical crown），距離を臨床歯冠長と呼ぶ．
- 歯冠のアンギュレーション Crown angulation（図9.2a）− 咬合平面に対する垂線とFACCのなす角度．FACCの歯冠側が歯肉側よりも近心にあるときに，正の符号を与える．
- 歯冠のインクリネーション Crown inclination（図9.2b）− 咬合平面に対する垂線と，FACCに平行でその中点（FAポイント）で接する直線とのなす角度．FACCの歯冠側が歯肉側よりも頬（唇）側にあるときに正の符号を与える．インクリネーションをトークtorqueと呼ぶことについて，Andrewsはそれを力学用語であるとして否定している．

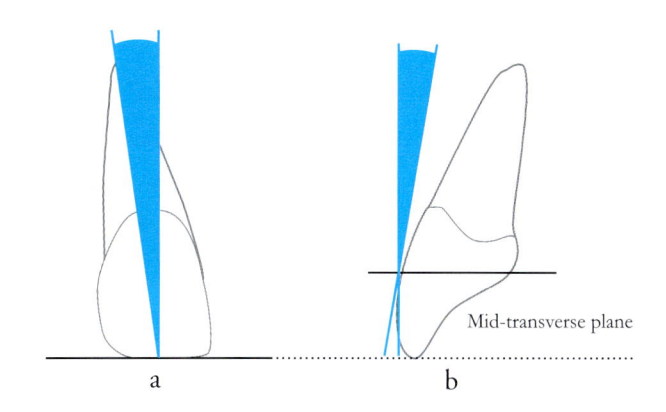

図9.2 Crown angulation（a）and inclination（b）．いずれも正の値をとる時を例示．

■ 最適咬合に必要な6つの鍵（図9.3）

（1）第1の鍵：上下歯列弓間の関係
- 上顎第一大臼歯の近心頬側咬頭は，下顎第一大臼歯の頬側面溝と咬合する．
- 上顎第一大臼歯の遠心辺縁隆線は，下顎第二大臼歯の近心辺縁隆線と咬合する．
- 上顎第一大臼歯の近心舌側咬頭は，下顎第一大臼歯の中央小窩と咬合する．
- 上顎小臼歯の頬側咬頭は下顎小臼歯と咬頭−鼓形空隙の関係を保つ．
- 上顎小臼歯の舌側咬頭は下顎小臼歯と咬頭−窩の関係を保つ．
- 上顎犬歯は下顎犬歯および下顎第一小臼歯と咬頭−鼓形空隙の関係を保つ．
- 上顎前歯は下顎前歯を被蓋し，上下歯列の正中は一致する．

（2）第2の鍵：歯冠のアンギュレーション
　すべての歯冠のアンギュレーションは正の値を取る．

（3）第3の鍵：歯冠のインクリネーション
　上顎切歯の80%強は正のインクリネーションを取るのに対して，下顎切歯は負のインクリネーションを示す．上顎犬歯と小臼歯は同程度の負のインクリネーションを示す．上顎大臼歯はさらに強い負のインクリネーションを示す．下顎では切歯から第二大臼歯に向かうにしたがい，負のインクリネーションが強くなる．

（4）第4の鍵：歯の捻転が見られない．

（5）第5の鍵：緊密な歯冠隣接面の接触．

（6）第6の鍵：Speeの彎曲がほぼ平坦である．

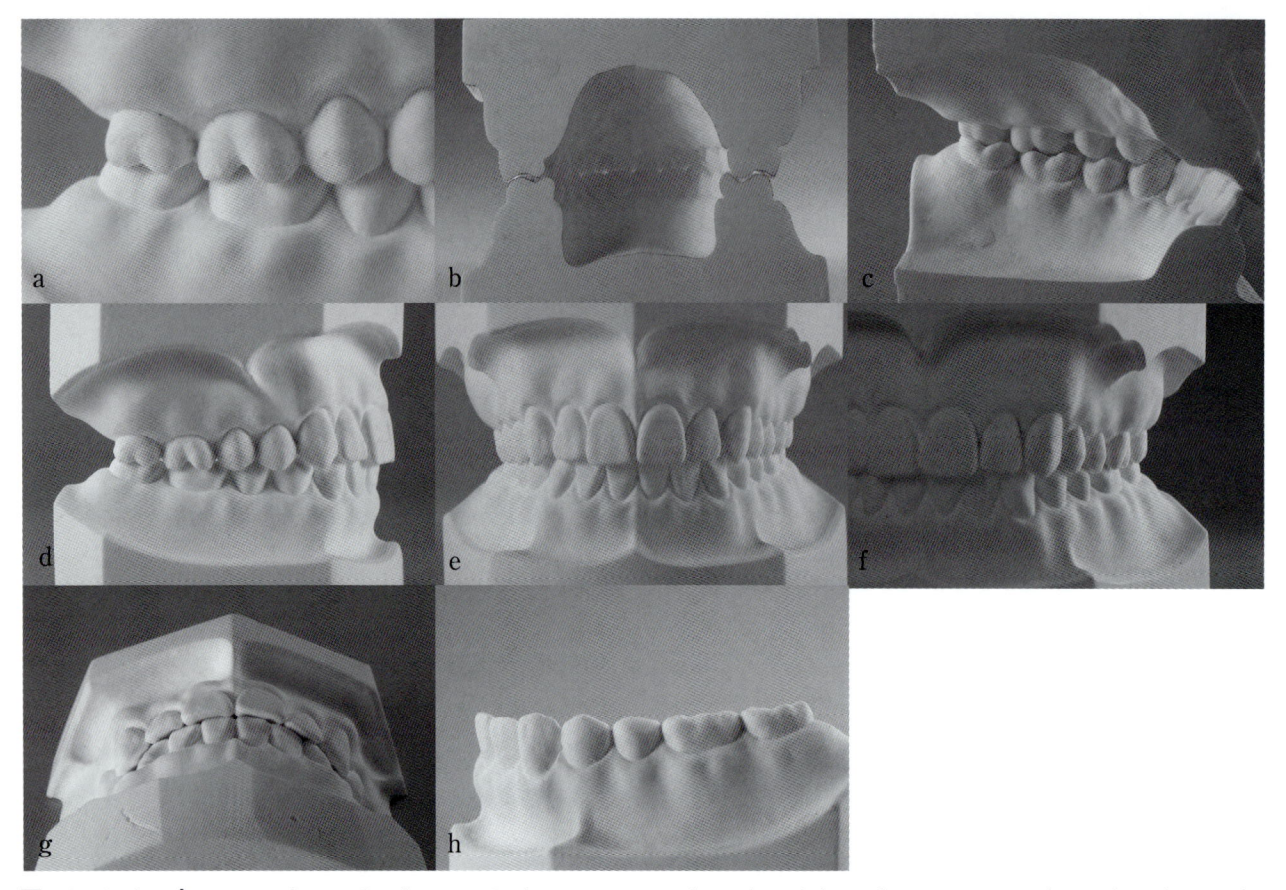

図 9.3 Andrews' concept of optimal occlusion. a, Molar intercuspation (sagittal view); b, Molar intercuspation (coronal view); c, Molar intercuspation (lingual view); d, Interdigitation of premolar and canine teeth; e, Incisor overbite and the midline; f, Crown inclination of posterior teeth; g, Incisor overjet and overbite; h, Light curve of Spee

3 歯列弓の形

　正常な歯列弓 dental arch の形は放物線状 parabolic，双曲線状 catenary，U字型 U-shaped などの言葉で類型化されている[5,6,7,8,9]．異常な形の歯列弓には，鞍状歯列 saddle-shaped，V字型歯列 v-shaped などがある（図9.6）．前者は小臼歯が口蓋側（または舌側）に転位して萌出している場合や，異常な頬圧のために上顎臼歯部が狭窄している場合などに見られることがある．後者は前歯の極端な唇側傾斜やそれと合併して臼歯部の狭窄がある場合に認められる．

　正常な歯列弓の形は矯正歯科治療の目標とする形であるので，その特徴を理解しておくことは重要である．正常な歯列弓は上下ともに，4次のポリノミアル関数で最適近似できる．宇塚ら[10]によれば，正常咬合歯列の50%は4次の，15%は2次の，そして13%は6次のポリノミアルで近似できる．このことから，正常な歯列弓形態というカテゴリは一つの代表的な形で表現するよりも，サブクラスに分けるのが妥当であることがわかる．

　関数の型や次数が同じでも，それは形が似ていることを意味することにはならない．ベクトル量子化という数学的手法を用いることで，歯列弓形態を客観的に分類することができる[11]．エッジワイズ矯正歯科治療で用いられるアーチワイヤーブランクに最適の形状，言いかえると正常咬合者の歯列弓は，日本人の場合4種類に分けられる（図9.4）．

　4パターンの差異は側切歯より後方の歯列弓幅の相違として現れる．実長で表すと，歯列弓幅の狭いものほど長径は長いが，個々の歯冠近遠心幅径（およびそれらの総和）やSpee彎曲に差はない．しかし歯列弓幅の狭いものほど，臼歯部の歯槽基底部幅も狭い．したがって，歯列弓パターンの差は骨格の横幅（歯槽基底幅径）と対応していると考えられる．

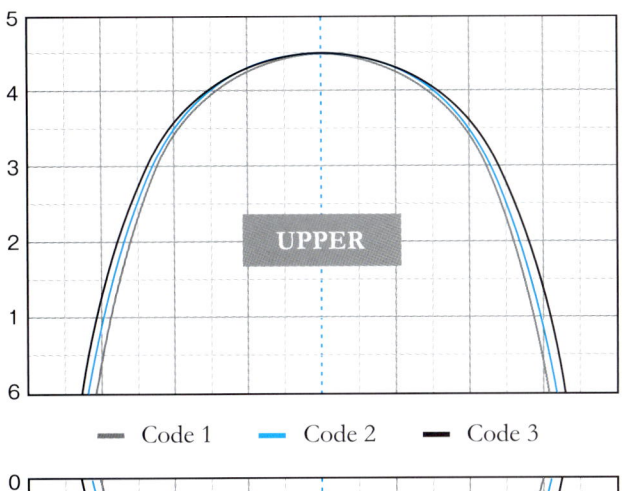

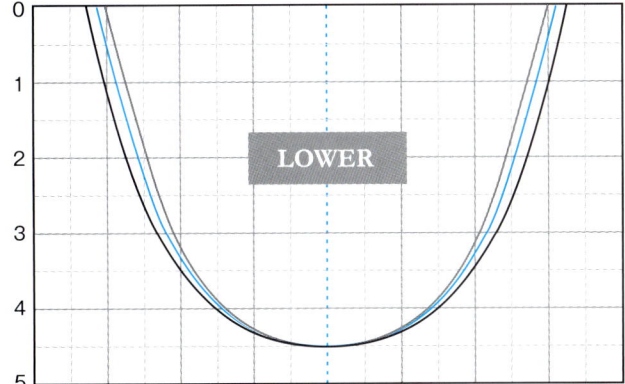

図 9.4 Mean archwire blank forms measured and computed from 3D dental cast records of Japanese with good occlusion. The three representative arch blank forms show the highest three frequencies. (The design modified from the Angle Orthodontists, 72: 285-294; Copyright 2002, with the permission from EH Angle Orthodontists Research & Education Foundation, Inc.)

4 乳歯列・混合歯列の咬合様式

　乳切歯の対咬関係は永久切歯のそれとは異なる．一般に乳切歯は永久中切歯よりも直立しており，オーバージェット，オーバーバイトともに小さい．しばしば切端咬合を呈することもある．これらの特性は下顎の側方運動を容易にするように働くので，閉口筋が未発達の乳幼児期には咀嚼が効率的に行われることに役立つ．乳歯は永久歯と比べて咬耗しやすいため，中心咬合位において下顎乳切歯は前方にずれやすく，仮性反対咬合となりやすいので注意を要する．

　乳歯列が空隙歯列であるかどうかは，永久歯列が叢生を示すかどうかを予測する指標となる．通常は霊長空隙が見られるが，歯間隣接面接触が歯列全周にわたり緊密な場合には，永久歯列期に中程度以上の叢生状態を示すことが多い．

　乳歯列期や混合歯列期の矯正歯科治療では，下顎の発育が小さいために下顎後退位を示す症例や，前歯部過蓋咬合で下顎歯列が上顎歯列に完全に覆われているような症例，そして前歯部反対咬合を示す症例に遭遇することは稀ではない．ターミナルプレーンは，患者がどの程度に骨格性の問題を抱えているかを推定するうえで役に立つ指標である（Chapter 4 参照）．

5 咬合の異常（不正咬合または異常咬合）

　正常咬合に対して美容上あるいは咬合機能上の問題を抱えた咬合様式を malocclusion と呼ぶ．この言葉に対応する日本語として，'不正咬合'という言葉が用いられてきた．しかし'不正'という言葉には本来，道義的，倫理的な意味が含まれる．そこでこれに代わる言葉として，筆者は解剖学[12]で用いられている'咬合（の）異常'あるいは'異常咬合'という表現の使用を提起してきた．現在では公的にもこのような表現が用いられるようになっている．

　咬合の異常（不正咬合）malocclusion は，発育の途上で生じる問題である．患者の歯列が乳歯列なのか，それとも混合歯列あるいは永久歯列なのか，また上下歯はどのような空間的位置関係で咬合しているのかを正確に知ることは，咬合異常が形成された原因を推察するうえで役に立つばかりでなく，矯正歯科治療の予後や治療に用いる装置を正しく選択するうえできわめて重要である．したがって矯正診断と治療計画の立案を行う際には患者の口腔内を精査し，口腔内写真と口腔模型を記録したうえで定性並びに定量解析を行う必要がある．歯の位置や歯列弓の形を詳細に調べる場合，石膏模型や印象体からつくられた三次元デジタルデータが活用されている[13,14,15]．

5.1 歯の位置異常（図 9.5）

　歯の位置異常 malpositioning とは，仮想的に定めた正常な咬合彎曲線から個々の歯が逸脱し，隣接歯間の正常な三次元的接触関係が喪失した状態を言う．咬合平面上の唇（頬）舌（口蓋）方向および近遠心方向の位置のずれ，歯の長軸周りの回転，長軸に対する近遠心方向への過度の傾斜，咬合平面に対する歯の長軸方向の

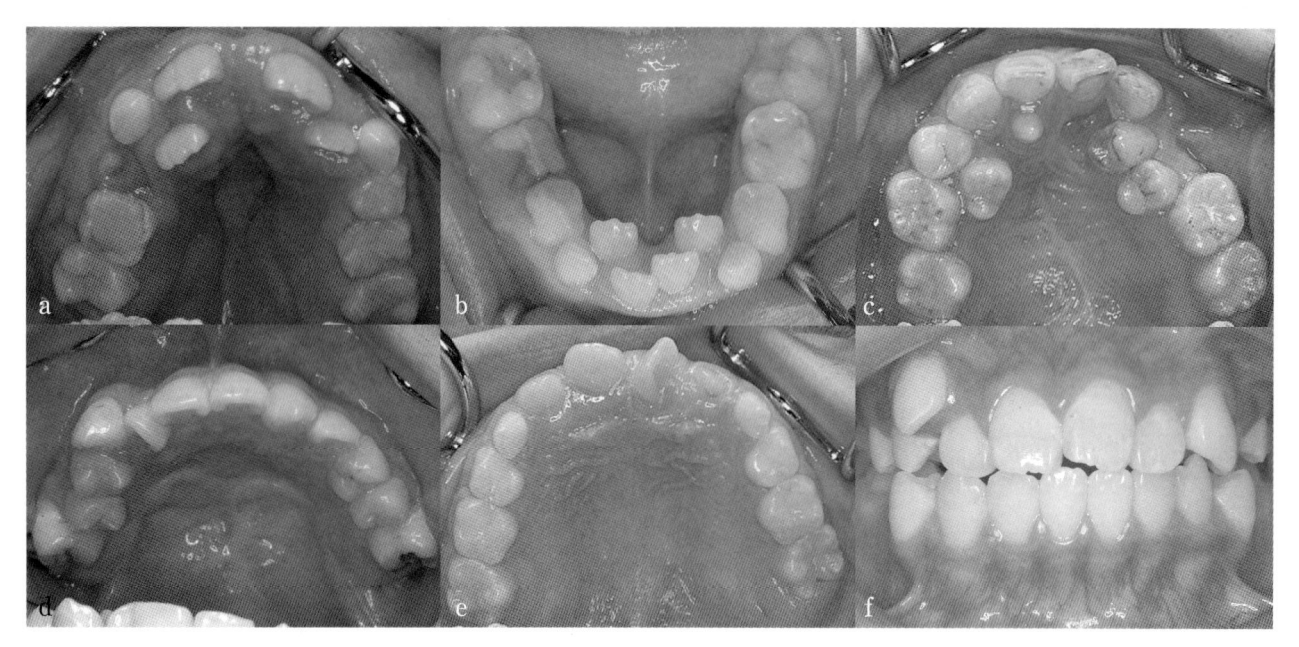

図 9.5　Malpositioning of teeth. a, Palatalized maxillary permanent lateral incisors and midline diastema. This overall condition is also referred to as anterior crowding; b, Lower anterior crowding; c, Palatalized maxillary second premolars with torsi-axiversion; d, Mesially rotated maxillary right permanent lateral incisor; e, Winging; f, Maxillary right high cuspid (labio-infraversion)

ずれなど，さまざまな問題が含まれる．

- 近心転位 mesioversion－歯が本来の萌出位置よりも近心に位置する状態．
- 遠心転位 distoversion－歯が本来の萌出位置よりも遠心に位置する状態．
- 唇側転位 labioversion－前歯が本来の萌出位置よりも唇側に位置する状態．
- 頰側転位 buccoversion－臼歯が本来の萌出位置よりも頰側に位置する状態．
- 口蓋側転位 palatoversion－上顎の歯が本来の萌出位置よりも口蓋側に位置する状態．
- 舌側転位 lingoversion－下顎の歯が本来の萌出位置よりも舌側に位置する状態．
- 捻転 torsiversion－歯が本来の植立状態よりも長軸周りに回転している状態．
- 高位 supraversion－歯が本来の咬合曲線を超えて咬合面側に位置している状態．
- 低位 infraversion－歯が本来の咬合彎曲線より歯肉側に離れて位置している状態．
- 挺出 elongation－歯が本来の植立位置よりも歯肉側から遠ざかるように位置している状態．
- 移転 transversion－歯が本来の排列順序と異なる排列をしている状態．
- 傾斜 axiversion－歯が本来の植立状態よりも唇（頰）舌方向あるいは近遠心方向の短軸周りに回転している状態．
- 翼状捻転 winging－左右の上顎中切歯が遠心唇側捻転している状態．
- 外転捻転 counter-winging－左右の上顎中切歯が近心唇側捻転している状態．
- 正中離開 diastema－左右の上顎中切歯の隣接面の間に空隙がある状態．
- 叢生 tooth crowding－草叢（くさむら）のように歯が乱立している状態．1歯反対咬合や犬歯の低位唇側転位（八重歯）のような状態は叢生とは呼ばない．複数歯の位置異常の全体像を表現する言葉である．叢生は「仮想の基準咬合曲線 virtual fiducial curving line of occlusion」からの個々の歯の空間的ずれ（距離と方向）を特徴要素とする，多次元ベクトルと考えることもできる．

叢生をタイプ別に見ると，前歯部では側切歯の口蓋側転位（16.5％），中切歯の翼状捻転または唇側転位（12％），犬歯の唇側転位（7％），側切歯の口蓋側転位および犬歯の唇側転位（5.2％）の順に高い．

5.2 歯列弓形態の異常（図9.6）

V字型歯列弓は上顎に見られることが多い．切歯の唇側転位により歯列弓長径が長くなり，V字形を呈する．歯列弓幅は狭窄していることが多い．鞍状歯列弓は小臼歯が舌側転位しているために，全体として鞍状に見える歯列弓を指す．

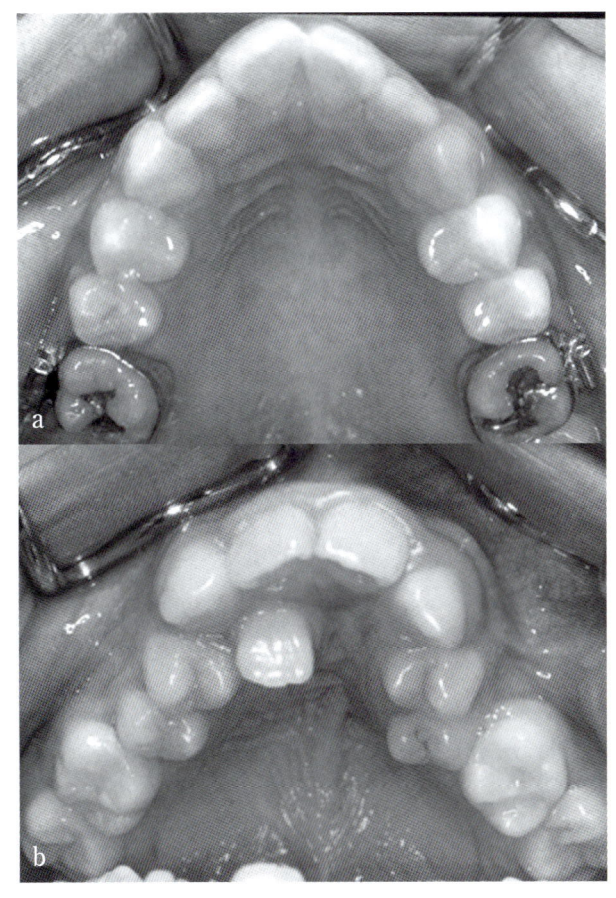

図9.6 Abnormal dental arch forms. a, V-shapted dental arch form caused by labially tipped and counter-winged permanent maxillary central incisors; b, Saddle-shaped maxillary dental arch form caused by a palatalized permanent lateral incisor and bilateral first and second premolars.

5.3 Angleの咬合異常分類

Angle[2]によって提案された分類である（図9.7）．この分類法は永久歯列に関するものであることに先ず注意しておく必要がある．彼は第一大臼歯の近遠心的関係を咬合の鍵と考えた．上顎第一大臼歯に対する下顎第一大臼歯の前後的位置関係により，三種類（I級，II級，III級）に分類される．Angleの分類は簡潔なため，現在でも世界中で最もよく用いられている．Class（級）の表記はローマ数字で，Division（類）はアラビア数字で表記する．

Angle分類法の欠点は，近遠心関係の決定基準として上顎第一大臼歯の位置を不変のものとして用いたことにある．第二乳臼歯や小臼歯の早期喪失・先天欠如により，第一大臼歯が近心に転位している場合には信頼できない．このことについては，発表当初よりCase[16]に批判されている．

■ I級咬合異常（不正咬合）Class I malocclusion；中性咬合 neutroclusion

1) 上顎第一大臼歯の近心頬側咬頭が，下顎第一大臼歯の近心頬側溝に嵌合する．
2) 上下歯列の近遠心的関係は正常な位置にある．
3) 歯の位置異常は前歯部に見られることが多い．
4) 上下顎前突 bimaxillary protrusion と呼ばれる症状を認めることがある．この場合，I級の大臼歯関係はあるものの，上・下の歯列はともに顔面頭蓋に対して前方位にある．

■ II級咬合異常（不正咬合）Class II malocclusion；遠心咬合 distoclusion

1) 下顎歯列が上顎歯列に対して相対的に遠心に位置する．
2) 下顎第一大臼歯の頬側溝は上顎第一大臼歯の近心頬側咬頭よりも遠心に位置する．
3) 二つの亜型に分かれる．

■ 1類（Division 1）

上顎切歯の著しい唇側転位と上顎歯列の狭窄，口呼吸や鼻閉などの鼻咽腔機能の異常を伴う．

■ 2類（Division 2）

口蓋側に傾斜した上顎中切歯と唇側に傾斜した上顎側切歯，わずかに狭窄した上顎歯列を特徴とする．鼻咽腔の機能は正常である．下顎切歯は咬合平面に対し直立しているか，もしくは舌側転位している．過蓋咬合を認めることが多い．

Ⅰ級（Class Ⅰ）

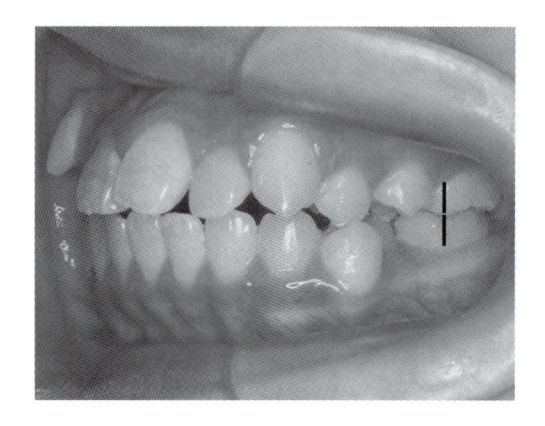

Ⅱ級1類（Class Ⅱ, Division 1）

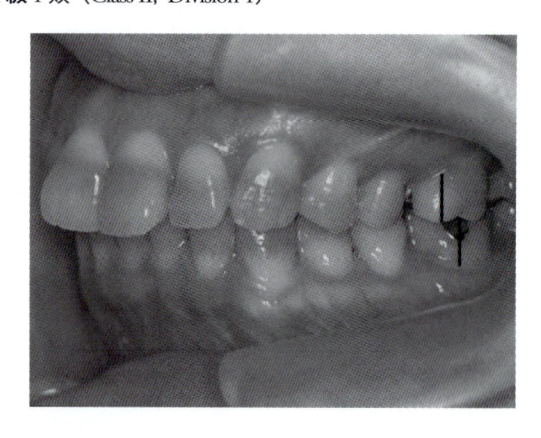

Ⅱ級2類（Class Ⅱ, Division 2）

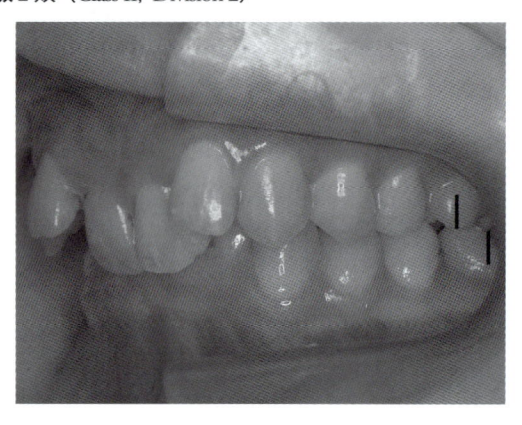

Ⅲ級（Class Ⅲ）

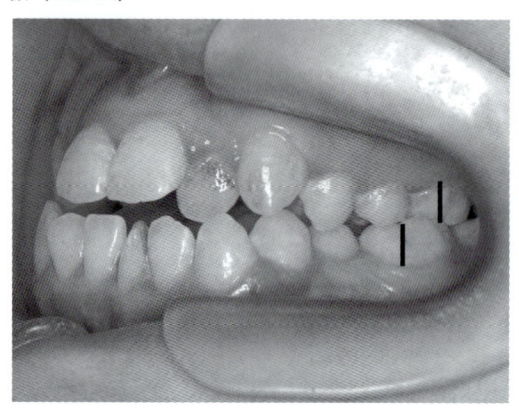

図9.7　Angle classification of malocclusions.

■ Ⅲ級咬合異常（不正咬合）Class Ⅲ malocclusion；近心咬合 mesioclusion

1) 下顎歯列が上顎歯列に対して近心にある咬合異常．
2) 下顎第一大臼歯の頰側溝が上顎第一大臼歯の近心頰側咬頭よりも近心にある．
3) 歯性の上顎前歯は舌側転位し，反対咬合 anterior（またはincisor）crossbite（前歯の2, 3歯以下のクロスバイトを反対対咬と呼ぶことがある）を呈することが多い．
4) 下顎前歯も舌側傾斜していることが多い．
5) '真性' Ⅲ級咬合異常では，患者自身が下顎を後退させてプラスのオーバージェットをとることができない．
6) 機能性Ⅲ級咬合異常の場合，中心位ではⅠ級の咬合関係を示すが，閉口時に下顎の近心移動が起こり，習慣性咬合位ではⅢ級の対咬関係を示す．術者が下顎を後方に誘導する（構成咬合 construction bite）ことで，切端咬合あるいはプラスのオーバージェットがとれる場合は，"仮性pseudo"Ⅲ級咬合異常とも呼ばれる．

5.4　上下切歯関係による分類

切歯分類 Incisor classification は Ballard と Wayman[17]によって発表されたもので，Angleの咬合異常分類に準じている．ほとんどの場合 Angle の分類と一致する．この分類は British Standard Institute の咬合異常分類として，広くイギリスで用いられている．

■ Class Ⅰ：下顎切歯の切端が上顎切歯の基底結節 cingulum plateau 直下に咬合または接する（図9.8a）.
■ Class Ⅱ：下顎切歯の切端が上顎切歯の基底結節よりも後方に位置する．Class Ⅱ には二つの類 Division がある．
・Division 1— オーバージェットが大きく，上顎中切

歯が唇側傾斜している（図9.8b）．
・Division 2 — 上顎中切歯が舌側傾斜している．オーバージェットは通常小さい（図9.8c）．
■ Class Ⅲ：下顎切歯の切端が上顎切歯の基底結節よりも前方に位置する．オーバージェットは小さいかマイナス値をとる（図9.8d）．

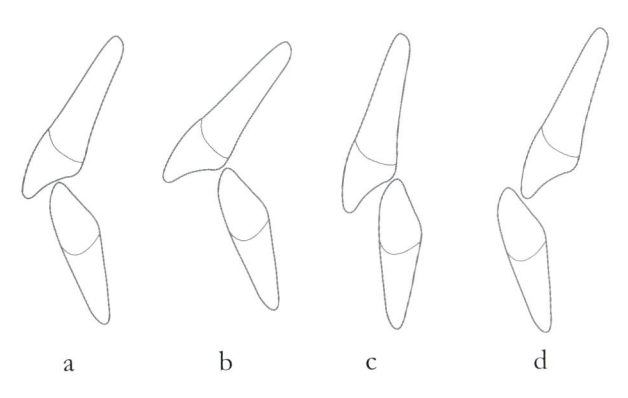

図 9.8 Incisor classification[17]. a, Class I; b, Class II, Division 1; c, Class II, Division 2; d, Class III.

切歯分類には，診断者間でばらつきが見られる[18]．そこで，以下のような注意点が示されている．

1) 上顎中切歯口蓋側の解剖学的形態に十分注意すること．基底結節直下とは，中切歯口蓋側面の歯肉側1/3のことではない．
2) 上顎中切歯が直立しているが，オーバージェットが6mm未満の場合は，Class Ⅱ intermediate と分類する．
3) Class Ⅲ と分類するときは，3歯以上の切歯がClass Ⅲ関係であること．

5.5 垂直関係の咬合の異常

■ **開咬 Open bite**
■ 定義
　開咬とは，中心咬合位において上下歯の咬合接触を欠く状態と定義される．発現部位により，前歯部開咬 anterior openbite malocclusion と臼歯部（側方歯部）開咬 posterior openbite malocclusion に分類される．須佐美ら[19]は前歯部開咬を垂直的前歯部開咬 vertical anterior openbite と水平的前歯部開咬 horizontal anteiror openbite

の2型に亜分類した．すなわち中心咬合位にて撮影された側面位セファロ画像上で，上顎第一大臼歯歯冠陰影像の咬合面の近遠心的中央点と上顎中切歯の切縁を結ぶ直線，下顎中切歯切縁が下方にある場合を垂直的前歯部開咬，直線を越えて上方に位置する場合を水平的前歯部開咬と定義した（図9.9）．

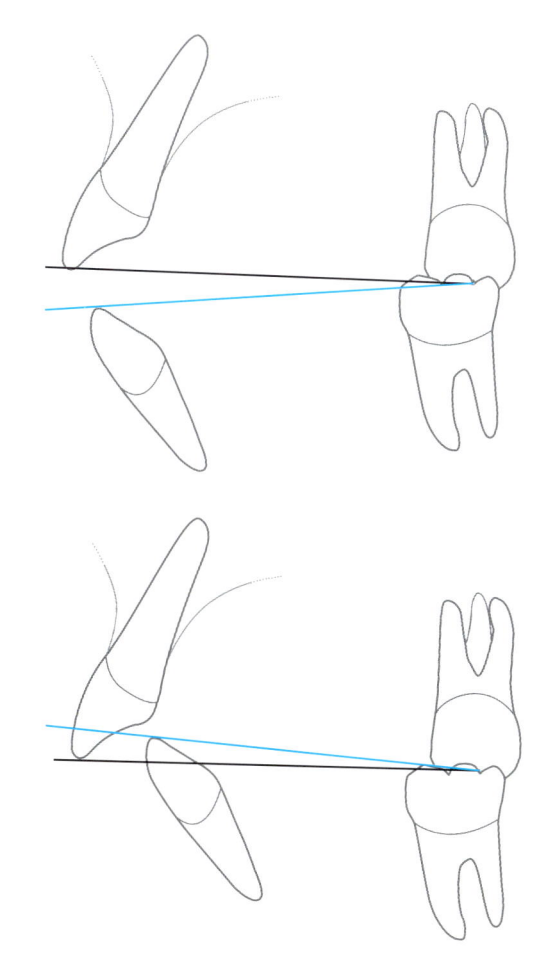

図 9.9 Definitions of vertical (Top) and horizontal anterior (Bottom) openbites.

　臼歯部開咬は小臼歯部から第一大臼歯にかけて見られる複数歯の咬合接触の欠如であり，通常両側に認められる．この咬合異常を側方歯群交換期に乳臼歯が脱落した後に，後継永久歯が完全萌出するまでに見られる，一過性の空隙と混同してはならない．

■ 過蓋咬合 Deepbite, Deep overbite
■ 定義
　中心咬合位において下顎切歯の切縁が上顎対咬歯とその基底結節より口蓋側で接触するか，あるいは口蓋粘膜と接触する咬合様式を言う（図9.10）．わが国では，咬合平面に対する垂線に投影した上下中切歯の切縁間距離で表記されることが多い．欧米では正面観で下顎切歯の唇側面を上顎前歯が覆う比率を，目視により評価することが多い．この表記法を用いるとオーバーバイトは3～4mm程度（正常値）でも，下顎切歯の切縁が口蓋粘膜に接触しているような症例の本態をより正確に把握できる．

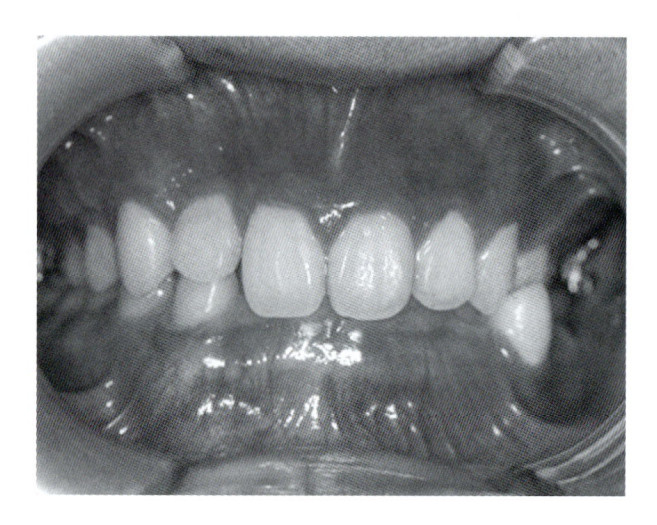

■ 原因
- 下顎歯列が前後的に短いか狭窄しているために，上顎歯列の内側に包まれるように過閉口 overclosure することで生じる．歯冠幅径が短いか歯の先天欠如，無舌または小舌症があると下顎歯列は狭窄する．
- 上顎骨前後径が長いため，下顎歯列が上顎歯列の内側に包まれ過閉口する．

5.6　交叉咬合

　交叉咬合 crossbite は片顎の1歯あるいは複数歯が通常よりも唇（頬）側あるいは口蓋（舌）側に位置していたり，あるいは下顎の位置異常のために対顎の歯と異常な対咬関係を示す状態と定義される（図9.11）．上下歯の空間的位置関係による分類と交叉咬合を生じた構造的要素による分類がある．

■ 空間的位置関係による分類
- 前歯部反対咬合 anterior crossbite－中心咬合位において，1歯あるいは複数の上顎の乳切歯または永久切歯が下顎切歯に対して口蓋側に位置する状態．3歯以下の交叉咬合を'反対対咬'，切歯がすべて交叉咬合を示す場合を'反対咬合'と呼ぶことがある．
- 頬側交叉咬合 buccal crossbite－中心咬合位において，下顎臼歯の頬側咬頭に対して上顎臼歯の頬側が頬側に位置する状態．

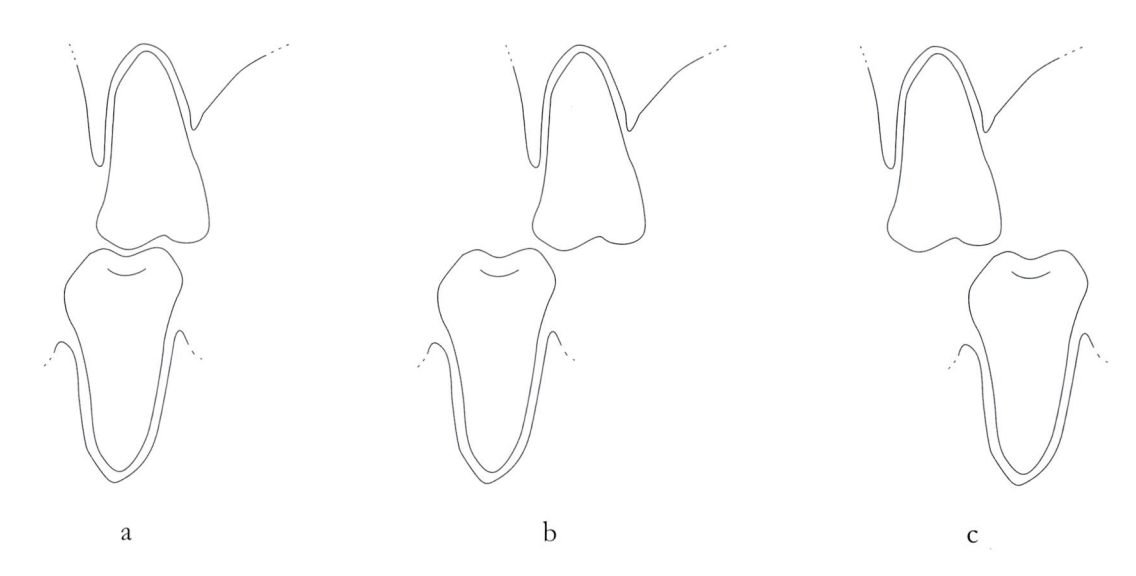

図 9.10　Typical anterior deep overbite. In this case, the overbite is expressed as 100%.

図 9.11　Types of posterior crossbite. a, Lingual crossbite b, Complete lingual crossbite; c, Buccal crossbite.

- 舌側交叉咬合 lingual crossbite（鋏状咬合 scissors bite）－中心咬合位において，下顎臼歯が上顎臼歯の口蓋側咬頭に対して舌側に位置する状態．
- 臼歯部交叉咬合 posterior crossbite－中心咬合位において，複数の上顎の乳臼歯または永久臼歯が下顎臼歯に対して口蓋側に位置する状態．片側性と両側性がある．

■ 構造・機能的要素による分類
- 歯・歯槽性交叉咬合 dentoalveolar crossbite－歯の位置異常により生じた交叉咬合．
- 骨格性交叉咬合 skeletal crossbite－歯を植立する基底骨のサイズに起因して生じた交叉咬合．
- 機能性交叉咬合 functional crossbite－閉口時に，咬合干渉などにより下顎が前方あるいは片側に誘導されて生じる．

5.7 Ackerman-Proffitの分類（図9.12）

ペンシルバニア大学のAckerman J教授（当時）とノースカロライナ大学のProffit WR Kenan教授により提案された分類である[20]．咬合異常の形態的特徴を，歯・骨格・軟組織という構成要素と三次元空間内の方向要素とを組み合わせて分類したものであり，論理的に考え得る組み合わせが網羅されていることを特徴とする．'根拠に基づく診断'が必要とされる時代に相応しい分類法であり，その複雑さも医療情報処理システムの普及にしたがい，逆に長所とみなされるようになっている．Ackerman-Proffitの分類は，Angleの不正咬合分類のように直感的に理解しやすいものではない．その特徴は，咬合状態を三次元空間内において方向別に歯，顎骨，そして軟組織がどのような形態的特徴を有し，どのような位置を取っているのかを，いわば数学の組み合わせ問題として論理的に整理し，集合の形式で表示したことにある．この考えはProffitの提唱した'矯正学的問題 orthodontic problems'をどのような基準に基づいてサブクラス化するのかという問題と密接に関連し

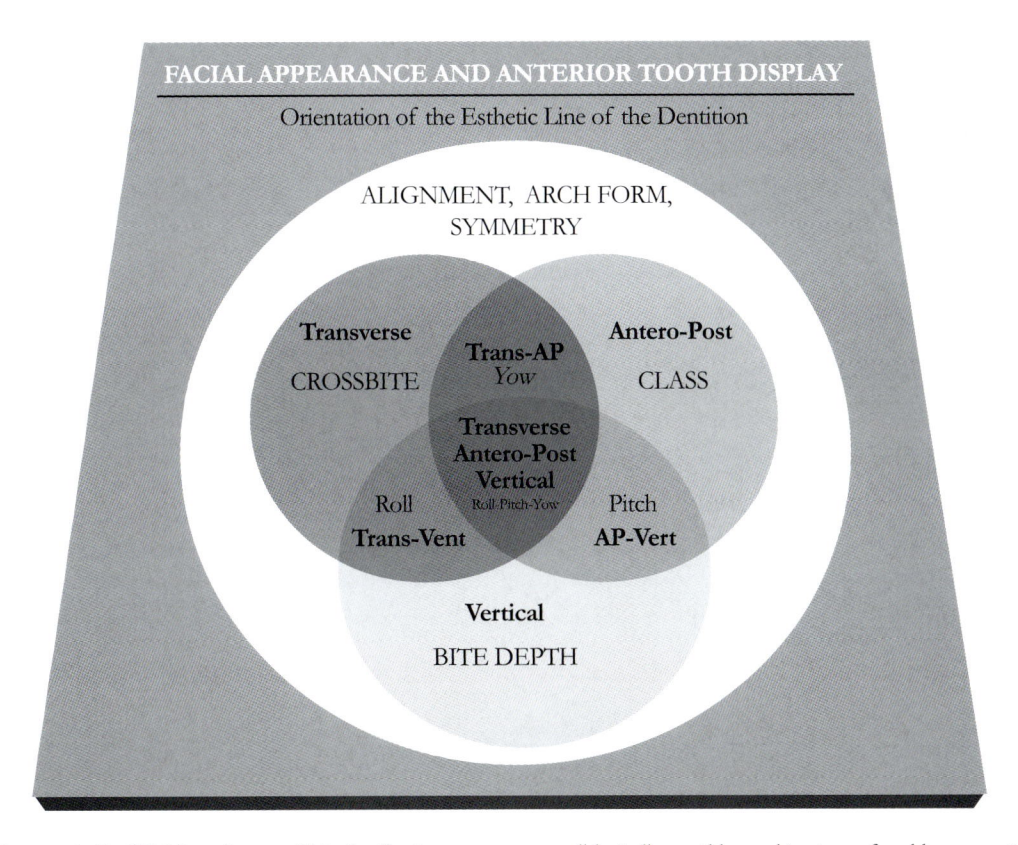

図 9.12 Ackerman & Proffit's Venn diagram. This classification system covers all logically possible combinations of problems constituted by the anatomical elements of dentition, jaw bones, and soft tissues and the spatial elements of the sagittal, vertical, and transverse directions. It is important when considering this concept to take into account the issue of the rationale basis upon which the orthodontic problems claimed by Proffit and his colleagues are mathematically subclassified. (Courtesy of Kenan Professor Dr.W.R.Proffit)

ており，筆者らが設計・開発した矯正歯科治療計画立案ナビゲーション・データベースシステム（e準備3.0；アイキューブ，大阪）にも活かされている（Chapter 7参照）．

6 前歯の排列が美しく見えるための要件

前歯の排列が美しく見えるかどうかは，次のような特徴要素の影響を受ける（図9.12）．

- 臨床歯冠長軸の傾斜角度．
- 切縁・咬頭の垂直的位置．
- 歯間乳頭部歯肉の健康状態；歯肉退縮の有無など．
- 正中の偏位（ずれ）．
- 永久歯の先天欠如の有無（Chapter 20参照）．
- 歯冠の幅と長さの比率．
- 上顎の永久中切歯，側切歯および犬歯の歯冠幅の相対的比率．
- 歯冠の破切や咬耗による歯質の欠損，着色，歯冠形態の異常．

正面から見たときに6前歯の臨床歯冠長軸が近遠心方向に平行であると，正中線に対して前歯歯冠は遠心方向に扇状に拡がるように見えるので，美的には好ましくない．このような状態を治すために，固定式装置による治療ではartistic bendという屈曲をアーチワイヤーに入れる（Chapter 13参照）．両側の永久犬歯の唇舌方向の傾斜が舌側に傾き過ぎると，永久犬歯の咬頭の存在感が増すので注意しなければならない．

上顎永久側切歯の切縁は，永久中切歯に対して約0.5mm低位にあると美しく見える．両歯の切縁の高さを揃えると永久側切歯の存在感が強くなり過ぎる．永久犬歯の咬頭の位置は永久中切歯切縁の位置と揃えるのが無難である．

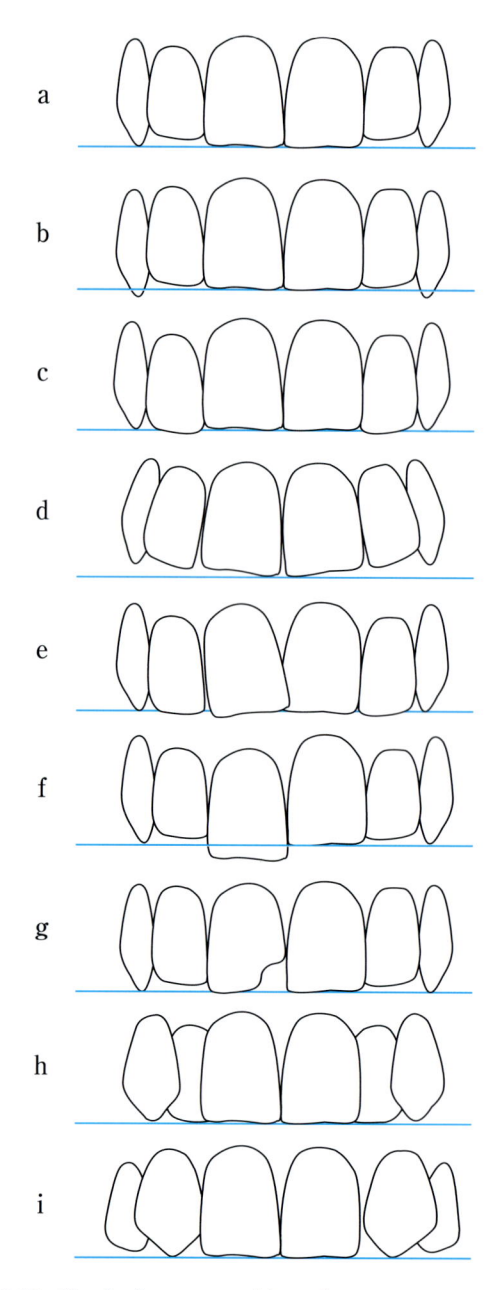

図 9.13 Tooth alignment problems deteriorate anterior tooth aesthetics. a, Normal; b, Upper permanent canines too low; c, Upper permanent lateral incisors too low; d, Divergent upper anterior crown angulations; e, Upper permanent central incisors overlapped; f, Offset between the permanent central incisors; g, Partial loss of tooth crown; h, Palatalized upper permanent laterals; i, Congenitally missing upper laterals are replaced by canines.

前歯の歯頚部歯肉が退縮しているか臨床歯冠が長い場合，前歯を牽引することで歯頚部および歯間乳頭部の歯肉がさらに退縮し，歯間空隙が生じることがある．臨床歯冠長軸をわずかに変えて隣接面接触点の位置を歯頚部寄りにずらせると，カムフラージュできることがある．笑った時に歯肉が見える，いわゆるガミースマイル gummy smile と，逆に口唇が上顎切歯を覆い隠

すようなロースマイルラインは，一般に容貌を損ねると考えられている．前者は上顎骨前方の垂直高径が高いこと，後者は上唇を引き上げるために必要な筋力を口腔周囲の筋肉が備えていないことなどに関連付けられている．オーバージェットの過大や安静時の上下唇の離開，過蓋咬合なども特徴として認められることが多い[21]．

顔の正中に対して上顎歯列の正中が4mm以上左右いずれかにずれていると，美的に好ましくないと判断されやすい．下顎歯列正中のずれは2mmを超えない限り気づかれないことが多い．

永久側切歯が先天欠如していると，歯間に空隙が生じたり犬歯が近心に転位し，容貌が損ねられることがある[22]．そのような問題に対処する方法はいくつか考えられるので，どれが適切かは治療計画を立案するうえで重要である（Chapter 20 参照）．

7 模型分析

歯列とその周囲組織の状態が正確に再現された一組の口腔模型は，矯正歯科医にとって患者の治療方針を決定するうえで，重要な診断資料の一つである．

口腔模型は以下の項目を観察できなければならない．
- すべての萌出歯の位置，歯冠形態，大きさおよび数．
- 硬口蓋の形態：深いか浅いか？
- 歯肉・頬移行部：
    未萌出歯の位置を示唆する隆起
    筋の付着
    隆起
    歯槽基底部
- 上下歯列弓の形態．
- 中心嵌合位における上下歯列の前後的，垂直的，および横方向の位置関係と個々の歯の咬合状態．

口腔模型があれば，患者がそばにいないときでも咬合状態を検討できる．初診時の模型を記録しておくことで，治療中に患者が治療を継続することに不熱心になったときに，治療前の歯並びがどのようなものであったかを思い出させて治療に対する動機づけを強めるのに役立つ．さらに口腔模型は，患者から治療内容や抜歯について法的異議の申し立てがあった場合に重要な資料になることがあるので，一定の期間，記録・保存しておく必要がある．石膏模型を3次元デジタル処理した模型データは安全性，省スペース性，計測性および可視化性に優れているので，欧米では急速に普及している[15]（図9.14）．以下では模型分析 dental cast analysis の手法について解説する．

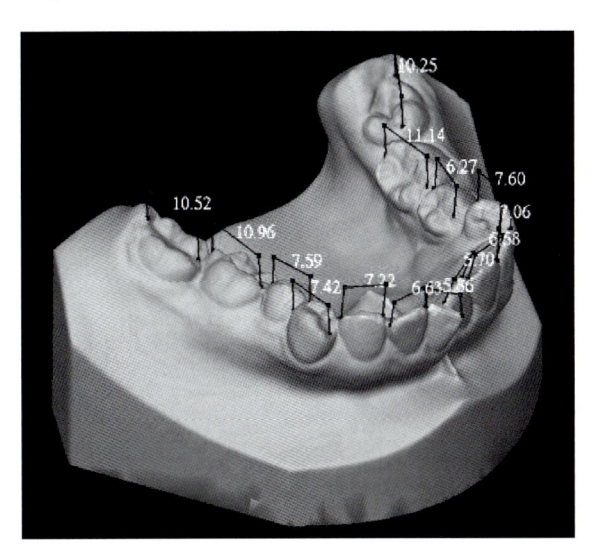

図 9.14 Three-dimensionally digitized and reconstructed dental cast. (Courtesy of Rise Enterprise Inc., Sendai, Japan)

7.1 スペース分析

■ 定義

スペース分析 space analysis とは，歯を排列することのできるスペース（available space）の量と歯を正しく排列するのに必要なスペース（required space）の量とを比較することで，永久歯が正しく排列するのに必要なスペースがあるのか，あるいはどれくらい不足しているのかを判別することと定義される．実際のスペース分析では，後述するように'利用可能なスペースの総和（available arch length）'は解剖学的に実体のあるものではなくて，歯槽基底部という概念的な構造を具象化したものであるため，計測値の計測者内変動と計測者間変動はともに大きい[23]．したがってこのパラメータは，あくまで歯の萌出し得るスペースの大きさを示すおおまかな指標の一つに過ぎない．

永久歯列弓長は混合歯列期から永久歯列期にかけて増加せず，第一大臼歯の近心移動により減少する．上下顎骨の成長により，第二大臼歯と第三大臼歯の萌出スペースがつくられる．

■ リーウェイスペース

リーウェイスペース leeway space とは，乳犬歯，第一乳臼歯および，第二乳臼歯の歯冠近遠心幅径の総和と，犬歯，第一小臼歯，第二小臼歯の歯冠近遠心総和との差を言い，これらの乳歯群が交換したときに失われるスペースを意味する．

Nance[24] によればリーウェイスペースの平均は，上顎で 0.9 mm/片側（両側で計 1.8 mm），下顎で 1.7 mm/片側（両側で計 3.4 mm）である．

混合歯列から永久歯列への交換期には，リーウェイスペースの量を人為的に操作できる．空隙を保持した場合，それは軽度から中程度の叢生を改善するスペースとして使われる．逆に喪失した場合，通常上顎よりも下顎の方がリーウェイスペースは大きく（上顎第一大臼歯よりも下顎第一大臼歯の近心移動は 2～3 mm 大きい），Ⅰ級の大臼歯関係を得るために使われる．

■ 混合歯列期のスペース分析

混合歯列期の患者についてスペース分析を行う場合，未萌出側方歯群の歯冠幅径を予測する必要がある．

① 上顎について

- ステップ 1：
 歯の排列が可能と考えられる歯槽部のスペース（Existing Arch Length）を次式により求める（図 9.15）．
 Existing Arch Length (mm) = J1 + J2 + J3 + J4
 ただし，
 J1: 右側第一大臼歯近心から右側側切歯遠心までの距離
 J2: 右側側切歯遠心から右側中切歯近心（両中切歯接触点）までの距離
 J3: 右側中切歯近心から左側側切歯遠心までの距離
 J4: 左側側切歯遠心から左側第一大臼歯近心までの距離

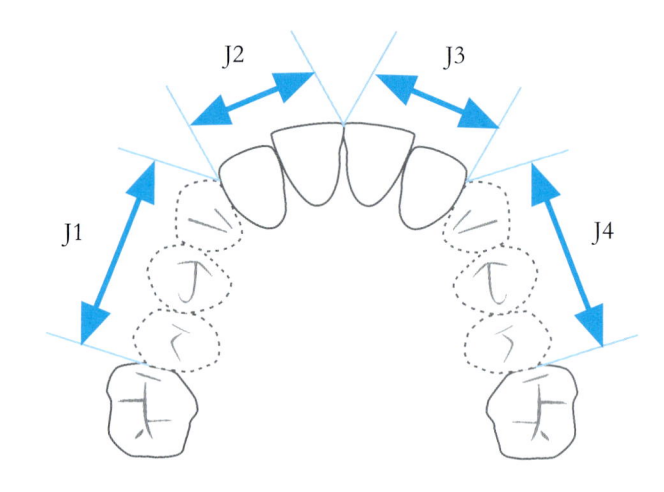

図 9.15 The alveolar space (Existing Arch Length) assumed necessary to enable alignment of the permanent dentition. Although the maxillary dental arch is shown here, the same technique is applied to the lower dentition.

- ステップ 2：
 すでに萌出している永久歯の歯冠近遠心幅径を計測する．
- ステップ 3：
 犬歯と小臼歯歯冠幅径の総和 b を予測するために，患者が男性であれば上顎中切歯，上顎側切歯，上顎第一大臼歯の歯冠幅径の値を，女性であれば上顎中切歯および上顎第一大臼歯の歯冠幅径，上顎第一大臼歯間幅径（UWD）の値を，次式にそれぞれ代入する[26]．
 男性：b = 1.27 × U1 + 0.37 × U2 + 0.45 × U6 + 4.42
 女性：b = 0.57 × U1 + 0.81 × U6 + 0.07 × UWD + 5.24
- ステップ 4：
 上顎切歯歯冠幅径の総和 a を求める．
- ステップ 5：
 排列に必要なスペース（Required Arch Length, RAL）を次式で計算する．
 Required Arch Length = a + b × 2
- ステップ 6：
 リーウェイスペースを求める．
 Leeway space = 0.9 mm × 2 = 1.8 mm
- ステップ 7：
 利用可能なスペースの調和 Available Arch Length (AAL) を次式で求める＊．
 AAL = Existing Arch Length - Leeway Space (1.8 mm)
 ＊：リーウェイスペースは，放置しておくと失われるので減じる．
- ステップ 8：
 アーチレングスディスクレパンシー Arch length

discrepancy を次式で求める．

Arch Length Discrepancy = AAL - RAL

アーチレングスディスクレパンシー [25, 27] を求めることで永久歯列の叢生，空隙の有無を定量評価し，治療計画を立案するときに永久歯の抜去が必要になるかどうかを判断する手がかりとする．

② 下顎について

ステップ1とステップ2については上顎歯列と同様の計測手順である．

- ステップ3：

  犬歯と小臼歯歯冠幅径の総和 b を予測するために，患者が男性であれば下顎中切歯，下顎側切歯，下顎第一大臼歯の歯冠幅径の値を，女性であれば下顎中切歯，下顎側切歯，下顎第一大臼歯の歯冠幅径，下顎歯槽基底弓長径（L_BAL）の値を，次式にそれぞれ代入する [26]．

  男性：$b = 0.74 \times L1 + 1.68 \times L2 + 0.75 \times L6 - 0.81$

  女性：$b = 0.65 \times L1 + 0.67 \times L2 + 0.63 \times L6 + 0.10 \times L\_BAL + 3.91$

- ステップ4：

  下顎切歯歯冠幅径の総和 a を求める．

- ステップ5：

  排列に必要なスペース（Required Arch Length）を計算する．

  Required Arch Length = $a + b \times 2$

- ステップ6：

  リーウェイスペースを求める．

  Leeway space = 1.7 mm × 2 = 3.4 mm

- ステップ7：

  利用可能なスペースの総和を次式で求める．

  AAL = Existing Arch Length - Leeway Space (3.4 mm)

- ステップ8：

  アーチレングスディスクレパンシーを計算する．

  Arch Length Discrepancy = AAL - RAL

③ 未萌出側方歯群歯冠幅径の予測

未萌出歯の歯冠幅径の和を求める場合，前述のように重回帰式を用いるほかに，下顎切歯歯冠幅径の総和から予測値を求める方法やエックス線画像を用いる方法がある．

■ 永久歯列期のスペース分析

① 上顎について

- ステップ1：

  歯の排列が可能と考えられる歯槽部のスペースの総和（Available Arch Length, AAL）を求める．

  AAL = Existing Arch Length = J1 + J2 + J3 + J4

- ステップ2：

  片側の第二小臼歯から他側の第二小臼歯までの，永久歯の歯冠近遠心幅径の総和（Required Arch Length, RAL）を求める．

- ステップ3：

  Arch Length Discrepancy = AAL - RAL を計算する．

② 下顎について

側面位セファロ画像上で下顎中切歯の歯軸傾斜角 FMIA を 57°（アメリカの白人で 65°）になるように作図（headplate correction）したときの，咬合平面上で見た下顎中切歯切縁の移動距離の2倍（歯列の左右部分）の値をセファロ補正値 cephalometric correction と定義する．セファロ補正値と模型分析で得られた arch length discrepancy の和を，total discrepancy と定義する．下顎中切歯の歯軸傾斜角を変化させると，歯列弓周長が増減する．下顎中切歯歯軸傾斜が歯列弓周長に及ぼす影響を量的に表現したものが cephalometric discrepancy である．

- ステップ1：

  利用可能なスペースの総和（AAL）を次式により求める．

  AAL = Existing Arch Length = J1 + J2 + J3 + J4

- ステップ2：

  片側の第二小臼歯から他側の第二小臼歯までの歯冠近遠心幅径の総和（RAL）を求める．

- ステップ3：

  Arch Length Discrepancy を次式により計算する．

  Arch Length Discrepancy = AAL - RAL

- ステップ4：

  Cephalometric discrepancy（Head plate correction）を次式により求める．

  Cephalometric discrepancy = (FMIA - 57°) × 2 /2.5°

- ステップ5：

  Total discrepancy = Arch Length Discrepancy + Cephalometric discrepancy

7.2 Bolton 分析

患者のおよそ5%に上下の歯の近遠心幅径の不調和が見られる[27]．対合する歯の歯冠近遠心幅径の間にバランスがとれていないと，緊密な咬合関係が得られない．たとえば上顎の6前歯が下顎の6前歯に比べて大きい場合は，大きなオーバージェットとなりやすい．逆に上顎6前歯が下顎6前歯に比べて小さいと，歯間空隙が生じることがある．

■ オーバーオールレイショ

オーバーオールレイショ Overall Ratio（%）は次式により求める[27]．

Overall Ratio（%）=（下顎の片側の第一大臼歯から他側の第一大臼歯までの永久歯の歯間近遠心幅径の総和）÷（上顎の片側の第一大臼歯から他側の第一大臼歯までの永久歯の歯間近遠心幅径の総和）× 100

日本人の場合，91.5 ± 1.6%が標準値とされている[28]．この臨界域に収まらない場合は，次式により補正する．

- Overall Ratio > 93.1%の場合，
  余剰の下顎歯冠幅径＝下顎歯冠幅径の総和－真の下顎歯冠幅径の総和（上顎歯冠幅径の総和× 0.915）
- Overall Ratio < 89.9%の場合，
  余剰の上顎歯冠幅径＝上顎歯冠幅径の総和－真の上顎歯冠幅径の総和（下顎歯冠幅径の総和÷ 0.915）

■ アンテリオレイショ

アンテリオレイショ Anterior Ratio（%）は次式により求める[27]．

Anterior Ratio（%）=（下顎の片側の犬歯から他側の犬歯までの永久歯の歯冠近遠心幅径の総和）÷（上顎の片側の犬歯から他側の犬歯までの永久歯の歯冠近遠心幅径の総和）× 100

日本人の場合，78.3 ± 2.0%が標準値とされている．この臨界域に収まらない場合，次式により補正する．

- Anterior Ratio > 80.3%の場合，
  余剰の下顎前歯歯冠幅径＝下顎前歯歯冠幅径の総和－真の下顎前歯歯冠幅径の総和（上顎前歯歯冠幅径の総和× 0.783）
- Anterior Ratio < 76.3%の場合，
  余剰の上顎前歯歯冠幅径＝上顎前歯歯冠幅径の総和－真の上顎前歯歯冠幅径の総和（下顎前歯歯冠幅径の総和÷ 0.783）

7.3 イレギュラリティ・インデックス

叢生歯列の状態を数量化して表現する代表的な方法に，イレギュラリティ・インデックス Irregularity index（叢生度示数）[29]がある．

下顎前歯について，一側の犬歯の近心から対側の犬歯の近心までの，互いに隣接する解剖学的隣接面接触点間距離の総和をイレギュラリティ・インデックスと定義する．その値が8mm以上の場合は重篤，4mm以下は軽度の叢生とみなされる機会が多い．

■ 文献

1. Hellman M. An introduction to growth of the human face from infancy to adultfood, The International J. Orthod Oral Surg Radiogr 1932; 18:777-798.
2. Angle EH. Classification of malocclusion. Dent Cos 1899; 41:248-264.
3. Andrews LF. The six keys to normal occlusion. Am J Orthod 1972; 62:296-309.
4. Andrews LF. Straight wire- the concept and appliance. LA Wells Co, San Diego 1989:13-24.
5. Hawley CA. Determination of the normal arch, and its application to orthodontia. Dent Cos 1905; 47:541-552.
6. Currier-JH. A computerized geometric analysis of human dental arch form. Am J Orthod 1969; 56:164-179.
7. Pepe SH. Polynomial and catenary curve fits to human dental arches. J Dent Res 1975; 54:1124-1132.
8. BeGole EA. Application of the cubic spline function in the description of dental arch form. J Dent Res 1980; 59: 1549-1556.
9. Battagel JM. Individualized catenary curves:their relationship to arch form and perimeter. Br J Orthod 1996; 23:21-28.
10. 宇塚聡, 新井一仁, 石川晴夫. 正常咬合者の歯列弓形態への多項式曲線の適合性. Orthod Waves 2000; 59: 32-42.
11. Fujita K, Takada K, QianRong G, et al. Patterning of human dental arch wire blanks using a vector quantization algorithm. Angle Orthod 2002; 72:285-294.
12. 藤田恒太郎, 桐野忠大, 歯の解剖学, 第21版, 164-165, 金原出版, 東京, 1977.
13. Kuroda T, Motohashi N, Tominaga R et al. Three-dimensional dental cast analyzing system using laser scanning, Am J Orthod Dentofac Orthop 1996; 110:365-369.
14. Hirogaki Y, Sohmura T, Takahashi J et al. Construction of 3D shape of orthodontic dental casts measured from two directions. Dent Mater J 1998; 17:115-124.
15. Isaacson RJ. E-Models: A new digital orthodontic record. In:Takada K & Proffit WR eds; Orthodnotics in the 21st century-where are we now and where are we going? Osaka Univ Press, Suita, 69-74, 2001.
16. Case CS. The question of extraction in orthodontia. Dent Cosmos 1912; 54, 137-157, 276-284; reprinted in Am J Orthod 1964; 50:568-691.
17. Ballard CF & Wayman JB. A report on a survey of the orthodontic requirements of 310 army apprentices. Trans British Soc Study Orthod 1964; 81-86.
18. Williams AC & Stephens CD. A modification to the incisor classification of malocclusion. Br J ORthod 1992; 19:127-130.
19. 須佐美隆三, 一井捷治, 清水敏郎他. 前歯部開咬の形態学的研究－頭部X線規格写真法による顎態推移の検討. 日矯歯誌 1973; 32:238-246.
20. Ackerman JL & Proffit WR. The characteristics of malocclusion:a modern approach to classification and diagnosis. Am J Orthod 1969; 56:443-454.
21. Kokich Jr VO, Kinzer GA. Managing congenitally missing lateral incisors. Part I:Canine substitution. J Esthet Restor Dent 2005; 17:5-10.
22. Peck S, Peck L. Selected aspects of the art and science of facial esthetics. Semin Orthod 1995; 1:105-126.
23. Rudge SJ, Jones PT, Hepenstal S et al. The reliability of study model measurement in the evaluation of crowding. Eur J Orhod 1983; 5:225-231.
24. Nance H N. The limitation of orthodontic treatment. Am J Orthod 1947; 33:177-223, 253-301.
25. Bishara SE, Jakobsen JR, Treder JE et al. Changes in the maxillary and mandibular tooth size arch length relationship from early adolescence to early adulthood. Am J Orthod Dentofac Orthop 1989; 95:46-59.
26. Tome W, Ohyama Y, Yagi M et al. Significance of sex difference in predicting unerupted permanent canine and premolar widths in a Japanese population. Angle Orthod (in submission).
27. Bolton WA. Disharmony in tooth size and its relation to the analysis and treatment of malocclusion. Am J Orthod 1958; 28:113–130.
28. 松本光生、黒田康子、吉田建美ほか. 上下歯冠幅径の調和. 日矯歯誌 1971; 30: 52-55: .
29. Little MR. The irregularity index: a quantitative score of mandibular anterior alignment. Am J Orthod 1975; 68: 554-563.

CHAPTER 10

顎口腔機能の検査

1 機能検査の意義

　矯正歯科臨床では顎口腔機能の検査を行う．その理由は，特定の型の咬合異常が存在すると顎口腔の器質および機能の異常がもたらされるか，あるいは機能異常が原因で咬合の異常が形成されることがあるからである（Chapter 6 参照）．機能検査は咬合異常の病因と考えられる要素の状態を評価したり，矯正歯科治療による機能の改善の程度を評価することに役立つ．

　今，患者に機能異常を疑わせる臨床症状や徴候が，問診，視診，触診などから認められると仮定する．そのような徴候の存在は，次の二つのうちのいずれかの状況を反映している．

　その一は，観察された臨床症状・徴候が咬合異常が形成された真の病因の，具体的な表現形であると考えてよいだけの有力な証拠がある場合である．その二は，臨床症状が咬合異常の病因ではなく，偶然に合併しているか咬合の異常が原因で生じている場合である．

　前者の場合，病因の存在は矯正歯科治療の難易度を高め，治療方法の選択に影響を与える．対処法（治療法）を考えるとき，異常をもたらす原因の除去・減失が可能かどうかの判断が重要になる．可能と判断されれば，適切な治療方法・時期の選択を行うか他の医療機関を紹介する．不可能であれば，妥協的な治療法を考えることになる．

　後者の場合は，症状が存在することで矯正歯科治療の難易度が高まり，治療方法の選択に影響を与える．また矯正歯科治療後も症状が消失しないと予測される場合，術後の咬合の安定を阻害する要因となる蓋然性が高まる．異常の内容と程度に応じて対処法を考える．

　ここで重要なのは，機能検査を行う根拠とする'病因'が科学的合理性に基づいて明らかになっているのかどうかという点である．言い換えると，機能検査をすることに対して，歯科医学的にみて合理的な理由がなければならない．咬合異常によっては一部の歯科医師に'原因'と信じられている機能異常が，果たして真に咬合異常が形成される原因であるのか，科学的に明確ではないものもある．たとえば低位舌は骨格性反対咬合の原因なのか，という議論がよい例である．

　検査を行う合理的根拠が曖昧であってはならず，歯科医師は診療行為の正当性を説明できなければならない（Chapter 14 参照）．研究段階での議論と検査を実施する必然性とを，正確に区別しておく必要がある．

　矯正歯科臨床では，顎口腔機能検査は伝統的に口顎の運動機能の評価と考えられてきた．主な運動機能検査の項目としては，咀嚼，クレンチング（噛みしめ動作），呼吸，嚥下，構音，表情表出がある．広義の運動には姿勢位の評価も含まれる（Chapter 6 参照）．これらの運動は，筋電図や下顎の三次元位置座標計測装置，咬合圧計，パラトグラムなどさまざまな装置を用いて記録される（表10.1）．そのほかに，実験的には血中ヘモグロビン値等の血液動態，脳波，心電図などを用いて，咀嚼筋や表情筋の代謝活動を総合的に評価することも試みられている．構音検査は通常，口唇裂・口蓋裂に起因する構音障害を認める患者に行われるが，言語療法士の主体的な参加が不可欠である（Chapter 5 参照）．

　機能分析の臨床応用の実際については，関連する章において解説した．以下では筋電図，下顎運動軌跡，咬合圧，および中心位の記録方法に焦点をおいて解説する．

表 10.1　A breakdown of various oral functions and the corresponding means available for use in examination.

Examination	Motor function							
	Chewing	Clenching	Respiration	Swallowing	Articulation	Facial expression	Mandibular & soft tissue posture	Centric relation
Electromyography	○	○	○	○	○	○	○	—
3D position track	○	○	○	○	○	○	○	○
Occlusal pressure	○	○	—	—	—	—	—	—
Mounted casts	○	○	—	—	—	—	○	○
Soft tissue pressure/contact	○	—	○	○	○	○	○	—
Dynamic palatogram	○	—	○	○	○	—	○	—
Cephalogram	—	○	○	○	○	—	○	○
CT/MRI	○	○	○	○	○	—	○	○
Sound wave	—	—	○	○	○	—	—	—
Facial image	—	—	○	○	○	○	—	—
X-ray video image	○	—	○	○	○	—	○	—
Fiber-scope image	○	—	○	○	○	○	—	—
Thermography	○	○	○	—	—	○	—	—

2　筋電図と下顎位・下顎運動の記録

　筋電図 electromyogram を用いて咀嚼筋や表情筋，口腔底・舌を構成する筋群などの放電活動の強さと開始・終了時刻，活動時間を評価することができる．複数の筋肉の放電活動の時間的協調性を見ることができる．

　筋放電活動を生体から導出し記録するために電極を生体に設置する．通常，皮膚表面に表面電極を貼付し双極誘導する（図 10.1）が，針電極や fine wire 電極などを筋肉内に刺入して利用することもある．

　表面筋電図は同じ動作について見ても，同一個体内で繰り返し動作させたときの放電位の分散はかなり大きく，個体間変動はさらに大きい．その理由として，電極設置（方向付けと皮膚 - 電極間抵抗）の再現性を厳密に管理できないという問題がある．

　筋電図用電極設置と分析の要点を以下に記す．

- 皮膚 - 電極間抵抗（インピーダンス），電極間距離（双極誘導の場合），電極設置部位，筋肉の走向に対する電極の位置づけ（角度）などの要素が，記録対象となる筋肉の放電活動に見られる生物学的変動とは別の大きな計測誤差をもたらす要因となるので，それぞれできるだけ一定となるようにする．
- 電極設置部位（図 10.1）－咬筋浅部については，頬骨弓前縁と下顎角の antegonion を結ぶ直線に平行で，頬骨弓と下顎下縁の中間部に電極を筋線維の方向に平行に設置する．患者に中心咬合位で強く噛みしめさせると，頬骨弓前縁と antegonion を結ぶ直線の近傍に咬筋の前縁を触知できる．側頭筋前部の走向は筋突起から頬骨 - 側頭窩を通り直線的に上方に拡がる．また，こめかみの辺りに筋腹を触知することができる．口腔周囲の筋肉については上下それぞれ口角近傍の，赤唇の外縁で彎曲に沿うように電極を設置する．
- サンプリング密度は 1KHz 以上が望ましい．
- 正規化放電位－既に記したように，皮膚 - 電極間抵抗や電極設置部位の絶対規準を得ることはできないので，被検者にその筋肉に特有の強い収縮をひき起こすような動作（最大努力動作という）を行わせたときの，筋放電位に対する相対電位（基準化値）を用いるのが一般的である．活動電位についてはよほど大きな差異がない限り，その解釈は慎重に行う必要がある．
- 正常咬合者について得られた標準値が必要である．咀嚼筋・表情筋の筋電図は，下顎運動軌跡と同時に記録して評価することが望ましい（Chapter 6 参照）．

Part 4　検査・診断論

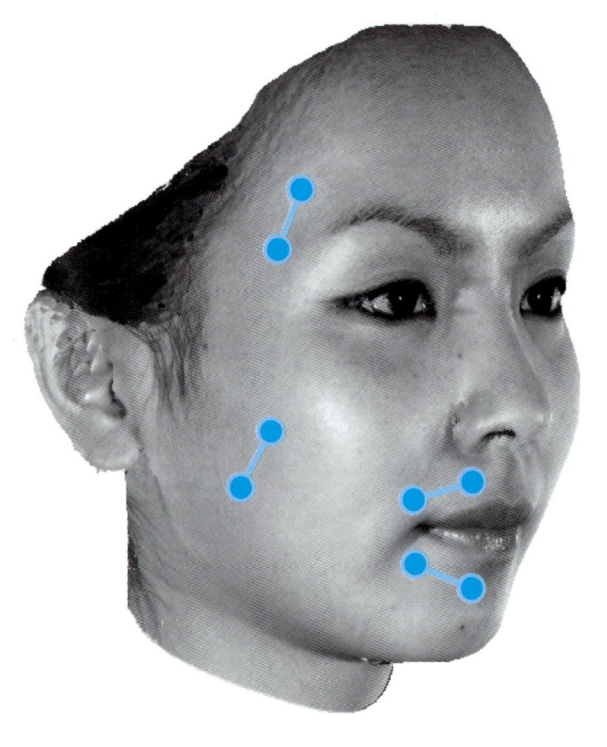

図 10.1　Placement of bipolar surface electrodes to record EMG activity from the superficial part of the masseter muscle, the anterior part of the temporalis muscle, and the perioral muscles.

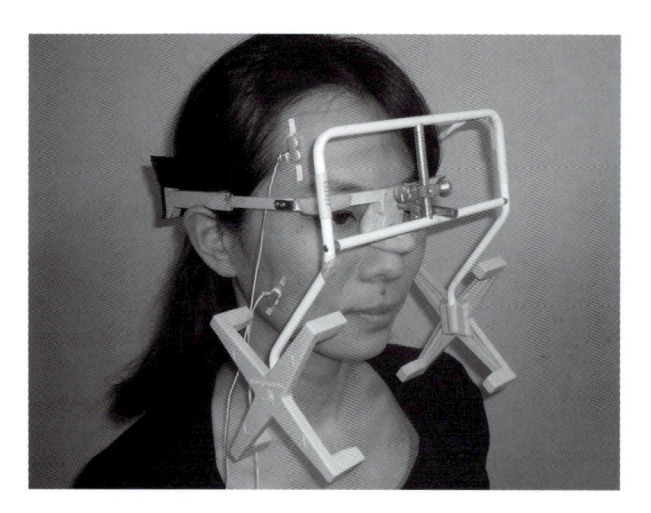

図 10.2　Three-dimensional jaw motion tracking device (Kinesiograph Model k-6, Myotrosics Inc., Seattle, WA, U.S.A.)

下顎運動軌跡計測装置(図10.2)に必要な条件を要約すると以下のようになる．
・下顎の動きを妨げないこと．
・軽量であること．
・サンプリング密度は100Hz以上が望ましい．

検査は準暗室にて静かな環境下で，患者を椅子に座らせ頭部は支持せずに行う．通常，筋電図を8チャネル（またはその倍の16チャネル），下顎の3次元運動

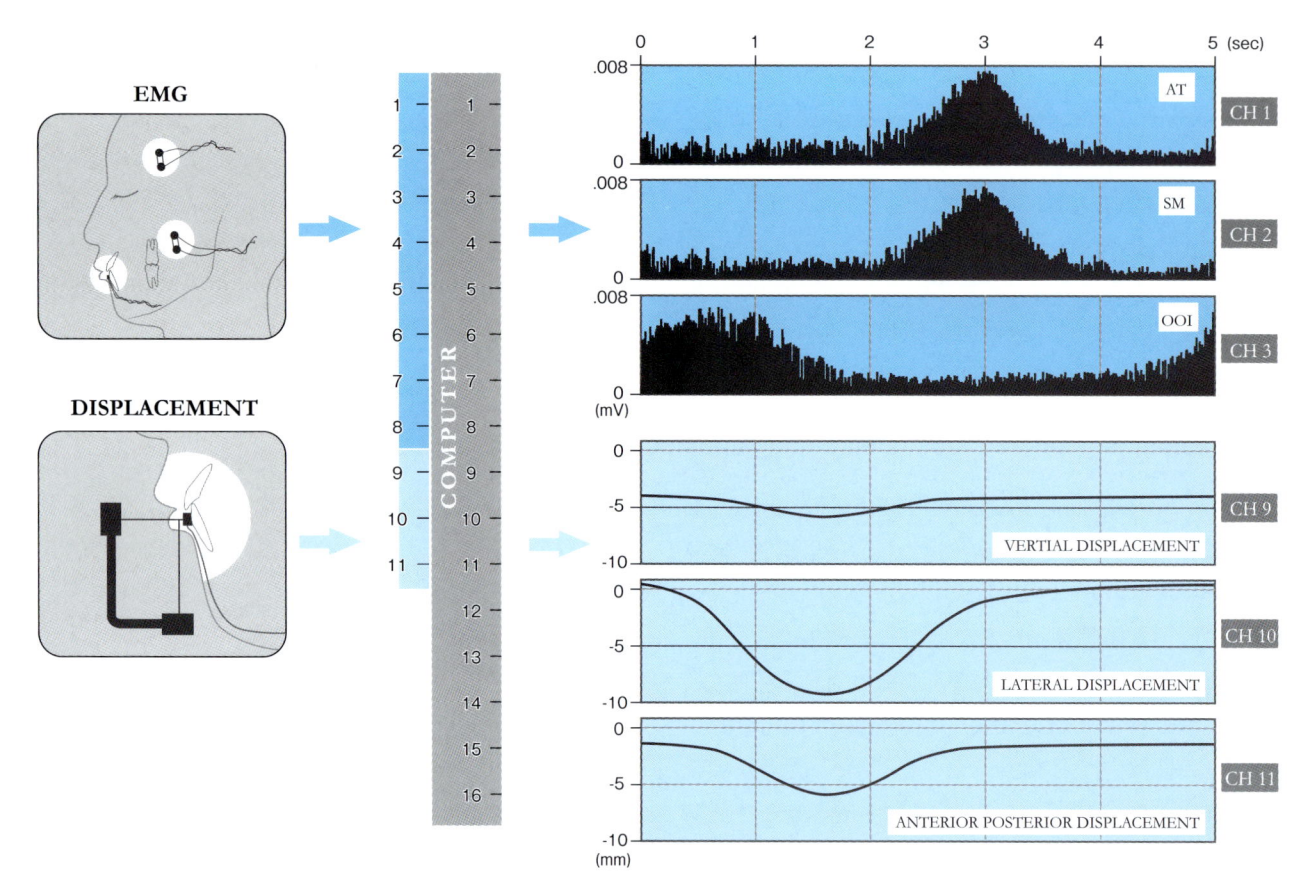

図 10.3　A diagram illustrating the computer-based recording of EMG activities and jaw displacement.

軌跡を3チャネルの合計11（または19)チャネルを用意することが多い．筋電信号と下顎の位置座標はＡＤ変換されてコンピュータに入力される（図10.3）．

3 咬合力

咬合異常があると，上下歯が咬合したときに正しい咬合接触状態と下顎の固定が得られないため，強い力で噛みしめることができない[1]（Chapter 6 参照）．咬合力は上下歯の咬合接触面積に比例する[2]．また片側でしか咬合接触が得られない場合，咬合接触の乏しい側の顎関節部に疼痛などの不快症状が現れやすい[3]．以上のような理由から，咬合異常を認める患者について噛みしめ時の咬合力が計測されることがある．

咬合圧は古くは圧力トランスデューサーを用いて実験的に記録されていたが，厚みが2mm以上もあり，臼歯部に設置すると下顎を開けた状態で咬合することになった．そのため中心咬合位で発揮される咬合力と比べると大いに減少することが考えられ，臨床への応用は進まなかった．フィルム状の感圧素子（デンタルプレスケールオクルーザ Dental Prescale Occluzer, 富士フィルム，東京；図10.4）は，測定時の上下歯の間隙を小さくできるため，咬合圧を正確に記録できる[4]．

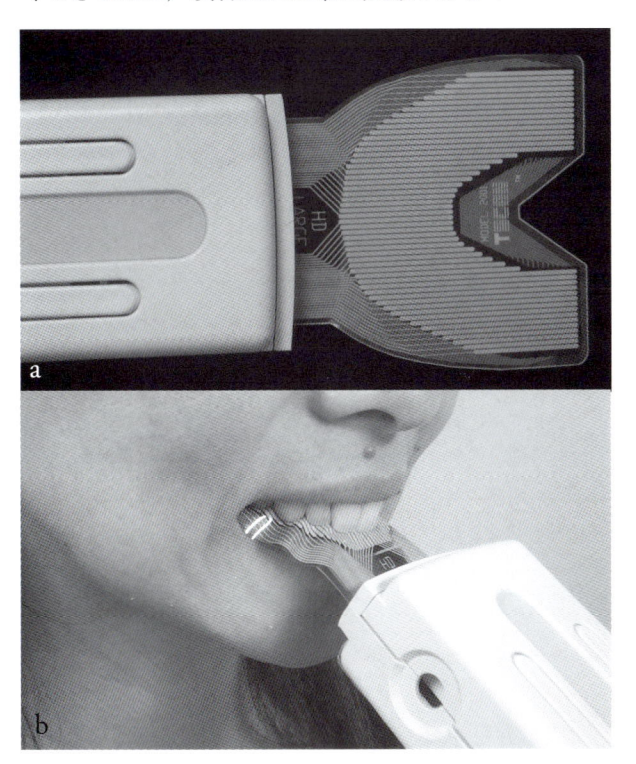

図 10.4　a, Dental prescale occluzer; b, Instantaneous recording of occlusal biting force

上下歯を中心咬合位で噛みしめさせたときの咬合力，咬合接触面積，平均咬合圧を表12.2に示す．正常咬合者に中心咬合位でクレンチさせたときに最大咬合力が得られる部位は，第一大臼歯の遠心1/3と第二大臼歯の近心1/3付近である[2]．上顎第二大臼歯における咬合力と咬合接触面積は，全歯列のおよそ30%と考えてよい．前歯部に向かうにしたがい，噛みしめ時の咬合力は弱くなる．

Clench	Bite force	Area of occlusal contacts	Occlusal pressure
	Mean (SD)	Mean (SD)	Mean (SD)
30% maximum	520 (431)	14.0 (12.7)	393 (60)
60% maximum	806 (414)	21.3 (12.1)	394 (51)
最大 maximum	1181 (351)	30.2 (10.7)	412 (38)

表 10.2　The occlusal bite force magnitude (N), the dimension of the occlusal contact area (mm^2) and the mean occlusal force pressure (kgf/cm^2) during clenching efforts at the centric occlusion position, as performed by Japanese adults with normal occlusion[2] (N=12). The maximum voluntary clenching effort represents the clenching action during the period of maximum recorded EMG activity.

4 下顎頭位の診査

顎関節症を認める患者の矯正歯科治療計画を立てる場合には，咬合の異常が顎関節に非生理的な負荷を与えているのかどうかを分析・評価し，また病的な負荷を与えていると判断された場合に矯正歯科治療を行うことで，そうした問題が解決もしくは軽減されるかどうかを合理的に推定することが望ましい．

個々の患者について顎関節の三次元形態をCT・MR画像を用いて構築し，独立して記録された下顎頭運動の計測値を入力することで関節円板に加えられる負荷の性質を予測する技術は既に開発され，必要に応じて診断に応用されている（Chapter 6 参照）．

下顎の開閉口時の運動軌跡については三次元座標計測装置により定量評価できるが，理化学的な検査を行う前に患者を直接に観察することが重要である．症状によっては目視により，容易に開閉口路の特徴を確認

することができる．

咬合異常の診断においては下顎頭部の触診，聴診により，疼痛やクリッキングの有無をスクリーニング評価する必要がある．

以下では，半調節型咬合器とCPI（Condyle Position Indicator）を用いてcondylar axisを三次元的に記録し[5]，下顎頭位を診査するための手順を記す（表10.3）．

表10.3 Sequence for examining the mandibular condyle position

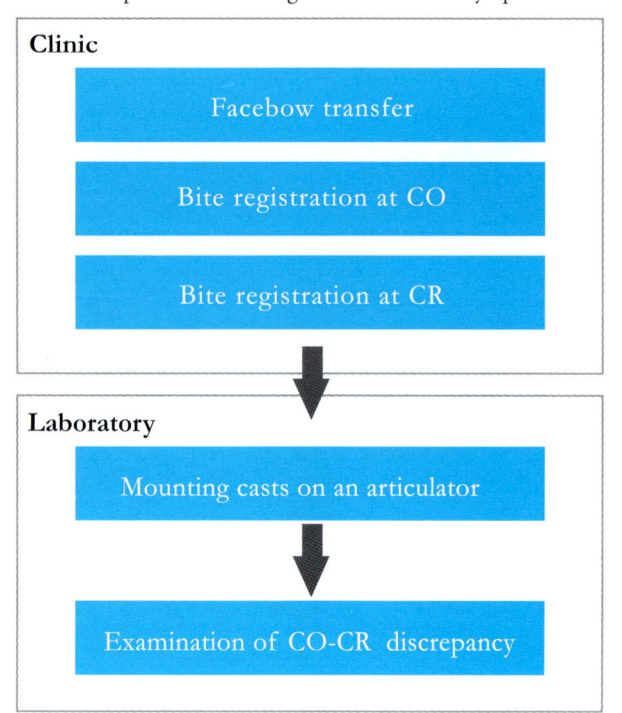

Clinic
- Facebow transfer
- Bite registration at CO
- Bite registration at CR

↓

Laboratory
- Mounting casts on an articulator

↓

- Examination of CO-CR discrepancy

■ 作業手順

フェイスボウトランスファ facebow transfer の手順

・ステップ1
バイトフォークの前方と後方にバイトタブをつける（図10.5）．

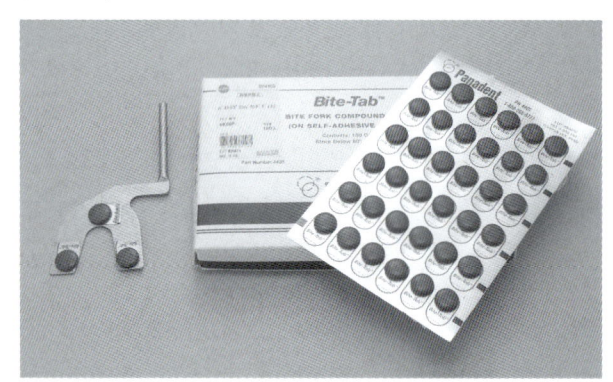

図10.5 Bite tabs and fork.

・ステップ2
バイトタブをつけたバイトフォークを60℃の温水中に浸して軟化させる．

・ステップ3
患者の片側の口角部にバイトフォークの一端を軽く当て，回転させながら口腔内に入れる．バイトフォークの中央線を上顎歯列の正中と一致させた後に上顎の歯列に押し当て，患者に静かに下顎を閉じさせて上顎歯の咬合面を印記する（図10.6）．

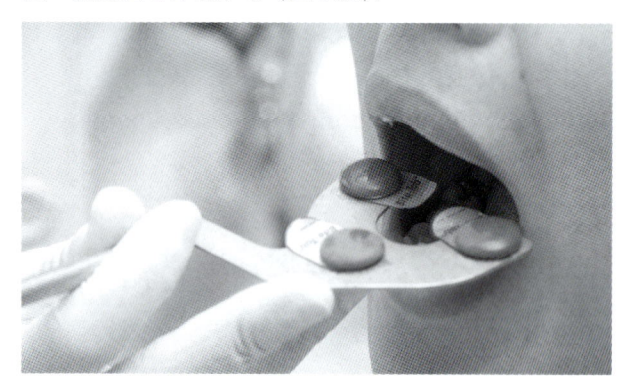

図10.6 The bite fork being set in the patient's mouth.

・ステップ4
バイトフォークを静かに口腔より取り出し，上顎前歯の切縁と上顎臼歯の咬頭が印記されているかを確認する．確認後バイトタブを氷水に浸して完全に硬化させる（図10.7）．

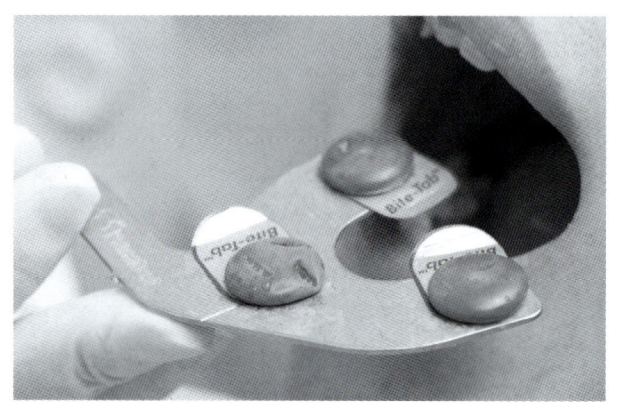

図10.7 The bite tab is then checked to determine if the maxillary occlusal surface is registered with a depth of 1mm.

・ステップ5
パラフィンワックスをロール状に巻きながら軟化する．芯の部分はやや硬めに，外縁部になるほど柔らかくする．軟化したワックスを両手でU字型に整形した後，バイトフォークの裏面（下顎歯列側）の形に沿うように取りつける（図10.8）．

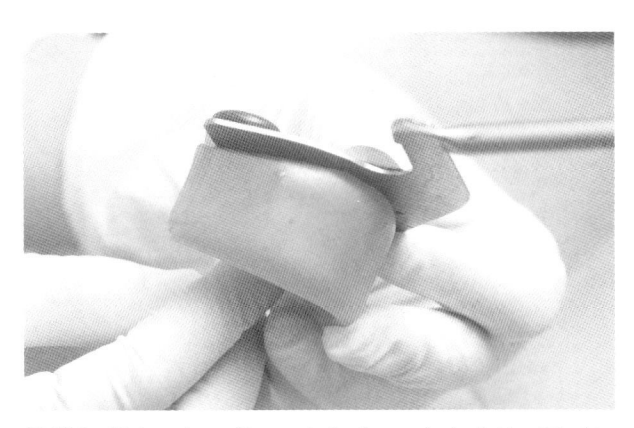

図 10.8　U-shaped paraffin wax is fixed onto the backside of the bite fork.

- ステップ 6

　バイトフォークを口腔内の先に印記した位置に戻し，下顎を静かに閉じさせてパラフィンワックスの下面に下顎歯列を印記させる．ワックスが硬過ぎると，下顎を前方に移動させながら噛むようになりやすいので注意する．

- ステップ 7

　バイトフォークを保持させた状態でフェイスボー前縁のサムスクリューを緩める．

- ステップ 8

　患者にフェイスボウのサイドアームを左右に広げてもらう．術者は，緩めておいたダブルトグルをバイトフォークのハンドルに挿入する．患者にフェイスボウのサイドアームを閉じて，イヤーピースをゆっくりと外耳道に挿入するよう指示する（図10.9）．

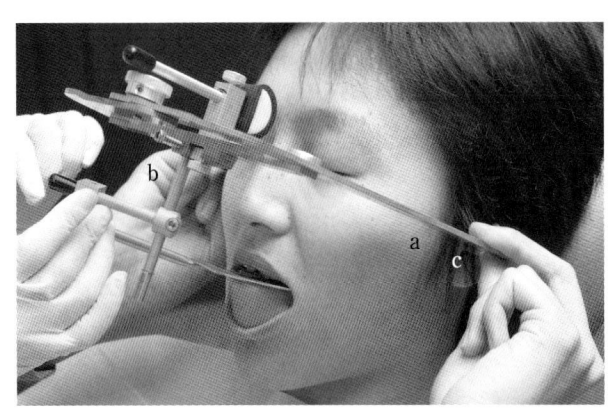

図 10.9　Fixation of the face bow. a, Side arm; b, Double toggle; c, Ear piece

- ステップ 9

　サムスクリューを回してフェイスボウを固定する．

　患者にサイドアームを持つよう指示し，フェイスボウを垂直方向にゆっくり動かしてナジオンリレータを患者の鼻根部にセットする（図10.10）．

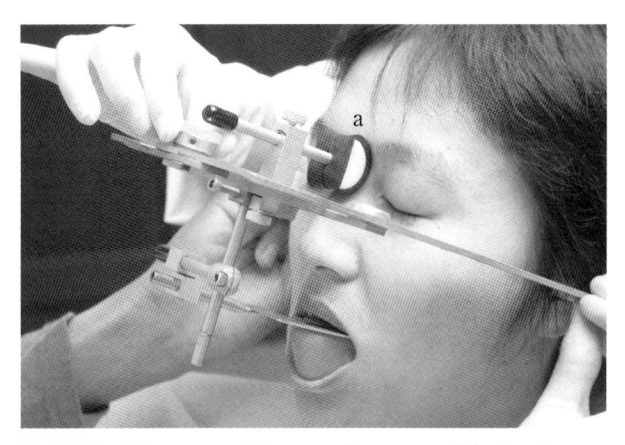

図 10.10　Adjustment of the vertical position of the face bow. a, Nasion relator

- ステップ 10

　患者のナジオンにナジオンリレータが強く接触するように，ナジオンリレータ・シャフトの端をしっかりと押し付け，固定する．

- ステップ 11

　バイトフォークのハンドルに対してトグルアームが直角となるように調節し，ダブルトグルを丁寧に持ってバイトフォークのハンドルにヘックスレンチでしっかりと固定する（図10.11）．

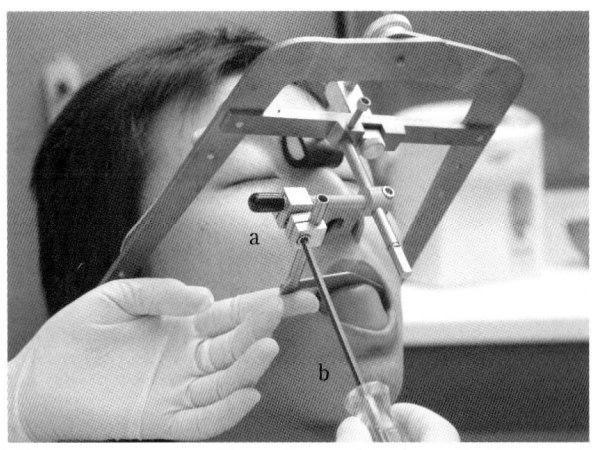

図 10.11　Adjustment of the toggle arm. a, Toggle arm; b, Hex wrench

- ステップ 12

　シングルトグルを静かに持って，バーチカルアタッチメントポストにヘックスレンチでしっかりと固定

する（図 10.12）．

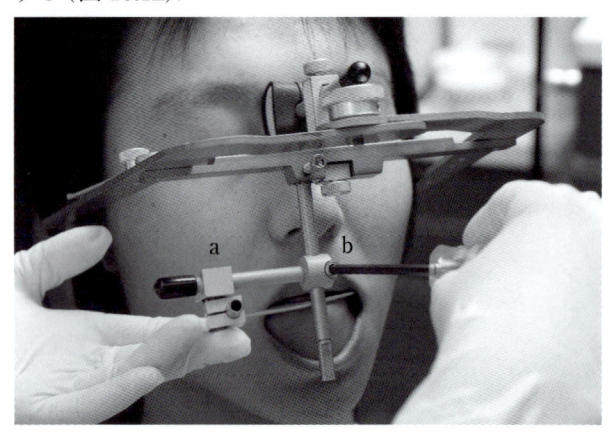

図 10.12　Fixation of the single toggle. a, Single toggle; b, Vertical attachment post

- ステップ 13
ナジオンリレーターのサムスクリューを緩めてナジオンリレータを引く．

- ステップ 14
大きいサムスクリューを緩めてサイドアームを開く．

- ステップ 15
患者に開口するよう指示し，フェイスボウをゆっくりと患者の前方に向かって外す．

■ CR バイトの採得手順

- ステップ 1
バイトワックスを前歯部の大きさに合うように切りそろえたものを 4 枚用意し，1 枚ずつ温水に入れて軟化させてから重ねる．

- ステップ 2
下顎を閉じさせたときに上顎前歯部が最初にどの歯と接触するかを確認する．その部位で 2mm 程度距離が開くのを目安に前歯部にバイトワックスを置く（図 10.13）．

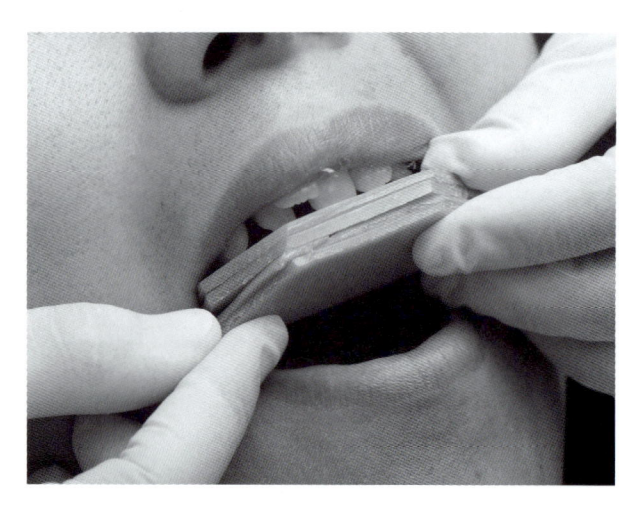

図 10.13　Bite wax inserted into the mouth.

- ステップ 3
患者をリラックスさせ，そのまま下顎を閉じるように指示し，バイトワックスに上下歯列を印記させる．その状態で約 20 秒間気銃でワックスを冷却する（図 10.14）．

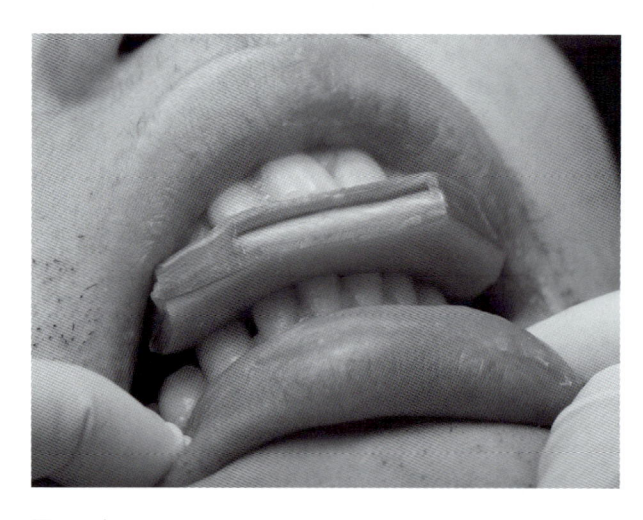

図 10.14　Wax-bite registrations of the upper and lower dentitions.

- ステップ 4
ワックスが冷却したら患者に開口してもらい，ワックスを口腔外に取り出す．印記させたワックスを氷水に浸して硬化させる．

- ステップ 5
ワックスが硬化した後，閉口時に下顎前歯部とワックスが干渉しそうな部位を流水下で削除する（図 10.15）．

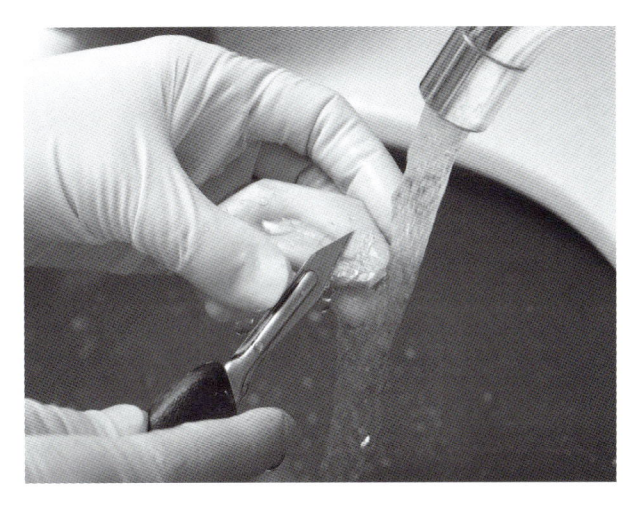

図 10.15　Wax which is likely to interfere with the lower incisors is trimmed off under running water.

- ステップ6

　ワックスを口腔内に戻し，患者にゆっくりと閉口してもらい，CR位が再現されているかを確認する．

- ステップ7

　臼歯部印記用ワックスを準備する．あらかじめ上顎左右の大臼歯間幅径に合わせて切りそろえたワックスを2枚用意し，温水で軟化したのち重ね合わせる．

- ステップ8

　先に印記を終えた前歯部用ワックスと軟化させた臼歯部用ワックスを口腔内に入れる（図10.16）．

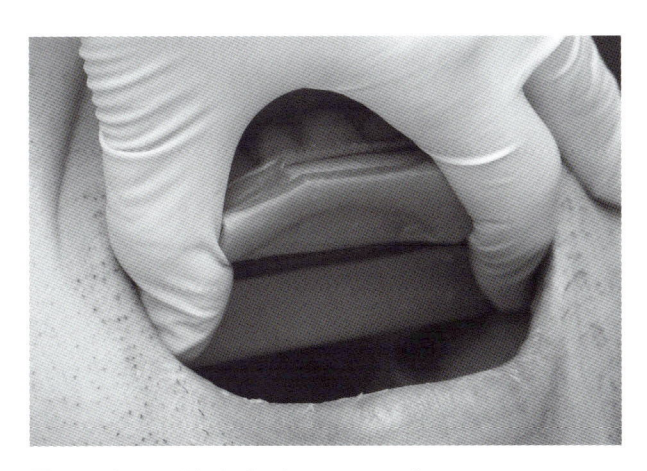

図 10.16　Wax blocks for the anterior and posterior segments are inserted into the mouth.

- ステップ9

　術者はオトガイを抑えて患者が下顎を前方に移動させないようにする．ゆっくりと臼歯部で噛みしめるよう患者に指示する（図10.17）．気銃でワックスを冷却する．

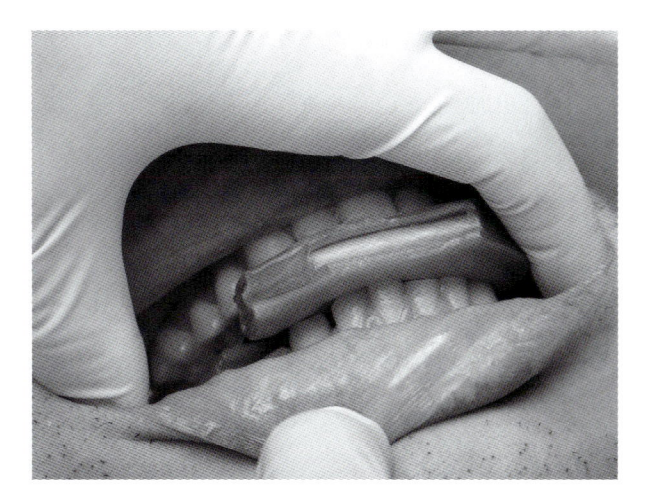

図 10.17　The patient's posterior teeth bite impression being made in soft bite wax

- ステップ10

　ワックスが硬化したら口腔外に取り出し，氷水に浸してさらに硬化させる．

■ COバイトの採得手順

- ステップ1

　シートワックス（図10.18）を用意し，対角線に沿って三角に折り曲げる．歯列弓の大きさに合わせてシートワックスをトリミングする．

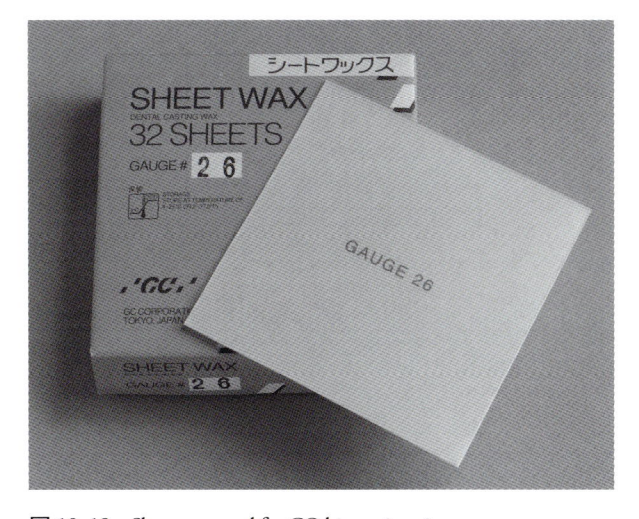

図 10.18　Sheet wax used for CO bite registration.

- ステップ2

　シートワックスを温水で軟化させたのち，口腔内に挿入する（図10.19）．

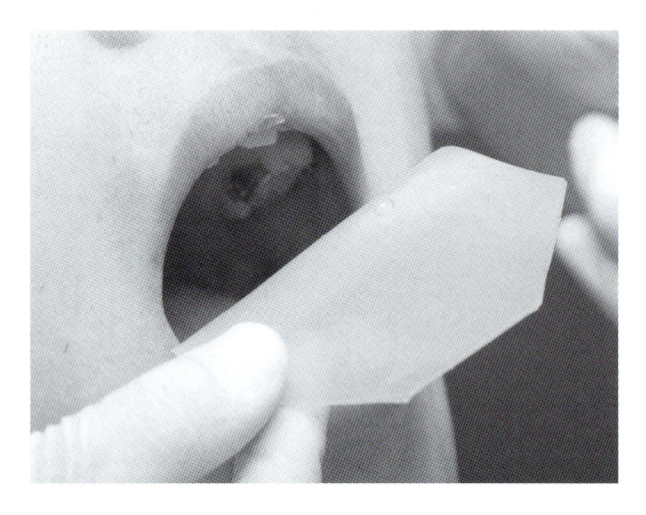

図 10.19　Softened sheet wax placed into the mouth.

- ステップ3

患者に臼歯部でシートワックスを噛ませ，その状態のままワックスを気銃で冷却する（図 10.20）.

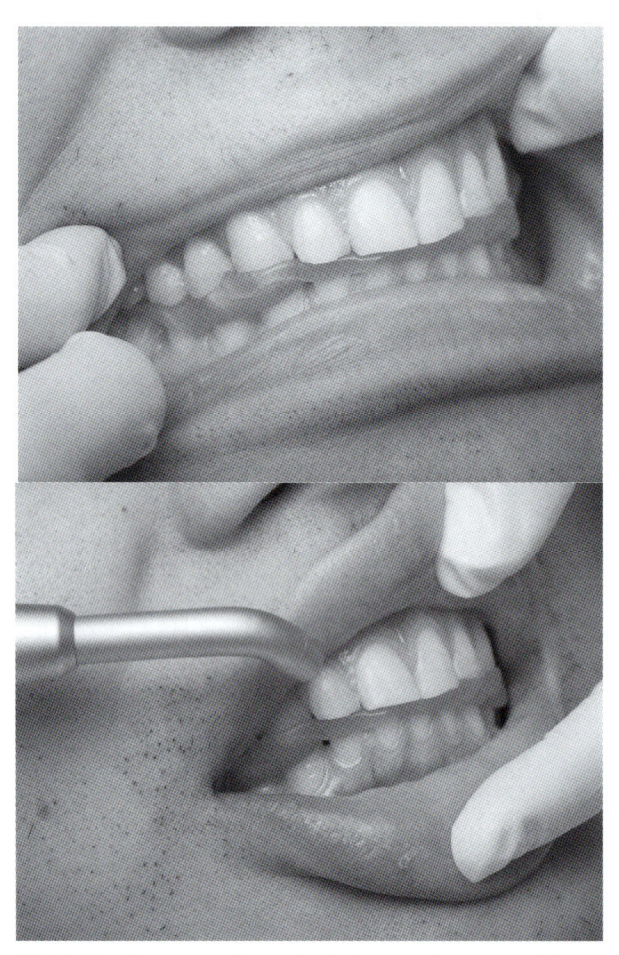

図 10.20　Sheet wax is bitten firmly between the upper and lower posterior teeth then cooled with an air syringe.

- ステップ3

ワックスが冷えて硬くなったら口腔外に取り出し，氷水に浸す.

■ 咬合器への装着

- ステップ1

バイトフォークポストの下端をマウンティングフィクスチャーの垂直孔に挿入し，バイトフォークが垂直的に咬合器のほぼ中央に位置するように調整し，固定する（図 10.21）.

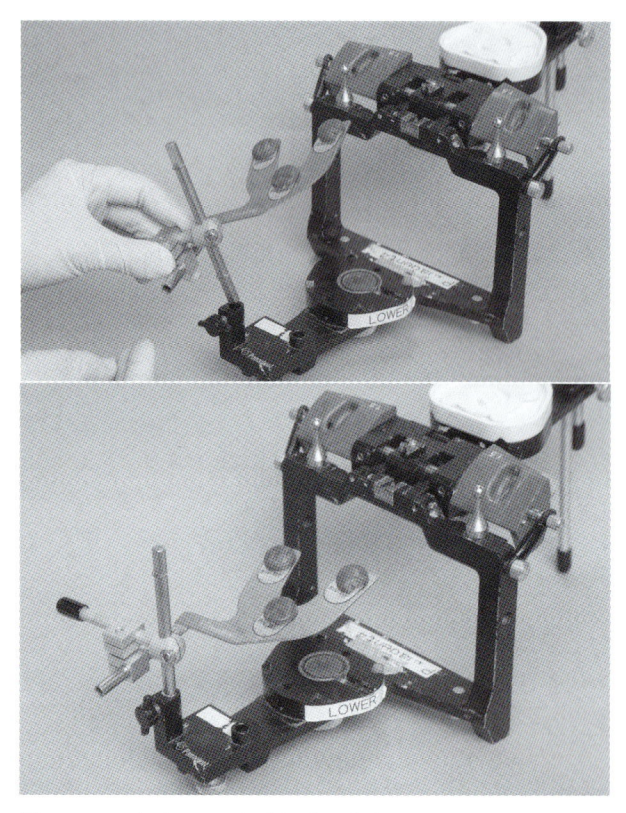

図 10.21　The lower end of the bite fork post is mounted and fixed on to the articulator.

- ステップ2

バイトフォークとガラス練板の間に石膏泥を置く.マウンティングストーンが硬化した後，水に十分に浸漬した上顎模型をバイトフォークの圧痕に合わせるように置く（図 10.22）.

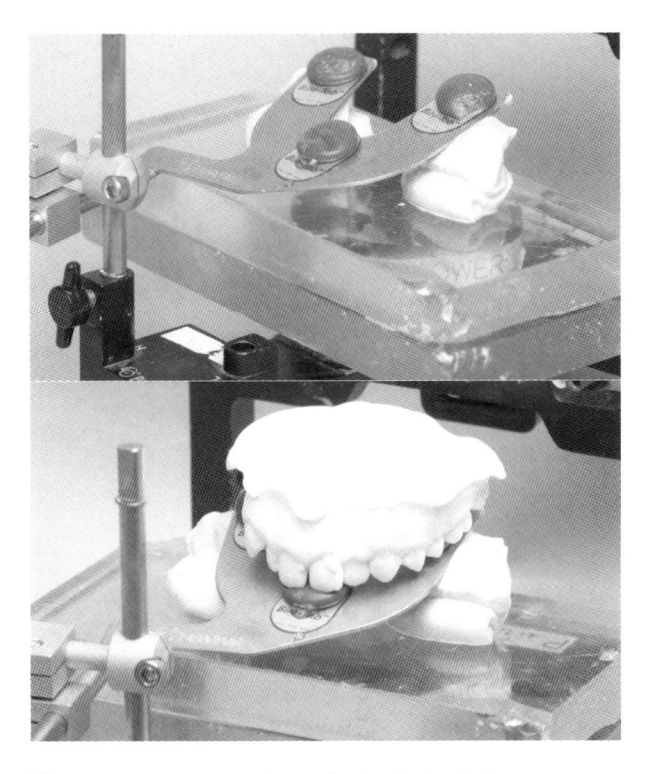

Chapter 10 顎口腔機能の検査

図 10.22 The upper dental cast is fixed to the bite fork.

・ステップ 3
　上顎フレームを 180°に開き，練和した石膏泥をマウンティングプレート中央のリテンションポストの周囲と上顎模型の上部基底面に盛る（図 10.23）．

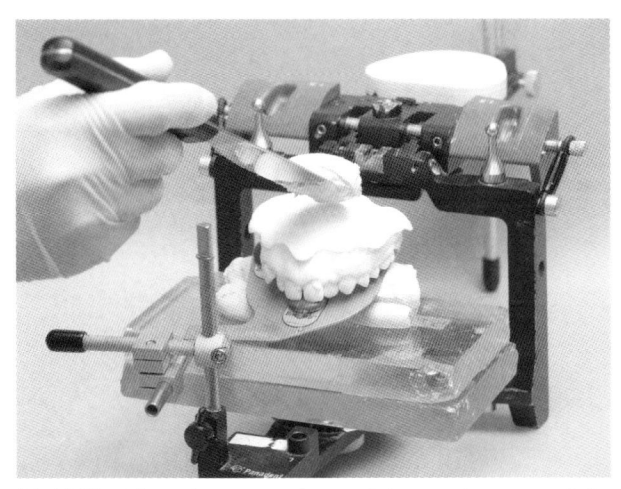

図 10.23 Plaster being poured around the retention post and the base of the upper dental cast.

・ステップ 4
　マウンティングフィクスチャーに切歯誘導ピンが接触するところまで咬合器を閉じる．余剰な石膏泥を速やかに取り除き完全に硬化するまで待つ（図 10.24）．

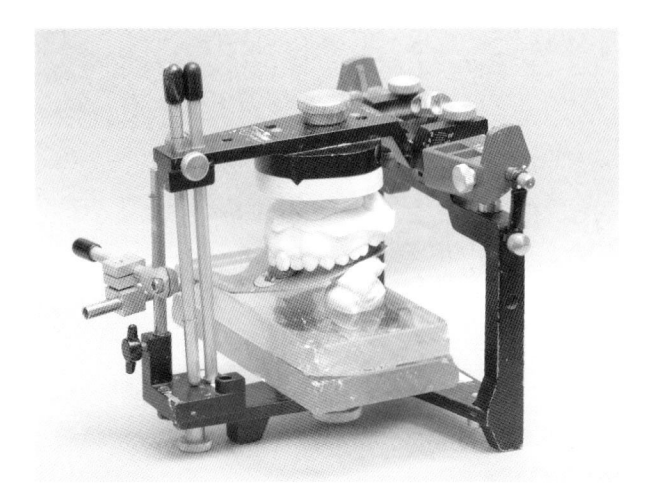

図 10.24 The articulator being closed so that the incisor guide pin contacts with the mounting fixture.

・ステップ 5
　上顎フレームを切歯誘導ピンの"0"の基準線から中心位の記録の厚みに合わせて 3〜4 mm 上方に固定する．上顎フレームを後方に回転させて下顎フレームの前端を持ち上げる．サポートポストを調整して上顎フレームが水平になるところで安定させる（図 10.25）．

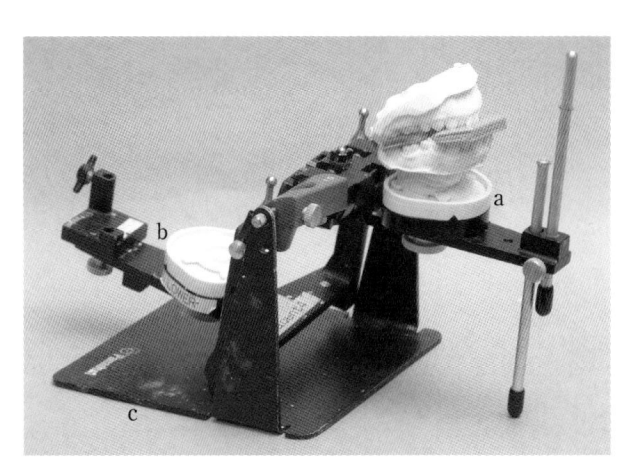

図 10.25 Fixation of the upper and lower frames. a, The upper frame; b, The lower frame; c, The supporting post

・ステップ 6
　下顎模型を注意深く中心位の記録に合わせ，適合を確認する．下顎模型の基底面とマウンティングプレートに石膏泥を盛る（図 10.26）．

193

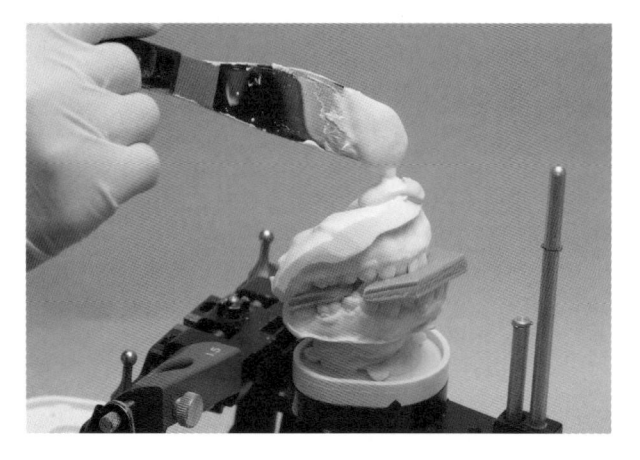

図 10.26　Stabilization of the lower cast

- ステップ7

一方の手でサポートポストを持ち上顎フレームを支える．もう一方の手で下顎フレームの下部を把持し回転させる．切歯誘導ピンがインサイザルテーブルに接触するまでフレームを閉じる（図 10.27）．

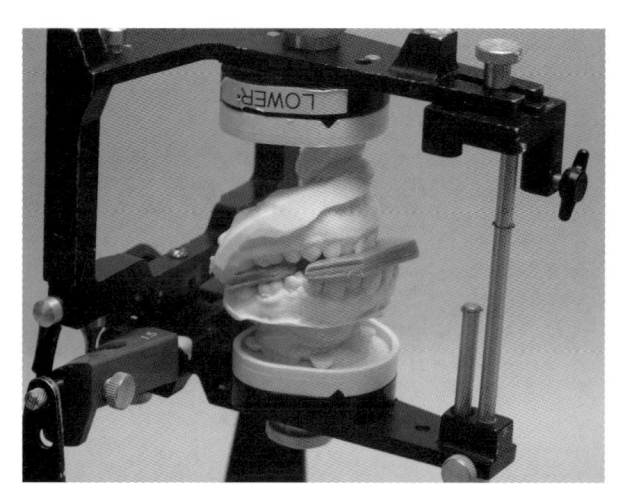

図 10.27　The frame is closed and the incisor guide pin is in contact with the incisor table. The frame must be brought together until the incisor guide pin and table meet.

- ステップ8

石膏泥が硬化した後，歯列模型の固定を強め，また外観も良くするため軟らかい石膏泥を追加する（図 10.28）．

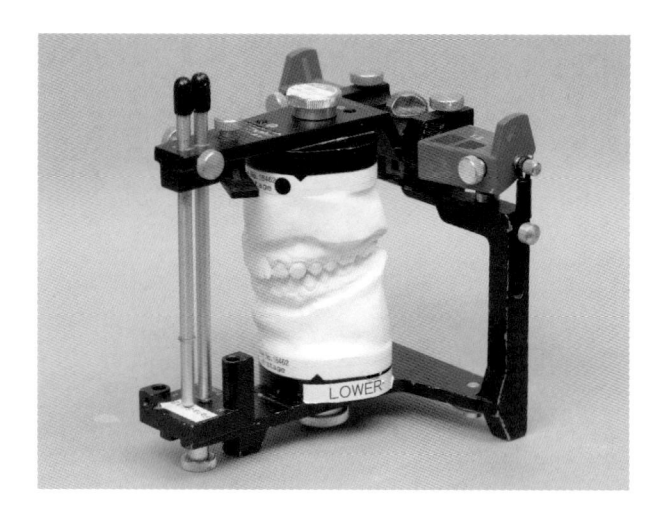

図 10.28　Finishing of the upper and lower dental cast margins

下顎頭位の標準値[6]を表 12.4 に示す．

表 10.4　Displacements of the condylar head from the CO condyle position to the centric relation (n=157; unit mm). S-I, vertical displacement; A-P, sagittal displacement; DC, Euculid distance[6]

Direction	Mean	SD	Minimum	Maximum
Lateral	0	0.5	-1	2.1
S-I	1	0.7	3.4	
A-P	0.5	0.8	-1.7	5
DC	1.4	0.7	0.2	5.3

■ 文献

1. Bakke M, Michler L, Moller E. Occlusal control of mandibular elevator muscles. Scand J Dent Res 1992; 100:284-291.

2. Hidaka O, Iwasaki M, Saito M et al. Influence of clenching intensity on bite force balance, occlusal contact area and average bite pressure. J Dent Res 1999; 78: 1336-1344.

3. Wood WW, Tobias DL. EMG response to alteration of tooth contacts on occlusal splints during maximal clenching. J Prosthet Dent 1984; 51: 394-396.

4. Watanabe M, Hattori Y, Satoh C. Bite force distribution on the dental arch in normal dentitions. In: Brain and oral functions; Morimoto T, Matsuya T, Takada K, editors; Elsevier, Amsterdam and Tokyo; 399-403, 1995.

5. Crawford SD. Condylar axis position, as determined by the occlusion and measured by the CPI instrument, and signs and symptoms of temporomandibular dysfunction. Angle Orthod 1999; 69: 103-115.

6. Hidaka O, Adachi S & Takada K. The difference in condylar position between centric relation and centric occlusion in pretreatment Japanese orthodontic patients. Angle Orthod 2002; 72: 295-301.

CHAPTER 11

矯正診断理論

1 治療の難易度と必要性の評価

1.1 PAR インデックス

症例の難易度を何らかの手法で表すことができればさまざまなことに役立てることができる．一つは，イギリスに見られるように矯正歯科治療を希望する患者に対して，健康保険の適用が認められるかどうかの判断基準を提供することができる．もう一つは，難易度を知ることによって，歯科医師は自分の知識と技量で治療が可能かあるいは専門医を紹介すべきかの判断が容易になり，また判断の根拠ともなり得る．患者にとっても自分の症状が軽いか重いかを数値で知ることによって，矯正歯科治療を受けるうえでの漠然とした不安を解消することができる．

PAR インデックス[1]（PAR Index；Peer Assessment Rating）はイギリスで採用されている指標であり，左右の大臼歯の対向関係，オーバージェット，オーバーバイト，上下歯列正中の一致・不一致の状態，およびディスクレーパンシー discrepancy の5つの特徴要素が用いられる．ディスクレーパンシーは上下の歯列を3つずつ合計6つの領域に分けたうえで，それぞれについて計算しスコア化する．

以上の5要素をスコア化し，各要素に重み付けを行った後，総点を求める．治療前の PAR スコアは症例の難易度と相関があるとされている．Richmond ら[2]は矯正歯科治療前と比べて，治療後に30%以上の PAR インデックス値の減少が認められた場合に，咬合の異常が改善されたとみなせると考えている．

PAR インデックスの利点を要約すると以下のようになる．

- 口腔模型以外の資料を必要としない．
- 計測が簡便であり，多くの症例に対して応用しやすい．
- 治療前後の比較をすることができる．検者内および検者間で，計測の再現性がきわめて高い[3,4]．
- 信用性が高い[2,5]．

1.2 ABO 客観グレーディングシステム

ABO 客観グレーディングシステム[6]（ABO objective grading system）はアメリカ矯正歯科医会で採用されている基準であり，口腔模型とパノラマエックス線画像を資料として，矯正歯科治療成績を客観的かつ定量的に評価する．この方法では以下の8つの基準について評価する．模型上の計測は特殊なゲージを用いて行う．

1. 歯の排列
2. 辺縁隆線
3. 頬舌方向の傾き
4. 上下歯の対向関係
5. 上下臼歯の咬合接触関係
6. 前歯および臼歯のオーバージェット
7. 隣接面接触
8. 歯根の傾斜角度

1.3 IOTN

IOTN[7]（Index of Orthodontic Treatment Need）は矯正歯科治療が必要かどうかを判定するための指標となる．歯の健康に関わる要素 dental health component と美容要素 aesthetic component と呼ばれる特徴について，口腔模型と口腔画像を用いてそれぞれ評価する．

歯の健康に関わる要素 Dental health components

1. 歯の位置異常（0-1mm / 1-2mm / 2-4mm / 4mm-）
2. オーバージェット（＋・−）
3. オーバーバイト
4. 前歯部/側方歯部開咬
5. 前歯反対対咬/臼歯部交叉咬合
6. CLP, 顎関節症等の有無

以上の項目についての評価結果を予め用意されている表と照らし合わせて，グレード 1（None）からグレード5（きわめて大）を決定する．治療前のIOTNスコアは治療の難易度と相関があるとされている．

美容要素 Aesthetic component

咬合異常の症状の重篤度にしたがい10段階で表現された口腔内画像の中から，評価しようとする症例に最も近似した画像を選ぶ．

1.4 ICON (Index of Complexity, Outcome and Need)

DanielとRichmond[8]が提唱した指標である．治療の複雑さ treatment complexity，治療の必要性 treatment need，治療はうまくいったか treatment outcome acceptability，そして，どの程度改善されたか degree of improvement の4つの要素の評価に応用できると考えられている．治療前のスコアは症例の難易度と相関があるとされている．具体的には以下の要素のそれぞれに重み付けをし，その合計を計算する（表11.1）．

1. IOTNで用いる美容要素 dental aesthetic component のスコア
2. 交叉咬合
3. 切歯のオーバーバイト
4. 上顎歯列の叢生あるいは空隙の状態（アーチレングスディスクレパンシー）
5. 上下大臼歯の前後的関係

表11.1 The protocol employed in the ICON to score occlusal features[8].

	Score	0	1	2	3	4	5	Weighting
美容要素	1-10 as judged using IOTN AC							7
上顎歯列叢生	Score only the highest trait either spacing or crowding	< 2mm	2.1 - 5mm	5.1 - 9mm	9.1 - 13mm	13.1 - 17mm	> 17mm or impacted tooth	5
上顎歯列空隙		< 2mm	2.1 - 5mm	5.1 - 9mm	> 9mm			
交叉咬合	Transverse relationship of cusp or worse	No cross bite	Crossbite present					5
前歯部開咬	Score only the highest trait either open bite or overbite	Complete bite	< 1mm	1.1 - 2mm	2.1 - 4mm	> 4mm		
前歯オーバーバイト	Lower incisor coverage	< 1/3 tooth	1/3 - 2/3 coverage	2/3 < full coverage	Fully coverage			4
大臼歯関係	Left and right added together	Cusp to embrasure relationship only. Class I, II or III	Any cusp relation up to but not including cusp to cusp	Cusp to cusp relationship				3

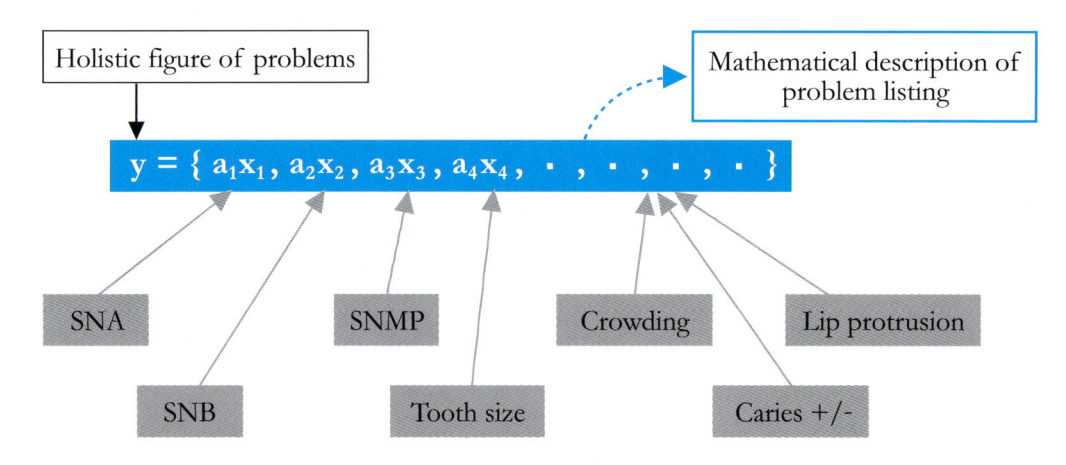

$y = \{ a_1x_1, a_2x_2, a_3x_3, a_4x_4, \cdot, \cdot, \cdot, \cdot \}$

図 11.1　A holistic figure of a patient's problems represented by feature vector elements, { }. Note that cephalometric analysis can only explain a fraction of the patient's holistic characteristics. 特徴ベクトル要素を用いて表現される患者の病像．セファロ分析は全体の一部に過ぎないことに注意すること．

2　特徴要素

前項に記したさまざまな評価方法は，特に大掛かりな装置や器具を必要とせず実用的であるので，それぞれ考案された国々を中心に，日常の臨床に取り入れられている．これらの評価方法の抱える問題は，治療の難易度（咬合異常の重症度）や矯正歯科治療による改善の程度を説明できるとされた評価項目を選択した，あるいはそれ以外の項目を選択しなかったことの妥当性が，客観的に必ずしも担保されていないという点にある．

評価項目の組み合わせを変えることで，判定結果がどのような影響を受けるかについても明確ではない．すなわち，個々の評価項目が難易度などを説明するうえで，どの程度寄与しているのかは明確ではない．専門家の知識と経験に基づく思考の緻密さが，少数の評価項目でどの程度担保されるのかは，下される判断がどれほど正確であるのかを予測するうえで重要である．Proffit[9]は，最適な治療計画を立てるためには患者の抱える問題をできる限り網羅的に収集したうえで，まずそれぞれの問題に対応する対処法を考え，その後に問題と対処法が対になったものを包括して，何をなすべきかを統合的に考えるのが良い，としている．

今，個々の問題を患者の抱える全体像としての病像を説明する特徴要素 feature vector element とみなすと，病像は多次元の特徴ベクトル要素で表現することができる（図 11.1）．言い換えると，病像は多次元診断空間内で特徴表現できる．

3　情報とその知識化

3.1　患者情報の収集

患者はさまざまな悩みを抱え，その解決を希望して来院する．患者はその悩みをさまざまに表現する．しかし患者が自覚していないか，あるいは意識的に語りたくない問題も時に存在する．医療者は医療面接や検査という方法で，それらの悩みを文字や数値に置き換える．すなわち記号化する．

これらの作業は通常，相互の関係性をことさら考慮せずに行われるので，検査等で得られる情報（インフォメーション information）は膨大な量になるが，その情報が真に意味すること（インテリジェンス intelligence）を医療者自身が正確に把握するには，いったん特徴要素として断片化され記号化された情報を，特に情報間の関係性に着目しながら，'知識'として統合する作業が必要になる．

患者から得られる'情報'は，主に次の3つのカテゴリに分類できる．

- 文字もしくは数値として記号化された情報 ― 診療録など．
- 画像情報 ― 顔画像．パノラマエックス線画像．セファロ画像．ＣＴ画像．ＭＲ画像など．
- 生体信号情報 ― 筋電信号．下顎運動軌跡などの主に時系列データや咬合圧など．検査結果は原データばかりでなく，グラフなどの形式で可視化されたり，文字・数値で表現される．

3.2 患者情報の知識化

患者を診断し，最適な治療計画を立てようとする歯科医師の思考プロセスに基づいて考えると，患者に関する知識は時系列的に基本項目（患者の氏名，住所，年齢，性などの基本属性と主訴，既往歴，現症，社会行動学的問題，家族歴などの基本検査），臨床検査，診断資料の分析，診査概要，問題の抽出，対処法（治療法）の選択という，6つのカテゴリに分けて表現することができる（表11.2）．そのうち，始めの4つのカテゴリが矯正診断に利用される知識要素である．カテゴリ分類は情報を知識化 knowledge formation するための第一歩である．

基本項目には，質問表と面接から得られる主訴，医科・歯科の病歴，身体成長の様相，社会行動学的に特記すべき事項が含まれる．

臨床検査には，口と顔の健康状態の検査と顎機能・咬合機能に関連する検査などが含まれる．顔の形についてはこれまで定性的な評価が主であり，臨床検査のカテゴリの中に入れられてきたが，最近では顔の形の客観的分類[10,11]や表情の特徴抽出[12]についての理解も深まり，本書では定量評価項目として診断資料の分析というカテゴリの中で取り扱う．

口腔模型の分析とセファロ画像分析は，矯正診断では伝統的に診断資料の分析あるいは単に分析と呼ばれてきた．口腔模型を資料として，歯列弓の対称性，口蓋の深さ，歯の排列スペース，上下歯列の対咬関係などが分析される．また模型分析とセファロ分析を組み合わせて，上下顎関係の分類も行われる．CT画像やMR画像を用いて，顎顔面骨格や周囲軟組織の走向，付着部位，形状などの検査も行われるようになっている．顎機能・咬合機能についてもさまざまな診療機関で'検査'が行われているが，個別の患者について異常所見と判断するためには必須の要件である正常状態に関する知見，知識が不足していることを，臨床医は意識する必要がある．

現代の矯正歯科臨床では，検査→問題の発見と評価→対応する治療法の選択という一連の医療行為が正当であることの証明を求められることが多い．そのためには，個別の症例において検査結果は咬合異常と口腔機能との関係を合理的に説明できるものでなければならないが，それに加えて，実施される検査方法は咬合異常の改善が検査値の変化（機能の改善）となって現われることを説明できるものでなければならない．

表 11.2 Patients' information listed according to the order of dentists' thought.

・質問表と面接から得られる情報：主訴
・医科・歯科の病歴：既往歴，現症，家族歴，身体成長の診査，社会行動学的診査
・臨床検査
　顔の形とプロポーション
　口の健康状態
　顎機能と咬合機能
　模型分析：対称性とスペース
　エックス線画像（セファロ画像分析を含む），MR画像検査
・診断資料の分析
・問題の抽出と対処法の選択

筆者が現在，治療計画立案ナビゲーションツール[13]（e準備，アイキューブ，大阪）で採用している各カテゴリ別の特徴要素（評価項目）数は，基本項目が26項目，臨床検査が14項目，そして分析が94項目である．思考のプロセスにしたがうと，「診査概要」ステップにおいて，診断者は以上の134項目（特徴要素）をそれぞれの関係性を考慮しながら総覧することになる．

ここで大事なのは項目数そのものではない．それは臨床医によって異同があるものである．重要なのは，100を優に超える数の要素と要素間の関係性を，歯科医師は一元的に思考処理しなければならないという点である．そのことは，経験の浅い歯科医師と，より多くの知識と経験を備えた歯科医師の間にしばしば見られる，診断力あるいは治療計画立案力の差になるのであろう．

診査概要では，う蝕，歯周病の処置の紹介先の決定や，形成異常などについては他の専門診療科への紹介など，新たに15項目が加わる（図11.2）．

患者情報（氏名・性別などの基本属性と主訴や症状，検査値など）とは有限個の特徴要素の集合と定義される．特徴要素の種類，名称と定義については他章に譲る．

患者の抱える問題の全体像を測定することは不可能であるが，特定の特徴要素についてはある程度可能で

Part 4 検査・診断論

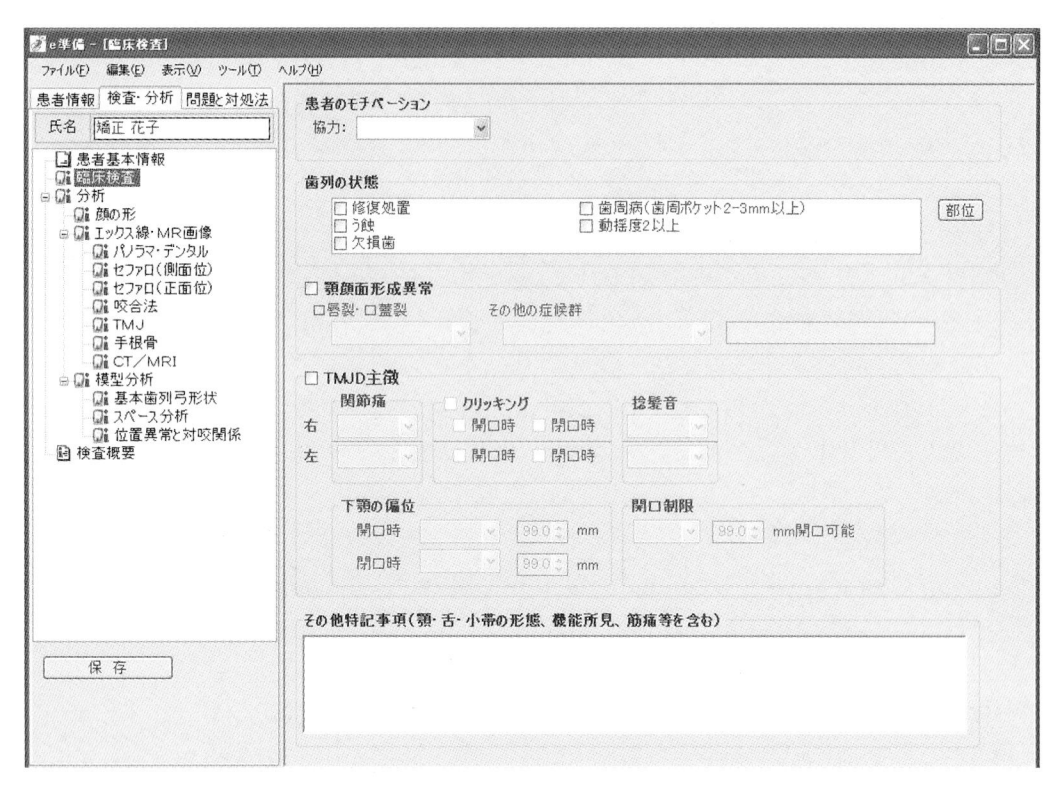

図 11.2 Categorized clinical examinations, as well as classes in each category, can be visualized with an interface as shown in this figure. The patient's motivation, dental condition, maxilla-facial malformations, clinical cardinal signs of TMD, morphology of the jaws, the tongue and the frenum, oral function, and muscle pain are the objects of clinical examinations. Each single sub-category may also co-occur with each other sub-category. Furthermore, each category has multiple layered structures. (Courtesy of i-Cube Co. Ltd., Osaka)
カテゴリ化された臨床検査項目とそれぞれのカテゴリ内における階層化はこの図に示すようなインターフェイスにより可視化すると理解しやすい．臨床検査の対象となる項目として患者のモチベーション，歯列の状態，顎顔面の形成異常，顎関節症の臨床主徴，顎・舌・小帯の形態・機能所見，筋痛などの症状がある．それぞれの項目は共存できる．各項目は階層構造を有している．

ある．

面接や検査はこの特定の特徴要素の集合を予めいくつかのカテゴリに分類したうえで，各カテゴリ内の特徴要素について患者情報を収集するプロセスである．

歯科矯正学の取り扱う特徴要素は，一般に氏名などの固有属性と，マクロの解剖学的属性である骨格性，歯性および軟組織の3つの属性を合わせ，合計4つのカテゴリに分けられる．軟組織は形態，感覚機能そして運動機能に小分類される．診断を正確に行うためには，まず特徴要素が論理的に正確に定義されている，すなわち定式化されている必要がある．

ところで，患者情報の収集プロセスの意図は患者の病像を単純化して理解しようとすることであり，当然のことではあるが情報の減失という問題を常に抱える．特徴要素の選択の仕方（たとえば要素の組み合わせの方法やそれぞれの要素の持つ重要性をどのように考慮するかなど）で最終的な治療法の選択がどのように影響されるかはきわめて重要なことがらであるが，ほとんど研究はなされていない．この問題は Chapter 12 でも論じているので参照されたい．

臨床検査の対象となる項目として，患者のモチベーション，歯列の状態，顎顔面の形成異常，顎関節症の臨床主徴，顎・舌・小帯の形態・機能所見，筋痛などの症状があげられている（図11.2）．それぞれの項目は共存できる．各項目は階層構造を有している．歯・歯列については，既萌出歯，未萌出歯，欠損歯，過剰歯という4つの要素があり，下位構造としてそれぞれに部位がある．

前記の4つの要素には共存できるものとできないもの（相反）がある．たとえば，欠損歯と過剰歯は相反関係にある．それぞれの歯についても，失活歯，根尖病巣，う蝕，埋伏歯などの特徴化が可能である．「顔の形」というカテゴリに含まれる特徴要素には，顔の対称性，鼻の形，顔幅，顔面高，横顔，口唇の形などがある（図11.3）．それぞれの項目は階層構造を有しており，たとえば「横顔」の場合，伝統的に陥凹型 concave,

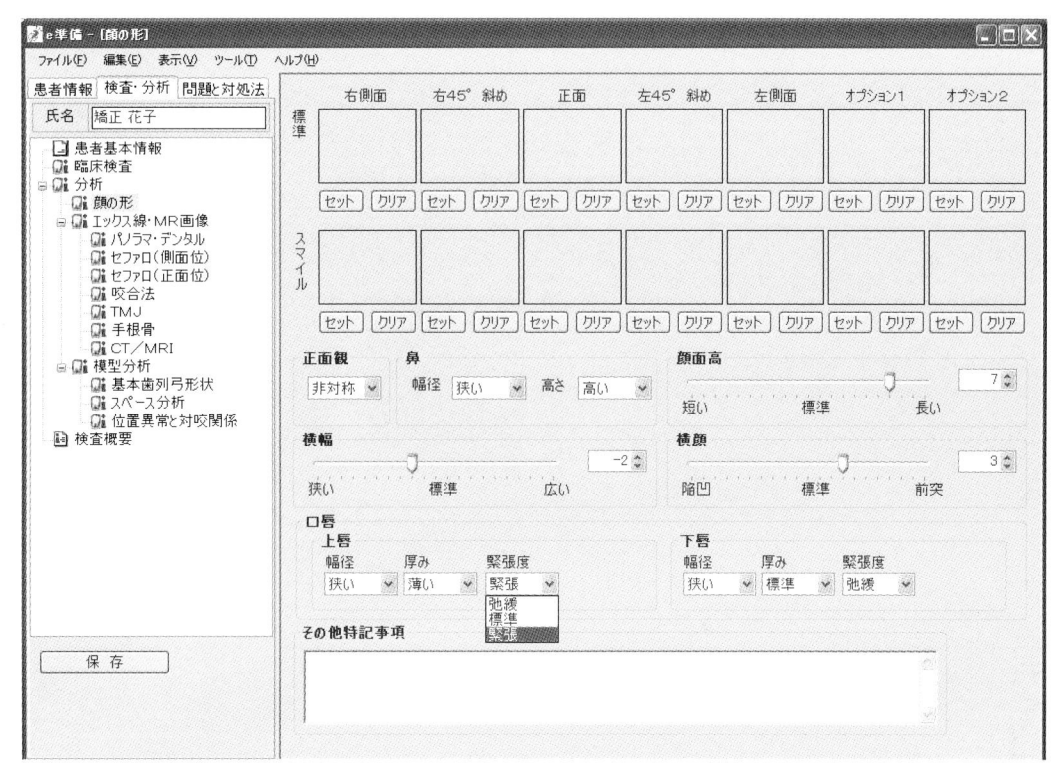

図 11.3　Categorized diagnostic analysis (facial forms) and hierarchies within each category can be easily visualized by an interface (e-Jumbi) as shown in this figure. The symmetry/asymmetry of the face, the nasal form, facial breadth, facial height, facial profile, and lip form are the examples of the feature vector elements constituting the subcategory 'The Facial Form.' Each element has sub-classes. For example, the feature element 'facial profile' has three sub-class types: concave, straight, and convex, and the professional may use his judgment to quantify those sub-class types on a 10-score scale (Courtesy of i-Cube Co. Ltd., Osaka).

直線型 straight，前突型 convex の別がある（Chapter 7 参照）．

既に記したように，矯正学的問題はその発生に関わる時空的特徴を考慮して，6つのカテゴリに分けることができる[13]．それぞれのカテゴリは複数の階層にさらに細分され，合計156個の特徴要素で構成される．すなわち矯正診断とは，咬合異常を156次元の特徴ベクトル空間で理解することである．ここで要素の数は固定しているものではなくて歯科医師により異なってもよいし，時代や患者の属する民族集団，社会によって異なってもよい．痛みや機能不全など客観的に測定しがたい特徴要素についても，テキスト形式で記述することで情報（インフォメーション）は知識（インテリジェンス）に変換されて取り扱える．それぞれの問題に対応する対処法は約60通りに定式化できる．

3.3　矯正診断

現代の矯正診断 orthodontic diagnosis に必要な条件は合理性と説明可能性であるということを明確にしたという点で，Proffit の功績は特筆に価する．彼は合理的な矯正診断と治療計画の立案が達成されるためには，以下のような手順が必要であるとした[14]．

- ステップ1
  患者情報の収集
- ステップ2
  問題の定式化
- ステップ3
  問題のリスト化＝データベース化
- ステップ4
  問題に解決を図る場合の優先順位をつける
- ステップ5
  個々の問題別に解決法（対処法，ソリューション

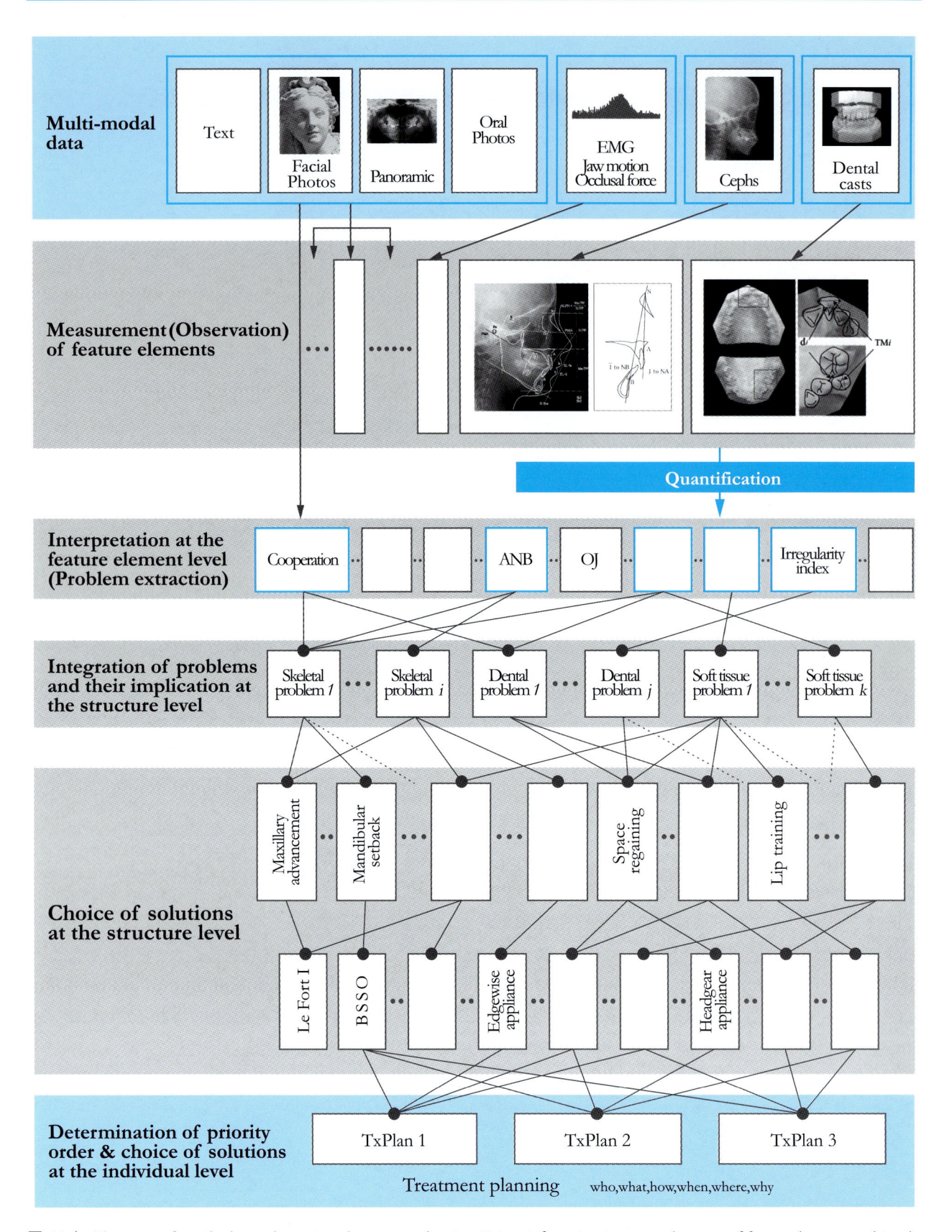

図 11.4 The process for orthodontic diagnosis and treatment planning. Patient information is expressed as a set of feature elements, and is sub-categorized according to the methods of recording the information. Each feature element, once properly defined, becomes intelligible. Feature elements are each measured (observed), given their own implications (this is called 'analysis'), integrated according to the similarity of their efficacy in explaining the traits of a disease, and then re-subcategorized as such. The implications of a sub-category are given so that one can select precise treatment method corresponding to the each implicated sub-category.

矯正診断と治療計画立案のプロセス．患者情報は特徴要素として表現され，主として記録方法に従ってサブカテゴリ化される．それぞれの特徴要素は定義づけられることで知識化される．計測（観測）された特徴要素は個々に意味づけされ（分析），病像を説明するうえでの類似性にしたがい統合され，再サブカテゴリ化されたうえで，各サブカテゴリについて意味づけがなされる．意味づけされたサブカテゴリに対応する治療法が選択される．

solution）を考える
・ステップ6
　現実的な問題解決の方法と手順を決定する

　以上の手順は，（1）問題の抽出，（2）問題への重み付け，（3）問題とそれに対応する対処法の組み合わせ，そして（4）事実（理知的真実であること）と現実（具体的に対処できること）との分離，と読み替えることができる（図11.4）．問題の重篤度（強度および発現している解剖学・心理学的領域の広さ）を正常からの統計的な偏り（バイアス bias）としてとらえ，重篤度にしたがって優先順位をつける作業を'診断 diagnosis'という．言い換えると，問題の抽出と問題への重み付けが診断である．以下では診断に必要な手順について述べる．

■ **問題の抽出**
　特徴要素は定性あるいは定量的に測定することができる．単位はさまざまである．測定された値や性状の正常（統計学的平均が標準値として伝統的に多用されている）からの偏りが，事前に恣意的に定められたある閾値（標準値の±1標準偏差がよく用いられる）を超える場合，それらの要素が示す性質を問題 problem と呼ぶ．

　前記したように，矯正歯科医にとっての患者とは，有限個の特徴ベクトル要素で表現される存在である．それぞれの特徴要素は観測すなわち計量が可能である．観測値は距離，角度などの連続量に限られることはなく，定性的な言葉で表現された状態をスコア化し，離散量として表現されるものも含まれる．したがってベクトル要素の単位はさまざまである．それぞれの要素について，専門家の知識（統計的な情報も含まれる）と経験に基づいて，'正常'が定義されている．

　矯正診断においては，正常からの逸脱・偏位を問題（異常値）と定義する．当然のことながら，問題はその表現形式から二つに区別される．すなわち，定性的にのみ記述が可能なものと，定量的に記述できるものである．

　ここで例題として，口唇の形・位置の問題を取りあげることにする．形状を問題にするときには，一般に上唇の翻転，下唇の肥厚と前突などの表現が用いられる．

　これらは当然のことであるが，正常からの偏りを暗黙裡に表現している．そして，異常な状態の程度を表す修飾語をつけて表現されることが多い．「'軽度の'上唇の翻転」のような表現である．定性的な記述の欠点は観察者の主観に依存しているため，患者間でも歯科医師の間でもその意味するところのばらつきが大きく，また観察者間の認識の相違を確認することが困難なことである．そのため厳密には観察内容がどの程度同一個人で安定しているのか，あるいは観察者の間で意見の隔たりがないのかということについて知っておく必要がある．通常はそのような観察者の個体内変動，個体間変動は先験的に大きいとみなされがちなため，目視による観察結果にあまり信頼をおかない臨床医も多い．しかし，ヒトが顔の形や表情をきわめて正確に瞬時に認識できることは事実であり，これは暗黙知といえる．また最近の脳科学はいろいろなパターンを見ることで，脳内にパターンの数に対応するニューロンが形成されることを明らかにしている（Chapter 7 参照）．

　したがって顔の形や表情ばかりでなく，叢生の程度や歯列弓の形などについての歯科医師の目視による観察経験を増やし，それを専門家の知識としてうまく数学的に変換することができれば，これまで曖昧な定性的表現と批判されてきた「形」の定性評価も，診断において一定の信頼のおける特徴要素として活用できると考えられる（Chapters 7, 8, 9 参照）．

　患者の抱える問題はしばしば，医療者が主観的にしか評価できないものと客観的に観測（計量）できるものが混在しており，患者はもちろんのこと，主治医の中にも両者の分離を特に意識していない者がいる．また問題の提示（表現，訴え）は患者によっては明示されないことが多く，歯科医師は類推を要請されることが多い．たとえば'少し噛みづらい'という風に主観的かつ時には情緒的であり，本当にそのように感じているのかも客観的に知るすべのないこともある．しかしこのような表現に重要なメッセージが含まれていることは少なくない．その情報をうまく取り出せるか否かは，歯科医師の経験の蓄積の程度と知性に依存する．その場合，患者の訴えを医療者は操作・加工することなく，できるだけ忠実に情報として記録することが重要である．

　賢明な歯科医師は，患者の主訴を'聞く'ということと'理解する'ということを区別できなければならない．主訴は患者の来院動機を物語るものであるが，動機すなわち歯ならび・咬合に関心を寄せる論理的な理由は，

（1）容貌上の障碍という形で患者の心に投射された社会心理的な問題と，（2）口と顔の運動・感覚障碍のどちらかあるいは両方である．したがって医療者は医療面接において，個々の患者がどちらを問題視しているかを確かめる必要がある．ほとんどの場合，患者は美容上の問題の解決を希望して来院する[15,16,17]．しかし，患者の関心と客観的に見た咬合異常の重篤度とは必ずしも一致しないことが多い[18,19]ので，判断には注意を要する．主治医は患者が重視するさまざまな矯正学的問題については話し合わなければならないが，すべてに同意する必要はない．重要なのは患者が気にしていることを丁寧に聞き出し，吟味し，客観的な視線で問題を把握することである．患者が気にしていないと述べることが実は真の来院動機であることもしばしばある．ことばを記号としてのみとらえるのではなくて，話すときの視線，トーン，表情などを注意深く観察しながら，患者が真に気にしていることを突き止める必要がある．患者は歯科医師が誠実に問題を把握しようとしていること理解して初めて，受療しようと決心するものである．

主訴以外の問題も熟考を要する．まず理学的検査データの場合，血液検査の結果のように，そこで用いられる検査項目（特徴変量とも言う）についての科学的な信頼性が広く受け入れられているなら，それらの項目名を情報としてそのまま使用しても問題はない．しかし，筋電図検査，咬合力，軟組織圧検査を例に取ると，検査結果の評価方法が特定の医療機関でのみしか認められていない場合や，その科学的妥当性が必ずしも世界的に権威ある学術雑誌等では受け入れられておらず，また臨床医の間で共有されるべき知識としては普遍化されていない場合，それらの用語を用いた情報を先験的に正しいものとして利用することには問題がある（Chapter 14参照）．このことは，矯正診断では特に注意を要することがらである．

さらに，エックス線画像のように原データとして加工されない状態で与えられるデータ（ファクチュアル・データ factual data）については，そのデータを人間（専門家）が目視して自分の持つ知識を駆使してひとつの「意味付け」を行い，文字情報に変換して診療録等に記録することが，問題抽出と同義である場合もある．統計確率論的に異常値の検出を行うことのみが問題抽出ではないことに注意しなければならない．専門家の知識に基づく思考を言語化・記号化することは，問題抽出における重要な作業である．

歯科矯正臨床では下顎運動や咀嚼筋の筋電図，咬合力などの理学検査が行われることがあるが，検査方法や検査値の評価方法については，普遍的な基準は必ずしも用いられていないものが多い．医療者は検査を行うに先立って，計画している検査とその検査に固有（と自らが考えている）の分析方法および評価方法が，対象としている患者の抱える問題を客観的に評価するうえで有効な指標かどうかを，正確に認識している必要がある．実施しようとする検査法や治療法の効果が定まっていない場合，大学病院などで研究目的であることを予め患者に説明して，その同意が得られる場合を除いて，医療者は検査内容・結果の評価と自らが行おうとする治療内容・実際に得られる成果が整合できることを患者に説明できなければならない．なぜなら診断，治療計画の立案，そして医療行為の実施に関わるすべての医学的判断には，業務上の責任が伴うからである（Chapter 14参照）．

理学検査の目的は正しい診断に必要な科学的証拠を得ることである．診断の本質的な目的は診断内容に相応しい治療計画を立て，実施することである．このことと次章で述べる問題の予見可能性と回避可能性に関わる医療契約上のリスクを考慮すると，矯正歯科医は自身の行う理学検査で得られる情報のうち，何が自身の行う治療行為に活かされるのか，あるいは他の医療者にゆだねられるのかを明確に認識しておくことが望ましい．たとえば顎関節症を情報の深さで見ると，痛み，開口障碍などの主訴と臨床主徴を評価することから，MRIや筋電図などによる確定診断まで，さまざまな水準での評価が可能である（図11.5）．下顎運動検査は問題を部分的，間接的にとらえることはできるが，確定するものではない．極端な例では，究極の開口障碍では口をあけることができないので，下顎は運動停止となり，わざわざ理学検査をしなくても視診で確定することができる．

矯正歯科医の負うべき診療行為は検査・診断と，その結果としてのスプリント治療（保存療法）であることもあれば，手術が必要と判断されるような患者に対しては診断の後，口腔外科医を紹介することが具体的な'治療計画'の提案であることもある（図11.5）．後者の場合には理学的検査に頼らずとも，問診や視診，触診

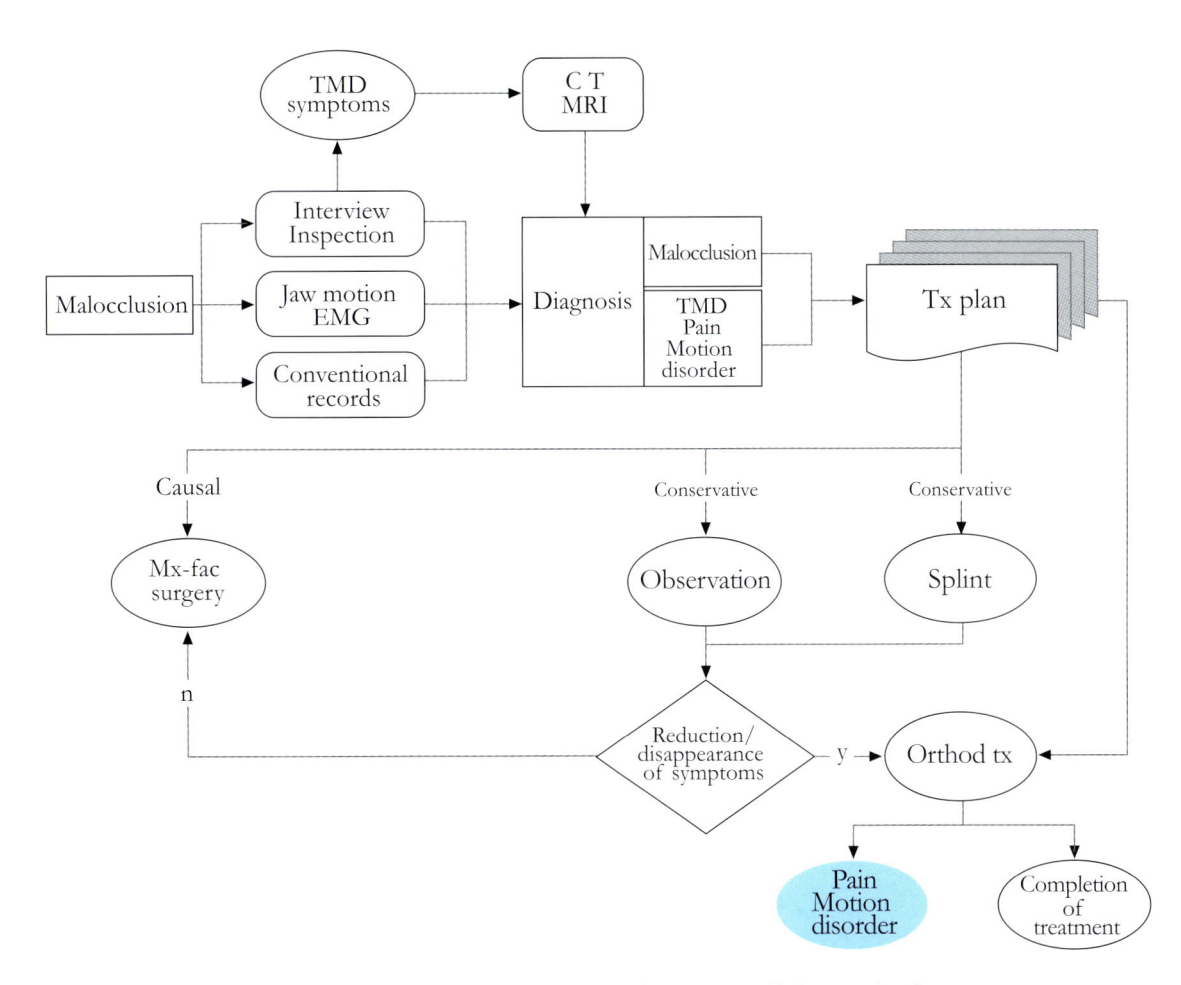

図 11.5　A work flow for diagnosing patients with malocclusions and suspected temporomandibular joint disorder.

　によって十分に正確な診断を行い，その責務を果たすことができるのである．

　残念ながら，現在，臨床で行われている多くの機能検査では，検査対象とする患者の示すデータが正常咬合者の示す平均像からどの程度ずれているのかを統計確率論的に示すことで，検査値が正常か否かを判断している．このようなアプローチは筋無力症など病的な問題を抱える症例に対しては有効であろうが，咬合異常者の筋・神経系は通常正常に作動しており，また正常所見も相当に大きい個体内および個体間変動を示す．そのため，患者データが'基準値'からどの程度隔たっているときにそのような'異常値'がどのような咬合異常と対応しているのか，また検査値が正常から隔たっているとどのような神経生理学的あるいは生体力学的な機序で咬合状態に影響を与えるのかを，個別の患者について合理的に説明できるような科学的根拠を示すことについては有効ではない．

　今日，矯正歯科臨床において理学検査が必要とみなされている根拠の多くは，口腔を構成する軟組織の機能的および形態的特性を表すと考えられる特定のパラメータについて，実験的あるいは疫学的に正常咬合者群と咬合異常者群を統計的に比較し，有意の差が認められたパラメータの特徴から，特定のタイプの咬合異常が形成あるいは維持される原因を帰納的に類推することが妥当であるとの前提のもとに成立している．

　このような比較と類推は，特定の型の咬合異常の病因として疑わしい軟組織要素は何かを大枠として説明することには役に立つであろうが，個別の症例についてどの軟組織要素がどのような咬合異常をもたらしているか，そして矯正歯科治療による咬合の改善により具体的にどのような口腔の機能異常の改善が認められるかについての，われわれの知識は未だ限られている[20,21]．

　最後に，歯科矯正学では伝統的に顎顔面骨格の形に

ついての理解が，診断上大きな位置を占めてきた．これはセファロ分析（Chapter 8 参照）という作業として知られているが，その作業においてはおよそ 40 ～ 50 個の解剖学的計測点とよばれる座標の位置を求め，それを用いて解剖学的に意味のあると考えられる二点間の距離や三点のなす角度，あるいは二点を結ぶ二つの直線がなす角度などが計測される．これらの距離や角度は「計測項目」とよばれる特徴要素である．計測された値は標準値（正常咬合者について得られた平均と標準偏差）からの隔たりとして個別に評価され，必要に応じて複数の計測項目を組み合わせて思考することで，特定の顎顔面形態の特徴を言語化して表現することが行われている．

■ 問題間の共存性と相反性

矯正診断のように複数の問題を扱う場合には，それらの問題が並存できる性質のものか（共存可）それともできないものか（相反）を知っておく必要がある．

たとえば男女両性は相反関係である．前歯部の開咬と過蓋咬合は相反するが，平坦な下顎下縁平面と正常な前歯部オーバーバイトは共存できる．また下顎下縁平面の急傾斜と前歯部開咬は必ずしも共存しない．骨格性反対咬合と下顎の偏位，叢生は共存関係にある．共存性と相反性を正確に理解しておくことで，矯正学的問題の理解は容易になる．

問題抽出の行程をまとめると以下のようになる．

- ステップ 1．
 '事実'を有限個の特徴要素として定義する．特徴要素は患者の病像を断片的かつ合理的に説明する評価項目である．特徴要素には対応する事実の属性を端的に表すような名称がつけられる．たとえば下顎下縁平面角である．'事実'は冗長性 redundancy と主観性を排して表現する．これを知識表現 knoweldge description という．知識は言語により記号化されて表現されることが多いが，数学的に表現されることもある．

- ステップ 2．
 有限個の「事実」を加工せずに集める．

- ステップ 3．
 正常からの一定以上の偏りを示す「事実」を「問題」として抽出する．問題（問題リスト）を集合化しデータベースとする．

- ステップ 4．
 知識化された問題の集合（リスト）に対して，解決の順序付けを行う．

- ステップ 5．
 順序付けされた個々の問題について考え得る解決法（対処法，ソリューション solution）を考える．

- ステップ 6．
 論理的に解決すべき問題と現実（具体的に対処できることおよび患者の意思）とを明確に分離し，現実的な対処方法と手順を決定する．

■ 文献

1. Shaw WC, Richmond S, O'Brein KD et al. Quality control in orthodontics: indices of treatment need and treatment standards. Br Dent J 1991; 170:107-112.
2. Richmond S, Shaw WC, O'Brein KD et al. The PAR Index (Peer Assessment Rating): methods to determine outcome of orthodontic treatment in terms of improvement and standards. Eur J Orthod 1992; 4:180-187.
3. Richmond S, Shaw WC, Roberts CT et al. The development of the PAR Index (Peer Assessment Rating): reliability and validity. Eur J Orthod 1992; 14:125-139.
4. Takada K, Yagi M & Horiguchi E:Computational formulation of orthodontic tooth-extraction decisions. Part 1: To extract or not to extract. Angle Orthod 2009; 79:885-891
5. O'Brien KD, Shaw WC, Roberts CT. The use of occlusal index in assessing the provision of orthodontic treatment by the hospital orthodontic service of England and Wales. B J Orthod 1993; 20:25-35.
6. Casko JS, Vaden JL, Kokich VG et al. Objective grading system for dental casts and panoramic radiographs. American Board of Orthodontics. Am J Orthod Dentofac Orthop 1998; 114:589-599.
7. Richmond S, Roberts CT, Andrews M. Use of the Index of Orthodontic Treatment Need (IOTN) in assessing the need for orthodontic treatment pre- and post-appliance therapy. Br J Orthod 1994; 21:175-184.
8. Daniels C & Richmond S. The development of the index of complexity, outcome and need (ICON). J Orthod 2000; 27:149-161.
9. Proffit WR. : Contemporary orthodontics, 3rd ed, Mosby Year Book, 2000; 252-253, St. Louis.
10. Tanikawa C, Kakiuchi Y, Yagi M, Miyata K, Takada K. Knowledge-dependent pattern classification of human nasal profiles. Angle Orthod 2007; 77:821-830.
11. Tanikawa C, Nakamura K, Yagi M, Takada K. Lip vermilion profile patterns and corresponding dentoskeletal forms in female adults. Angle Orthod 2009; 79:849-858.
12. Okamoto H, Haraguchi S, Takada K. Laterality of asymmetry in movements of the corners of the mouth during voluntary smile. Angle Orthod 2010; 80:223-229.
13. e準備 Version 3.0 操作マニュアル．アイキューブ㈱，大阪, 10-31, 2010.
14. Proffit WR 著　高田健治訳．新版 プロフィトの現代歯科矯正学．クインテッセンス出版，東京，2004, 145-239.
15. Tulloch J F, Shaw W C, Underhill C et al. A comparison of attitudes toward orthodontic treatment in British and American communities. Am J Orthod 1984; 85:253-259.
16. McKiernan E X, McKiernan F, Jones M. L. Psychological profiles and motives of adults seeking orthodontic treatment. Int J Adult Orthodon Orthognath Surg 1992; 7:187-198.
17. Albino J E, Lawrence S D, Tedesco L A. Psychological and social effects of orthodontic treatment. J Behav Med 1994; 17:81-98.
18. Graber L W, Lucker GW Dental esthetic self-evaluation and satisfaction. Am J Orthod 1980; 77:163-173.
19. Holmes A. The subjective need and demand for orthodontic treatment. Br J Orthod 1992; 19:287-297.
20. English JD, Buschang PH, Throckmorton GS et al. Does malocclusion affect masticatory performance? Angle Orthod 2002; 72:21-27.
21. Tome W, Yashiro K, Takada K. Orthodontic treatment of malocclusion improves impaired skillfulness of the masticatory jaw movements. Angle Orthod 2009; 79:1078-1083.

CHAPTER 12

矯正治療計画立案の理論

　すべての動物は刻々と変わる周囲の状況変化に対応して，生存の機会を最大化するためにはどのような行動をすればよいのかという判断（意思決定）を，絶えず行っている．この行動原理は短期的ばかりでなく，問題によっては中・長期的にみた自己の生存確率を最大化するために行う価値評価である．

　このような能力は動物がそれぞれの長い進化の過程で獲得してきた能力であり生得的に備わっているが，生後の学習により洗練され強化される．そのような学習はオブジェクトカテゴリ学習[1]object category learningと呼ばれる．現代の生物科学は，そのような学習を可能にする生態の適応的変化は，通常われわれが意識として認識できる水準である大脳の働きばかりではなく，細胞レベル，分子レベルでも行われていることを明らかにしつつある．

　こうした状況判断のプロセスは'予測'とも'計算'とも呼ばれる．ここで'計算'とは，特別な数学的処理の過程を必ずしも意味しない．そのような処理は，むしろここでいうところの'計算'の一部を構成する要素である．

　診断・治療計画の立案とは，決して単なるデータ入力や単純な計算とその結果の提示ではない．しかも自ら立てた治療方針は机上の空論ではなく，'治療'という具体的な行動として実践されることになる．

　治療内容について第三者による検証が行われる場合，'問題とされることがらがあらかじめ予見できなかったか否か'と，'問題の発生を回避できなかったか否か'という二点が主な検証の対象となる．前者を予見可能性，後者を回避可能性という（Chapter 14参照）．これらの可能性をよく吟味し，正しい矯正診断を行うことは，患者と医療者の利益を最大化することにつながる．そのためには歯科医師は必要な情報を効率よく，また論理的な整合性にしたがって分類・整理し，問題点を抽出する必要がある．

　このプロセスをたどることで，一見複雑でとらえどころがないようにも見える患者の矯正学的問題は，一旦個々の要素に分解された後，個別に解析され，ついで要素間の関係性に基づいて近縁関係にある要素同士は再統合される．最後に，セグメント化された個々の問題群に対する最適な解法（ソリューション），すなわち治療計画が組み立てられる．これが矯正診断と治療計画立案のプロセスである．

　矯正歯科臨床における治療計画の立案とは，最適の治療結果（より長く快適に生存させる）をより低いリスクで得るために，歯科医師がとるべき行動の全体を予測（計算）することと定義される．診断・治療計画の立案とは，科学的知見を含む歯科医師の持つ知識と臨床を通じて得た個人的経験を，有限個の特徴的な要素として，言語を用いて記述することでモデル化（後述）することであり，時には数学的な表現に置き換えたうえで行う計算手続きでもある．

1 問題と対処法の関係分析

治療計画立案の作業は，問題とそれに対応する対処法の関係分析から始まる．「矯正学的問題」に対する第一次的な「対処法」は骨格性の問題，歯性の問題，そして軟組織の問題に対する対処法に分けることができる（図12.1）．それらに加えて術後の保定に関する事項がある．「骨格性の問題」は前後方向，横方向そして垂直方向の三つのカテゴリに分けられる．各カテゴリを構成する個々の問題について，考え得る対処法（治療法）を挙げる．対処法とは(1)誰が（通常は担当医であるが，処置内容によっては別の歯科医師が）who，(2)どの部位をwhere，(3)どのような手段でwhat/how，(4)いつ・どれくらいの時間をかけてwhen，(5)なぜwhy，治療処置を実施するのかを意味する．つまり，対処法を考えることとは，5W1H（誰が，どこを，どのような方法・装置で，どのように，いつ，またなぜそのような処置を講じるのか）を選択することである．

問題間で共通する解決法はまとめ，共通化できない問題と区別してリスト化する．カテゴリ間で共通する解決法をまとめ，共通化できない解決法と区別して整理することで，全体治療計画として統合する．それぞれの問題に対する対処法にはさまざまな代替的な治療手段が考えられるので，特定の解決法を選択する合理的理由についての説明も広義の対処法に含まれる．診断と治療計画立案の思考プロセスを分析すると，矯正歯科治療計画立案のステップ，すなわち「対処法」は，およそ60項目に階層化される．

以下では具体的な状況を例にして解説する．

前後方向の骨格性の問題は上顎骨と下顎骨それぞれの形と位置および両者の空間的位置関係により説明できる（図12.2）．骨格性→前後方向の問題→上顎骨過形成・前突と低形成・後退という階層をたどることで，問題の所在を確定する．その段階で初めて(1)手術の有無，(2)矯正装置の選択，(3)歯の矯正移動を行う部位と装置の詳細，などのカテゴリについて評価する．

問題と対処法の間の関係性を理解することで，対処法の選択を容易に行うことができる．たとえば，問題として抽出された特徴要素が骨格性2級の上下顎関係を示すなら，骨格性2級に対する対処法のみが採択され，骨格性1級と3級に対する対処法は診断者の思考判断から外される（図12.3）．

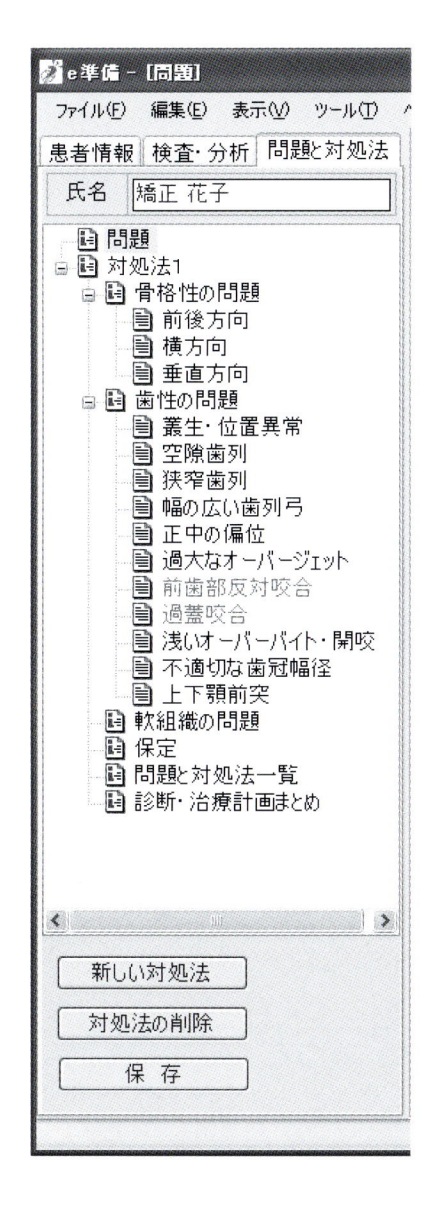

図12.1　Three subcategorized solutions to orthodontic problems, i.e. skeletal, dental, and soft tissue problems. Adjunctive to these solutions, there is a subcategory termed "retention."「矯正学的問題」に対する三つのカテゴリ化された対処法．骨格性の問題，歯性の問題，そして軟組織の問題に対する対処法を考える．また付属的な対処法として，術後の保定というカテゴリがある．（Courtesy of i-Cube Co. Ltd., Osaka）

Part 4　検査・診断論

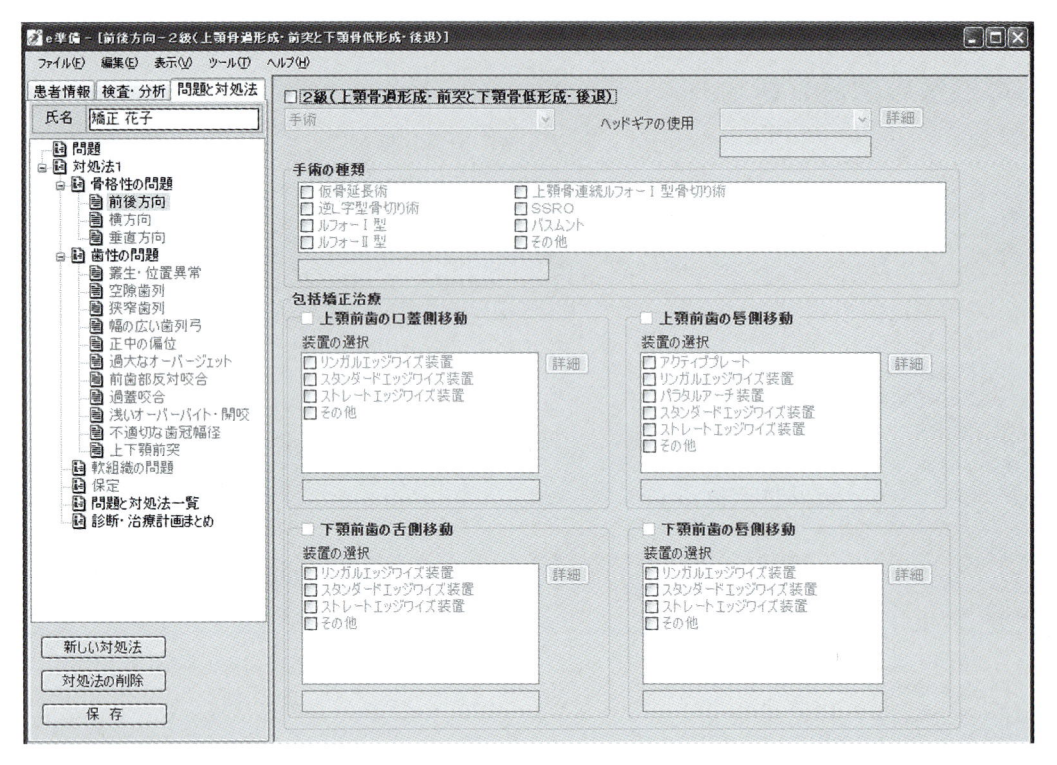

図 12.2　An interface showing the interrelationships between the different layers which constitute possible solutions to orthodontic problems. In the paradigm shown in this figure, practitioners first choose the category 'the skeletal' on the left-side menu and click the subcategory 'the sagittal.' Then, the screen on the right side shows the Class 2 page (this was preselected by the system on the basis of cephalometric and dental cast data) which provides three options, i.e. the hyperplasia of the maxilla, the hypoplastic mandible, and the combination of the two. The practitioner is in charge of choosing the category which he believes to be optimum. Clicking the desired category, the system then offers four subcategories, i.e. (1) if surgery is to be performed, (2) if so, then the kind of surgical means, (3) the site and the direction of tooth movement in the planned comprehensive orthodontic treatment and (4) details of the orthodontic appliances to be used. 　矯正学的問題に対する対処法を構成する階層間の関係を理解するには，この図のようなインターフェイスが役に立つ．ここでは骨格性→前後方向→上顎骨過形成・前突と下顎骨低形成・後退という三つの階層を降りてきて，手術の有無，手術をするとすればその術式と包括矯正歯科治療で行う歯の移動部位と方向，および装置というカテゴリについてそれぞれ選択を行う．（Courtesy i-Cube Co. Ltd., Osaka）

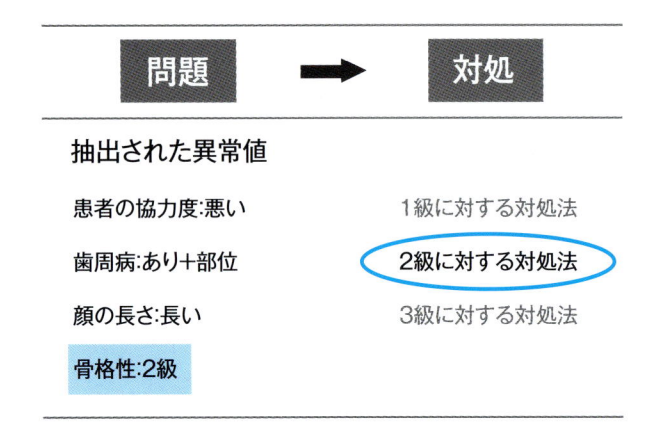

図 12.3　A diagram illustrating the conflicting and coexisting relationships between orthodontic problems and their possible solutions. If the feature elements that are extracted are those which have orthodontic problems implicit in a skeletal Class 2 sagittal jaw base relationship, only possible solutions for skeletal problems are employed, while the solutions for the skeletal Class 1 and Class 3 type problems are automatically ruled out so as to focus the practitioner's concentration more on the problems that they must directly overcome in the treatment. 　問題と対処法の間の相反，共存関係を示す模式図．問題として抽出された特徴要素が骨格性 2 級の上下顎関係を示すなら，2 級に対する対処法のみが採択され，1 級と 3 級に対する対処法は思考判断から外される．（Courtesy of i-Cube Co. Ltd., Osaka）

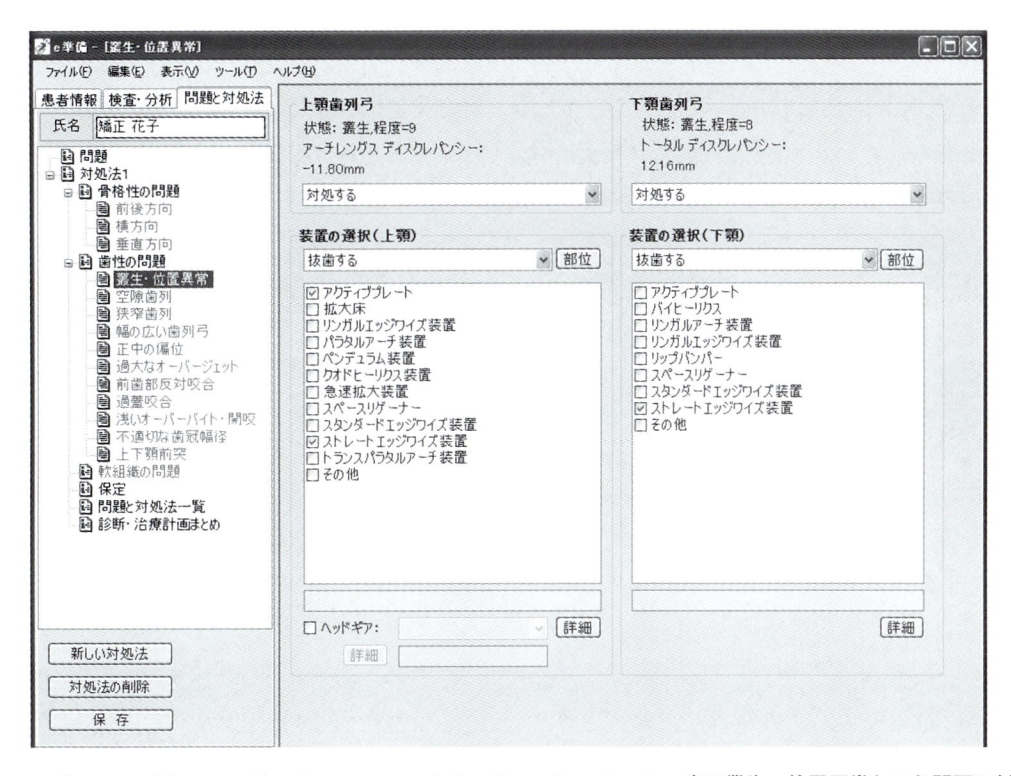

図12.4 The interface exemplifying possible solutions to crowded and/or malposed teeth. 歯の叢生・位置異常という問題に対する対処法の選択に用いられるインターフェースの一例（Courtesy i-Cube Co. Ltd., Osaka）

歯の叢生・位置異常という問題をどのようにして解決するのかというパラダイムを例として考えてみよう（図12.4）．この問題については，考えられる選択肢には，部位，目標そして治療の具体策がある．部位については上顎か下顎，もしくは両者の3通りである．目標としては(1)非抜歯治療で歯列弓の拡大を行う，(2)抜歯治療で歯の再排列を行う，(3)（多くの場合非抜歯治療で）エナメル質を削合する，あるいは(4)治療をせずに問題を容認する，のいずれかである．部位と目標という二つのカテゴリについての選択が行われれば，あとは用いる装置（歯の移動方法，部位など）の選択をすればよい．

通常，用いられる装置の種類は10種類程度あり，上顎あるいは下顎の歯列にのみ応用可能な装置もある．もちろん，ここでは'叢生'への対処法を検討しているのであって，他のたとえば骨格性の要素など，叢生という問題と共存する問題への対処法は独立して検討することになる．そして，それぞれの問題に対する対処法が具体的に抽出されると，対処法間の関係を評価し，矯正装置などで共通するものは統合を図り，あるいは患者の意思を考えると非現実的と判断される治療方法は棄却する．矯正歯科治療では，しばしば複数の矯正装置が同時に使用されることがある．同時使用が不適切な装置や，相反する機能の装置も数多くあるので，治療計画を立てるうえで歯科医師は装置の使用条件を明確に理解しておく必要がある．

2 感度解析

異常な所見が異常であるためには，そのような判断が保証される精度で特徴要素が観察（観測あるいは計測ともいう）できなければならない．ここで精度は，観測機器に固有の計測精度（分解能）と計測を行うヒトまたは器械に固有の計測のばらつき（観測の安定性と再現性）に依存する．

これらの要素に加えて，医学検査では患者自身の持つ生物学的変動（日内変動，月内変動など）も計測値に影響を与える．さらに，正常とみなしてよい計測値には，個体間変動が見られるのが通常である．

臨床では，分析の最終目的は最適と考えられる治療法を選択する（あるいは生み出す）ことである．診断は治療計画の論理的側面を支えるものであるので，診断

で用いられる特徴要素がどのような計測値を示すかは，矯正装置の選択と密接に関連している．たとえば，成長期の上顎前突症例について，治療方針が鼻上顎複合体の前方成長の抑制を図ることである場合を考えてみる．どのような顎整形力（Chapter 13 参照）を適用するかは，ヘッドギア装置の選択問題と臨床的には等価であり，セファロ分析では，上下顎の矢状方向の位置関係と下顎下縁平面角，前歯部オーバーバイトおよびオーバージェットがしばしば計測される．そして多くの場合，ハイプル，コンビネーション，そしてストレートプルなどのタイプのヘッドギア装置のうち，一つが選択される．

仮にセファロ計測値を小数第一位以下は無視して扱うとしても，予想される角度の範囲は，下顎下縁平面角を例にするとおよそ50°と考えられる．したがってヘッドギア装置の選択問題とは，50°の範囲に分布する値（50種類ある）のいずれかを選んで（入力），3, 4種類の装置のうちのどれか一つを出力解として選ぶ操作（意思決定）と言える．入力値を変えたときに出力がどのように変化するのかを調べる手法を感度解析 sensitivity analysis という．

この問題では，入力を変化させてもそれに対応して高い感度で出力が変化することはない．言い換えると，臨床上，少数種類の装置の選択問題において参照しようとするセファロ計測値の有効桁数を大きくすることには，それほど大きな意味はない．しかし，問題によっては小数第1位までの計測が必要なものもある．検査精度とそこから導かれる治療方法との間のコスト（リスク）・便益分析はもっと見直されてよい．セファロ分析以外にも理学検査で得られる計測値の差異が，個別の患者に対する具体的な治療法（特に装置の選択）の決定にどの程度の影響を及ぼすのかを，歯科医師は理解しておく必要がある．

治療計画を立案する最終局面において重要なのは，提案する計画を実施した場合に起こり得るリスクの評価である．

医療者は論理的に決定した対処法と患者の希望を尊重した場合の対処法を比較するが，これは理知的な作業であると同時に芸術的な判断を要する作業でもある．患者の考えはきわめて重要であり，その言葉だけでなくどのような表情とニュアンスで表現したかを認識したうえで，判断を下さなければならない．いかなる治療計画においても，治療方法について複数の選択肢を提示できることが望ましい．またそのような場合には，低リスクの選択肢を優先する態度で臨むのが良い（Chapter 14 参照）．

3 最適治療計画のモデル化と臨床応用

診断と治療計画の立案に関わる論理構造に一定の規則性があることを理解するなら，たとえ Turing[3] でなくともそうした作業をコンピュータで実行できないかと考えるのは特に不思議なことではない．

医学診断と治療計画立案を自動化しようとする試みは1960年代に始まり[4]，ベイジアン理論[5,6]およびニューラルネットワーク技術[7]を用いて構築された数理モデルが報告されているが，臨床上十分なロバスト性が得られないという問題があった．歯科領域においては，決定木構造を採用した治療計画立案を支援するシステム[8,9]が開発され，専門医による評価が行われている．

しかし，対象とする事例が多くのバリエーションを持つ場合，ロジック数が級数的に増大してシステムが肥大化するという問題があった．またファジー論理 fuzzy logic を用いた診断支援モデル[10,11]および矯正装置の選択支援モデル[12]が開発され報告されている．しかしファジー論理は，存在確率は低いが無視できない重要な事例が存在する場合，関数生成時に行われる近似処理で切り捨てられる可能性があり，別の論理処理の追加が必要であるという問題がある．

これまでに蓄積され判断の手がかりとして利用されている知識要素（暗黙知と経験則）を可能な限り可視化して数学的にモデル化し，それらのモデル化された要素により構成される多次元特徴ベクトルを，統合された知識として表現することで，頭部エックス線規格画像上の解剖学的計測点の自動認識[13,14,15]，歯列弓形状[16]や鼻・口唇部の輪郭形状[17,18]の客観的な分類，および便宜抜歯の可否・抜歯部位[19]の予測が可能であることが証明されている．

4 シミュレーションと予測

　事物や事象を別の形式に置き換えて表現することをモデル化 modeling という．置き換えられた表現型をモデルあるいは模型という．歯科臨床では，印象操作を介して石膏の型に置き換えられた歯列は，歯列模型あるいは口腔模型と呼ばれる．

　コンピュータを用いて特定の事物や事象を一連のアルゴリズムで示すこともモデル化である．生命現象やヒトを含む動物の行動選択（意思決定プロセス）を数学的にモデル化することによって，そうした事象の成り立ちに影響を与える要素や諸条件を定量的に理解することができる．治療計画の立案も行動選択の一つである．

　モデルが現実の世界をどの程度正確に表現できるかは，モデルで用いられるパラメータの数，組み合わせ，およびモデルを用いて事象を近似・単純化することで生じる誤差などに依存する．これらの要素にさまざまな値を探索的に与えることで，事象を最も正確に表現するようなパラメータの組み合わせや条件の設定を発見することができる．そのようにして得られる解を最適解といい，最適解を導き出すことのできるモデルを最適予測モデル optimized model という．最適モデルを決定するための一連の解析的プロセスをシミュレーション simulation という．最適モデルに対して，新たなパラメータ値や初期条件を入力して解を求めることを予測 prediction という．

　モデルの予測精度の評価には一つの特徴ベクトルを入力とし，残りすべての特徴ベクトルをテンプレートベクトル群として用いる Leave-one-out cross-validation 法[20] が一般に用いられる．数理モデルが予測した治療内容（意思決定）と，入力された特徴ベクトルに対応する治療内容が同じ場合を'一致'と定義し，入力の総数に対する'一致'した入力数の割合を'一致率'として計算することで，モデルの予測精度を評価することができる．

　図12.5にパターンマッチング技術を応用して最適治療計画を自動的に行うためのモデリングの一例を示す．

　まず，治療結果を評価する何らかの外的基準を用い

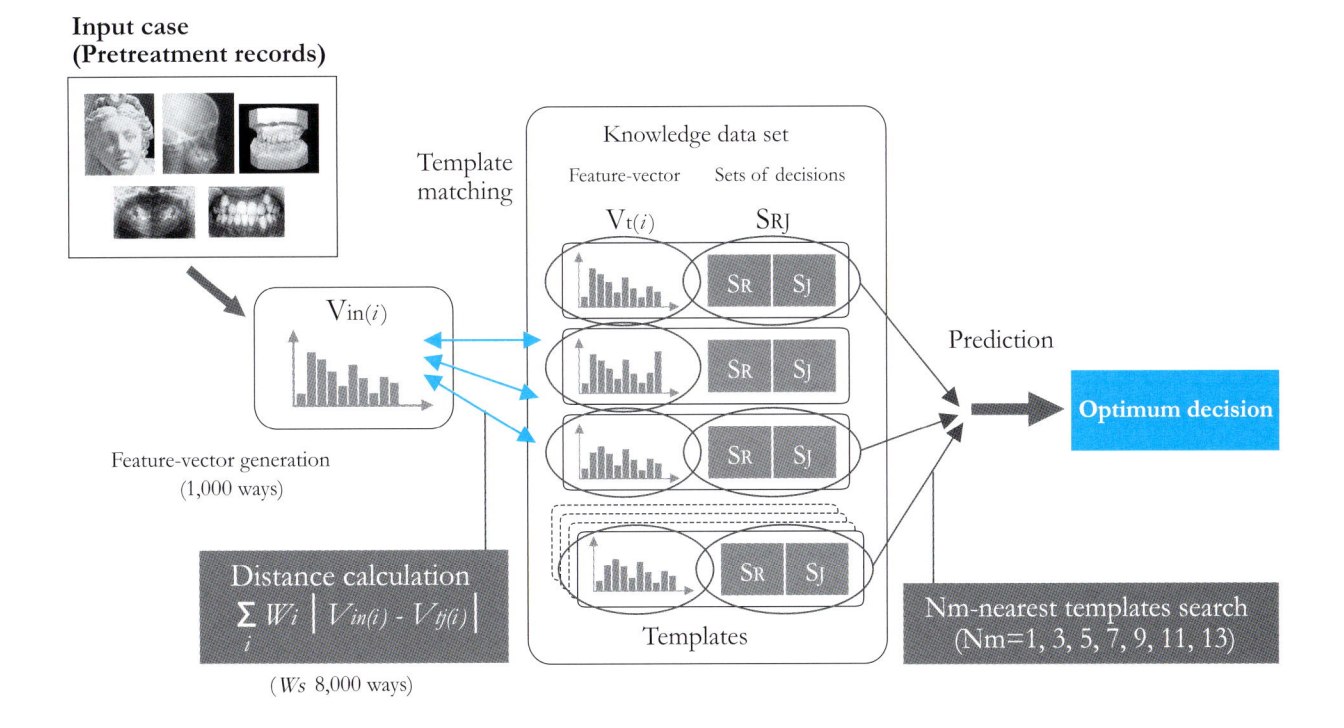

図12.5　Architecture of a model that automatically predicts optimum treatment plans. A feature vector is generated from the pretreatment records of an input case, and the optimum decision is predicted by means of a template-matching technique which searches for the nearest matching neighbor (Nm)．パターンマッチング技術を応用して最適治療計画の予測を自動的に行うためのモデリングの方法を示す模式図．ある症例の治療前の記録を基に特徴ベクトルが生成され，テンプレートマッチング技術を用いて最もよく似た症例が探索される．

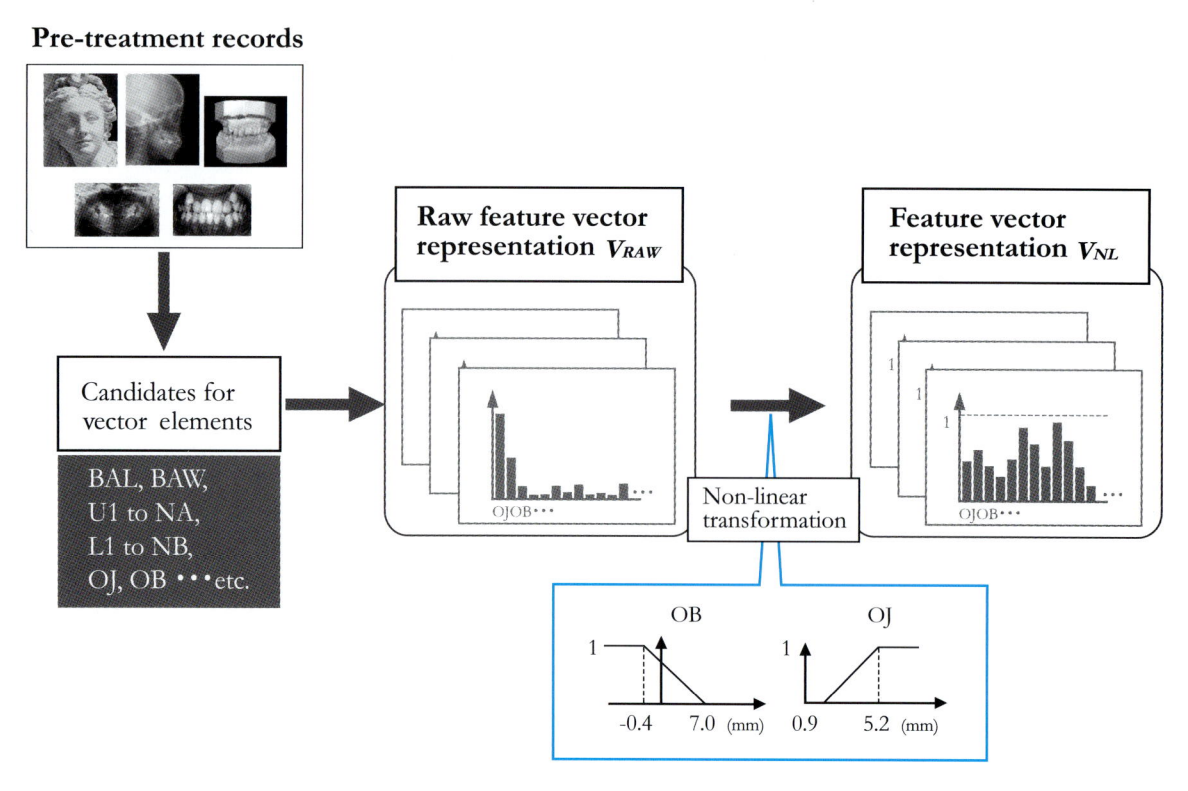

図12.6 Architecture that explains non-linear description of feature elements, which will in turn increase prediction accuracy of models that simulates experts' decisions. 専門家の判断をシミュレートするモデルの予測精度を高めるために，特徴要素については線形に変動する区間と一定値を取る区間を定義し非線形関数を用いて表現することがある．

て「治療成功例」を集める．ここでは各症例について治療前の病像と治療内容（意思決定に基づき実施された治療行為）を有限個の特徴要素でベクトル表現している．特徴要素については，線形に変動する区間と一定値を取る区間を定義し非線形関数を用いて表現する（図12.6）．標準値が存在するものに関しては，平均±2標準偏差の区間内は線形に変動し，区間外は一定値を取るようにしてもよい．

このように，言語や画像，数値で記録された患者情報（インフォメーション，ファクチュアルデータ factual data）を数学的に変換して数式などの形式（ルールベースデータ rule-based data）で表現することを，情報の知識（インテリジェンス）化という．特徴ベクトル表現された症例の集合を，モデルの知識（テンプレートベクトル群）として保持させ，予測モデルを作成する．モデルが保持するテンプレートベクトル（各症例から抽出された病像を表す特徴ベクトルと適用された治療方法）と特徴ベクトルで表現される新たな症例との間で類似度を測り，類似度が高い順に複数個のテンプレートベクトルを選択する．選択されたテンプレートベクトルに対応する治療法の集合をすべて結合して治療法コードのヒストグラムを生成し，最も高い頻度で出現した治療法コードを最適予測治療法，すなわち当該症例に対して取るべき治療計画として出力する．

筆者らは，便宜抜歯の適否を自動的に予測する数理モデルを開発した[19,21]．抜歯・非抜歯の治療方針の判定モデルでは30を超える数の特徴変量を選び，それらを複数個組み合わせた特徴ベクトルを1,000種類，各変量につける重みを8,000通り設定して，最適予測モデルを決定した．モデル開発の過程で便宜抜歯の適否の判断に利用されると考えられてきた知識要素が，臨床医の判断にどのように影響しているのかを定量的に評価することに初めて成功した．このことは治療方針として抜歯あるいは非抜歯を選択したときに，そのような判断が望ましい治療結果を得るために，歯科医師が拠って立つ論理的基盤が提供できるようになったという意味において，診断上の画期的な進歩である(Chapter 18参照)．

最適治療計画の選択という意思決定の数理モデリングにおいて，ファジー論理や統計的手法では，出現頻度が低い症例や例外的な対処が必要な症例を取り扱うことが困難である．テンプレートマッチングを基礎とした治療計画立案支援のための数理モデルでは，新しい症例をテンプレートとして加えることで，歯科医師が経験を蓄積していくのと同じように，より予測精度を向上させることが可能である．つまり，良好な治療結果が得られた症例という拘束条件の下で，数理モデルのテンプレートにさまざまな特徴を示す症例と，信頼できる教育機関において養成された多数の矯正歯科医により治療された症例を追加することで，より汎用性のある予測性能を持つモデルへと自己組織化的に進化させることが可能である．このようなモデルを進化させることで，歯科臨床において活躍する知的支援システムの開発が可能になるであろう．

■ 文献

1. Fazl A, Grossberg S, Mingolla E. View-invariant object category learning, recognition, and search: how spatial and object attention are coordinated using surface-based attentional shrouds. Cogn Psychol 2009; 58:1-48.
2. Nagata M, Takada K, Sakuda M. Nonlinear interpolation of mandibular kinesiographic signals by applying sensitivity method to a GMDH correction model. IEEE Trans Biomed Eng 1991; 38:326-329.
3. Copeland BJ. Alan Turing's automatic computing engine: The master codebreaker's struggle to build the modern computer, Oxford University Press, 2005, USA.
4. Ledley RS. Practical problem in the use of computers in medical diagnosis. Proc IEEE 1969; 57:1900-1918.
5. Kowarski D. A low-cost personal computer-based radiology diagnostic expert system and image and text database. Proc 3rd Annual IEEE Symp Computer-Based Medical Systems, 1990, 298-305.
6. Peng C, Xiao S, Nie Z, Wang Z, Wang F. Applying Bayer's theorem in medical expert systems. IEEE 15: 76-79.
7. Revett K, Gorunescu F, Gorunescu M et al. :A breast cancer diagnosis system: A combined approach using rough sets and probabilistic neural networks. Proc ICCT 2005; 2:1124-1127.
8. Sims-Williams IH, Brown ID, Matthewaman A. A computer-controlled expert system for orthodontic advice. Br Dent J 1987; 163:161-166.
9. Stephens CD & Mackin N. The validation of an orthodontic expert system rule-base for fixed appliance treatment planning. Eur J Orthod 1998; 20:569-578.
10. Takada K, Sorihashi Y. Stephens CD et al. An inference modeling of human visual judgment of sagittal jaw-base relationships based on cephalometry:Part I. Am J Orthod Dentofac Orthop 2000; 117:140-146, Discussion 147.
11. Sorihashi Y, Stephens C D, Takada K. An inference modeling of human visual judgment of sagittal jaw-base relationships based on cephalometry:Part II. Am J Orthod Dentofac Orthoped 2000; 117:303-311.
12. Akcam M O, Takada K. Fuzzy modeling for selecting headgear types. Eur J Orthod 2002; 24:99-106.
13. Yagi M & Shibata T. An Image Representation Algorithm Compatible with Neural-Associative- Processor-Based Hardware Recognition Systems. IEEE Trans Neural Networks 2003; 14:1144-1161.
14. Takada K, Yagi M, Tanikawa C. Dependable systems for decisions in clinical dentistry- how electronics implements what dentists know. Proc Intern Symp on Advanced Electronics for Future Generations 2005, "Secure-Life Electronics" for Quality Life and Society, 15-21.
15. Tanikawa C, Yagi M, Takada K. Automated cephalometry: evaluation of the system's performance reliability using the landmark-dependent criteria. Angle Orthod 2009; 79:1037-1046.
16. Fujita K, Takada K, QianRong et al. Patterning of human dental arch wire blanks using a vector quantization algorithm. Angle Orthod 2002; 72:285-294.
17. Tanikawa C, Kakiuchi Y, Yagi M, et al. Knowledge-dependent pattern classification of human nasal profiles. Angle Orthod 2007; 77:821-830.
18. Tanikawa C, Nakamura K, Yagi M. et al. Lip vermilion patterns and corresponding dentoskeletal forms in female adults. Angle Orthod 2009; 79:1037-1046 .
19. Yagi M, Ohno H, Takada K. Computational formulation of orthodontic tooth-extraction decisions Part II: Which tooth should be extracted? Angle Orthod 2009; 79:892-898.
20. Goutte C. Note on free lunches and cross-validation. Nural comp 1997; 9:1245-1249.
21. Takada K, Yagi M, Horiguchi E. Computational formulation of orthodontic tooth-extraction decisions Part I: To extract or not to extract. Angle Orthod 2009; 79: 885-891.

Part 5

装置論

　矯正学的問題の性質と所在が明らかになると，問題解決のための処方箋（治療計画）が必要になる．問題は時空的に特徴づけられるので，治療方法も時間（発育）と空間（形態）を考慮したものになる．

　治療方法を規定する要素は先にも記したが，5W1Hである．すなわち，どのような問題に対して（what），どの時期にどれくらいの期間（when），どの部位に（whereまたはwhich），どのような装置を用いて（what），どのように治療するのか（how），またそのような判断をする合理的理由は何か（why）という要素である．矯正歯科治療を正しく行うには，特に治療手段と手技を習得しておく必要がある．Part 5では，最適な治療結果を得るために必要な治療装置と装置を構成する材料の特性について詳しく記す．エッジワイズ矯正装置の臨床応用における技術的側面については、その基礎をChapter13で解説することとし、より高度の内容についてはChapter20で詳述する。

CHAPTER 13

矯正装置

矯正歯科治療では，歯や顎骨の位置を変えたり，鼻上顎複合体に持続的に力を加えることで，その成長・発育を促進したり抑制をする．本章では，そのような目的のために用いられるさまざまな装置について解説する．また，ある歯を動かそうとするのとは反対に，特定の歯を移動させないような効果（固定）を持つ装置も頻繁に利用されるので，それらについても記す．歯を歯槽骨内で移動し，適切な位置に再排列した後に，そのまま動的矯正装置を取り外すと，歯は直ちに元の位置に向かって移動し始める．この現象を狭義の再発 relapse という．このような歯の望ましくない移動を防ぐ目的で，動的治療終了直後の位置に歯を安定させるような操作をする．これを保定 retention と言い，使われる装置を保定装置という．

保定装置は矯正装置に含まれるが，本書では Chapter 22 で独立して詳述する．ここでは保定装置以外の矯正装置の役割と機能について記す．

1 矯正装置の分類

最も頻繁に用いられる分類法は，着脱の可否によるものと矯正力の発生源によるものである．前者は患者自身が装置を着脱して管理することが可能かどうかを基準にして，可撤式矯正装置，固定式矯正装置，半固定式矯正装置の三つに分けられる．後者は金属線やゴム，弾性高分子材料の弾力を利用する器械的装置と，軟組織の発生する張力を利用する機能的装置に分けられる．

これらの分類法以外にも，装着部位による分類（唇側装置，舌側装置，唇・舌側装置，あるいは顎内装置と顎外装置）や使用する材料による分類などがある．

本書では着脱の可否を基に解説を進めることにするが，リップバンパーのように機能的矯正装置に分類するのが適切な装置もあるので，原則にあまりこだわり過ぎずに読者が理解しやすいことを優先して記述する．

2 可撤式矯正装置

可撤式矯正装置 removable orthodontic appliances とは，患者自身が装置を口腔外に取り出し，管理できる装置と定義される．床矯正装置の応用が盛んなイギリスでは，可撤式矯正装置とは一般に上顎または下顎の歯列に装着するものを指す．

わが国では，可撤式矯正装置は主にイギリスから紹介された経緯があるので，もともとはアクティブプレート active plates とその亜型を主に指したが，今日では機能的装置 functional appliances も含めて考えることが多い．これは，1970 年代後半に，この装置が本格的に知られるようになった北米でも同様である．

2.1 可撤式矯正装置の種類

狭義には口腔内に装着される装置（顎内装置 intraoral appliances）のみを指すが，広義には表 13.1 のようなものがある．

2.2 可撤式矯正装置の長所と短所

長所：
(1) アーチワイヤーなど鋭利な突起部がほとんどないので，固定式装置と比べて安全である．
(2) 装置使用中に痛みなどの問題が発生しても患者自身が装置を取り外し，応急対応することで問題を軽減または解決できる．
(3) 大事な会合などで装置が見えないようにしたいときに，患者自身が装置を一時的にはずせる．
(4) 装置の調節に要するチェアタイムが，固定式矯正装置に比べて短くてすむ．
(5) 矯正力による組織の障碍のリスクが低い．

表13.1 Summary of the types of removable orthodontic appliances

- アクティブプレート（床矯正装置）
    1歯または2歯を移動するためにスプリングまたはスクリューをつけた床装置
    前方拡大床装置，側方拡大床装置，スペースリゲーナ
- 機能的装置
    アクチベータ
    咬合挙上板
    咬合斜面板
    切歯斜面板
    バイオネーター
    Fränkel装置
    ツインブロックス
    リップバンパー
- 顎外装置
    ヘッドギア装置（顎外固定装置）
    上顎前方牽引装置
    チンカップ装置

(6) 固定式矯正装置に比べて，口腔内を清潔に保ちやすい．

短所：
(1) 口蓋が浅い場合や臨床歯冠高が短い歯，脱落の時期が近い乳歯を鉤歯に使用とすると，装置の安定が得られにくい．その結果，矯正力が有効に歯に伝えられにくく，また固定を歯に求める場合には，固定の喪失（アンカレッジロスanchorage loss）が起こりやすい．
(2) 歯冠の口蓋（舌）側に弾線を当てて矯正力を伝える装置（アクティブプレートなど）の場合，歯面に沿って弾線が滑り，矯正力を歯に効果的に伝えにくいことが多い．床に弾線の脚部を埋めて，弾線自体は床と粘膜の間に設けられた自由空間に位置させるデザインのアクティブプレートは，装置がよほどしっかりと固定されない限り，弾線の力に対する反作用で床が粘膜から浮き上がることが多く，効果的でないことが多い．
(3) 基本的には歯の傾斜移動しか期待できない．
(4) 効果は装置の使用時間に大きく依存するので，患者の理解と協力が不可欠である．
(5) 容易に取り外せるので紛失しやすい．レストランで食事前に外したときにティッシュペーパーに包んでおいたところテーブルに置き忘れた例や，愛犬が咥えて行ってしまった例などを経験している．

2.3 アクティブプレート

■ 装置の一般的デザイン

アクティブプレート active plate は，歯や縫合部に圧力を加える動的要素としてのフィンガースプリング finger spring（指様弾線）やスクリュー screw（拡大用ねじ），それらを保持するためのベースプレート（床部）とクラスプ（鉤）で構成される（図13.1）．

アクティブプレートは，レジン床内に埋め込まれた弾線やスクリューが発揮する力を利用して，歯に圧力を加え移動しようとするものである．本装置は動かそうとする歯，装置の固定に利用できる部位などに応じて設計の自由度は高い．本書では拡大用ねじ付きのアクティブプレートを中心に解説するが，装置のデザイン，製作手順，使用方法などは，弾線付きの床装置と基

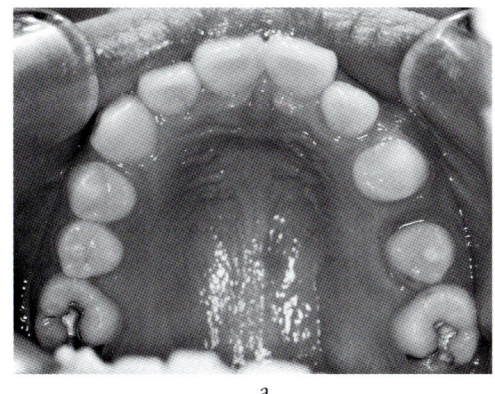

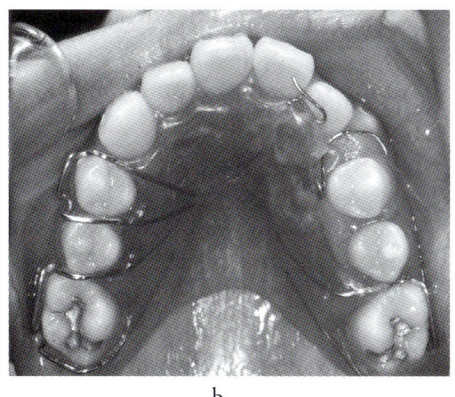

図13.1 An active plate with a finger spring. The maxillary second and first premolars were distalized so as to regain space for the erupting maxillary permanent canine. a, Before starting the distal movement of the first premolar; b, After orthodontic movement of the first premolar with the finger spring. Note that the acrylic on the margin of the active plate had been removed before starting the orthodontic movement. A second finger spring to labialize the maxillary permanent lateral incisor was also fabricated. Adams clasps[1] were incorporated into the contralateral side first premolar in addition to the bilateral first molars.

本的に同じである．

■ 拡大床装置

■ 装置のデザインと効果

　側方拡大床装置 lateral expansion plate（図 13.2）は，緩徐拡大法 slow lateral expansion として上顎歯列の側方拡大（頬側へ向かう傾斜移動）に用いられる床矯正装置である．口蓋中央部に相当するレジン内に拡大に用いるスクリューが埋め込まれる．本装置は口蓋が深く，臼歯の臨床歯冠高が長い症例に適応すると床が安定し，適切な矯正力を伝えることができる．小臼歯と大臼歯に Adams クラスプ[1]を設計する．

　ファンタイプ拡大床装置（図 13.3）は拡大の支点を口蓋後方に求め，前方部にスクリューを設置することで前歯部が扇状に唇側傾斜移動するものである．

　前方拡大床装置は上顎前歯の唇側傾斜移動に用いられる．口蓋前方部に相当するレジン内に拡大に用いるスクリューが埋め込まれる．一般に 4 前歯を同時に移動するために用いられることが多い．

　スクリュー付きの床装置は，1，2 歯の唇（頬）側移動や遠心移動にも使われる（図 13.4a）．上顎では深い口蓋と十分な臨床歯冠高が得られる症例では優れた効果を発揮する装置である．スクリューは 1，2 歯の唇側（頬側）移動のため，あるいは前方拡大のために用いるときには，確実な歯の移動効果を得るために，拡大ねじの長軸は移動しようとする方向にできる限り合致するようにし，かつ咬合面に平行になるように注意する必要がある（図 13.4b）．大臼歯の遠心移動に用いられる拡大ねじ付き装置を，特にスペースリゲーナ space regainer と言う（図 13.4c）．

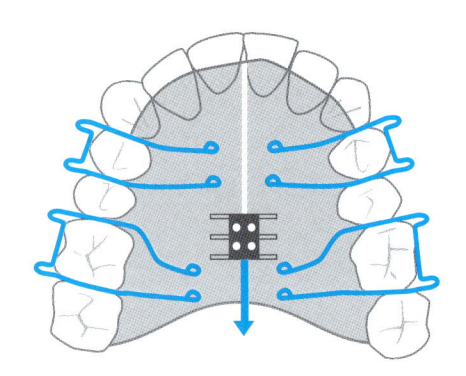

図 13.2　Maxillary lateral expansion plate

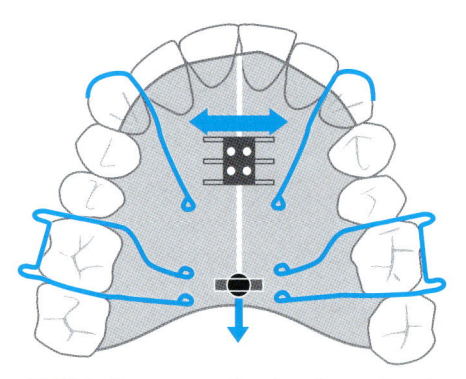

図 13.3　Fan-type maxillary lateral expansion plate

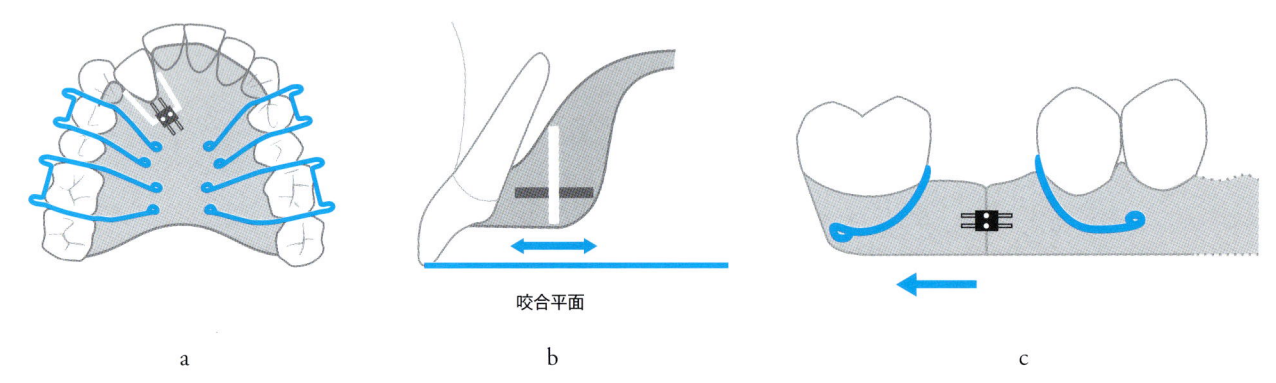

咬合平面

a　　　　　　　　　　b　　　　　　　　　　c

図 13.4　a, An active plate with a screw to tip out a single tooth; b, The direction of the long axis of the screw must be in parallel with the occlusal plane; c, A space regainer used to distalize the lower first permanent molar.

Chapter 13 矯正装置

拡大床装置の製作手順

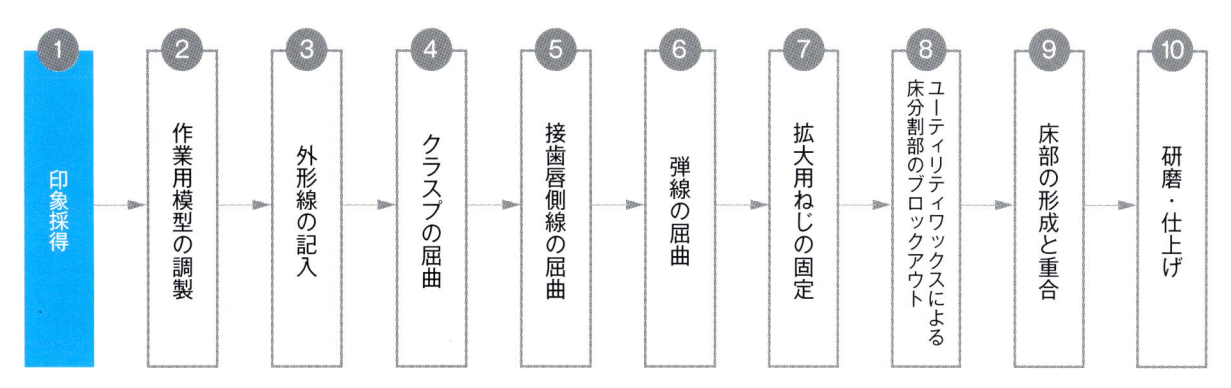

1. 印象採得 → 2. 作業用模型の調製 → 3. 外形線の記入 → 4. クラスプの屈曲 → 5. 接歯唇側線の屈曲 → 6. 弾線の屈曲 → 7. 拡大用ねじの固定 → 8. ユーティリティワックスによる床分割部のブロックアウト → 9. 床部の形成と重合 → 10. 研磨・仕上げ

図 13.5　The procedure for outfitting the active plates with screws

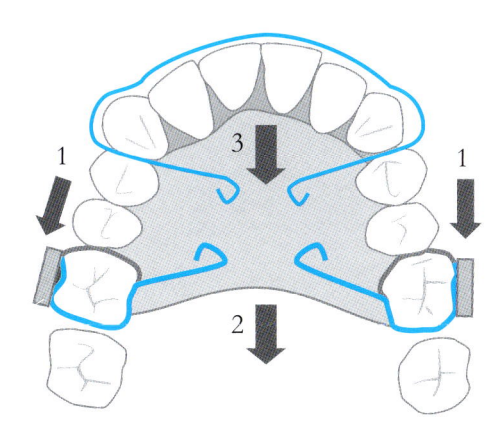

図 13.6　The correction of excessive overjet with the combined use of an active plate and a headgear appliance. The active plate has circumferential clasps attached to the maxillary first molars, which are distalized with the headgear appliance (Step1). This was almost simultaneously followed by the distal displacement of the circumferential clasps, and thus of the active plate itself (Step 2), leading to the palatal movement of the maxillary incisors (Step 3). (Also see Fig.13.37.)

■ 製作方法

拡大床装置の製作手順を図 13.5 に示す．

- ステップ 1：印象採得
- ステップ 2：作業模型の調製
- ステップ 3：接歯唇側線，単純鉤や Adams クラスプなどの鉤の外形線，床外形線の描記

- ステップ 4.1：C クラスプの屈曲

　直径 0.9 mm の Co-Cr 線を用いて，C クラスプ circumferential clasp を屈曲する．C クラスプは最後臼歯の頬側面から遠心面の歯頸部に沿って，歯肉より 1mm 離れた位置を通るようにする．比較的単純な鉤によって十分な維持力を求める必要があるので，歯の遠心隅角を最大限に利用する．屈曲は Young プライヤーまたは Peeso プライヤーを用いて行う．

　上顎両側の最後臼歯に C クラスプ，前歯部に接歯唇側線を取り付けたアクティブプレートとヘッドギア装置の併用は，Angle II 級咬合異常の治療に用いられる標準的なレセピである（図 13.6）．上顎大臼歯が遠心移動されるにしたがい，プレートも遠心に移動される．その結果，上顎前歯は唇側線の力で口蓋側に移動する．

- ステップ 4.2：Adams クラスプの屈曲

　直径 0.7 mm の Co-Cr 線を用いて Adams クラスプを屈曲する．

①維持歯近遠心頬側の鼓形空隙部の石膏を少し削除，形成する．
②線の末端から約 4～5 cm のところを Young プライヤーで把持し，直角より少し鋭角に曲げる（図 13.7）．
③歯冠近遠心幅径の約 3/4 弱にあたる長さ（ブリッジ部）のところで反対側を同様に屈曲する（図 13.7）．
④Young プライヤーのラウンドビークの最先端で，屈曲部の脚部を把持して拇指で強く押さえながら折り返すように曲げ，アローヘッドを形成する（図

221

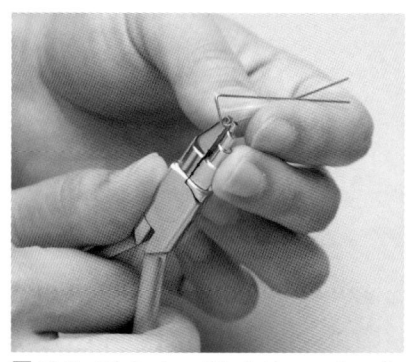

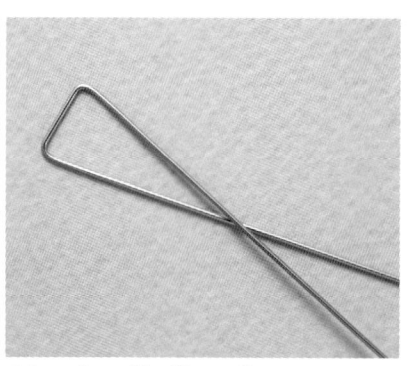

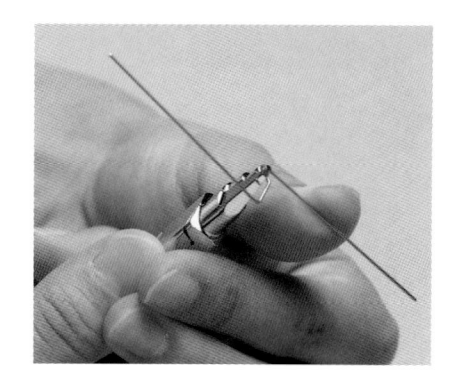

図 13.7　Fabrication of the bridge portion of an Adams clasp with a Young plier

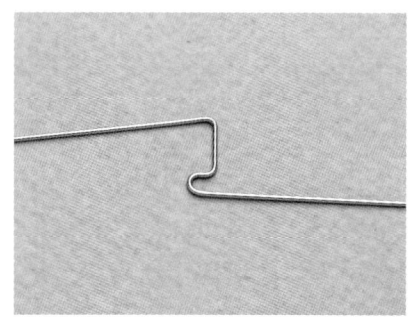

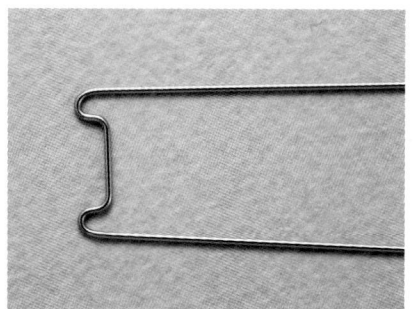

図 13.8　Fabrication of the arrowhead Adams

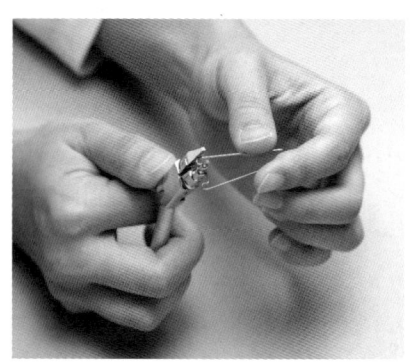

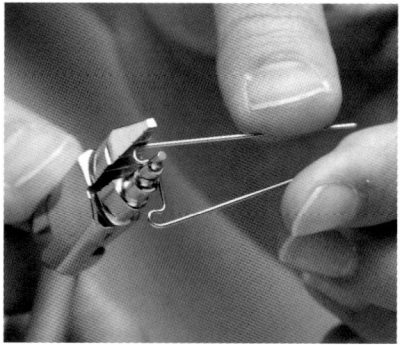

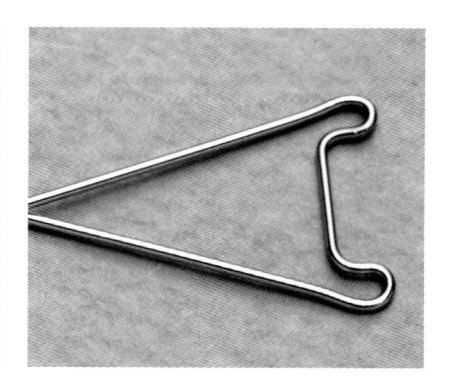

図 13.9　The arrowhead being pinched lightly with pliers

13.8).その際,ブリッジが歯冠の約半分の高さに位置するよう考え,アローヘッドを屈曲する.
⑤アローヘッドをプライヤーの溝に入れて,軽くかしめる(図 13.9).
⑥プライヤーのビークがブリッジ部と平行になるようにして,アローヘッドより 1mm 強離れた位置でアローヘッドを把持する(図 13.10a).
⑦脚部になるワイヤーをブリッジに対して 45° 外側に開くようにし,ブリッジとアローヘッドでつくられる平面にほぼ直角となるよう鋭角的に曲げる(図 13.10b).
⑧アローヘッド全体をビークで把持した状態で,アローヘッドに対してブリッジ部を 45° 曲げる.脚部に相当するワイヤーは,ブリッジに対してほぼ直角になっているはずである(図 13.11).
⑨アローヘッドの先端のみが歯冠の近遠心頬側歯頸部の隅角部に接しているか,製作中のクラスプを模型に適合させてみる.
⑩隣接面接触点を越えて舌側に至るブリッジは頬側歯面に接しないように調製するとともに,咬合

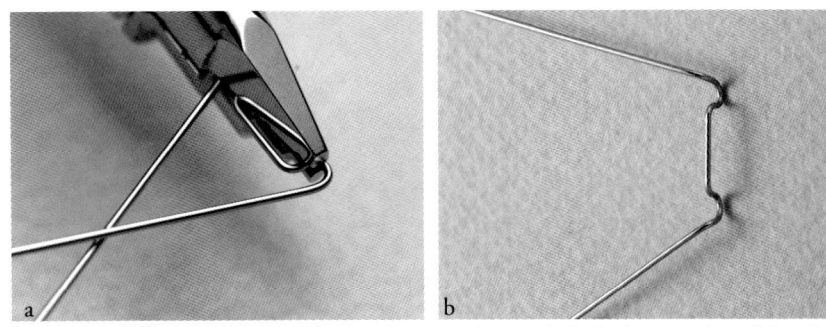

図 13.10　a, The arrowhead being held with Young pliers, with the beak oriented parallel to the bridge; b, The longer portions of the wire are bent 45 degrees toward the arrowhead.

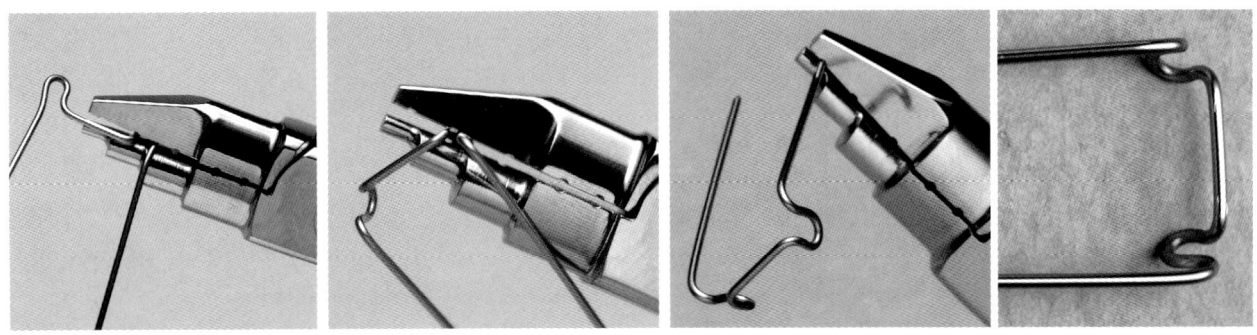

図 13.11　The bridge is bent 45 degrees towards the arrowhead.

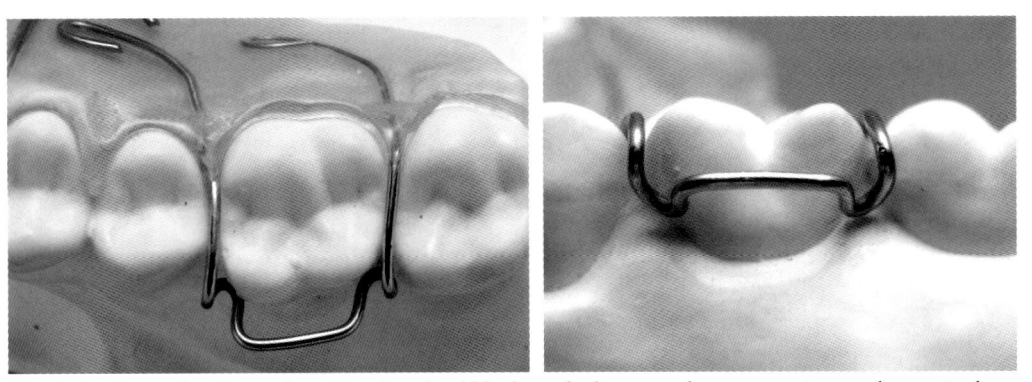

図 13.12　Fitting the Adams clasp. The clasp should be located adjacent to the contact points on the proximal surfaces of the tooth crown and premature contact with the opposing teeth should be avoided.

したときにクラスプが対向歯に接触しないよう，できる限り隣接面接触点に沿うように屈曲する（図 13.12）．
⑪口蓋（舌）粘膜面に沿わせて曲げ，先端を粘膜面に対して直角にし，約 1 mm 残して切断する．クラスプの維持部はレジンで覆われることになる．

・ステップ 5：接歯唇側線の屈曲
　直径 0.9 mm の Co-Cr 線と Young プライヤーを用いる．

①正中から外形線に沿い，4 前歯の唇側面に接して歯冠中央部を横切り，両側の永久犬歯の近心唇側隅角部に接するように両手の拇指と示指でゆるやかな放物線状にワイヤーを曲げる（図 13.13）．彎曲は，永久犬歯を越えて左右それぞれ 2cm 程度までつける．原則としてプライヤーを使ってはならない．永久犬歯の近心唇側隅角部で歯肉方向に向かってワイヤーを直角に曲げる．
②永久犬歯の歯頸部から上顎で 6 〜 7mm，下顎で 5 〜 6mm 程度の位置で折り返し，ループを屈曲

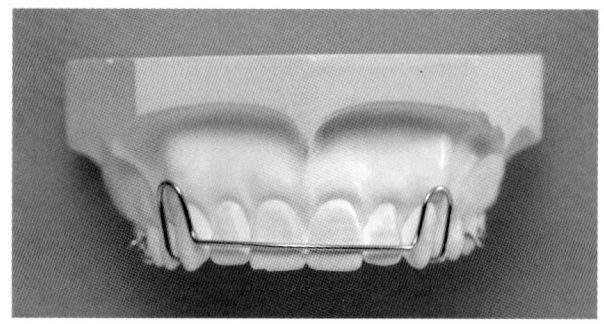

図 13.13　A labial arch bent into a light parabolic form so as to make contact with the misiolabial angles of the maxillary permanent canines

する（図 13.13）．永久犬歯部のループの高さは，犬歯歯頸部と歯肉・頬移行部の中央までを限度とする（犬歯歯頸部から 5mm 程度）．ループの形態は左右対称が望ましい．

③ ループを形成し，折り返したワイヤーを永久犬歯と第一小臼歯の隣接面接触点の直上を越えて，舌側の粘膜面に沿うように屈曲する．ワイヤーが対向歯と干渉しないように，できる限り接触点に近づけるようにして曲げると良い．脚部は粘膜面に垂直に約 1.5mm の長さで形成してもよいし，粘膜面に平行にピグテール状にしてもよいが，唇側線はプレートの着脱時に指で力が加えられる部位なので，ピグテール状を勧める．

- ステップ 6：床部の製作

オーソドンティックレジン（粉末と液）を使用する．模型にレジン分離材を薄く塗布する（図 13.14）．所定の位置に唇側線とクラスプを唇側でスティッキーワックスで固定する．オーソドンティックレジン液を臼歯部舌側歯頸部に垂らした後，レジン粉末をふりかける（図 13.15a）．粉末が浮いてきたら液を垂らし，この操作を繰り返して床全体にレジンを広げる．床の厚さは約 1.5mm になるように，また口蓋正中部が厚くなり過ぎないようにする．

細かい形態の付与は筆積み法で行うときれいに仕上がる．セメント練和用パッドの上にレジン粉末を直径 1.5cm 程度，高さ 8mm 程度の円錐状に盛り，筆にたっぷりとレジン液をしみこませた後に，1 回でさっと掃くようにレジン粉末を筆先にとり，軽く筆先を振って余分なレジン液を飛ばした後，そっと模型表面に流すようにレジンを置く（図 13.15b）．レジンが自然に面状に広がるのを確認する．

- ステップ 7：装置の完成

スクリュー付きのプレートの場合，ねじを回す方向を示す矢印をプレートに埋め込んでおくよう，技工士に指示しておくとよい．技工完了時にはプレートのスクリューを矢印の方向に回して，ほとんど開ききった後に逆方向にねじを回転し，元の状態にねじの位置を戻す．この操作を行うことで，患者が自宅でねじを回せないといった事態が生じるのを防ぐことができる．患者に装着させる前のプレートは乾燥と変形を防ぐために，石膏模型に一旦戻した状態で水に浸けておくとよい．

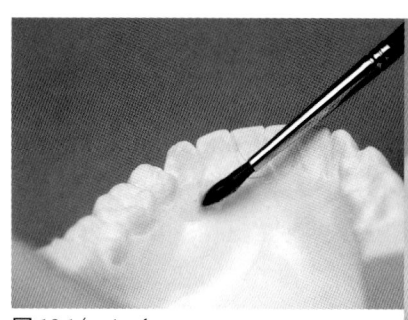

図 13.14　Applying a separating agent
図 13.15　The plate is fabricated by pouring the powder of self-curing orthodontic resin directly from the nozzle of the bottle, or indirectly with a small-tipped brush. The margin of the acrylic plate is formed by tilting the cast so that the resin does not flow downward excessively.

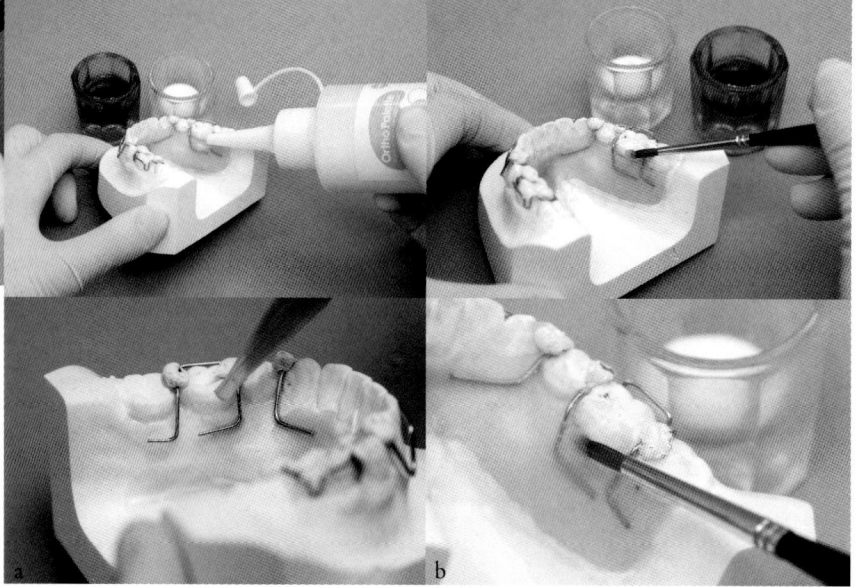

Chapter 13 矯正装置

■ 装着手順

• 準備するもの

カルテ，口腔模型，作業用模型，
可撤式矯正装置，拡大ねじ用キー，
矯正装置収納ケース，
デンタルミラー，フェイスミラー，探針，ピンセット，
Adams ユニバーサルプライヤーまたは Peeso プライヤー，Young プライヤー，
ヘビーデューティワイヤーカッター，
ストレートハンドピース，レジンポイント，
スチールポイント

• ステップ 1

患者の来院時には，装置を装着する前にチェアサイドで患者あるいはその親にスクリューの回し方を実際に示し，次に彼ら自身が正しくできるか術者の前で回してもらう．プレートはクラスプのある片側の臼歯部や，ねじの拡大によって移動する部分のみを持つと破折しやすいので，必ず拇指，示指，中指の 3 指でプレート全体を把持するように教える（図 13.16a, b）．

• ステップ 2

術者はプレートを患者の口腔内に運ぶ．装置のデザインが間違っていないかを確認した後，歯列上にそっとプレートを置き，左右の拇指で両側の臼歯部にカチッとプレートが装着されるまでゆっくりと押し込む．

• ステップ 3

上下の歯を咬合させて，クラスプやレジン部が早期接触していないか調べる．Adams クラスプの位置が隣接面コンタクト部で咬合面に対して高い場合や，C クラスプの歯面への適合が悪い場合には，Peeso プライヤー，Adams ユニバーサルプライヤー，Young プライヤーなどで調節する．クラスプを少しずつ適合させていくのが確実である．

レジン床は乾燥すると収縮し少し硬くなるので，患者が病気などで使えないときは，水に浸けておくよう予め患者に指示する必要がある．これは保定装置を一日に数時間しか使わないときなどに，特に重要である．装置が効果を発揮するか否かは患者が装置を正しく使うかどうかにかかっているので，治療に対する患者の積極的な動機づけを常に図る必要がある．これは思春期の患者には特に重要である．

スクリューの拡大の頻度は一週当たり 2 回とし，それぞれ 90°ずつ回転させる（図 13.16）．円筒形のスクリューには十字に交差するように，キーを通すための穴が開けられているので，この穴にキーを差し込んでプレートを均等にしっかり支えるようにしてキーを回転させると，90°当たり 0.2mm ねじが拡大される．これにより理論上，歯は外側に向かって片側 0.1mm 押される．その結果，唇・頰側の歯根膜が圧迫されて歯槽骨は吸収され，一方，口蓋側の歯根膜は伸張されて骨が新生される．スクリューの拡大は装置を口から取り外して行う．紙でつくった拡大方向を示す，矢印を床に埋め込んでおくと良い．

患者は拡大に用いるキーを紛失しやすいので，よく目立つリボンかストラップなどをキーホルダー代わりにつけるように指示しておくと良い（図 13.17）．原則として，食事中も含め終日使用する．

プレートを一日以上装着しなかった場合，一旦拡大された歯列は元の状態にかなりの程度戻ると考えてよいので，患者はプレートをそのままで装着することはできない．そうした場合は，プレートが装着できるようになるまで拡大ねじを逆に回転させるように，あらかじめ患者・保護者に教えておくと良い．

患者は拡大する曜日をよく忘れるので，予めカレン

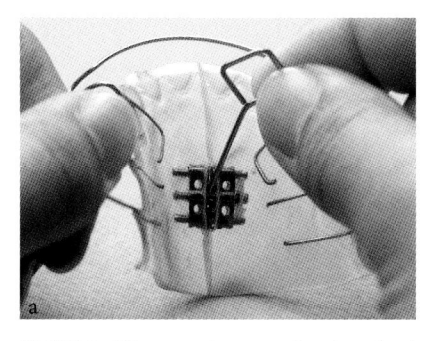

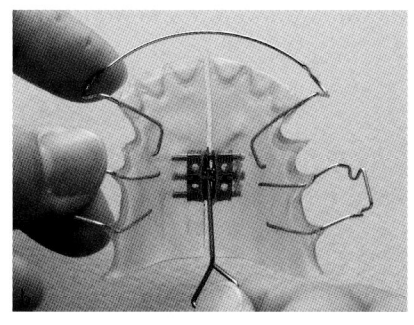

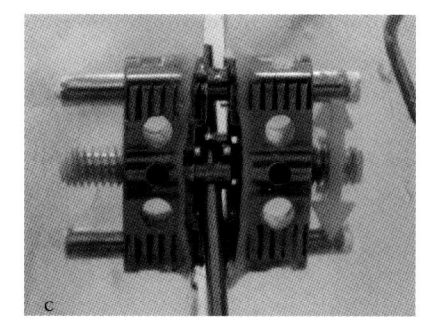

図 13.16　The expansion screw is activated twice per week, 90 degrees each time (a,b); A rotating key is placed in a hole of the screw (c).

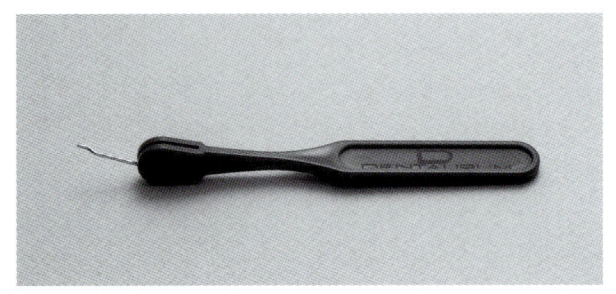

図 13.17　An expansion key

ダーに印をつけておくように指示し，ねじを回転したら，その旨カレンダーに印をつけるように伝えておくと，コンスタントに拡大ができる．携帯電話のカレンダーアラーム機能を利用して，装着を促すアラームを毎週定めた曜日の定時にセットしておくと良い．これらは，患者の治療に対する動機づけを強めることに役立つ．

　患者が帰宅して，自身で装置を装着するときのために，以下のことを教えておくと良い．患者が幼くて自分では装着できない場合には，保護者の膝の上に患者を仰臥させ，患者の顔が膝と直角になるような姿勢をとり，口を開かせて装置を保護者が装着する．患者が自分でできる場合は，鏡を見ながら装着してもよい．ほとんどの場合，一旦装着方法を覚えると，後は口腔内の触覚などを頼りに，比較的簡単に自分で装着できるようになる．

■ 調節法
　装置の調節は1～2ヵ月ごとに行う．4～5ヵ月でねじは開ききる．さらに拡大を続ける場合，使用中のプレートのねじを逆方向に回転させ，拡大に用いたレジンの小ブロックを元の位置に戻したうえ，次の要領でプレートと歯の間をレジンでリベースする．

- ステップ1
　ラバーボウルに65℃の温水を用意する．

- ステップ2
　拡大部のレジンと不動部のレジンとの間の隙間をユーティリティワックスでブロックする（図13.18）．スクリューのキーホールもブロックしておく．拡大部レジンの口蓋側に常温重合レジンを筆積みし，リベースの要領で口腔内にプレートを装着し圧接する．溢れ出たレジンを指で手早く，レジンと移動しようとする歯の間を埋めるように伸ばす．

- ステップ3
　患者に中心咬合位を約1分ほど取ってもらった後に，プレートを口腔外に取り出し，ラバーボウルの湯に浸ける．

- ステップ4
　5分後に取り出して削合，研磨する．ユーティリティワックスも除去する．

- ステップ5
　スクリューが回せるかどうか確認した後に，口腔内に装着する．

2.4　機能的矯正装置

　機能的矯正装置 functional appliances とは，頭部を構成する軟組織の張力を利用して歯や顎骨の位置を変えることで，咬合異常を治療するための可撤式装置である．軟組織としては咀嚼筋群，舌骨上筋群，頰筋，口腔

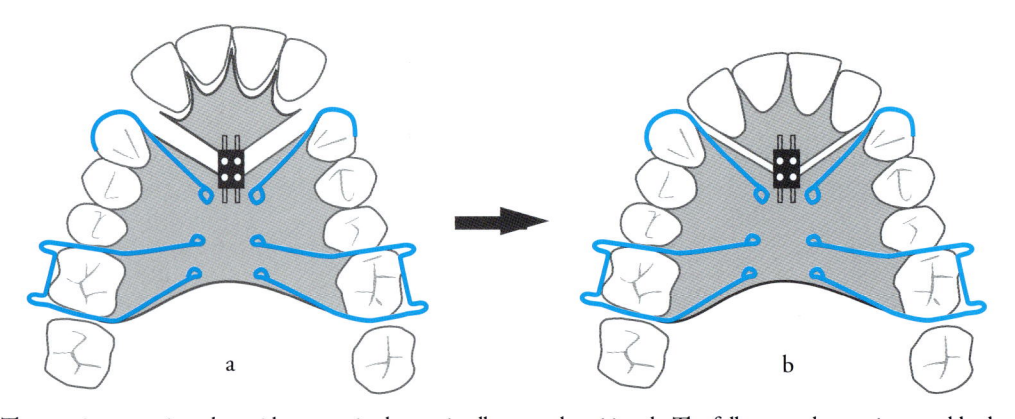

図 13.18　a, The anterior expansion plate with a screw in the maximally opened position; b, The fully opened screw is rotated back to the original state and the gap between the two separated portions of the acrylic plate is blocked out with utility wax so that the gap does not fill with acrylic resin while rebasing the anterior portion of the active plate.

周囲筋, オトガイ筋, 口腔底部の筋などがある.

本装置の効果としては, 歯・歯槽部に限定した変化が期待できるとする考えと, 顎整形効果, すなわち顎骨の発育を人為的に抑制もしくは促進することで, 成長の一時変異 growth modification を引き起こすことが可能であるとする考え方がある. 顎骨成長の一時変異を期待する場合も, 歯の挺出・圧下を含む歯・歯槽部の反応を期待する場合も, 本装置は思春期成長期に使用すると効果があるとされ, 成人に使用する場合の適応条件は限られている.

最初の機能的矯正装置として知られているのは, 19世紀初めに Catalan[2] が下顎後退を伴う II 級咬合異常に応用した切歯斜面板である. 本装置に関する最初の記述は Kingsley[3] の報告に見られ, 上下歯列弓を同時に側方拡大し, 下顎を前方に移動する効果のある装置とされている. 20世紀初頭には, 筋肉の働きは骨の形態形成に大いに影響があると考えられるようになり, Rogers[4] は筋訓練により歯槽骨の成長が促進でき, 筋力を活性化できるような装置を用いれば, 顎骨や歯槽骨の成長が刺激できると考えた.

今日, 最もよく知られる機能的装置は 1936 年に Andresen & Häuple[5] が発明したアクチバトール Aktivator であり, わが国にも 1941 年, 高橋新次郎[6] により紹介されている. その後, さまざまなデザインの装置が考案された. それらの装置は, 構成咬合と呼ばれる位置に下顎を前進（II級咬合異常の場合）あるいは後退（機能性のIII級咬合異常の場合）させた状態で製作され, 装着中に下顎を安静位に戻そうとするときに生じる, 主として伸展された閉口筋と皮膚の復元力を利用して, 歯を移動しようとするものである.

機能的装置には以上のほか, 咬合挙上板, リップバンパーなど, さまざまな特徴を備えたものがある. 機能的装置の特徴を要約すると以下のようになる.

長所：
(1) 歯・歯槽部の成長力を利用できるので, 歯の移動時に疼痛がない.
(2) 混合歯列期に治療を開始できる.
(3) 大臼歯部歯槽骨の垂直性発育を促すことが容易にできるので, 過蓋咬合の治療に適している.
(4) 永久歯列期に治療を開始する器械的治療法よりも予後は安定している.
(5) 装置のデザインがシンプルで, 破損しにくい.
(6) 原則として夜間に使用するため, 咀嚼, 発音の妨げにならず, 見た目も問題がない.
(7) 装置の使用が簡便で安全である.
(8) 口腔および装置の清掃が容易である.
(9) 来院間隔は 2〜3 ヵ月ごとでよく, チェアサイドタイムも 15 分程度ですむ.

短所：
(1) 歯を正確に位置決めすることが難しい. したがって歯体移動が必要な症例や叢生, 捻転歯の治療には不適である. 成長期を過ぎた患者には効果が期待できない.
(2) 効果は装置の使用時間に依存するので, 患者の動機づけが強いケースに限られる.
(3) 下顎後退症の場合, 装置の使用で二態咬合 duel bite を示すことがある.
(4) 下顎後退位を伴う II 級の咬合異常に用いるタイプの装置は, 下顎切歯を唇側に一層傾斜させる作用がある. したがって治療前に下顎切歯が唇側に傾斜し過ぎている症例に用いると, 歯性の上下顎前突をつくりやすいので, 診断に注意する.

本装置は使用上の限界として, 叢生や捻転を含む単独の位置異常歯の治療には不適である. そのため, 歯列弓の形そのものには問題がない場合を除いて, 本装置のみで永久歯列の矯正歯科治療を完了することは例外的である. したがって多くの場合, 本装置のあとに引き続いて固定式矯正装置による永久歯列の治療を行うか, 永久歯列期に本装置と固定式矯正装置を併用することもある.

■ アクチベータ

アクチベータ activator（機能的顎矯正装置, FKO）は, わが国では最もよく知られた機能的装置であり, 1980年代前半まで多くの臨床医に用いられた. わが国では固定式装置が普及するにつれて, アクチベータを用いて混合歯列期の治療を行う機会は急速に減少しているが, 適応を誤らなければ本装置の取り扱いやすさと劇的効果は再考に値する.

本装置はドイツを経由して紹介された経緯から, そのドイツ語名である Funktionelle Keiferorthopädische Appratus に由来して FKO（エフカーオーと独語読みする）と呼ばれるが, アクチバトール Aktivator と呼ばれ

ることもある．最近では英語読みでアクチベータと呼ばれることが多い．

■ **装置のデザイン**（図 13.19）

アクチベータは歯肉や口蓋粘膜に接するアクリル樹脂と，前歯唇側面に点接触するステンレス製の誘導線で構成される機能的矯正装置である．上下歯列に接するアクリル樹脂は一塊となっている．装置を装着した状態で飲み物をとったり，食事をしないように患者に伝えておく．

狭窄した上顎の歯列を側方に拡大するため，正中口蓋部に相当するアクリル樹脂内にCoffinのコイルスプリングや拡大用スクリューを取りつけて用いることがある．II級の咬合異常症例では，上顎大臼歯に相当するアクリル部にヘッドギアチューブを取りつけることもある．この装置には多くのデザイン上のバリエーションがある．

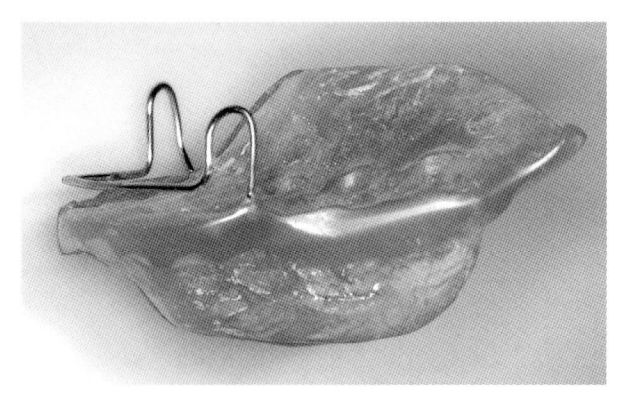

図 13.19 An Andreasen type activator for Class II correction

■ **作用機序**

下顎骨の後退位に起因するII級咬合異常症例に本装置を応用する場合，構成咬合位は通常，下顎を切端咬合位まで前進させ，上下切歯間距離が約2mm前後となる位置である．この位置で調製された装置を完成後に口腔内に装着すると，下顎骨は主に咀嚼筋と表情筋，舌骨上筋の力で後退位に戻ろうとする．その力は本装置を介して，上顎歯列に対しては後方に，また下顎歯列に対しては前方に向かう力を与える．臨床上は，下顎を構成咬合位から後方に引き戻そうとする力が装置を介して歯に伝達されると解釈されている．そしてその時に筋肉の出す収縮力を総称して，'機能力'という．

小顎症・下顎後退位を伴うII級の咬合異常に応用した場合，機能的矯正装置は下顎骨の成長を刺激するとの説がある．本装置が骨格系の改造にどのような働きをするのか，すなわちその作用機序を考えるうえで，筋・神経系の働きは重要である．

IngervallとBitsanis[7]は，ヒトの子どもにアクチベータを6ヵ月間使用させたところ，咬筋と顎二腹筋前腹に活動の亢進が見られず，側頭筋の活動は低下していることを見出した．一方これまでの研究[7,8,9]において，外側翼突筋上頭の安静時の活動性が高まることで，下顎頭の成長が促進されるという仮説が提唱されていた．一定期間をおいて記録された筋電図を比較する場合は，実験方法が妥当かどうかを考察する必要がある．その理由は，実験のたびに筋肉内に電極を刺入するような方法がとられると，電極設置部位や設置部における電極-筋組織間抵抗が一定せず，データがばらつく大きな原因となるからである．

そこでSessleら[10]は，青年期のサルの外側翼突筋上頭・下頭，咬筋浅部，および顎二腹筋前腹に筋電図用電極を長期にわたり埋め込み，機能的装置（Herbst装置と'下顎前進'作用のある機能的装置の二種類）を口腔内に装着する前の12週間と装着後の12週間にわたって安静状態における筋活動を調べた．その結果，外側翼突筋の上頭と下頭および咬筋浅部の安静時の筋活動は装置を装着しないときに比べて，装着時には亢進するどころか低下していることがわかった．これはヒトを対象として行われた他の筋電図学的研究の結果と一致している[11,12]．

機能的装置を装着すると下顎は前進するだけでなく，後下方に回転することに注意しなければならない．下顎骨を後下方へ変位させると閉口筋活動は低下することが知られている[13]．筋活動が低下する理由としてSessleらは，本装置の使用中は下顎は前進しているため，閉口筋の起始と停止の間の距離が短くなることも影響しているかもしれないと考えている．彼らの実験では，機能的装置を装着されたサルは下顎の前進に合わせてIII級の対咬関係を示した．機能的装置を使用することで，関節窩の前方部における骨のリモデリングと下顎頭軟骨の増殖が組織学的に確認された．

このような骨格構造の改造が引き起こされるときに，軟組織はどのように関与しているのであろうか．Sessleらは，装置の装着により口唇が受動的に引っ張られることでその張力を増し，歯槽骨に対する口唇圧が増す結果，歯槽骨のリモデリングが行われる[14]か，伸

展された咀嚼筋や口腔周囲諸筋が発揮する粘弾性[15]によって，受動的に筋肉の緊張が高まる可能性を示唆している．

装置を装着したときに閉口筋の活動が低下することは，どのように説明できるのであろうか．閉口筋への三叉神経運動出力は，歯に加えられる外力の方向に特異的に反応することが知られている．

すなわち，McDonaldとHannam[16,17]は成人について，中心咬合位で自然にクレンチングさせたときの閉口筋活動を規準に，下顎位を変化させず意識的に前上方および後上方に向かう咬合力ベクトルを想像させて，クレンチングを行わせたときの閉口筋活動を調べた．その結果，咬筋浅部は，咬合面に対して垂直および前上方に向かう咬合ベクトルを加えた場合（下顎は前方にずれようとするが中心咬合位を意識的に保とうとする状態）の筋放電活動は著明であるが，後上方に向かう負荷を加えたとき（下顎を後方にずらそうとするが中心咬合位を意識的に保とうとする状態）には著しく低下することが明らかとなった．また側頭筋について，前上方に向かう咬合力を発揮させるときには前部の活動が高いのに対して，後上方に向かう咬合力を加えるときには後部の活動性が高いことも見出した．これらの研究から，閉口筋の運動出力の強弱は臼歯に加えられる力の方向に対して特異的に応答することがわかる．

ところでⅡ級咬合異常用の機能的矯正装置を装着した場合，上顎臼歯に対しては後上方に，また下顎大臼歯に対しては前下方に向かう力が加えられる．これは咬筋浅部，内側翼突筋，および側頭筋前部の筋放電活動を抑制する効果があることになる（図 13.20）．逆に機能性反対咬合用の装置を装着させた場合，下顎は上前方に向かって復元しようとするので，上顎臼歯に対しては前上方に，下顎臼歯に対しては後下方に向かう力が生まれ，前記の三種類の閉口筋活動は亢進されることになる．

次に，切歯に加えられる力に対する三叉神経の運動出力について見ると，FunakoshiとAmano[18]はラットの上顎切歯に舌唇方向に持続的に圧刺激を加えると，刺激中持続する潜時の長い興奮反射が咬筋に見られることを報告している．田口[19]はラットを用いた実験で，上顎切歯に対して唇側から口蓋側に向かって，あるいは下顎切歯に対して舌側から唇側に向かって40gの弱い力をかけると，閉口筋の活動は持続的に抑制され，逆に上顎切歯に対して口蓋側から唇側に向かって，あるいは下顎切歯に対して唇側から舌側に向かって弱い力をかけると，閉口筋の活動が持続的に促進されることを見出した．

前述したとおりⅡ級の上下顎関係を治療するために用いられるアクチベータのデザインは，上顎切歯に対

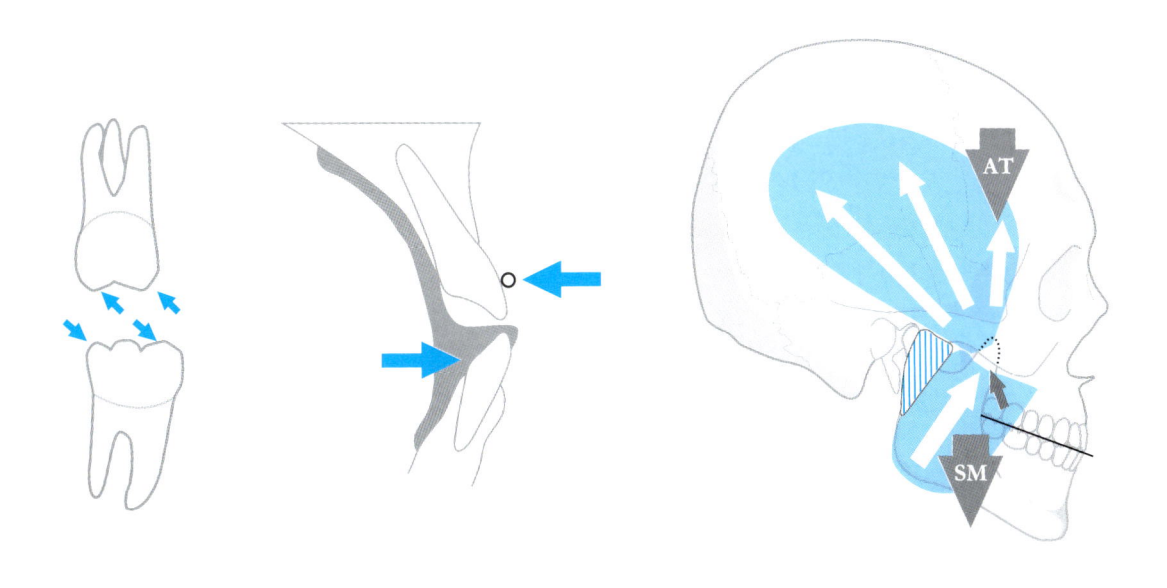

図 13.20　A schematic diagram illustrating the directions of forces delivered to the molars and the activities of the jaw closing muscles when a functional appliance for correction of Class II malocclusions is worn.

しては誘導線を介して唇側から口蓋側に，下顎切歯に対してはアクリル樹脂を介して舌側から唇側に向かう機能力が加えられるようになっている．したがって田口の実験結果を元に推察すると，ヒトにおいてもⅡ級咬合異常の治療に用いられる装置の使用中は，大臼歯を強く嚙みしめるときに働く，閉口筋の活動が抑制されると考えても不自然ではない（図13.20）．

本装置は毎日就寝中（7〜8時間），3〜8ヵ月の期間，口腔内に維持される．歯の萌出は一日のうち夜間が最も旺盛であることが知られている[20]．この事実を考慮するなら，本装置のⅡ級の咬合異常に対する作用メカニズムとしては，単に装置装着により下顎が後下方にわずかに回転し，上下大臼歯間に物理的な間隙がつくられることで臼歯が挺出され，その結果，前歯オーバーバイトの減少が図られるという形態−空間的な解釈では不十分である．装置使用中の閉口筋活動を抑制するように三叉神経運動出力が制御されることで，挺出された歯がその位置を維持しやすいことが推測される．

Ⅲ級咬合異常の場合，アクチベータを口腔内に装着すると，上顎切歯に対しては口蓋側から唇側に，下顎切歯に対しては唇側から舌側に向かう力が加えられる．これは閉口筋活動が促進されるような状況設定である．したがってⅢ級用のアクチベータを使用しているときには，装置を介して上下臼歯はより強く嚙みしめやすいように条件づけされていると考えるのが妥当である．

■ 適応

本装置を成長期の患者に用いると，歯の傾斜移動と挺出を行うことができる．下顎頭軟骨の発育促進を示唆する報告[10]もある．白人の症例については，AngleⅡ級1類の過蓋咬合症例に適応されることが多い．日本人では，AngleⅡ級1類症例はハイアングル（下顎下縁平面の急傾斜）でかつ下顎永久前歯が唇側に傾斜していることが多いので，本装置を適応すると下顎前歯の一層の唇側傾斜を招き，上下顎前突をつくることが多いので注意する．したがって機能的矯正装置を適応しようとする患者には，顔の形態的特徴とセファロ画像計測値などによる顎顔面形態の評価をしておくことが重要である．

日本人では，ローアングル（下顎下縁平面の緩傾斜）またはノーマルアングルの機能性反対咬合の治療に適応されることが多い．Ⅱ級，Ⅲ級ともにハイアングル症例への適応は慎重に行う必要がある．

本装置は構成咬合位を前歯部で約4mm前後とすることで臼歯部の上下歯列の間隙を大きくとり，牽引方向を垂直にしたチンカップ装置（オトガイ帽装置）と併用して開咬症例に応用することがある．

末梢性の筋無力症では閉口筋の収縮に異常が見られるため，臼歯が過剰に挺出する結果，前歯部開咬が生じることがある．このような症例に対しては，前歯部の空隙を5〜7mm程度と通常より開口させた状態で構成咬合位を取り製作した機能的装置を用いて，患者に臼歯部の嚙みしめを意識してもらいながら使用すると効果が得られることがある．青年期前あるいは青年期で，咬合干渉や片側性の下顎頭部の骨折により下顎が閉口時に機能的に偏位するか，あるいは下顎が左右側で異なる成長量を示す症例，成長期のヘミフェイシャルマイクロソミアに起因する下顎骨の偏位症例にも応用される[21]．

■ 禁忌

(1) 下顎後退位を伴うⅡ級咬合異常で下顎永久切歯の唇側傾斜を伴う症例には，本装置は下顎永久切歯を唇側に一層傾斜させる作用があるので使用してはならない．

(2) 下顎後退位に起因するⅡ級咬合異常でハイアングルと正常，または浅いオーバーバイトを伴う症例．オーバージェットを減少させるためには下顎を後下方に回転させることになり，オトガイは後退する．その結果，Ⅱ級の容貌が強調されるばかりでなく，オーバーバイトはますます浅くなる．このような症例には，ハイプルヘッドギア装置による上顎大臼歯の圧下を利用した矯正歯科治療を計画する必要がある．

(3) 下顎後退位に起因するⅡ級1類咬合異常で下顎下縁平面の緩傾斜（ローアングル），深いオーバーバイト，そして下顎切歯の唇側傾斜を伴う症例．オーバーバイトを減少させるために本装置を用いて上下大臼歯間に間隙をつくり，大臼歯を萌出させると下顎は後下方に回転してオトガイは後退する．その結果，Ⅱ級の容貌が強調されることになる．このような事態を防ぐためには，

下顎を中心咬合位より前進させて切端咬合に近い状態で構成咬合位（後述）をとる必要があるが，装置の望ましくない効果により下顎切歯は唇側に傾斜移動され，上下顎前突が形成されるか上顎切歯の口蓋側移動が妨げられることになりやすい．
(4)下顎骨が長いことに起因する骨格性反対咬合．

■ 製作方法
アクチベータの製作手順を図13.21に示す．

・ステップ1：印象採得
　アルジネート印象材を用いて，歯肉頬移行部や下顎の舌側歯肉部を十分に採得する．

・ステップ2：構成咬合の採得
①構成咬合を採得する前に患者に下顎位の誘導について説明し，下顎が構成咬合位を取れるように繰り返し練習してもらう．場合によっては，術者が手指を用いて下顎を後方に誘導する．
②パラフィンワックスを軟化し，ロール状に巻いてU字型に曲げ下顎歯列上に置く．ロールを巻き始めるときには，初めはあまり強く軟化せず手早くロールの芯部をつくり，外側になるほど強く軟化する．これは患者が不用意にワックスを強く噛みしめようとしても途中で抵抗が大きくなるので，構成咬合位に必要な条件である大臼歯部の1〜3mmの間隙を確保しやすくするためである．
　ワックスロールは下顎歯列に置いたときに，ロールの外縁が下顎臼歯咬合面のほぼ頬舌的中央にくるようにする．これは構成咬合位をとらせたときに上下歯の位置を確認するために必要である．
③反対咬合症例の場合はオトガイ部を術者の右手拇指でできる限り後方に誘導し，上下前歯切縁間の距離が1〜2mm程度になるまで患者にワックスをゆっくりと噛んでもらう．II級症例の場合は患者に下顎をゆっくりと前進させ，上下の前歯が前後方向では切端咬合となるように指示する．この時，上下臼歯の間隙はおよそ1〜3mmとなる．この操作では患者は無意識に下顎を必要以上に前方に移動することがあるので，ワックスなしで何度かリハーサルをしておくとよい．構成咬合位は前後的には前歯部でほぼ切縁対切縁の関係か，オーバージェットがプラスになる位置を取れれば，その位置まで下顎を後退させた状態にする．上下歯列の正中が一致しているかどうかを必ず目視で確認する．
④ワックスを口腔内から取り出し，唇・頬側からはみ出したワックスをハサミか彫刻刀で切除する．

・ステップ3：作業模型の製作
　採得した印象に気泡が入らないように硬石膏（通常黄色の硬石膏を使用する）を注入する．石膏が硬化した後に印象材の気泡に相当する石膏を除去し，咬合面および歯頸線の形態を明瞭に出す．

・ステップ4：構成咬合器への模型の取り付け
①構成咬合器の脚部が密接に適合していることを

アクチベータの製作手順

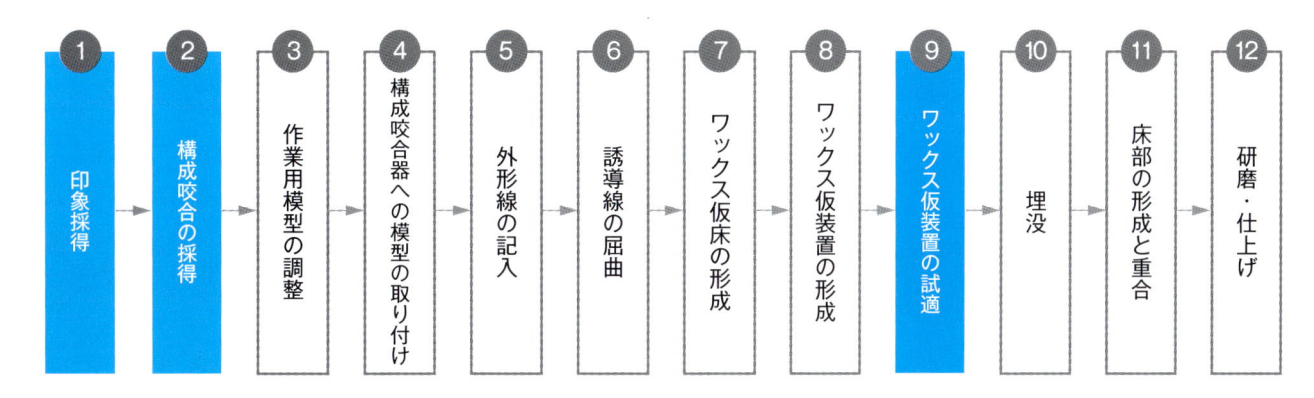

1. 印象採得 → 2. 構成咬合の採得 → 3. 作業用模型の調整 → 4. 構成咬合器への模型の取り付け → 5. 外形線の記入 → 6. 誘導線の屈曲 → 7. ワックス仮床の形成 → 8. ワックス仮装置の形成 → 9. ワックス仮装置の試適 → 10. 埋没 → 11. 床部の形成と重合 → 12. 研磨・仕上げ

図13.21　Procedure for fabricating the activator

確認する.
② 構成咬合器下部の三角形の石膏保持部に固めに練った石膏泥を満たし，さらに少量をその上に盛り上げる．この時，石膏量をできる限り少量にする（石膏量が厚過ぎると，硬化膨張などで構成咬合の高さが変化する）．
③ 水で湿らせた下顎模型を石膏泥の上に載せる．この時、模型はできる限り咬合器の後方に取り付ける（ワックス仮床の製作を容易にするため）．また，上下的には構成咬合採得したワックスが咬合器のほぼ中央の高さに位置するよう取り付ける．
④ 上顎模型を十分に水中に浸漬した後に，模型底面に石膏泥を盛る．
⑤ 構成咬合採得したワックス上顎模型を載せる．咬合器の上半部を装着し，三角形の石膏保持部まで石膏泥を満たす．模型の底面と咬合器の間にも石膏泥を満たす．咬合器の脚部の適合を確認する．

・ステップ5：外形線の記入
① 床部の外形線（図 13.22）．床部の外形線は上下顎とも臼歯部では頬側咬頭頂を連ね，前歯部では切縁を通るように鉛筆で描く．後縁は第一大臼歯歯冠を覆う位置に置く．舌側および口蓋側は面積があまり広くならないようにする．舌小帯は十分に避ける．
② 誘導線の位置．上顎前突症例では誘導線は上顎4前歯の歯冠中央部を結ぶ線上に位置する．上顎犬歯の近心隅角部付近から歯頸部方向に向かい，犬歯歯頸部と歯肉頬移行部の中間の高さ（7mm 程度）で咬合面側に向かうようにループをつくり，犬歯遠心隅角部を通り上下歯の間隙の中央を経て口蓋面に至る．ループは歯肉から約 0.5 mm 浮かすように，あらかじめ絆創膏でリリーフしておく．誘導線の端は維持部として粘膜面に直角に曲げるか，あるいはピグテール状や波形に曲げてもよい．

反対咬合症例に用いられる顎間誘導線は下顎4前歯の歯冠中央部，あるいはそれより切端側寄りを結ぶ線上に位置し，下顎犬歯の近心3分の1から上顎犬歯近心に向かう．犬歯歯頸部と歯肉頬移行部との中間の高さ（5 mm 程度）で咬合面側に向かうようにループをつくり，犬歯の遠心隅角部を通り上下歯の間隙の中央を通り口蓋面に至る（図 13.27）．誘導線の端の維持部の形態は上顎前突症例の場合と同じようにする．

・ステップ6：誘導線の屈曲
直径 0.9 mm の Co-Cr 線を使用する．中央から屈曲を始めると対称性を保ちやすい．前歯歯冠にはそれぞれ軽く1点で接触するようにする．両手の拇指と示指で緩やかな放物線状にワイヤーを曲げる．彎曲は犬歯を越えて左右それぞれ2cm 程度までつける．必要な部分だけプライヤーを使って屈曲する．

・ステップ7：ワックス仮床の形成
① パラフィンワックスをバーナーで軟化する．この時，片面だけ表面が溶ける程度に熱し，反対面はやや硬いままにしておく．
② 作業用模型を温水（65℃程度）に浸した後に取り出し，軟化したワックスを載せ，粘膜面部，歯頸部，咬合面部の順に手指で圧接する．歯頸部の圧接は，彫刻刀の丸い部分のエッジを用いると明瞭にできる．前歯部を圧接するときは指を唇側にも当てがい，模型の破折を防ぐ．
③ 圧接終了後，パラフィンワックスを模型につけたまま冷水中に浸す．ついで模型から取り外し，圧接面には口蓋（舌）側歯頸部，咬合面の印象が明瞭に採得されているかを確認する．不明瞭であれば仮床を作業模型上に戻したうえで，加熱したスパチュラでワックス外面を圧接する．

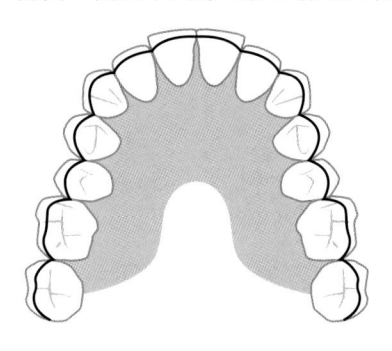

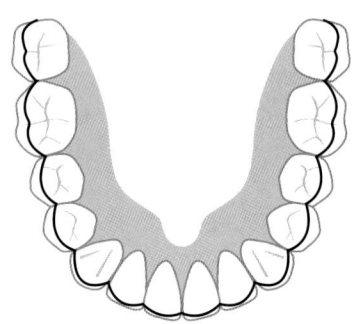

図 13.22
Drawing the contours of the activator

④圧接が完全にできたら外形線に沿ってパラフィンワックスを切除し，仮床を完成する．

• ステップ8：ワックス仮装置の形成

①できあがった仮床を模型の上に置いて誘導線の脚をわずかに熱し，仮床中に固定する．さらに誘導線のループの部分と石膏をスティッキーワックスで固定する．

②ワックスを十分に軟化しロール状にしたうえで，U字型にして下顎咬合面上に載せる．ワックスロールは下顎歯列上に置いたときに，その外縁が下顎臼歯咬合面のほぼ頬舌的中央にくるようにする．これは上顎模型を次のステップで構成咬合位においたとき，上下歯の位置を確認するためと，ワックスが軟らかいうちに余剰のワックスを手早く除去できるようにするために必要である．

③ワックスがきわめて軟らかいうちに速やかに，咬合器の脱着部が合うまで上顎模型を押しつける．この時，脱着部が浮き上がりやすいので注意する．

④唇側と頬側にはみ出した余剰のワックスを除去し，上下顎仮床間の空隙をワックスで埋めて両者を接合する．このとき，床は厚くなり過ぎないように注意する．なぜなら，図13.23cのように床が厚過ぎると固有口腔が狭められ，舌運動が妨げられるからである．舌運動が妨げられると睡眠中などに，無意識に装置を口腔外に押し出してしまう場合がある．

⑤外形線に沿うようにワックスのカービングを行う．床縁はナイフリッジ状にならないように注意する．II級症例では下顎前歯の望ましくない唇側傾斜移動と挺出を防ぐために下顎永久切歯の切端を越えて，切端から1.5mm程度唇側面にワックスを延長することを忘れてはならない（図13.23および13.24）．

⑥ブローパイプの炎でワックスの表面を滑沢に仕上げる．

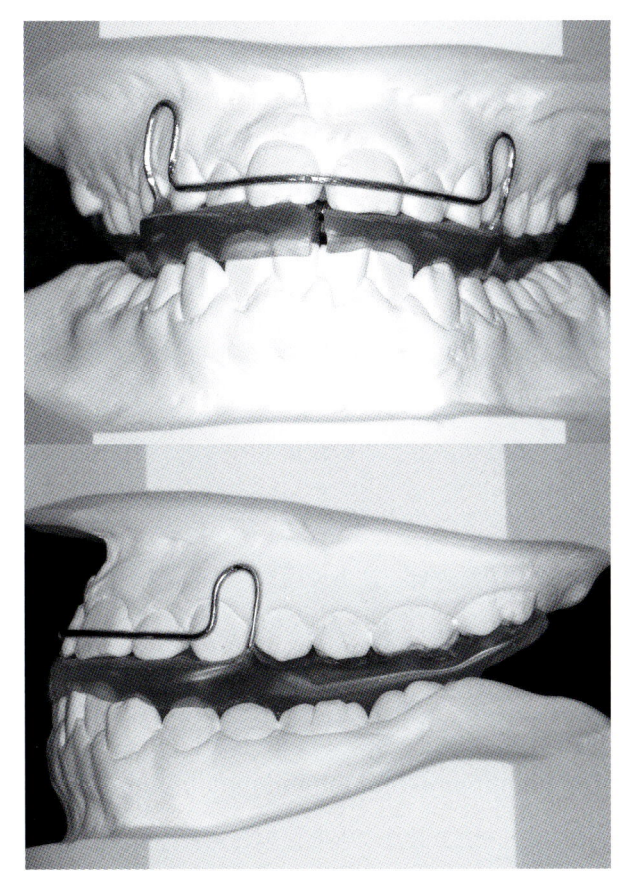

図13.24　A wax pattern of an activator for Class II correction. Note that wax is extended 1.5mm labially from the lower incisal edges in order to prevent the lower incisors from being tipped outwards.

• ステップ9：試適

患者が入室する直前に，技工室で製作されたワックスパターンを石膏模型より取り外し，あらかじめラバーボウルに用意した37℃の微温水中に1分程度浸漬する．その後ラバーボウルから丁寧に取り出し，下顎歯列上に試適する．特に大きなずれなどがないことを確かめた後，患者に下顎をゆっくりと閉じるように命じる．この間，術者は患者の下顎を手で適切な位置に誘導するようにする．ワックスパターンを試適したまま，上下歯列を2～3分間咬合してもらう．あまり強く噛みしめないように患者にあらかじめ指示しておく．ワックスパターンを慎重に口腔内から取り外し，流水

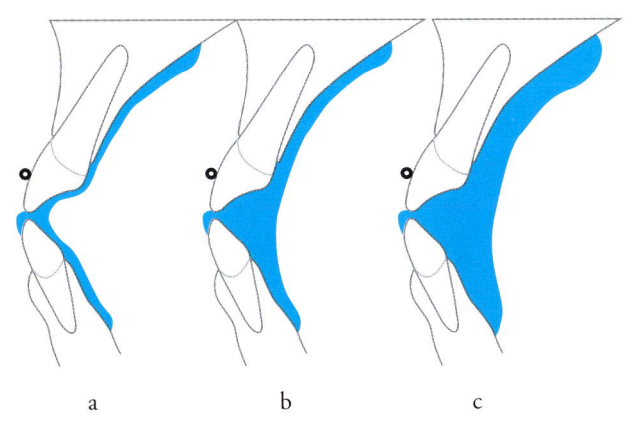

図13.23　Diagrammatic drawings of the sagittal view of the activators. a, Too thin; b, Appropriate thickness and smooth curving; c, Too thick

で唾液などを除去した後，常温水中に浸け，直ちに埋没操作に移る．

- ステップ10：埋没
①ワックスパターンの舌面以外のすべての面に，筆を用いて気泡が入らないように硬石膏を塗り，一次埋没を行う．
②硬化後，二次埋没に移る．二次埋没はフラスコの下半分に行う．誘導線が底面に接し，舌面部を上にして露出させ，普通石膏で埋没する．
③下顎臼歯部を覆う石膏を十分に厚くし，フラスコに圧力がかかっても破折しないようにする．
④装置の舌面部はできる限り上方に向け，重合の際の圧力が十分に加わるようにする．

- ステップ11：重合，研磨，仕上げ
①重合完了後，誘導線の変形や床翼部を破折させないように注意して装置を取り出す．その後，骨バー，レジンポイントでバリを取って形を整える．
②通法どおり研磨を行う．ワックスパターンの面が滑沢であれば，研磨の手間はかなり省ける．
③咬合面の気泡などによる余剰レジンは除去する．

■ 装着手順

- ステップ1
アクチベータはまず下顎歯列に適合させる．装置が歯列に完全に適合しない場合は，その原因が，"レジンの気泡などにあるのか""重合収縮によるものなのか""ワックスモデルの製作時あるいは印象操作時に生じたゆがみなのか"を調べ，原因に応じて対処する．場合によっては，装置をつくり直す以外にないくらい適合が悪いこともある．そのような問題をできる限り避けるためには，印象採得後15分以内に石膏を流すこと，構成咬合採得後，ワックスを口腔外に取り出す時に変形させないこと，さらに埋没・重合操作を誤らないことを心がける．

- ステップ2
下顎歯列の適合に問題がなければ，次に上顎歯列に装置を適合させる．下顎歯列と同様のチェックをする．

- ステップ3
上下歯列ともに適合を確認した後，最後に装置を下顎歯列に装着させた状態で，口をゆっくりと閉じさせる．II級咬合異常の症例では，この時，下顎を前方に移動しなければならないことを患者に教える．装置の適合が悪いなら，それは上下歯列の相互の位置関係を診療室であるいは技工操作時に正確に再現できなかったためと考えるのが妥当である．このような場合，通常は装置を再製作することになる．

- ステップ4
症例に応じて咬合面に対応する部位のレジンを削合する（図13.25）．II級症例では，上顎前歯口蓋側面および上下臼歯咬合面に相当するレジンを削合し，誘導面の形成を行う．III級症例では臼歯の挺出を避けるために，臼歯部レジンの削合は原則として行わない．II級症例でもハイアングル症例の場合は，臼歯部レジンの削合を極力避ける．

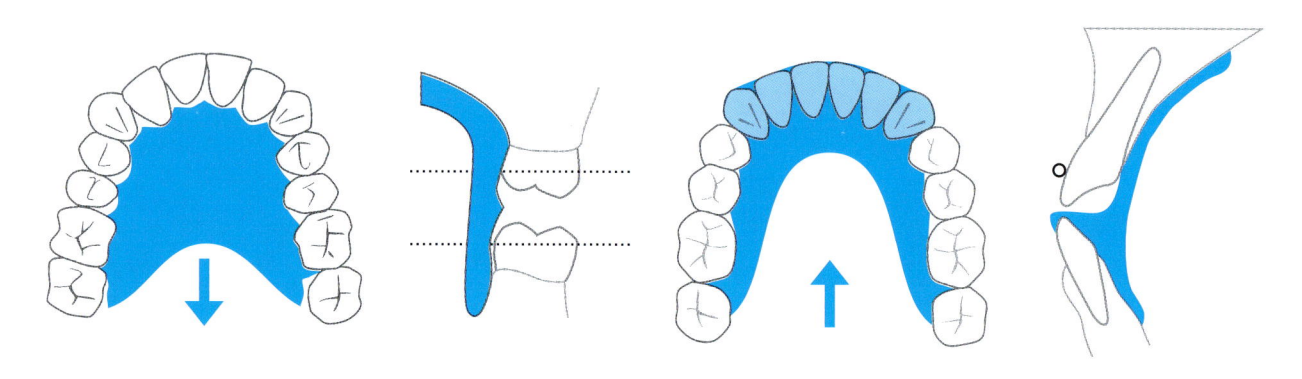

図13.25 The acrylic portion is ground off to provide the space to which the teeth are moved spontaneously.

・ステップ5

　患者に鼻閉などの既往が認められるときは，アクリル樹脂の中央部に直径8～10mmほどの穴を開け通気を図る．装置の適合を終えたら，その場で患者自身に装置を装着してもらう．必要に応じてハンドミラーを用意し，鏡を見てもらいながら練習させるとよい．患者が装置を装着できるようになったら，次のような指示を与えて次回の来院予約をする．装置はプラスチック製のケースに入れて渡すと良い．

- 原則として就寝時に使用する．夕方もできる限り使用するように指導する．可能ならば学校の授業中やクラブ活動中に使用してもよい．
- 装置は痛みを与えることはないが，使用中にもし痛みを覚えたら使用を直ちに止めて主治医に連絡するよう，装置を渡すときに伝えておく．
- 装置を使用しないときは，乾燥による収縮を防ぐため水に浸けておく．
- 来院時には必ず装置を持参する．

■ 調節法

　通常，調節は4～6週間ごとに行う．8～12週ごとでもよいが，患者のモチベーションが下がらないように，来院間隔を広げてはならない．歯の移動に応じてレジンを削合あるいは添加し，誘導面を調節する．ガッタパーチャを誘導面に添加することもある．

■ 応用

・II級咬合異常（図13.26）

　初診時年齢13歳1ヵ月の女性が，上顎前歯の前突感を主訴として来院した．初診時のオーバージェットは10mmで，ANB角は7.0°であった．診断の結果，下顎骨の後退に起因する上顎前突であることが判明したため，拡大ねじが埋め込まれたII級アクチベータを用いて治療を行った．

　アクチベータを約1年6ヵ月間使用したところ下顎骨の前方成長は促進され，オーバージェットは5mm減少した．さらに拡大ねじによる上顎歯列の拡大と唇側線を調節することで，上顎歯列弓の形態と上顎前歯歯軸の改善が得られた．

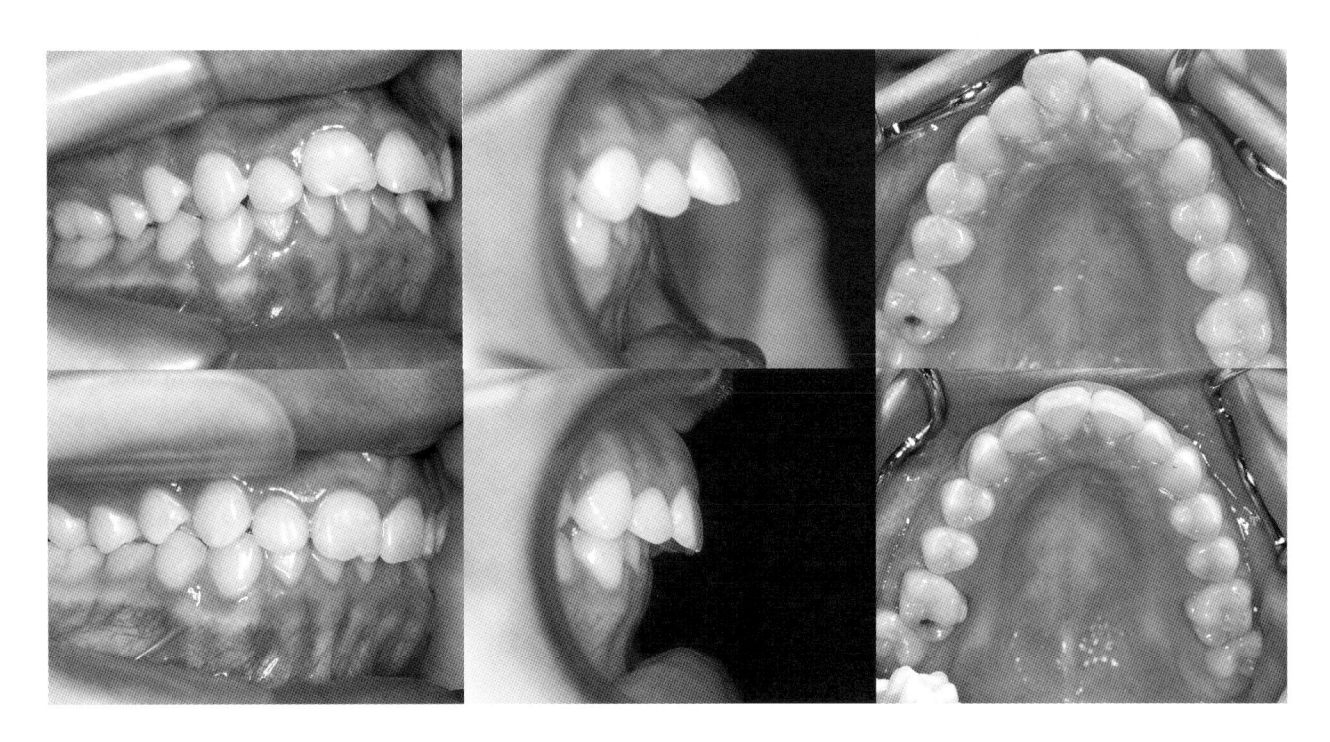

図13.26　Orthodontic treatment of a patient having Class II, Division 1 malocclusion. Upper, Pretreatment; Lower, Post-treatment after use of an activator for 18 months.

Part 5　装置論

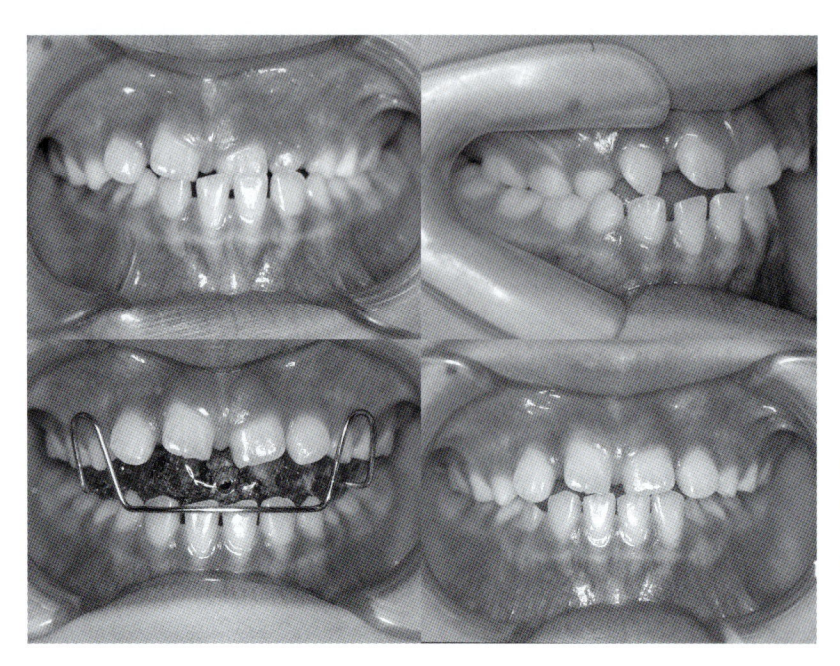

図 13.27　Orthodontic treatment of a patient having Class III malocclusion. Upper, Pretreatment; Lower left, An activator in use; Lower right, Post-treatment after use of the activator for 12 months. The overjet increased to 3mm and the ANB angle to 3.0 degrees.

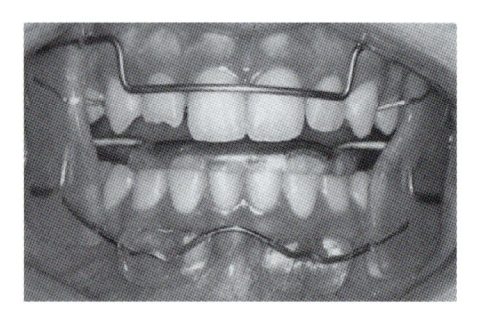

図 13.28　The Fränkel appliance

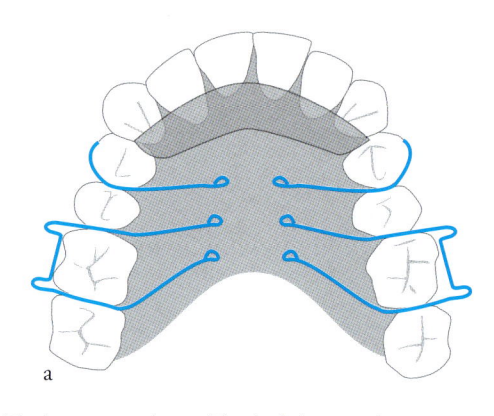

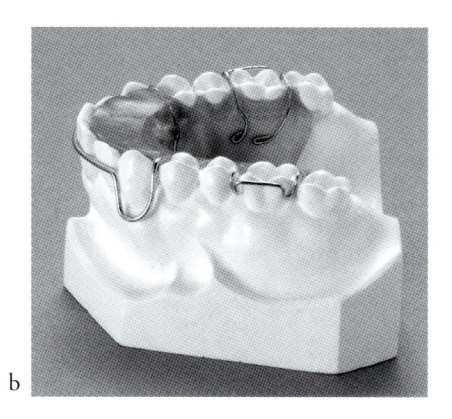

図 13.29　The bite-raising plate. a, The shaded area in the anterior portion designates a flat stage of thick acrylic; b, The bite-raising plate placed in a maxillary dental cast.

- **機能性反対咬合**（図 13.27）

初診時年齢 7 歳 2 ヵ月の女児．上顎前歯の反対咬合，上顎部の正中離開，下顎の左方偏位を主訴として来院した．初診時においてオーバージェットは -3mm, ANB 角は 0.5°であった．診断の結果，機能性反対咬合であることが判明した．

■ Fränkel 装置

頬筋や口輪筋の働きは，歯の位置や歯槽骨の発育に影響を与えるという考え方に基づいて Fränkel[14] が考案した矯正装置である．神経生理学的な作用機序は不明であるが，レジンパッド（後述）が接触することで生じる求心性の入力に対して，三叉神経および顔面神経の運動出力が修飾される可能性がある（Chapter 19 参照）ことや，口唇・頬粘膜や歯肉粘膜の組織圧を排除することによる歯の唇（頬）側移動などの効果で，咬合の変化が生じると考えられる．

■ 装置のデザイン（図 13.28）

唇側線，ケナインループ，バッカルシールド，リップパッド，パラタルボウ，リンガルボウ，Uループから構成される．咬合異常の種類に対応したデザインがある．上下歯列のアクリルが一塊として形成されているが，歯の移動を補助するために数多くのワイヤーが用いられている．装着中の飲食はきわめて不便である．

■ 適応

アクチベータに準じる．

■ 咬合挙上板（図 13.29）

■ 装置のデザイン

接歯唇側線，アクリル樹脂製の床部およびクラスプで構成される床矯正装置である．口蓋前方の床部を咬合面に平行に厚くして，閉口時に下顎切歯が接触するように設計される．

■ 作用機序

咬合挙上板と咬合斜面板は，単に上下臼歯間に空隙をつくるという機械的な効果にとどまらず，生理学的な観点から"機能的"装置と呼ぶにふさわしい作用機序を有している．すべての床装置に共通することだが，口蓋粘膜前方において持続的な圧刺激を加えると閉口筋活動の持続的な抑制が生じる[22]．この効果は臨床上の影響は推測の域を出ないものの，義歯を装着して，しっかりと噛みしめようとする場合はネガティブな作用と考えられる．しかし，Ⅱ級の過蓋咬合の治療にとっては明らかに利点となる．

咬合挙上板では，上顎の口蓋前方に設けられた厚いアクリル床（図 13.30a ブルー部分）に，下顎切歯はその長軸方向に近い角度で早期接触するように設計されている．臼歯と比べて，切歯は咬合面から歯根に向かって加えられる負荷に対する三叉神経感覚入力の閾値が低く敏感であり，閉口筋活動は反射的に抑制される．本装置を常時装着する場合，患者には無意識のうちに前記のような抑制が生じていると考えられる．それは下顎大臼歯が挺出しやすい環境を装置がつくり出すことを意味する．咬合斜面板についても似たような効果が期待できる（図 13.30）．

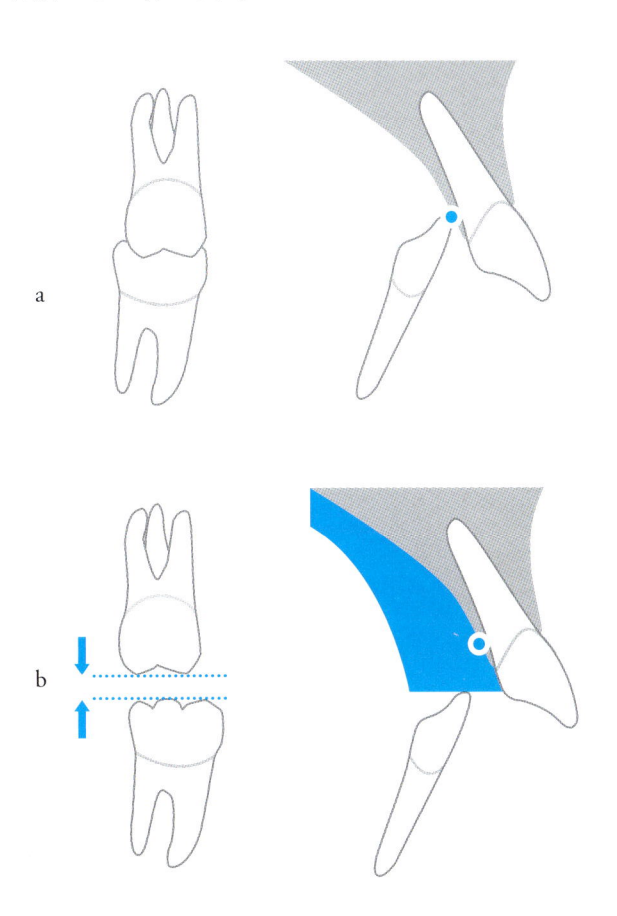

図 13.30　A diagram illustrating the effects of the bite-raising plate. a, Before placing the plate; b, The plate in place. The lower incisor edges make contact with the acrylic table of the plate at the anterior section. This provides clearance between the upper and lower molars. With the use of the plate, the molars are extruded while the incisor overbite decreases.

■ 適応

混合歯列期の過蓋咬合の治療においては，臼歯の挺出による咬合の挙上とオーバーバイトの減少を目的として用いられる．永久歯咬合期の過蓋咬合の治療においては下顎歯列へのエッジワイズ装置の装着が困難で

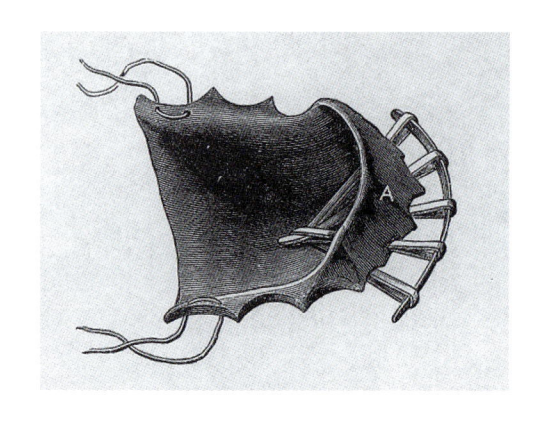

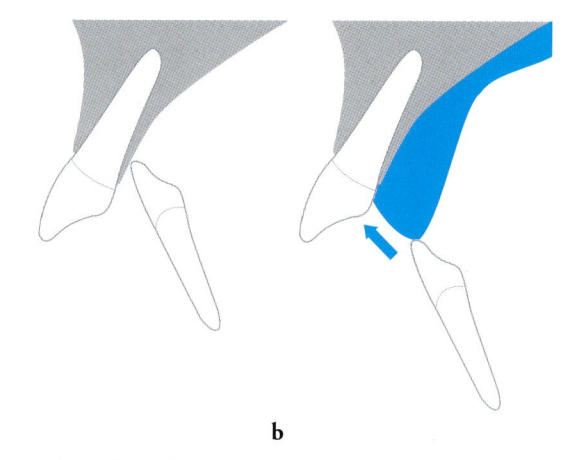

図 13.31　a, The inclined plane used by Kingsley [22] (Courtesy of Dr. R. Kanomi); b, A scheme illustrating the effect of the inclined plane.

あるため，エッジワイズ装置の装着に先立ち本装置を単独であるいはヘッドギア装置と併用して用いることがある．

■ 咬合斜面板

Kingsley[3]が考案した装置（図 13.31a）で，下顎遠心位と過蓋咬合を特徴とするAngle II級1類咬合異常の治療に用いられる．接歯唇側線，アクリル樹脂製の床部およびクラスプで構成される．

咬合挙上板との相違は，下顎を前方に誘導するための誘導面が口蓋前方の床部に形成されていることである（図 13.31b）．下顎切歯は咬合時に誘導面に沿って前上方に移動する．移動の終点において上下臼歯間には間隙がつくられるので，大臼歯は間隙を埋めるように挺出し咬合が挙上される．

装置の副次効果として下顎切歯が唇側に向かって傾斜移動されやすい点があり，下顎切歯がもともと唇側に傾斜している症例に用いる場合には上下顎前突を生じないように注意する．原則として終日使用する．

患者が学童で，授業中に発話に困るといった相談がある場合には授業中は取り外させるが，下校時には必ず装着するように指導する．一般に，成長期の患者では，使用開始後3～4ヵ月で大臼歯が挺出し，前歯オーバーバイトが減少する．

■ 切歯斜面版

Catalan[2]によって，1歯ないし2歯の歯槽性の反対咬合の治療を目的に考案された．下顎切歯切縁から3～4mm高く，咬合平面に対して45°に調整された傾斜面と維持部から構成されるが，クラスプを用いず，下顎歯の歯頸部までレジンで覆うタイプが一般的である．構成咬合位が取れる症例でなければならない．

■ リップバンパー（図 13.32）

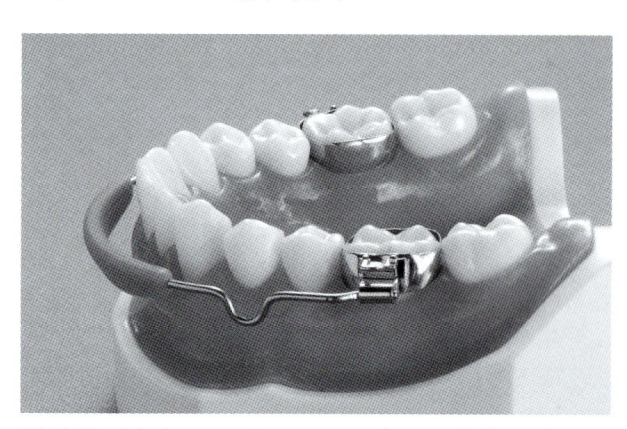

図 13.32　A lip bumper. Bent-in omega loops in the bow effectively transmit the lip pressure received by the lip bumper to the lower first molars. The bent-in bayonet offsets of the bow mesial to the lower first molars prevent the bow from being displaced distal through the molar tubes.

大臼歯用バンドの頬側に熔接されたラウンドチューブに挿し込むボウ（アーチ形状の金属線）の前方部につけられたレジンパッド（バンパー）を，下顎切歯と口唇内側粘膜部の間に位置させることで下顎切歯に加えられる下唇の機能圧を排除し，下顎前歯の舌側傾斜や叢生を改善する目的で使用される[23]．パッドと下顎切歯の距離は3～4mm程度とする．下唇圧はボウを介して大臼歯に後ろ向きの力として伝えられるので，第二乳臼歯の早期喪失などにより近心に転位した第一大臼歯の遠心移動や加強固定を行う目的で使用する．

本装置を 12 ヵ月使用すると、小臼歯部より後方の歯列弓幅が増す[24]．青年期前の子供に適応したところ、下顎骨歯槽基底部の横幅を拡大する効果があったとする報告もある[25]．

3　顎外装置

顎外装置 extraoral appliances には，鼻上顎複合体と上顎歯列に作用するヘッドギア装置および上顎前方牽引装置と，下顎骨および下顎歯に作用するチンカップ装置がある．広義には上顎前方牽引装置とチンカップ装置もヘッドギア装置であるが，わが国では三者は伝統的に独立して分類されており，本書でもそれに従う．

3.1　ヘッドギア装置

ヘッドギア装置 headgear appliance は Kloehn[26] により紹介された．上顎骨の前方成長を抑制する効果と上顎歯列を遠心に移動する効果があるため，今日でも矯正歯科治療のさまざまなシーンで用いられている．現在では，青年期前後の患者に本装置の使用を長期にわたり守らせることは難しい．そのため，矯正固定用骨内インプラントが代替装置として徐々に採り入れられるようになっている．しかしアンカレッジインプラントは小手術により金属性のピンを顎骨内に定置する必要があるため，ヘッドギア装置を選択する患者も依然として少なくない．

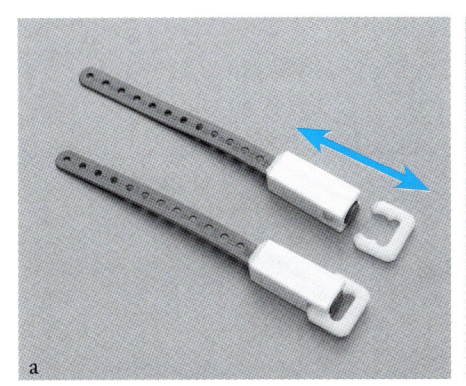

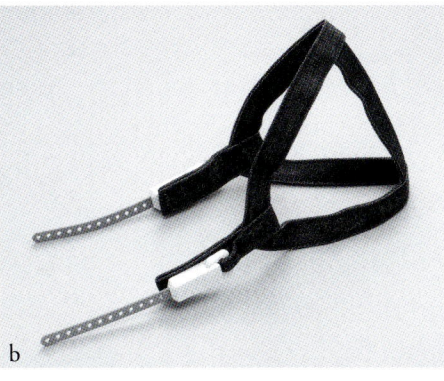

図 13.33　Headgear appliance. a, traction unit; b, head cap

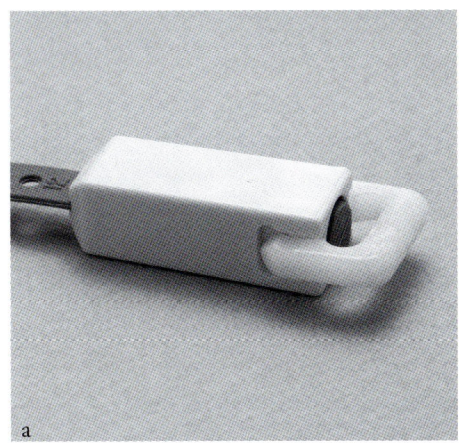

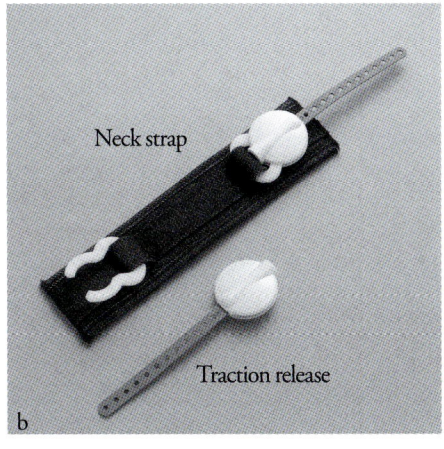

図 13.34　a, Close-up of the traction unit; b, a neck strap and a traction release used for a cervical headgear appliance

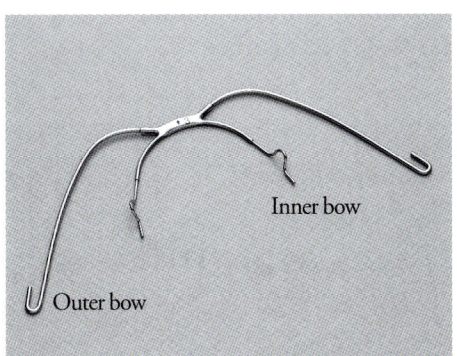

図 13.35　Face bow

■ 装置のデザイン

本装置はゴムバンド，スプリングなどで構成されるトラクションリリース（牽引）ユニット（図 13.33a）と，牽引力を受け止めるヘッドキャップやネックストラップ（図 13.33b），そして牽引力を歯に伝えるフェイスボウ（図 13.35）で構成される．

顎外力はフェイスボウのアウターボウ両端にトラクションを介して伝えられる．フェイスボウのインナーボウは，上顎大臼歯バンドに熔接されたチューブに挿入される．これにより上顎大臼歯あるいは上顎歯列に顎外力が伝えられる．上顎大臼歯の移動方向は，加えられる力積（力×時間），牽引方向とインナーボウ，およびアウターボウの相対的角度，そしてアウターボウの長さに依存する．

■ トラクションユニット

トラクションユニット traction unit は，フェイスボウのアウターボウのフックに引っかけるタブ，タブと接続するコイルスプリング，コイルスプリングを収納する筐体に接続されるトラクションリリースで構成される（図 13.34）．

トラクションリリースはヘッドキャップまたはネックストラップに接続される．フェイスボウが誤って前方に引っ張られた状態で手を放されると，インナーボウが矢のような働きをして患者の顔を傷つけるおそれがあり，重篤な障碍を引き起こした事例も報告されている．そのような事故を防ぐため1970年代末，フェイスボウに強い前方に向かう力が働くとタブとスプリングが前方に牽引される結果，トラクションリリースが筐体から自動的に外れるような安全機構（セーフティリリース safety release）のついたヘッドギア装置[27]が考案され，今日に至っている．安全機構がついていないヘッドギア装置を使用してはならない．

■ ヘッドキャップとネックストラップ

歯に加えられる矯正力を相殺する反作用を固定源に伝える働きをするヘッドギア装置の構成要素である（図 13.33, 13.34）．ヘッドギアという名はこの構成要素に由来する．一般にジーンズなどの布地でつくられる．長期の使用が可能で，高温多湿の日本では定期的に洗える素材が適している．

■ フェイスボウ

フェイスボウは直径 .045" と .060" のステンレスワイヤーでつくられており，大臼歯バンドに熔接されたバッカルチューブに挿入されるインナーボウと，それに熔接されトラクション（牽引）部に取り付けられるアウターボウから構成される（図 13.35）．アウターボウの長さによりショート，ミディアム，ロングの3種類に分けられ，それぞれ機能が異なる（図 13.39, 13.44）．

片側の大臼歯のみを遠心移動したいときには，片側用（ユニラテラル）ヘッドギア装置を使用する．

■ 効果と適応

(1) 上顎大臼歯・上顎歯列の近心転位を防ぐ固定源（加強固定）として働く．したがって，小臼歯，永久犬歯が萌出するまでの保隙効果がある．片側につき150～250gの大きさの力を1日当たり8～10時間装着する必要がある．

(2) 上顎大臼歯の遠心移動，頰・口蓋側移動，回転，圧下，挺出を行う．永久犬歯から第一大臼歯にかけて軽度の叢生が見られ，第二大臼歯が未萌出の場合は1日当たり約10時間，4～6ヵ月間装置を装着させると問題が解決できることが多い．目安としては最終的に片側で2～3mm程度の遠心移動量である．第二大臼歯が萌出間近の症例では，スペースリゲーナで大臼歯を遠心移動するよりも確実な効果が得られる．しかし，第二大臼歯が口腔内で萌出し始めてしまうと，本装置でも第一大臼歯を遠心移動することは相当に難しい．乳臼歯の早期喪失によって，第一大臼歯が近心に捻転しながら転位してしまった症例に対して有効である．ただし，上顎大臼歯の遠心移動により前歯の垂直被蓋は減少するので，オーバーバイトが浅い症例には適していない．側方歯群交換期の症例にコンビネーションヘッドギア装置やサービカルヘッドギア装置を用いることで，軽度の上顎永久犬歯の低位唇側転位を未然に防ぐことができる．その場合，第二大臼歯の歯胚は顎骨内にあって未萌出であることが前提で，片側250g程度の力を一日当たり10時間前後，4～8ヵ月間にわたり継続的に上顎第一大臼歯に作用させると，上顎第一大臼歯の遠心移動，小臼歯の遠心移動および前歯歯間のスペースが得られる（図 13.36）．

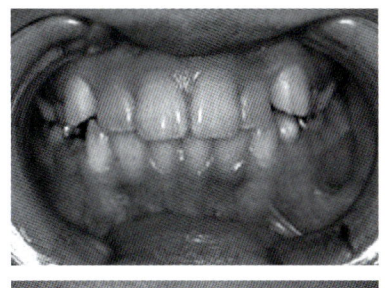

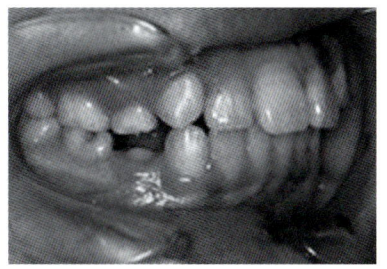

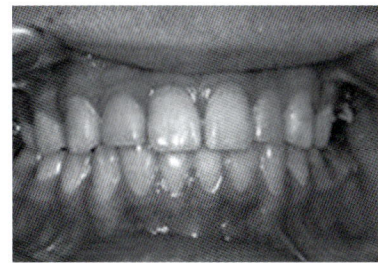

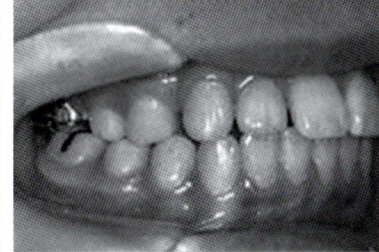

図 13.36 Intraoral views of a patient having a mild Class II molar relationship and high cuspids in the upper dentition. Upper, Pretreatment; Lower, After the use of a combination headgear 8 hours per day for 8 months. The maxillary molars were distalized with simultaneous grow of the mandible, and Class I molar relationship was achieved. The maxillary permanent canines are guided into the line of occlusion with space created in the maxillary anterior segment.

(3) 上顎永久歯列弓の遠心移動を行う．典型的なAngle II級1類咬合異常を有し，正常または深いオーバーバイトを有する患者に対して，一日当たり約10～14時間，8～18ヵ月間，片側200～350gの力を上顎両側の第一大臼歯にかける．その際，本装置を唇側線とCクラスプのついたアクティブプレート（図13.37）と併用すると，上顎永久歯列が全体として遠心移動され，オーバージェットが減少される．ヘッドギア装置を単独で使用すると，上顎大臼歯がまず遠心に移動され，次いで上顎小臼歯が遠心に移動される．上顎前歯部に空隙が生じるが，上唇圧の働きにより上顎切歯は口蓋側に緩やかに移動され，空隙は閉じる．

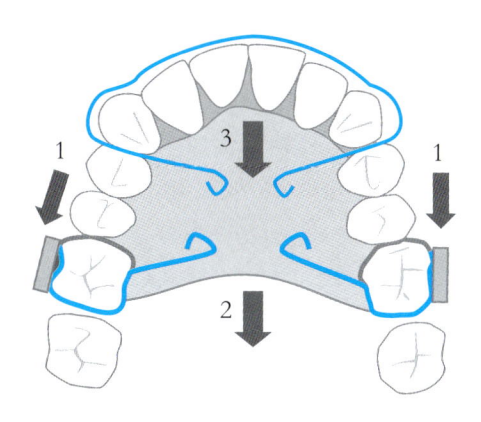

図 13.37 Typical combined use of a headgear appliance with an active plate for correction of Class II malocclusion. The acryl of the anterior portion of the plate is removed 1mm from the palatal cervical margins of the maxillary incisors before starting treatment so as to facilitate the palatal movement of maxillary incisors. The acryl is ground off at the chair side upon the patient's visit, if necessary. A change in overjet can only become visible after use of the appliances for about 8 to 10 months. For details, see Figure 13.6.

(4) 成長期の患者では，本装置を片側200～350gの力で一日当たり約12～14時間，18～24ヵ月間使用させると鼻上顎複合体の前下方への成長を抑制する"顎整形効果"が得られる．

本装置の長所と短所は以下のとおりである．

長所：

歯の矯正移動に必要な力と比べて，はるかにしっかりとした固定が得られる．

短所：

装置が目立つこと，また就寝中に装着しなければならないので，患者の協力が得られにくい点があげられる．装置の効果は使用時間に大きく依存する．また，装置を装着したままで顔に外力が加えられると必ずしも安全とは言えず，管理には注意を要する．

■ 種類

顎外力の効果は，力の作用するベクトル（方向と強さ）と使用する時間に依存する．実際に使用される顎外力の方向と強さは単純に規定できないが，本装置を使用するにあたっては，上顎の歯・歯列および鼻上顎複合体に加えられる力のベクトル（方向と大きさ）の概念を理解し，アウターボウの長さと傾きをどのように選択・調製すれば所定の効果が得られるかを，術者自身で考えられるようにしておく．

ヘッドギア装置には，咬合平面に対する顎外牽引力

の方向によって両者が一致している場合（ミディアムプル），力が上方に向かう場合（ハイプル），下方に向かう場合（ロープル），上顎切歯を圧下する方向の場合（Jフック），の四つのタイプがある．

■ サービカルプルヘッドギア装置

本装置の構成要素であるネックストラップ，それに接続するトラクションリリース，そしてトラクションリリースの発生する後方への牽引力を上顎大臼歯に伝えるためのフェイスボウを図13.38に示す．

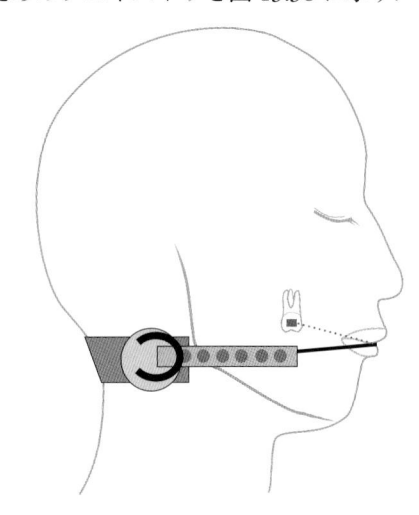

図13.38 Cervical-pull headgear appliance and a face bow to deliver extraoral force.

理論上，顎外力の作用線の上顎第一大臼歯の抵抗中心との相対的な位置関係で，上顎第一大臼歯の移動態様が決まる．作用線が抵抗中心を通る場合，大臼歯は回転せずに作用方向に歯体移動する（図13.39）．力の作用線が上顎第一大臼歯の上方または下方を通るようにすると，大臼歯は抵抗中心から作用線に至る距離（モーメントアーム）に比例して回転する．すなわち，作用線が抵抗中心の上方を通る場合には歯根が遠心に向かうように回転する（図13.39）．作用線が上顎第一大臼歯の抵抗中心より下方に位置すると，大臼歯は歯冠を遠心に傾けるような回転力を受ける（図13.39）．

上顎第一大臼歯は歯槽窩の中にあるので，移動に対して抵抗の弱い咬合面方向に向かって挺出するように動く．大臼歯の回転方向は長さの異なるアウターボウを用いることで調節する．

サービカルプルヘッドギア装置を使うと，上顎大臼歯あるいは上顎歯列全体の遠心移動と大臼歯の挺出を行うことができるので，AngleⅡ級1類で深いオーバーバイトを示す症例に適応される．装置の効果として，歯列弓長径は維持されるかあるいは長くなる．装置の使用を止めると傾斜移動された分，上顎大臼歯は近心に向かって再傾斜しやすい．

・効果

(1) 失われた歯列弓長の回復あるいは増加

第二乳臼歯の早期喪失などが原因で，上顎第一大臼歯が近心転位することがある．その場合，第一大臼歯はその口蓋側根を軸にして，近心に捻転しながら移動しやすい．上顎第二大臼歯が未萌出ならば，前記の理由で失われた歯列弓長をヘッドギア装置を用いて回復することができる．

スペースの回復は二つの効果を利用して行う．その一つは，近心捻転した第一大臼歯の捻転を矯正することである．その場合，大臼歯は菱形をしているので，近遠心方向には本来の歯冠近遠心幅径よりも長めにスペースを占拠した状態となっていることが多い．そこで，インナーボウのストップループより遠心の部分にトーインベンド（図13.74参照）を入れてヘッドギア装置を装着させると，2～3ヵ月程度で上顎第一大臼歯を遠心頬側に回転させることができ，それにより1～2mm歯列弓長が稼げる（図13.40a）．

本装置の使用中に側方歯群の交換が行われるなら，小臼歯は遠心に移動しながら萌出誘導されるので，犬歯は唇側転位せず正しい歯列弓内に自然に収まるように萌出する．しかし，サービカルプルヘッドギア装置の使用を開始した時点で第二大臼歯が萌出を開始しているような場合は，上顎第一大臼歯の遠心移動は相当に困難であり，2～4mmの遠心移動に8～18カ月間を要する．その場合は，ヘッドギア装置の使用時間は1日当たり約14時間程度必要となる．したがって，上顎第二大臼歯の萌出状態をパノラマエックス線画像で確認することが望ましい．

歯列弓は両側臼歯部が平行な"U"字型ではなく，遠心に向かって放物線状に開いている．したがって，上顎大臼歯の遠心移動を行う場合には，それに伴いインナーボウを徐々に広げ，大臼歯を遠心頬側に移動させる必要がある．これを怠ると，臼歯部交叉咬合をつくることになる（図13.40b）．

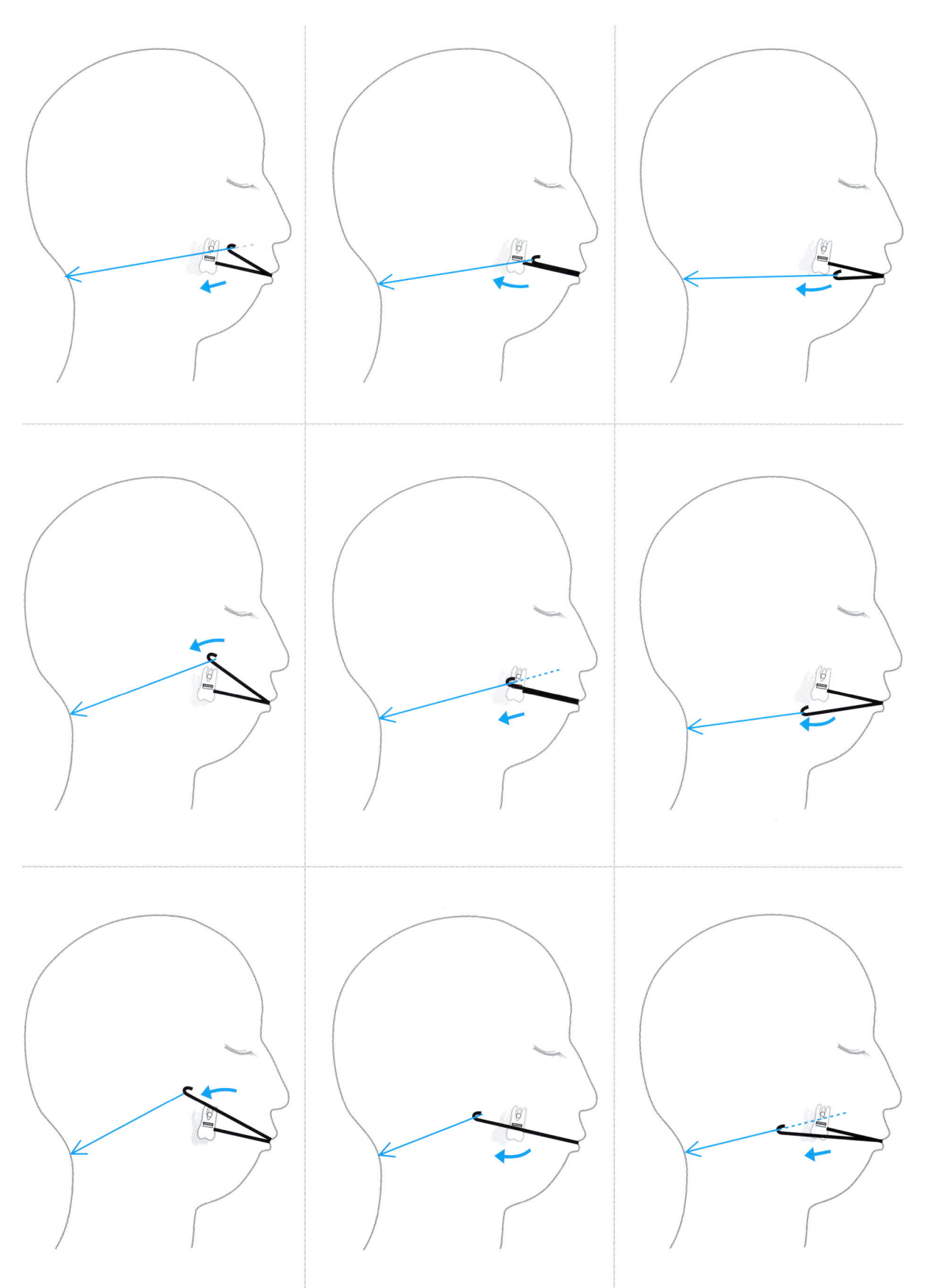

図 13.39　Schematic drawings that illustrate the mechanical effects of the cervical-pull headgear appliance. Top, Short-length outer bow; Middle, Medium-length outer bow; Bottom, Long-length outer bow; Left, The traction force directed superior to the inner bow; Middle column, The traction force coincides with that of the inner bow; Right, The traction force directed inferior to the inner bow

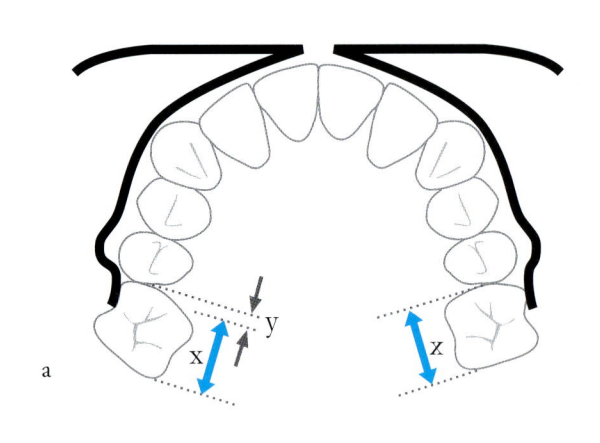

図 13.40 a, The maxillary right first molar is mesially rotated around the palatal root to occupy a mesio-distal distance longer than its anatomically defined mesio-distal crown width. This leads to the reduction of space for the remaining teeth, which causes them to become mal-aligned; b, The direction of the inner bow is adjusted so that the maxillary right first molar is displaced disto-laterally. If the force delivered is just distal, the first molar is likely to make contact with the neighboring cortical bone.

(2) 上顎骨の前方成長の抑制

　青年期の成長スパートが完了するまでは，ヘッドギア装置を用いて上顎骨の前方成長を抑制することができる[26]．すなわち，上顎骨前後径が長いために上顎前歯歯槽基底部前方限界点が前方に位置しているタイプの骨格性2級を認める患者に対して，本装置を片側250～300g程度の力で1日当たり12～14時間，8～18ヵ月使用すると，セファロ画像上で識別可能な程度の成長抑制を期待できる．しかし，本装置を1～2年継続使用した後で患者に成長が残されている間にその使用を止めるとリバウンドが生じ，数年以内に抑制された分の成長が生じると考えられている．これは追いかけ成長効果 catch-up growth effect と呼ばれている[28]．

　ところで骨格性2級咬合異常の本態が長い上顎骨前後径ではなくて，下顎骨前後径が短いか下顎骨が後退位をとっている症例も多く見られる[29]．その場合，理論上はヘッドギア装置を用いることは適切ではない．しかし日本人では，セファロ分析所見でA点の位置が標準的な位置を取り，またプロフィログラムを見て特に異常所見のない場合でも，上顎前歯歯槽堤は白人に比べて矢状面上で一般に前傾していることが多い．したがって上顎骨劣成長の特徴が所見として認められず，口腔内を視診して上顎前歯唇側歯肉が前傾しており，口元も前突感を認めるような症例では，ヘッドギア装置を用いて上顎骨の前方成長をある程度抑制しながら，その間に下顎骨の自然な前下方への成長を期待するという対症療法は，一概に排除されるべきではない．そのような治療を行うことで前突感の強くない口元をつくれることは，日常しばしば経験することである．

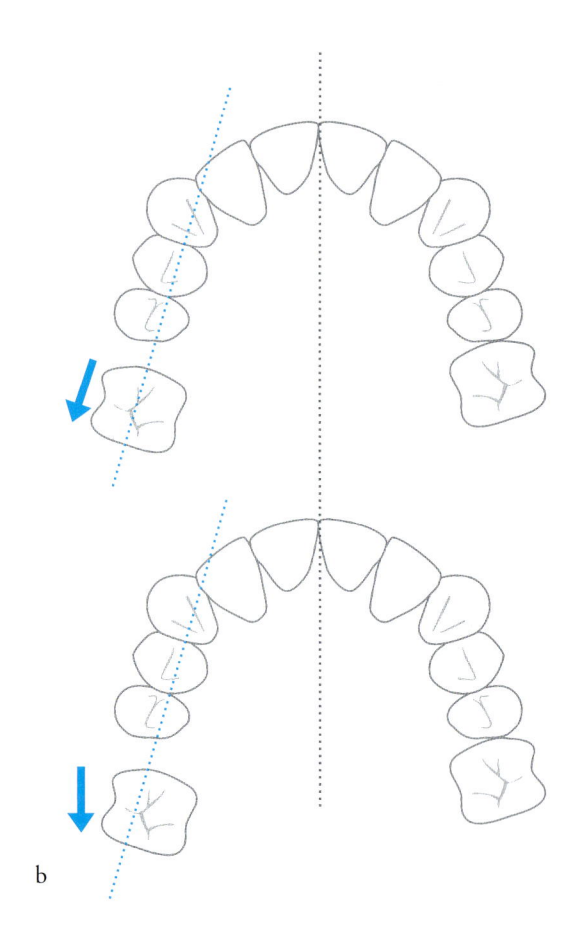

(3) 前歯部オーバーバイトの減少

　サービカルプルヘッドギア装置の効果としてオーバーバイトの減少がある．これは，臼歯の歯体移動による挺出と，近心もしくは遠心への傾斜移動により，上顎第一大臼歯の近心または遠心の咬頭や辺縁隆線が，対向歯と早期接触する効果によるものである．II級の過蓋咬合症例は本装置の適応症である．もともと前歯部オーバーバイトが浅い症例ではサービカルプルヘッドギア装置を使わずに，ハイプルヘッドギア装置を用いるほうが良い．

　サービカルプルヘッドギア装置を用いて上顎前突と過蓋咬合が改善されI級の大臼歯関係が得られた症例を図13.41に示す．側面位セファロ画像トレースの重ね合わせ(図13.42)でも，上顎骨の前下方への成長が抑制され，その間に下顎骨の順調な成長が見られたことが治療を成功に導いたことがわかる．

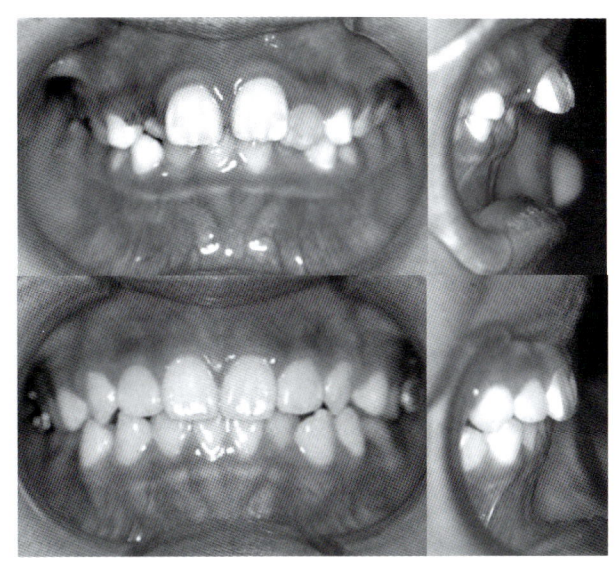

図 13.41 Angle Class II, Division 1 malocclusion in the mixed dentition stage accompanied by excessive incisor overjet and a deep bite. Upper, Pretreatment, 8Y11m; Lower, Use of a cervical headgear appliance 10 hours per day with a force magnitude of 200 g on each side for 46 months resulted in a reduced overjet and overbite, 12y9m.

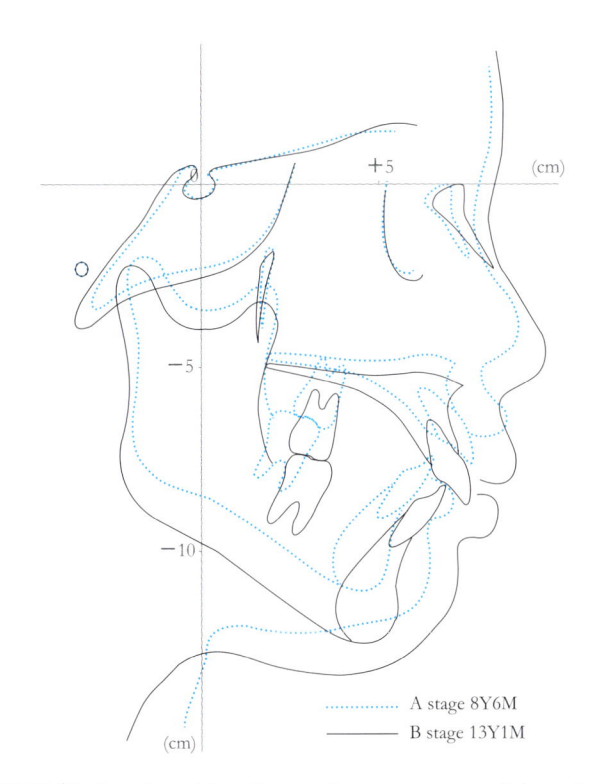

図 13.42 Superimposition of pre- and post-treatment cephalometric tracings of the patient shown in Figure 13.41

■ ハイプルヘッドギア装置

本装置には上顎大臼歯に力が加えられるタイプ（high-pull-to-molar headgear）と，上顎前歯部に圧下力が加えられるタイプ（Jフック high-pull-to-archwire headgear）がある．一般には前者をハイプルヘッドギア装置と呼び，後者をJフックタイプヘッドギア装置と呼ぶことが多い．

• 装置のデザイン

フェイスボウ，ヘッドキャップ，トラクションリリースの関係を図13.43に示す．

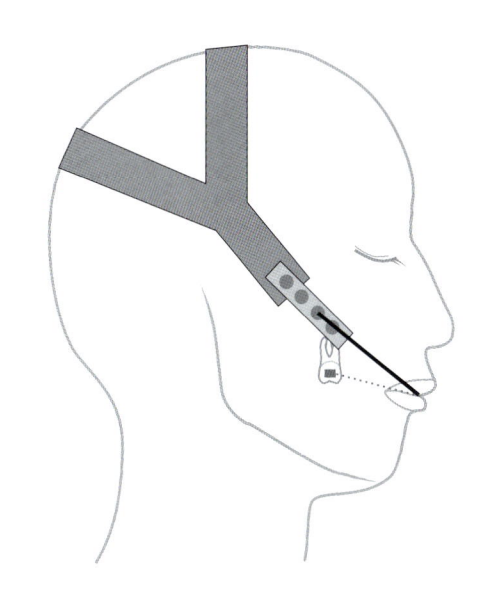

図 13.43 A high-pull-to-molar headgear appliance, showing a head cap, a face bow and a traction unit.

• 作用機序

力の作用線が上顎第一大臼歯の抵抗中心を通過するように調整すると，モーメントが生じることなく，大臼歯の傾斜角度を変化させずに移動することができる（図13.44）．

力の作用線が上顎第一大臼歯の抵抗中心の上を通過するようにすると，大臼歯は歯冠を近心に回転させながら後上方に移動する（図13.44）．

また，力の作用線が上顎第一大臼歯の抵抗中心の下を通過するようにすると，大臼歯は歯冠を近心に回転させながら圧下される（図13.44）．

ハイプルヘッドギア装置の力はサービカルプルヘッドギア装置のそれと比べて，上顎大臼歯を遠心に移動するより圧下する方向に向けられる．したがって，前歯のオーバーバイトが浅いか開咬を呈する症例に応用すると，臼歯を圧下してオーバーバイトを深くできるか，少なくとも治療中の歯列のレベリングによるオーバージェットの減少を防ぐ効果がある．

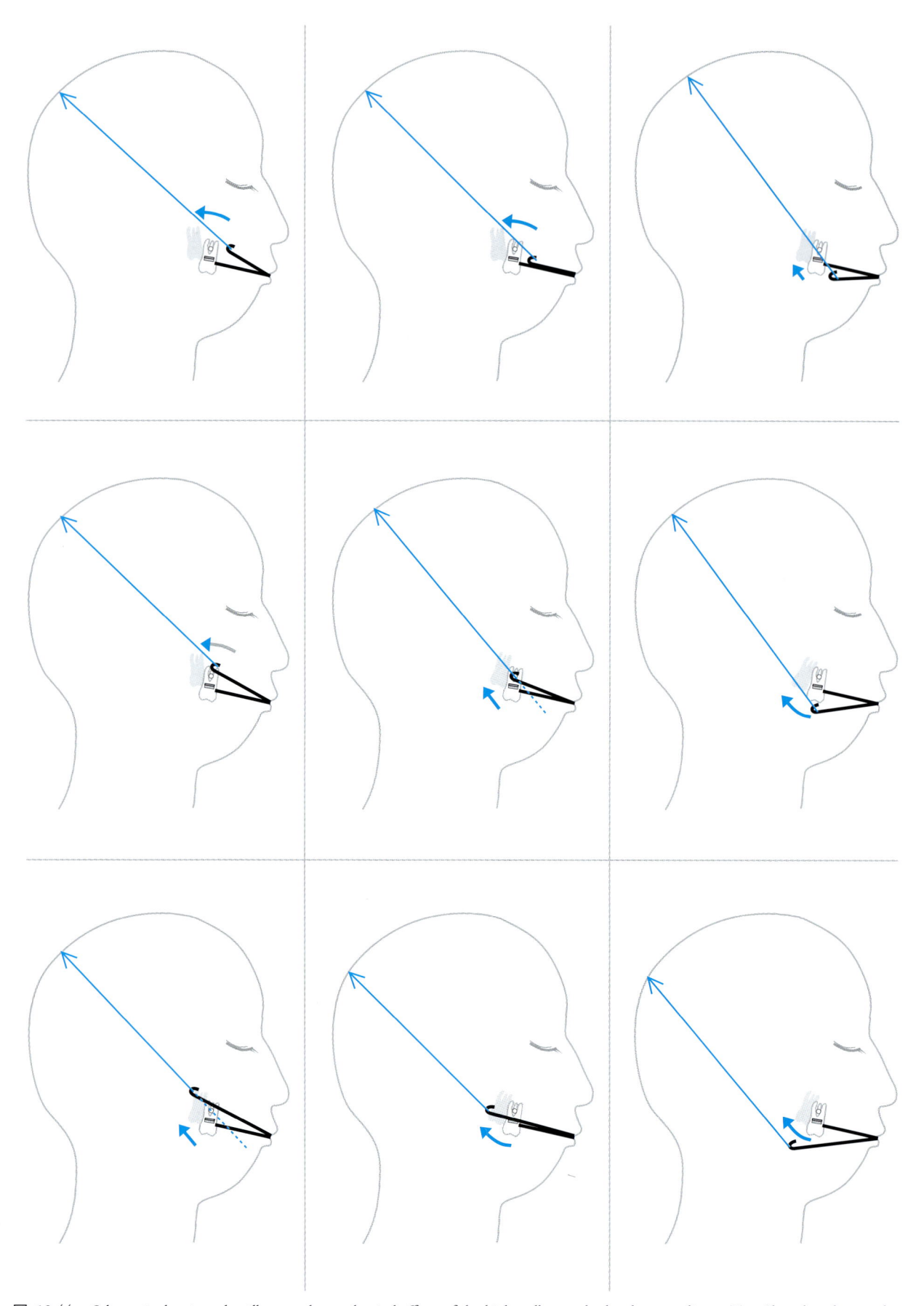

図 13.44　Schematic drawings that illustrate the mechanical effects of the high-pull to molar headgear appliance. Top, Short-length outer bow; Middle, Medium-length outer bow; Bottom, Long-length outer bow; Left, The traction force directed superior to the inner bow; Middle column, The traction force coincides with that of the inner bow; Right, The traction force directed inferior to the inner bow

本装置を機能的矯正装置と併用しⅡ級咬合異常の治療に応用することで，下顎骨の後下方への望ましくない回転を防ぐことができる[30,31]．本装置を使用する場合は，上顎第一大臼歯の歯冠が頬側へ傾斜することを防ぐために，トランスパラタルアーチの併用を勧める．

Jフックヘッドギア装置

・装置のデザイン

上顎両側の臼歯と永久前歯にエッジワイズアタッチメントを取りつける．永久犬歯と永久側切歯の間を通るアーチワイヤーの歯肉側にフックをろう着する．J型のボウの一端はトラクションリリースを介してヘッドキャップに接続される．J型ボウの端は，ループ状のフックになっており，アーチワイヤーのフックに引っかけることで牽引力が上顎前歯に伝えられる．

・適応

臼歯の咬合は良好であるが，上顎永久中切歯が唇側転位しており，臨床歯冠が長くオーバーバイトが深い症例に応用して，上顎永久中切歯の圧下と後方移動を行う．上顎永久切歯間にスペースがあるか，ストリッピングによってスペースを確保したうえで，Jフックヘッドギア装置を用いることがある．

本装置を用いて，前歯の長軸に沿って歯根に向かう力を加えると，歯根尖部で歯髄に入る血管が必要以上に圧迫され，歯根吸収や歯髄の失活が生じるおそれがあるので，使用には注意する．

コンビネーションヘッドギア装置

サービカルタイプとハイプルタイプの中間の方向に向かう顎外力を，上顎大臼歯にかけるときに用いる装置である．

■ 調製方法

ヘッドギア装置はバンドとチューブに大きな力がかかるので，適切なバンドを選択して適合させ，セメント合着することが大切である．特にバンドと対向歯との咬合干渉を避けることが望ましい．アタッチメントはできる限り歯肉側に位置させる．

ダブル（またはトリプル）バッカルチューブ（図13.45）には，エッジワイズ装置のアーチワイヤーを挿入するチューブとヘッドギア装置のインナーボウを挿入するチューブがついている．また，遠心を向いたフックがついている．チューブは近心方向へ少なくとも6°の角度がついており，臼歯を近心頬側へ動かすことができる．しかし，臼歯が近心口蓋側にあまりにも捻転しているときは，角度のついたチューブを使うと患者がフェイスボウをチューブに差し込むことができない．このような症例では，初めから角度のついていないチューブを使うと良い．

フック付きのダブルバッカルチューブを用いる理由は，治療段階によっては牽引用エラスティックを用いる場合があり，そこにフックがついているとバンドを口腔内から取り出してフックをろう着する，あるいは装置を取り替える必要がないので便利なためである．同様に，リンガルボタンをバンドの口蓋側に熔接しておけば，後で交叉ゴムや舌側にチェーンエラスティクス（鎖状弾性高分子材料）が使える．

ダブルバッカルチューブはスポットウェルダー（図13.46a）を用いてバンドに熔接する．熔接時には，チューブのベースウィングを点熔接する．（図13.46b, c）．

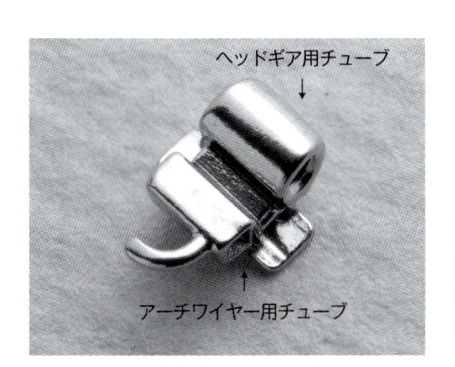

図13.45 A triple buccal tube used for the maxillary first molars. The larger round tube is used to place the inner bow ends of a headgear appliance. A convertible type archwire tube (as shown left) is convenient for inserting the archwire ends after attachments are added to the maxillary second molars.

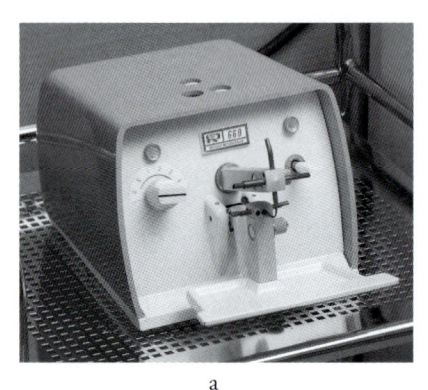

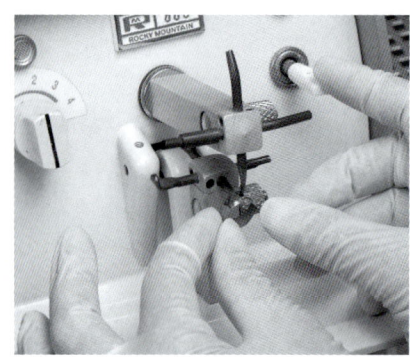

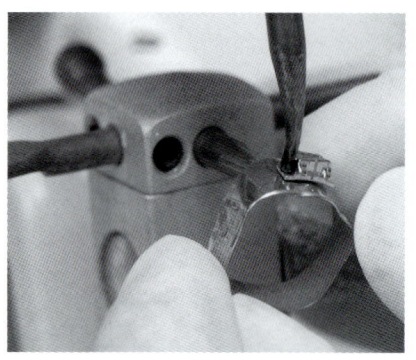

図13.46　A spot welder used for welding attachments onto orthodontic bands. a, Overview; b, A band and an attachment are held firmly between the electrodes.

　試適してみてチューブが理想的な位置にあることを確認した後に口腔内からバンドを取り外し，チューブの位置を変えないように注意して近遠心のウィングを熔接する．

　セメント合着前に歯を清掃し乾燥しておく．歯面研磨後，排唾管の先をCの字に曲げ下顎舌側に置く．コットンロールを上顎あるいは下顎の左右齦頰移行部のできる限り奥に置く．さらに，先をCの字に曲げたコットンロールをもう一つ遠心に置く．咬合面の高さに適当にコットンロールを置いても，ただ視野を遮るだけである．

　片側だけのセメント合着であっても，左右の齦頰移行部にコットンロールを置くこと．これは適切な防湿をする唯一の方法である．また長期間バンドを装着するため，セメントはフッ素徐放性のグラスアイオノマーセメントを用いると良い．

■ **フェイスボウの調製と調節**

　フェイスボウの種類はバラエティに富んでいる．上顎の模型上で歯列の長さと幅を見ながら，正しいサイズのフェイスボウを選ぶ．装着時にろう着部と上顎切歯との間が2～5mmの間隔となるような大きさを選ぶ．ろう着部の高さは，力を加えたときにろう着部が上下口唇間に位置し，かつ一方の口唇を圧迫しないようにする．アウターボウは牽引したときに頰との間に2～5mmの間隔が得られるようにする．サービカルヘッドギア装置のストップループはループを下にすること．逆にすると軟組織を傷つけることが多い．

　口腔内で，フェイスボウのインナーボウの片方の端を，上顎大臼歯用バンドに取りつけられたラウンドチューブ（ヘッドギアチューブ）に挿入する．この時，大きな抵抗があればボウの幅や方向を調節する．インナーボウのUループは，インナーボウがチューブの遠心端から突き抜けないようにするストップの役割を果たすと同時に，インナーボウのたわみを増す働きもする．ループストップの形状をわずかに変えることで，大臼歯の垂直方向および横方向の位置を調節したり，アウターボウと頰との間の隙間の大きさを調節できる．

　インナーボウのもう一方の端を反対側のヘッドギアチューブに接触するように位置づけ，インナーボウが歯列弓に接触していないか，ボウの挿入時に大きな抵抗がないかを調べる．インナーボウを一旦口腔外に取り出したうえで，ボウを側方および上下方向に調節する．調節はヘッドギア用ユニバーサルプライヤーを用いることもできるが，ボウの角度の調節は両手の拇指と示指を用いるとよい．両側のインナーボウがバッカルチューブにスムーズに挿入できるようになるまで，口腔内の試適とチェアサイドでの調節を繰り返す．インナーボウは大臼歯以外の歯に接触させてはならない．

　上顎の大臼歯がヘッドギア装置で遠心に移動するにつれて，インナーボウが上顎前歯に当たりやすくなる．このようなときには装置の使用を止め，主治医にすぐに連絡するよう患者にあらかじめ伝えておく．インナーボウの前方部分は，安静時に上唇と下唇の間に位置するように調節する．フェイスボウが上唇や下唇に強く接触すると，潰瘍を形成することもあるので注意する．アウターボウは装着時に頰に接触してはならない（図13.47）．アウターボウが頰に当たって痛いときは装置の使用を中止し，主治医にすぐに連絡するよう患者にあらかじめ伝えておく．

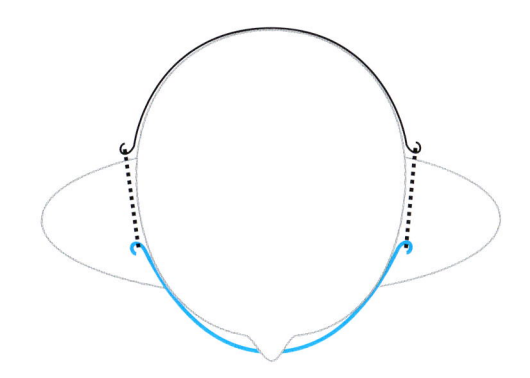

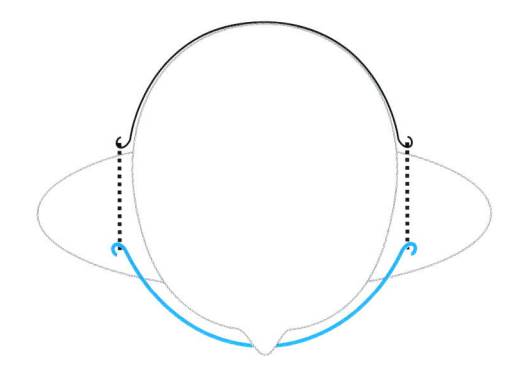

図 13.47　The outer and inner bows of the headgear appliance should be carefully adjusted so as not to make contact with the cheeks, the lips, the gingiva or teeth.

■ 装置の管理

　すべてのヘッドギア装置による治療を成功させるためには，患者の協力が不可欠である．どんな症例であってもヘッドギア装置は弱い力で始め，1〜2週間で目的の力まで強くする．ヘッドギア装置を装着してすぐに強い力をかけるのはよい方法とは言えない．最初から歯の痛みが強いと痛みに対する感受性の閾値が低くなるので，患者の信頼を失うことになる．ネックストラップにかかる牽引力が片側で150〜250gになるようにする．片側で約300gを超える牽引力は不必要で，大きな力をかけ過ぎると患者は痛みを訴えることになる．

　インナーボウを介して上顎の大臼歯に力をかけると痛みを感じることがあるが，通常は歯の移動に伴う痛みであることを患者に説明しておくと良い．痛みの程度には個人差があるが，通常，歯に矯正力を加えてから5〜7日くらい続く．痛みの程度に応じて，鎮痛薬を服用させることがある．

　また，食事などをすると強い痛みを覚えることがある．初めて矯正力を加えたときには痛みが起こる前に，あらかじめ鎮痛薬を服用させておくこともある．痛みがあまりにも強い場合には来院してもらい，矯正力の働き方や強さをチェックする．格闘技や自転車，スキーなどのような顔面を傷つけるおそれのあるスポーツをするときは，ヘッドギア装置を使用してはならない．

　ヘッドギア装置は4〜6週間ごとの調整が必要である．ヘッドギア装置以外の矯正装置を併用しているときは，それらの装置をチェックするために来院間隔を短くしてもよい．

　初めて患者にヘッドギア装置を与えるときは，装置を患者に示しながら，まずその名称と使用目的を説明する．説明用模型とヘッドギア装置を使って説明するのもよい．それにより患者のモチベーションを高めるようにする．

　次に装置の各部の役割を説明し，実際にインナーボウを患者の上顎大臼歯のヘッドギアチューブに術者が挿入し，患者と保護者にハンドミラーで見せる．

　次いで，アウターボウのフックにトラクションリリースを引っかけ，ヘッドキャップあるいはネックストラップと接続する．装着した状態を患者と保護者にハンドミラーを使って見せる．アウターボウのフックを引っかけるトラクションリリースの穴の部位に，マジックインキで印をつけ患者に教える．

　一旦装置を取り外して，練習のために患者自身あるいは保護者の手助けでヘッドギア装置をつけてもらう．保護者が装着させる場合は患者にハンドミラーを持たせて，様子を観察するように指示する．要するに，説いて，見せて，練習させ，褒めることが重要である．

　ヘッドギア装置は，毎日およそ10時間使用しなければ所定の効果を得るのが難しい．ヘッドギア装置の着用時間を記録する"使用時間表"を患者に渡し，毎日記録するように指示する．使用時間表は来院ごとに患者に必ず持参してもらい，歯科医師が患者の装置着用の状況を確認する．その際，単に表を見たり批判的態度をとるのではなくて，患者のモチベーションを高めるように励ましたり，建設的なアドバイスをすることが重要である．

　患者が装置を装着しているかどうかは，患者にヘッドギア装置を装着させてみると一目瞭然にわかることが多い．手間どる場合は，あまり使用していないと考えてよい．ヘッドキャップが破損していないか，また無理

なく装着できるか確認する．ヘッドギア装置が壊れたり緩くなったりしたら，できる限り早く連絡するよう患者に伝えておく．壊れた部品は破損した原因を歯科医師が知るための手がかりとなることがあるので，捨てないでとっておくように患者に指示し，来院時に持参してもらうと良い．

最適矯正力の概念と生物学的基礎を理解しているなら，ヘッドギア装置を用いて上顎大臼歯の固定や遠心移動，あるいは上顎の前方成長の抑制を図るときに用いる顎外力は，単に強ければよいものではないことは明白である．したがって単純なゴムバンドのようなストラップを使用してアウターボウを牽引することは，力をかけようとする歯に対して障碍となるおそれがあるばかりでなく，予定した歯の移動効果は得られない．

3.2 上顎前方牽引装置

上顎前方牽引装置 maxillary protraction headgear appliance:（MPH）は，鼻上顎複合体の前下方への成長を刺激する作用がある．骨格性3級咬合異常を認める患者の32〜43％は上顎骨の劣成長（早期に成長が終了したという意味）単独か，あるいは下顎骨の過成長と上顎骨劣成長の組み合わせである[32,33,34]．

前記のようなタイプの骨格性の問題を有する患者の矯正歯科治療計画を立てるときは，判断するのが難しい問題に直面する．その時点で上顎骨の前方成長をうまく促進できるとしても下顎骨も自然のタイミングで成長するので，もし下顎骨の成長後の位置が相対的に上顎骨よりも前方に位置するようなら成長終了後には前突した口元になり，場合によっては手術の適応となる可能性がある．

下顎骨がこのような成長の傾向を示すことは，Mitani らが下顎前突症患者について行った縦断的研究[35,36]で紹介されている．たとえ前歯のオーバージェットがわずかにプラス値を得られるようでも，側面観で口もとが飛び出した上下顎前突となるなら容貌が損なわれている程度にもよるが，やはり手術の適応となり得る．そのため成長期には治療計画を確定せずに，その後の顎発育に依存して最終的な治療方針を決めなければならないことがある．

手術のリスク・便益要素を考慮するなら顎整形力を成長期に応用し，成長終了時点でカムフラージュ治療を実施することは，矯正歯科治療計画を考えるうえで有力な選択肢の一つである．

■ 装置のデザイン（図 13.48）

図 13.49 に示すように，上顎前方牽引装置による顎外力を上顎あるいは上顎歯列に効果的に伝えるため

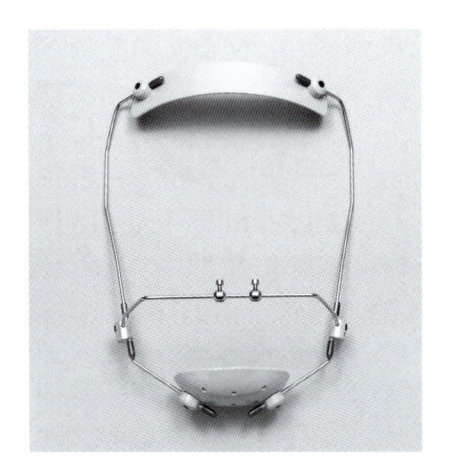

図 13.48　Maxillary protraction headgear appliance.

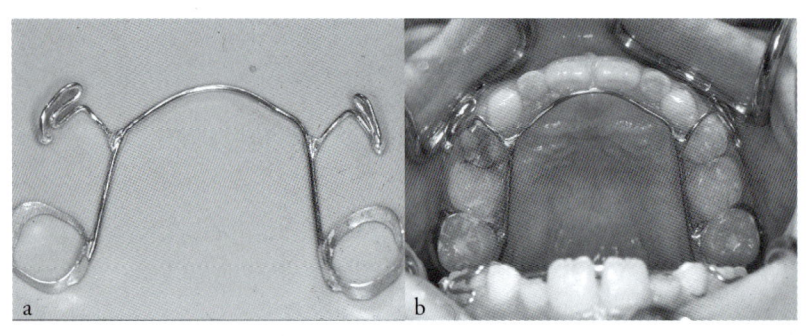

図 13.49　A palatal arch appliance used in combination with the maxillary protraction headgear appliance. Hooks are soldered to the main arch.

に，パラタルアーチ装置を装着する．上顎前方牽引装置と共用するパラタルアーチ装置には，乳側切歯あるいは永久側切歯の遠心に唇側に向かってフックがろう着される．パラタルアーチ装置のフックと上顎前方牽引装置の正中部にあるフックとの間に輪ゴムを引っかけて，上顎を前方へ牽引する．

また，パラタルアーチ装置にろう着するフックを後方歯部に求めてはならない．なぜなら，輪ゴムを使用して前方に牽引すると，口蓋平面が後方において下がり，その結果，前歯部オーバーバイトの減少（バイトオープニング）を引き起こすからである[37]．

■ **作用機序**

鼻上顎複合体は正常な成長において，前下方に向かって平行移動 translate する．これは口蓋骨，蝶形骨と後頭骨などとの間にある縫合 synnchondrosis で新生骨がつくられるためである．しかし骨の前方部位ではリモデリング，骨の吸収が生じる．その結果，上顎部のサイズは増すが歯槽基底部前縁が頭蓋に対して前突することはない（Chapter 4 参照）．

上顎前方牽引装置の顎整形効果については，多くの動物実験により証明されている[38,39,40]．装置が顎整形効果をもたらす生体力学的な様子は，多くの研究者によりモデル化され[37,41,42]，加えられる力のベクトルと骨組織内で生じる反応の性質と部位が明らかになっている．

上顎骨に対して前方に向かう顎整形力をかけると，上顎骨周辺の縫合が引き離されることで新生骨がつくられる[38,39,40]．上顎結節部にも骨の新生が見られる．頬骨上顎縫合も最も変化の生じる部位である．思春期成長のスパートが加速される頃に上顎前方牽引装置を用いることで，臨床的に意味のある程度に上顎骨の前方成長を刺激できる[43]．

骨格性3級咬合異常では，上顎部に二つの問題を抱えることが多い．骨格性の臼歯部交叉咬合と短い上顎骨前後径である．これらの問題に対する解決法としては，上顎骨の側方拡大と前方移動がある．

ラットの上顎骨を急速側方拡大した場合の鼻中隔軟骨の反応については，鼻中隔–篩骨結合部における鼻中隔軟骨の細胞増殖とコラーゲンの形成が促進される[44]．したがって上顎骨の狭窄と劣成長を伴う3級咬合異常の改善を考える場合，上顎骨を側方拡大することには意味があると言える．ヒトでも正中口蓋縫合を拡大すると，上顎骨は前下方に向かって通常よりも大きく移動することが知られている．

■ **効果と適応**

本装置の効果については，上顎骨前後径が短い思春期成長期前あるいは成長期にある3級咬合異常の治療に用いると，良好な治療成績が得られる（図13, 50）[43]．

本装置の効果を要約すると，上顎骨の前方成長の促進，上顎歯列の前方移動，下顎骨の後下方への回転とそれによって生じるオトガイの後退と下顔面高の増大，そして下顎切歯の舌側傾斜移動である[45,46]．ただし前二者を除いては，オトガイに装着するチンカップの効果である．

しかし，装置の最適な適応時機について正確に調査した報告は限られている．その理由として，成長期の患者に適応した装置の効果を評価するわけであるから，調査対象の標本数，性，年齢範囲，使用条件などがうまくコントロールされ，同一患者を対象に装置の適応前後を比較した縦断資料が限られているからである．

本装置は上顎骨の前後径が短いことに起因する骨格性反対咬合症例に対して，思春期成長のスパートが始まる前かスパートが加速される時期，言い換えると乳歯列期から混合歯列期の後期に適応すると効果があることが知られている[43,47]．女性の場合1年当たりに換算すると，セファロ写真上の計測では上顎骨前後径（Ptm-A）で2mm程度，SNAで1.5〜2°の増加が認めら

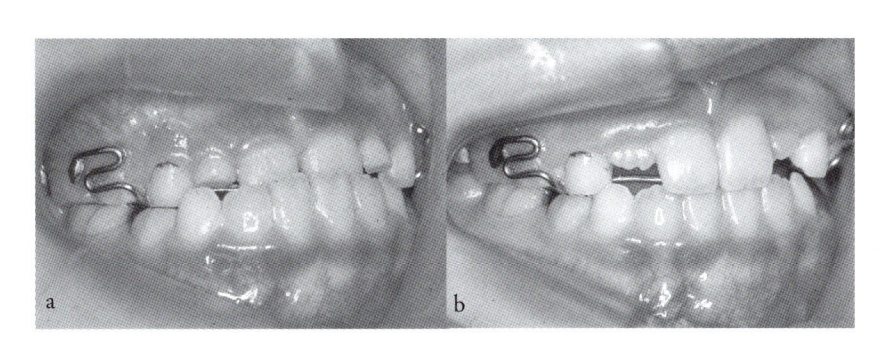

図 13.50　Anterior cross bite malocclusion treated with the maxillary protraction headgear appliance. a, Pretreatment; b, After use of the appliance for 8 months.

れる．これらの数値は自然の成長変化をはるかに上回るものである．この時期の効果については大きな性差はない[47]．しかし男性の場合は成長の期間が女性より長いため，青年期成長のピークを過ぎても女性と比べて長期に効果が期待できる．

適応に際しては，以下の点に注意しなければならない．

(1) 牽引力の作用点を上顎歯列の前方に求めること．後方に求めてはならない．後方に求めた場合は口蓋平面が後方で下がり，それに対応して上顎臼歯も下がるので，オーバーバイトを減少させることがある[37]．
(2) 前記の理由から，上顎骨前後径が短くてオーバーバイトが浅いか前歯部開咬を伴うIII級咬合異常の場合，上顎永久犬歯部から前方に牽引すると口蓋の望ましくない回転を防ぐことができる[48]．
(3) 症例に対して牽引の作用点をできる限り前方に求めることで，口蓋の前方を前下方に移動させる顎整形効果を得ることができる．

■ 禁忌

上顎骨を前方あるいは前下方に移動させ反対咬合をカムフラージュすることで，上下顎前突になることが予想されるような症例．上下唇の前突の程度，下顎骨の前後径（下顎実効長 Ar-Me や下顎骨体長 Go-Me）と下顎中切歯の唇側傾斜の程度（FMIA や L1 to NB）を参考にするとよい．

本装置にチンカップ装置を併用した場合に顎関節症の原因になり得るかという点について，片側500gの力がチンカップにかかる上顎前方牽引装置を少なくとも一日当たり14時間使用させても，特に問題となるような徴候は顎関節部に認められなかったとする報告[49]がある．

■ 使用方法

通常6〜12ヵ月間，片側350〜400gの力を1日当たり8時間，原則として就寝中に使用させる（図13.50）．

3.3 チンカップ装置

外科的矯正歯科治療が本格的に導入される1970年代中頃まで，骨格性反対咬合の治療は青年期以前に，顎整形効果を期待してチンカップ装置 chin cup appliance を用いる早期治療が推奨されていた．

わが国で本装置が受け入れられた理由の一つとして，近代に至るまで中国において見られた纏足という風習がある．これは女性の足指の関節に幼児期から内側に曲がるような外力を加えることで，その成長を抑制する操作である．わが国ではこのメカニズムを下顎頭部に適応することで，下顎頭軟骨の成長を抑制できるのではないかという考えが生まれた．

この装置の使用は概念が先行し，続いてその効果を評価するための動物実験と臨床研究が数多く報告されてきたが，ヒトにおいて臨床的に意味のある程度に下顎骨の成長を抑制できるとする決定的な証拠は，得られていない．

■ 装置のデザイン

本装置はオトガイに接触させるチンカップ，下顎骨牽引用のゴムバンド，牽引力を受け止めるヘッドキャップで構成される（図13.51）．顎外力はチンカップと下顎頭を結ぶ線上に一致するようにする．

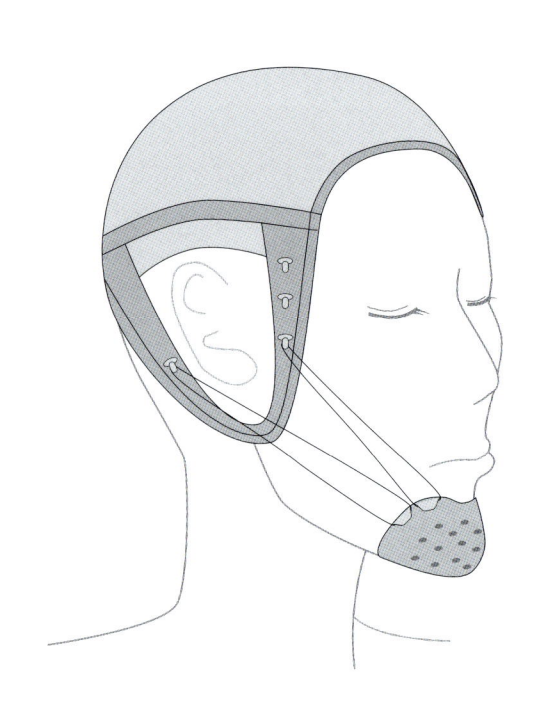

図 13.51　Chin cup appliance.

■ 顎整形効果と作用機序

成長期の頭蓋顔面複合体に整形力を加えると，3級咬合異常の改善に役立つのではないかと考えられてきた[33,50]．

チンカップ装置は下顎骨の成長を抑制できるであろうか？ この問いに対して臨床医が陥りやすいジレンマは，この装置を長年装着しても下顎骨の成長に伴い，前歯部反対咬合が増悪あるいは再発するケースが少なくないにもかかわらず，もし装置を使用しなかったらその程度はもっとひどいものであったかも知れないと考えてしまうことである．

チンカップ装置が下顎頭の成長に及ぼす影響について，ヒトに装置を使用し700～800Nの強さで牽引したときに，下顎位は安静位よりも下方に回転した位置を取る[51]．この力の強さは，その後の臨床応用の参考指標となっている．

前記の報告においてチンカップ装置のみで前歯部反対咬合を改善した15人の小児患者は，装置を3～7ヵ月使用した時点で下顎骨は治療前と比べて後下方に回転した位置を恒常的に取るようになり，セファロ計測所見ではアーティキュラーレ（Chapter 10 参照）は後下方に転位していた．アーティキュラーレは作図的に定義された計測点であり下顎骨の回転によってその位置は変化するので，前記の所見は下顎枝後縁が短くなったことを必ずしも意味するものではない．

成長期のウサギにチンカップ装置を用いて，下顎骨の後方に向かう牽引力（100～300N）を50日間，一日当たり6時間加えたところ，オーバージェットの著明な増加を見たことが報告されている[51]．ウサギにとっては相当に強い力である．下顎頭軟骨は硝子様変性し，下顎枝後縁とオトガイ部の骨の吸収像が認められた．サルを用いた実験[52]でも同様の所見が得られている．

ヒトの幼児乾燥頭蓋骨のオトガイに下顎頭方向に向かう外力を加えると，オトガイ部の外表面が圧縮力を受けることに対し，下顎角と下顎枝後縁では顎骨を外側に向かって広げるような効果のあるせん断力を受けること，また顎骨の内面と外面では応力分布は逆転することが報告されている[53]．成猿にチンカップ装置を用いて外力（3,000N）を加えたときの応力は，開口した状態では頬骨-側頭突起，側頭骨，そして上顎第一大臼歯歯根尖の上方にも分布する[54]．これは，後にヒトでもチンカップ装置の効果は，鼻上顎複合体に及ぶことを示唆したセファロ画像計測学的研究の妥当性を支持する実験的根拠となった．同じ研究から，下顎頭の下部にせん断応力が加えられること，下顎角部が変形して角度が小さくなるような効果のある応力が加えられることも明らかとなった．

動物実験による力学解析の結果を臨床に当てはめようとする場合に注意しなければならないことの一つは，適応された力の強さである．外傷を明らかに生じかねないような強さの外力を適応条件とした場合，実験結果はチンカップ装置の顎整形効果を認めるという結論を示唆するのかそれとも為害性を示す証拠となるのかは，実のところ読者の判断に依存する．

明らかなのは，臨床で適応されるチンカップの力の強さでは必ずしも下顎骨の成長を抑制したり，顎骨を変形させるような生理的な反応が骨内では引き起こされないということである．また，仮に動物実験において細胞レベルで下顎骨の成長が抑制される所見が得られたとしても，それが臨床的に検出可能でかつ量的に意味のある抑制効果が得られることには直ちに結びつかない．

さらに本質的な問題として応力解析実験の持つ限界は，被験体の形態的なばらつき，加えられる外力の適応条件など，想定している応力分布モデルを規定する初期条件や境界条件の妥当性について必ずしも十分に検討されていないことや，実験成績は外力が加えられた状態の顎骨のある時点における想像上の変形の説明に過ぎず，チンカップ装置を長期間生体に適応したときの最終的に"形成された"顎骨の形を説明するものではないという点にある．力の適応により，力が加えられる対象の物理性状が細胞レベル，分子レベルで時間とともに変化する系を特徴づける条件を考慮したモデル化が，必ずしもなされているわけではない（Chapters 6, 16 参照）．

チンカップ装置の効果に関する臨床データは，必ずしも強固ではない．チンカップ装置使用後の下顎角の変化の程度についても，研究者間で合意は得られていない．議論はセファロ画像計測値で，平均2°前後の変化量についての統計学的有意性をめぐるものである．臨床医はセファロ画像計測法の限界ということを理解しておく必要がある．

筆者は，2°未満の値から顎整形効果について何らかの臨床的に意味のあるメッセージを引き出すには

懐疑的である．というのは，たとえば下顎角を計測するためには，下顎角前方部で下顎下縁に接する直線と下顎角近傍の下顎枝後縁に接する直線を設定する必要があり，撮影時の頭位の再現性を含む計測誤差を考慮する必要がある点と，ヒトの場合は個体の差が大きいからである．

本装置の顎整形効果が不明である大きな理由は，顎骨の形態や発育のポテンシャルの個体間変動が大きいことがまず挙げられるが，セファロ画像計測学的研究報告に散見される実験計画に内包される誤差要因の問題（たとえば装置の使用期間が半年以下から2〜3年に及ぶ標本を扱うことの問題など）や，研究成績についての統計学的評価態度の曖昧さなどもある．

オトガイはチンカップ装置により直接に外力が加えられる部位である．高橋ら[55]は，ヒトのオトガイ結合部で下顎切歯の歯根尖近傍に金属性のピンを埋入したうえで，チンカップ装置を600Nの力で毎日12時間長期間にわたり使用させ，オトガイ結合部におけるリモデリングの様相を観察した．その結果，B点の高さにおけるオトガイの前後方向の厚みは装置使用後2〜4年経過すると減少し，その理由は下顎切歯歯根尖の高さにおける骨前縁の吸収によるものであることが明らかとなった．このような変化は典型的な骨格性3級の顎態では下顎切歯の極端な舌側への傾斜を認めるので，チンカップ装置を使用中に下顎切歯の歯根尖が歯槽骨唇側面から飛び出すリスクを高めることになり，臨床上望ましくない効果である．

須佐美[56]は横断資料を用いて，ヒトのⅢ級咬合異常の歯・顎顔面骨格の形態的特徴を初めて明らかにした．6〜22歳までの前歯部反対咬合を示す矯正患者409人の顎顔面形態が，374人の正常咬合者およびⅠ級の咬合異常を有する者の標本と比較された．Ⅲ級咬合異常を認める患者は成長とともに下顎前突の特徴が著明になること，対照群標本との差は下顎骨体長の増加量が大きい点にあることを報告した．

一方 Mitani[35] は，骨格性3級咬合異常を有する少女の顎発育を経年的に初めて調査した．7〜10歳までの未治療者18人を，1年おきにセファロ画像で記録した．被験者の顎顔面の形態的特徴は，①7歳時にANPog角が正常咬合者について得られた標準値−2標準偏差以下の値を示し，②下顎骨長は標準値と比べて長いが上顎骨前後径は短くなく，③上顎骨は後方位を示した，

というものである．重要なのは，標本サイズは限定的であるものの，骨格性下顎前突者と正常咬合者の間で，7〜10歳までの間の上下顎骨の成長量に差は認められなかったという点である．同様の所見は青年期の反対咬合を認める者についても報告されている[36]．

これらの所見は横断資料に基づいて，3級咬合を呈する患者は青年期の顎骨の成長量が正常咬合者よりも大きいとした須佐美[56]の見解と一致しない．報告された相違が横断資料と縦断的資料の差異に由来するものか，それとも標本数の差異によるものかは不明である．なお Mitani の報告でもう一つ重要なのは，骨格性3級の咬合異常を認める者では上顎骨が後退位を示したという点である．彼はその理由として口蓋骨，蝶形骨と後頭骨との間の縫合の骨化が，早期に完了するためではないかと推論している．

土川ら[57]はセファロ画像を用いて，青年期前の男性患者に顎整形力とほかの矯正装置を併用した場合，成長終了後に3級の骨格性パターンを，永久的に正常な骨格パターンに変えることが可能かどうかを縦断資料を基に調べた．チンカップ装置を片側300Nの力で平均4年7ヵ月装着させた．可撤式装置とエッジワイズ装置を咬合の発育段階に応じて用いた．

彼らの研究を要約すると次のようになる．治療前に典型的な骨格性3級のプロファイルを示した患者は，成長がほとんど終了した後にも同じ特徴を示した．治療により生じた変化は歯列に限定され，特に上顎切歯の唇側傾斜移動が認められた．

以上をまとめると，チンカップ装置については力学解析の立場から，下顎骨のさまざまな部位に成長を抑制することが期待できるような応力の分布が認められるが，臨床的には下顎骨の前後的な成長を抑制するという明確な証拠は得られていない．

■ 効果と適応

チンカップ装置の効果は次の二点である．

(1) 下顎骨を後下方に回転させて大臼歯を挺出させる．オトガイは後退する．
(2) 下顎切歯を舌側に傾斜移動させる．

したがって，本装置に適しているのは骨格性の3級咬合異常のうち，①下顎骨が中心咬合位で過閉口の位

置を取るため，マイナスのオーバージェットと平坦な下顎下縁平面を示す症例，②下顎切歯の唇舌方向の傾斜角が正常か唇側に傾斜しており，舌側への傾斜移動が許される症例である．

オトガイ結合部の前後径があまり短い症例には適していない．顎整形力の強さは両側で700〜1,000 N（ニュートン），装着時間は一日当たり6〜8時間を目安にするとよい．これまでのところ大阪大学では，これらの条件で適応した症例に顎関節症の臨床主徴を認めていない．しかし「疑わしきは排除すべし」との原則に応じて，また顎整形効果を積極的に証明した報告がないため，チンカップ装置の使用は前記の特徴を有する症例に対して，できる限り短期間の使用にとどめるようにしている．

4 固定式装置

4.1 クウォドヒーリクス装置

クウォドヒーリクス装置*quad helix appliance（図13.52a）は主に上顎歯列・上顎骨の側方拡大に使用される装置で，左右の大臼歯用バンドの舌側に4個のヘリカルループ付きの主線がろう着され，その主線が側方歯部分まで延長される．それらのループの弾力により上顎歯列弓を側方に拡大する．

同様の目的で左右の大臼歯用バンドの舌側に2個のヘリカルループ付きの主線がろう着され，その主線が側方歯まで延長されるデザインのものをバイヒーリクス装置 bihelix appliance（図13.52c）と言う．

■ 装置のデザイン

図13.52に示すように，四つquadのヒーリクスを持つ矩形に曲げられた1本のワイヤーと，左右の上顎大臼歯のバンドにより構成される．ワイヤーは通常，直径0.9mmの矯正用ステンレス線を用いる．またバンドに維持装置をろう着し，既製ワイヤーを挿入して用いる製品（図13.52b）は，活性化の際のセメント再合着の手間を省いたものもある．

■ 作用機序

青年期前の患者では，クウォドヒーリクス装置や拡大用リンガルアーチ装置 expansion lingual arch appliance を用いて緩徐側方拡大すると，上顎臼歯の極端な頬側傾斜移動を防ぎながら正中口蓋縫合の離開と骨の新生が得られる[58,59]．

■ 製作時の注意点

- 口蓋側のワイヤーは，交叉咬合の原因となっている上顎の歯に接触させる．
- ワイヤーは歯肉および口蓋粘膜より離しておく．
- 後方のコイルは，バンドを装着した臼歯より1〜2mm遠心に設定する．

■ 装着

- ステップ1：あらかじめ装置を3〜8mm開大して試適を行う
- ステップ2：装置が粘膜に当たらないことを確認した後，臼歯用バンドをセメント合着する（図13.53）．

■ 調節

装置の調節は，口腔外および口腔内のいずれでも行うことができる．口腔外で調節する場合は，装置を活性化したのち再びセメント合着を行う．口腔内で調節する場合は，スリージョープライヤーを用いて前方および後方のコイルを活性化する．緩徐拡大では1週間に約1mm（約900〜1,800N）の拡大量を標準とする．

■ 撤去

側方拡大は臼歯部がわずかにオーバーコレクションされるまで行う．つまり上顎臼歯の舌側咬頭が，下顎臼歯の頬側咬頭の舌側斜面と咬合するようになるまで続ける．通常，動的治療に約3〜4ヵ月を要する．拡大終了後は装置を撤去せず，動的治療に費やした期間とほぼ同じだけ保定を行うことが望ましい．

脚注*：わが国では本装置をクワッドヘリックスと呼ぶことがあるが，本書ではクウォドヒーリクス装置と表記する．

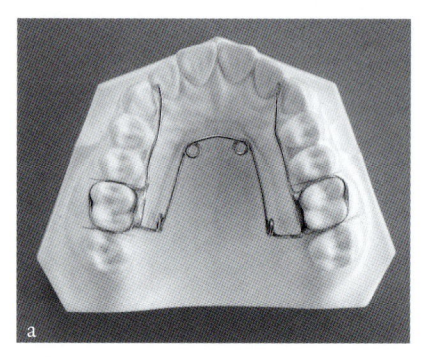

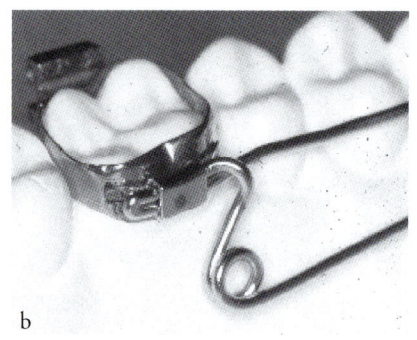

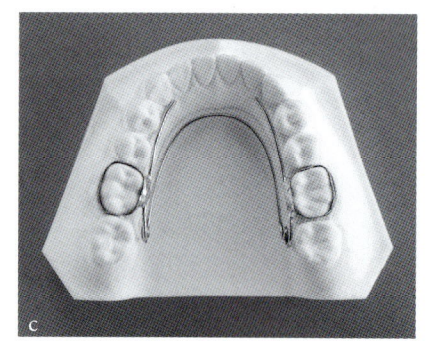

図 13.52　a, Quad helix appliance; b, Pre-fabricated retentive part of the appliance; c, Bi-helix appliance

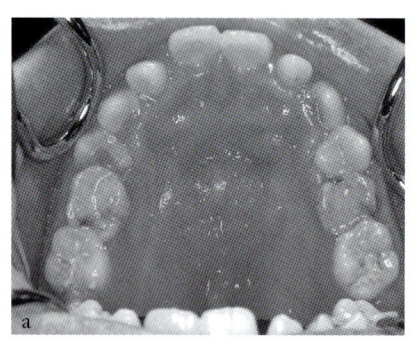

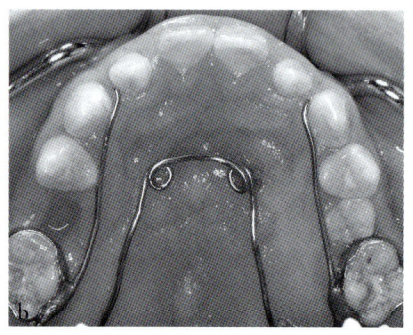

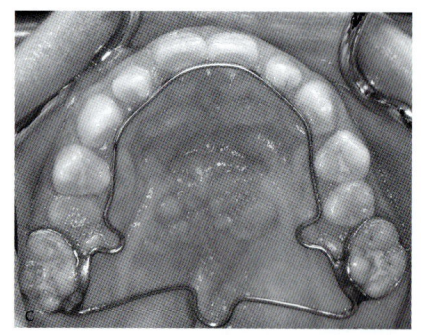

図 13.53　Application of the quad helix appliance. a, Pretreatment; b, The appliance in use to expand the palate laterally; c, Completion of the lateral expansion. The quad helix appliance was replaced by a lingual arch appliance with a transpalatal arch to maintain the expanded maxillary width.

4.2　急速拡大装置

　本装置（rapid palatal expansion appliance, rapid palatal expander, 図 13.54）は上顎の急速側方拡大に使用される．短期間に上顎骨正中口蓋縫合を離開させ，同部を新生骨で満たすことによって上顎歯槽基底部を広げ，上顎基底骨自体の側方拡大を期待する装置である．

　急速拡大法は 19 世紀中葉の Angell[60] の報告に見られる．しかし当時の医療水準から見ると正中口蓋縫合の離開はリスクが高いと考える者も多く，やがて省みられなくなった．

　20 世紀初頭になると，北米ではエッジワイズ装置を用いて狭窄した上顎歯列をうまく拡大できるとする考えが主流となった．しかしヨーロッパでは急速拡大法が支持を得て，第二次世界大戦後には Korkhaus[61] が本装置を米国に再紹介し，その影響を受けた Haas[62] が装置の有効性について報告し，広く利用される基となった．

■ 装置のデザイン

　通常，上顎左右の第一大臼歯と第一小臼歯に装着されたバンドをつなぐように直径 1.0～1.5 mm の矯正用 Co-Cr 線をろう着し，左右の金属フレームを拡大用ねじを介してろう着することで，スケルトン状の機能的単位とする（図 13.54a）．パラタルアーチを直接延ばして歯冠に接触させる場合もある．

　急速拡大装置には，Haas タイプ，ハイラックスタイプ，McNamara タイプなどがある．McNamara タイプは臼歯の咬合面をエッチング処理したうえで，アクリル樹脂を接着したものである．

■ 作用機序

　本装置の引き起こす変化を要約すると，以下のようになる[63]．

(1) 口蓋中央に設けられた拡大用ねじを回すことで，発生する拡大力がバンドを介して歯に伝えられる．その力は一部が歯を頬側に押すように働き，残りが正中口蓋縫合を離開するように働く．

(2) 上顎歯列の正中離開が生じるが，拡大終了後の保定期間中にすみやかに自然に閉じる．これは拡大により伸展されていた左右中切歯の間を走る歯間水平繊維が，拡大終了後に元の長さに戻ろうとして中切歯を引き寄せるためである．

(3) 鼻腔外壁が外側に広がる．

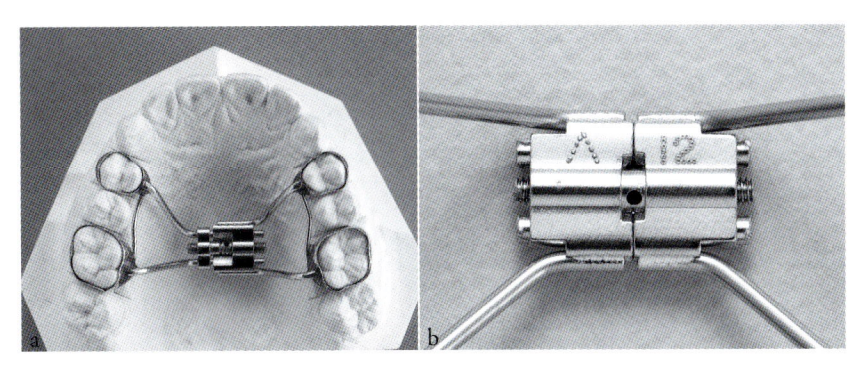

図 13.54 a, A rapid maxillary expander (Hyrax type); b, A close-up of an expansion screw

(4) 歯槽骨が外側上方に曲げられ，口蓋突起の自由端は下方に移動する．その結果，鼻腔底は下方に移動する．こうした変化により，呼吸時の気流の通りが良くなる．
(5) 上顎骨の前方成長が促進される．
(6) 急速拡大後，舌の姿勢位は高位となり，口蓋により近接するようになる[64]．

以上のことから，本装置を上顎骨前後径が短い成長期の骨格性反対咬合症例に適応することで，上顎骨の前方成長を促進する効果も期待できる．上顎を側方拡大する場合，実際には正中口蓋縫合部が拡大されるばかりでなく，上顎歯の頰側移動も生じる．

■ 調節

拡大ねじを1日2回，90°回転させることで，正中口蓋縫合は1日につき0.5～1mm拡大する（力の強さは4,500～9,000N）．正中口蓋縫合を離開することで得られる空隙が，新生骨で満たされるには3ヵ月を要する．そのため拡大終了後3ヵ月は装置を装着させたまま保定装置として使用する．拡大終了後も骨の安定性が得られるまで歯の移動は続く．一方，新生骨が縫合部に満たされるまで上顎骨の左右側は互いに戻ろうとするが，拡大された歯は維持されたままである．したがって拡大終了後直ちに装置を撤去すると，拡大された歯は頰側にティップアウトした状態を示すが，その歯にトークをかけて歯軸を矯正しようとしてはならない．なぜなら問題の本質は口蓋骨が収縮しているからである．再度，口蓋骨の拡大をしなければならない．

ところで，本装置を使うと歯がしばしば頰側に傾斜しすぎて，上顎小臼歯や大臼歯の口蓋側咬頭が対合歯に早期接触する状態を呈しやすい．これは一過性とはいえ外傷性咬合であり，患者が顎関節症の症状を有する場合には避けなければならない．また，そのような病的問題がなくとも，臼歯の早期接触が原因で前歯部のオーバーバイトが減少し，時に開咬を呈しているにもかかわらず術者が気づかないことがあるので注意する．このような変化は口腔内の視診とセファロ画像の観察で確認できる．筆者の経験では，あまりに過度のオーバーコレクションは，かえって後で臼歯をトークコントロールするのに時間がかかりすぎるという欠点があるので，仮に下顎歯列弓幅が正しいとすると，片側で頰側に2～3mm程度余分に拡大する程度にとどめておくと過度の頰側傾斜を生じず，暫間保定後の包括矯正歯科治療（Chapter 20 参照）も行いやすい．

■ 適応

上顎歯列の横方向の狭窄に起因する臼歯部交叉咬合．青年期前か青年期の成長スパートの続いているときに使用すると効果的である．その頃であれば，縫合部は閉じているように見えても，離開力をかけると容易に開くことができる．20歳を過ぎて離開することも時に可能である[65]．骨格性3級咬合異常，口蓋裂手術に起因する上顎骨の劣成長の症例に応用される．

■ 効果（図 13.55）

長所：

きわめて短期間に正中口蓋縫合を離開することで，骨格の改造ができる．通常，装置使用開始後，数日～2週間以内で拡大は完了する．

短所：
(1) 急速拡大装置使用時の偶発症として，時に鼻根部から頰骨周辺の軽度の疼痛や鼻出血が見られる．前者はしばしば認めるが，後者については筆者の経験は

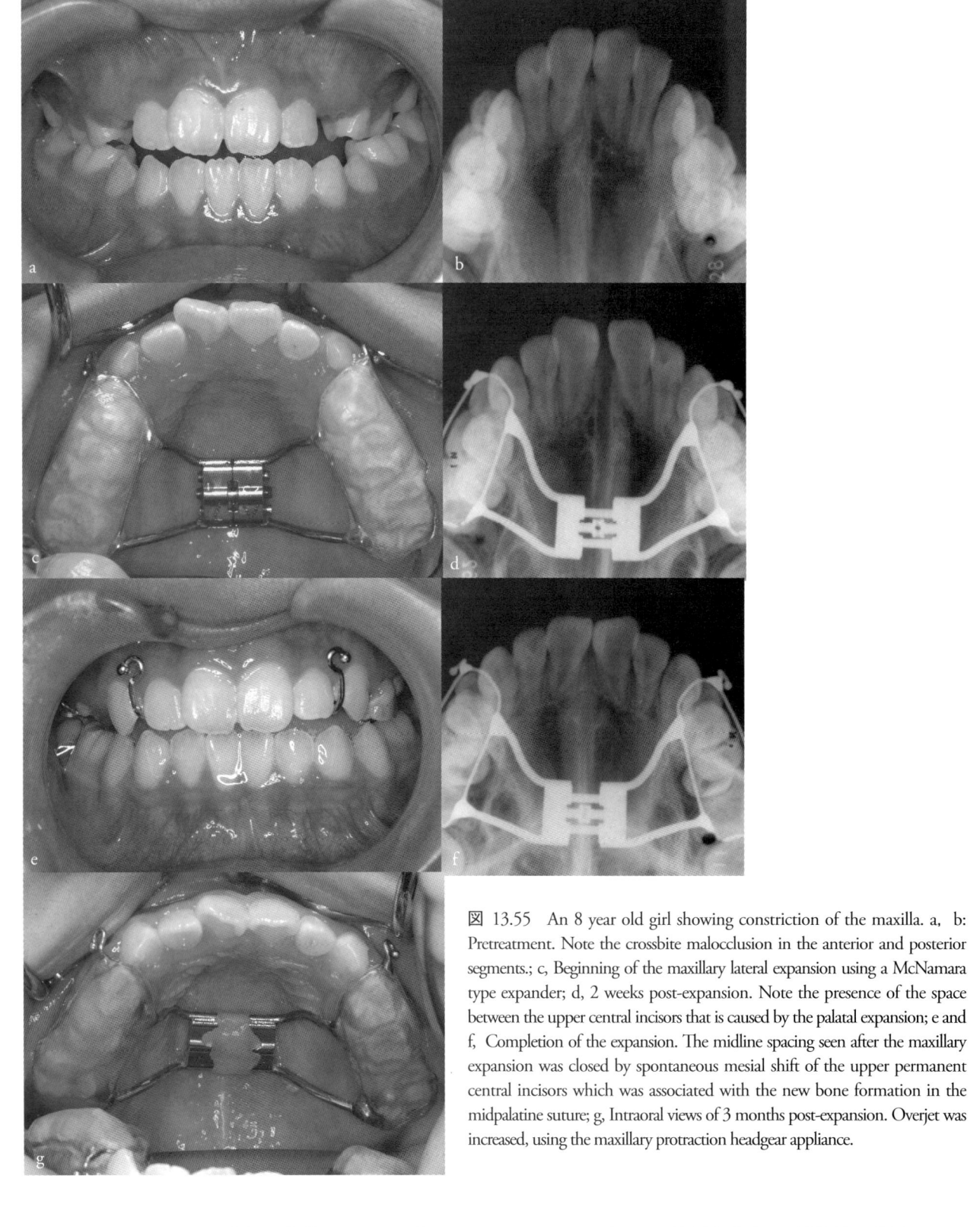

図 13.55 An 8 year old girl showing constriction of the maxilla. a, b: Pretreatment. Note the crossbite malocclusion in the anterior and posterior segments.; c, Beginning of the maxillary lateral expansion using a McNamara type expander; d, 2 weeks post-expansion. Note the presence of the space between the upper central incisors that is caused by the palatal expansion; e and f, Completion of the expansion. The midline spacing seen after the maxillary expansion was closed by spontaneous mesial shift of the upper permanent central incisors which was associated with the new bone formation in the midpalatine suture; g, Intraoral views of 3 months post-expansion. Overjet was increased, using the maxillary protraction headgear appliance.

二例である．いかなる装置を装着した時でも共通の注意事項であるが，本装置も装着時に患者（あるいは保護者）に痛み，鼻血などの症状があれば，拡大操作を直ちに止めて，主治医に連絡するように伝えておく．それらの症状が出現すれば，患者に直ちに来院してもらい，装置を撤去し，緩徐拡大装置に切り替えることを推奨する．

(2) 装着中の違和感が大きい．

4.3　トランスパラタルアーチ装置

トランスパラタルアーチ装置 transpalatal arch appliance（図 13.56）とは，上顎両側第一大臼歯のバンドとそれらに熔接された口蓋後方を左右に横断する直径 1.0mm または 1.2mm のステンレス線（パラタルバー）でつくられる装置である．大臼歯用バンドはセメント合着される．アーチ部は口蓋粘膜より 1mm 弱リリーフする．

上顎第一大臼歯の捻転あるいは頬舌方向の回転を防止するために使用される．左右の大臼歯間の距離を一定に維持できるので，抜歯症例などで大臼歯が近心の空隙に向かって移動しようとしても，歯槽基底部は近心に向かうにしたがいアーチ上に狭まるので，大臼歯は頬側皮質骨に接することでそれ以上近心に移動できない．

このような解剖学的効果を利用して，加強固定を行う装置である．装着を容易にするために，通常口蓋中央にループを曲げ込む．同じバンドにパラタルアーチを熔接したタイプもある．ヘッドギア装置と併用することもある．製作の手順はリンガルアーチ装置に準じる．

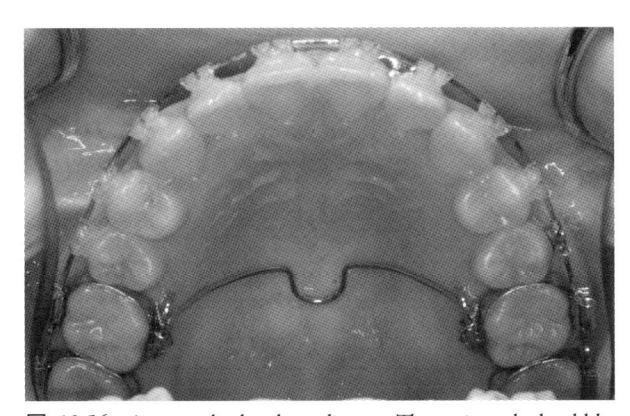

図 13.56　A transpalatal arch appliance. The main arch should be kept off of the soft tissue palate.

4.4　パラタルボタン

パラタルボタン palatal button （図 13.57）は，Nance[66] が考案したパラタルアーチ装置の一種である．ホールディングアーチ holding arch とも呼ばれる．口蓋前方部に 10 円玉硬貨大のアクリル部を設け加強固定する．軽度から中程度の叢生を伴う Angle I 級咬合異常や中程度の Angle II 級咬合異常の治療に用いられる．口蓋粘膜の弾性により，上顎永久前歯を牽引時に大臼歯は片側 2mm 程度近心にアンカレッジロスする．中程度の固定に用いられる．

本装置を長期にわたって使用していると，患者は大臼歯用バンドのセメントが溶解しバンドが外れたままになっていることに気づかないことがある．咀嚼時にバンドが上下に揺さぶられる影響を受けてアクリルボタンも口蓋粘膜に不規則に押しつけられることがある．もともとアクリルの口蓋面は対応する粘膜の印象面でもあるので，ボタンがずれるとアクリル面の突起部が粘膜を傷つけることになり，放置された場合，粘膜が融解し骨膜が露出することもあるので使用に注意する．

来院時には，装置が正しくセメント合着された状態であるかをチェックする．使用中に装置が外れたと思ったら，必ず主治医に連絡するように患者に指示しておく．これは他の装置の使用に関して，患者に与える一般的注意事項と同じである．

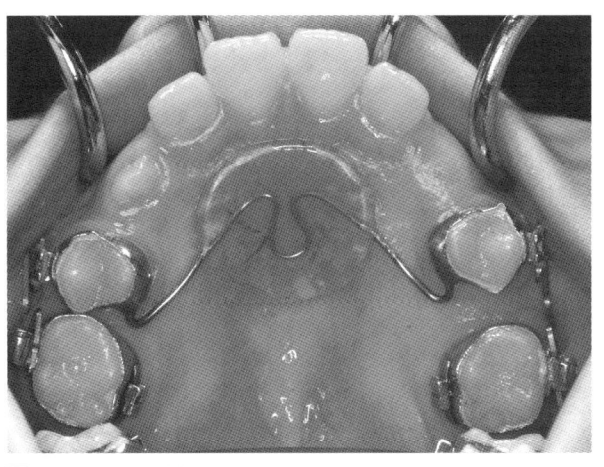

図 13.57　A palatal button

4.5　リンガルアーチ装置

リンガルアーチ装置 lingual arch appliance（舌側弧線装置）を上顎に適応する場合はパラタルアーチ装置と呼ぶのが正しい．わが国では慣習的に，上下顎ともにリンガルアーチ装置（舌側弧線装置）と呼ぶことが多い．欧米では上顎に適用する場合は，下顎とは区別してパラタルアーチ装置と呼ぶのが一般的である．固定を加強したりあるいは保隙装置として用いられることが多い．

この装置は，しばしば"リンガルアーチ"と呼ばれる

が，リンガルアーチは弧線（主線）を意味する言葉であるので，リンガルアーチ装置と呼ぶのが正しい．ヘッドギア装置 headgear appliance なども同様である．リンガルアーチ装置は，主線にろう着した弾線を用いて，傾斜移動により歯を唇・頬側あるいは近・遠心に移動させる場合にも使用される．

■ 装置のデザイン（図 13.58）

リンガルアーチ装置は主線，臼歯用バンドのみで構成される場合と，主線，維持装置，維持バンドおよび補助弾線により構成される場合がある．主線には直径0.9mm，補助弾線には直径0.4〜0.5mmの矯正用Co-Cr金属線を用いることが多い．主線はそれぞれの歯の舌側歯頸部に一点で接するように屈曲される．

主線は臼歯用バンドの舌側に熔接された維持装置（STロック，McKeagロック等）から容易に取り外すことができるようになっている．この主線自体には矯正力はなく，主線にろう着される補助弾線を支えるフレームとしての働きを持つ．また，補助弾線には弾線の形状から単式弾線，複式弾線および指様弾線などと呼ばれる，さまざまなデザインのものがあり，目的に合わせてチェアサイドあるいは技工室で屈曲され，主線に自在ろう着される．

■ 応用

(1) 補助弾線を用いて切歯の唇側傾斜移動・近遠心傾斜移動を行う．
(2) 犬歯または小臼歯の遠心方向へのわずかな傾斜移動．主線にろう着した補助弾線の力を利用する．
(3) 保隙
(4) 第二乳臼歯の早期喪失で生じた空隙に向かって近心転位した大臼歯を直立させ，スペースの回復を図る．
(5) 大臼歯の軽度な捻転の改善・遠心移動．
(6) 固定を加強する．
(7) 歯性の臼歯部交叉咬合の改善．

■ 半可撤式舌側弧線装置の効果

長所：
(1) 歯科医の手で調節を行うときは容易に撤去できるが，患者自身は取り外しできない．
(2) かさばらないので口腔内の異物感がそれほど大きくない．
(3) 成長発育期の子どもに使用する場合，長期にわたって側方および前後方向への調節が可能である．

短所：
(1) 切歯との接触面積が小さいので，大臼歯の近心転位を生じやすい．また主線と歯は約45°の傾斜面で接触しているので，主線前方部が切歯の舌側面上で切端方向へずれやすい．こうした事態が生じると固定が失われ，治療上支障をきたす．したがって主線が基底結節に十分に接触しているかどうか，定期的に確認する必要がある．
(2) オーラルハイジーンコントロールができていない場合は装置の周囲に歯肉炎が起こりやすく，またう蝕に罹患しやすくなる．補助弾線の周囲に歯肉炎が起こると，補助弾線が炎症を起こした歯肉に埋まることがあるので，特に装置周囲のオーラルハイジーンコントロールが必要である．
(3) 患者がガムやキャラメルのような粘着性の食物を好むようであるなら，主線が変形することもある．

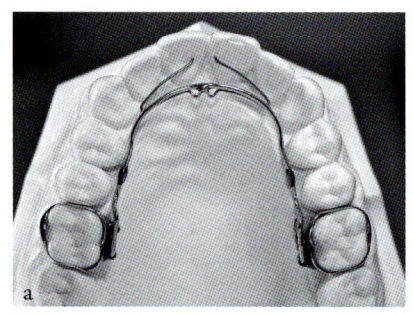

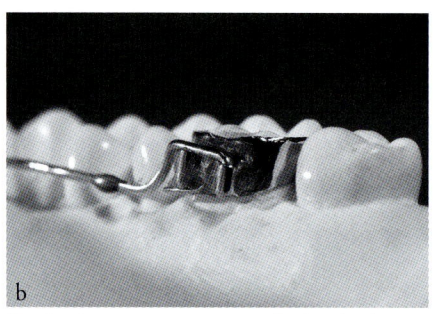

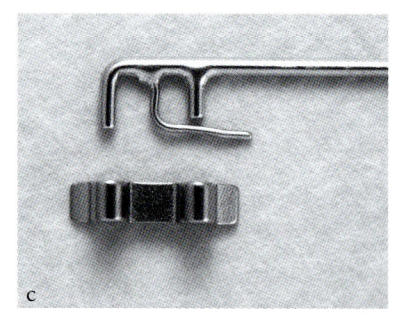

図 13.58　A lingual arch appliance. a, Overview showing its components, i.e. molar bands, the main arch, auxiliary springs, ST locks, and vertical retentive tubes; b, Pins inserted into the vertical tubes and locked; c, Pins and tubes

Chapter 13 矯正装置

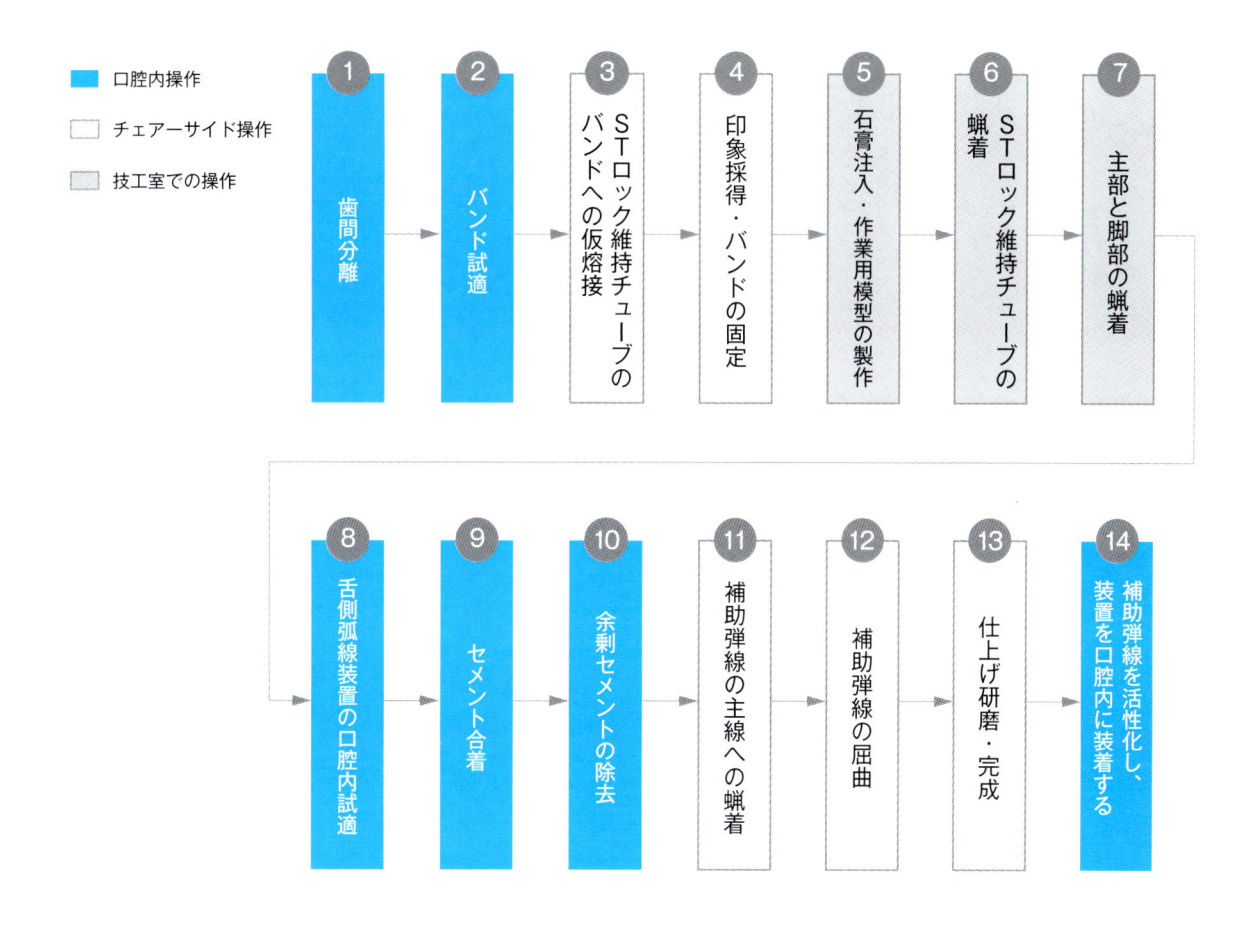

図13.59 Procedure for fabricating the lingual arch appliance

フローチャート：
- 口腔内操作
- チェアーサイド操作
- 技工室での操作

1. 歯間分離
2. バンド試適
3. STロック維持チューブのバンドへの仮熔接
4. 印象採得・バンドの固定
5. 石膏注入・作業用模型の製作
6. STロック維持チューブの蝋着
7. 主部と脚部の蝋着
8. 舌側弧線装置の口腔内試適
9. セメント合着
10. 余剰セメントの除去
11. 補助弾線の主線への蝋着
12. 補助弾線の屈曲
13. 仕上げ研磨・完成
14. 補助弾線を活性化し、装置を口腔内に装着する

前歯部の主線変形を避けようとして同部を歯肉側へ過度に曲げると，前歯の唇側傾斜が引き起こされることがあるので注意を要する．

■ **製作手順**
装置の製作手順を図13.59に示す．

• 準備するもの
バンドプッシャー，バンドシーター，大臼歯用バンド，バンドリムービングプライヤー，スポットウェルダー，バンドカンタリングプライヤー，バンドバーニッシャー，カーボランダムポイント，
ヘビーワイヤーカッター（ニッパー），
印象用トレイ，アルジネート印象材，パラフィンワックス，ユーティリティワックス，STロック
直径0.9 mmと0.5 mmの矯正用金属線
ブロートーチ，矯正用線ろう（銀ろう），フラックス

• ステップ1：セパレーション separation（歯間分離）
（図13.60）

エラスティックセパレータの先端に歯間分離用のエラスティックリングを取り付け，第一大臼歯の近心隣接面において接触点を取り囲むようにリングを押し込む．その目的は，次回来院時にバンドの試適あるいは装着が容易にできるよう，歯の間に空隙をつくることである．隣接歯がクラウンなどで修復されているときはコンタクトが緊密なため，エラスティックリングの歯間への挿入が困難なことがある．そのような場合は，リングにココアバターを塗ってセパレータを頰舌方向に振るようにして挿入するか，ブラスワイヤーによる分離を行うとよい．エラスティックリングはエックス線造影効果のあるものを使用すると良い．

通常，エラスティックリングは歯間分離処置を行った2～5日後にスケーラーか探針を用いて取り外す．患者来院時にエラスティックリングが見つからないときは，二つの可能性を考えなければならない．その一つはリングが外れて飲み込んでしまった場合である．患者にそのようなことがなかったか尋ねる．もう一つの可能性は，リングが歯肉ポケット内に迷入していることである．リングを取り付けた歯の歯肉に無影灯を当

261

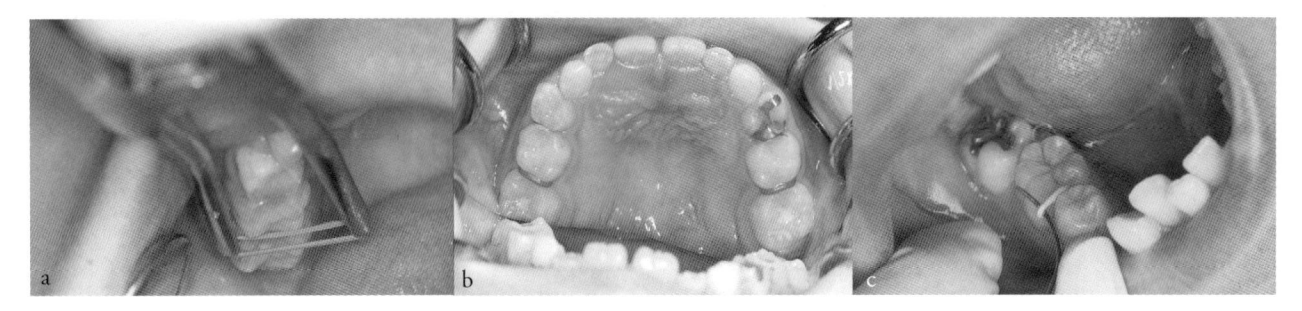

図 13.60　Separation of tooth contact at the proximal surfaces with an elastic separator. Note that the tip of the separator is directed away from the tooth surface; b, An elastic ring fixed to the proximal surface of the maxillary first molar; c, Removal of the elastic ring with a hand scaler or an explorer.

てて，歯肉に黒いリング状の陰影がないか調べる．もしあればリングの迷入を確認したのち，エクスプローラかピンセットで取り出す．リングの所在がどうしてもわからない場合は，デンタルエックス線画像により確認する必要がある．リングを長期間歯肉ポケット内に放置していると，歯槽骨が吸収される可能性がある．

- ステップ2：バンドの選択と調製

上顎両側の第一大臼歯にバンドを調製する．バンドはステンレス製の成形リングで，アタッチメント（ブラケット，チューブ）熔接済みのバンドとアタッチメントのついていないプレーンバンドの二種類がある．通常はバンドの頰・舌側面にアタッチメントを熔接後，合着用セメントで歯に合着する．バンドは前歯用から臼歯用までさまざまなサイズがある．前歯および小臼歯には，ダイレクトボンディング法またはインダイレクトボンディング法でブラケットを直接歯面に接着するため，バンドは主に大臼歯に用いられる．

①患者のスタディモデルを参考にして，適切なサイズのバンドを選び出す．バンドの近心隣接面には，バンドサイズと上下左右が印記されている．

②バンドを歯の咬合面上に置き，指で歯肉側へ向かってしっかり押す．指を傷つけないようにガーゼを用いると良い．臨床歯冠の4/5程度入るようであれば適切なサイズである．

③続いて，バンドプッシャーでバンドの近遠心辺縁部を圧接する．

④バンド辺縁にバンドシーター*を置き，患者にゆっくりと咬ませることでバンドを最終的に設置する．舌側からの圧接は特にしっかり行う．

脚注＊：バンドドライバーを好む臨床医もいるが，バンド試適時の疼痛やエナメル質の破折を極力避けるためにもバンドシーターの使用を勧める．

⑤バンドの歯面への適合状態と上下的な位置が適切かどうか調べる．バンドプッシャーまたはバンドバーニッシャーを用いて，頰・舌側面溝へバンドを圧接する．咬合面から見て，バンドと歯の間に大きな隙間があってはならない．理想的にはバンド下縁が歯肉縁下0.5〜1.0 mmにあり，上縁は咬合面にはみ出してはいけない．歯の辺縁隆線が異常に歯肉近くに位置していることがある．このような場合は，カーボランダムポイントまたは金冠バサミを用いて，咬合面にはみ出たバンド辺縁をトリミングする必要がある．咬合面にはみ出たバンドをそのままセメント合着すると，咬合干渉によってセメントが破壊され，その結果バンドが緩み，患者が気づかぬうちにバンドの破損や歯面の脱灰が起こる．

■ バンド試適時の一般的注意点

(1) 歯の外形に適合していること．セメント層が厚いと，後にセメントが溶解してバンドが緩む原因となる．また，歯の脱灰を引き起こす原因ともなる．隣接面での適合が不良であると，歯を移動させたときに正しい咬合が得られなくなり，バンド撤去時にはバンドの厚み以上の空隙が残る．

(2) 上下歯の咬合を阻害してはならない．

(3) 歯肉縁下0.5〜1.0 mmにバンド下縁がくるようにする．

(4) バンドの歯肉側縁は必要に応じて，解剖学的な

曲面を与え，バンド装着時の歯根膜線維の断裂を避けるようにする．バンドカンタリングプライヤー，金冠バサミ，カーボランダムポイントなどを用いる．

- ステップ3：維持チューブのバンドへの仮熔接（スポットウェルディング spot welding）
①維持チューブの左右別を確認する．STロック®では維持チューブ底面の近心側にロックに当たる溝が記されているので，これを目印にする．
②咬合時に対向歯と干渉しないように，できる限り歯頸部に熔接する（図13.61）．

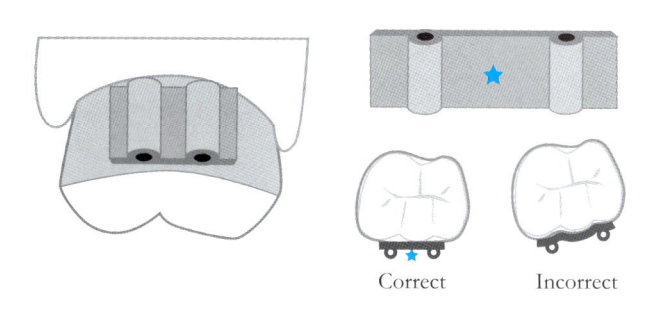

図13.61　Provisional welding of vertical tubes onto the molar band.

③両側の維持チューブは咬合面にできる限り垂直になるようにする．左右側で角度が異なると脚部の挿入が困難となる．2本の維持チューブは臨床歯冠長軸に平行で，歯冠舌側の近遠心的中央から等距離にあるようにする．大臼歯が強く傾斜をしている場合は，維持管を熔接せずにバンドのみを仮設置して印象をとり，模型上で左右の維持チューブの平行性を見ながら自在ろう着を行う．
④熔接はアタッチメントの中央で一点熔接して，維持チューブの位置および方向を調節する（図13.61）．維持チューブの変形を防止するために，仮熔接は脚部を維持チューブに挿入した状態で行う．維持チューブの位置が正しくなければ，ホウプライヤーを用いて維持チューブを取り外してやり直す．維持部の基底面はバンドに密着，適合させてはならない．これは維持チューブの変形を防止し，2本の維持チューブの平行性および距離を保持するためである．

■ スポットウェルダー（spot welder 電気熔接器）使用時の注意点
・熔接に必要な最大効果の熱と圧力が得られるように，上下電極を向かい合わせに点接触させる．
・上下の電極が一線になるようにしておくと，上下の電極を正確に接触させることができる．
・ヤスリを用いて電極を磨いておく．電極端は使用を重ねるにしたがって変形するので，ヤスリを用いて電極を少し削り，直径約1mmの平坦面をつくっておく．
・同じバンドで点熔接を連続して使用すると，バンドが高温になり火傷を起こすこともあるので注意する．
・電気熔接器のダイヤルを正しくセットする．必要以上の電流が流れ過ぎると金属を酸化させ，接合力を弱めることになる．さまざまな矯正歯科用電気熔接器が市販されており，どれを用いても熔接，電気ろう着および焼き入れができる．詳細はメーカーの取り扱い説明書を参照すること．
・熔接のスイッチを入れるときは電極に手を触れないこと．下板を押してバンドと維持管をはさむようになっているが，必要以上に下板を押し下げないこと．機種によっては常に通電状態になるものがある．スパークすることがあるので，電気熔接器の周辺にはアルコールなど引火性のものを置かないこと．また安全のため，ゴーグル着用を勧める．

- ステップ4：印象採得とバンドの固定，作業模型の製作
①仮熔接の終わったバンドを口腔内で再試適して，アルジネート印象をする．再試適時には，もちろんセメンテーションを行ってはならない．
②バンドリムービングプライヤーを用いてバンドを変形させないように慎重に口腔内から撤去し（図13.62），ピンセットを用いて印象面にバンドを正確に適合させる．この時，左右側と近遠心側を間違えないように注意する．
③維持チューブの部分とバンドの内面（口蓋側のみ）にワックスを一層流し，バンドを印象体に固定する（図13.63）．後で維持チューブをろう着する際に加熱を容易にするためである．ワックスは大量に流れるのを極力避ける．そうしないと，ろ

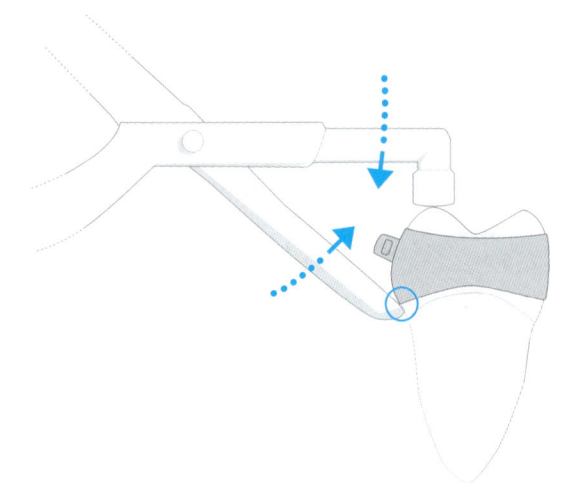

図13.62　Band removal using a band removing plier.

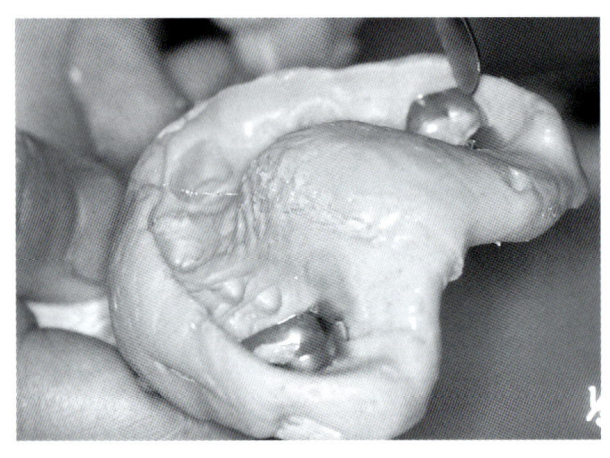

図13.63　Fixation of bands with wax in the alginate impression

う着時にワックスが溶けバンドが動くことになり，適合不良になる．虫ピンを外側から差し込んでバンドの歯頸部を固定してもよい（虫ピンは模型を印象材から外す前に除去する）．
④普通石膏泥注入時のバンドの浮き上がりを防止するために，極力バイブレーターを使用しない．
　石膏泥は通常より軟らかく練り，よく気泡を抜いておく．
⑤石膏硬化後，作業模型を制作する．③で流したバンド内面のワックスは熱湯で流し去る．
⑥完成した舌側弧線装置の装着は，患者の次回来院時とする．それまでの間，新しいセパレータを歯間に再装着しておく．補助弾線の主線へのろう着はチェアサイドで行う．

- ステップ5：外形線の描記（図13.64）
　第二小臼歯と第一大臼歯の中間部を両端とし，それより前方に位置する歯に対して，すべての歯頸部の一点で主線が接触するようなスムーズな曲線を描く．鉛筆を用いて描記する．未萌出歯があるときはその歯が萌出してきた位置を想定し，それより口蓋側を通るように主線の位置を決める．また，口蓋側移動を図ろうとする歯がある場合は，当該歯よりも口蓋側に主線がくるようにする．

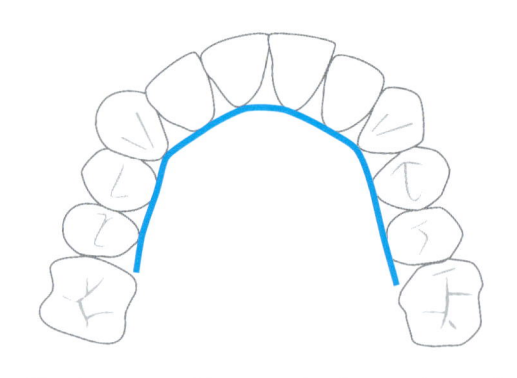

図13.64　The position of the main arch is drawn with a pencil.

- ステップ6：維持チューブのろう着（図13.65）
①ろう着を行う部位にフラックスを塗布する．線ろうとブロートーチを用いて，維持部基底面とバンドの間隙にろうを流す．ステップ4の③でバンド内面に十分にワックスを流せていない場合は，ブロートーチの熱が石膏へ逃げろう着しにくいので，バンド内面（口蓋側）の石膏を一部削り取り，熱容量を小さくする．維持チューブの外側まで十分に流ろうしておく．ただし，維持チューブ内にろうが流れ込まないように注意しなければならない．維持チューブの先端に鉛筆の粉をつけておくと，ろうが内面に流れ込みにくい．

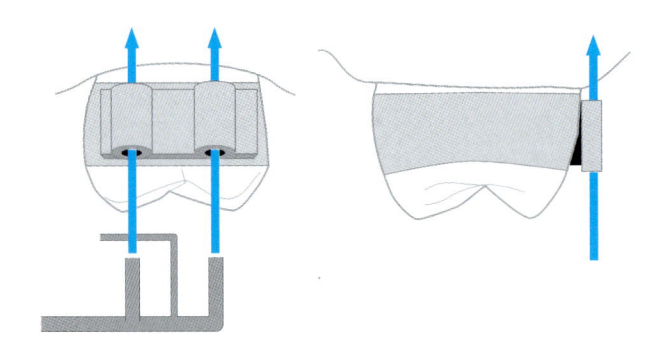

図13.65　The gap (sharp black triangle) between the base of the lock unit and the band is soldered.

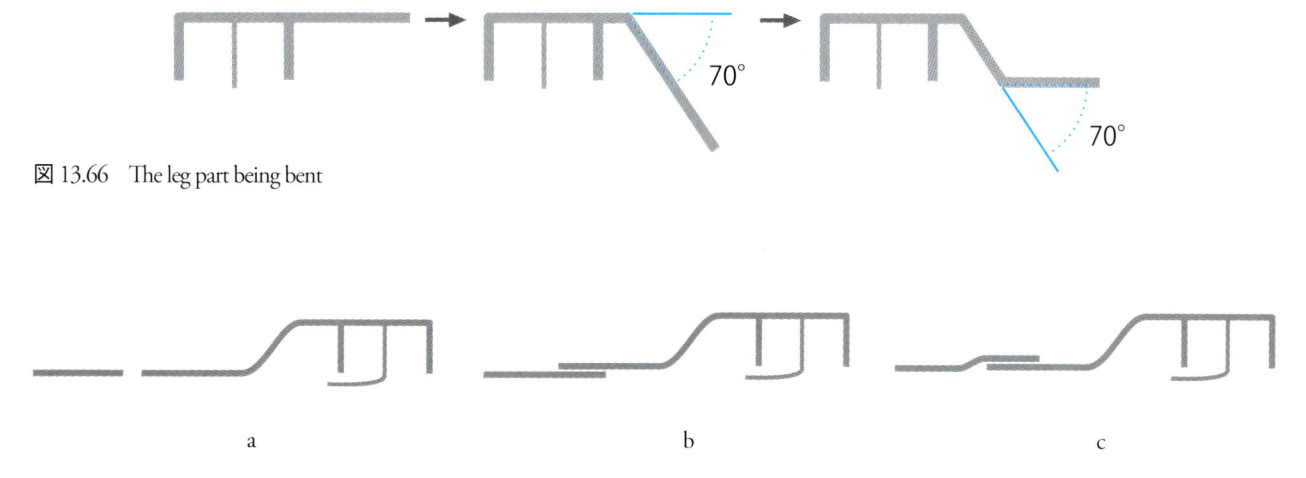

図 13.66　The leg part being bent

図 13.67　The main arch being soldered to the leg part.
a, Incorrect; b and c, Correct

- **ステップ 7：脚部の屈曲（図 13.66）**
①近心側のロック vertical lock の近心をバードビークプライヤーまたは Young プライヤーでつかみ，第二小臼歯歯頸部歯肉側へ向かって約 70°曲げる．
②屈曲した脚部の近心側を維持管の高さで咬合面に向かって約 70°曲げる．このとき屈曲後は脚部を模型に試適できないので，屈曲後の脚部の高さをあらかじめ想定したうえで屈曲点の位置を定める．第一小臼歯と第二小臼歯の中間点から 2 mm 近心の位置で，ヘビーワイヤーカッターを用いて切断する．

- **ステップ 8：主線の屈曲**
直径 0.9 mm の矯正用 Co-Cr ワイヤーを用いて，主線を屈曲する．正中から曲げ始めると左右のバランスが確認できて曲げやすい．スムーズな彎曲を得るためにプライヤーはできる限り使用しない方が良い．切歯乳頭部の隆起については，あらかじめ模型上で石膏をわずかに削り取り平坦にしておく．これによって主線が歯肉に密着しやすくなるとともに，スムーズな曲線が得られる．

- **ステップ 9：主線と脚部のろう着（図 13.67）**
①第一小臼歯と第二小臼歯との中間で，主線と脚部が 2～3 mm 重なるように屈曲・調整する．図 13.67a のようにすると，ろう着部で破折するので，必ず図 13.67b，c のようにする．
②接合部の模型石膏面を小豆大に削って凹みをつくる．両端に加えられた熱が石膏面に奪われないため，また，ろう付け部に粘膜側にもろうが流れやすくするためである．
③前歯部の 2～3 か所にストッピングを用いて主線を固定する．次ぎにワックスで固定した部分と接合部近遠心をクールミット（断熱材）で覆う．
④ろう付け部を中心に，両端にフラックスを塗布後，接合部が完全に覆われるように銀ろうを流す．
⑤スチールバーを用いて舌側弧線装置を模型から外す．バンドが変形しないように，バンド内部の石膏を慎重にバーや彫刻刀で除去する．
⑥維持チューブのろう付け操作による酸化膜の除去は電解研磨による方が良い．このとき研磨を要しない部分まで電解槽に入れると，バンドが薄くなるので注意する．
⑦装置は水洗・乾燥後，シリコンポイントなどを用いて研磨する．研磨し過ぎてろう着部を細くしないように注意する．

■ 装着

- **ステップ 1：リンガルアーチ装置の試適とバンドのセメント合着**
補助弾線の付加されていないリンガルアーチ装置の試適を行う．次に維持装置にセメントが流れ込まないように，セメントガードを塗布した後セメント合着を行う．この際，左右のバンドに熔接された垂直維持チューブにリンガルアーチ装置のピンを差し込み，リ

ンガルアーチ装置をバンドから外さないで行うことが重要である．こうすることで，口蓋粘膜に対する主線の位置や歯冠上でのバンドの位置を観察しながら，正確な位置にリンガルアーチ装置をセットできるからである．

・ステップ2：補助弾線の製作

セメント硬化後，リンガルアーチ装置をSTロックから外して口腔外に取り出し，直径0.4mmまたは0.5mm，長さ5～10cmの矯正用ステンレス線を主線に自在ろう着し，補助弾線を製作する．口腔模型を参考にしながら，ろう着された補助弾線を移動する歯および方向に合わせて屈曲する．弾線のデザインは，加えようとする矯正力の強さを考えて決定する．

通常，補助弾線の製作はチェアサイドで行う．口腔外での調節後，リンガルアーチ装置を口腔内に戻す．補助弾線が軟組織に強く当たっていないかどうか注意する．

上顎永久切歯を唇側に傾斜移動しようとするときに用いる補助弾線を例に，以下に製作法を記す．

① 直径0.5 mm，長さ約8 cmの矯正用線を用意する．バードビークプライヤーを用いてワイヤーを円錐型のビークに当てて中央部で折り返し，U字形に屈曲する．2本の平行なワイヤーの間隔は2～3 mmとなるようにする（図13.68a）．
② 屈曲部より約2 mmのところでワイヤーを外側に約45°曲げる．曲げる方向に当てるビークは必ず円錐型とする（図13.68b）．
③ 舌側弧線装置をバンドと一塊にしたまま口腔内で試適し，切歯乳頭部に相当する主線上にマーキングペンで印をつける．
④ 口腔内から主線だけ取り外し，主線中央部と先に屈曲しておいたワイヤーにフラックスをつける．
⑤ 主線中央部にブロートーチを用いてろうを流す．
⑥ 流ろう部に再びフラックスを流し，ブロートーチを当て，ろうの表面が鏡面のように光ったときに合わせて，屈曲した補助弾線のU字形屈曲部を歯肉側から近づけろう着する（図13.68c）．ブロートーチによる加熱を直ちに止める．咬合面から見てU字形屈曲部の先端が主線よりも前方にはみ出さないように注意しながらろう着する（詳細は"4.5.6 自在ろう着法"参照）．
⑦ バードビークプライヤーの先端でろう着部近傍のワイヤーを把持し，主線に向かって約60°曲げ返す（図13.68d）．
⑧ ⑦で記した屈曲点より約2 mmの点を次の屈曲点として，口蓋側へ向かって約60°曲げる．このようにして，ろう着部から2～3 mmの部分を三角形に屈曲することにより，ろう着により焼鈍された部分があっても，その部分が補助弾線の矯正力を与える部分に直接組み込まれることを避けることができる（図13.68e）．
⑨ 主線の彎曲に補助弾線のワイヤーが沿うようにワイヤーを指でしごき，緩やかな彎曲を与える（図

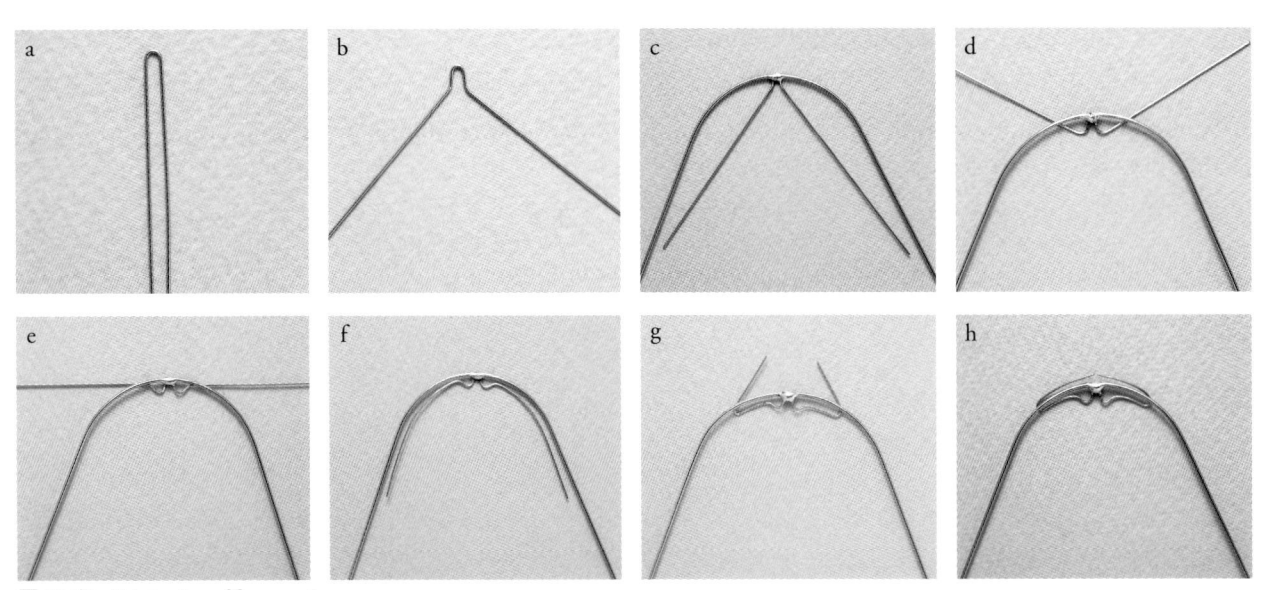

図13.68　Fabrication of finger springs

Chapter 13 矯正装置

13.68f）.
⑩上顎側切歯の遠心辺縁隆線から 0.5 mm 近心に相当するワイヤー部分をプライヤー先端で把持し，直径 2 mm のループを形成するように外側に向かってワイヤーを U 字形に屈曲する．ループが大きくなり過ぎると永久側切歯の歯頸部上にループが接触し，弾線としての機能を十分に発揮できなくなるので，プライヤー先端近くにワイヤーを指でしっかり押し当てるようにして曲げていく（図 13.68g）．曲げられたワイヤーは主線に対して，口蓋側を通るようにする．これによって，装置が口腔内に装着されたときに弾線が口蓋粘膜より浮き上がるの防ぎ，歯や食物などが当たって変形することを軽減する．弾線に弾力を持たせるためにコイル状のループを曲げ込む．コイルが一巻きのものをシングルヘリカルループ，二巻きのものをダブルヘリカルループと言う．
⑪曲げられたワイヤーが主線の彎曲に沿うように緩やかなカーブをつける．上顎中切歯近心辺縁隆線より 3 mm 程度近心で補助弾線を切断し，舌側歯面に適合させるようワイヤーの端を屈曲する（図 13.68h）．弾線の屈曲は，適宜ワイヤーを口腔内に試適し，マーキングペンなどで屈曲点をマークしながら行う．

■ **自在ろう着法**

埋没法を用いないで，ろう着物を左右の指で互いにしっかりと固定して，ブロートーチの炎の上で直接ろう着する方法である．操作が簡単で短時間で行えること，ろう着物の加熱を防ぐなどの利点があるが，フリーハンドの操作であるため，熟練を要する．

■ 手順

• ステップ 1
　ろう着部の清掃を行う．酸化物，油脂分，汚物をきれいに除去する．

• ステップ 2
　主線のろう着したい部分を少し加熱してから，フラックスを塗布する（図 13.69a）．

• ステップ 3
　主線に適当量のろうを流す（図 13.69b）．

• ステップ 4
　流ろうした主線に対し両手の手指を接触させて主線と弾線の位置を固定し，まず主線からゆっくり還元炎の先端に近づけろうを溶かす．ろうが溶けた瞬間をねらって，補助弾線を溶けたろうの中に入れる（図 13.69c）．

• ステップ 5
　ろう着した主線と補助弾線とを正しい角度で保持したまま，炎より遠ざける（図 13.69d）．

• ステップ 6
　主線上の銀ろうが弾線に向かって山なりに流れているかどうか，弾線を指ではじいてみて焼鈍されていないかどうか確かめる．

• ステップ 7
　研磨する．切り下げでホウ砂膜，酸化膜を十分削り落とす．その後通法に従い，研磨，仕上げを行う．

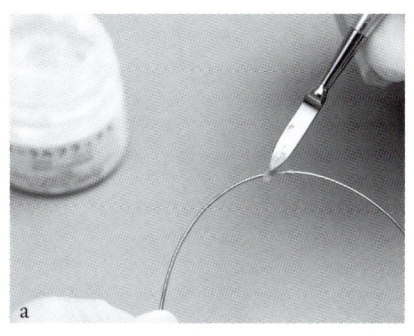

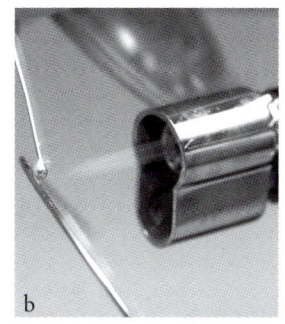

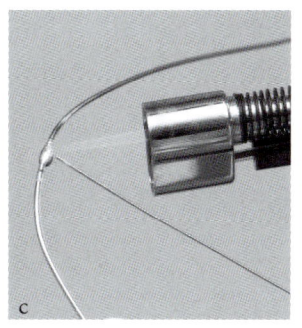

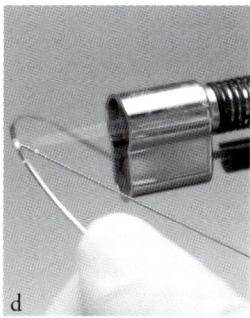

図 13.69　The technique of soldering finger springs to a main lingual arch. a, Application of flux onto the main wire with a tip of a curbing knife; b, Soldering at the main arch; c, The auxiliary wire is brought towards the solder once the solder is melted down by the blue-flame tip; d, The main wire and the auxiliary wire are moved away from the flame immediately after they are soldered together.

■ 注意点
(1) 炎の長さは 8 〜 12 mm が適切である．
(2) 炎の向こう側に黒板等を置くと，炎の形がよく見える．
(3) 加熱には還元炎を用いる．
(4) 補助弾線のろう着では，焼鈍されないように弾線の加熱を必要最小限にする．
(5) 矯正用ワイヤーは炎に触れる部分から 20 mm 離れると火傷することはないので，ピンセットではなく手指で保持してろう着操作を行うのが原則である．
(6) 右手の拇指と示指で補助弾線を保持し，その 2 本の指はさらに中指，薬指，小指にしっかりもたれ合うようにする．拇指と示指で主線を保持していた左手は，薬指あるいは中指を介して右手指と一塊となって固定される．

■ 調節
来院のたび，エクスプローラーかリガチャーディレクターを用いて主線を維持チューブから外し，補助弾線の調整を行う．必要があれば新しい補助弾線につけ替える．

■ 撤去
リンガルアーチ装置は動的治療終了後，保定装置としてそのまま用いることができるため，患者によっては治療終了時まで使用できる．しかし，エッジワイズ装置と併用して犬歯単独牽引時の加強固定として用いるときには，通常主線は前歯の基底結節に当てるように設計されているので，牽引終了時に切歯牽引の邪魔にならないように主線を撤去する必要がある．それにより切歯の口蓋（舌）側移動ばかりでなく，動的治療の最終段階で行う臼歯の近心移動による空隙部の閉鎖を行うことが可能になる．そのような手間を省くために，パラタルアーチ装置あるいはトランスパラタルアーチ装置を用いるとよい．

4.6 エッジワイズ矯正装置システム

矯正力を加えたときに歯の傾斜移動を防ぐには，歯冠に溝（チャネル chanel またはスロット slot と呼ばれる）を刻んだアタッチメントを取り付けて，歯列弓の形を模した"アーチワイヤー archwire"をこの溝にはめ込み，アーチワイヤーに沿って，歯をモノレールのように滑走移動させるのが唯一の方法である．

このような装置は歯にしっかりと固定される必要があるので"固定式"装置と呼ばれる．固定式装置は複数の歯をさまざまな方向に同時に移動しながら，上下歯の緊密な咬合接触関係をつくりあげることのできる装置であり，永久歯列期の患者に適応し，究極の咬合をつくりあげるために使用される．歯列の一部に暫定的に応用する場合を除いては，原則として混合歯列期や乳歯列期の患者には用いない．これは患者の口腔衛生状態の自己管理能力とも関連している．

一般に，永久歯列期の治療は最終的に上下の永久歯列全体の緊密な咬合をつくりあげるという意味で，包括矯正歯科治療[67] comprehensive orthodontic treatment と呼ばれる（Chapter20 参照）．包括矯正歯科治療には固定式装置が用いられる．この装置システムは，わが国では全帯環式固定装置あるいはマルチブラケット装置と呼ばれることがある．

現在，われわれが行っているような歯の移動を行うために必要なアタッチメントが，歯面に接着できるようになる以前は，すべての永久歯にアタッチメントが熔接された帯環（バンド band）が歯冠にセメント合着されていた（図 13.71b）．現在でも，大臼歯にアタッチメントを取り付ける際には主にこの方法が用いられており，そのほかの歯にも必要に応じてバンドが装着されることがある．

マルチブラケット装置という言葉は，多数歯にブラケットを装着したシステム multi-bracketed appliance system のことを指すと解され，わが国で健康保険制度で常用されている．世界的に見ると，包括矯正歯科治療に用いられる標準的な固定式装置は，エッジワイズ装置システム edgewise orthodontic appliance system を意味する．

本項ではエッジワイズ装置システムが Angle EH[68]，Tweed CH[69]，Andrews LF[70] という現代矯正歯科臨床の礎を築いた先人たちの手により，どのように発展してきたかを概観し，次いでその現代における表現形であるプリアジャストエッジワイズ装置システム preadujusted edgewise appliance system について解説する．現代の矯正歯科臨床で採用されているさまざまな種類の固定式装置の特性についての解説や，それらを用い

た治療技術の比較は行わない．それらについては解説書を読まれることを勧める．

■ エッジワイズ装置以前

歯科矯正学の起源は，古代エジプトに求めることができる[71]．当時，バンド状に圧延した貴金属が歯に巻かれた状態のミイラが発見されている．しかし，記録に見るかぎり，最初の矯正装置は，18世紀のフランスにおいて，Fauchardにより使用されたバンドーと呼ばれる装置である（Chapter 1 参照）．この装置はリボンアーチ ribbon arch[72]の起源であり，19世紀末にAngle[73]が，今日使われているような洗練されたデザインの固定式装置の原型となるエッジワイズ装置を発明した．

■ エッジワイズ装置の発明と普及

Angle はそれまで用いられていたリボンアーチでは，歯冠を介して歯に唇（頰）舌方向の力（トーク）を加えて，歯冠の位置を動かさずに歯根の位置を移動させるという効果は得られないことに気がついていた．そこでリボン状のワイヤー（金属線），すなわち断面が矩形のベルト状に圧延されたワイヤーの長辺が，歯面にほぼ垂直となるようにアーチワイヤーの装着方向を90°変更することで，アーチワイヤーがアタッチメントチャネルに挿入されたときに，歯に対して唇（頰）舌方向にトーク torque がかけられるようにした（図13.70a,b）．この発想の転換が，その後のエッジワイズ装置を矯正歯科治療の盟主の座に押し上げ，今日に至るのである．

■ プリアジャストエッジワイズ装置

Angle がエッジワイズ装置の発明にその特異な才能を発揮した後，Tweed は装置の普及に大いに貢献した．彼の貢献は，特にエッジワイズ治療における固定の方法を確立したことにある．

Angle が考案したエッジワイズ装置から今日までに数多くの治療概念が派生し，それらの特徴を生かすためのさまざまなデザインのアタッチメントが考案されている．Angle の考えを基本的に踏襲する Tweed 法とそのさまざまな変法，Angle に学んだ Begg[74] が考案した治療法とその改良法，そして Jarabak[75] の提唱したライトワイヤー法などが好例である．そのほかにも，実に多くの臨床医がその名を冠したアタッチメントや治療メソッドを提唱している．本書はそれらの優劣を論じるものではない．

Andrews[76] は，1960年代にストレートワイヤー装置 Straight Wire® Appliance（Ormco/Sybron Dental Specialties Inc.,U.S.A.）と名づけたプリアジャストエッジワイズ装置（ストレートエッジワイズ装置 straight edgewise appliance, プリアクティベーティドエッジワイズ装置 pre-activated edgewise appliance とも呼ばれる）を発明した．この装置は70年代に北米で急速に普及し，矯正歯科医師のチェ

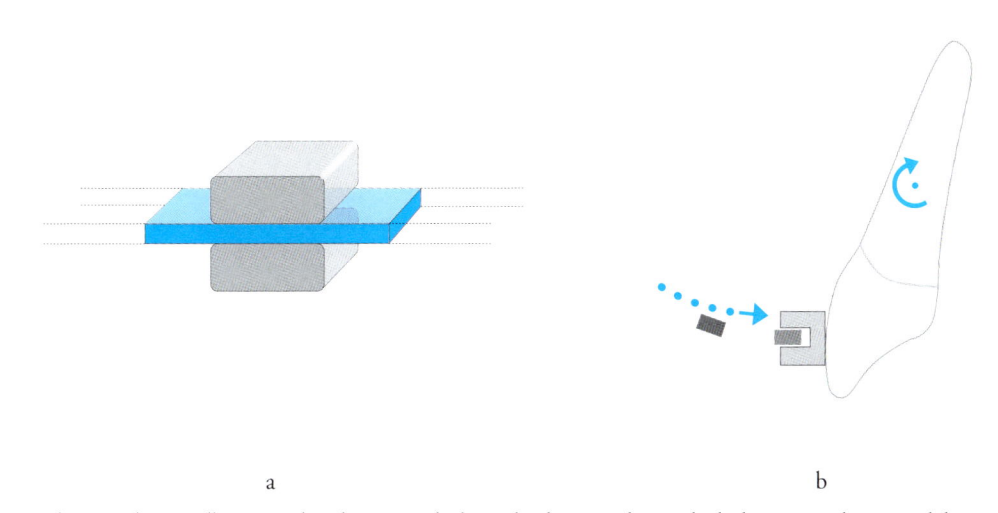

a

b

図13.70　A schematic diagram illustrating the relative spatial relationship between the standard edgewise attachment and the rectangular archwire. a, The attachment is designed so that the longer side (edgewise) of the rectangular archwire is directed perpendicular to the base of the attachment when the archwire is inserted into the attachment channel; b, The torque force effect delivered to the tooth by the archwire fixed in the attachment channel. If the rectangular archwire is given a torque around its long axis and inserted into the channel, the resilience exerted by the torque is delivered to the tooth. The root apex of the tooth is displaced labio-lingually without changing the position of the crown.

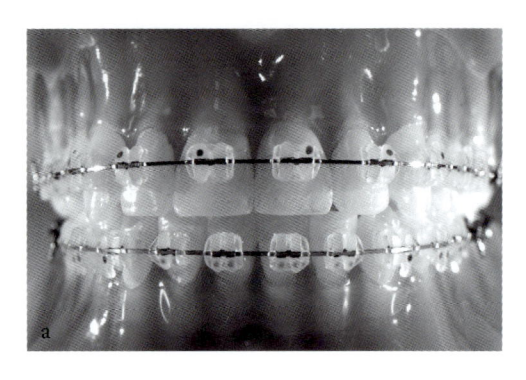

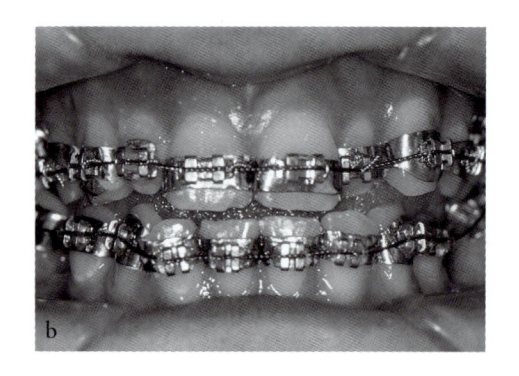

図 13.71 a, Preadujusted edgewise appliance system; b, Classic standard edgewise attachments welded onto the orthodontic bands

アサイドにおける負担を大幅に軽減するとともに，治療期間の短縮と治療結果の安定性に大きく貢献した．

プリアジャストエッジワイズ装置は，現代の矯正歯科治療において最も成功した装置であり，その作用原理は Angle が発明した"究極の装置"のそれと本質的に異なるところはない．

通常，第三大臼歯を除くすべての永久歯にアタッチメントを取り付ける．すなわち，切歯，犬歯，小臼歯の唇（頬）側面にブラケットを接着する．大臼歯にもアタッチメントを接着することはあるが，ヘッドギア装置などと併用する場合は過大な力がアタッチメントにかかる．そのようなときにはバッカルチューブを大臼歯用バンドに熔接したうえで，そのバンドを大臼歯にセメント合着する．

1980 年代半ば以降，わが国においても急速に普及した本装置の登場で，それ以前のエッジワイズ装置はスタンダードエッジワイズ装置と呼ばれるようになったが，発明後既に 40 年以上を経過した現在では，むしろ本装置をスタンダードエッジワイズ装置と呼ぶのが妥当かもしれない（図 13.71）．

Andrews の唱える治療概念と技術は，Angle，Tweed と続く系譜の本流に位置している．その基本原理はあくまで，エッジワイズアタッチメントを利用してトークコントロールを行うことにある．Angle が抱いた問題意識と自ら創りあげた解法は時空を超え，プリアジャストエッジワイズ治療法として現代の矯正装置・技術論の核心をなす'標準'に昇華した．

Andrews の考案したプリアジャストエッジワイズ装置は，それまでの固定式装置システムに次のようなインパクトをもたらした．

・アーチワイヤーを屈曲する手間が大幅に軽減された．それによって，チェアタイムが大幅に軽減された．
・歯の位置と傾斜について均質な治療成績を得られるようになった．たとえばアーチフォームの対称性を確保しやすくなった．
・'ストレート'すなわち屈曲の少ないプレーンなアーチワイヤーを使用することで食渣の滞留が減り，粘膜にワイヤーのループなどが当たって潰瘍を形成することが少なくなった．

すなわちチェアタイムが短くなり，歯科衛生士，看護師などのスタッフが固定式装置の診療介補に携わる領域が広がり，歯科医師にとっては制約された時間の中で，多くの患者を快適にかつ高いレベルで効率的に治療することが可能となった．

■ 構成要素

一般に矯正力を用いた歯の移動は，歯体移動 bodily movement と傾斜移動 tipping movement に分けられる．前者は歯の長軸の傾斜角度を変えることなく平行移動することであり，後者は長軸上で歯根尖側 3 分の 1 の点を中心に長軸の回転を引き起こす移動形式である．歯体移動は傾斜移動より困難であり，圧下は挺出より困難である．エッジワイズ装置システムでは，理論上，歯体移動を含むあらゆる歯の移動を三次元的にコントロールすることが可能である．

エッジワイズ装置システムは，アタッチメントとアーチワイヤーで構成される．アタッチメントは歯面に接着されるか，ステンレスのバンドに熔接されたうえで歯にセメント合着される．プリジャストのアタッチメントの概観は旧来のものとあまり変わらないが，チャネルの形状は大いに異なる．詳しくは後で述べる．

アーチワイヤーはアタッチメントチャネルに挿入されて、その弾力を歯に伝えることができる．アーチワイヤーはエラスティックリガチャーなどの結紮材料で固定されるか，アタッチメント自体にチャネルの上部を閉じてアーチワイヤーが外れないような設計（セルフライゲーション self ligation）がなされる．

図 13.72 は，上顎歯列には単結晶セラミック製のツインエッジワイズブラケットがダイレクトボンディングされ，.016 インチサイズの NiTi アーチワイヤーが装着されている．上下の第一小臼歯はすでに抜去されている．下顎歯列にはシングルブラケットがボンディングされている．筆者はこのタイプのブラケットを好んで用いるが，前歯部過蓋咬合症例の下顎歯列に設置しても咬合干渉を引き起こしにくいこと，インターブラケット間距離がツインエッジワイズブラケットよりも長くとれるので，比較的早い時期から剛性の高いアーチワイヤーを用いやすいことなどの利点がある．タイウィングにはベベルがつけられているので，粘膜を損傷することはほとんどない．通常のブラケットと比べて体積比でおよそ 2/3 のため，患者にとっても比較的違和感は少ない．この症例では，下顎左側の永久側切歯が舌側に転位していたためすぐにはアーチワイヤーを結紮できなかったので，バイパスしてバンパースリーブ bumper sleeve が取りつけられている．

■ オーダーベンド

歯列弓を三次元的に見ると，個々の歯の唇（頬）舌方向の厚み，歯軸の近・遠心方向の傾斜角度，唇（頬）舌方向の傾斜角度がそれぞれ異なることがわかる．スタンダードエッジワイズアタッチメントは，個々の歯の形態的特徴に考慮したデザインがなされているわけではないので，歯科医師がアタッチメントに取り付けられるアーチワイヤーに以下に記す三種類の屈曲を与えることで，歯は理想的な位置に排列されるようになっている．オーダーベンドを理解することはプリアジャスト装置システムの作用原理を理解することにつながる．また，同装置を用いた治療においてオーダーベンドは頻繁に活用されている．そこで以下では，オーダーベンドについて詳しく解説する．

■ ファーストオーダーベンド

ゴシックアーチは外力に対して全体を支え合うロバストな構造である．このような形状を持つ歯列弓は，アイディアルアーチ ideal arch と呼ばれる．一側の最後臼歯から反対側の最後臼歯までの歯冠隣接面接触点を連ねた近似曲線（咬合彎曲線[7]）が，アイディアルアーチ形状となるときの歯冠唇（頬）側面に近似的に適合されたアーチワイヤーの形を，アイディアルアーチフォーム ideal arch form という．

スタンダードエッジワイズ装置システムでは，アタッチメントの厚み（ボンディング剤を介して歯面と接触するベースからチャネル基底部までの距離）はすべての歯について一定であるので，アイディアルアーチフォームの形が付与されたアーチワイヤー（アーチフォームブランク）をそのままチャネル基底部に接するように装着すると，上顎歯列であれば唇舌方向の厚みの少ない側切歯は隣接歯との正しい咬合接触を失い唇側に移動する．また，唇側に豊隆の強い犬歯は正しい位置からずれ，口蓋側に移動する．図 13.73 に例示するように，上顎の永久中切歯と永久犬歯の唇側面，および第一大臼歯の頬側面に接するような歯列弓の形を模したアーチフォームを描くと，永久側切歯や小臼歯部ではわずかな隙間が生じる．したがって，このようなアーチワイヤーをアタッチメントに結紮すると永久側切歯や小臼歯は外側に移動するか，あるいは理論上は永久中切歯，永久犬歯，そして大臼歯が口蓋側に移動する．歯根表面積の大きさから，実際には前者の現象が生じる．

この問題を解決するために，スタンダードエッジワイズ治療システムでは，水平面上でファーストオーダーベンド first order bend と呼ばれる唇（頬）舌方向の屈曲をアーチワイヤーに付与する（図 13.74）．

すなわち上顎歯列では，永久中切歯と永久側切歯の

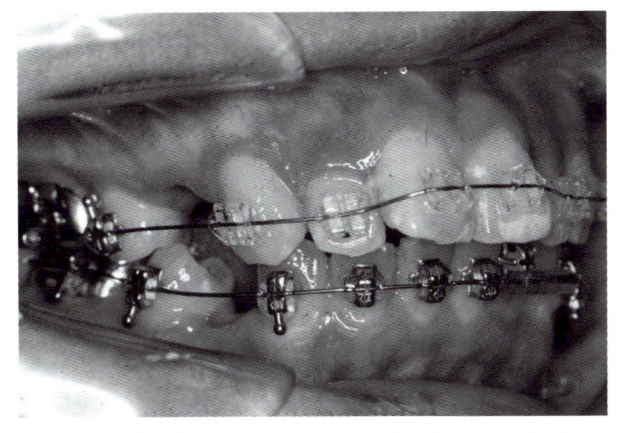

図 13.72　The elements that constitute the edgewise orthodontic appliance system

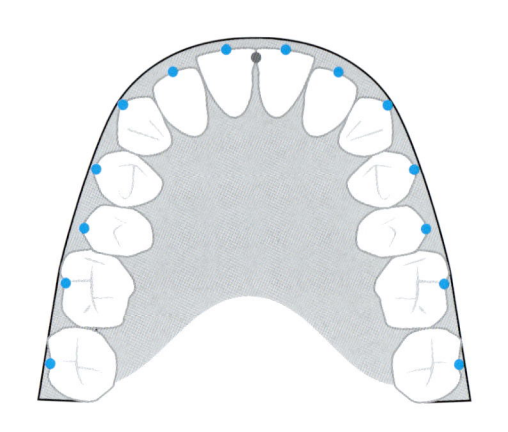

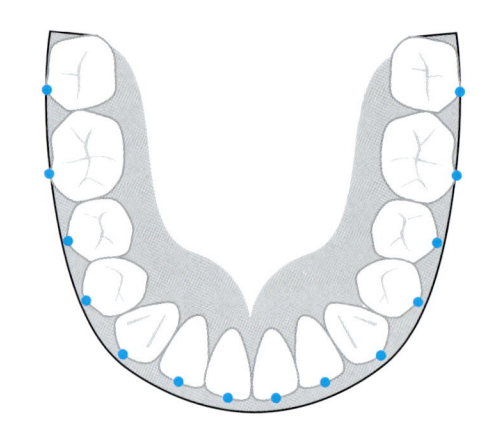

図 13.73　A schematic drawing that illustrates differences in labio-palatal thickness between permanent teeth. Note the gap between the facial surfaces of the permanent dentition and a smoothed archwire in a form that approximately matches the ideal dental arch form.

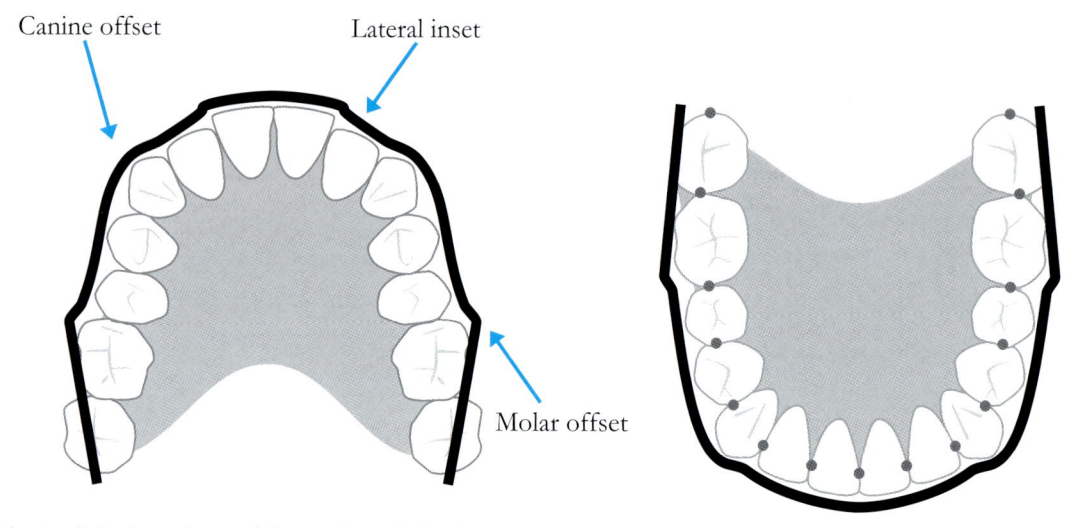

図 13.74　An ideal archwire form with bent-in first order bends typically employed in the standard edgewise treatment system

境界部で約 0.7〜1mm 程度ワイヤーを口蓋側に曲げ込み（ラテラルインセット lateral inset），永久側切歯の遠心で 1〜1.5mm 程度唇側に向かってワイヤーを曲げ，永久犬歯の唇側面の豊隆に合わせるよう緩やかな彎曲（ケーナインオフセット canine offset）を与えながら，永久犬歯遠心からほぼ直線的に第二小臼歯までワイヤーを伸ばし，第一大臼歯の近心部で外側に向かって 1mm 程度屈曲した後，アーチワイヤーをパッシブな状態で歯列上に置いたときに，ワイヤーが第二大臼歯の近心頰側咬頭から遠心辺縁隆線の頰側 1/2 付近を通るようになるまで曲げ戻す（モラーオフセット molar offset，トウインベンド toe-in bend）．下顎歯列ではケーナインオフセッとモラーオフセット，トウインベンドを付与する．

屈曲の強さは，個々の患者の歯の形に合わせて微調節する．この屈曲は，インアウトベンドとも呼ばれる．

歯の唇（頬）舌方向の厚みの差を調節するための屈曲である．ファーストオーダーベンドは，動的治療において初めて使用する弾性に富むアーチワイヤー（マルチストランドワイヤー multistranded wire や断面の直径が .012" または .014" サイズの NiTi ラウンドワイヤーなど）を除く，すべてのエルジロイ Elgiloy® (Rocky Mountain Co.) またはステンレス製アーチワイヤーに入れる必要がある．

上下のアーチワイヤーにファーストオーダーベンドを入れた後に，下顎歯列用のアーチワイヤーを'下顎の'永久犬歯間幅径および大臼歯間幅径に合わせる．この操作を'個性化 individualization'と言う．次いで，上顎のアーチワイヤーを下顎のアーチワイヤーに重ね合わせて形を修正する．その際，犬歯部のオフセットとモラーオフセットの部分で上下のアーチワイヤーが接触するようにする．この操作を'アーチワイヤーコー

ディネーション'と言う．

■ セカンドオーダーベンド

セカンドオーダーベンド second order bend とは，歯の長軸の近遠心方向への傾き（ティップ tip またはアンギュレーション angulation と言う）と，歯冠の垂直的位置を調節するための屈曲である．前歯の解剖学的長軸は互いに平行ではなく，歯根は遠心に向かっている．歯根の方向は直接には確認できないので，臨床歯冠の長軸が咬合平面に対する垂線に対して一定の角度を持つようにアーチワイヤーを屈曲することによって，適切な歯軸を得ることができる．

スタンダードエッジワイズ矯正装置システムではアタッチメントチャネルは咬合面に平行なので，歯面にボンディングを行うときに意図的にチャネルの近心端が歯肉側に傾くように位置決めするか，あるいはアーチワイヤーに屈曲を入れることで，歯軸の近遠心方向の傾きをコントロールする（図 13.75a）．

その目的は次の三つである[78]．

(1) 前歯の美的排列
(2) 固定準備のための臼歯の遠心傾斜
(3) 抜歯空隙閉鎖時の歯根の平行化

詳細は本章の"アーチワイヤーシークエンス"の項で述べる．

■ サードオーダーベンド（図 13.70b）

サードオーダーベンド third order bend とは，歯の唇（頬）舌方向の傾斜角度を調節するために断面が矩形のアーチワイヤー（レクタンギュラーアーチワイヤー rectangular archwire）の長軸回りに加えられるねじれ（トーク torque）であり，ツイストベンドとも言われる．スタンダードエッジワイズ治療システムでは，レクタンギュラーアーチワイヤーには必ず付与しなければならない．

その場合，上顎の永久切歯に相当するアーチワイヤーには通常，同じ強さのパラタルルートトーク palatal root torque（歯根尖が舌側に向かうようなトーク）を付与する．永久犬歯より遠心部にはトークは入れない．対照的に，下顎歯列では前歯にトークを入れない．第一小臼歯より遠心に行くにしたがい，徐々にリンガルクラウントーク lingual crown torque（progressive posterior torque）を強めるように屈曲する．

■ プリアジャストエッジワイズ装置システム

プリアジャストエッジワイズ装置システムでは，アタッチメントベースの厚み（インアウト in-out，図 13.73），チャネルの近遠心方向の傾き（ティップ tip，図 13.75b），そして唇（頬）舌方向の傾斜角度（トーク torque，図 13.76）は，個々の歯の平均的な解剖学的形態に適合するように設計されている．

言い換えると，各アタッチメントには最適咬合（Chapter 9 参照）の形成に必要なインアウト（唇舌的な位置づけ），ティップ（歯の長軸の近遠心方向への傾斜），

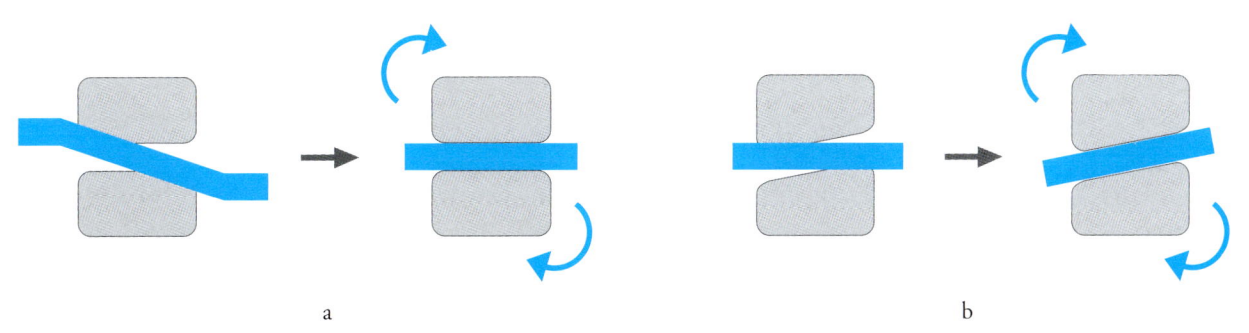

図 13.75　The methods for adjusting the angulation and vertical position of the teeth. a, In the standard edgewise appliance system, the mesio-distal angulation of a tooth can be changed by incorporating second order bends into the archwire; b, In the pre-adjusted edgewise appliance system, each attachment is manufactured with the channel angulated mesio-distally according to the anatomic traits of each individual tooth. Accordingly, it is unnecessary, at least in principle, to incorporate second-order bends into the archwire.

トーク（歯の長軸の唇舌方向への回転）を得られるような形態が個々の歯に対応してあらかじめ付与されているので，特別な屈曲を行っていない放物線形，もしくはそれに類似の形態のアーチワイヤー（象徴的に"ストレート"ワイヤーと呼ばれる）をアタッチメントスロットにはめ込むと，アタッチメントのデザインとして設定されているトークやティップ，それにアタッチメントの厚みに応じて，理論上，歯は理想的な位置に移動するのである．

スタンダードエッジワイズ装置ではアタッチメントベースに対してチャネルは直角になるように設計されている。そのため矢状面で見ると歯面に対するベースの相対的角度を各歯の彎曲に合わせて正確に決定することは難しい（図 13.76, 上）．その結果、各歯の形態的特徴を正確に反映するようにアタッチメントの位置を調節することで歯冠のインクリネーションをコントロールすることは相当に恣意的な操作となりがちである．そのため、術者は歯の矯正移動の様相を観察しながら、アーチワイヤーに入れるサードオーダーベンドの強さをコントロールすることで、インクリネーションをコントロールしてきた．

プリアジャストエッジワイズ装置システムでは、それぞれの歯のトークに対応する傾斜角度をアタッチメントに付与することでアーチワイヤーにサードオーダーベンドを入れる手間を省くことができる（図 13.76, 下）．しかしそのようなデザインのアタッチメントをアタッチメントベースの中央が FA ポイント（Chapter 9 参照）に一致するように位置決めすると，先に述べたスタンダードエッジワイズアタッチメントベースに特有の問題に加えて，チャネルは咬合面に対して傾斜し，しかも傾斜の程度は歯種により異なるために，プレーンアーチワイヤーといえどもチャネルにスムーズに装着することは難しい．またチャネルの中心軸と歯面の交点は FA ポイントに一致しないので，あらかじめ設計された力学的効果を正確に発揮しにくい．そうした問題を解決するために，Andrews のフルプログラム化されたアタッチメントでは，チャネルの唇（頬）舌方向の中心軸を mid-transverse 平面に一致させ，FA ポイントを通るようにアタッチメントを位置決めをしたとき，アタッチメントベースは歯面に最大限に適合するような形状となっている（図 13.76, 中央）．

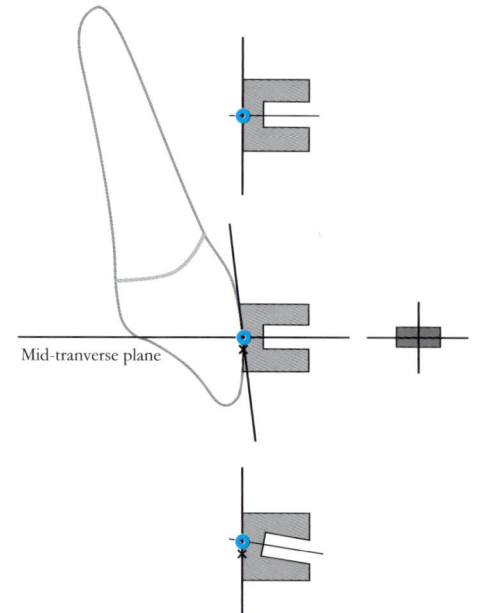

図 13.76 A schematic diagram showing a design advantage of the fully- preprogrammed preadjusted edgewise attachment[70]. The standard edgewise attachment (Top) has a channel which is orientated perpendicular to its base. This makes precise positioning of the attachment difficult because it does not reflect anatomical feature of each tooth, including the orientations of the attachment base and the channel relative to the crown inclination. Accordingly, the adjustment of the tooth inclination can only be achieved empirically or arbitrarily by giving torque to the archwire. The original idea of designing the preadjusted edgewise attachment was, in principle, to give a bent-in inclination (torque) of the channel relative to the attachment base (Bottom). This has such disadvantages as that when it is placed on the crown surface, the long axis of the channel does not pass through the center of the base which should be coincided with the FA point, and that the built-in torque of the attachment channel is tilted relative to the occlusal plane and thus does not allow smooth engagement of an archwire into the channel. A novel solution was made by the fully-preprogrammed preadjusted attachment in which the central axis of the channel in the sagittal direction was designed so as to coincide with the mid-transverse plane through the FA point with the base of the attachment best fits with the 3D curvatures of each tooth (Middle).

アーチワイヤーはチャネルから外れないように，エラスティックリガチャーやチェーンエラスティクスなどリング状の弾性高分子材料や，ワイヤーリガチャー wire ligature（金属結紮線）と呼ばれるきわめて細い金属線で固定されることが多い．プリアジャストエッジワイズ装置システムにおいても，アーチワイヤーの屈曲はかなり頻繁に行われる．その理由はアタッチメントのデザインに組み込まれたインアウト，ティップ，それにトークの数値はあくまで平均であることや，アタッチメントボンディング時の位置決めの誤差などがあるからである．また，6 前歯を一つの単位として（エ

ンマッセ en masse) スライディング移動するより, 固定の確保という点からスタンダードエッジワイズ法で頻用される, クロージングループによる前歯の牽引がより確実と考えられる症例も少なくないことが, ループなどを屈曲する理由としてあげられる.

　以上のように, 固定式装置による矯正歯科治療体系のなかでプリアジャストエッジワイズ装置システムは, 多くの人に矯正歯科治療を受ける機会を提供したという点において特筆に価する. 歯科医学教育の立場からすれば, 医療の質を担保するという意味で医療の専門性をどのように育て確保するかということは, きわめて重要である. しかし, 歯科医療の本質が to the patients ではなくて for the patients, すなわちより多くの患者がその受益を最大化することにあることを理解するなら, Angle によるエッジワイズ装置の発明は現代矯正歯科治療法の第一の波, Tweed による治療法の体系化は第二の波であり, そして Andrews によるプリアジャストエッジワイズ装置システムの開発は, エッジワイズ装置による治療法のグローバル化を決定づける画期的な第三の波であったと言える.

■ 適応症

　原則として, エッジワイズ矯正装置は永久歯列期の患者に適応されるので, 治療計画を患者に説明し, 矯正治療を受けることを患者あるいはその親が承諾した時点からただちに装置の準備に取りかかることができる. エッジワイズ装置を取り付けると, 食物が滞留しやすく口腔内が不潔になりやすい. 通常, 動的治療期間である 2〜3 年は取り外すことができない. したがって装置の装着に先立ち, あらかじめ歯石, プラークなどを除去し, またブラッシング指導を徹底させておく必要がある. う蝕や歯周病は治療を完了しておくか, 少なくとも歯科医師のコントロール下にあることが必須の条件である. またアーチワイヤーを介して矯正力を歯にかけると, ある程度の痛みが生じる. したがって治療の内発的な動機づけが弱い患者に本装置を適応することには, 慎重でなければならない.

■ 治療のステップ

　エッジワイズ装置の準備から矯正歯科治療の終了までのステップの概略をまとめると, 以下のようになる. う蝕の治療は完了しており, また歯周病の既往はないか歯科医師のコントロール下にあることが前提である.

- ステップ1：治療開始前
  歯石, プラークの除去と口腔衛生指導.
  長期にわたるエッジワイズ装置の装着に対する予防的措置.
  エナメル質に亀裂があるかどうかのチェック.

- ステップ2：エッジワイズ装置の準備と装着
  セパレーション, バンドの準備, ボンディングの準備, アタッチメントの装着.

- ステップ3：必要ならばアンカレッジ用インプラントの準備, 顎外固定装置の調製.

- ステップ4：動的矯正歯科治療の開始と装置の調節.
  アーチワイヤーの活性化による矯正力の付与.

- ステップ5：動的治療の終了と保定.

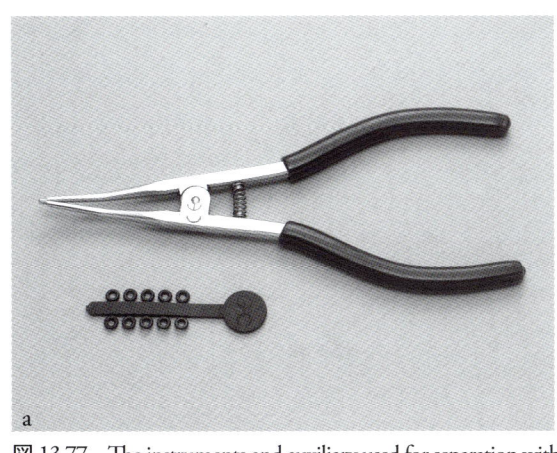

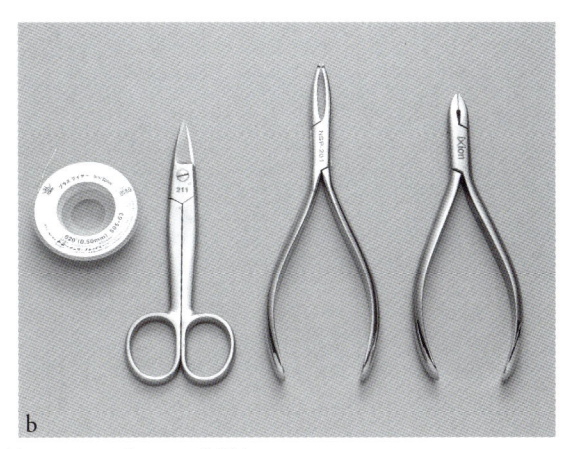

図 13.77　The instruments and auxiliary used for separation with (a) separating elastics and (b) brass wire.

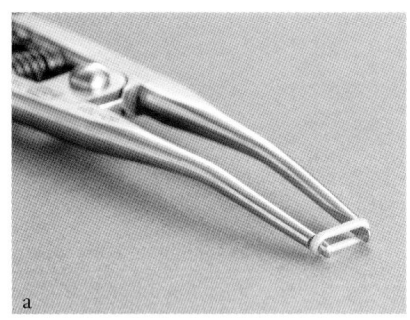

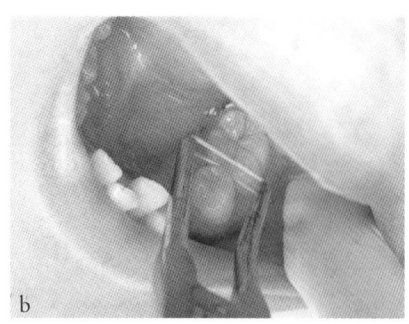

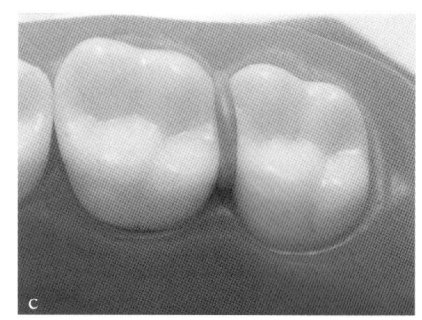

図 13.78　Use of separating elastics. a, An elastic ring held with an elastic separator; b, An elastic ring transferred into the mouth; c, Separating elastics placed between the molars.

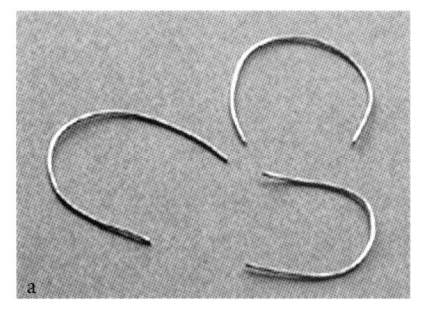

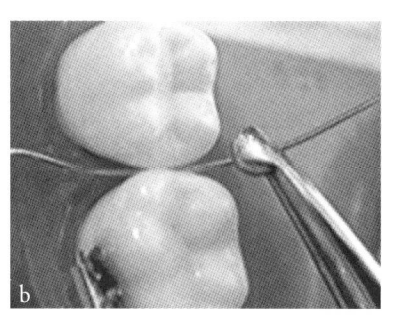

図 13.79　Separation with brass wire. a, A horse-shoe shaped brass wire 5cm length; b, One end of the brass wire is pinched with a pair of Howe pliers or Weingart utility pliers and is transferred beneath the proximal contact points of the tooth crowns without injuring the soft tissue. For the upper molars, the wire should be passed through from the palatal side; for the lower molars, the buccal side.

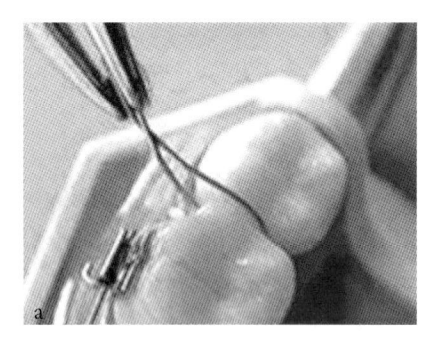

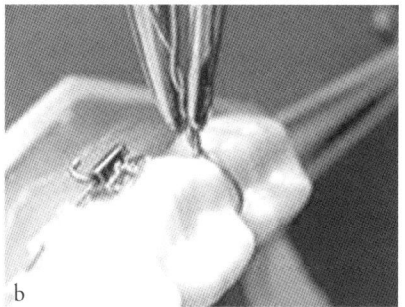

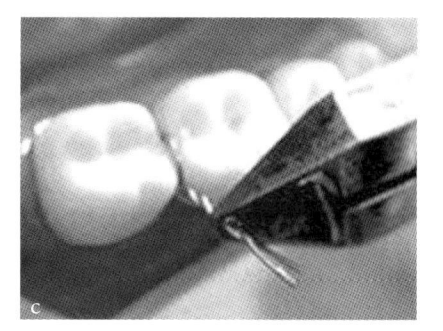

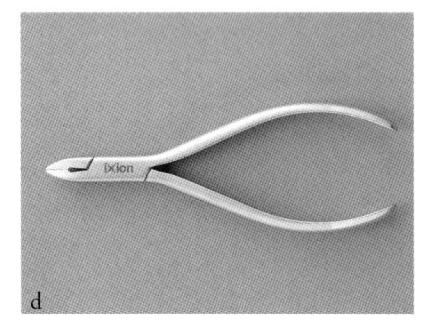

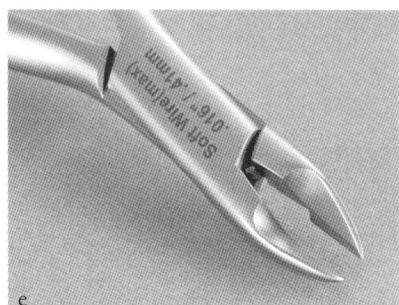

図 13.80　a and b, The wire ends are twisted firmly with Howe pliers; c, Brass wire is being cut with a pin-and-ligature wire cutter, leaving the wire end of 5-5mm; d and e, A pin-and-ligature wire cutter.

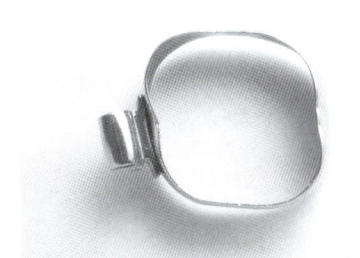

図 13.81　An upper molar band with a buccal attachment welded on.

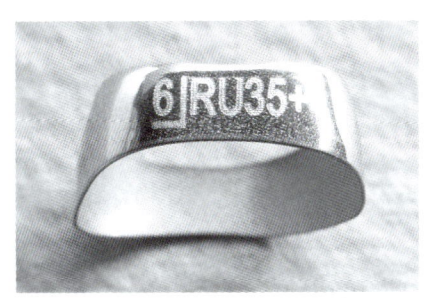

図 13.83　The size number and location imprinted onto the mesial outer surface of the maxillary molar band

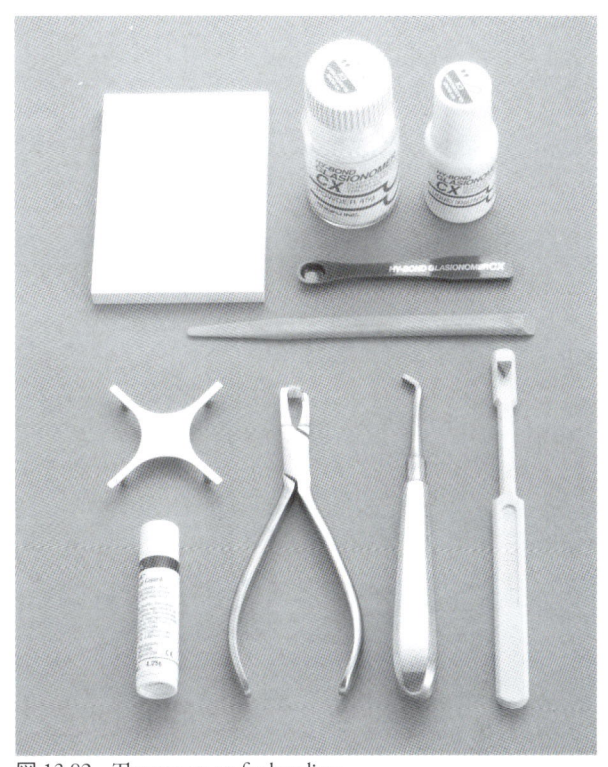

図 13.82　The tray set-up for banding

エッジワイズ装置の撤去と保定装置の装着.

- ステップ6：矯正歯科治療の終了.
最終資料の記録と患者への通知.

■ **装置の準備と装着**
■ セパレーション

セパレーションは大別して，弾性高分子材料であるセパレーティングエラスティクスを用いる方法と，直径0.5mmまたは0.7mmの真鍮線（ブラスワイヤー）を用いる方法がある．大臼歯部にセパレーションを行ってから3〜7日後に矯正用バンドを装着する．

- 準備するもの（図 13.77）
セパレーティングエラスティクス
ハンドスケーラー，エラスティックセパレータ，
カカオバター
［真鍮線を使う場合］
直径 0.5mm，0.7mm の真鍮線
Howe プライヤーまたは Weingart ユーティリティプライヤー
ユニバーサルはさみ，またはピンアンドリガチャーワイヤーカッター

- 手順
(1) セパレーティングエラスティクスを用いる場合

エラスティックセパレータの先端が歯肉側に向かないようにして，エラスティクスを両側第一大臼歯隣接面に取り付ける（図 13.78）．通常，セパレーションの3〜7日後にセパレーティングエラスティクスを取り外し，大臼歯にバンドを調製する．

(2) ブラスワイヤーを用いる場合

- ステップ1：およそ5cmの長さに切ったブラスワイヤーの先端をHoweプライヤーでつまみ，上顎は頰側，下顎は舌側の鼓形空隙からブラスワイヤーを挿入する．抵抗なく反対側の鼓形空隙よりワイヤーの先端が出てくるはずである（図 13.79）．

- ステップ2：ブラスワイヤーの両端をHoweプライヤーでしっかりとねじり，5〜6mmを残してピンアンドリガチャーワイヤーカッターで切断する（図 13.80）．

- ステップ3：バンドプッシャー band pusher の先端部

277

Part 5 装置論

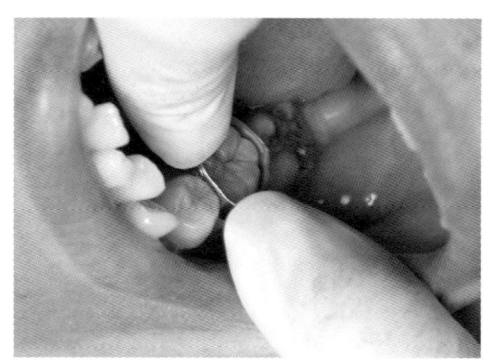

図 13.84　Molar band trial

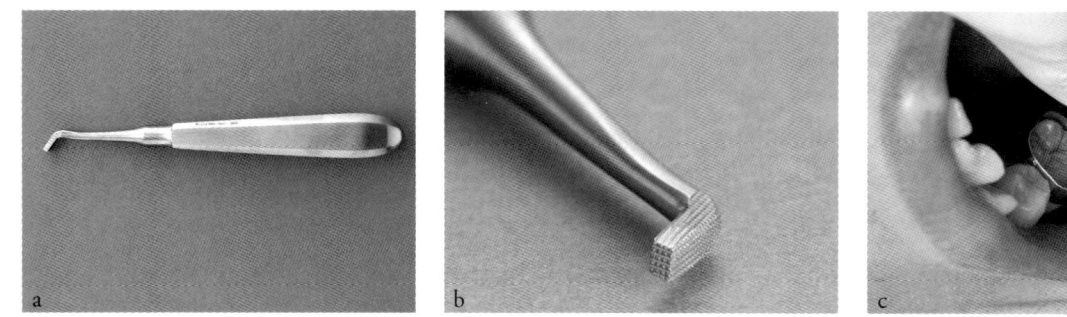

図 13.85　a, A band pusher; b, The tip of a band pusher; c, The distal margin of the orthodontic band pressed down with a band pusher

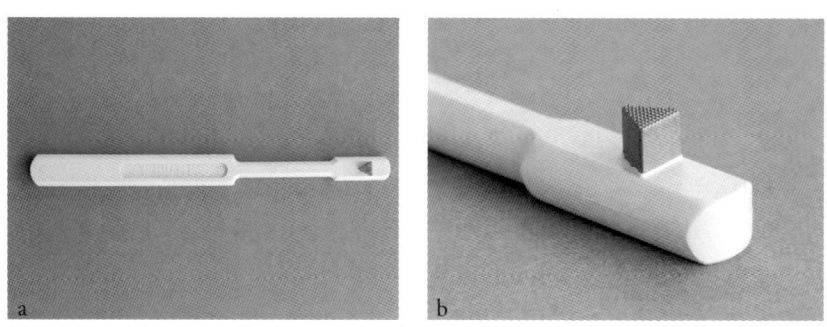

図 13.86　a, A band seater; b, The tip of a band seater

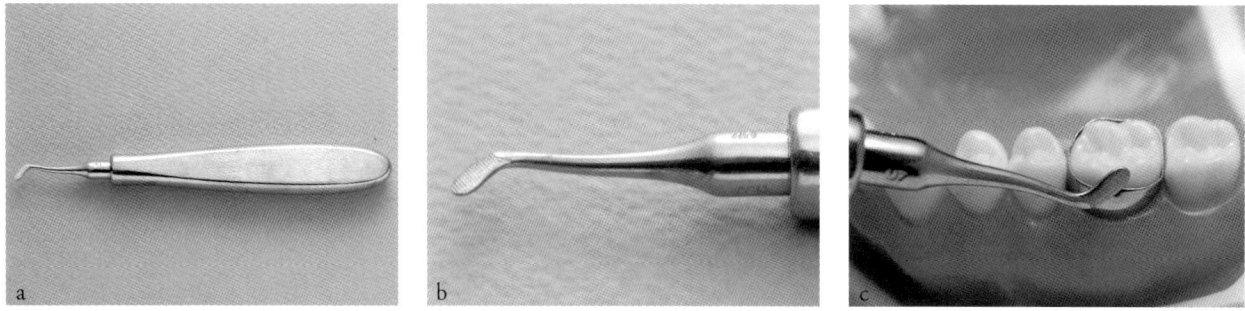

図 13.87　a, A band varnisher; b, The tip of a band seater; c, The band seater in use.

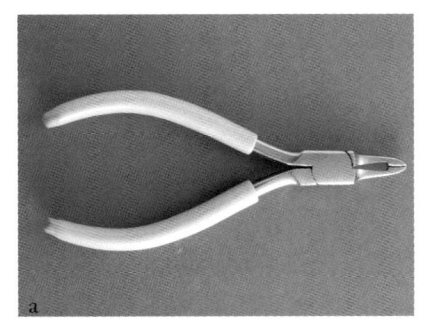

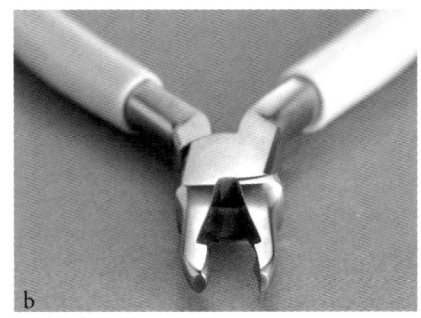

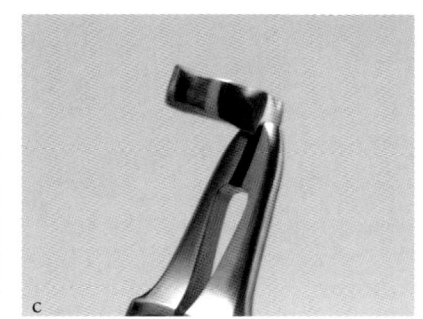

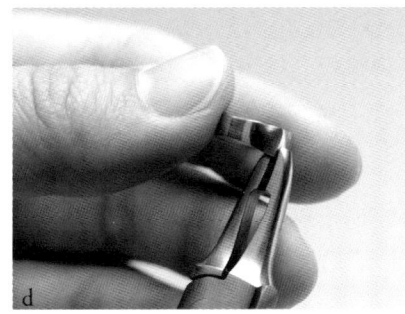

図 13.88　Band-margin contouring pliers. a, Overview; b, The tip of the pliers is lightly curved to facilitate bending the band margin; c, A band held by contouring pliers; d, The band margin is being curved with the pliers.

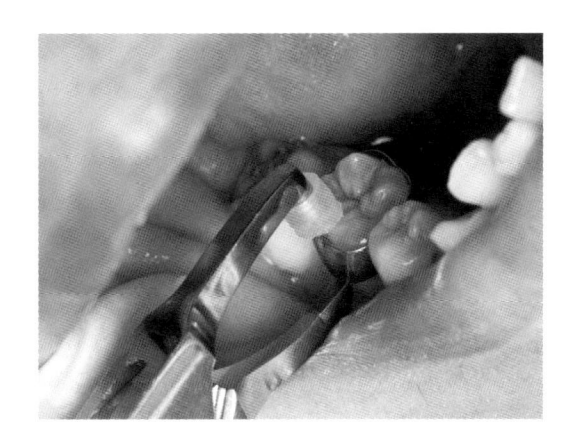

図 13.89　Removal of a band from the tooth crown with band removing pliers. also, see Fig. 13. 62.

でワイヤーの断端を歯肉側へ軽く押しつけて，頰粘膜に当たらないようにする．

■ バンディング（大臼歯用バンドの試適）

　矯正用バンドはステンレス製のリングで，その外側面に矯正用アタッチメントを熔接した後（図13.81），歯冠にセメント合着される．今日では主として大臼歯に，時に小臼歯に用いられる．

　バンド内面の形は，歯の外形に適合するようにつくられていなければならない．バンドには数多くのサイズがあり，サイズ番号はメーカーにより異なる．しかしサイズ番号と部位は通常，近心隣接面に相当するバンドの外側面に印記されている．

• 準備するもの（図 13.82）
　バンドプッシャー
　バンドシーター
　バンドリムービングプライヤー
　ハイトゲージ
　セメント類，セメントガード
　［その他必要に応じて］
　バンドバーニシャー，
　カーボランダムポイント，バンドカンタリングプライヤー

• バンドの選択

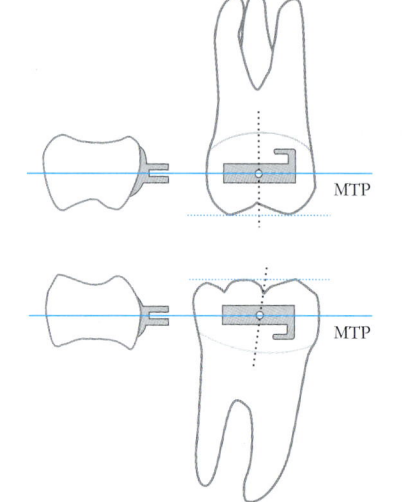

図 13.90　The position of a buccal tube which is to be welded onto a molar band

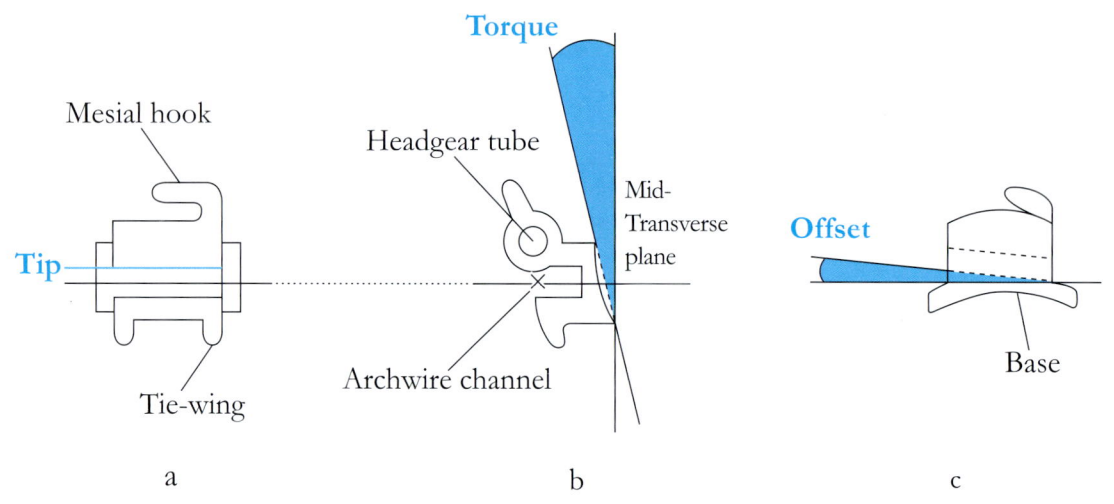

図 13.91　Typical design of the preadjusted edgewise attachment for maxillary permanent molars to illustrate the built-in tip (a), torque (b) and offset (c). The solid horizontal lines in a and b designate the mid-transverse plane.

　ピンセットを用いて適切と思われるサイズのバンドをバンド収納ケースから取り出し，口腔模型上でサイズを合わせてみる．上下左右の区別があることに注意する．たとえばLL40と記してあれば，下顎（lower）左側（left）の40番である．数字はサイズを表し，数字のつけ方はメーカーにより異なる（図13.83）．

　一度試適して最終的には使われなかったバンドは，収納ケースに戻す前に一旦水洗し，必ず消毒液に浸けておく．ちなみにイギリスでは，常温滅菌は認められていない．

　適切なサイズのバンドの試適を行うには，セパレーションが済んでいなければならない（バンドの試適を行うには歯冠隣接面に隙間がなければならない）．セパレーションをせずにバンディングを行おうとすると，隣接面コンタクトが強いためにバンドを押し込むときに歯冠に強い力がかかり，患者は痛みを訴える．術者は，厳にこのようなことを避けなければならない．バンドは，適度な剛性と展延性がなければならない．すなわち，バンドは試適の際に咬合面側のバンド辺縁をガーゼを介して，あるいはバンドプッシャーやディレクターで押し込むときに容易に変形するものであってはならない．また，治療中は食物を介してアタッチメントに強い咬合力が加わりやすいが，そのような力で簡単に断裂しやすいものであってもならない．

・バンディングと最終適合

　バンドを歯に取りつけて，親指と人さし指で押し込んでみる．指が傷つかないように，ガーゼをバンドと指の間にはさむと良い．バンドの垂直的高さの5分の4程度押し込むことができれば，ちょうどよいサイズ

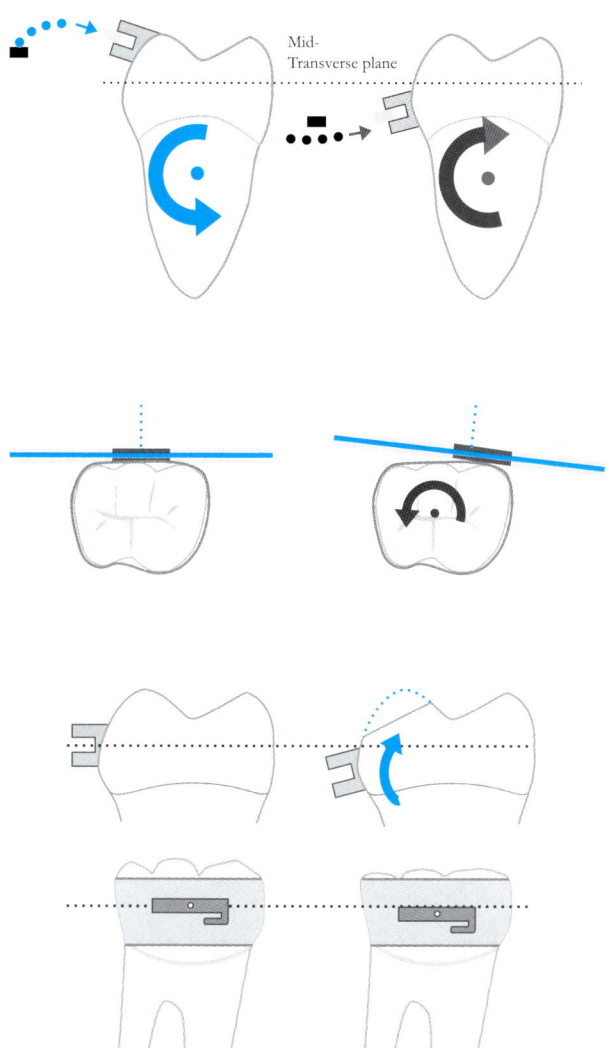

図 13.92　A schematic diagram illustrates how the facio-lingual inclination of the tooth is influenced by the vertical positioning of the attachment on the facial surface of the tooth crown. Placing the attachment too close to the gums causes the excessive inclination of the crown toward the lingual side (lingual crown torque).

図 13.93　Incorrect positioning of buccal attachments causes undesirable rotation of the molars around the long axis. a, Correct; b, Too mesial.

図 13.94　If an orthodontic attachment is placed on the facial surface of the tooth crown more gingivally than as is recommended because of occlusal attrition, it may lead to a misunderstanding of the morphology of the tooth crown, in which case the tooth will receive greater lingual crown torque than anticipated.

と言える（図 13.84）．

　次に，バンドプッシャーまたはバンドシーター band seater（バイトスティック）を用いて，バンドの近・遠心部の辺縁を軽く押さえる（図 13.85, 13.86）．

　上顎大臼歯の場合は，まずバンドの近心頬側部の辺縁にバンドシーターを置いてゆっくり噛ませる．次いで遠心頬側から隣接面部にかけてのバンド辺縁にバンドシーターを置いて，ゆっくり噛ませる．下顎大臼歯用バンドの場合は，バンドの遠心舌側部から隣接面部の辺縁にバンドシーターを置いて，ゆっくり噛ませる．次に近心頬側から隣接面部にかけてのバンド辺縁にバンドシーターを置いて，ゆっくり噛ませる．

　バンドの咬合面側辺縁は，最終的には隣接面部で辺縁隆線と同じ高さ，または 0.2mm 程度歯肉側になければならない．バンド辺縁と歯面との間に隙間がある場合には，バンドプッシャーあるいはバンドバーニシャーを用いてバンドを歯面に密着させる（図 13.87）．

　適合をよくするために一旦バンドを取り外した後，バンドマージンカンタリングプライヤーを用いてバンドマージンの形態修正を図るとよい（図 13.88）．このプライヤーを用いると辺縁は内側にカールするのでバンドの適合はタイトになるが，強く彎曲し過ぎると入らなくなるので注意する．

　あらかじめアタッチメントを熔接していないバンドを使っているなら，バンドの頬側面にハイトゲージ height gauge を用いて，後述する要領で印をつける（図 13.98）．

　バンドリムービングプライヤー band removing plier を用いて，バンドを歯冠から一時的に取り外す．プライヤーのナイロンチップの先端を大臼歯の頬側咬頭

に置き，もう一方の先端をバンドの頬側歯肉側の辺縁部に置いてプライヤーのハンドルを静かに閉じる（図13.89）．すると，バンドが咬合面側に浮き上がる．同じような操作を舌側からも行う．

■ アタッチメントの位置決めとデザイン

取り外したバンドの外側面にスポットウェルダー（図13.46）を用いて，バッカルチューブやリンガルボタンなどのアタッチメントを熔接する．アタッチメントをバンドの熔接しようとする部位に置き，バンドとアタッチメントの両方を電極両端で挟んで固定する．

• バッカルチューブの位置決め

エッジワイズ法では，アタッチメントを介して歯冠に三次元方向の矯正力をかけるので，アタッチメントの位置決めは治療の成否を左右する重要な操作である．

上顎および下顎の第一大臼歯の場合，近心頬側咬頭頂と遠心頬側咬頭頂の中点と，頬側面の歯頸部歯肉の最深点を結ぶ，歯冠表面上に描いた線を，臨床歯冠の長軸と定義する（図13.90）．この長軸は頬側面溝とほぼ対応する．上顎第一大臼歯の場合，咬合平面に対して臨床歯冠の長軸は咬合面側で近心に平均およそ5°傾斜している[79]．標準処方としては，ティップ0°のバッカルアタッチメントを用いる（図13.91）．

アタッチメントの中心を臨床歯冠長軸の中点（FA point）に一致させる（図13.90）．アタッチメントの長軸が咬合平面に平行となるようにする．永久中切歯から第二大臼歯までの各歯について求めた，切縁または咬合面からアタッチメント中心までの標準垂直距離についてはBennettとMcLaughlinのガイドライン[80]を参照されたい．平均よりも大きいか小さすぎる歯冠については，標準距離を使わずに，歯冠頬側面の中央にアタッチメントの中央を一致させるのがよい．同じことは歯頸部歯肉が退縮したために，臨床歯冠長が長くなっている場合にも起こる．アタッチメントは正しい位置から上下のどちらにずれても，望ましくないトークが歯にかけられることになる（図13.92）．

バッカルチューブの近・遠心的位置決めが正しくないと大臼歯は回転し，正しい隣接面の接触が失われ，前方の歯を排列するために必要なスペースが減少する（図13.93）．

大臼歯の咬頭は咬耗していることが多いので，咬耗した咬頭頂を指標にすると，本来解剖学的に見て望ましい位置より歯肉側寄りにバッカルチューブが取り付けられることになる．その結果，大臼歯の余分な挺出が生じ，同時に必要以上のリンガルクラウントークが歯にかけられることになる（図13.94）．そのため上下顎ともに臼歯は頬側咬頭頂が，本来の位置よりも口蓋（舌）側に傾きつつ挺出するために早期接触が生じ，口蓋（舌）側咬頭同士は咬合しなくなる．側方から観察すると，小臼歯部は部分的に開咬状態を示し，大臼歯部はあたかも咬頭対咬頭接触あるいは交叉咬合を呈することが多い．これは小臼歯や犬歯そして切歯でも起こり得る．切歯の場合，歯冠の破折，形態異常も同種の問題を引き起こす原因となり得る．

上顎では，頬側咬頭が口蓋側咬頭よりも挺出するため側方運動が妨げられ，咀嚼運動時に下顎はチョッピングストロークを描くようになる．そのため，円滑な下顎運動が阻害される[81]．また，口蓋側は咬合しなくなる．

このような場合に上下顎臼歯部の側方拡大のためのファーストオーダーベンドや，圧下のためのセカンドオーダーベンド（イントルージョンベンド intrusion bend）を入れれば，問題が解決すると勘違いしてはならない．このような咬合接触の異常はクラウントークが誤ってかけられたためであるので，最善のリカバリーはアタッチメントを咬合面側に寄せてつけ直すか，ステンレスアーチワイヤーを用いて臼歯部にバッカルクラウントークをかけると解決できることが多い（図13.94）．咬合干渉の原因を誤認したまま当てずっぽうで動的治療を続けた結果，真の原因を自覚しないまま不本意に治療期間を長引かせるような事態に陥らないように注意する必要がある．

このような事態を避けるために咬耗した咬頭頂の本来の解剖学的形態を想像し，仮想された頬側面の中央部にアーチワイヤーチューブが来るようにする．この操作には経験を要する．経験的には，アーチワイヤーチューブは目で確認した位置よりも1mm程度咬合面側に寄せてつけると良い．

上顎第一大臼歯用のアタッチメントはマイナス14°のバッカルルートトークが付与されたものを使用する（図13.91）．下顎第1大臼歯の場合，マイナス20°のバッカルルートトークのアタッチメントを用いることが多い．いずれも口蓋（舌）側に傾斜した大臼歯のトークコ

ントロールに適している．異なる歯種のあいだのインアウトの差異は，あらかじめ歯種ごとに異なる厚みをアタッチメントベースに付与することで調製されるが，アタッチメントチャネルの方向は，咬合面側からみたときのチャネル長軸の方向が，遠心に向かうにしたがい外側に拡がるように上顎第一大臼歯では10°の角度（オフセット）がつけられている（図13.91）．これにより，大臼歯がレベリング中および近心に移動するときに望ましくない遠心頬側捻転を起こすのを防ぐことができる（ローテーションコントロール）．

ブレースを取り付けた当初は，会話や食事中に頰の内側の粘膜に当たって潰瘍をつくることがある．そこで，アタッチメントを取り付けたときには，大臼歯や犬歯部のアタッチメントなど特に潰瘍をつくりやすい部位に，あらかじめワックスガードをつけておくとよい．また，患者に必要な分量のワックスを渡しておく．ワックスが切れたときにはとりあえずロール綿かガーゼを当該部につけておき，医院にすぐに連絡するように指示しておく．

第一大臼歯用バンドには，通常コンバーチブルタイプのアタッチメントを熔接する（図13.95a）．アタッチメントは大別して二種類ある．一つはシングルアタッチメントで，アーチワイヤーを挿入するためのチャネルと，それを覆うために熔接された金属製のカバーとからなる．カバーを取り外して使えるので，コンバーチブルと呼ばれる．通常，アーチワイヤー用チューブの近心端にメジアルフックが取り付けられたものが使用される．フックには，チェーンエラスティクスや輪ゴムを引っかける．アーチワイヤー用チューブに並行して接するようにラウンドチューブも成型されたものは，ダブルバッカルアタッチメントと呼ばれる．上顎に用いられるとヘッドギア装置のインナーボウを挿入

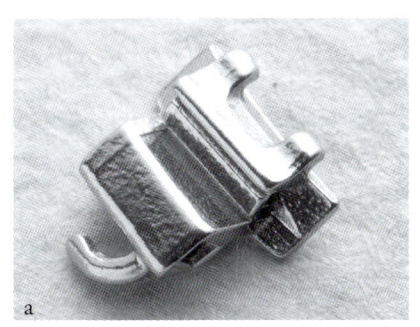

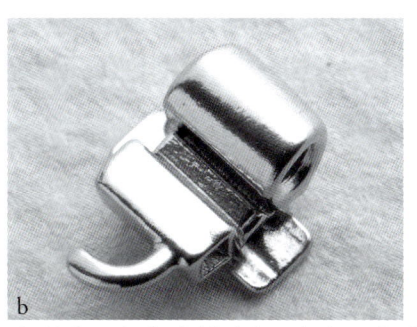

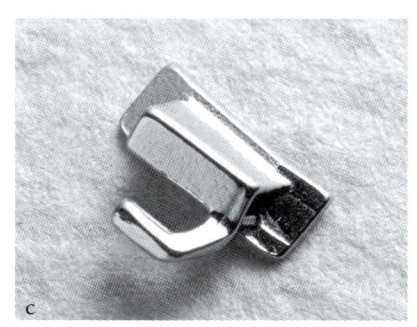

図 13.95　Buccal attachments. a, Convertible type double buccal tube; b, Triple buccal tube; c, Single buccal tube

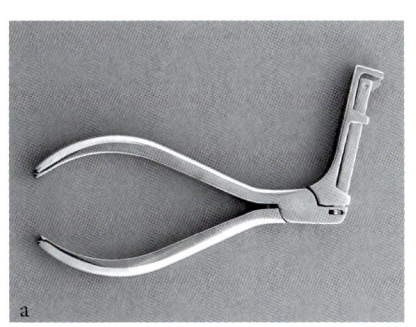

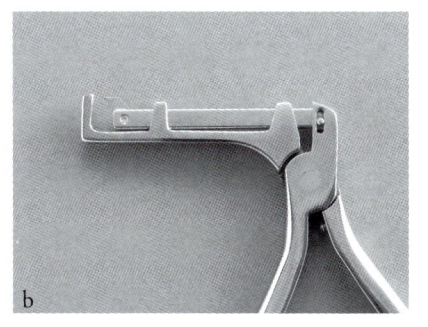

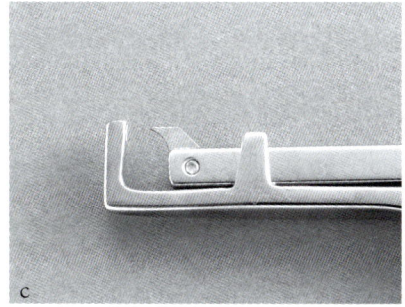

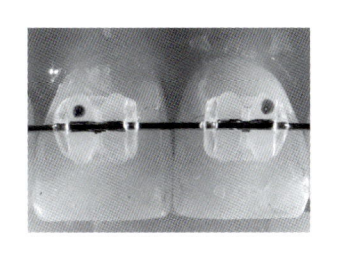

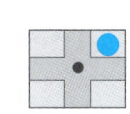

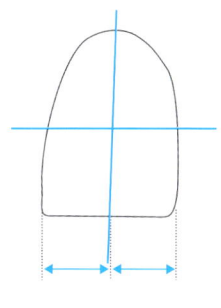

図 13.96　A cover removing plier

図 13.97　The FA point on the maxillary incisor to place the attachment. A dot is marked on the disto-gingival tie wing

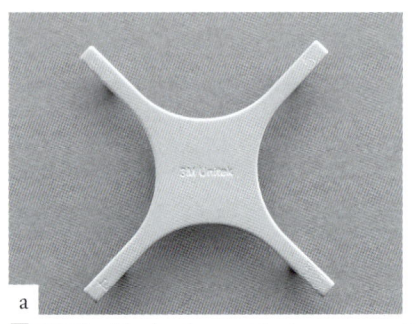

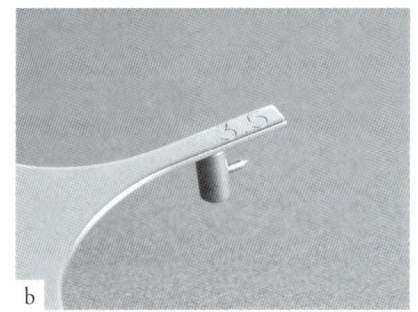

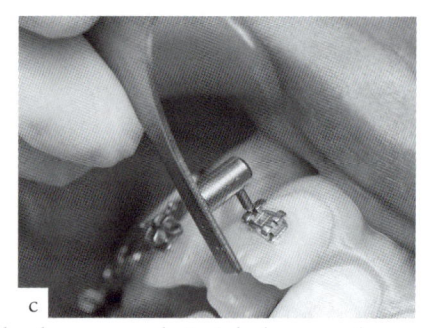

図 13.98　The bracket positioning gauge. a, Overview; b, Close-up view; c, The gauge being placed to measure the incisal edge to attachment distance.

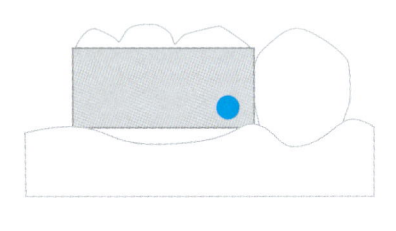

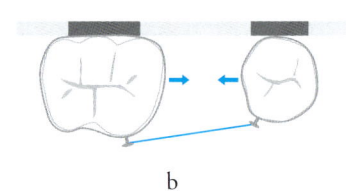

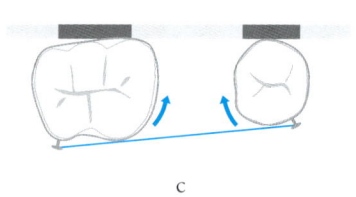

図 13.99　Lingual buttons are positioned close to the gingival margin of the tooth crown at the retraction side (a) in order to achieve translator movement of the teeth without causing undesirable rotational movement (b,c).

するチューブとして使われ，下顎ではリップバンパーの両端を挿入するチューブとして用いられることがある．

第二大臼歯用バンドには前記したコンバーチブルタイプのアタッチメントを熔接することもあるが，コンバーチブル機能のないアーチワイヤー用シングルバッカルチューブ（図 13.95c）を単独で用いるか，ラウンドチューブと組み合わせたダブルバッカルチューブを用いることもある．上顎では，ラウンドチューブはヘッドギア装置あるいは上顎前方牽引装置に用いられる．コンバーチブルタイプのアタッチメントの上部カバーは，カバーリムービングプライヤー（図 13.96）で皮を引き剥がすように，簡単に無痛で剥離することができる．

・前歯と小臼歯用アタッチメントの位置決め

切歯の場合，切縁の近・遠心的中央と歯頸部歯肉辺縁部の最深点を結ぶ臨床歯冠長軸上で，歯冠の最大豊隆部に相当する部位（FA ポイント[70]）（図 13.76, 13.97）にブラケットベースの中央がくるようにする（メーカーにより異なることに注意）．永久犬歯と小臼歯については尖頭と頬側咬頭頂を用いる．ブラケットポジショニングゲージも補助的に利用されることがある（図 13.98）．

・リンガルボタンとクリートの位置決め

リンガルボタン lingual button やクリート cleat などのアタッチメントは，バンドに点熔接してあるいは歯面に直接にボンディングして，チェーンエラスティクスや輪ゴムを用いて歯を移動するために用いる．設置位置を変えることで，歯を回転させたり，近・遠心方向に移動させることが可能であるが，原則として歯の傾斜移動をできる限り抑えるような位置に熔接する．なぜなら，傾斜移動された歯はもとの植立状態に戻りやすいからである．

以上の原則から，リンガルボタンやクリートなどの設置位置は，通常近心（または遠心）隅角部近傍の舌側（または口蓋側）面の歯肉側寄りとするのが良い（図 13.99）．

バンドのセメンテーション cementation（セメント合着）を行う際には，バンドに熔接したアタッチメントにセメントが付着するのを防止するために，セメントガードを用いると良い．

■ アタッチメントボンディング

アタッチメント（ブラケット）の接着法には，ダイレクトボンディング法（直接法）とインダイレクトボンディング法（間接法）がある．ダイレクトボンディ

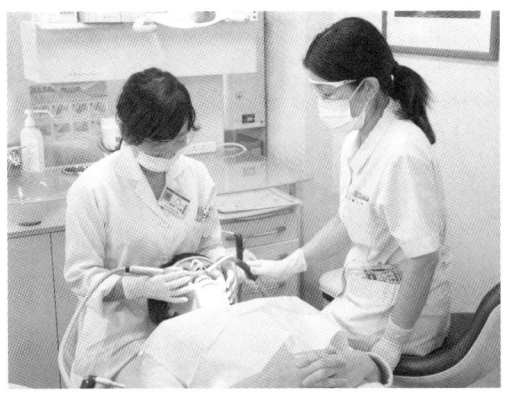

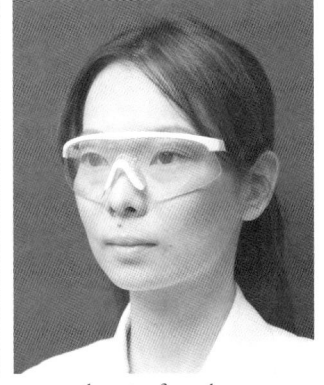

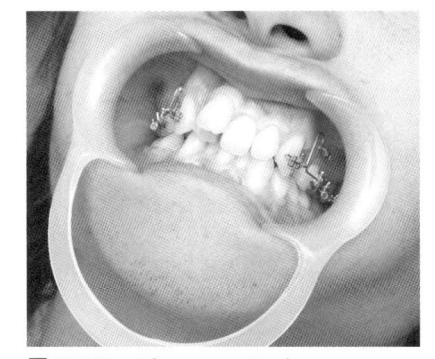

図 13.100　A patient lying down on a dental chair with an apron and a pair of goggles

図 13.101　A lip retractor in place

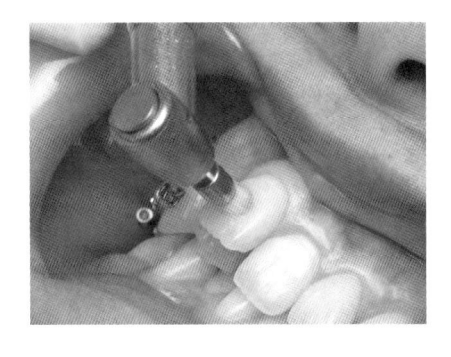

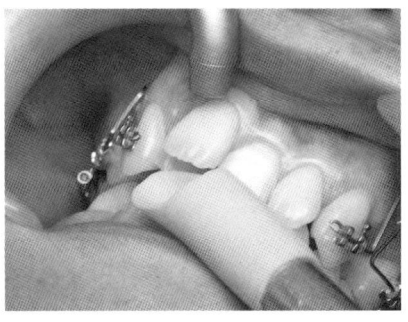

図 13.102　Tooth surfaces are cleaned up with a brush and dentifrice under running water.

ング法とは，ピンセットなどを用いてアタッチメントを直接に歯面に接着する方法である．インダイレクトボンディング法とは，患者の口腔模型上にあらかじめアタッチメントを仮着し，その状態を患者の口腔内で再現できるような移送用トレー（トランスファートレー）を製作したうえで，アタッチメントを歯面に接着する方法である．

ボンディング bonding には，化学重合レジンと光重合レジンがよく用いられる．通常，大臼歯にアタッチメントを熔接したバンドを装着後，残りの歯にブラケットをボンディング（接着）する．捻転歯などの場合，必要に応じてリンガルボタンなどを口蓋側（舌側）にボンディングすることがある．大臼歯にバンドを調製するのが難しい場合には，バッカルチューブをボンディングすることもある．用いられるブラケットタイプのいかんによらず，同じボンディング法が用いられる．

インダイレクトボンディング法では，アタッチメントを精度よく口腔内に移送するためのトレーを製作する技工操作が必要である．しかしこのことは，あらかじめ患者の口腔模型上で時間をかけて，さまざまな方向からアタッチメントのポジショニングについて検討ができ，適切な位置にアタッチメントを仮着できるという利点でもある．さらにトランスファートレーの製作方法にもよるが，インダイレクトボンディング法を行った場合，①チェアタイムが短縮される．②歯面上の正確な位置にアタッチメントを接着できる．③脱離がダイレクトボンディング法と比較して少ない．といった利点もあげられる[82]．

アタッチメントの接着部位は唇・頰側面が一般的であるが，舌・口蓋側に設ける方法もある．

(1) ダイレクトボンディング

- 準備するもの

　デンタルミラー，探針
　ピンセット（オプション：ボンディング用ピンセット）
　リップリトラクター，排唾管
　吸引チップ，ロール綿
　可視光線照射器
　防護めがね
　ボンディングトレー
　ボンディング剤
　スポンジパッド
　ディスポーザブルスパチュラ
　ティッシュペーパー，洗口剤
　低速モーター用ブラシコーン
　スリーウエイシリンジ

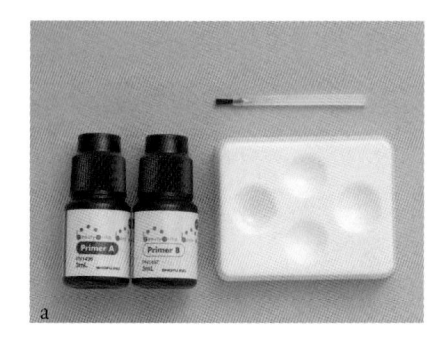

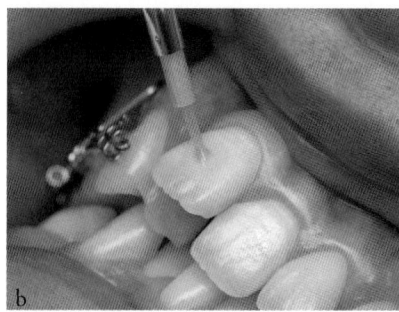

図 13.103　a, Self-etching primer, a mixing tray and a disposable brush; b, Application of the self-etching primer with a brush

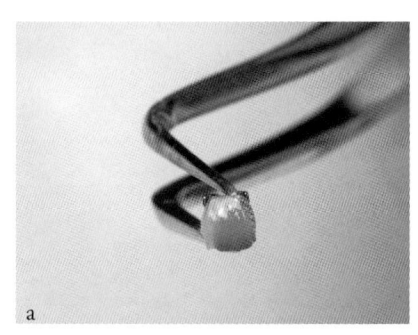

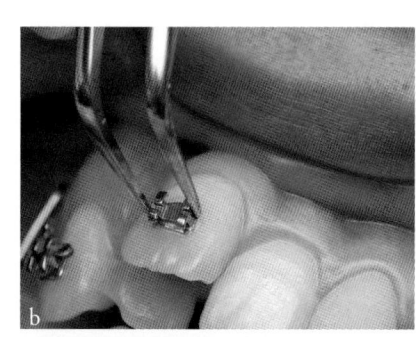

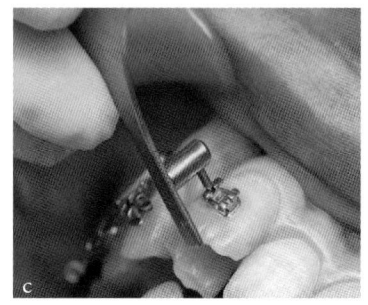

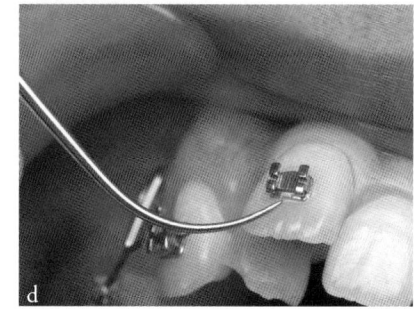

図 13.104　The placement of an orthodontic attachment. a, A bracket with a bonding agent held with forceps; b, Placement of the bracket; c, The bracket's position being checked; d, Removal of excessive resin with an explorer.

ブラケットハイトゲージ，ブラケット

- **ステップ 1**（図 13.100）
　患者をデンタルチェアに水平位で座らせてエプロンをかけ，防護めがねをかけさせる．

- **ステップ 2**（図 13.101）
　リップリトラクターをつけて，ロール綿と排唾管を口腔内にセットする．

- **ステップ 3**（図 13.102）
　ボンディングを行う歯面を，低速モーターに装着したブラシコーンを用いて注水下で清掃を行う．この後，ボンディングが終了するまで洗口させてはならない．

- **ステップ 4**（図 13.103）
　プライマーA液とB液を，一滴ずつトレーに滴下してすばやく混和する．ディスポーザブルのブラシを用いて混和したセルフエッチングプライマーを歯面に塗布し 3 秒待つ（ビューティオーゾ®，松風，京都）使用の場合，フッ素の局所塗布あるいは服用を行っている患者には接着しにくいので，ボンディング時間を長くする必要がある）．その後，気銃で歯面を軽く乾燥させる．

- **ステップ 5**
　歯面を気銃で十分に乾燥させる．

- **ステップ 6**（図 13.104a,b）
　少量のレジンをブラケット背面につけ，ピンセットでブラケットをそっと歯面に置く．

- **ステップ 7**（図 13.104c）
　探針，ピンセット，ブラケットハイトゲージなどを用いてブラケットを歯面の正しい位置にセットした後，歯面にしっかりと押しつける．

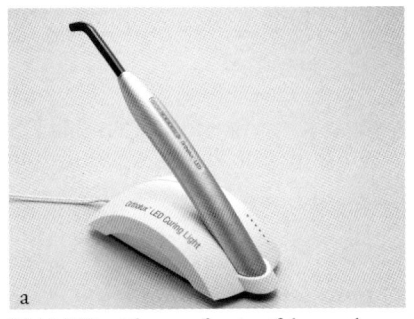

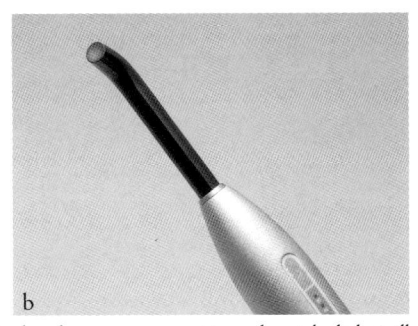

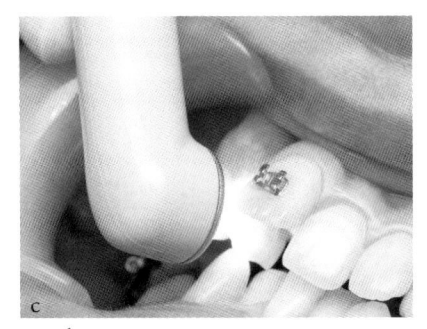

図 13.105　After comfirming if the attachment is placed on a correct position, ultraviolet light is illuminated.

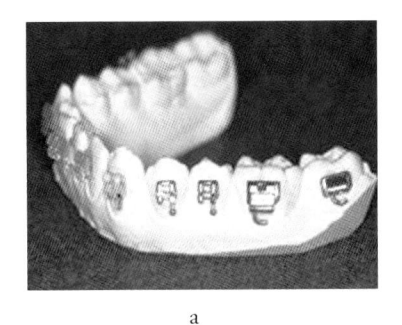

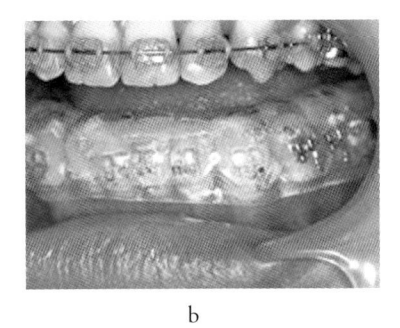

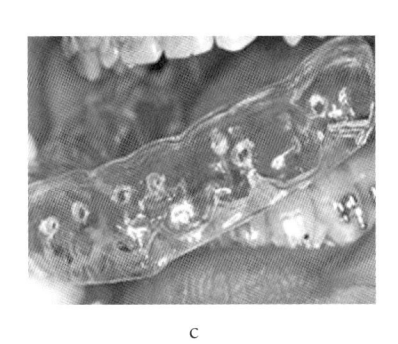

図 13.106　Indirect bonding technique. a, Attachments provisionally fixed onto the working model; b, The attachments are indirectly bonded to the teeth using a transparent acrylic transfer tray; c, Removal of the transfer tray after completion of the bonding.

- **ステップ 8（図 13.104d）**

  探針を用いて余剰レジンを歯面，ブラケットから取り除く．歯科衛生士はティッシュペーパーかガーゼを用いて，探針の先についたレジンを拭き取る．

- **ステップ 9（図 13.105）**

  ブラケットが正しい位置にセットされたことを確認した後，光照射を行う．

  金属製ブラケットでは，ブラケットの近・遠心側から歯面に対して約45°の角度で20秒間ずつ照射する．セラミック，レジンおよび人工サファイア製のブラケットでは，ブラケットに対してできる限り至近距離から垂直に20秒間照射する．

- **ステップ 10**

  すべてのアタッチメントのボンディングが終わり，レジンの硬化が終了した時点で，ピンセットか探針を用いてアタッチメントに軽く触れ，脱落しないかをチェックする．リップリトラクター，排唾管，ロール綿を取り外す．インジケーターのついているものは，それを除去する．

- **ステップ 11**

  患者に洗口してもらう．この時点でフッ素塗布を行い，ボンディング後に残っているエッチングされたままの歯面の再石灰化を図ろうとする臨床医もいる．

(2) インダイレクトボンディング（図 13.106）

本法に関する初めての報告は，1970年代前期に見られる．白須賀[82]は，本法についてきわめて独創的で洗練された手法を開発している．

アタッチメントの位置決めは，プリアジャストエッジワイズシステムを行ううえで最も重要なステップである．プリアジャストエッジワイズシステムでは，ブラケットは歯冠唇（頬）側面の中央部に位置するようにデザインされている．通常前歯の場合，切縁の近・遠心

的中央と歯頸部歯肉辺縁部の最深点を結ぶ臨床歯冠長軸上で，歯冠の最大豊隆部に相当する部位にブラケットベースの中央がくるようにする．ブラケットのバーティカルスロットは，臨床歯冠長軸と平行になるようにする．

インダイレクトボンディング法では，石膏模型上でブラケットを仮着するので，ダイレクトボンディング法と比べてアタッチメントをより正確に位置決めすることができる．また口腔内で接着操作を行うときに防湿しやすいので，強い接着強度を得ることができる．口腔内操作時間については，習熟すれば特に長時間を要することはない．

作業用石膏模型上でアタッチメントを仮着後，一次コアの製作を行う．捻転や舌側（口蓋側）転位の著しい歯は，インダイレクトボンディング法の非適応症と考えてよい．その理由は，チェアサイドにおいてトランスファートレーを適切な力で，また正しい方向から圧接できないため十分な接着力が得られず，結果として，後にブラケットの脱離を招くことが多いためである．

■ アタッチメントが外れる原因と対処方法

通法どおりにボンディングを行ったはずでも，患者によってはアタッチメントがよく外れることがある．アタッチメントが外れた場合は必ず主治医あるいは診療所に連絡するように，あらかじめ患者に伝えておく必要がある．長期間放置しているとブラケットと歯面の間に食渣（デブリ debris）が滞留し，う蝕になるおそれがある．

考えられる原因と対処方法を以下に記す．

(1) エッチングされにくい歯質である．

リン酸溶液を歯面に塗布する時間を通常の1.5～2倍にする．患者の歯がエッチングされにくいかどうかは，う蝕の罹患状態を観察することである程度推察できる．特にブラッシングが不十分であるにもかかわらずう蝕がほとんど見られないような患者の場合，通常のエッチング操作ではアタッチメントは外れやすいものと覚悟しておくほうが無難である．

(2) ボンディング時の操作ミス

これには，①防湿，乾燥の不徹底，②アタッチメントを歯面に置いた後，レジン重合中にアタッチメントを不用意に動かした，などがある．対処方法はボンディングの操作方法に習熟することである．

(3) オーバーバイトが深すぎてアタッチメントに対合歯が早期接触する．

この場合は，アタッチメントを通常より歯肉側に寄せてつける．どの位置につけるのが適切かは，口腔模型上であらかじめ確認しておくとよい．下顎前歯の歯肉側寄りにプリアジャストエッジワイズ用アタッチメントをつけると，設計された状態よりも歯に対して強いリンガルクラウントークがかかることになる．これを相殺するため，逆方向へのトークをアーチワイヤーに与えておく必要がある．

もし，そうした処置を講じておかないと，下顎歯は必要以上に舌側に傾斜し，見かけ上オーバージェットが大きくなる．この原因がアタッチメントの位置に起因することに気づかずにファーストオーダーベンド（オフセット）を曲げ込んだり，アーチブランクの幅を広げることで問題を解決しようとする術者を見かけることがあるが間違いである．理論上は逆のトークを欠けることで問題は解決し得るが，最も確実なのはアタッチメントを正しい位置，つまり現在よりも咬合面寄りにつけ直すことである．

なおオーバーバイトが深い場合，下顎の歯にセラミック製のアタッチメントをつけることは勧められない．その理由は対向歯の口蓋側面が削り取られるか，外傷性咬合を生じるおそれがあるからである．

(4) 咬合曲線から離れた位置にある歯のアタッチメントに無理にアーチワイヤーを結紮しようとしたとき，上顎側切歯のブラケットが外れている．

アーチワイヤーをブラケットスロットに完全に入れたときに，元の状態からワイヤーが2mm以上変形することが予測される場合，あるいはそれ以下でも患者が痛みを強く訴える場合は無理に結紮せず，ワイヤーリガチャーで緩く結紮するか，ツインエッジワイズブラケットの場合には，ワイヤーに近い方のブラケットウイングのみにワイヤーを結紮する．

(5) 患者が硬い食べ物を好んで食べる．

アタッチメントを装着した時点で，主治医が許可するまで患者は硬い食べ物や強靭な繊維質などをできる

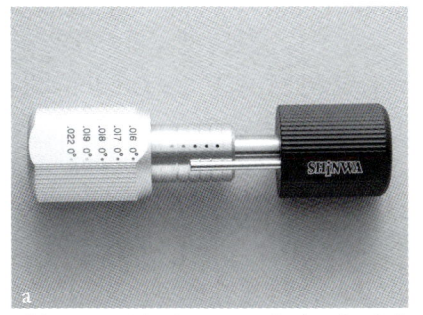

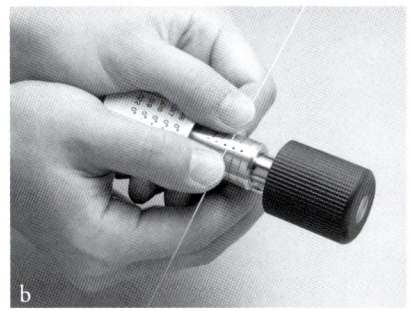

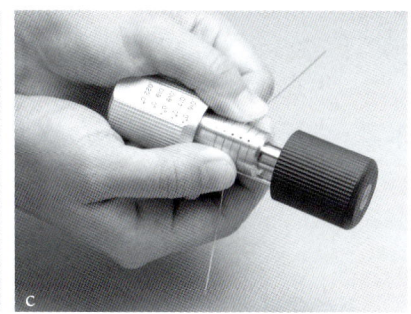

図 13.107　The formation of a dental arch form using an arch-forming turret. a, Overview; b, Placement of the center of a straight orthodontic wire with the center of the turret; c, The wire is pressed firmly into the channel of the turret with both thumbs.

限り控えるか，薄くスライスして食べるように説明しておく．

(6) 患者がアタッチメントを意図的に外す．

稀ではあるが，治療に対して全く協力的でないにもかかわらず，親と主治医に対して表面的にはそのような素振りを示さない患者がおり，意図的に自分でブラケットを外そうと試みることがある．受療行動が患者にとって疾病利得をもたらす場合，治療の完了は患者にとって精神的に不都合な状況をつくりだす場合がある．そのようなケースでは治療が進むことを（無意識ではあるが）望まずに，故意にアタッチメントを外す患者もいる．

他の原因が考えられないのに何度もアタッチメントが外れるような場合には，心因性の問題が存在する可能性があることも考慮に入れたうえで，患者が真に治療に協力的なのかどうかを，再評価する必要がある．

■ アーチワイヤーの調製

繰り返しになるが，プリアジャストエッジワイズ装置の導入はアーチワイヤーベンディングを不要にしたのではない．総量として見ると確かにベンディングの機会は減っているが，ベンディングは治療成績の質を決定する重要な臨床技能であることに疑いの余地はない．したがって矯正歯科臨床を行う者にとって，アーチワイヤベンディングに習熟することは必須の要件である．以下にアーチワイヤベンディングの方法について解説する．

■ アーチフォームブランク

今日では超弾性の金属線が用いられることが多いので，臨床医は歯列弓の形に成型加工された金属線（アーチフォームブランク）を使うことが多い．その場合でもワイヤーにベンドを入れなければならないことは多いが，ステンレス線などの場合は長さ約 20cm の 1 本の直線型の金属線としても供給され，チェアサイドで個々の患者に合わせるように屈曲しなければならないこともある．

屈曲は原則として，まずアーチフォームの成型，ついでファーストオーダーベンド，セカンドオーダーベンド，サードオーダーベンドの順に行う．ループの曲げ込みはサードオーダーベンドの前に行うと良い．

アーチフォームはアーチ（フォーミング）ターレット arch forming turret（図 13.107a）という，金属製の筒状の器具を用いて成型する．ターレットには円筒外周にさまざまなワイヤーサイズ（通常，.016，.018，.022，.025 インチサイズ）に対応する溝が刻まれている．身体の正面で肘の高さに両手でターレットを持ち，曲げようとするアーチワイヤーのサイズに該当する溝を選び，アーチワイヤーを矩形断面の長編がターレットの長軸に直行するように嵌め込む（図 13.107b）．

その際に，ターレットの中央がアーチワイヤーの中央と一致するように考慮する．両手拇指を均等な強さでワイヤーが溝にできる限り密接されるように押しつけながら，溝に沿って左右に移動させる（図 13.107c）．上顎前歯の円弧に近い形態を付与したいときにはターレットの長い直径部分の溝を使用し，下顎前歯の形を付与しようとするときには直径の短い部分の溝を使用する．

ターレットによっては溝がサイズ別に刻まれているのではなく，トークの強さ別に刻まれているものもある．アーチフォームブランクの成型が完了したらガラス練板の上に置いて，ブランクが完全に平坦かどうかをチェックする．アーチフォームの対称性などは規準

289

図に重ね合わせて調整すると良い．

■ アーチフォームブランクの形と歯列弓形状

アーチワイヤーの形は，理論上は治療によって最適な歯列弓形状が形成されるように歯を移動し，排列できるように設計されるはずである．そのことを前提に，アーチワイヤーは歯面のFAポイント上に取りつけられた矯正用アタッチメントのチャネルに固定される．したがってエッジワイズ治療が問題なく行われるための前提条件は，アーチワイヤーフォームが適応される患者にとって生物学的あるいは生体力学的に最適な歯列弓形状を表しているということにある．

現実にはプリフォームのアーチフォームブランクの形状が，実際の歯列弓の形状を基にどのように設計されたのかについて不明な点が多い．また既成のアーチフォームブランクを，プリアジャストエッジワイズ装置システムにおいて不特定の患者に適応する合理的説明はない．矯正歯科治療が終了する時点では，それぞれの患者の個性に合わせた正常な歯列弓形状をつくらなければならないので，矯正歯科医の中には目の前の患者に対して，既成のアーチブランクの中から何を基準に'最も適切な'形状のものを選ぶのかという，基本的ではあるが現状では正確には答えようのない疑問をジレンマのように抱く者もいるであろう．

この疑問に答えるためには，そもそも正常咬合者の歯列弓形態は，一種類の平均像として扱ってよいのかということを考えねばならない．これまでの研究では正常咬合者の歯列弓形態は放物線[77,83]，双曲線[84]，楕円[83]，円錐断面[85,86]そしてスプライン曲線[87]などの関数で表現されてきた．

歯槽基底弓のように概念的に定義された構造を計測することは容易ではなく，歯槽基底弓と歯列弓形態とのマッチングの問題については未解決の部分が多い．

小田[88]は，正常咬合を有する成人ボランティア被検者について撮影されたCT画像上で歯槽基底部を定義し，歯根尖の位置を連ねることで構成される歯根歯列弓 apical arch form と，伝統的に定義されている歯冠歯列弓 dental arch form の形状をそれぞれスプライン関数を用いて表現し，歯槽基底部の形状との相関を検討した．その結果，歯根尖の排列は近傍の歯槽基底部の水平面上の輪郭形状と強い相関を示したが，歯列弓の形は歯槽基底部の輪郭とは無相関であった．

このことは，歯根尖の位置は周囲の基底骨の形状，特に皮質骨との相対的な位置関係により最適化されているのに対して，歯冠の位置は歯槽基底部の形状とは独立して定められており，おそらく口唇・頬や舌などの周囲軟組織から加えられる圧力の影響が大きいことを示唆している．

Kanomi[89]は，コーンビームCT画像により上顎前歯槽基底部に矯正用アンカレッジインプラントを固定し，上顎前歯の牽引と圧下を行うことで治療を完了した症例を分析した．術後の良好な症例では，上顎前歯の歯根尖は加えられたトーク力や圧下力の方向や大きさには影響されずに，上顎前歯歯槽基底部と口蓋最陥凹部とを結ぶ線の中間部に位置し，天状面でみた歯槽基底部の長軸の傾きにほぼ一致した歯軸傾斜角度をとることを見出した．この報告は小田の報告と符合するものであり，さまざまな性質の矯正力を加えても歯は歯槽骨内で最も抵抗の少ない海面骨内を移動し，皮質骨と接触する機会（リスク）が自然に最小化されることを想起させる．

以上の研究から，歯根尖の位置は歯槽基底部に対してとり得る余地は狭いが，歯冠の位置は顎骨以外に口唇・頬や舌から加えられる軟組織圧などの影響も加わるので，比較的とり得る位置の分散は大きいと考えられる．そのためアーチフォームブランクは，その形状が患者の歯槽基底弓の形状から少々異なっていても，そのことがただちに咬合の不安定にはつながらないのであろう．

形態の類似性にしたがって正常な歯列弓形状をいくつかのパターンに類型化することは，臨床における費用対効果を考えると合理的な根拠がある．歯列弓の形は教科書的には，U字型，V字型，放物線型，双曲線型，楕円型などに類型化されている．しかし，そのような類型化が何を根拠としてなされたかは不明である．

宇塚ら[90]は，レーザースキャンによりデジタル化された三次元口腔模型の歯列弓に多項式曲線近似を適応した．その結果，正常咬合とされた歯列の50％は4次の多項式で最適近似されるが，15％は2次の多項式で，13％は6次の多項式で近似されることを発見した．このことは正常歯列弓を単一の関数モデルで表現することに無理があることを意味している．

さらに，同じ関数型で表現されるとしてもパターンが一致するとは限らない．たとえば多項式関数の次数

が同じでも，各項の係数に与えられる数値によって幾何学的なパターンは異なる．また多項式関数の次数から直感的に歯列弓の形を想像するのは難しい．関数型によって歯列弓を分類することは，パターンの類似性によって分類することを意味しない．

Fujitaら[91]は，79人の日本人成人正常咬合者についてAndrewsの方法に準じてFAポイントの位置を三次元レーザースキャナーで計測し，ベクトル量子化[92]という特殊な数学的手法を用いて歯列弓形状を初めて客観的に自動分類した（図9.4参照）．

その結果，4パターンに分類すると，パターン間の差異が最も明確に説明できることがわかった．4つの歯列弓パターンの差異は側切歯より後方における歯列の幅径の差として表現され，最も幅の狭い歯列弓は長径が最も長く，最も幅の広い歯列弓は最も短い長径を有していた．

彼らが同定した歯列弓の形は，それまで先験的に正しいとみなされていた楕円型，双曲線型，U字型などの類型とは異なっている．おそらく歴史的に取り上げられてきた類型は特徴的な形態であるため，特徴が強調されたかたちで観察者の記憶に強く残り，その結果，実際の発現頻度とは無関係に教科書に記述されるようになったのではないかと考えられる．また，小臼歯および大臼歯の基底弓幅径は対応する歯列弓幅径と対応していた．

■ アーチワイヤーベンディング

アーチワイヤーの屈曲にはさまざまなプライヤーを用いる．ラウンドワイヤーの場合，ループの曲げ込みなどの作業を行うことが多いので，バードビークプライヤー bird beak plier を用いると便利である（図13.108）．丸い部分のビークにワイヤーを押しつけるようにしてベンドする．プライヤーは.018インチサイズ以上のワイヤーの屈曲には適していないので注意を要する．それらのワイヤーを曲げると，ビークの先端が変形するおそれがある．

また，これらのプライヤーはワイヤーをきちんと固定して把持するには必ずしも適していないので，ワイヤーに逆Speeの彎曲を付与するようなときには，Tweedプライヤー（図13.109）の方がワイヤーを正確に把持できるので便利である．このプライヤーはレクタンギュラーワイヤーを挟んだときに，ビークの把持側面が平行になるように設計されている．

ラウンドワイヤーを装着していると，正面から見て前歯部のアーチワイヤーは下に凸のゆるやかな彎曲を示しやすく，その結果，前歯歯軸は近心に傾斜移動されやすい．これを補正するために，前歯部にアーティスティックベンド artistic bend（図13.110）と呼ばれるセカンドオーダーベンドを入れることがある．この屈曲はプリアジャストエッジワイズ治療法でも取り入れられており，治療の後半で必要に応じて単純なVベンドを正中部に入れることが多い．

スタンダードエッジワイズ治療法で，臼歯部に入れるセカンドオーダーベンドはティップバックベンド tip back bend（図13.111）と呼ばれる．このベンドを入れることにより臼歯の歯軸は後傾するので，近心方向に向かう牽引力に対する抵抗を強めるように働く．これは加強固定の一種であり，Tweedテクニックでは固定準備 anchorage preparation と呼ばれる重要な操作である．固定準備は原則として治療の初期から始める．

■ セクショナルアーチワイヤー

セクショナルアーチワイヤー sectional archwire とは歯列弓の一部に適応されるアーチワイヤーを意味する．これに対して第三大臼歯を除くすべての永久歯のアタッチメントに装着されるワイヤーを，コンティニュアスアーチワイヤー continuous archwire という．セクショナルアーチワイヤーは主に前歯部に用いられることが多い（図13.112）．混合歯列期で上顎永久切歯の翼状捻転や正中離開，永久前歯の1歯反対咬合などのために容貌が著しく損なわれたり外傷性咬合が認められる症例や，永久歯咬合期でも全歯にアタッチメントを装着すると外傷性咬合が引き起こされるような症例に用いられる．一時的に美容上の問題を解決する目的で使われることが多いが，最終的な咬合の確立はコンティニュアスアーチワイヤーを用いて行う．

セクショナルアーチワイヤーなど簡便な矯正装置を用いた治療法（歯の移動術式）をMTM（minor tooth movement）とよぶ向きもあるが，矯正歯科治療とは永久歯の緊密な咬合を最終的に確立することを目的とするものであり，どのような装置，術式を用いても'minor'あるいは歯列の他の部位との関係性を考慮しない局所のみの咬合の改善はあり得ないことから不適切な用語といえる．本術式は限局矯正歯科治療 limited

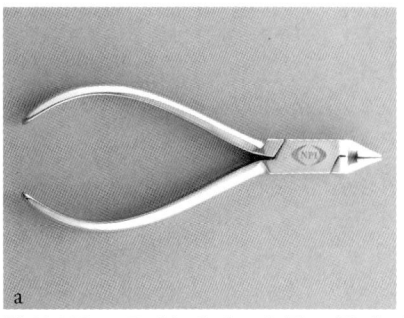

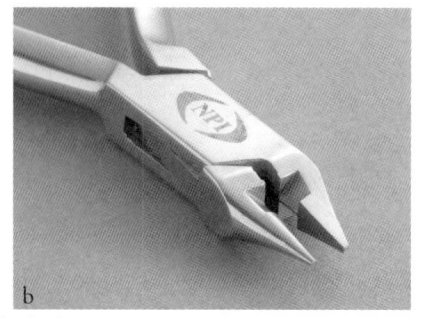

図 13.108　a, Bird-beak pliers; b, Tip of the bird-beak pliers

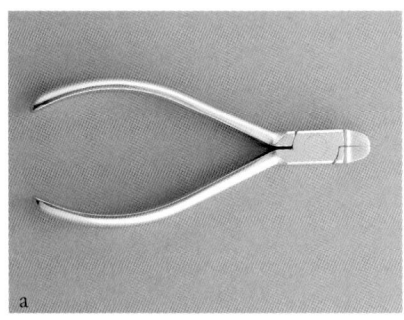

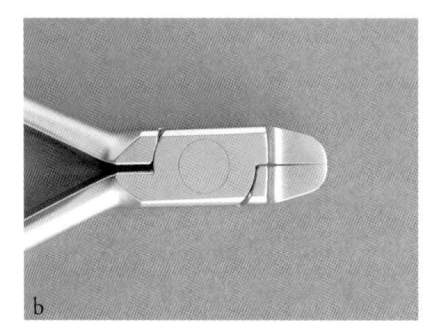

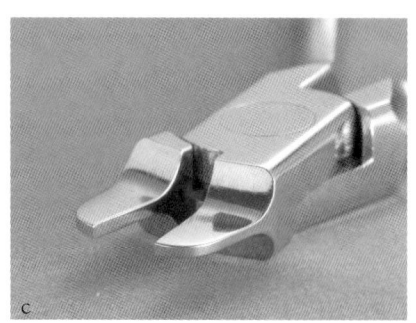

図 13.109　Tweed pliers

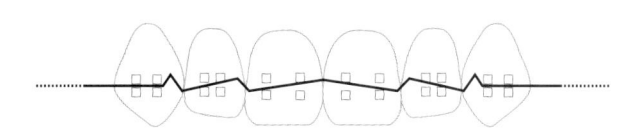

図 13.110　Artistic bends first employed in the standard edgewise treatment system are often used in the contemporary pre-adjusted edgewise treatment system.

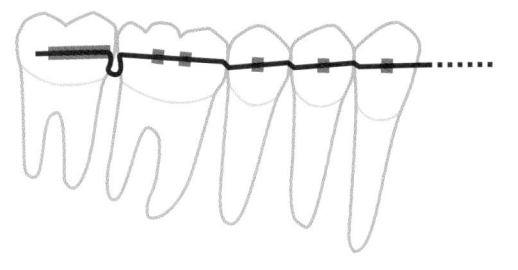

図 13.111　The tip-back bends are routinely incorporated in the conventional treatment system, but can also be used in the pre-adjusted edgewise system when there is a need to reinforce the anchorage.

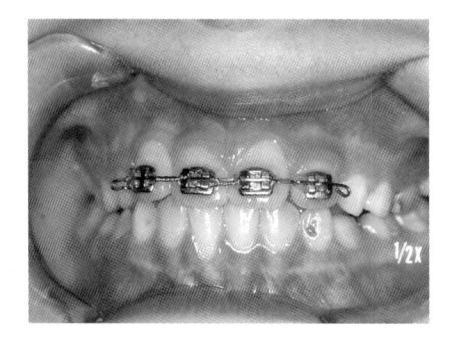

図 13.112　A sectional archwire used to correct the maxillary right permanent central incisor cross bite and the diastema.

orthodonticsの範疇に入るべきものである.

■ **アーチワイヤーの装着**

• 準備するもの

　カルテ，エックス線画像，口腔模型
　エプロンと防護めがね，洗口液
　ライトワイヤープライヤー または バードビークプライヤー
　ピンアンドリガチャーワイヤーカッター
　セーフティホールドディスタルエンドカッター
　ワイヤーカッター
　モスキートフォーセプス，ユニバーサルはさみ
　リガチャータイイングプライヤー
　Howeプライヤー または Weingartプライヤー（スモールチップ）
　リガチャーディレクター，アーチワイヤーマーキングスティック
　エラスティックリガチャー
　ワイヤーリガチャー，チェーンエラスティクス

■ **アーチワイヤー装着の概要**

• ステップ1

　アタッチメントを熔接したバンドのセメンテーションとブラケットボンディングが済めば，適切な性質とサイズのアーチワイヤーを選ぶ．

• ステップ2

　口腔模型を参照して，一側の最後臼歯遠心面から反対側の最後臼歯遠心面までの歯列弓周長を計測する（図13.113）．

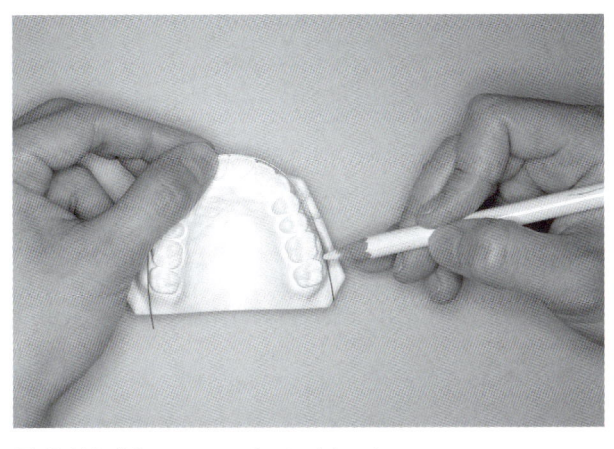

図13.113　Measurement of periarch length

• ステップ3

　セーフティホールドディスタルエンドカッター（図13.114）を用いて，アーチワイヤーを正しい長さに切断する．実際には口腔内でアーチワイヤーエンドがバッカルチューブ遠心に長くはみ出ることもある．その場合には切断部分を注視しながらカットし，切断端がエンドカッターに確実に把持されていることを確認した後，口腔外にエンドカッターとともに取り出す．切断端が見当たらないときは，口腔内をそのまま注視しながら歯肉などに付着していないか確かめる．

　Weingartのユーティリティプライヤー（スモールティップ）（図13.115）かHoweのプライヤーでアーチワイヤーの一方の端をつかみ，バッカルチューブに挿入する．ユーティリティプライヤーはビークの凸面が頰部粘膜側に向くように使用する．挿入に際してはワイヤーの遠心端が誤って頰部粘膜に突き刺さらないように，アーチワイヤーの遠心2mmを残した状態でプライヤーを把持し，丁寧にバッカルチューブに挿入する．チューブはあらかじめトークがつけられているので，その角度に合わせるようにワイヤーをねじりながら挿入する必要がある．また，チューブにセメントが残留付着しているとアーチワイヤーを挿入できないので，バンド装着時にはセメントガードによる保護を忘れないようにする．重要なのは，決して強い力をチューブに加えないことである．

　アーチワイヤーの両端を左右のバッカルチューブに挿入したら，前歯部に相当するアーチワイヤーが前歯のブラケットチャネルに正しく適合されているかどうかを確認する．歯列弓を拡大する意図がない場合，もしもアーチワイヤーに力がかかっていない状態でワイヤーが前歯ブラケットのチャネル上端付近を越えて位置しているなら，トーキングキーのシングルビークを用いて4前歯のチャネル基底部にアーチワイヤーを確実に装着する（図13.116）．その場合，ワイヤーからトーキングキーを外してもワイヤーが浮かないことを確認しなければならない．浮くようだと，歯は術者の意図に反して移動することになる．

　この原則は永久犬歯から遠心の歯にも適応することができる．すなわち，大臼歯部の幅が正しくなるように屈曲されたアーチワイヤーが，正確にバッカルチューブと永久切歯に挿入された状態で小臼歯とアーチワイヤーとの間に隙間があるようなら，その隙間がなくな

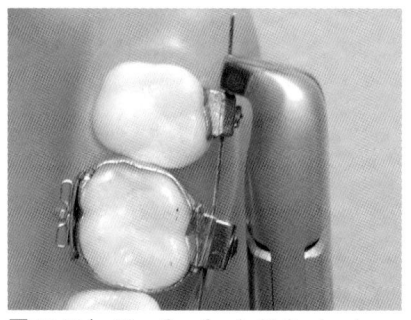

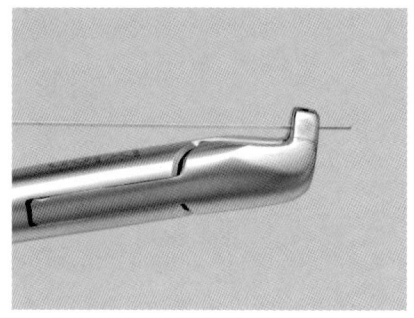

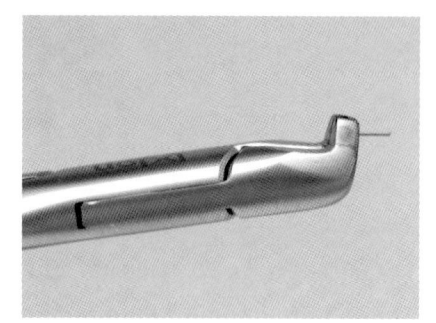

図 13.114　Use of a safety-hold distal end-cutter. Note the cut wire-end is held with the cutter.

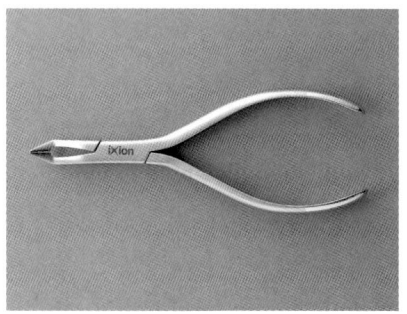

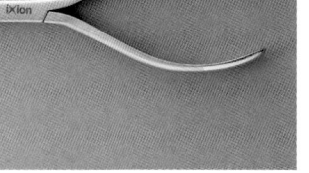

図 13.115　Weingart utility pliers

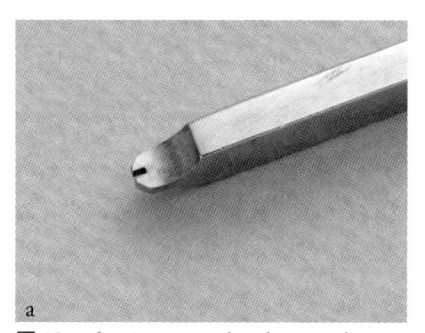

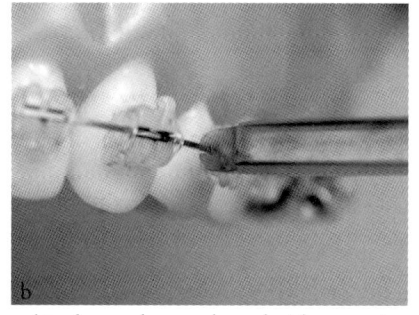

図 13.116　a, A torquing key; b, An archwire engaged in the attachment channel with a torquing key

るよう次回来院時までに小臼歯は頬側に向かって移動する．その意味からもアーチワイヤーフォームの調整，特に臼歯部の上下アーチワイヤーのコーディネーションは，チェアサイドにおけるきわめて重要な作業である．

以上の内容を確認した後，エラスティックリガチャー，チェーンエラスティクス，あるいはワイヤーリガチャーでアーチワイヤーをアタッチメントに結紮する．

• ステップ4

4〜8週後に次回の来院を約束し，食事内容のコントロールなどエッジワイズ装置の口腔内装着後の注意事項を説明し，また歯の磨き方について指導する．ブラケットが急に外れたときの対処方法についても教えておく．

■ 歯の矯正移動に伴う痛み

歯を動かし始めると，ほとんどすべての患者は痛みを感じる．その程度には個人差があるが，通常歯に矯正力を加えてから5〜7日ぐらい続く．またその後も，食事などをすると強い痛みを訴えることがある．初めて矯正力を加えたときには痛みが起こる前に，鎮痛薬をあらかじめ服用させておくこともある．痛みがあまりにも強い場合には，来院してもらい矯正力の働き方や強さをチェックする．

Chapter 13　矯正装置

■ アーチワイヤーの結紮

歯を効果的に，間違いなく望む方向に移動させるには，アーチワイヤーがアタッチメントから逸脱しないように固定しておく必要がある．この操作を"結紮 ligation"という．

• 準備するもの

ワイヤーリガチャー，
　エラステックリガチャー
　リガチャータイイングプライヤー（Coon）
　モスキートフォーセプス（2）
　リガチャーディレクター
　セーフティホールドディスタルエンドカッター
　ピンアンドリガチャーワイヤーカッター
　デンタルミラー
　探針（エクスプローラ），ピンセット

結紮の方法は大きく分けて三種類ある．
① ドーナツ状をした弾性高分子エラスティクス（エラスティックリガチャー，エラスティックモジュール，図 13.117）を用いる．さまざまな色の製品があり，患者の嗜好に合わせて用いるように配慮されている．
② ワイヤーリガチャーと呼ばれる細いステンレスワイヤーを用いる．
③ アタッチメント自体がワイヤーを固定できるような構造（セルフライゲート構造）をもっている．

(1) エラスティックリガチャーによる結紮

• ステップ 1

モスキートフォーセプスの先端にエラスティックリガチャーをはさむ（図 13.118）．

• ステップ 2

タイウイングの一つにリングを引っかけフォーセプスを引っ張り，リガチャーディレクター（図 13.119）でガイドしながら，次のウイングに引っかける．

これを順次繰り返して，リングがすべてのタイウイングのアンダーカットを通り，近・遠心部でアーチワイヤーをまたぐようにセットする．エラスティックリガチャーは歯冠表面と平行に引っ張り，垂直方向に引っ張ってはならない．そうすることで，ブラケットが結紮中に外れることを可能な限り防ぐことができるが，これには習熟を要する．片方の手でリガチャーディレクターを，もう一方の手でモスキートフォーセプスを操作できるようになると，スムーズに処置ができる．

エラスティックリガチャーと後述するワイヤーリガチャーをどのように使い分けるかについては，"ワイヤーリガチャー"の項を参照されたい．しかし両者の差異については，日本ではいささか誇張され過ぎているきらいがあるので，少しコメントを加えることにする．

両者の差異を説明する要素は結紮の強さである．そのため，"エラスティックリガチャーはワイヤーリガチャーを補完する材料であり，結紮はあくまでワイヤーリガチャーが基本である"との考え方もある．しかし筆者が北米での教育経験から得た知識によれば，エラスティックリガチャーは金属線にとって代わるものである．もちろん開発された初期には，その耐久性や親水性などに欠点があったことは事実である．そのようなことをもってとかく否定形から評価する傾向のあるわが国では，新しい結紮材料を否定的に見る傾向があったように思える．特にこのタイプの材料が導入された 1970 年頃は，わが国においてスタンダードエッジワイズ治療が全国の多くの大学病院で本格的に普及し始めた時期とも重なり，当時最もオーソドックスと考えられた金属結紮線とリガチャータイイングプライ

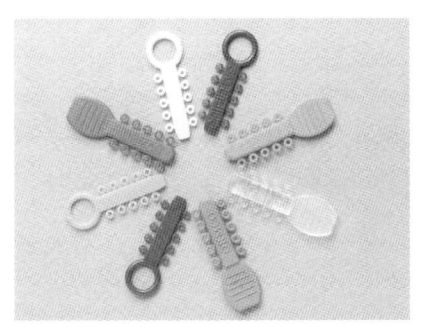

図 13.117　Elastic modules　　図 13.118　Mosquito forceps

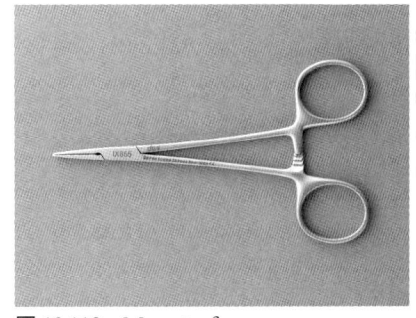

295

ヤーの組み合わせは，匠の技術を重んじる日本の風土と調和して矯正歯科治療技術の象徴的存在となっていたことも，新材料の正しい理解を阻んだ要因と言えるかもしれない．

話を元に戻そう．北米ではエラスティックリガチャーは，最初から金属結紮線の後継材料として迎えられた．その理由は単純明快である．まず，それまでの結紮作業のような高度の技術が不要であり，チェアタイムも短縮できる．そのことにより，単位時間当たりに診ることのできる患者数が増える．さらに複数のチェアに歯科衛生士を配することで，診療を並行して進めることが容易になる．

確かに，金属線で緊密に結紮する場合と比べれば歯の細かい移動のコントロールでは劣る点もあるかもしれないが，治療経過を考えれば治療結果に致命的な差をもたらすものでもない．

(2) ワイヤーリガチャーによる結紮

この方法は伝統的に用いられてきたが，今日でも次の二つの状況に適応されることが多い．

一つは，歯の最終的な排列段階において，アーチワイヤーをブラケットスロットにしっかりと固定するときである．この操作には通常，リガチャータイイングプライヤーが用いられる．もう一つは，これとは全く反対に咬合曲線から歯が離れた位置にあるために，無理に結紮しようとするとワイヤーが永久変形したり，強い力がかかりすぎてアタッチメントが歯面から脱離するような場合である．このような場合にはワイヤーリガチャーを，アタッチメントに緩く結紮することができる．そして来院を何度かに分けて，徐々にアーチワイヤーをブラケットスロットにしっかりと結紮していく．歯を近・遠心方向に滑走移動するときには，比較的に緩く結紮すると良い．

1) ブラケットへの結紮

ワイヤーリガチャーはもともと狭いU字形のループに成形されている．ショートタイプとロングタイプがあり，前者はクイックツイスターを用いて，後者はリガチャータイイングプライヤーを用いて結紮する．

クイックツイスターを用いた結紮（図13.120）

・ステップ1

ワイヤーリガチャーをツイスターの先端に固定した後，リガチャー先端のくびれた部分を指先でさらにつまんで狭くし，U字面に対しておよそ60°ほど曲げる．

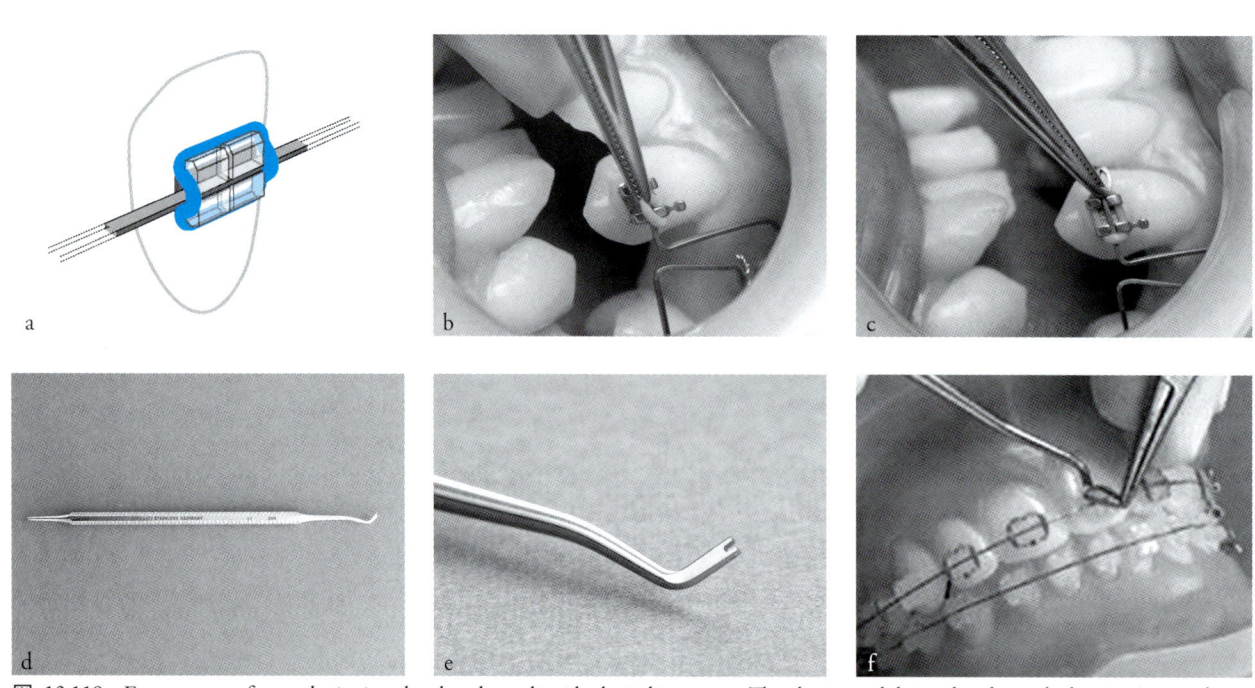

図 13.119 Engagement of an archwire into bracket channels with elastic ligatures. a, The elastic module in place beneath the tie wings and over the archwire; b and c, The elastic module held with mosquito forceps is hooked at one of the twin wings and pulled alongside the surface of the tooth crown; d and e, A ligature director; f, Use of the mosquito forceps in one hand and the ligature director in the other can facilitate the archwire placement procedure, making it more efficient and speedy.

- ステップ2（図13.121）

    ワイヤーリガチャーのループ部分がブラケットの遠心ウイングの遠心にあるアーチワイヤーをまたぎ，次にブラケットウイングのアンダーカットを通るようにする．リガチャーの誘導はリガチャーディレクターを用いると便利である．

- ステップ3

    ワイヤーリガチャーの自由端を引っ張るとループの先端はブラケットウイングと密着するようになる．ツイスターを回してワイヤーをねじる（図13.122）．

- ステップ4

    それぞれの歯を順に結紮していく．結紮が終わるとピンアンドリガチャーカッターを用いて，ワイヤーリガチャーをつかみつつカッターの先端を軽く歯肉側に向かって押しながら短く切る（図13.123）．これは口唇粘膜に断端が誤って突き刺さらないようにするためである．断端の長さは5～6mm程度にしておく．

- ステップ5（図13.124）

    リガチャーディレクターを用いて断端をワイヤーの内側に収める（タッキング）．

リガチャータイイングプライヤーを用いた結紮

- ステップ1

    ワイヤーリガチャーの先端のくびれた部分を指先でさらにつまんで狭くし，U字面に対して60°ほど曲げる．

    ワイヤーリガチャーの先端を遠心のタイウイングに引っかける（図13.125b）．次いで，ワイヤーの自由端をブラケットの近心ウイングの近心で交差させる（図13.125b）．

- ステップ2

    リガチャータイイングプライヤーを手掌で握る．次にプライヤーを片手で持ってワイヤーをプライヤーのビーク先端の溝に入れ，次いでプライヤーヒンジ部のスリットにワイヤーリガチャーを2本とも通す（図13.125c）．

- ステップ3

    リガチャータイイングプライヤーのハンドルをゆっくりと握り締めると，結紮線はわずかに伸びるような感触がする．

    その状態でリガチャーディレクターを片方の手に取って，ワイヤーリガチャーのループの先端がブラ

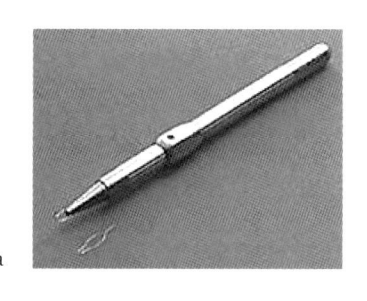

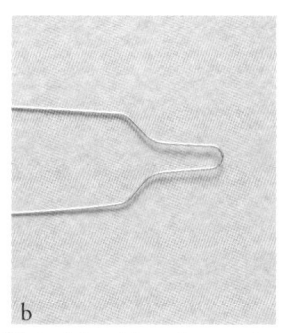

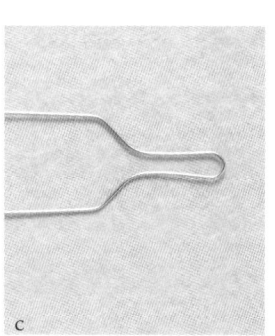

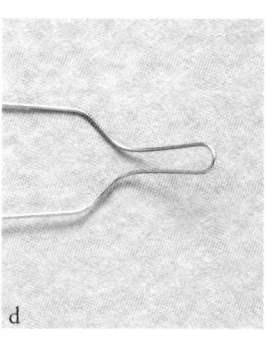

図 13.120　A pencil-type ligating instrument (Twist Mate, Tomy Intetrnational Inc., Tokyo)(a); The tip of the ligature wire is squeezed (b and c) and bent 60 degrees (d).

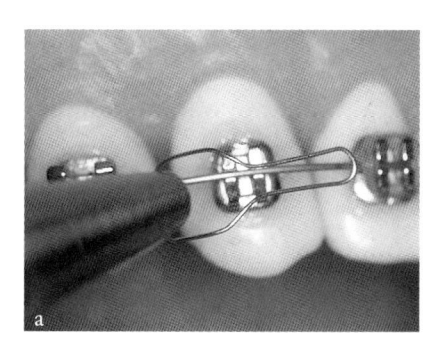

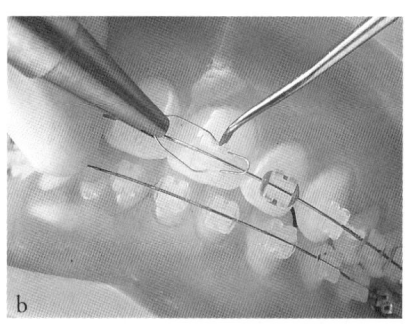

図 13.121　Ligation using the pencil-holding type instrument. Guiding with a ligature director when placing the wire underneath the tie wings is efficient.

ケットウイングにさらに密着するように押しつける．この時，リガチャータイイングプライヤーの先端とブラケットウイングとの間に，7〜8mm程度のワイヤーリガチャーがあるのが良い．

• ステップ4

手掌でリガチャータイイングプライヤーを握り締めながら，何度か回転させると結紮が完了する．この操作には習熟を要する．結紮を数歯にわたって行う場合，口唇や頰を傷つけないようにワイヤーリガチャーの先端は束ねておく．

ピンアンドリガチャーカッターを用いてワイヤーリガチャーを切断する．断端の長さは5〜6mm程度にする．

リガチャーディレクターでワイヤーの断端を内側に収める（タックイン tuck-in）．

ワイヤーリガチャーが緩んで頰などの粘膜に突き刺さり，炎症や潰瘍が形成されることがある．このような問題が生じたときは，すぐに医院に連絡して主治医の指示を仰ぐよう患者にあらかじめ伝えておく．連絡がつかない場合やすぐに来院できない場合には，ガーゼなどを当てておくように指示しておく．

2）バッカルチューブへの結紮（タイバック tie-back）

第一大臼歯のバンドには，通常バッカルチューブ（シングルまたはダブル）が熔接されている．

アーチワイヤーを大臼歯に対して固定する必要がある場合は，アーチワイヤーにタイバックループ（図13.126）あるいはストップループを屈曲した後に，アーチワイヤーチューブにワイヤーを入れなければならない．タイバックすることで歯列弓長の維持を図ることができる．

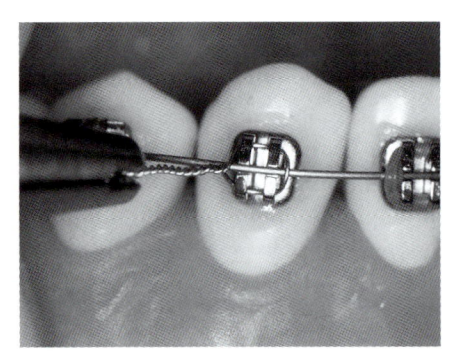

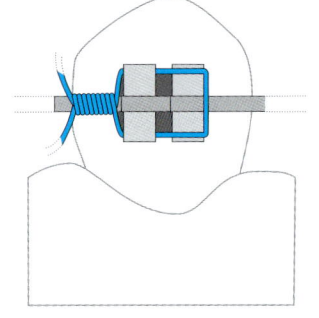

図13.122　A short wire ligature is twisted firmly until it has firmly fixed the archwire into the attachment channel.

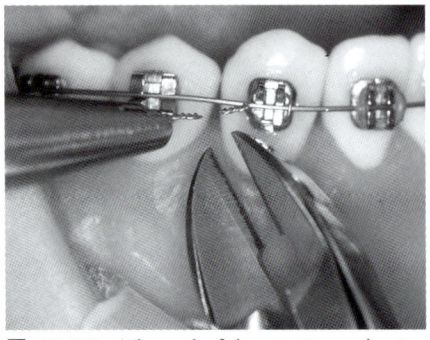

図13.123　The end of the wire is cut, leaving 3mm.

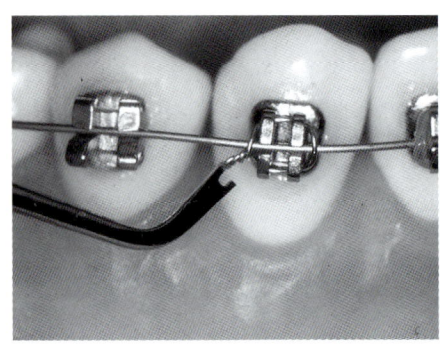

図13.124　Tuck-in

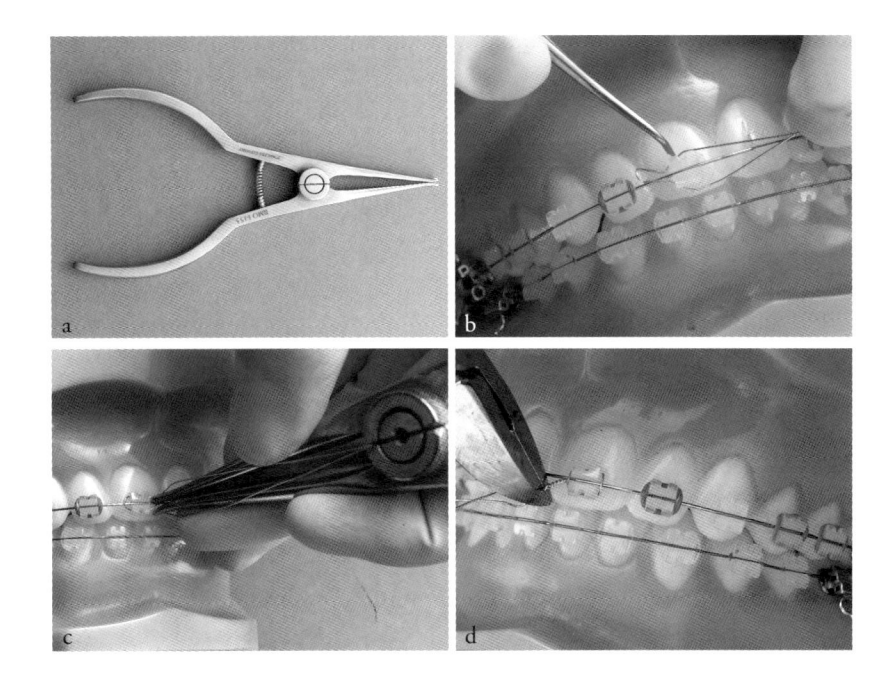

図 13.125 Ligation with a ligature tying plier. a, Overview; b, The tip of the wire ligature is hooked to the distal tie wing of the attachment, c, Ligature wire being placed into the hinge slit of the plier. The tying plier is twisted with the ligature crossing over the arch wire being pressed down with a ligature director. The archwire is engaged into the bracket channel tightly; d, The end of the wire ligature being cut, leaving 3mm; g, Tuck-in

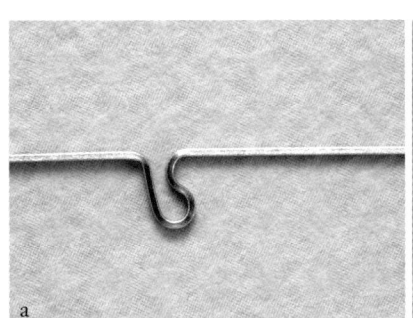

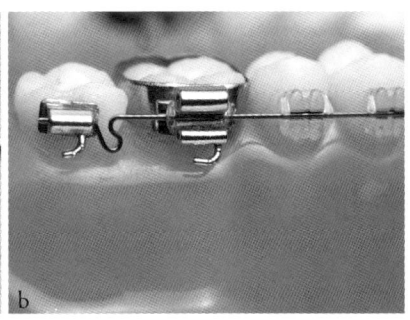

図 13.126 An archwire with a bent-in tie-back loop engaged with the attachment channels.

　歯列弓長をわずかに増したいときには両側のタイバックループを大臼歯用チューブの近心端に接触させた状態で，前歯部においてアーチワイヤーがアタッチメントスロットの上端に位置するように調整すると良い．あるいはタイバックループを用いずにそれより径の大きいオメガループを使用する．

　歯列弓長を短くしたいとき，あるいは長くなっては困るときには，タイバックループを屈曲せずにシンチバックする．その際，小臼歯部にオメガループを曲げ込むと積極的に歯列弓長を短くすることができる（"ゲーブルベンド"を参照）．

　シンチバックが甘いとアーチワイヤーが前方にずれやすく，前歯の望ましくない唇側傾斜移動を引き起こすことがあるので，注意しなければならない．

　アーチワイヤーが前方にずれるのを防ぐ意味で，バッカルチューブとその近心にあるストップループを一塊として結紮する（図13.127a）．この操作をタイバックという．タイバック用のエラスティックリガチャーを用いると操作が容易で，チェアタイムを短縮できる．結紮の方法はブラケットの結紮法に準ずるが，必ずチューブの近心で結紮し，リガチャーの切断端（ワイヤーエンド）を咬合面側からワイヤーの内側にタックインしておくこと（図13.127b, c）．

　アーチワイヤーの遠心端がバッカルチューブの遠心から長く突き出ていると，頬粘膜に突き刺さって炎症や潰瘍形成の原因になる．その原因としては，術者

がアーチワイヤーが最初から長過ぎることに気づかなかった場合と，長さに問題はなかったが，次の来院時までにアーチワイヤーが左右どちらかにずれた場合とがある．ワイヤーの一部にVベンドを入れて，ワイヤーが左右のどちらかにスライドしないようにしてもよい．問題が生じたときにはすぐに医院に連絡して，主治医の指示を仰ぐよう患者にあらかじめ伝えておく．連絡がつかない場合やすぐに来院できない場合には，ガーゼなどを当てておくように指示しておく．

また，エッジワイズ装置のアタッチメントのウィング部やメジアルフックなどが頬粘膜に当たると，潰瘍を形成しやすい．これはアーチワイヤーを入れた最初の数週間が特に顕著である．多くの場合，患者は発話時の口の動かし方などを適応的に学ぶようである．初めて装置を装着したときに固めの透明のユーティリティワックス（ワックスパック®，3M Unitek）を患者に渡して，アタッチメントの突起部分を必要に応じて覆うように指示しておくと良い．

3）セルフライゲーションアタッチメント（図13.128）

このタイプのアタッチメントはアーチワイヤーをブラケットスロットに入れた後，リガチャーを使わずにスロットを覆うカバーのついた新しいデザインコンセプトのブラケットである．そのデザインゆえに，このタイプのブラケットは食渣がたまりにくい．セルフライゲーション型のアタッチメントは，アーチワイヤーの着脱に要する時間が従来の結紮方式と比べて特に短いわけではない[93]．しかし，ワイヤーとアタッチメントチャネル間に生じる摩擦抵抗は前者のほうが小さい[94,95]．

アーチワイヤーの着脱には特殊な器具を必要とするものと，探針で着脱可能なものがある．後者の方が着脱操作時の痛みは軽いとの報告がある[96]．本装置の場合，チャネルを覆う蓋の耐久性は重要な要素であるが，メーカーにより差がある．ブラケットのサイズが大きく金属色が目立つものが多い．外観を気にする患者には，蓋の部分のみメタルでブラケット本体はセラミックのものを用いることも一つの対応策である．本装置は今後の改良が大きく期待され，アタッチメントデザインの主流になるものと思われる．

■ 付属材料（オグジリアリー）の取りつけ

■ コバヤシタイ

コバヤシタイ Kobayashi tie（図13.129）は，主として永久犬歯や小臼歯に結紮されるフック付きのワイヤーリガチャーであり，結紮方法もワイヤーリガチャーのそれと同じである．フックが歯肉側にくるようにセットする．フックにはチェーンエラスティクスや輪ゴムを引っかけて歯を滑走移動したり（Ⅱ級ゴム），上下歯間にかけて歯を挺出させる（垂直ゴム）．チェーンエラスティクスはモスキートフォーセプスを用いて取り付ける．

■ 輪ゴム

輪ゴムは食事時や歯磨き時以外には，原則として継続的に使用するように患者に指示する．使用の効果は患者の協力の程度に左右されるので，十分に理解させておく必要がある．毎日新しい輪ゴムに交換するように指示する．輪ゴムにはさまざまな内径サイズがある．

輪ゴムを3ヵ月以上継続して使用すると望ましくない歯の移動が生じたり，特に垂直方向に力をかける場合には歯根吸収を引き起こすおそれもあるので注意する．通常1〜2週間おきに来院させるか，長くても4週間以内にチェックすることが望ましい．

輪ゴムの使い方には大別すると以下のようなものがある（図13.130）．

- 顎内ゴム：同一歯列弓内で引き合う．移動しようとする歯に対して固定となる歯群をもうけることが多いが，前歯と臼歯を引き寄せることで治療期間の短縮を図ることもある．
- 顎間ゴム：上下歯列弓の間にかけるゴム．Ⅱ級ゴム，Ⅲ級ゴム，垂直ゴム，交叉ゴム，三角ゴム，四角ゴム，トランスバースゴムなど，力をかける方向により分類される．

顎間ゴムを使用すると，歯を挺出させるような力が働く．Ⅱ級症例に対してⅡ級ゴムをかけると下顎大臼歯が挺出しやすく，それによって下顎は後下方へ回転する．その結果オトガイは後退し，Ⅱ級のプロファイルは強調されることになり，治療上好ましくない変化となることが多い．また，Ⅱ級ゴムは上顎切歯を挺出

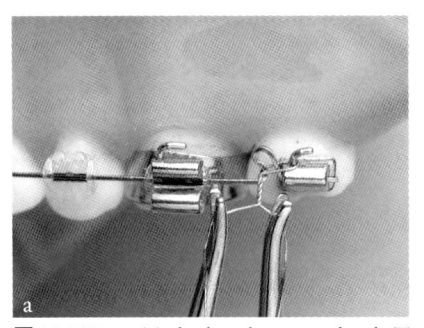

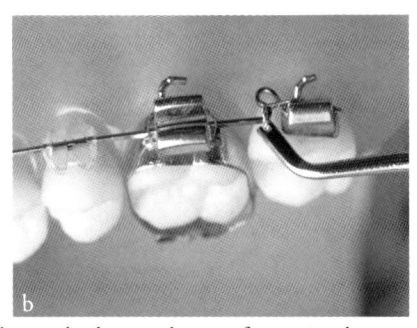

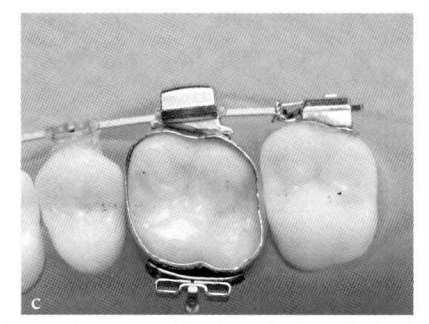

図 13.127　a, Tie-back with a tying plier; b, Tuck-in with a ligature director after cutting the waire ligature that was used for the tie-back.; c, Occlusal view

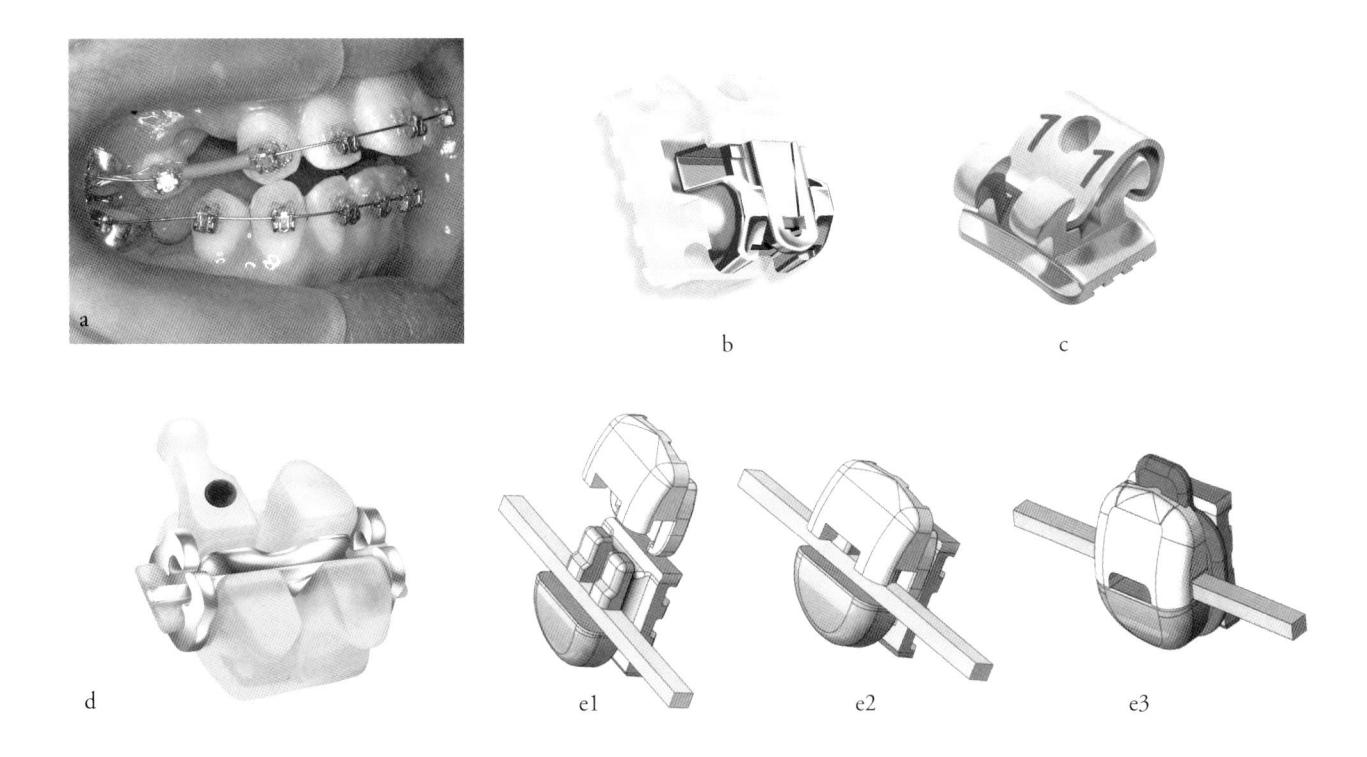

図 13.128　The use of self-ligation orthodontic attachments(a). The archwire is covered with a lid (b, Courtesy of Ormco/ Sybron Dental Specialties Japan Inc., Tokyo), with a rotating flap (c, Courtesy of American Orthodontics,WI,U.S.A.) or is clipped into a slot (d, Courtesy of 3M Unitek Japan Inc., Tokyo); e1-3, Channel-size adjustable self-ligation attachment invented by Dr. R. Kanomi can provide optimum orthodontic tooth movements that require efficient control of forces exerted by various kinds of archwire ranging from an initial flexible round archwire to a full-sized rigid rectangular archwire (Courtesy of Dentsply Sankin, Tokyo). The occlusal side tie-wing is disposable and can be displaced vertically (e1) to gain optimum space for different archwire forms and size (e2 and e3).

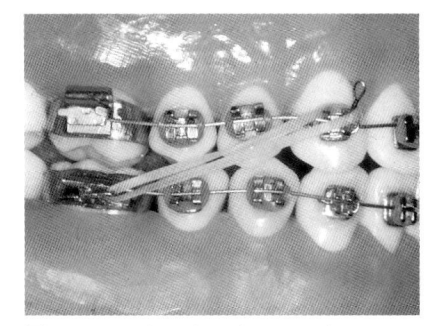

図 13.129　The Kobayashi tie, its placement and use with Class II elastics

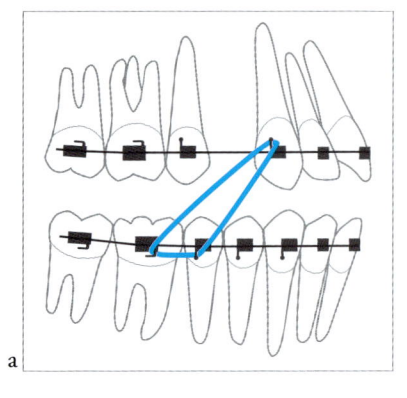

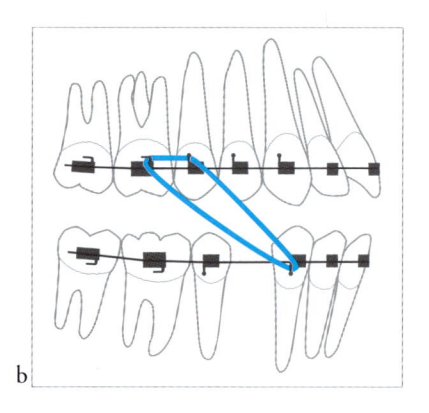

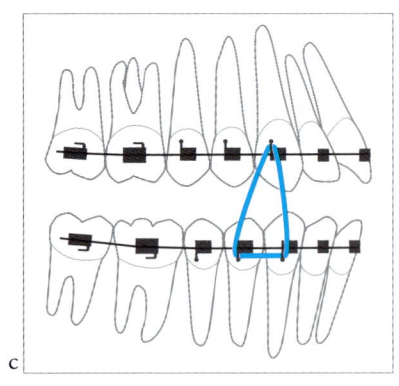

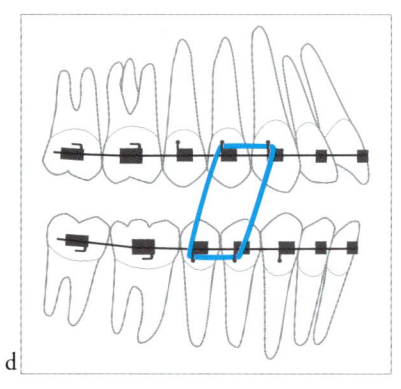

図 13.130　a, Class II triangular elastics; b, Class III triangular elastics; c, Triangular up-and-down elastics; d, Box elastics

させるような力も与えるので注意を要する．以上のことからⅡ級の咬合異常でも，前歯のオーバーバイトが浅いかハイアングル傾向の強い症例にⅡ級ゴムを適応する場合は注意を要する．

顎間ゴムの使用により生じる歯の挺出を最小に止めるための工夫としては，.018 インチサイズのチャネルに対しては .017 × .025 インチサイズ以上の，また .022 インチサイズのチャネルに対しては .019 × .025 インチサイズのステンレス製ワイヤーで顎間牽引を行うようにするのが賢明である．

ラウンドワイヤーはたわみが大き過ぎるため，使用を控えたほうがよい．筆者は通常，永久犬歯を単独で牽引する場合，遠心移動された永久犬歯とその近心にある永久側切歯の間のスペースが3mm以下になり，オーバージェットが6mm前後になるまで，Ⅱ級ゴムの使用は控えることにしている．上顎6前歯をエンマッセ en masse で牽引するときも，オーバージェットが約6mm以下になるまで使用しないほうがよい．

また顎間ゴムを使用するときには，前記したような望ましくない歯の移動を抑制するために，上顎前歯に相当する部位のアーチワイヤーにはリンガルルートトークをかけ，下顎大臼歯部に相当する部分にはティップバックベンド（アンカレッジベンド）を入れることで，固定を加強することも時には必要である（Chapter 20 参照）．

顎間ゴムは，臼歯部交叉咬合や2mm以内の正中の偏位の改善にも用いられる．上顎大臼歯が頰側転位したり，下顎対向歯が舌側に転位しているような場合，下顎歯に舌側ボタンをつけて交叉ゴムをかけることになるが，歯の挺出により咬合が浅くなることに注意する．移動させたくない歯にはリンガルアーチ装置などを取りつけて，加強固定するとよい（Chapter 20 参照）．通常は1歯対複数歯の間で矯正力を加えずに，三角ゴムか四角ゴムを用いる．正中のずれを改善するときには，上顎の片側から対顎の反対側にトランスバースゴム transverse elastics をかける（図 13.131b,c）．

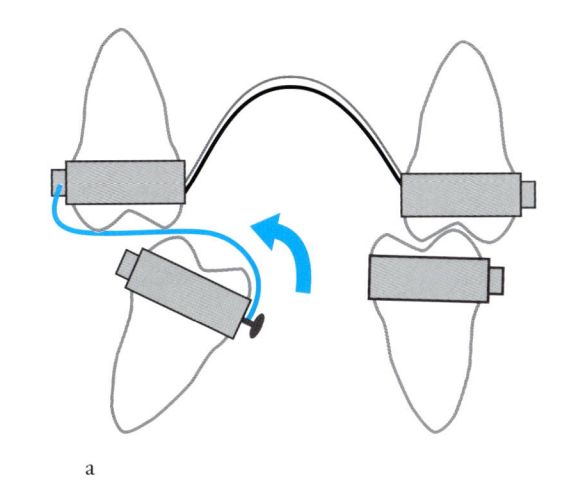

図 13.131 a, Cross elastics; b, Transverse elastics being used to correct a midline discrepancy. Both the upper and lower archwires are fixed with tie-backs in order to minimize deformation of the archwire and to facilitate the siding movement of the lower incisors. The upper incisors are also stabilized by a v bend; c, The combined use of a Class II elastics on one side and a Class III elastics on the other side provides efficient simultaneous movements of the incisors and a unilateral molar segment.

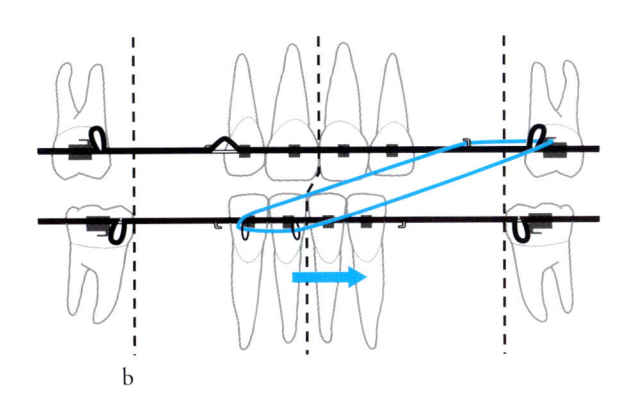

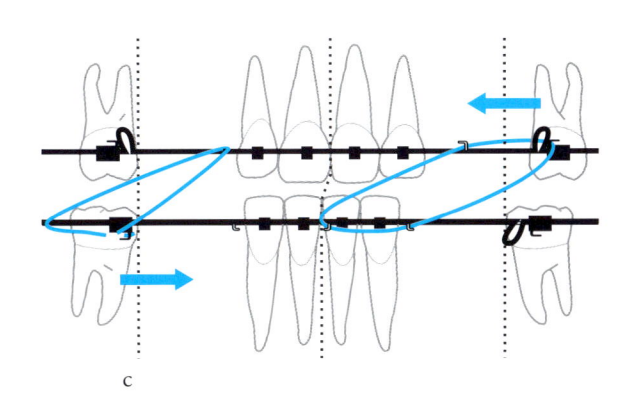

■ コイルスプリング（図 13.132）

コイルスプリング coil springs には，ブラケット間のアーチワイヤーに取り付けて歯と歯を引き離す効果のあるオープニングコイルと，アタッチメントの間に取り付けて歯と歯を引き寄せる効果のあるクロージングコイルがある．Angle が最初に臨床に応用した[97]．材質にもステンレス製と超弾性金属製とがある．

■ チェーンエラスティクス（図 13.133）

すべてのオグジリアリー材料に共通することであるが，コンタミネーションを防ぐために，ロール上のチェーンエラスティクス chain elastics は，必ず必要なチェーン数だけを切り取って，チェアサイドのトレーに用意すること．モスキートフォーセプスのビーク先端にエラスティクスを挟むときは，ビークの方向に一致するように，チェーンエラスティクスの方向を合わせると，術者がペンシルホールドして口腔内でフックにチェーンの端を無理なく引っかけることができる（図 13.133b）．

■ バンパースリーブ（図 13.134）

バンパースリーブ bumper sleeve は中空のエラスティックチューブで，中にアーチワイヤーを通して用いる．目的は口唇・頬粘膜にワイヤーが食い込んで生じる疼痛や潰瘍形成を防ぐことである．経験の浅い歯科医師はアーチワイヤーがアタッチメントに固定されず，7〜15mm 程度自由に頬粘膜に接していても意に介さないかもしれないが，患者にとっては実は苦痛なことが多い．バンパースリーブは簡単に装着できるので使用を勧める．

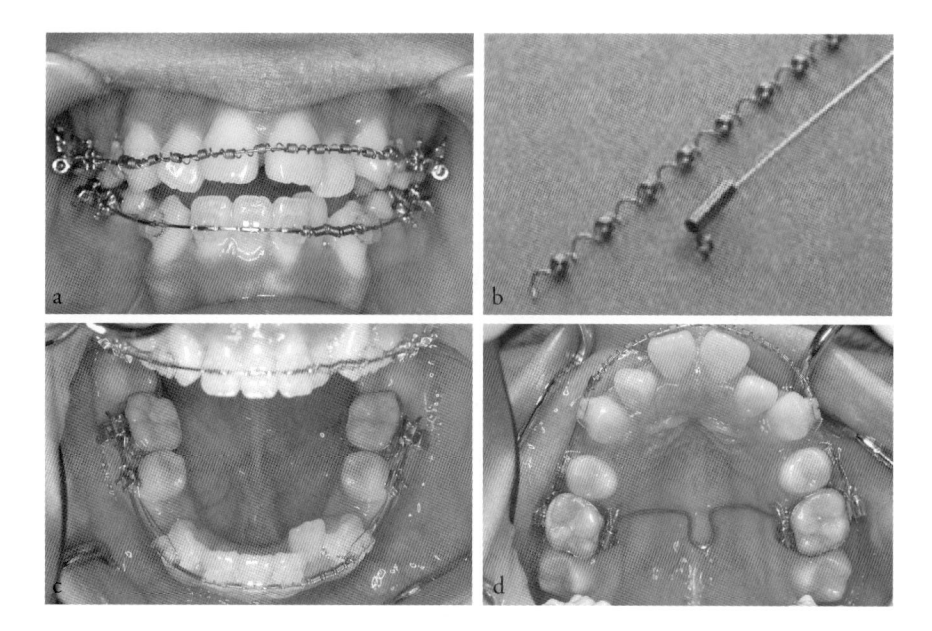

図 13.132　Coil springs a, opening coil spring; b, closing coil spring; c and d, Opening coil springs engaged with the archwire between the lower left permanent central incisor and the canine, and between the upper permanent canine teeth.

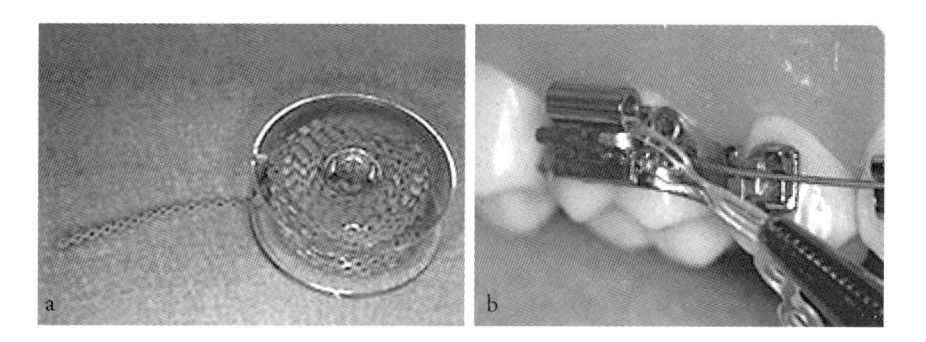

図 13.133　Chain elastics. Chain elastics are cut into pieces and hooked with mosquito forceps to the mesial hook of the orthodontic attachment.

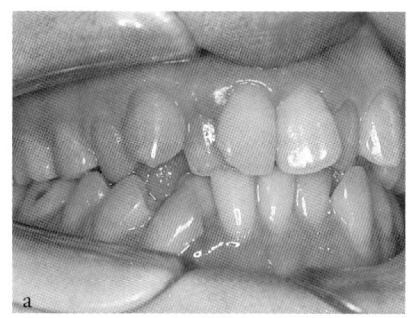

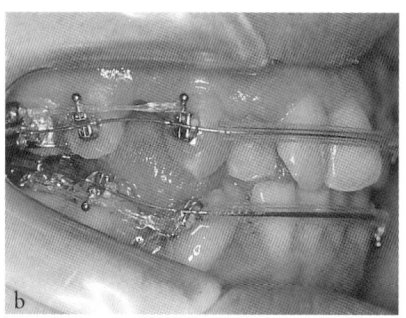

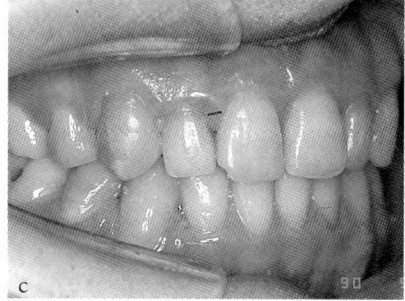

図 13.134　Chain elastics hooked between the upper right permanent molars and the canine to distalize the canine so as to create space for the palatalized upper right permanent lateral incisor to be moved labially. This kind of distal movement of the permanent canine must be descriminated from the canine retaraction after completion of the elveling stage. The permanent incisors in both dental arches are not bracketed. A bumper sleeve is used in the anterior nportion of the archwire (.016"NiTi) to protect the inner part of the lip from being injured by the archwire. a, Pretreatment; b, The bumper sleeve in use; c, Postretention

■ バンドとアタッチメントの撤去

■ ディバンディング

治療途中でバンドを装着している歯や，それに隣接する歯がう蝕に罹患したりバンドが緩んだりしたとき，また動的治療が完了したときにはバンドを撤去 debanding する．

- 準備するもの
  デンタルミラー
  ピンセット
  ハンドスケーラー
  バンドリムーバー

- 撤去の手順

バンドリムービングプライヤーを用いてバンドを歯冠から取り外す．プライヤーのナイロンチップの先端を大臼歯の頬側咬頭に置き，もう一方のビークの先端をバンドの頬側歯肉側の辺縁部において，プライヤーのハンドルを静かに閉じる（図 13.135）．

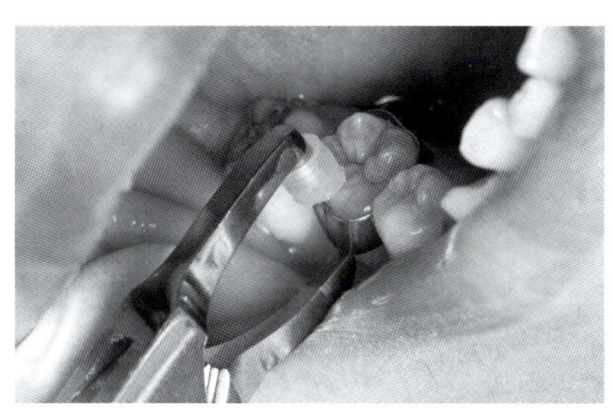

図 13.135 Band removal using a band removing plier.

するとバンドが咬合面側に浮き上がる．この時バンドを無理に持ち上げて，痛みが生じるようにしてはならない．同じような操作を舌側からも行う．もし最初にバンドを持ち上げようとして，できないか，患者が痛みを訴えるようなら，クラウンスリッターを用いてバンドを切断する．この操作をするときは，歯冠表面を傷つけないように注意する．

バンド撤去後に歯冠に残っているセメントをスケーラー（超音波スケーラーが便利である）で除去する．う蝕などがないかをチェックする．フッ化ソーダを塗布する．

バンドを単独で撤去するのではなくてブラケットとともに取り外す場合には，アーチワイヤーを外さないでブラケットとバンドを外し，アーチワイヤーとともに撤去すると，誤飲等を防ぐ意味からも安全である．

■ ディボンディング

- 準備するもの
  デンタルミラー
  ブラケットリムービングインスツルメント（メタルブラケット用，セラミックブラケット用）
  ホワイトポイント
  フッ化ソーダ

- ステップ1

ディボンディング debonding 用インスツルメントを用いてブラケットを外す（図 13.136）．セラミックとメタルブラケットそれぞれ専用のインスツルメントを用いる．

- ステップ2

撤去した後，歯面をホワイトポイントを用いて残余のレジンを取り除く．その後，通法により歯面を研磨する．

- ステップ3

フッ化ソーダを塗布する．

■ アーチワイヤーの種類と特性

アーチワイヤーは，その材質，横断面の形とサイズにより，さまざまな種類のものがある．これらの要素はアーチワイヤーの剛性やレジリエンスを決定するので，歯科医師はそれらの組み合わせによる物理特性の差を理解しておく必要がある．そうすることで，適切なアーチワイヤーを適切な治療段階で使用できるようになる．

臨床的には，アーチワイヤーはその断面の形状とサイズ，そして材質の組み合わせで分類されることが多い．

■ アーチワイヤーの形態

断面の形状には，円形，矩形そして正方形がある．それぞれ，ラウンドアーチワイヤー round archwire（丸ワ

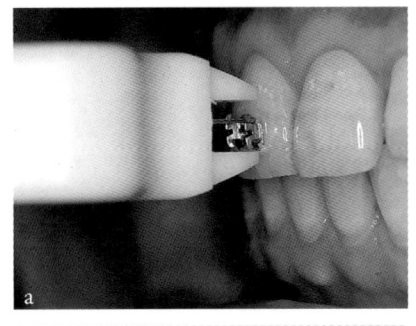

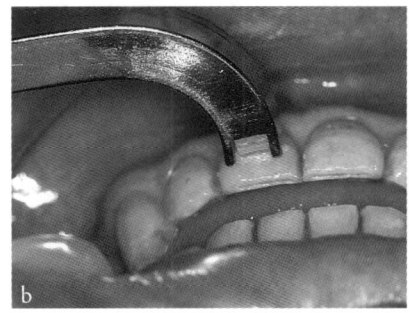

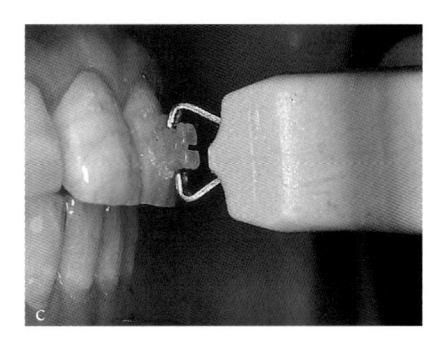

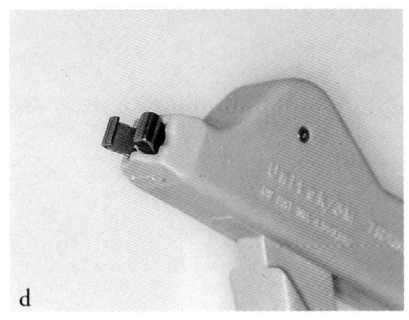

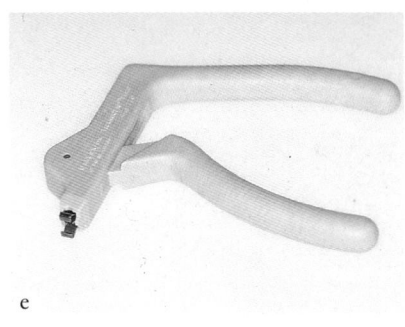

図 13.136 Attachment debonding instruments.

イヤー), レクタンギュラーアーチワイヤー rectangular archwire (角ワイヤー), そしてスクエアアーチワイヤー square archwire と呼ばれる. アーチワイヤーはほとんどの場合, 前二者が用いられる.

サイズは慣習的にインチで呼ばれることが多いので, 本書でもそれを踏襲する. 代表的なサイズを以下に記す.

・ラウンドアーチワイヤー: 断面の直径が, .012, .014, .016, .018 インチサイズである.
・レクタンギュラーアーチワイヤー: 断面の形状が, .016 × .022, .017 × .022, .017 × .025, .018 × .025, .019 × .025, .021 × .025 インチサイズである.

通常は '.016 インチサイズのステンレスのラウンドワイヤー' というように表現する.

■ アーチワイヤーの特性

矯正歯科治療に用いられるアーチワイヤーの材料特性は以下の4つがあげられる. これらの特性は, アーチワイヤーの種別によって異なる.

・剛性 stiffness
・強さ strength
・有効たわみ距離 range
・レジリエンス resilience (弾性エネルギー)

(1) 剛性

剛性とは, 材料 (ワイヤー) に外力が加えられたときの変形のしにくさ (抵抗の度合い) をいう.

(2) 強さ

強さとは, ワイヤーに外力が加えられたときの変形挙動を表す物理量である. さらに, 強さは以下に示す性質に分けられる.

・極限引張強さ: ワイヤーが耐えることができる最大荷重を言う.
・降伏強さ: ひずみが大きくなると, ひずみと応力との間には比例関係が成立しなくなる. 応力を除去してもひずみが残る現象が起こり始めるときの応力を降伏強さという. 各種ワイヤーの強さ (降伏力 yield strength) の間には以下の関係がある[98,99].

ステンレススチール > βチタニウム > ニッケルチタニウム合金

アーチワイヤーの剛性と強さの関係を図13.137に示す.

(3) 有効たわみ距離

有効たわみ距離とは, ワイヤーが永久変形する前に弾性限界内の上限で変形する距離のことを意味する.

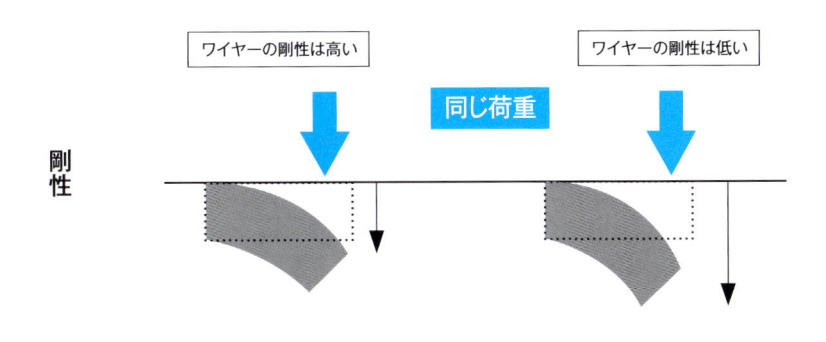

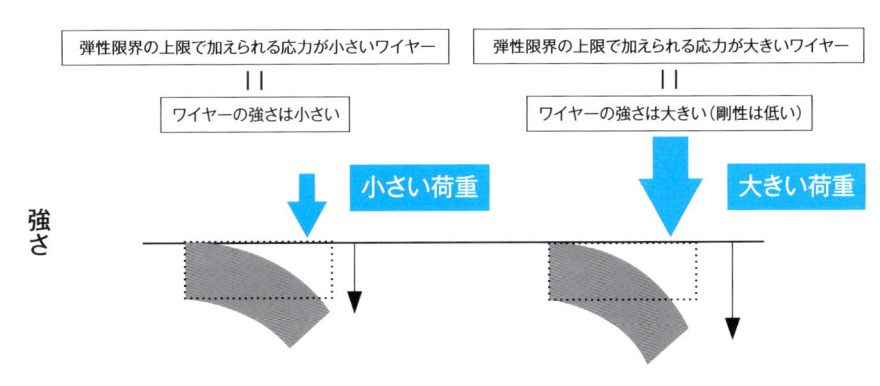

図 13.137 Conceptual diagramns to designate the stiffness and the strength of the archwire. Upper, When the archwire is loaded with the same force magnitude, the archwire with greater stiffness shows smaller deflection whereas (left), whereas the archwire with lower stiffness exhibits greater deflection (right); Lower, If the force loading at the elastic limit (yield point) is smaller, it means that the archwire has lesser strength (left), while if the force loading at the yield point is greater, the archwire has greater strength and thus low rigidity.

有効たわみ距離と強さ，剛性との間には，以下の関係が成立する．

強さ＝剛性×有効たわみ距離

(4) レジリエンス（弾性エネルギー）

レジリエンスとは弾性を有するワイヤーが変形するときに，内部に蓄えられるエネルギーのことを言う．

アーチワイヤーに外力を加えると内部応力が生じ，その結果，ワイヤーに寸法変化（ひずみ）が生じる．応力とひずみとの関係を示す図が，応力-ひずみ曲線である（図13.138）．弾性エネルギーは，弾性限度内であれば応力-ひずみ曲線の斜線部分に表される．

以上に記した特性のうち，剛性，強さ，有効たわみ距離は，同一の材料でも，ワイヤーの長さや直径によっても変化する．一般には，剛性はワイヤーの長さの3乗に反比例し，強さはワイヤーの長さに反比例し，有効たわみ距離はワイヤーの長さの2乗に比例する．また，剛性はワイヤーの直径の4乗に比例し，強さはワイヤーの直径の3乗に比例し，有効たわみ距離はワイヤーの直径に反比例する．

すなわち，ワイヤーの特性とワイヤーの長さの関係は以下の数式で表される．

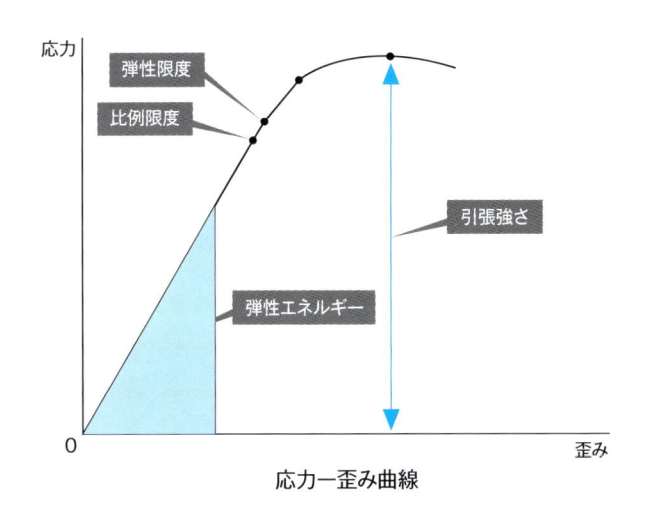

図 13.138 Stress-strain diagram

剛性 $= 1/k\ell^3$ （ℓ：ワイヤーの長さ，k：係数）
強さ $= 1/k\ell$
有効たわみ距離 $= k\ell^2$

また，ラウンドワイヤーの場合，ワイヤーの直径とそれぞれの特性との関係は以下の数式で表される．

剛性 $= k'd^4$ （d：直径，k'：係数）
強さ $= k'd^3$
有効たわみ距離 $= 1/k'd$

たとえば，ツインエッジワイズアタッチメントに比べてシングルエッジワイズアタッチメントを用いると，アタッチメント間距離が長くなる．アタッチメント間距離を2倍にしたときに，アタッチメント間の中央において同じ力を加えると，ワイヤーは8倍たわむ（図13.139）．

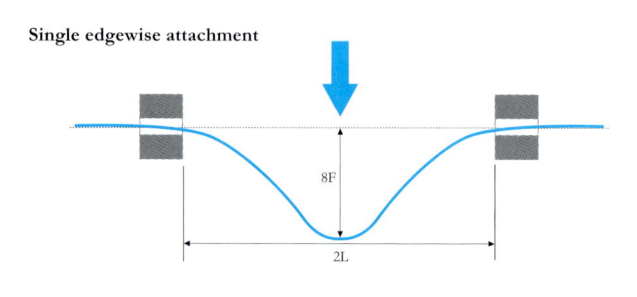

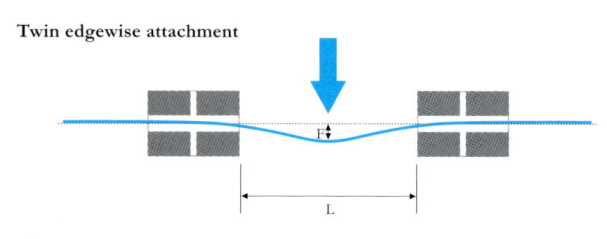

図13.139　Comparison of the ranges

また，アタッチメント間距離が一定なら，.016インチサイズのステンレスのアーチワイヤーに比べて，.018サイズのステンレスのアーチワイヤーを用いた場合，同じたわみを生じさせるには，約2倍の力を加える必要がある（図13.140）．

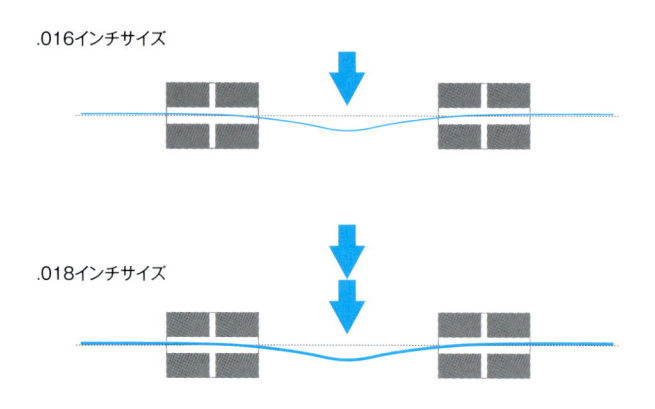

図13.140　A diagram illustrating the relationship between the archwire diameter and the range when the force is applied to the midpoint between the two attachments with the inter-attacement distance remained constant. The force magnitude applied to the .018 inch size archwire is twice as large as that to the .016 inch size archwire to produce the same deflection

■アーチワイヤーの素材
(1) ステンレススチール

Angleがエッジワイズ装置を発明した20世紀初頭，ステンレススチールは発明されていなかった．Angleはアーチワイヤーの素材として，金合金やニッケルシルバー合金を用いた[97]．彼が入手した金属線のサイズは.022インチ×.028インチサイズであったため，そのサイズの金製のアーチワイヤーの物理特性に適合するような大きさと形のアタッチメントが製作された．

1916年，ステンレススチールが発明され，1930年代以降，矯正歯科臨床ではアタッチメントとアーチワイヤーの材料として採用された．その際，.018×.025インチサイズのアーチワイヤーがつくられた．そのサイズのステンレスワイヤーを永久変形せずに，また歯を損傷しない強さで挿入するには，アタッチメントの.022インチサイズスロット（チャネル）の近遠心幅は長過ぎ，逆にインターブラケット間距離は短すぎるため，今日用いられているような.018インチサイズのアタッチメントがつくられた．

ステンレススチールの特性は，弾性範囲が小さく，弾性係数は大きく剛性は高い．これらの特性は，歯の滑走移動にも牽引移動にも適している．また，レジリエンスは小さく塑性範囲が広いので，弱い弾力を歯に加えようとするときには，ループを曲げ込む必要がある．ろう着が可能なので真鍮製のフックなどを取り付けることができる．

(2) コバルトクロム合金

エルジロイ Elgiloy®（Rocky Mountain Co., CO, U.S.A.）は塑性変形が大きく，ワイヤーの屈曲が容易なコバルトクロム合金である．加熱処理後に剛性が飛躍的に増すという特性を備えているので，アーチワイヤーに曲げ込んだスプリングに十分な弾力を与えたり，歯の滑走移動にも適している．

(3) ニッケルチタン合金

1970年代，Iowa大学の故George Andreasen教授によって初めて，形状記憶合金が矯正歯科臨床に導入された[100]．NASAが開発した技術に由来することから，Nickel Titanium Naval Ordinance Laboratoryの頭文字をとって，Nitinol®（3M Unitek Co., MN, U.S.A.）と名付けられた金属線は，その後，数多くの超弾性アーチワイ

ヤーが開発・応用される先がけとなった．マルテンサイト型のNi-Ti系合金であるNitinol® の特性は加工硬化により得られるものであり，その後に開発されたNiTi系ワイヤーの持つ超弾性は有していない．

マルテンサイト相でアーチワイヤーに付与した形状は，オーステナイト相に変態させて塑性変形しても，温度変化により再度マルテンサイト相に戻るともとの付与された形状に戻る[101]．

(4) ベータチタン合金

1980年，ステンレススチールの42％の剛性と2倍以上の復元性を持ち，広い塑性範囲と強い賦形性を備えるチタンモリブデン合金であるTMA®（Ormco/Sybron Dental Specialties Inc, CA, U.S.A.）がConnecticut大学のBurstone教授ら[102]により開発された．チタン，モリブデン，ジルコニウム，スズを含有する．ニッケルチタン合金と比較して剛性が高く，成形性に優れている．治療の最終段階で用いられることが多い．

(5) 超弾性ワイヤー Superelastic wire

1980年代後半に登場した超弾性ワイヤーNiTi®は，オーステナイト型のNi-Ti合金である．超弾性とは，応力を加えて変形させても応力を除去すると，元の形状に回復する性質である[103]．応力を加えると"応力誘起マルテンサイト変態"が生じ，オーステナイト相からマルテンサイト相に変化する．応力を除去すると元のオーステナイト相に戻るため，塑性変形をせずに超弾性が生じる．超弾性ワイヤーは，他の矯正用アーチワイヤーとは異なった，応力−ひずみ曲線を示す（図13.141）．広い有効たわみ距離に対して一定の強さの力を発揮する．

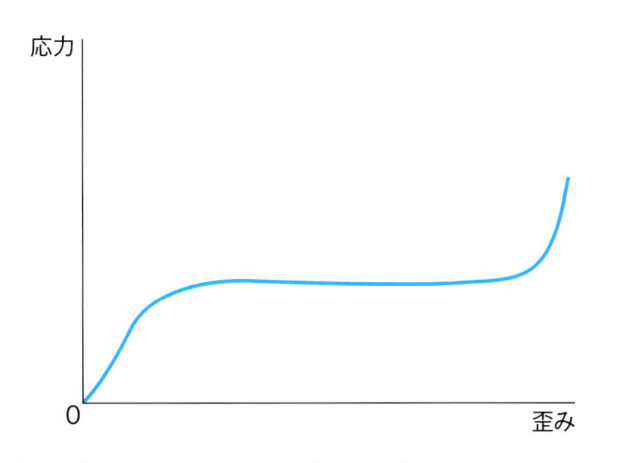

図13.141　Stress-strain diagram of the superelastic wire

Burstoneら[104]は，スプリングバック spring back（ワイヤーの荷重を除いたときに示す変形の戻り量すなわち変形の割合）がステンレススチールの4倍もあり，Nitinol®の1.5倍である超弾性 Chinese NiTi®を開発した．Chinese NiTi®は大きなspring backを有し，剛性の低いアーチワイヤーが必要とされる場合に有用であると主張している．Chinese NiTi®と同程度の超弾性を有するアーチワイヤーには，Ormco/Sybron社のNi-Ti®やTomy International社(Tokyo, Japan)のSentalloy®がある．Miuraら[105]は，Japanese NiTi（Sentinol®）が大きなspring back，優れた形状記憶能，そして超弾性を有することを確かめた．発表当時，他のアーチワイヤーと比較してJapanese NiTiは，最も変形量が少ないとされた．

1993年にHansonが発明した超弾性ニッケルチタン線7本巻の同軸のワイヤー coaxial wire（Supercable/SPEED System™, Strite Industries Ltd., ON,Canada）は微弱な矯正力を発揮し，永久変形を起こさないことから大いに利用されている[106]．

(6) HASN（Heat activated superelastic nickel-titanium）

HASNは温度によって性質が変化する形状記憶合金である（図13.142）．Nitinol Heat-Activated™(3M Unitek Co.), Copper NiTi wire®(Ormco/Sybron Dental Specialties Inc.)などがある．口腔内の温度によりアーチワイヤーが活性化され，持続的な力を歯に加えることが可能となる．結果として矯正治療の効率化が図られ，従来は1ヵ月間隔の来院が必要であったのが，5〜8週間に一度の来院で治療を進めることが可能となった．しかし，HASNはその超弾性の性質のために，力のコントロールを誤るとアーチフォームを歪ませる可能性があるため，個々の歯のレベリングには適しているが犬歯牽引や抜歯スペースの閉鎖には適さない．

Evansら[107]の報告によると，マルチストランドのステンレススチール（Dentaflex®/ Dentaurum Co., Ispringen, Germany）と超弾性NiTi（Bioforce Sentalloy®/ DENTSPLY GAC Inc., NY, U.S.A）およびHASN（Titanium Heat Memory Wire®/American Orthodontics Co., WI, U.S.A.）について，実際の臨床の排列に用いて比較を行ったところ，臨床成績において有意の差は認められなかった．

実際の臨床の場では，以上に記した各種アーチワ

イヤーの特性を念頭に置いて，来院のたびにその治療段階に最も適したアーチワイヤーの選択を行う必要がある．つまり，治療初期の排列段階では，超弾性ワイヤーや HASN ワイヤーなどの剛性が低く有効たわみ距離が大きいアーチワイヤーを用いる．治療の中期にさしかかると歯の位置をより正確に排列するため，治療の初期段階で用いたアーチワイヤーよりもステンレススチールのような剛性の高いアーチワイヤーを用いる．ディテーリングにはベータチタン合金のような，高い剛性と長い有効たわみ距離を有するアーチワイヤーが用いられる．

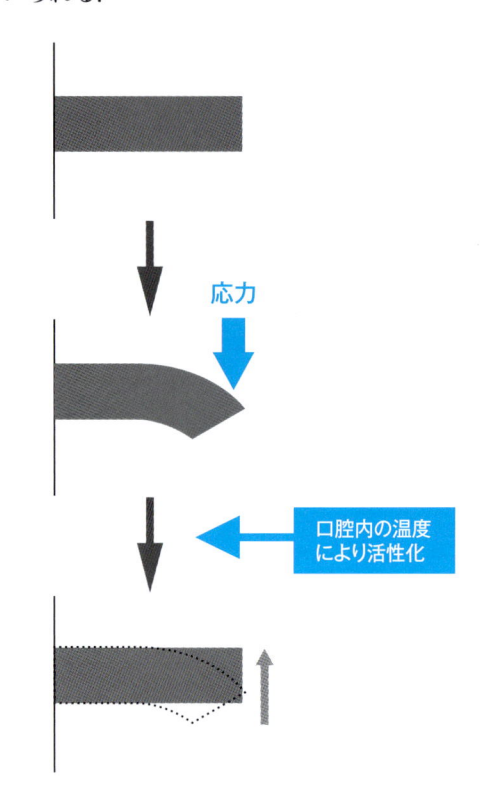

図 13.142　Mechanical property of heat activated super-elastic nickel-titanium wire.

■ アーチワイヤーシークエンス

エッジワイズ矯正歯科治療は，時系列的に以下に記すようないくつかの典型的なステップに分けることができる．それぞれの段階で，特徴的な形状や物理特性を持つアーチワイヤーが用いられる．

- ステップ 1：アンカレッジコントロール
- ステップ 2：レベリングと排列
- ステップ 3：犬歯関係の改善
- ステップ 4：切歯関係の改善
- ステップ 5：抜歯スペースの閉鎖
- ステップ 6：仕上げとディテーリング

包括矯正歯科治療で使用されるアーチワイヤの名称を，使用順序にしたがって示すことをアーチワイヤーシークエンス archwire sequence と言う．レベリング leveling（平準化）から仕上げに至る過程において用いられる，代表的なアーチワイヤーの種類とサイズを図 13.143 に要約して示す．

以下に，筆者が採用している各治療段階の目的，歯の矯正移動の内容，用いるアーチワイヤー，および付加的な材料について概説する．より詳しい知識を得たいと思う読者は，Tweed[69]，Andrews[70]，Bennett & McLaughlin[108,109] らの著書を一読されたい．

■ ステップ 1：アンカレッジコントロール

プリアジャストエッジワイズ装置では，前歯用アタッチメントのチャネルにつけられている傾斜角の働きによって，前歯が近心に傾斜移動しやすい．そのため治療初期の段階において，アンカレッジ anchorage（固定）をコントロールする必要がある．

(1) アンカレッジとは

矯正歯科治療の神髄は歯を動かすことにあるのではなくて，動かしたい歯と動いてほしくない歯を正確に見分け，それぞれを望むように自在にコントロールすることにある．

矯正力はアーチワイヤーやエラスティクスなどから得られるが，歯の矯正移動は歯冠に直接に，あるいは歯冠に取りつけられたアタッチメントを介して加えられた矯正力が，間接的に歯根と歯根膜に伝達されることにより可能となる．

歯の人為的な移動に必要な力を歯に加えるときには Newton の運動の第 3 法則，すなわち"作用-反作用の法則"にしたがい，大きさが同じで反対向きの力が必ず生じる．そのため狙いとする歯のみを移動するには，その歯の牽引に用いられる別の歯や，頭部，顎骨などの構造体は不動でなければならない．これは抵抗源であるが，歯科矯正学では加えられる矯正力に抵抗する構造をアンカレッジと呼ぶ．

アンカレッジをうまくコントロールするための技術をどの程度に身につけているかは，矯正歯科医として

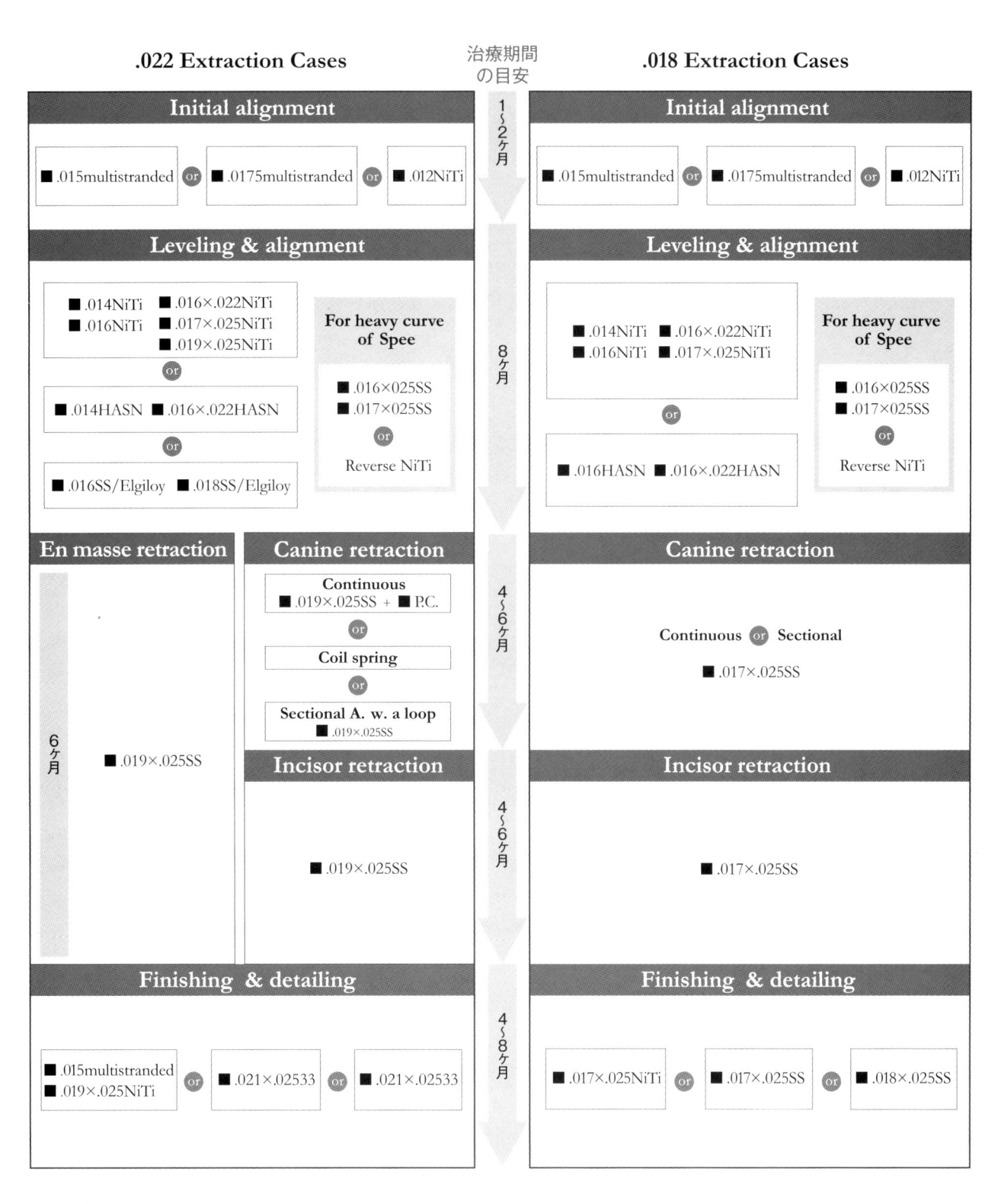

Chapter 13 矯正装置

.022 Extraction Cases

治療期間の目安

.018 Extraction Cases

Initial alignment

■ .015multistranded or ■ .0175multistranded or ■ .012NiTi

1〜2ヶ月

Initial alignment

■ .015multistranded or ■ .0175multistranded or ■ .012NiTi

Leveling & alignment

■ .014NiTi   ■ .016×.022NiTi
■ .016NiTi   ■ .017×.025NiTi
              ■ .019×.025NiTi

or

■ .014HASN   ■ .016×.022HASN

or

■ .016SS/Elgiloy   ■ .018SS/Elgiloy

For heavy curve of Spee

■ .016×025SS
■ .017×025SS

or

Reverse NiTi

8ヶ月

Leveling & alignment

■ .014NiTi   ■ .016×.022NiTi
■ .016NiTi   ■ .017×.025NiTi

or

■ .016HASN   ■ .016×.022HASN

For heavy curve of Spee

■ .016×025SS
■ .017×025SS

or

Reverse NiTi

En masse retraction

6ヶ月

■ .019×.025SS

Canine retraction

Continuous
■ .019×.025SS + ■ P.C.

or

Coil spring

or

Sectional A. w. a loop
■ .019×.025SS

4〜6ヶ月

Canine retraction

Continuous or Sectional

■ .017×.025SS

Incisor retraction

■ .019×.025SS

4〜6ヶ月

Incisor retraction

■ .017×.025SS

Finishing & detailing

■ .015multistranded
■ .019×.025NiTi

or   ■ .021×.02533   or   ■ .021×.02533

4〜8ヶ月

Finishing & detailing

■ .017×.025NiTi   or   ■ .017×.025SS   or   ■ .018×.025SS

図 13.143   Archwire sequence, including kind, size, duration, and order of use in the pre-adjusted edgewise treatment system.

の熟達度を測るうえで優れた指標である．

固定源としては，顎内あるいは顎外の解剖学的諸構造やそこに設けられる骨内インプラントなどの人工物がある．アンカレッジが確保できないと歯の移動は計画どおりに行われない．アンカレッジが不安定で牽引された方向に向かって移動する現象を，アンカレッジロス anchorage loss（固定の喪失）と言う．

歯を矯正移動させるときにアンカレッジロスがどの程度許されるかによって，固定の強さは最大の固定 maximum anchorage，中程度の固定 medium anchorage，最小の固定 minimum anchorage の三つのカテゴリに分けることができる．これまでは，症例の特徴によって必要とされるアンカレッジの強さを推定し，それに対応する具体的な固定の方法が選択されてきた．

一方，1980年代からさまざまな種類の固定用骨内インプラントが開発され，有用であることが確かめられている．固定用骨内インプラントを用いることで，固定源をほとんど移動させずに歯の矯正移動を行うことができる．

(2) 加強固定

矯正力を加えているときには固定源となる歯にも外力が加えられ，移動するおそれがある．そのような固定歯の望ましくない移動を防ぐために，固定歯に加えられる力に抵抗するための補強操作を行うことがある．その操作を加強固定 reinforced anchorage と言う．臨床経験の深さにもよるが，理論上，中程度の固定が必要な場合にも，最大の固定を行うことは恥ずべきことではない．

歯を固定源として用いる場合の固定の強さは，以下のような要素で規定される．

- 歯に加えられる矯正力のベクトル（強さと方向）
- 歯根膜に伝えられる圧力の分布状態
- 歯根の形態と大きさ
- 歯槽骨の形態と物理性状

歯を適切に移動しようとすると，理論上はできるかぎり弱い力で，単位時間当たりに最大の移動距離を得ることができるのが望ましい．このような歯の移動を可能にする力を最適矯正力 optimum orthodontic force と言い，歯根膜に生じる単位表面積当たりの圧力で評価されることが多い[110]（Chapter16参照）．歯に加えられる力が強過ぎると歯根膜の硝子様変性が起こり，歯根吸収や歯の骨性癒着が生じることがあるので注意を要する．矯正歯科治療を計画する場合には，歯を移動するために加えられる矯正力に抵抗する固定を，どのように確保するかを必ず考える必要がある．

歯の矯正移動様式と最適矯正力の強さ[110]の関係を以下に示す．

- 傾斜移動　　35〜60 g
- 歯体移動　　70〜120 g
- 直立　　　　50〜100 g
- 回転　　　　35〜60 g
- 挺出　　　　35〜60 g
- 圧下　　　　10〜20 g

（数値はいずれも1歯あたりに加えられる力）

第一小臼歯を抜去して得られる空隙の多くは，通常，前歯部の叢生あるいは前突の改善のために利用される．前歯部の排列状態が改善されない限り，臼歯の近心移動による空隙の閉鎖は避けなければならない．なぜなら，一旦近心に移動した大臼歯を再び元の位置に矯正移動することは容易ではなく，また時間もかかるからである．臼歯は抜歯空隙の方に向かって自然に近心傾斜する傾向があるので，それを防ぐための手立てを事前に講じておくことが望ましい．具体的には，アーチワイヤーにアンカレッジベンド（ティップバックベンド，後述）を組み込んだり，パラタルアーチ装置やリンガルアーチ装置を装着させることで，臼歯の固定を強めることができる．

(3) 固定として利用できるもの

1) 解剖学的構造

①歯・歯列-同一歯列弓内の歯を固定として用いることを顎内固定 intraoral anchorage と言う．たとえば永久犬歯を遠心移動するときに，大臼歯を固定とする場合などである．歯の移動に対する抵抗を増す最も簡便な方法は，固定として用いる歯の数を増やすことである．下顎永久切歯は歯根の表面積が小さいことに加えて唇舌方向にナイフ状に植立しているため，強い固定効果は得にくい．たとえすべての永久切歯を固定に用いても，大臼

歯の近心移動時には舌側に傾斜移動しやすい．歯の傾斜移動に対する抵抗源を単純固定 simple anchorage と言う．それに対して，移動させようとする歯に傾斜移動を起こさせ，これに応じて固定源を歯体移動させることで抵抗させるような固定を，静的固定 stationary anchorage と言う．同一歯列弓内で固定として利用できる歯数には限りがある．そこで，対向歯列を利用することがある．そのような操作を顎間固定 intermaxillary anchorage と言う．反対咬合症例でエッジワイズ装置を用いて下顎前歯を舌側に移動するときに，上顎歯列全体を固定として使用することがある．顎間固定を行いながら狙いとする歯列に矯正力を加えることを，顎間牽引と呼ぶ．顎間牽引には通常輪ゴム（顎間ゴム）が用いられ，エッジワイズアタッチメントに曲げ込まれたフックや，アタッチメントに取りつけられるフック（クリンパブルフックやコバヤシフックなど），アーチワイヤに熔接されたブラスフックなどに引っかけて用いられる．

②皮質骨－皮質骨は髄質骨と異なり，接触圧に対して抵抗性が強く吸収されにくい．矯正移動により歯根が接触すると移動が抑制されるか，接触圧が強い場合には歯根吸収が生じる．この性質を利用して歯の望ましくない移動を抑制することを，皮質固定 cortical anchorage と言う．

③口蓋粘膜－パラタルボタンを介し固定として利用されることがあるが，粘膜の弾性による'遊び'があるため，上顎切歯の口蓋側移動時に大臼歯は片側で2mm前後，近心に望ましくない移動をする．アクティブプレートで歯を動かすときの床部と接触する粘膜部も，固定の役割を果たす．

④頭部・頸部－頭頸部を固定源にすることができる．そのような固定源や固定法を顎外固定 extraoral anchorage と呼ぶ．具体的には，ヘッドギア装置を用いて顎外固定と上顎の歯・歯列を接続することで，大臼歯を固定しながら上顎前歯の口蓋側への牽引を行うことができる．

⑤口唇（軟組織）の機能圧－リップバンパーのラビアルアーチの遠心端を下顎大臼歯に取り付けられたチューブに挿入することで，下唇の張力が下顎大臼歯に対して遠心に向かう力に変換され，大臼歯の望ましくない近心傾斜を抑制する．

2）外挿される装置

①パラタルアーチ装置，リンガルアーチ装置，トランスパラタルアーチ装置：移動しようとする歯の数が多く，それに対して固定として使える歯の数が少ない場合に，同一歯列弓内に固定を補強するために用いられる．

②アーチワイヤーの屈曲－解剖学的な固定だけでは不十分な場合に用いられる．Angle II級咬合異常を認める症例の治療では，伝統的なエッジワイズ治療法は上顎前歯の口蓋側方向への牽引に備えて，あらかじめ下顎臼歯を遠心に傾斜させ（ティップバック），固定力を強める操作を行う．その場合，下顎のアーチワイヤーの後方歯部に，ティップバックベンドと呼ばれる歯を遠心に傾斜させる効果のあるセカンドオーダーベンドを入れる．また，大臼歯用アタッチメントの近心にストップループを曲げ込みタイバックするかストップループをつけない場合は，アタッチメントの遠心部でシンチバックする．下顎永久犬歯部のアーチワイヤーに熔接されたフックには，上顎大臼歯から顎間ゴム（III級ゴム）がかけられる．このように下顎大臼歯の固定効果を高めるために準備する一連の系統的な操作を，固定準備 anchorage preparation と呼ぶ．なお，上顎歯列の望ましくない近心への移動を防ぐために，上顎歯列に対してはヘッドギア装置やトランスパラタルアーチ装置を用いて，加強固定を同時に行う．

③ヘッドギア装置（本章の3参照）

④顎骨内に設置された固定用骨内インプラント：本装置はほぼ完全な固定が得られる．以下に詳しく解説する．

(4) 固定用骨内インプラント

　固定の種類とそれをどこに求めるかは，矯正歯科治療の成否を左右する要素である．伝統的に用いられている固定方法は観血処置が不要なので，患者にとって意味のある選択肢である．しかし，必要とするアンカレッジの強さに対応するように，さまざまな種類の固定源の中から適切と思われる固定源を選んだうえで，

最適な固定の期間を決めるという判断に歯科医師が自信を持てるようになるには相当の熟練を要し，またチェアサイドでの装置の調製と調節に時間と技術を要する．さらに，固定効果については不確定である．ヘッドギア装置を固定に用いる場合には，患者が医療者の指示どおりに装置を使用するということを前提に治療計画が立てられるので，その前提について確証を得られない場合には問題が生じる．

一方，固定用骨内インプラント（ミニチュアサイズの金属製ピン）は骨内への設置が容易であり，設置部位を適切に選べば，最大の固定から軽度の固定まで固定として作用させる期間をパラメータとして，完全なアンカレッジコントロールを行うことができる．また，術後の炎症のリスクなども低減されているので，リンガルアーチ装置などの固定式装置を装着することで生じる，う蝕に罹患するリスクと比べても，臨床応用上遜色はない．

以上のような理由から，矯正歯科治療計画を立てる場合に，骨内インプラントはさまざまな固定装置を凌駕する第一選択肢としての地歩を築きつつある．

固定用骨内インプラントは，skeletal anchorage system，temporary anchorage device あるいは orthodontic anchorage implant と呼ばれることが多い．単に orthodontic implant と呼ばれることもある．しかしその設置部位が骨内であること，また歯科矯正治療における固定として働くことを考慮するなら，Roberts ら[111] の endosseous implant for orthodontic and orthopedic anchorage という表現が生物工学的に適切である．固定という用語も歯科矯正学では周知の言葉であるので，矯正あるいは歯科矯正という修飾語を必ずしも冠する必要はない．そこで，本書では固定用骨内インプラントという表現に統一することにする．

固定用骨内インプラントは，初期には歯冠補綴物を支える目的で用いられたものが転用された．奇妙なことであるが，インプラントの可動性を維持することは生理学的にも望ましいとの考えのもとに，インプラントに対して設置直後から負荷をかけることが推奨され，'線維性–骨性結合 fibrous-osseous integration' という言葉も生まれた．

脚注* 骨結合：骨性結合あるいは骨様結合という表現もあるが，骨組織と金属が生物学的に同化するというように誤解されやすいので，本書では骨結合と表記した．

矯正力の反作用としてインプラントに絶えず加えられる外力は，当然のことながら局所の炎症と骨の吸収を生じ，それに続いてインプラント周囲には線維性の結合組織，すなわち瘢痕組織が形成される．固定用インプラントは瘢痕組織に取り囲まれることで，最終的には異物として排除されることになる[111,112]．Fibrous-osseous integration とは，単に瘢痕形成に過ぎない．

負荷をかけられた状態で，インプラントの表面と周囲骨組織との間が構造的にも機能的にも結合され，一体化 integration されることをオッセオインテグレーション osseointegration（骨結合）* という[113]．異物であるインプラント体が排除も吸収もされずに被包 encapsulation され，生体と安定した関係を保っている状態と考えられる．Brånemark らが補綴用の材料として開発したチタン製の骨内埋設用ピンは，周囲骨組織と骨結合性固定 osseointegated anchorage を有することが確かめられ，矯正歯科治療に導入された[111,114,115]．

しかし，補綴用に開発されたインプラントを矯正歯科治療の固定として用いるには，解決すべきいくつかの問題があった．

その一つは，サイズが大きい（直径 3.5〜5.5mm）ために外科的な侵襲の度合いが大きく，設置後に炎症を生じやすいことや口腔衛生状態を清潔に保ちにくいことである．すでに記したように固定用インプラントは，顎骨内に設置後すぐに矯正力をかけると周囲組織に炎症を引き起こし瘢痕組織化しやすく，顎骨内でその位置が安定せずに脱落しやすい[109]．

次に，サイズが大きいことは，その適応部位が狭い口腔内では限られることも意味し，もっぱら後臼歯部や無歯顎の顎堤部への応用に限られるという問題がある[112]．

三つめとして，設置部位が限定されることで，適応しようとする矯正力の方向は自ずと制約される．

以上の問題を解決するために，Kanomi[116] は形成外科手術で骨を固定するのに用いられているチタン製の骨ねじ（micro-screw と micro-bone plate，長さ 4mm または 6mm，直径 1.2mm）を応用することを勧めている．彼はその多くの臨床例に基づく観察から，サイズが小さいと外科的な侵襲の度合いが低くなり，重篤な炎症を引き起こすリスクが減少するとしている．このデザインの骨ねじの利点として，矯正力をかける前の治癒期間も短くなる．さらに，複数の部位に最大の固定を求

めることができる．代表的な設置部位としては，上下顎骨の唇・頬側部の歯槽骨基部で，歯根尖上部あるいは歯根尖近傍の歯槽骨や口蓋骨などがある[117]．

Jungら[118]は，直径3.3mm，長さ4または6mmのチタン製インプラントをヒトの口蓋と後臼歯部に設置し，インプラント表面と周囲骨組織の接触面積を観察した．実験に用いられた16個のインプラントは，動的治療終了まで脱離することなく骨内に固定されていた．金属表面の約65～68％の領域に骨組織が接触していた．

Deguchiら[119]は，Kanomi[116]が用いたものとほぼ同サイズのチタン製のねじ式インプラント（長さ5mm，直径1mm）を犬の上下顎骨に設置し，3週間の放置後に負荷をかけると，周囲の骨組織と強固に結合するosseous anchorage効果が得られたとしている．

彼らの報告をもとに推論すると，設置部位と設置のための外科的処置に問題がなければヒトへの提供を想定した場合，長さ13mm，直径2.5mm程度の固定用インプラントに設置後1ヵ月程度で矯正力をかけることができる．

しかし，ヒトと比べた場合の実験動物の皮質骨の薄さと，実験に用いられたインプラントの皮質骨に対する相対的な大きさを考慮するなら，骨折の治癒プロセスに通常必要とされる12週前後の期間中は，インプラントに外力を加えないことが強固な骨性結合を得るためには賢明な対処といえる[118]．

固定用骨内インプラントを設置した直後にインプラントに振動や外力を継続的に加えることは，傷の治癒を遅らせ，炎症とその結果としての瘢痕組織の形成を生じる機会を高めるので慎まなければならない[117]．特に直径が細くかつ長さが10mmを超えるような長いピンを埋設することは，骨結合後にインプラントを撤去する場合，インプラントの頸部と先端に過大な応力が加えられ，骨折およびインプラント体の破折を生じるおそれがある．固定用インプラントを十分に安定させたいなら，設置後およそ3ヵ月弱の間は負荷をかけずに傷の治癒を待つことが望ましい．

包括矯正歯科治療では，動的治療開始後3～4ヵ月のレベリング段階では本格的な歯の圧下や遠心移動などは通常行わないので，固定用インプラント設置後に2～3ヵ月の治癒期間を設けることは適切である．前記の条件を踏襲した場合，固定用インプラントを装着後，動的治療終了後までの間に脱離する割合はわずかである[118]．嘉ノ海によれば，500本の骨内固定用インプラント（K-1システム，デンツプライ三金，東京）を適応したところ，脱離率は0.6％であった(Personal communication)．

既に記したように，固定用骨内インプラントはそのサイズを小さくすることで，外科的侵襲の程度を抑えることができるようになった．また，設置直後に外力をかけないことも傷の治癒を促すことにプラスとして働く．これらのことにより，この装置を使用することで生じ得るさまざまなリスクが低減され，矯正力という負荷をかけても固定用インプラントは長期間骨内に維持できるようになった．

したがって，今日では骨内固定用インプラントの安定性に影響を及ぼす材料と負荷をかけるタイミング以外の要素として，生体側の持つ条件を理解しておく必要がある．Stahlら[120]は形，大きさの異なる骨内固定用'ミニ'インプラントに対して，さまざまな方向の矯正力を加えたときのインプラント頭部に加えられる歪みについて，シミュレーションを行った．その結果，彼らは固定用インプラントが矯正力をかけられた状態で骨内で安定した位置を保つためには，皮質骨の厚みが決定的な意味を持つとの合理的推論に達した．皮質骨が薄いと，固定用インプラントは海綿骨のYoung率に比例して可動性を増し，インプラントが周囲の骨組織に対して加える歪みも大きくなる．骨内固定用インプラントの設置の可否と考え得る設置部位を合理的に推定するには，CT画像診断の重要性が増すと考えてよい．

1）骨内固定用インプラントの具備条件

・設置するときの外科的侵襲の度合いが小さいこと．
・歯槽骨のどの部位にでも設置できること．隣接する歯根間でインプラント体と歯根膜の間に少なくとも2mmのスペースが確保できること．設置部位の選択可能性が広いことは，歯を牽引する矯正力のベクトルの選択幅を広げることになる．
・撤去しやすいこと．
・骨組織と強固に結合すること．
・破折・破断しにくいこと．
・生体親和性を有すること．アレルゲンとならないこと．
・毒性を有しないこと．

2) 装置のデザイン

顎骨内に設置される直径 1.0 mm または 1.2 mm, 長さ 5 mm のチタン製ねじ状ピン micro screw pin と骨膜外に露出させるねじの上端に固定される骨プレート micro bone plate で構成される（図 13.144）．

3) 装置の設置方法[121]

① ステントの製作：口腔模型を咬合器に装着し，CO および CR 位を調べる．インプラントを正しい位置に設置するためのステントを製作した後，最初の外科処置を行う．

② イニシャルガイドの確保：局所麻酔を行った後に粘膜骨膜弁を剥離し，直径 0.8 mm のパイロットドリルで皮質骨を削除してイニシャルガイドを確保する（図 13.144a, b）．

③ インプラントの設置：直径 1.0 mm のねじ状ミニインプラントを，ガイドに合わせて，その長さに一致する深さになるように骨内に設置し縫合する（図 13.144c-f）．

④ イニシャルアーチワイヤーによる歯の移動の開始：この時点でインプラントに負荷をかけない．

⑤ 骨プレートの設置と矯正力による歯の牽引（図 13.144g, h）：インプラントを設置後，2〜3ヵ月経過した時点でインプラントの上層を覆う歯肉を剥離して，チタン製の骨プレートをインプラントに取り付け，矯正力をかけるためのフックとする（図 13.144h）．

⑥ 骨プレートと固定用インプラントの撤去

4) 適応[121,122,123,124,125,126]

- 完全な最大の固定が必要な場合
- 顎外固定装置の確実な使用が期待できない場合
- 多数歯欠損のため通常の顎内固定が得られない場合
- 歯体移動を正確に行える
- 永久切歯および犬歯の牽引
- 永久前歯の圧下
- 大臼歯の圧下
- 臼歯の近・遠心方向への移動
- 埋伏歯の牽引
- 骨延長術への応用が可能
- 顎整形効果：上顎骨の前方成長の抑制・促進や口蓋骨前方の下方への成長促進

5) 矯正用インプラント使用時の注意点

歯を矯正移動することで，歯根がインプラントに接

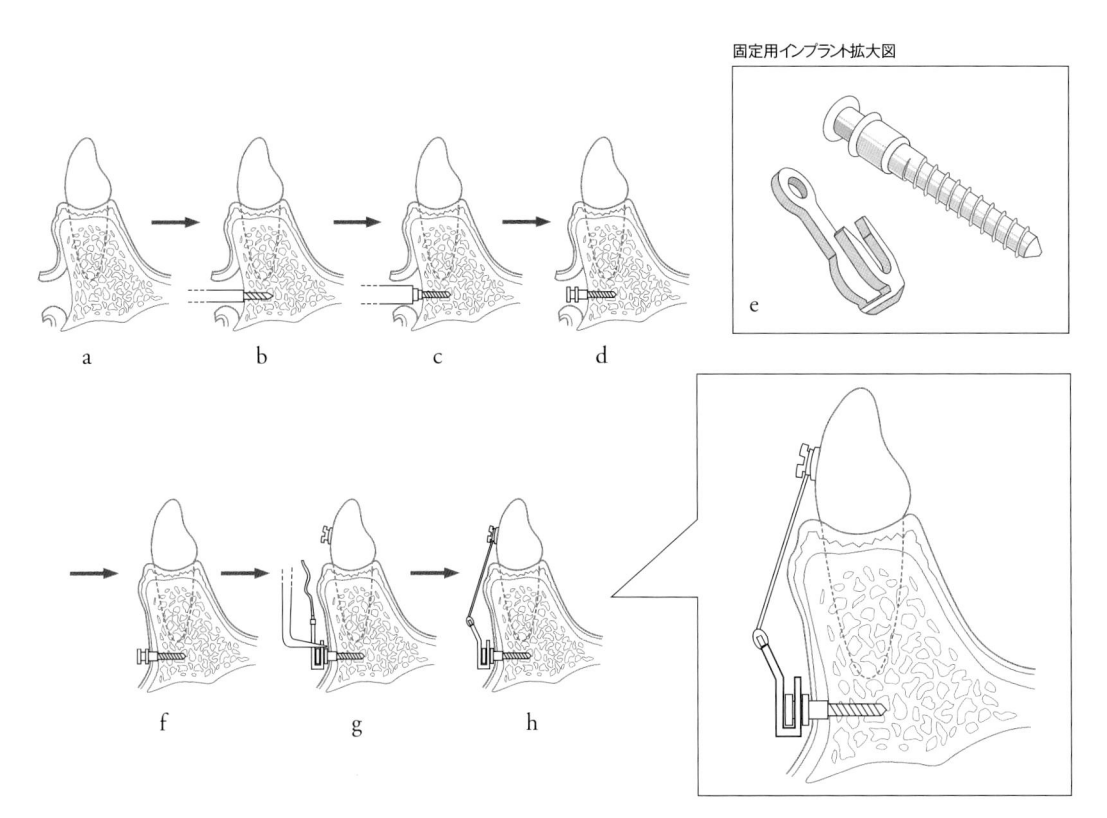

図 13.144 Surgical procedure for placing the endosseous implant (K-1 system, Dentsply-Sankin, Tokyo) for orthodontic anchorage.

触するおそれがある．また，歯根尖の近くにインプラントを設置すると，歯髄に入る神経や血管を傷つけるおそれがある．治療を開始するに当たって歯槽骨の形状を評価し，皮質骨が十分な厚みを有することを確認し，歯根の移動方向・量を予測したうえで，インプラントの設置部位・方向を決定する必要がある．

■ *ステップ2：レベリングと排列*

　レベリング leveling（平準化）とは歯根の位置を積極的には動かさず，位置異常歯の歯冠を正常な咬合彎曲線上または近傍まで矯正移動し，排列する治療操作のことである．

　レベリングは細くてレジリエンスの高いアーチワイヤーを用いて始める．最初の段階で使用されるワイヤーは，イニシャルアーチワイヤー initial archwire と呼ばれる．このワイヤーは持続的に作用する弱い矯正力を発揮する．直径が .012 または .014 インチサイズの NiTi や A-NiTi（austenitic NiTi）製のラウンドワイヤー，直径 .015 インチか .0175 インチサイズのステンレス線をねじり合わせたマルチストランドワイヤー multi-stranded wire などが標準的に用いられる．これらのアーチワイヤーは有効たわみ距離が長いので，叢生状態の歯列でアタッチメント間距離 interbracket span が短い場合にも適応できる．

　筆者は，マルチストランドワイヤーを好んで使用する．その理由は安価であることに加えて，仮に歯の位置が相互に大きくずれていた場合，マルチストランドワイヤーとは異なり NiTi 系のアーチワイヤーは永久変形しないので，歯の一部にアタッチメントをつけない状態でコンティニュアスアーチワイヤーを通す場合，フリーな部分のアーチワイヤーが口唇・頬粘膜に強く食い込み，粘膜を傷つけることがあるからである．

　イニシャルアーチワイヤーはレジリエンスが高いため，長期間装着すると望ましくない方向に歯が移動するおそれがある．したがって，その使用は2ヵ月以内にとどめるほうがよい．その程度の期間であれば，前歯が唇側に傾斜移動し過ぎることはない．

　重度の叢生がある場合，たとえば，下顎前歯部で両側の側切歯が隣接歯に対し 2mm 以上も舌側に転移しているようなときには，アーチワイヤーを結紮しにくいことがある．そのような場合には，無理に結紮してはならない．なぜなら，アーチワイヤーの合成が低いと，隣接歯は加えられる矯正力によって術者の予期しない方向に容易に移動されることがあるからである．アタッチメントの装着もレベリングが進んでから行うとよい．

　プリアジャストエッジワイズ装置では，永久犬歯用のアタッチメントに組み込まれているティップの効果で，永久犬歯の歯冠は近心に傾斜移動しやすい．これを防ぐために，イニシャルアーチワイヤーを装着させる段階から，永久犬歯と小臼歯および大臼歯を .009 インチまたは .010 インチサイズのリガチャーワイヤーで緩く 8 の字結紮しておく．これを，レースバック lace back という[108]（図 13.145）．

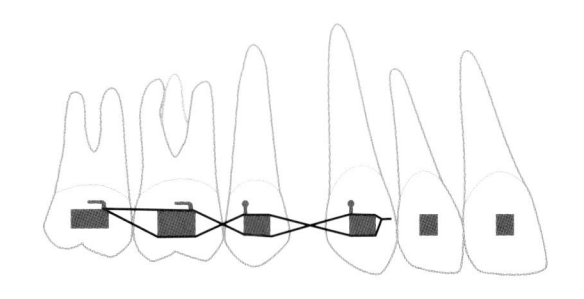

図 13.145　Lace-back with a .010 inch size ligature wire for retracting a permanent maxillary canine.

　イニシャルアーチワイヤーがすべてのアタッチメントにほぼパッシブに装着できるようになったら，次に通常 .016 インチ，または .018 インチサイズの NiTi あるいは TMA のプレーンアーチワイヤーを装着する．このサイズのアーチワイヤーを選択する目安としては，アタッチメントチャネルにアーチワイヤーをしっかりと嵌め込んでも，患者が強い痛みを訴えないなら適切と考えてよい．アタッチメントが離脱しそうな場合はボンディング操作に問題があるか，歯のエナメル質が脱灰しにくいか，あるいはアーチワイヤーの弾力が強過ぎるかである．そのようなことが疑われるならば，急がずにより弾性に富むアーチワイヤーに戻すのが賢明である．

　.016 インチサイズのプレーンアーチワイヤーは，装着して最初の 1～2ヵ月まではストップループなどを設けずにシンチバックをしてもよいが，前歯の望ましくない唇側・近心への傾斜移動を引き起こしやすいので，Angle II 級 2 類咬合異常を除いては，できる限り早

めに両側大臼歯の近心端にストップループまたはオメガループを設け，タイバックを行うことで歯列弓長径の維持を図る必要がある．

この目的のためには，叢生状態がほぼ解消された段階で.017×.025インチサイズのNiTi系レクタンギュラーアーチワイヤーに替える．その際，両側の大臼歯近心端にストップを設けてタイバックしておく．NiTi系レクタンギュラーアーチワイヤーを装着することで，個々の歯の細かいアンギュレーションとトークの調節を，同サイズのステンレスアーチワイヤーと比べて患者にあまり不快感を与えることなく行うができる．

別の方法として，.016インチサイズのステンレスアーチワイヤーに替えるのも良い．それによってアタッチメント間のしなりが小さくなり，レベリングを進めやすい．ステンレスワイヤーの場合，中程度以上の叢生に対しては，アーチワイヤーにさまざまなデザインのループ（図13.146）を曲げ込むことで，アーチワイヤー全体の弾性を高めると同時に，微細な歯の矯正移動を行うことができる．ループは歯肉や口唇・頬の粘膜に強く当たり，潰瘍をつくったりループに食渣が滞留したりするため，今日ではできる限りループの数が少ないデザインを選択することが基本とされている．しかし，臨機応変にさまざまなループをアーチワイヤーに曲げ込むことで，歯の精緻な移動を行うことができるので，ループの屈曲は矯正歯科医にとって，今日でも習得しておくべき必須の技術である．

レベリングを進めていくにしたがい，望ましくない歯の移動が引き起こされることがある．

一つは，既に記した前歯の唇側・近心への傾斜移動（フレアアウト flare-out，ティップアウト tip-out）である．歯列弓長径をうまくコントロールできるかどうかは，上下歯列の矢状方向の対向関係と永久切歯の前突の程度を決定するうえで大きな要素である．Angle II級咬合異常で永久前歯が深いオーバーバイトを示す症例ではSpee彎曲が強いので，レベリングによる永久切歯の望ましくない唇側傾斜移動が生じないように注意する必要がある．

次は，臼歯部の頬側傾斜移動による歯列弓幅の拡大である．これは徐々に生じ，臨床経験の浅い歯科医師では当初気づかないことがある．

このようなことを未然に防ぐためには，次のような点に注意する必要がある．

(1) イニシャルアーチワイヤーを除いて，小臼歯部より後方に行くにしたがい，アーチワイヤーは咬合面の中央を通過するようにオメガ状の形にする．第二大臼歯咬合面では，頬舌的中央かそれよりも内側にアーチワイヤーが位置するようにする．
(2) 歯列弓幅の望ましくない拡大は，.016インチサイズのステンレスのラウンドアーチワイヤーを用いても比較的簡単に引き起こされる．

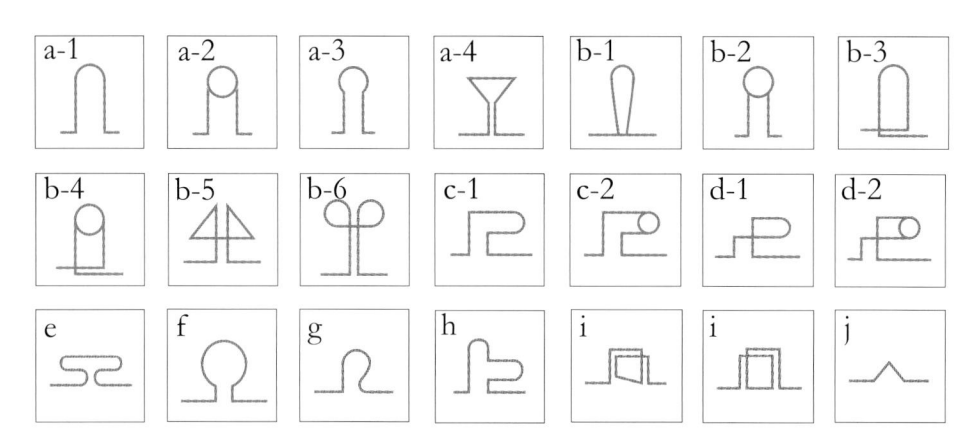

図13.146 Archwire loop design. a, Vertical opening loop (1, single; 2, double helical; 3, omega top; 4, keyhole); b, Vertical closing loop (1, single; 2, double helical; 3, single helical ; 4, double helical ; 5 & 6 Modified); c, Horizontal opening loop (1, single; 2, double helical); d, Horizontal closing loop (1, single; 2, double helical); e, T loop; f, Omega loop (opening type); g, Tie-back loop; h, Combination loop; i, Box loops; j, V bend. "Opening" refers to a separating movement of contiguous teeth mesio-distally, whereas "closing" means to move the teeth closer together. With a main archwire that is given a bend perpendicular to the imaginery occlusal plane to form a loop, an opening loop is formed if the bent segment of the archwire is bent farther away from the segment of the archwire that is parallel to the occlusal plane. Conversely, the closing loop is formed if the vertical segment is bent back and close to the segment of the archwire that is parallel to the occlusal plane. (Courtesy of i-Cube Co. Ltd.; 電子カルテ D+ 操作マニュアル, Copyright 2007)

(3) 臼歯部交叉咬合が一旦つくられてしまったときには，.017 × .025 インチサイズ以上のステンレスのレクタンギュラーアーチワイヤーを，幅をさらに狭めて装着する．永久犬歯や永久切歯の牽引を同時に行ってもよい．歯列弓幅径の矯正には通常 6 〜 12 ヵ月かかる．

(4) 患者が来院するたびに治療開始前の状態と比べて，両側臼歯部の咬合状態がどのように変化しているかを観察する．開口させて上下の後方歯の植立状態を個別に患者の正面から観察し，頬舌方向の歯軸傾斜に問題がないかを調べる．

　もう一つとして，レベリングの最終段階でアタッチメントの位置決めに問題があると，隣接する歯冠の辺縁隆線の垂直方向の位置のずれが，解消されないか増悪することがある．これは第二小臼歯と第一大臼歯との間にしばしば見られる．この状態を治療の中盤以後も放置しておくと，患者に中心咬合位で咬合させた状態で側方歯群を目視したときに，上下の小臼歯間に空隙が見られる．この間隙を閉じようとして当該歯の間に顎間ゴムをかけても，効果は期待できないことを，理解しておく必要がある．間隙が生じる原因の多くは，大臼歯歯冠の頬側面上でアタッチメントを歯頸部に寄せ過ぎて装着したため，大臼歯が計画した以上に挺出したことに帰することができる．ストレートエッジワイズ装置システムではこのような場合，既に記したように歯冠に対して必要以上のリンガルクラウントークがかかるので，注意を要する．

　臼歯部と同様に下顎永久犬歯のアタッチメントが必要以上に歯頸部に寄せてつけられると，永久犬歯に必要以上のリンガルクラウントークがかかり，永久犬歯のオーバージェットが大きくなって対向歯との間の咬合接触が得られなくなる．このような状況を見て下顎永久犬歯が舌側に入り込みすぎたと勘違いし，ファーストオーダーベンドを利用して矯正しようとしてはならない．下顎歯列を咬合面の高さに視点を合わせて正面から観察すると，永久犬歯のトークに問題があることがわかることが多い．問題を解決するためにはアタッチメントを再装着するか，以後の治療段階でアーチワイヤーに適宜ベンドを入れて調節を行う必要がある．

■ ステップ 3：犬歯関係の改善

　歯冠隣接面の接触関係の改善が進み，上下歯列が三次元的にほぼ咬合彎曲線の形に排列されるようになったら，上下永久犬歯の関係を改善するステップに進む．

　この段階の目標は，上下の永久犬歯が中心咬合位においてⅠ級の関係（Chapter 11 参照）を確立して，唇舌方向および近遠心方向に正しい歯軸傾斜を示し，また歯の長軸周りの回転（捻転）も解消するように再排列することである．特に，側方運動時の下顎運動軌跡が側方成分の大きい，いわゆるグラインディングストロークとなるように，上下顎永久犬歯のトークと対向歯との位置関係を慎重に調節することが重要である．

(1) 永久犬歯の位置決め

　永久犬歯の位置決めを計画するときの論理判断の流れを図 13.147 に示す．永久犬歯のⅠ級関係を確立するためには犬歯の移動を単独で行う方法と，6 前歯を一つの単位として，つまりエンマッセで移動する方法とがある．前者は，固定が確実に得られにくい場合には有力な選択肢である．

　永久犬歯を単独で牽引する手順と，その時の注意点は以下のようになる．

　永久犬歯の対向関係を決めるには，まず上顎あるいは下顎のうち，どちらの永久犬歯の位置決めを先行するかを選択しなければならない．上下顎のどちらから永久犬歯の遠心移動を始めるべきか？ということは，一意に定まっているのではない．

　顎骨の成長ポテンシャルが残っている場合には，顎顔面骨格の形態的な変化が自然の成長，あるいは顎整形効果として，矯正歯科治療中に期待できるかどうかを予測する必要がある．成長による変化の小さいほうの顎骨を選ぶ．エッジワイズ装置の適応症例では成長のピークは過ぎている者が多いので，予測の誤差も小児の場合と比べてそれほど大きくない．

　顎外固定装置を用いて，鼻上顎複合体の成長をコントロールできる．

　次に，顎骨内の予定する位置に永久犬歯を排列するための前提として，計画する位置に永久犬歯を移動した後に，永久切歯を正常に排列できることがあらかじめ担保されなければならない．ここで，'正常に排列できる' というのは，美容と咬合機能がともに最適化されるような排列という意味である．

Part 5 装置論

```
┌─────────────────┐   ┌─────────────────┐
│美容を最大化するために│   │患者の切歯歯冠の位置と│
│必要な切歯歯冠の位置と│   │   歯軸の傾き    │
│   歯軸の傾き    │   └─────────────────┘
│    fiducial     │
└─────────────────┘
         │                     │
         ▼                     ▼
    ┌─────────────────────────────┐
    │顎骨の形態・位置の成長・      │
    │整形力により期待できる        │
    │推定変化量                   │
    └─────────────────────────────┘
                  │
                  ▼
    ┌─────────────────────────────┐
    │患者:美容の改善に必要な       │
    │切歯歯根尖の推定移動量        │
    │         Ûe, L̂e              │
    └─────────────────────────────┘
         │                     │
         ▼                     ▼
┌─────────────────┐   ┌─────────────────┐
│拘束条件:患者:   │   │拘束条件:患者:   │
│上顎切歯歯槽部の │   │おとがい結合の   │
│   前後径        │   │   前後径        │
│      Ud         │   │      Ld         │
└─────────────────┘   └─────────────────┘
         │                     │
         └──────────┬──────────┘
                    ▼
              ◇─────────────◇
         yes /               \ no
        ◄──< 歯根は収容できるか? >──►
             \  Ûe<Ud AND L̂e<Ld /
              ◇─────────────◇
         │
         ▼
┌─────────────────────────┐  ┌─────────────────┐
│咬合機能の評価           │  │拘束条件:患者:   │
│咬合機能の最適化に必要な │  │下顎の運動限界   │
│切歯歯冠の位置と歯軸の   │  │      Mb         │
│傾きを実現するのに必要な │  │                 │
│切歯歯根尖の推定移動量   │  │  顆路角 θ       │
│       Ûf, L̂f            │  └─────────────────┘
└─────────────────────────┘
              │
              ▼
         ◇─────────────◇
    yes /               \ no
   ◄──<  Ûf≦Ûe<Ud        >──►
        \    AND         /
         \  L̂f≦L̂e<Ld?   /
          ◇───────────◇
    │                      │
    ▼                      ▼
┌──────────────┐      ┌─────────────────┐
│ Ûe, L̂e を     │      │美容改善の水準を │
│ 採用する     │      │下げる           │
└──────────────┘      │     or          │
    │                 │外科的矯正歯科治療│
    ▼                 │の可能性を検討する│
┌──────────────┐      └─────────────────┘
│カムフラージュ│
│治療を前提と  │
│して犬歯の    │
│位置と傾きを  │
│推定する      │
└──────────────┘
```

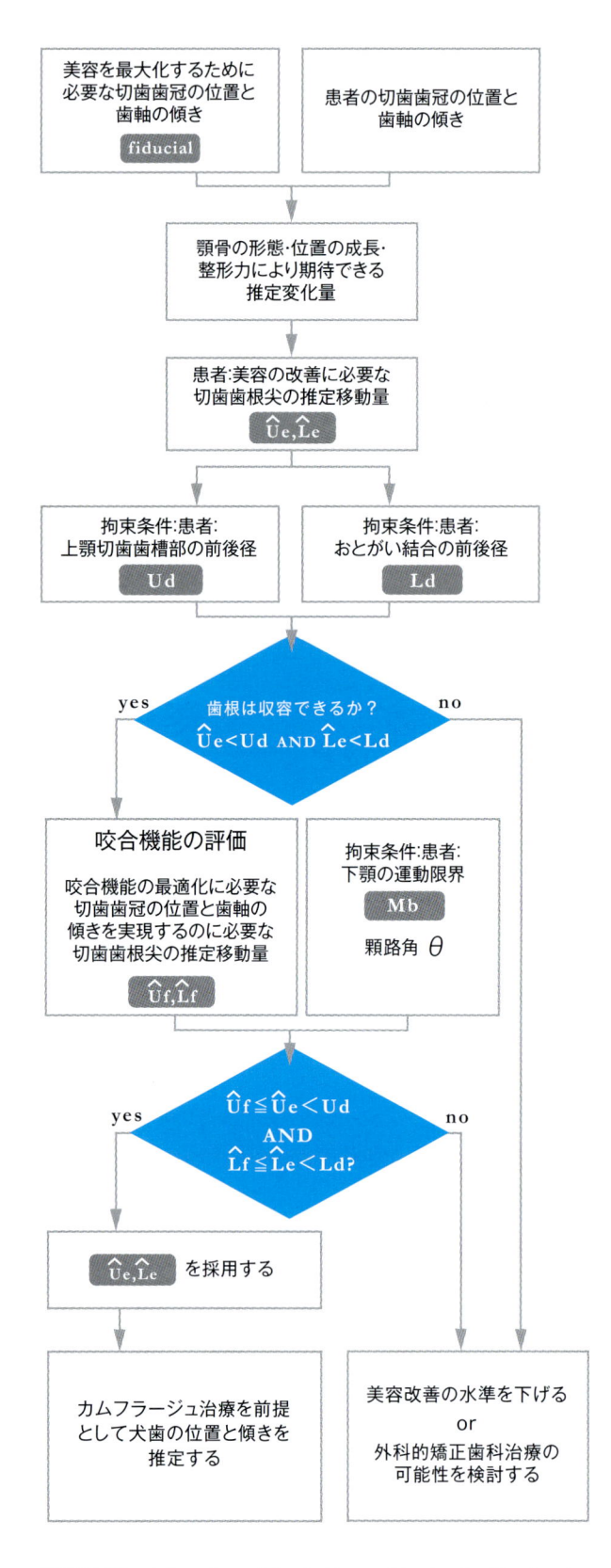

図 13.147 A flow chart of the decision-making involved in planning the positioning of the permanent canines

永久切歯切縁の位置と臨床歯冠長軸の傾きは，口元が美しく見えるかどうかに大きな影響を及ぼす特徴要素である．美容上の望ましい基準値が得られている場合には，患者から得られた値が基準値からどの程度偏っているのかを評価する．前頭蓋底に対する上顎骨の位置および上顎前歯の切端・咬頭の位置や，臨床歯冠長軸の傾きが正常でなければならない．永久切歯切縁の位置については，セファロ分析で上下永久中切歯の切縁から，それぞれ直線 NA と直線 NB に至る距離が指標として使われることがある[128]．美容を最適化するうえで必要な歯冠と歯根尖の移動量が推定される．幸いなことに，美容上望ましい基準値にはかなりの幅がある．歯根尖の推定移動量が，上顎永久切歯歯根尖近傍の歯槽骨前後径や下顎永久切歯歯根尖近傍のオトガイ結合の厚みより小さい場合には，カムフラージュ治療を前提として，前記した永久切歯の推定移動量を満足する永久犬歯の位置と傾きが決定される．

歯列弓内では，歯が捻転のない状態で咬合彎曲線上にあること，歯冠の形態が正常であること，歯肉が健康であることのほかに，たとえば左右同名の永久切歯は垂直的に同一の切端の高さを保ち，咬合平面に平行でなければならない．永久側切歯は，永久中切歯よりもおよそ 0.5mm 切端が低位でなければならない．上下永久犬歯の咬頭頂は，永久中切歯よりも高位であってはならない．さらに，上下歯列の正中は顔面の正中と一致していなければならない．両者に横方向で 2mm 以上の隔たりがあると，美容上の問題があると判断されやすい[129]．

美容上，望ましい歯の排列は咬合機能上も優れていなければならない．下顎骨の形態・サイズと下顎関節窩および下顎頭の形態は，下顎の境界運動を規定する要素であり，上下前歯の唇舌方向の長軸の傾斜角も，下顎の前方および側方への滑走運動を最適化するうえで重要である．

そこで，治療対象とする患者の下顎骨のサイズや咬合時の傾き，そして下顎関節部の形態を考慮して歯冠の位置や歯軸の傾きを微修正し，適切な咬合のガイダンスが得られるようにしなければならない．咬合機能を最適化することも考慮に入れた永久切歯の矯正移動のベクトルが決定されると，それを満足する永久犬歯の位置と傾きが最終的に求められる．

咬合機能の最適化に必要な永久切歯切縁の位置と歯

軸の傾きを実現するためには，永久切歯の歯根尖をどの程度移動する必要があるかを推定する．その移動量は，美容効果を最大にするために必要な歯根尖の移動量と同じか少なくなければならない．もしそうでないならば，美容上の改善のために必要な移動量を再評価して小さくするか，カムフラージュ治療ではなく外科手術を併用する方法を選ぶことになる．

(2) 犬歯の単独牽引

永久犬歯を単独で牽引する方法は大別すると二つある．一つはアーチワイヤーに沿うように永久犬歯を滑走移動 sliding movement させることである（図 13.148）．コンティニュアスまたセクショナルいずれのアーチワイヤーでも可能である．もう一つは，セクショナルアーチワイヤーの近心端を永久犬歯のアタッチメントに引っかけて，永久犬歯を牽引移動 tracting movement する方法である（図 13.148）．この場合は切歯にアタッチメントをつける必要がないので，前歯部叢生や上顎永久切歯の強い唇側傾斜を示す症例，アタッチメントやワイヤーが見えるのを強く気にする患者に適応すると便利である．

Angle II 級咬合異常を認める症例で，最終的な上顎永久切歯の位置とトークをまず予測したうえで，それを満足するための上顎永久犬歯の位置を予測する場合を考えてみよう．

この場合の利点は，口元の美醜に大きな影響を及ぼすと考えられる上顎永久切歯の位置異常を解決するための具体的な目標値を，歯科医師はまず設定できるという点である．

不利な点として，予定する位置に上顎永久犬歯を移動し，次いで下顎永久犬歯を遠心に移動して I 級の犬歯関係をつくったとしても，その後に下顎永久切歯を舌側に向かって牽引しようとしても，オトガイの前後的な厚み以上に下顎永久切歯歯根の舌側移動は行えない，ということである．オトガイ結合が薄いと下顎永久切歯間の空隙を完全には閉鎖できなくなるか，永久側切歯と永久犬歯の間の空隙を残すことになるおそれがある．下顎永久切歯は予定した位置よりも唇側にとどまるので，それを拘束条件として上顎永久切歯の口蓋側への移動量も予定した距離より短くせざるを得ない．結局，当初に計画したよりも，口元の前突感が残ることになる．

逆に最終的な下顎永久切歯の位置とトークをまず想定し，それを満足するための下顎永久犬歯の位置を予

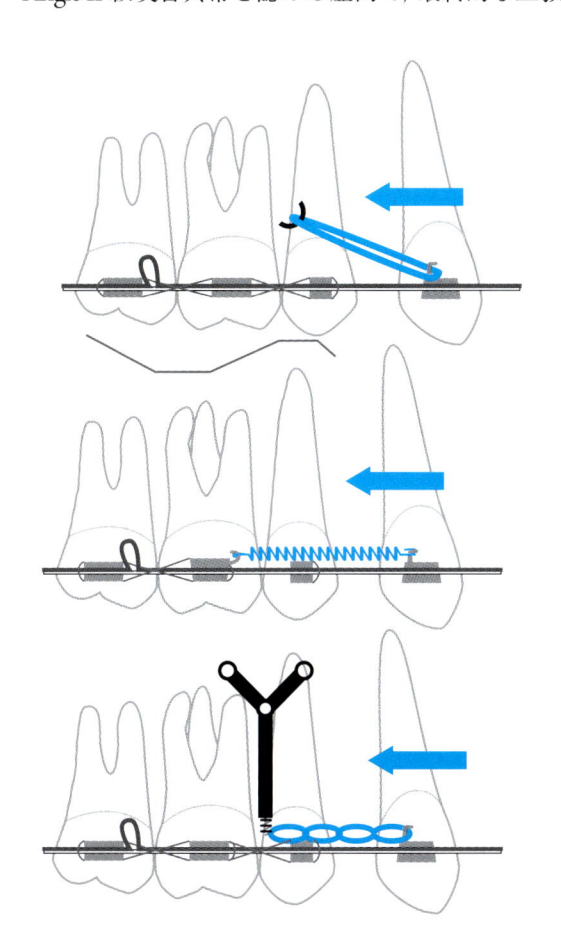

図 13.148 Methods of distalizing permanent canines. a, Elastics from the endosseous screw type implant; b, A closing coil spring from the molars; c, Chain elasics from the plate type implant.

測するという手順について考えてみよう.

この場合には，下顎骨の残された成長は無視できるほどに小さいことが前提となる．下顎永久切歯歯根の舌側移動量の限界，すなわちオトガイ結合の前後径は既知の拘束条件として与えられる．咬合の長期にわたる安定という観点から見た下顎永久切歯長軸の望ましい傾斜角度は，下顎下縁平面傾斜角が標準的な場合，同平面に対しておよそ90°とされている[69]．あるいはフランクフルト水平面に対する下顎永久切歯長軸の傾斜角度は，白人の場合で68°前後，日本人では57°前後が望ましいとされている[130]．この角度の範囲であれば，アンテリオーガイダンスにも問題はないと考えられている．

下顎永久切歯歯根尖の矢状方向の位置をオトガイ結合の前後径の中央と仮定し，長軸上で歯根尖側3分の1の点を回転中心として下顎永久切歯を回転させ前記の傾斜角度をとらせると（もちろん下顎下縁平面傾斜角が標準的と仮定した場合），下顎永久切歯切端の位置が予測できる．その位置に対して正常なオーバーバイトとオーバージェットが得られるように，上顎永久中切歯切縁の位置と歯軸の傾斜角度を仮想的に変える．その結果，歯根尖が歯槽骨内にあれば，企図する矯正移動は可能であることを意味する．下顎下縁平面傾斜角の代わりに上下永久中切歯切縁から，それぞれNA線，NB線に至る距離を用いることもできる．

いずれの方法でも，上顎永久切歯をどこまで後退できるかは間接的にオトガイ結合の前後径に依存しているので，美容上の改善はある程度，犠牲にしなければならない場合も生じるかもしれない.

歯根尖を矯正移動できる領域の前後径は，上顎前歯歯槽部よりもオトガイ結合部の方が短いことが多いので，多くの場合下顎骨の成長が見込めない症例では下顎永久犬歯の位置決めを上顎永久犬歯に先行して計画し，それに対して上顎永久前歯をどの程度口蓋側に移動できるかを評価し，その結果をもとに再度下顎前歯の舌側移動量を考えるという思考を繰り返すことで，最終的な上下永久切歯の移動量と，ひいては永久犬歯の移動ベクトルを決めるのが良い.

永久犬歯関係の改善を図るうえでの技法と注意点は，咬合異常の種類や小臼歯を抜去するかどうかで異なるので，詳細については別章に譲る．重要なのはこの段階以後において，歯科医師は歯の三次元空間内での移動や回転を正確にコントロールしなければならないという点であり，そのためには歯の矯正移動についての知識と技術に加えて，望ましくない歯の移動をどのように未然に防ぐのか，すなわち，固定についての知識と技術の習得が必須である.

抜歯症例において歯の移動を正確にコントロールするためには，剛性の高いレクタンギュラーアーチワイヤーを活用することになる．.017×.025インチサイズ（.018インチのチャネルサイズ）か.019×.025インチサイズ（.022インチのチャネルサイズ）のステンレスワイヤーを用いてトークの改善を図りながら，永久犬歯の遠心移動を行うのが望ましい.

同サイズのNiTi系アーチワイヤーを用いてもよいが，ステンレス製アタッチメントとの間の摩擦抵抗が大きいことや，アタッチメント間の距離が長い場合は永久犬歯遠心部のワイヤーがたわみ，アーチワイヤーはアタッチメントチャネル内側面と点接触するようになるため，両者の摩擦抵抗が増すとともに，牽引方向のアーチワイヤーのたわみ自体が歯の移動を妨げる要因となることにも注意しなければならない（図13.149）.

ストレートエッジワイズ装置システムを利用して，抜歯空隙を閉鎖するとき，空隙をはさむ2本の歯をアーチワイヤーを介して引き寄せようとすると，完全な歯体移動は行えずに傾斜移動して歯冠が近づく傾向がある．その理由は，牽引力は歯冠に加えられるのに対して，歯の回転中心は歯根側に位置していること，アーチワイヤーとスロットの間に遊びがあること，アーチワイヤー自身のたわみが生じることなどである.

そこで，互いに隣接する歯の歯軸を矢状方向で平行に近づけるためには，時としてゲーブルベンドgable bend（破風ベンド）をアーチワイヤーに曲げ込んで，互いの根尖を近づけるようにティップをかける必要がある（図13.150）．ゲーブルベンドを入れると，矯正力により傾斜移動されようとする歯に対してアーチワイヤーは逆方向のモーメントを与える効果を生じ，それにより2本の歯の歯軸の平行性が保たれたまま空隙閉鎖ができる．これは永久犬歯の牽引に有効であるばかりでなく，次項で記す臼歯の近心への歯体移動と抜歯スペースの閉鎖を行う場合にも役に立つ．永久犬歯と小臼歯の間の距離が近づけば，両者をワイヤーリガチャーで8の字結紮しておくと歯根の平行化を効果的に進めやすい.

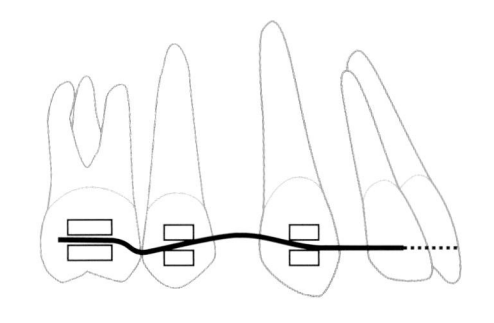

図 13.149 An archwire with low resilience and a longer inter-attachment distance not only acts to increase the frictional resistance between the inner surface of the attachment channel and the arch wire, but also disturbs optimum orthodontic tooth movement.

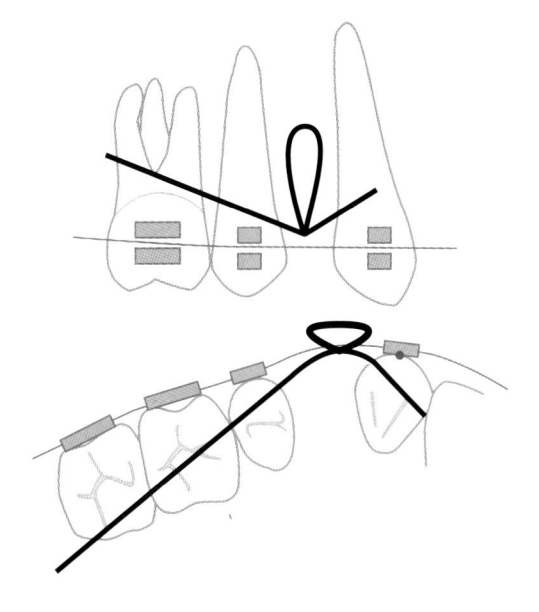

図 13.150 A gable bend generates counter-moments to the teeth opposite to the directions of tooth movements produced by the orthodontic retraction forces, and can serve to close the extraction space keeping the long axes of adjacent two teeth parallel. In the single retraction of a permanent canine, the second premolar and the first molar are ligated in one-piece. Additionally, a palatal arch appliance in the maxilla and a lingual arch appliance in the mandible may be added for reinforced anchorage. While retracting only a permanent canine with a sectional archwire, a toe-in bend is given on the horizontal plane in addition to the gable bend on the sagittal plane to prevent any undesirable movement of the permanent canines and molars.

■ ステップ4：上下切歯の咬合関係の改善

上下永久犬歯の咬合関係の基本が確立された後に，初めて上下永久切歯の関係を改善する．

この段階における治療目標は大きく二つある．その一つは，機能的に優れた上下永久切歯の対向関係をつくることである．もう一つは，美的に優れた上下永久切歯の排列を行うことである．

機能的に優れた永久切歯の対向関係をつくりあげるためには，以下の点を重視する．

・個々の永久切歯歯軸の傾斜角度を改善する．なかでも，唇舌方向の傾き（インクリネーション）の改善が重要である[131]．
・正しいオーバージェットとオーバーバイトを確保する．

こうした改善を図ることで，上顎部に対する下顎の正しいガイダンスが得られるようにする．

美しい前歯の排列とは，以下の条件を満たすものである[132]．

①永久前歯の正しい臨床歯冠長．歯冠の破折や欠損がない．
②永久切歯の正しい臨床歯冠長軸のアンギュレーションとトーク．
③上顎永久中切歯の切端は同じ高さにある．
④上顎永久側切歯の切端は中切歯より約0.5mm低位にある．
⑤上顎永久犬歯の咬頭頂の高さは中切歯の切端と同じである．
⑥下顎永久切歯の切端は同じ高さにある．
⑦下顎永久犬歯の咬頭頂の高さは切歯の切端と同じである．

⑧上下の正中は顔面の正中と一致している．
⑨歯冠の間に空隙がなく，歯肉の退縮，炎症がない．自然に微笑んだときに正面観で後方歯列と頰粘膜の間のスペース buccal corridor が広過ぎない．
⑩ 自然に微笑んだときに，上顎永久前歯部の歯肉が垂直方向で 5mm 以上露出しない．

II 級症例あるいは上下顎前突の症例では上下の永久切歯の口蓋側への牽引は，通常，クロージングループの入った .017 × .025 インチサイズ（.018 インチサイズのスロット）か，.019 × .025 インチサイズ（.022 インチサイズのスロット）のステンレスのレクタンギュラーワイヤーを用いて行う（図 13.151）．それらよりサイズの小さいアーチワイヤーを使うとトークを正しく効かせられずに，永久切歯は口蓋側（舌側）に不必要に倒れ込むことになりやすいので使用してはならない．

クロージングループの高さと内径は，上顎で 7mm と 2.5〜3.0mm，下顎で 5.5mm と 2.5mm を標準とする．アーチワイヤーの遠心端はシンチバックすることが多いが，活性化の量を厳密に保つためにはストップループ付きのアーチワイヤーを使うのが良い．シングルのクロージングループの場合，活性化の量は主線部で片側 2mm 程度にとどめる．

しかし，オーバージェットが 8mm を超えるような症例では，永久切歯の牽引は .016 インチサイズのステンレスのラウンドアーチワイヤーに，ダブルヘリカルのクロージングループを曲げ込んだもので始めることがある．その場合，永久切歯を傾斜移動させることになるが問題はない．活性化の量は主線部で片側 2mm 以内にとどめる．一度にそれ以上の活性化を行おうとしてはならない．あまり強い矯正力をかけ過ぎると，臼歯のアンカレッジロスを招くことがある．固定用骨内インプラントを用いて，上顎永久切歯を圧下しながら口蓋側に向かって牽引することも有効である．

オーバージェットが 6mm ほどに減少したら，前記のサイズのレクタンギュラーアーチワイヤーに切り替えてトークコントロールを行う．永久切歯が必要以上に口蓋側（舌側）へ向かって傾斜移動されるのを防ぐために，プリアジャストエッジワイズ装置システムにおいても，アーチワイヤーの前歯部にリンガルルートトークを入れることが多い．

クロージングループのデザインは，最初はより強い弾力を得るためにオメガ型，または涙滴型から始めることが多い．Bull ループは永久側切歯と永久犬歯の歯冠間の距離が，片側 2mm 以下の場合に使用するのがよい．

上顎永久切歯が直立するようになると下顎永久切歯は正常なアンテリオーガイダンスを得られず，上顎永久切歯舌側斜面と外傷性の接触をするか，あるいはそれを避けるために治療前よりも後退した位置で咬合するようになる．その結果，下顎頭は本来の生理的な位置よりも，中心咬合位において後上方に押しつけられるようになるので望ましくない．

ところで，叢生の中で上顎永久側切歯の口蓋側転位はよく見られる．そのような歯は咬合曲線状に再排列したとしても傾斜移動により，歯冠が見かけ上移動したに過ぎない場合も多い．したがってこの段階から以後，仕上げの段階までの間にラビアルルートトークをかけて，永久側切歯の歯軸を改善しておく必要がある．

永久犬歯と永久切歯を分けずに，6 前歯を一つのユニットとしてエンマッセで牽引してもよい（図 13.152, 13.153）．この方法の利点としてはアーチワイヤーにベンドを入れる機会が減るので，一回あたりの診療時間が短くなる．また，口腔衛生も清潔に保ちやすい．欠点としては最大の固定を確保できない場合に，臼歯の望ましくない近心移動を生じるリスクが高い．この問題を解決するには，前歯牽引開始前にレベリングを徹底して行っておくことが重要である．エラスティックタイバックで永久前歯全体を移動するので，大臼歯部にストップループを入れてはならない．それは，大臼歯のアンカーロスを未然に防ぐという治療方針と相反する．トランスパラタルアーチ装置が，固定として用いられることが多い．固定用インプラントを用いると臼歯のアンカレッジロスはほとんど無視できるくらいなので，エンマッセによる前歯の牽引に最も適している[133]（図 13.153）．

正しい上下の切歯関係を確立するうえで，オーバーバイトのコントロールは重要な操作である．これは通常，次のような方法のいずれか，あるいは組み合わせで行う．そのため大臼歯関係の改善および仕上げの段階でも，切歯関係の改善は引き続いて行われることが多い．

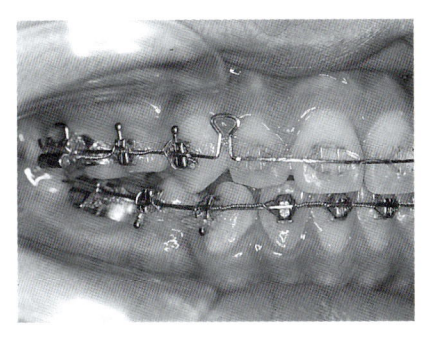

図 13.151 Maxillary permanent incisors being retracted with closing loops bent in an .017x.025 inch size rectangular archwire. Such a retraction method is often used in the orthodontic treatment of patients having Angle Class II, Division 1 malocclusion.

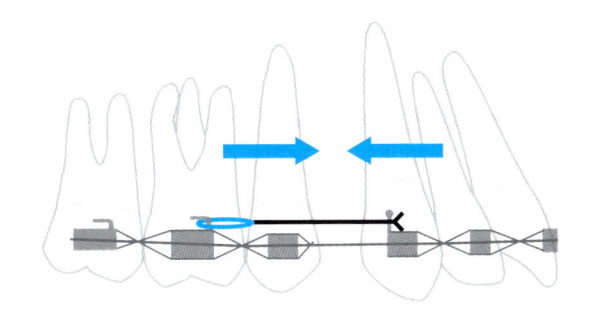

図 13.152 A diagram illustrating an en-masse sliding retraction of the anterior teeth with elastic tie-backs. The archwire is fixed by ligature wire with a figure-eight and the molar segment is lace-backed.

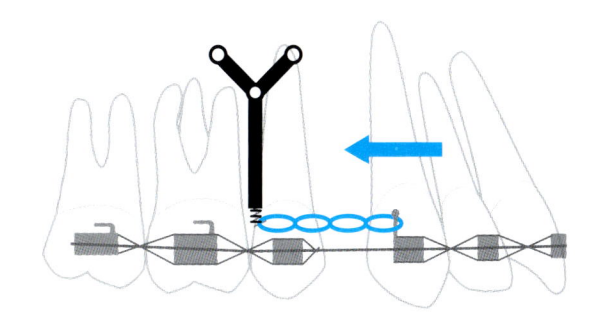

図 13.153 The endosseous implant provides minimum anchorage loss in en-masse retraction of the anterior teeth

①大臼歯の挺出または圧下による下顎骨の回転
②臼歯の近遠心方向への移動による下顎骨の回転
③永久切歯の挺出または圧下
④永久切歯の口蓋側（舌側）牽引または唇側傾斜

　オーバーバイトを減少するためには，大臼歯の挺出による下顎骨の回転と永久切歯の圧下がしばしば行われる．永久切歯の圧下は移動方向のコントロールが難しいため，歯根が近隣の皮質骨に接触すると歯根吸収を引き起こすおそれがあった．しかし固定用インプラントの場合は，圧下のための牽引方向をより歯の長軸に沿うように行えるので，以前よりも採用されるようになっている．以上の方法に加えて，口蓋側（舌側）に直立しすぎた永久切歯を唇側にティップアウトするときには，オーバーバイトは自ずと減少するので，そうした効果を織り込んだうえで歯の矯正移動を図るとよい．

　オーバーバイトを増加するためには大臼歯の圧下による下顎骨の回転がしばしば行われる．固定用インプラントの使用が効果的である．しかし，切歯の挺出は慎重でなければならない．せいぜい，レクタンギュラーアーチワイヤーに0.5mm程度のセカンドオーダーベンドを曲げ込んで行うにとどめておくのが良い．アッペンダウンエラスティクス up-and-down elastics（垂直ゴム）による挺出は歯根吸収を招きやすいので，弱い力で1〜2週間程度の使用にとどめる．

■ ステップ5：抜歯スペースの閉鎖と大臼歯関係の改善
　犬歯を含む前歯の排列と上下の永久犬歯および切歯のI級関係が確立されると，小臼歯より遠心にある歯の最終的な矯正移動を行い，上下歯が緊密に咬合できるようにする．

(1) 抜歯スペースの閉鎖

便宜抜去によりつくられたスペースのうち，永久犬歯により占められる分を差し引いた残りのスペースを，小臼歯および大臼歯を近心に移動することで閉鎖する．歯冠部を目視しただけでは，たとえ空隙が閉じていても，実際には大臼歯は近心に傾斜して歯冠同士が接触しているのに過ぎない場合が多い．このような状態で装置を撤去して保定に入ると，空隙が再び開く可能性が高い．したがって，歯根の平行化をしっかりと行う必要がある．

歯冠の空隙が閉じていても，アーチワイヤーの第二小臼歯と永久犬歯の中間部にクロージングループを入れシンチバックで活性化する（図13.150）ことで，臼歯部に対してティップバックモーメントをかける．それと同時に，第二小臼歯と永久犬歯を強固に連続結紮することで，歯冠の離開を防ぐことができる．プレーンアーチワイヤーを用いて，前歯から最後臼歯までをワイヤーリガチャーで緊密に8の字結紮した後に，永久犬歯から最後臼歯までチェーンエラスティクスをかけることも効果的である．

(2) 上下臼歯間の緊密な咬頭嵌合

永久犬歯から最後臼歯までの間で咬頭嵌合が得られていないところを中心に，上下歯列の間にゴムをかける．ゴムは1歯対1歯でかけず，必ず1歯対2歯（三角ゴム）か，2歯対2歯（四角ゴム）の間でかける．歯の望ましくない挺出に注意する．

コンティニュアスアーチワイヤーでは，狙いとする垂直方向の歯の移動をうまく行えないことがある．その理由は，多くの歯に矯正力が分散されるためである．そこで，状況によっては永久犬歯の遠心でアーチワイヤーを切断し，前歯部と左右の臼歯部の3セグメントをつくり，それぞれのセグメントにおいて必要に応じて顎間ゴムをかけるとよい．

■ ステップ6：ディテーリングと仕上げ

仕上げ finishing の段階では，歯列弓全体の緊密な咬合関係をつくりあげるための最終的な微調整を行う．フルサイズまたはそれに近いサイズのアーチワイヤーで仕上げをすると，アーチワイヤーに付与した形態やトークに対応した位置に歯は移動されるが，それは上下歯の最適な咬合機能を実現するための歯列弓形態や対向関係を，必ずしも反映したものではない．プリアジャストのアタッチメントに組み込まれた角度は，平均値であることを想起する必要がある．

そこで，自然に加えられる咬合力に適応した歯の位置と咬頭嵌合を確立するためにステンレスアーチワイヤーを焼鈍するか，マルチストランドアーチワイヤーか.012インチサイズのNiTi系のラウンドアーチワイヤー，あるいはワイヤーリガチャーのみをアタッチメントに8の字結紮して，個々の歯をある程度自由に動かす操作（セトルダウン settle-down）を2週間〜2ヵ月の範囲で行う．

保定装置の種類と用いる期間を最終的に決定したのちに固定式装置を撤去し，保定装置（Chapter 21参照）を準備する．固定式装置を撤去後，1週間以内に保定装置を装着させることが望ましい．

■ リンガルエッジワイズ装置

歯の舌側（口蓋側）にアタッチメントを取り付けて矯正移動を図るという考えは，近世のフランスにおいて見られたが，広く普及するには至らなかった．

現代的な意味での舌側アタッチメントの応用は，Fujita[134,135,136]が初めて報告した．彼の創案した装置システムは，舌側に装着されるアタッチメントとそこに取り付けられるアーチワイヤーから構成され，それぞれリンガルブラケットおよびマッシュルームアーチワイヤーと名付けられた．装置システムを治療に応用することで，その有効性が確かめられた．現在では，数種類のアタッチメントがいくつかのメーカーから提供されている．

本装置のアタッチメントは原則として，インダイレクトボンディング法により歯面に取り付けられる（図13.154）．

本装置の明らかな利点は，外から見えないことにある．そのため，成人でリンガルエッジワイズ装置の使用を希望する患者は少なくない．

使用上の問題点[137]としては，歯列弓の内側に装着されるため，舌感が悪いことである．過蓋咬合やオーバージェットの大きい症例では，舌の潰瘍形成などに特に注意する必要がある．しかし，従来のエッジワイズ装置は口唇・頬粘膜に接触して潰瘍を形成することもあるので，一概にどちらの方法が劣っているとも言えない．過蓋咬合の場合，上顎永久切歯の舌側にアタッチ

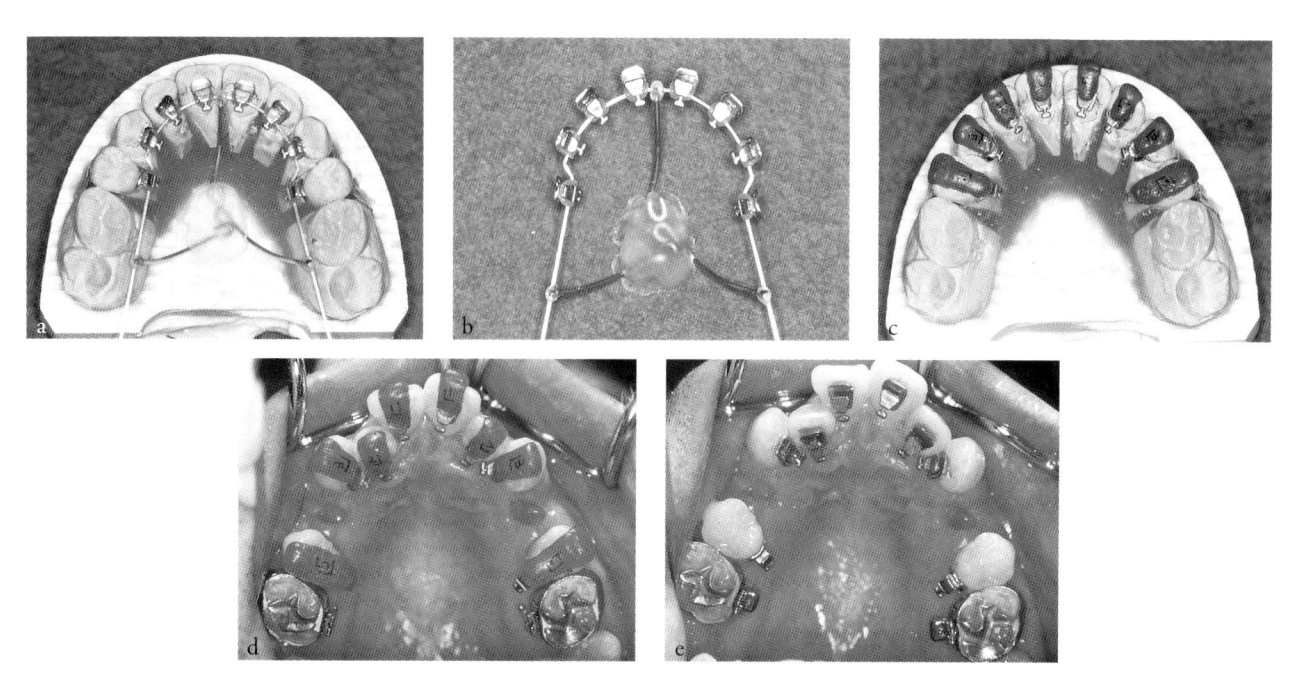

図 13.154　The placement of the lingual edgewise attachments by an indirect bonding method. a, The positioning and provisional placement of the attachments on a set-up dental cast, and the fixation of an archwire that was engaged with the channels of the attachments; b, The archwire with the attachments is removed from the cast; c, The attachments fixed on the set-up dental cast are covered with transferring cores; d and e, The attachments indirectly bonded onto the tooth crowns using the cores.

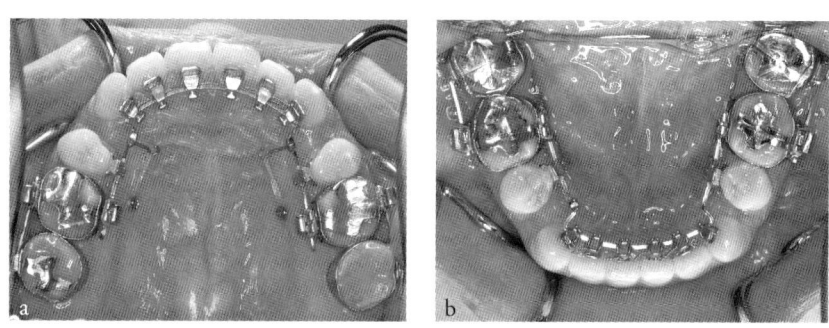

図 13.155　An example of the lingual edgewise appliance with archwires engaged with the attachment channels in both dental arches. The upper and lower anterior teeth are being retracted en-masse after the extraction of the four first premolars

メントをつける障碍になる．

　治療技術のうえで注意しなければならない点としては，歯列弓の内側に装着されるために，外側に取りつけられる場合と比べてアタッチメント間距離が短くなり，剛性の高いアーチワイヤーを使うには，相当レベリングを徹底しておく必要があった．超弾性のレクタンギュラーアーチワイヤーを使用することで，この問題は今ではほぼ解決されている．また，永久犬歯と第一小臼歯の舌側（口蓋側）面の間のインアウトが強いために，アーチワイヤーに強いインセットをつける必要がある（図 13.155）．インセットの位置に注意しながら永久犬歯の遠心移動を行う必要がある．さらに，アタッチメントにアーチワイヤーを装着する操作を歯列弓内側で行うことの煩雑さもある．この点については，アーチワイヤーを咬合面側から装填できるようなデザインのアタッチメントが開発されて以降，相当に容易になった．

■ 文献

1. Adams CP, The design and construction of removable orthodontic appliances. Bristol, John Wright & Sons Ltd., 1955, 41-46.
2. Catalan（1808）. Cited from Isaacson KG, Reed RT and Stephens CD. Functional orthodontic appliances. Oxford, London, Edinburgh,Boston, Melbourne ; Blackwell Scientific Publications,1990, 2.
3. Kingsley NW. Oral deformities, New York,1880, Appleton & Son, 1-541.
4. Rogers, AP. Muscle training and its relation to orthodontia. Int J Orthodontia 1918; 4:555-557.
5. Andresen V, Haupl K. FuctionsKieferorthopadie: die Grundlagen des "Norwegischen Systems", ed 2, Leipzig, 1936, H Meusser. 高橋新次郎著. 機能的顎矯正法－理論と実際とその批判. 歯苑社、東京、1,1947 より引用.
6. 高橋新次郎. 最近10カ年に於ける矯正歯科学の推移について。日矯会誌 1936 ;5 :82. 高橋新次郎著. 機能的顎矯正法－理論と実際とその批判. 歯苑社、東京、1,1947 より引用.
7. Ingervall B, Bitsanis E. Function of masticatory muscles during the initial phase of activator treatment. Eur J Orthod 1986; 8:172-184.
8. McNamara JA. Neuromuscular and skeletal adaptations to altered function in the orofacial region, Am J Orthod 1973; 64: 578–606.
9. McNamara JA. Functional determinants of craniofacial size and shape, Eur J Orthod 1980; 2 :131–159.
10. Sessle BJ, Woodside DG, Bourque P, Gurza S, Powell G, Voudouris J, Metaxas A, Altuna G. Effect of functional appliances on jaw muscle activity. Am J Orthod Dentofac Orthop 1990; 98:222-230.
11. Auf der Maur HJ. Eleetromyographic recordings of the lateral pterygoid muscle in activator treatment of Class II, Division 1 malocclusion cases. Eur J Orthod 1980;2:161-171.
12. Pancherz H, Anehus-Pancherz M. Muscle activity in Class lI Division 1 malocclusions treated by bite jumping with the Herbst appliance; an electromyographie study. Am J Orthod 1980; 78:321-329.
13. Rugh JD & Drago CJ. Vertical dimension: a study of clinical rest position and jaw muscle activity, J Prosthet Dent 1981; 45: 670-675.
14. Fränkel R. The theoretical concept underlying the treatment with function correctors: Eur J Orthod 1966; 42:233-254.
15. Harvold EP, Vargervik K. Morphogenetie response to activator treatment. Am J Orthod 1971;60:478-490.
16. MacDonald JW & Hannam AG. Relationship between occlusal contacts and jaw-closing muscle activity during tooth clenching: Part I. J Prosthet Dent 1984;52:718-728.
17. MacDonald JW & Hannam AG. Relationship between occlusal contacts and jaw-closing muscle activity during tooth clenching: Part II. J Prosthet Dent 1984 ;52:862-867.
18. Funakoshi & Amano. Periodontal jaw muscle reflexes in the albino rat. J Dent Res1974; 53:598-605.
19. 田口 洋. ラット切歯の機械的刺激により誘発される閉口筋の興奮および抑制反射. 歯基礎誌 1984; 26:1228-1244 .
20. Lee CF & Proffit WR. The daily rhythm of tooth eruption. Am J Orthod Dentofac Orthop 1995;107:38-47.
21. Kitai N, Mori Y, Murakami S et al. Mandibular distraction osteogenesis using an intraoral device and bite plate for a case of hemifacial microsomia. Cleft Palate Craniofac J 2003;40:437-445.
22. 目 岩男. 口蓋圧刺激により誘発される開口反射の神経機序に関する研究. 歯基礎誌 1981;23: 548-562.
23. Davidovitch M, McInnis D, Lindauer SJ. The effects of lip bumper therapy in the mixed dentition. Am J Orthod Dentofac Orthop 1997; 111: 52-58.
24. Moin K, Bishara SE. An evaluation of buccal shield treatment. A clinical and cephalometric study. Angle Orthod 2007; 77:57-63.
25. Vanarsdall RL, Secchi AG, Chung CH et al. Mandibular basal structure response to lip bumper treatment in the transverse dimension. Angle Orthod 2004; 74:473-479.
26. Kloehn S. Guiding alveolar growth and eruption of the teeth to reduce treatment time and produce a more balanced denture and face. Angle Orthod 1947;17: 10-33.
27. Postlethwaite K. The range and effectiveness of safety headgear products. Eur J Orthod 1989;11:2282-2234.
28. Melsen, B. Effects of cervical anchorage during and after treatment: an implant study. Am J Orthod 1978; 73:526–540.
29. McNamara JA. Components of Class II malocclusion in children 8-10 years of age. Am J Orthod 51:177-202,1981.
30. 30. Pfeiffer JP & Grobety D. Simultaneous use of cervical appliance and activator: An orthopedic approach to fixed appliance therapy. Am J Orthod 61:353-373, 1972
31. Lagerstrom LO Neilsen IL, Isaacson RJ. Dental and skeletal contributions to occlusal correction in patients treated with the high-pull headgear-activator combination. Am J Orthod Dentofac Orthop 1990; 97:495-504.
32. Sanborn RT. Differences between the facial skeletal pattern of Class III malocclusion and normal occlusion, Angle Orthod 1955; 25:208-222.
33. 須佐美隆三, 秋山敬子, 大西馨ら. 下顎前突の治癒機転に関する臨床的考察 第3編 頤帽装置による治癒機転について. 日矯歯誌 1966; 25:75-82.
34. Jacobson, A, Evans WG, Prestson CB et al. Mandibular prognathism. Am J Orthod 1974; 66:140-171.
35. 35. Mitani H. Prepubertal growth of mandibular prognatism. Am J Orthod 1981; 80:546-553.
36. 佐藤亨至、菅原準二、三谷英夫. 思春期後期における女子骨格型下顎前突症の顎顔面の平均成長様相－顎矯正外科治療の早期適用に向けて. 日矯歯誌 1989; 48:

21-28.

37. Itoh T, Chaconas J J, Caputo AA, Matyas J. Photoelectric effects of maxillary protraction on the craniofacial complex. Am J Orthod 1985; 88:117-124.
38. Dellinger EL. A preliminary study of anterior maxillary displacement. Am J Orhod 1973; 63:509-516.
39. Kambara T. Dentofacial changes produced by extraoral forward force in Macaca irus. Am J Orthod 1977; 71:249-277.
40. Nanda R. Protraction of maxilla in rhesus monkeys by controlled extraoral force. Am J Orthod 1978 ;74 :121-141.
41. Hata S, Itoh T, Nakagawa M, et al. Biomachanical effects of maxillary protraction on the craniofacial complex. Am J Orthod Dentofac Orthop 1987; 91:305-311.
42. Canut JA, Dalmases F, Gandia JL et al. Effects of maxillary protraction determined by laser metrology. Eur J Orthod 1990; 12:340-345.
43. Takada K, Petdachai S, Sakuda M. Changes in dentofacial morphology in skeletal Class III children treated by a modified maxillary protraction headgear and a chin cup: a longitudinal cephalometric appraisal. Eur J Orthod 1993 ;15:211-221.
44. 堀坂孝．上歯列弓の急速拡大に対する鼻中隔軟骨の反応－オートラジオグラフィーによる研究，阪大歯学誌 1981;26:359-380.
45. Baumrind S, Korn EL, Isaacson RJ, et al. Quantitative analysis of the orthodontic and orthopedic effects of maxillary traction. Am J Orthod 1983;84:384-398.
46. Delaire J Maxillary development revisited: relevance to the orthopedic treatment of Class III malocclusions. Eur J Orthod 1997; 19:289-311.
47. Saadia M ,Torres, E. Sagittal changes after maxillary protraction with expansion in class III patients in the primary, mixed, and late mixed dentitions: a longitudinal retrospective study. Am J Orthod Dentofac Orthop 2000 117:669-680.
48. Rygh and Thindlund, Orthopedic expansion and protraction of the maxilla in cleft palate patients--a new treatment rationale. Cleft Palate J 1982 ;19:104-112.
49. Dibbets JMH & van der Weele LTh. Extraction, orthodontic treatment, and craniomandibular dysfunction. Am J Orthod Dentofac Orthop 1991;99: 210-219
50. Graber LW. Chin cup therapy for mandibular prognathism. Am J Orthod 1977;72:23-41
51. 松井泰生　顎外固定法（頤帽装置）が成長発育中の下顎骨に及ぼす影響に関する研究．日矯歯誌 1965;24:165-181.
52. Janzen EK & Bluher JA. The cephalometric, anatomic, and histologic changes in Macaca mulatta after application of a continuous-acting retraction force on the mandible. Am J Orthod 1965; 1:823-855.
53. 山田 勲．Chin cap による下顎骨の変形様相について．口腔病誌 1973 ;40:122-145.
54. 山田勲、秦俊二、中島重夫ら．Chin cap による顎顔面頭蓋の変形様相　第 1 報：サル生体における実験的研究．日矯歯誌 1978;37:205-216.
55. 高橋　弘、長谷川正文、遠藤隆ら．チン・キャップ治療と下顎結合部唇側面の骨吸収との関連について－金属ピン描記法による検索．日矯歯誌 1982;41:656-664.
56. 須佐美隆三．下顎前突者の顎顔面頭蓋形態の年齢的推移に関するX線計測学的研究．日矯歯誌 1967;26:1-34.
57. 土川登志子、菅原準二、中村晴哉ら．チンキャップ整形力を併用した矯正治療が男子骨格型下顎前突症の skeletal profile に与える長期的影響．日矯歯誌 1985;44:644-659.
58. Hicks EP. Slow maxillary expansion: a clinical study of the skeletal versus dental response to low-magnitude force. Am J Orthod 1978; 73:121-141.
59. Bell RA, LeCompte EJ. The effects of maxillary expansion using a quad-helix appliance during the deciduous and mixed dentitions. Am J Orthod 1981;79:152-161 .
60. Angell EH. Treatment of irregularities of the permanent or adult tooth, Dent Cosmos 1860;1:540-544.
61. Korkhaus, G: Present orthodontic thought in Germany. Am J Orthod 1960;46:187-206.
62. Haas AJ. Rapid expansion of the maxillary dental arch and nasal cavity by opening the midpalatal suture. Angle Orthod 1961;31:73-90.
63. Haas AJ. The treatment of maxillary deificency by opening the midpaltal suture. Angle Orthod 1965; 535:200-217.
64. Ozbek MM, Ufuk T, Memikoglu T et al. Stability of maxillary expansion and tongue posture. Angle Orthod 2009; 79:214-220.
65. Wertz R and Dreskin M. Midpalatalsuture opening: a normative study. Am J Orthod 1977;71: 367-381.
66. Nance HN. The limitations of orthodontic treatment. I. Mixed dentition diagnosis and treatment, II. Diagnosis and treatment in the permanent dentition. Am J Orthod 33:177-223, 253-301, 1947.
67. Proffit WR 著．高田健治訳．新版プロフィトの現代歯科矯正学．クインテッセンス出版，東京，2004，304.
68. Angle EH. The latest and best in orthodontic mechanism. Dent Cosmos 1928; 70 :1143-1158.
69. Tweed CH. Clinical Orthodontics, CV Mosby, St. Louis, Missouri,1966, 1-946.
70. Andrews LF. Straight wire-the concept and appliance. San Diego, LA Wells Co., 1989, 1-406.
71. Wahl N. Orthodontics in 3 millennia. Chapter 1: Antiquity to the mid-19th century. Am J Orthod Dentofac Orthop 2005; 127:255-259.
72. Dewel BF. The ribbon arch. Its influence in the development of orthodontic appliances. Angle Orthod 1981; 51:263-268.
73. Angle EH. Treatment of malocclusion of the teeth and fractures of the maxillae, Angle's system. 7th ed , Philadelphia, The SS White Dental Manufac Co 1907; 41: 248-264.
74. Begg PR. Differential force in orthodontic treatment. Am J Orthod 1956;42: 481-510.

75. Jarabak JR. Philosophy of the fixed appliance: the Loyola-Jarabak light wire technique. Rep Congr Eur Orthod Soc 1966;42:189-207.
76. Andrews LF. The Straight-wire appliance. Origin, controversy commentary. J Clin Orthod 1976; 10:581-588.
77. Angle EH. Classification of malocclusion. Dent Cosmos 1899;41:248-264.
78. Holdaway RA. Bracket angulation as applied to the edgewise appliance. Angle Orthod 1952; 22: 227-236.
79. 瀬端悦子. 日本人正常咬合者における歯牙・歯列弓形態の矯正学的研究. 歯科学報 1980; 80:945-969.
80. Bennett JC & McLaughlin RR. Orthdontic management of the dentition with the preadjusted appliance ISIS Medical Media 1997; Oxford, 36.
81. Yashiro K and Takada K. Validity of measurements for cycle-by-cycle variability of jaw movements: variability of chewing cycles in cases of prognathism. Physiol Meas 2004 ;25:1125-37.
82. 白須賀直樹. インダイレクトボンディングテクニック. Dental Diamond 1994.3;19:144-151.
83. Currier-JH. A computerized geometric analysis of human dental arch form. Am J Orthod 1969; 56: 164-179.
84. MacConail-MA and Scher-EA. Ideal form of the human dental arcade with some prosthetic applications. J Dent Res 1949; 69: 285-302.
85. Biggerstaff-RH. Three variations in dental arch form estimated by a quadratic equation. J Dent Res 1972; 51: 1509.
86. Sampton PD. Dental arch shape: A statistical analysis using conic sections. Am J Orthod 1981; 79: 535-548.
87. BeGole EA. Application of the cubic spline function in the description of dental arch form. J Dent Res 1980; 59: 1549-1556.
88. 小田佳朗. 下顎歯槽基底部形態と歯の配列－スプライン関数によるモデル化と両構造の相互関係. 阪大歯学誌 1988;33:145-167.
89. Kanomi R. Anatomic feature of the palate constraints : The upper incisor intrusion with skeletal anchorage system-A 3D study, In: Eds Taklada K & Kreiborg S; In silico dentistry-evolution of computational oral health science; Medigit, Osaka, 64-70, 2008.
90. 宇塚聡，新井一仁，石川晴夫. 正常咬合者の歯列弓形態への多項式曲線の適合性. Orthodontic Waves 2000;59:32-42.
91. Fujita K, Takada K, Rong GQ and Shibata T. Patterning of human dental arch wire blanks using a vector quantization algorithm. Angle Orthod 2002; 72:285-293.
92. Chang PC and Gray RM. Gradient algorithms for designing predictive vector quantizers. IEEE Trans. Acoust., Speech, Signal Processing 1986; 34: 679-690.
93. Shivapuja PK, Berger J. A comparative study of conventional ligation and self-ligation bracket systems. Am J Orthod Dentofac Orthop 1994;106: 472-480.
94. Berger JL. The SPEED appliance: a 14-year update on this unique self-ligating orthodontic mechanism. Am J Orthod Dent Orthop 1994; 105:217-223.
95. Pizzoni L, Revnholt G, Melsen B. Frictional forces related to self-ligating brackets. Eur J Orthod 1998; 20:283-291.
96. Pandis N, Eliades T, Partowi S et al. Forces exerted by conventional and self-ligating brackets during simulated first- and second-order corrections. Am J Orthod Dentofac Orthop 2008;133:738-742.
97. Kapila S and Sachdeva R. Mechanical properties and clinical applications of orthodontic wires. Am J Orthod 1989;96:100-109.
98. Kusy RP. Orthodontic biomaterials: from the past to the present. Angle Orthod 2002;72:501-512.
99. Andreasen GF. An evaluation of 55 cobalt substituted nitinol wire for use in orthodontics. J Am Dent Assoc 1971;82:1373-1345.
100. Honma T. Shape memory effects on NiTi and its applications. Titanium and Zirconium, 1979 ;27: 60-65.
101. Burstone CJ, Goldberg AJ. Beta titanium: a new orthodontic alloy. Am J Orthod. 1980;77:121-32.
102. Otsuka K, Wayman CM, Nakai K et al. Superelasticity effects and stress-induced martensitic transformation in Cu-AI-Ni alloys. Acta Met 1976;24: 207-226.
104. Burstone CJ, Qin B and Morton JY. Chinese NiTi wire - A new orthodontic alloy. Am J Orthod 1985; 87:445-452.
105. Miura F, Mogi M, Ohura Y et al. The super-elastic property of the Japanese NiTi alloy wire for use in orthodontics. Am J Orthod Dentofac Orthop 1986;90:1-10.
107. Evans TJ & Jones ML, Newcombe RG. Clinical comparison and performance perspective of three aligning arch wires. Am J Orthod Dentofac Orthop 1998; 114:323-329.
108. Bennett JC & McLaughlin RP（高田健治，大西　馨監訳）. プリアジャストエッジワイズ法-装置とメカニクス. 京都, プロスペクト, 1993, 1-265.
109. Bennett JC & McLaughlin RP（古賀正忠監訳）. プリアジャステッドアプライアンスを用いた矯正治療と歯列のマネージメント. Oxford, ISIS Medical Media, 1998, 1-380.
110. Jepsen A. Root surface measurement and a method or X-ray determination of root surface area. Acta Odontol Scand 1963;21:35-46.
111. Roberts WE, Helm FR, Marshall KJet al. Rigid endosseous implant for orthodontic and orthopedic anchorage. Angle Orthod 1989; 59: 247-256.
112. Albrektsson T, Brånemark PI, Hansson HA, et al. Osseointegrated titanium implants: requirements for ensuring a long-lasting, direct bone-to-implant anchorage in man. Acta Orthop Scand 1981;52:155-170.
113. Brånemark PI, Hansson BO, Adell R, et al. Osseointegrated implants in the treatment of the edentulous jaw. Experience from a ten-year period. Scand J Plast Reconstr Surg Suppl 1977; 16:1-132.
114. Douglass JB, Killiany DM. Dental implants used as orthodontic anchorage. J Oral Implantol 1987;13:28-38.

115. Roberts WE, Marshall KJ, Mozsary PG. Rigid endosseous implant utilized as anchorage to close an atrophic extraction site. Angle Orthod 1990; 60:135-152.
116. Kanomi R. Mini-implant for orthodontic anchorage. J Clin Orthod 1997; 31:763-767.
117. Kanomi R and Roberts WE. Miniature osseointegrated implants for orthodontic anchorage. In:Nanda R & Uribe FA (eds). Temporary anchorage devices in orthodontics. St.Louis, Missouri, USA , Mosby-Elsevier, 2008, 49-73.
118. Jung BA, Yildizhan F, Wehrbein H. Bone-to-implant contact of orthodontic implants in humans—a histomorphometric investigation. Eur J Orthod 2008;30: 552-557.
119. Deguchi T, Takano-Yamamoto T, Kanomi R et al. The use of small titanium screws for orthodontic anchorage. J Dent Res 2003; 82:377-381.
120. Stahl E, Keilig L, Abdelgader I, Jager A, Bourauel C. Numerical analyses of biomechanical behavior of various orthodontic anchorage implants. J Orofac Orthop 2009; 70:115-127.
121. Kanomi R and Takada K. Application of titanium mini-implant system for orthodontic anchorage. In: Davidovitch Z & Mah J eds. Biological mechanisms of tooth movement and craniofacial adaptation. Boston, Harvard Soc Adv Orthod 2000;253-258.
122. Sherwood KH, Burch JG & Thompson WJ. Closing anterior open bites by intruding molars with titanium miniplate anchorage. Am J Orthod Dentofac Orthop 2002; 122:593-600.
123. Yao CC, Lai EH, Chang JZ, et al. Comparison of treatment outcomes between skeletal anchorage and extraoral anchorage in adults with maxillary dentoalveolar protrusion. Am J Orthod Dentofac Orthop 2008; 134:615-624.
124. Upadhyay M, Yadav S, Nagaraj K, et al. Dentoskeletal and soft tissue effects of mini-implants in Class II division 1 patients. Angle Orthod 2009;79:240-247.
125. Tamamura N, Kuroda S, Sugawara Y, et al. Use of palatal miniscrew anchorage and lingual multi-bracket appliances to enhance efficiency of molar scissors-bite correction. Angle Orthod 2009; 79:577-584.
126. Hayashi K, Uechi J, Murata M et al. Comparison of maxillary canine retraction with sliding mechanics and a retraction spring: a three-dimensional analysis based on a midpalatal orthodontic implant. Eur J Orthod 2004;26:585-589.
127. 電子カルテ D+ マニュアル．アイキューブ(株), 大阪, 2010, 1-59.
128. Steiner CC. Cephalometrics for you and me. Am J Orthodontics 1953;39:729.
129. Shyagali TR, Chandralekha B, Bhayya DP, et al. Are ratings of dentofacial attractiveness influenced by dentofacial midline discrepancies? Austral Orthod J 2008;24:91-95.
130. Iwasawa T, Moro T, Nakamura K. Tweed triangle and soft-tissue consideration of Japanese with normal occlusion and good facial profile. Am J Orthod 1977; 72:119-127.
131. Isaacson RJ, Lindauer SJ, Rubenstein LK. Moments with the edgewise appliance: incisor torque control. Am J Orthod Dentofa Orthop 1993;103:428-438.
132. Kokich VG. Esthetics and anterior tooth position: an orthodontic perspective. Part II: Vertical position. J Esthet Dent 1993;5:174-178.
133. Upadhyay M, Yadav S, Patil S. Mini-implant anchorage for en-masse retraction of maxillary anterior teeth: a clinical cephalometric study. Am J Orthod Dentofac Orthod 2008; 134, 803-810.
134. Fujita K. Development of lingual bracket technique. (Esthetic and hygienic approach to orthodontic treatment) (Part 1) Background and design. Shika Rikogaku Zasshi 1978;19:81-86.
135. Fujita K. New orthodontic treatment with lingual bracket mushroom arch wire appliance. Am J Orthod 1979 ;76:657-675.
136. Fujita K. Multilingual-bracket and mushroom arch wire technique. Am J Orthod 1982; 82:120-140.
137. Miyawaki S, Yasuhara M, Koh Y. Discomfort caused by bonded lingual orthodontic appliances in adult patients as examined by retrospective questionnaire. Am J Orthod Dentofac Orthop 1999; 115:83-88.

Part 6

治療論

　歯科矯正学的な問題の病因ならびに形成の過程については，Chapters 4, 5 および 6 で詳しく述べた．診断と治療計画の立て方の理論については Chapter11 と Chapter12 で記した．

　Part6 では，先ず矯正歯科治療に関する患者相談から治療の開始までに必要な患者管理の方法について，法的知識を理解しておくことの重要性も含めて解説する．次に，矯正歯科治療を具体的に進めるうえで，術者が完全に修得しておくべきこととして，歯の矯正移動の生物学について論じる．

　さまざまなタイプの咬合異常に対する矯正歯科治療の理論と実際については，咬合の問題は本質的に成長の問題であることを踏まえて，成長という時間軸に沿って解説する．すなわち，成長期の矯正歯科治療，抜歯についての考え方，筋機能療法そして永久歯列期の矯正歯科治療について，順に解説する．次に，矯正歯科治療後の咬合の安定をはかる方法について述べる．外科的矯正歯科治療については，それぞれ独立した章として扱う．

　矯正歯科治療では，問題に対して適切に対処（治療）するためには，矯正装置の設計，メカニズム，適応症などについて，深くかつ広範な知識を持つことが必要である．治療論を読まれる前に Part5 装置論を精読されることを強く勧める．

　咬合異常の症状と受診の時期に応じた最適な矯正歯科治療を行うためには，歯科医師は治療方法を規定する次の5W1Hで表すことのできる要素を，常に念頭において判断することが重要である．

1. どのような問題に対して (what)
2. どの時期にどれくらいの期間 (when),
3. どの部位に (where または which),
4. どのような装置を用いて (what),
5. どのように治療するのか (how),
6. そのような判断をする合理的理由はなにか (why)

CHAPTER 14

診療契約

1 患者の権利と医療者の責務

1.1 自己決定の思想

医療の源流は先史時代の呪術であり，病気を治すことは宗教と密接に結びついていた．歴史的にも，患者は医師の持つ専門的知識と技量を無条件に信頼し，従うという態度が多くの民族でみられる．

近代の西洋においても，医療者が患者に父権的態度で病状を説明し，治療法を選択することは一般的であった．ギリシア・ローマ時代より現代まで続く，西洋社会の精神原理を特徴づける父権性への畏怖と神との契約の概念は，前記のような患者に対する医療者の役割と矛盾するものではなかった．

しかし，19 世紀半ばより，Kierkegaard SA (1813-55)，Nietzsche FW (1844-1900) らに代表される実存主義哲学が欧米の知識人のあいだに広まり，個を取り囲む環境に対する個の自律性が，人間の生き方の中心命題として重視されるようになった．

とくに，20 世紀半ばから後半にかけての Sartre JP (1905-80) や Beauvoir S (1908-86) の思想活動は，第二次世界大戦前から勃興しつつあった自由・平等への渇望と，大戦中に加速された女性の社会進出などの社会の変化と共鳴し，1960 ～ 70 年代の米国において思想的深化を遂げ，性を含む個人の思想・行動の自由を個人に固有の権利とみなす考えが市民権を得た．

すなわち，弱者である患者に対して医学的な知見を与え，それにより，患者が，患者自身の身体に生じた問題を解決するのは自己をおいてないことを認識することは，彼らの祖先が自らの自由意思で新大陸に渡ることを決意したのと同じく，自己の存在を証明することであった．

ここでは，弱者としての患者は宗教的迫害を受けた自分たちの祖先のアナロジーである．同時に医療者が問題解決のために必要な情報を患者に提供することは，父権の象徴ともいえる医療者に与えられたミッション（伝道）であるともみなすことができ，伝統的なピューリタン主義と相容れるものであった．

1.2 患者の権利

米国を中心に広まった自己決定の原則を自分の身体への侵襲にも適応すべきであるとの考え方は，現代の日本においても医療契約の根幹をなしている．

すなわち，医療者と患者の間に保有する知識と意思決定の権利のいずれについても，非対称があってはならないとする考え方である．医療者は患者にその抱える病状（問題）と考え得る治療法（対処法）について，誠意ある態度で説明し，一方，患者はその説明に誠意をもって耳を傾け，不明な点がある場合には質問し，治療上の判断が必要な場合にはそれを医療者任せにするのではなくて，自己の考えを述べる義務と責任があるとする考え方である．患者にはそうした説明を受ける権利と，受けた説明をもとに自分で考え決定できる権利がある．これを治療に対する患者の"自己決定権"という．

患者の自己決定権という概念が近代において発展してきた経緯は，19 世紀末（1894 年）にドイツにおいて，骨癌の患者に対する治療行為が障害罪として認められた判例を嚆矢とする．

わが国では，治療を行う場合に患者の承諾が必要であることと，その前提としての医療者の説明義務の存在を認める学説が 1965 年に発表された[1]．1971 年には，手術中に患者の同意を得ることなく行われた追加手術について医療行為の違法性を認める判断がわが国で初めて下された[2]．

患者の自己決定権とは，押しなべていうと，自分の

身体に関することは自分で決めるという権利のことである．しかし，自己決定権と自己責任は近代市民社会において表裏一体のものであることは，医療の独占性と専門性の高さを前にしてあまり顧みられないことが，現実の医療の現場に必要以上の緊張と軋みを起こしつつあるように思える．

1.3 医療者の責務

医療においては，患者を差別しないことが最も重要な原則である．これは法以前の職務に対する信念である．歯科医師の資格は，通常の診療行為として患者の身体に侵襲を加えても傷害の罪には問われないことを国家から許された独占的な職業である．したがって，医療者は患者の健康の維持と回復に最善を尽くす義務がある．このことは，およそ歯科医学を志すあるいは実践している者にとっては法以前の常識・道義であろうが，法律上の義務としても明確に規定されている[3]ことを理解しておく必要がある．

注意義務の基準，すなわちどのような内容と程度の医療行為を義務として要求されるかという点について以前は，「診療当時のいわゆる臨床医学の実践における医療水準」[4]と考えられていた．その意味するところは，治療において患者の心身に重大な障碍をもたらした場合には，診療契約を履行する義務を果たさなかったとして責任を問われることがあるが，一方，医療行為が医療水準に照らして相当と認められる限り，そうした義務違反は問われないというものである[5]．ここでいう医療水準については，のちほど詳しく説明する．

現代の法が判断するところでは，治療を受ける前に，患者は治療の具体的内容とそこから得られる利点ばかりでなく治療中や治療後に起こり得るリスクや障碍の内容と程度について，歯科医師が予測できる範囲において説明を受ける権利があるとされている．

さらに医学的に根拠のある，つまり合理的に説明可能な代替法についても，患者は歯科医師から必要に応じて説明を受ける権利がある．これは単なる社会規範ではない．1999年には，「医師の側において当該施設における同種症例の手術結果について一定の経験と知見を有している場合には，単に手術の危険性について抽象的，一般的な説明に止まることなく，適宜それらの手術実績に基づく知見をも情報として示すなどし，患者が当時における保存的療法と外科的療法双方の予後，危険性等について適切な比較検討をなし得るため，十分な具体的説明を行うべき義務がある」との判例[6]がみられる．ここで，手術という言葉を矯正歯科治療あるいは外科的矯正歯科治療と読み替えると，読者は何が要求されているのかを容易に理解できるであろう．また，この判例では「一定の経験と知見を有している場合」との条件がついていることにも注意しなければならない．経験と知見は歯科医師の間でも相当の差があると考えるのが真実であろう．また，研修歯科医，一般歯科医，矯正歯科医という職種のあいだにも差はあると考える合理的理由が存在する．

歯科医師は，患者にどのような治療内容を伝えなければならないかについて，司法は，「医師は，患者の疾患の治療のために手術を実施するに当たっては，診療契約に基づき，特別の事情のない限り，患者に対し，当該疾患の診断（病名と病状），実施予定の手術の内容，手術に付随する危険性，他に選択可能な治療方法があれば，その内容と利害得失，予後などについて説明すべき義務がある」としている[7]．

要するに，治療に潜在的に伴うリスクを評価してそれを患者に伝えるとともに，リスクの低減や回避が可能なら，患者が判断しやすくなるように，その方策についても，必要な情報を患者に与えることを法律上の義務としているのである．

歯科医師のなかには，診療は患者との良好な信頼関係のなかで成立するものであるので，法律上の義務や責任などの"角のある"言葉で両者の関係をあえて規定するのは，患者を初めから不信視する行為であり受け入れ難いと考える人もいるであろう．確かに歯科医療に限らず，すべての社会的活動を実りあるものにするには，相互の信頼関係の醸成とそれに基づく柔軟な意思の疎通が重要であることは論を待たない．

しかし，司法の判断が示しているのは，そうした患者との信頼関係を成立させ維持させるためには，個人の不断の精神的な努力だけでは不十分であり，法的な注意義務，管理義務の制約の下に診療を行う責務が医療者には課せられていることを，歯科医師は正しく理解しておく必要があるということである．信頼関係の構築は，基本的に情動・辺縁系的な働きであるのに対して，義務は論理でありきわめて皮質的な働きであるともいえる．両者を同一の価値基準で考えることに矛

335

盾があることに，歯科医師は気づく必要がある．

現代の矯正歯科臨床では，医療面接から診断資料の記録と分析，診断と望ましい治療計画の策定，患者への説明と協議，そして同意，さらに治療の実施という過程において，実に多くの事柄（要素あるいは変量とよぶ）を記録・整理して，患者に伝える必要があることを歯科医師が率先して認識し，具体的な診療体制を組む必要がある．著者らの試算では，矯正歯科臨床で取り扱う要素の数は200を超える[8]．

先の判例はさらに続けて，医療者の説明義務が必要な理由として「説明義務における説明は，患者が自らの身に行われようとする療法（術式）につき，その利害得失を理解したうえで，当該療法（術式）を受けるか否かについて熟慮し，決断することを助けるために行われるものである」としている．

すなわち，病状と治療法にかかわる情報は，患者が自分の抱えている問題に対して，どのように対応するのがよいかを自ら判断する（自己決定）ために不可欠であるので，医療者は情報の提供を業務上の義務として行わなければならないとしているのである．

その場合，まだ確立していない治療法についても，患者が希望すれば，その内容や科学的な信憑性について説明しなければならないと考えてよい．病状や治療方法の説明にあたっては，患者が十分に理解できる言葉や図解などを使用することが望ましい．患者が理解できない場合は，保護者などの同席を求める必要がある．患者は治療を拒否することができるが，そのような場合には，歯科医師は，治療をしなかった場合にどのような問題が生じるかについて，予見できる範囲で説明しておく必要がある．

2 医療機関に要求される医療水準

現代の矯正歯科医療は，先進国においては，歯科医師免許をもち，かつ数年にわたり継続的に専念して歯科矯正学に関する深い知識，診断技術および治療手技を習得した歯科医師が行うものと認識されている．

矯正歯科治療は大学病院等の大規模診療機関，矯正歯科専門診療所，一般歯科診療所等で特段の規制なく行われている．これは一見，歯科医師にとっては有益なことのようにみえるが，歯科医療の実践において，管理者にはさまざまな法的義務が課せられるのであるから，矯正歯科臨床についても，それを実施する診療機関の性格，場所，実施する歯科医師のキャリアなどの要素と，診療内容・結果についての第三者評価との関係を精査し，理解しておくことは意味がある．

診療契約に基づき，医療機関に求められる医療水準について，以前は，医療者の注意義務の規準は「診療当時のいわゆる臨床医学の実践における医療水準」とされてきた[4]．ここでいう臨床医学の実践における医療水準とは，学会等に提出された学術的問題が学者間で討議され，形成される「学問としての医学水準」に対して，そのような医学水準が技術的改善，経験を積み重ねることで臨床への適応が妥当であることが広く認識され，臨床において定着したものを指す．

しかし，このような考え方を一新する医療水準についての明確な判断要素と判断の枠組みを，1995年に出された最高裁判所判例[5]に求めることができる．

そこで，以下に医療機関に要求される医療水準にかかわる司法の判断について，上記の最高裁判所の判決を資料として，矯正歯科の立場から吟味することにする．

> 「ある疾病について新規の治療法が開発され，それが各種の医療機関に浸透するまでの過程は，おおむね次のような段階をたどるのが一般である．すなわち，まず，当該疾病の専門的研究者の理論的考案ないし試行錯誤の中から新規の治療法の仮説ともいうべきものが生まれ，その裏付けの理論的研究や動物実験等を経た上で臨床実験がされ，他の研究者による追試，比較対照実験等による有効性（治療効果）と安全性（副作用等）の確認などが行われ，この間，その成果が各種の文献に発表され，学会や研究会での議論を経てその有効性と安全性が是認され，教育や研修を通じて，右治療法が各種の医療機関に知見（情報）として又は実施のための技術・設備等を伴うものとして普及していく．疾病の重大性の程度，新規の治療法の効果の程度等の要因により，右各段階の進行速度には相当の差が生ずることもあるし，それがほぼ同時に進行することもある」[5]

ここまでのところ，治療法が専門家の間で受け入れられてゆく合理的過程は二つの要素に依存するとしている．一つは時間であり，専門的研究者の理論的考案から動物実験や臨床実験を経て，ホームドクターに知

識・情報が伝達されるまでの時間差の存在を認めている．もう一つは，いわゆる開業医の医療水準となるまでに，治療方法（情報）が正しいかどうかを吟味するための明確な組織・装置が存在し，それらは一定の階層構造の形をとっているとしている点である．

このような体制の存在が，誤った治療法等が無原則に行使されることを防止する装置として働いている．しかし，矯正歯科の分野では，このような装置が必ずしも有効に作動しているとはいえない．それは一般医学とは異なり，歯科医療では大学病院と個人開業医との間に病院等の組織があまりないことが一因である．また，専門医療人を育成するための研究・教育体系についても，教育リソースの質について，医療機関の間に相当の乖離があると考えられるにもかかわらず，そのような差異がなぜ生じるのかについて，国家としての政策的な検証は行われているとは言い難いことも影響しているかもしれない．

現代の生命科学や医学，歯学，工学，情報学の研究の最前線で日々もたらされる新しい知見は，確かに多くの臨床医にとっては簡単に理解できないものが多いであろう．しかし，歯科医療の専門性の深化に伴い，現代は"明日の臨床にすぐに役立つ"というようなキャッチフレーズが通る時代ではなく，難解な知識と技術の習得なくして医療者としての社会的責任が果たせない時代となっていることを理解しておく必要がある．

判決内容は続いて以下のように述べている．

「また，有効性と安全性が是認された治療法は，通常，先進的研究機関を有する大学病院や専門病院，地域の基幹となる総合病院，そのほかの総合病院，小規模病院，一般開業医の診療所といった順序で普及していく．そして，知見の普及は，医学雑誌への論文の登載，学会や研究会での発表，一般のマスコミによる報道等によってされ，まず，当該疾病を専門分野とする医師に伝達され，次第に関連分野を専門とする医師に伝達されるものであって，その伝達に要する時間は比較的短いが，実施のための技術・設備等の普及は，当該治療法の手技としての難易度，必要とされる施設や器具の性質，財政上の制約等によりこれに要する時間に差異が生じ，通常は知見の普及に遅れ，右の条件次第では，限られた医療機関のみで実施され，一般開業医において広く実施されるということにならないこともある」[5]

ここでは，実験等で有効性と安全性が認められた治療法は水平的に広がるのではなく，規模や長い年月で築きあげられた社会的な信用度の高い診療機関からより小規模の診療施設に順に普及するとしている．また，知見の妥当性は論文の掲載や学会等での発表で補強されるとしている．さらに，治療内容によっては，設備機器やヒューマンリソースの充実した診療施設に限定されることもあるとしている．

ここでは，それ以上具体的に論及しているわけではないが，グローバル化する世界において「医学雑誌への論文の登載，学会や研究会での発表」とは，国際的に評価の高い学術雑誌等への掲載，国際的な名声のある研究・教育者が集まり，実質的な討論の機会のある研究集会等での発表がまず想定されていると考えるのが妥当であろう．そして治療法に関する知識の習得と技術的問題が克服された診療機関において新しい治療が実施されることになる．すなわち，新しい治療法は，それを実施するに足る医療水準を備えた施設において行われることが，患者の利益を最大化するという目的に合致すると述べているのである．

矯正歯科分野においても，前記のような学術的評価のプロセスをたどって，新しい診断・治療方法を検証する必要がある．

「以上のとおり，当該疾病の専門的研究者の間でその有効性と安全性が是認された新規の治療法が普及するには一定の時間を要し，医療機関の性格，その所在する地域の医療環境の特性，医師の専門分野等によってその普及に要する時間に差異があり，その知見の普及に要する時間と実施のための技術・設備等の普及に要する時間との間にも差異があるのが通例であり，また，当事者もこのような事情を前提にして診療契約の締結に至るのである．したがって，ある新規の治療法の存在を前提にして検査・診断・治療等にあたることが診療契約に基づき医療機関に要求される医療水準であるかどうかを決するについては，当該医療機関の性格，所在地域の医療環境の特性等の諸般の事情を考慮すべきであり，右の事情を捨象して，すべての医療機関について診療契約に基づき要求される医療水準を一律に解するのは相当でない．そして，新規の治療法に関する知見が当該医療機関と類似の特性を備えた医療機関に相当程度普及しており，当該医療機関において右知見を有することを

> 期待することが相当と認められる場合には，特段の事情が存しない限り，右知見は右医療機関にとっての医療水準であるというべきである」[5]

前記の意味するところは，どのような治療法の実施もすべての医療者に等しく要求されることではなく，それぞれの診療環境の実勢，医療者の実力に応じて最善を尽くせばよいということであろう．そうすると，専門開業医は大学病院より規模において劣るから，少々治療内容に問題があっても許されるという意味なのかと解する向きもあるかもしれないが，そうではない．

ある医療機関が第三者の評価において，ある新規の治療を実施するだけの要件を満たしていないにもかかわらず治療を行った結果，診療上の問題が生じた場合には非難されるであろうし，逆に治療を実施するだけの要件を備えているにもかかわらず，なんらの理由なくそれを実施しなかったときには，その不作為を問われるおそれがあるのである．判決は以下のように締めくくられる．

> 「そこで，当該医療機関としてはその履行補助者である医師等に右知見を獲得させておくべきであって，仮に，履行補助者である医師等が右知見を有しなかったために，右医療機関が右治療法を実施せず，又は実施可能な他の医療機関に転医をさせるなど適切な措置を採らなかったために患者に損害を与えた場合には，当該医療機関は，診療契約に基づく債務不履行責任を負うものというべきである．また，新規の治療法実施のための技術・設備等についても同様であって，当該医療機関が予算上の制約等の事情によりその実施のための技術・設備等を有しない場合には，右医療機関は，これを有する他の医療機関に転医をさせるなど適切な措置を採るべき義務がある」[5]

ここでは，診療所にとって必要な三つの法的義務を説いている．すなわち，水準の高い治療を実施しようとする診療機関は，その雇用する歯科医師に対して，そのような治療が安全かつ確実に行えるために必要な教育をしなければならない．また，治療の実施に必要な設備等をそろえなければならない．さらに，以上の対応ができない場合には，そのような治療の実施が可能な診療機関を患者に紹介しなければならない．

以上，医師の診療行為が適切であるかどうかを司法が判断する場合の論拠を記したが，そのような判断が歯科医師に対しても適用されないと考えることには無理がある．しかし，前記のような判断を日常の歯科医療の現場において，常に無謬なく行い得るかどうかについては，正直あまりにも現実とかけ離れているのではないかと考える．かりにそのような完全性を追求しようとするなら，時間とコストをどのように最適化するのかという問題を解かねばならず，現代のわが国における歯科医療制度と歯科医院の平均的な経営規模からすれば，もはや個人の歯科医師が対応できる水準を超えているのではないかと考える．

3 矯正歯科における医療契約

わが国の矯正歯科医療は，もともと自費診療として成立し，現在でも顎変形症と一部の顎顔面の形成異常のみが健康保険に組み込まれているにすぎない．そのため，歴史的にも米国の矯正歯科臨床の制度設計を相当に模倣しており，歯科医療のなかでは比較的早くから契約の考え方が採りいれられてきたが，その実践形態は欧米におけるものと必ずしも同じではなく，わが国の社会風土，歴史にあわせた修正が自ずと加えられている．しかし，グローバル化の進展とともに，医療契約においても欧米で実践されていることを取り入れようとする動きは患者と医療者の双方に生じている．

3.1　予見と回避

歯科医師が医療過誤として提訴される理由は，①診断・治療計画の内容にかかわる判断の誤り（誤診）や治療技術の拙劣さ・誤りに起因する身体への重大な望ましくない障碍の発生と，②患者の自己決定権の毀損に大別できる．

誤診，誤操作については，治療を行うことによりもたらされた結果を予測できなかったのか（予見可能性の有無）と，治療を行うことによりもたらされた結果の発生を避けられなかったのか（回避可能性の有無）が問われる．

患者の自己決定権の侵害については，診療内容とそれを実施した場合に患者からみたリスク・便益，代替治療法の可能性を患者に説明したかどうか（説明義務違反の有無，診療選択権に対する侵害の有無）などが問

題となることが多い．診療録等は患者に帰属するとする考え方が普及しつつあり，その閲覧やコピーを請求された場合，一定の条件の下で応諾する必要がある[9]．

3.2 患者への説明

患者の自己決定権には，"診療内容等について知る権利"と"診療のあり方を最終的に自ら決定する権利"が含まれる．その運用のあり方はすべての歯科医師に同一基準が適用されるのではなくて，前述[5]したように，「新規の治療法に関する知見が当該医療機関と類似の特性を備えた医療機関に相当程度普及しており」とされ，知見についても，単に個人あるいは同好会的な有志の間で共有されているだけでは不十分であり，「医学雑誌への論文の登載，学会や研究会での発表，一般のマスコミによる報道等によってされ，まず，当該疾病を専門分野とする医師に伝達され，次第に関連分野を専門とする医師に伝達されるものであって」と明確に規定されている．

このことから，矯正歯科医は一般歯科医が矯正歯科治療を行うときと比べて，治療内容について，より正確な説明・情報を患者に与えなければならないことがうかがえ，とくに施設，スタッフが充実し，社会的に認知度が高いとみなされる病院や診療所では高度な患者管理が要求されていると考えてよい．

3.3 矯正歯科治療の契約は不完備契約である

依頼者と引き受け手がいったん取り決めたことが，状況の変化によって修正を迫られるような性質を持つ取り決め（契約）を不完備契約という[10]．矯正歯科治療の医療契約を患者と交わすうえで歯科医師が考慮すべきことは，矯正歯科治療の契約は不完備契約であるということである．

矯正歯科治療の不完備性を特徴づける代表的なリスク要因を以下に記す．

(1) 患者の年齢を問わず，治療に相当の年月を必要とするため，患者に治療に対する動機づけの強さを維持させることが難しいこと．治療開始前や治療中に矯正歯科医が行う説明の内容や患者の対応についての記憶が時間とともに薄れやすい（時間的要素）．
(2) 患者が思春期あるいはそれ以前の段階であれば，治療中に顎骨が発育し，ほぼ同時に乳歯から永久歯への歯の交換が生じ，また，精神発達による思春期に特有の葛藤が生じるなどの変化がみられるが，その様相には個人差があるために，予測困難な生物学的変化が生じることや矯正力を作用させたときの生体の反応に個人差がある（生物学的要素）．
(3) 進学や就職などで，患者の社会生活の範囲が変化すること．また治療中に主治医が人事異動や病気などで変わることもあり得る（社会的要素）．
(4) 患者の希望が容貌の改善すなわち美容上の問題の解決にあることが多いため，初診時においても治療完了時においても，患者の評価と医療者の評価が必ずしも一致するとは限らない（心理学・精神医学的要素）．

したがって，最初の治療計画を立てる時点で，将来起こり得るすべての問題と，問題に対する最善の対処法を明示したうえで，歯科医師と患者の権利義務をわかりやすい形で取り決めておくことは，不可能に近い．これを不完備性が高い契約モデルという．工学的に表現すると，きわめて不安定な予測モデルといえる．

以下に各要素について詳しく記す．

■ 時間的要素

一般に矯正歯科治療の期間は長い（永久歯列期で通常4～6年）．そのため，治療中に治療を損ねるようなイベントに遭遇する機会が自然に増加し，治療結果のばらつきが大きくなるリスクを高める．また，口腔衛生状態を良好に保ち，食事にも注意がはらわれなければ，装置を装着・使用することで，う蝕や歯周病に罹患するリスクが高まる．このことは多くの歯科医師が認識していることであり，今日の日本では，患者もメディアなどを通じて同程度の知識をもっていると歯科医師は判断しがちである．

しかし，このようなきわめてポピュラーな問題についても，歯科医師と患者の間に知識の非対称性が存在する可能性は排除できないので，歯科医師は患者の長期的な口腔衛生管理に関して一定の管理義務があるとみなされているのである．

したがって，治療においては，刷掃指導やう蝕の有無のチェック，スケーリングなど，患者の口腔衛生管理を定期的に行い，また，患者に口腔衛生を良好に保つことの重要性を説明するなど，患者の動機づけを高

める努力を怠ってはならない．

　成長期の患者を除き，一般に矯正歯科治療の開始時期については緊急性を要しないことが多い．したがって，数ヵ月程度の幅の余裕をもって，患者の都合のよい時期に治療を開始することが可能である．その場合のリスクとしては，初診で患者に伝えたことと患者が話したことを，担当医が診療録等に正確に記録していなかったり，あるいはたとえ正確な記録が保存されていたとしても，しばらく期間をおいて患者が再来院したときに，担当者が変わっていると，初診の状況を正確に把握するのが容易でないことがある．

　これらのことは，特に患者自身が初診時において，治療に対する内発的な動機が不明確であったり，理解力が不足していたり，担当医との間で意思の疎通を欠いたままで初診相談を終えたり，あるいは初診時の考えとは相当に異なる考えを患者が後日に持つにいたったにもかかわらず，そのことを正確に担当医に伝えなかったケースなどの場合には注意する．

　日常の診療の流れのなかで，個々の患者とのやりとりを細大漏らさずに記録することはきわめて困難である．このことを突き詰めると，ビデオ録画等の手段を講じる必要があるとする考えも成り立つであろうが，そのような診療契約関係を持たざるを得ないこと自体，医療者にとっても患者にとっても不幸なことであるように思われる．

　現実的な対処法としては，口頭での説明に完全性，無謬性を期待することには無理があるので，正式な確認は文書により行うのがよい．インテリジェント機能を備えた電子カルテ等の活用により，ルーチンな作業中に生じ得る間違いを減らすことができる．

■ 生物学的要素

　顎顔面を構成する解剖学的要素は，青年期成長のスパートとともに，劇的に形態的および機能的な変化を遂げる．また，精神発達による思春期に特有の葛藤は，治療に対する動機づけに強く影響を与える．そのような変化は時期，量，性質において個人差があり，ときに予見しにくく望ましくない生物学的な変化が生じることもある．また，矯正力を作用させたときの生体の反応（歯の移動速度や歯根部の歯根膜組織の反応など）にも個人差があるが，正確な予見は困難であることが多い．

　通常とは異なる変化が治療中に生じたときは，そうした変化は当初予測した望ましい結果を損ねるように作用すると考えるのが自然である．それに対して，矯正歯科医は当初考えていた治療コースに戻るように努力する義務があるが，功を奏さないこともあり得る．

　したがって，治療中にどのような変化が起こり得るかをあらかじめ想定したうえで治療を進め，必要に応じて問題の発生を患者に伝え，協議することが望ましい．そうした意味で，矯正歯科医はいわば水先案内人のような存在である．

　たとえば，初診時に正常なオーバーバイトを示した混合歯列期の女性患者が14歳時に著しい晩期成長を示し，骨格性開咬となり手術の適応となるといったことが稀にではあるが起こり得る．

　現状では，下顎骨の成長ベクトルとタイミングを精度よく予測することは不可能であり，発育に伴う下顎骨の形状や上下歯の対向関係の細かい変化と，それらの治療方法，選択すべき治療装置の変更などを1～2年あるいはそれ以上前に予測することは相当に難しい．また，治療中は患者に対してきちんと口腔清掃するように指示するのが通常であるが，患者がそれを忠実に履行しない場合，その後の治療の進め方や治療結果に大きく影響するにもかかわらず，そのような問題が発生するかどうかも予見し難い．

　患者が青年期の場合，心理発達の状況によっても口腔清掃に対する動機づけは変わり得る．また，そのことが問題として浮上するのは，通常，う蝕などが発生し，それに対する歯科医師側の管理義務違反の可能性が法的に論じられる場合であるが，そこでは患者が契約上履行すべき義務に違反することについて問われることはあまりない．その理由は，医療者は患者の身体に侵襲を加えることが法的に容認されている専門家であるため，患者の権利と医療者の責任・義務が重視されるためである．

　矯正歯科治療を受ける患者が未成年者の場合は，親権者の同意が必要である．しかし，未成年者といえども治療を受けるリスク・便益を十分に理解できると判断した場合には，患者の自己決定権を侵害しないために，患者の同意も得ておく必要がある．

　このことは，欧米では以前から児童虐待の親に対する警戒心から常識化しているが，わが国でも残念ながら，親の言うことをそのまま信じられない社会状況に

なりつつあることを思慮するなら，歯科医師にとっても重要なことであると理解しておく必要がある．もちろん，治療に対する動機づけの弱い患者の矯正歯科治療は容易ではないことも，わきまえておかねばならない．

いずれにしても治療開始前に，4～6年間にわたる治療期間中に起こり得るさまざまなことを予測して契約するということは，歯科医師と患者の双方にとってリスクが大きいことである．リスクを回避・低減するには，歯科医師と患者の間に善意に基づく信頼関係が築かれている必要があるが，地縁や伝統的な家族関係が衰退しつつあるコミュニティにおいては，そのような関係が治療前に築かれていると期待するのは楽観的すぎるであろう．ここに，現代医療の不幸と不安そして不信がある．

■ **社会心理学的要素**

矯正患者の多くは美容上の改善を希望する．すなわち，患者は口の健康の回復に関心があるというよりも，むしろ顔と口元の美的改善を通して，彼らの抱える心理的不安・不満が解消され，幸福になれると考えて受診することが多い．

美しさとは主観要素の大きい価値規準である（Chapter 7 参照）ため，矯正歯科治療の契約における不完備性を特徴づける要素である．咬合異常と自分の抱える社会心理学的問題とを分けて考えることができない患者は，治療結果に失望することになる．

したがって，歯科医師は，治療を受けることによって患者が実際に何を得ることができるかという点について，あらかじめ患者と十分に話し合っておく必要がある．ときには，社会心理学的あるいは精神医学的な判断を専門医に仰ぐことが必要になる（Chapter 20 参照）．

3.4　知識の非対称性

複雑な組み合わせと if～then 分岐で構成される説明には，ときとして歯科医師にとってもエビデンスを示しにくい要素が多く含まれるが，そのことを患者や家族がどの程度理解しているかは，多くの場合，不明である．理解するために必要な情報・知識の非対称性の問題が存在していることを，歯科医師は常に認識しておく必要がある．患者からすれば，この知識・情報の非対称という問題を解決する1つの方法として，歯科医師の専門性に自分の判断を全面的に委ねるという選択をするかもしれない．それ自体が患者の自己決定であるという考え方である．この方法は歯科医師の判断に対して異論を唱えないという保証が得られるなら有効かもしれないが，歯科医師にとってはきわめてリスクの高い提案である．というのは，「すべて先生にお任せします」という言葉は必ずしも，結果の評価もすべてお任せしますということを意味しないからである．

矯正歯科治療を患者と歯科医師の双方が安全かつ安心して進めるためには，双方が納得する医療契約を交わしておくことはきわめて重要である．しかし，これまで記したように，初診時において交わす契約の内容は治療に伴い変化し，かつ変化の方向を正確に予測し難いことが含まれる．そこでこうした不確実さを担保するためには（たとえ法的に実効性がなくとも歯科医師という職業に相応しい責任感をもって），患者の信頼を得るための努力を惜しんではならない．その意味で，治療に関する説明を真摯に行い，またインフォームド・コンセントを愚直に守ることは意味があり，これまでに述べたようにそれは義務でもある．

ここで説明義務とは，アーチワイヤーやアタッチメントなどの材料の特性などの説明と解する読者もいるかもしれないが，それは枝葉末節にすぎない．

歯科医師に要求される説明義務の核心は，"手術を含む重要な治療方針の内容，それを選択する合理的理由，予測されるリスクを説明すること"であり，その目的は"患者の便益を最大化するために専門家が習得した知識を基礎として行う注意深い洞察を，患者に理解してもらうことにより，患者と歯科医師の双方にとって安全・安心の治療が行えるような信頼関係を築くこと"にある．

しかし，現代の医療は限られた時間と空間そして人的資源で，一定の数の患者に対して均等に，治療結果の最適化を図るという行為であるので，個々の患者について，知りたいと希望する情報をすべて提供し，完全な理解と同意を得ようとすると，そのコストは膨大なものとなり，およそ実際的ではないと考えるのも一概に非難できない．もし，問題が発生した後に患者から投げかけられる，治療に関するおよそ考え得るかぎりの疑問を，医療者が治療を始める前に予測したうえで医療契約を交わそうとするなら，医療契約を結ぶこ

とと歯科医業上の便益とのあいだのトレードオフが取れなくなることが，おおいに考えられる．

患者の権利は最大限尊重されてしかるべきであるが，観念にとらわれ過ぎると，すべての診療場面において，歯科医師の無謬性・完全性を試されることになり，歯科医療が成り立たなくなることが危惧される．知識の質と量に優れ，深い洞察力のある歯科医師ほど，多くの可能性を予測することができるため，患者と歯科医師との間の情報の非対称は広がり，優れた歯科医師ほど治療に対する忌避の気持ちが強くなり，ついには離職するといった事態をまねきかねない．優秀な人的資源の喪失は医療経済学的にみても社会にとっても望ましい話ではない．患者の権利を最大化する場合に，患者の果たすべき義務も考慮されるのが，健全な社会のあり方ではないかと考える．

現代は医療者と患者の権利ならびに義務の非対称性が問題である．究極の患者への情報提供が「医学書と文献を差し上げますので，どうぞしっかりお読みください」では話にならないであろう．リスクはゼロにできないこと，リスクを最小化するためには級数的なコストの増大が生じることを理解するなら，歯科医師がその知識と経験をもとに，治療上必要な説明をする場合の取捨選択の判断に柔軟性を持たせることを，社会も受け入れる必要があろう．そのためには，歯科医師側の研鑽が，従前にもまして必要である（研鑽の義務）ことは，言うまでもない．

3.5 矯正学的問題と対処法の類型化

医療行為の多くは，科学的知見と高度に専門的な経験（判断と技術）にのっとり行われる定型的な作業である．治療の安全と治療結果の確実性を担保するには，当該医療分野に関連する学術雑誌等で発表された研究成績や，それらをもとに医療者の間でつくられた共通の理解，認識と経験を歯科医師が保有し，それらに基づいて医療に従事する必要がある．

したがって，説明義務を確実に果たすためには，歯科医師は患者の症状（問題）と，それらに対する治療法（対処法）を知識として習得したうえで，ある程度類型化して記憶しておくことが重要である．このようなことは，われわれが日常，物事を認識・記憶するプロセスと同一と考えてよい．そうした類型化された知識を，医師と患者との社会的な関係性，相互理解のなかに，個別具体的にうまく溶け込ませていく努力が必要である．

歯科医師が，①診断から治療計画立案にいたる診療作業のステップは時間的順序にしたがい配列されており，②各ステップにおける観察・検査の内容（要素）は階層化された構造を持つ知識データベースとして表現できること，そして③個々の患者の矯正学的な問題は多次元の特徴パターンとして解釈できる（Chapter 11 参照）こと，などを理解するなら，矯正歯科治療の内容を正確に患者に説明し，記録・保存しておくことが相当に可能となる．

診察・検査が煩雑すぎる，あるいはいちいち記録するのが面倒と考える歯科医師は，そうした業務の実施の要否については説明義務，記録・保存義務などが履行されたか否かという法的判断が基礎になることを理解しておく必要がある．

インテリジェント機能を備えた電子カルテの導入は診療内容の記録の真正性，保存性，見読性そして遡及可能性を担保することに役立つことが多いので，歯科医師と患者の双方にとって有益である．診療録等を電子化するということは，手書きの文書を単にタイピングすることとはまったく異なる．それは歯科医師に要請される多くの患者管理上の義務的作業を正確化・効率化することに役立つ．

治療計画の立案は，咬合異常に関わる問題点を整理し，何をどのような手段でなすべきかを明確にするための作業である．立案された内容は複数の歯科医師が勤務している診療機関では内部の症例検討会等でその妥当性が議論され，最終的に決められた内容は患者の説明に用いられるので，正確に記録・保存しておく必要がある．

現在，大阪大学の学部・大学院教育においては，問題指向型の治療計画書作成支援ツール（e 準備 Ver3，アイキューブ㈱，大阪）を用いて，矯正学的問題と対処法の類型化，矯正診断と治療計画の立案，およびそれらに関連する文書作成の方法を学生が学べるようにしている．

3.6　矯正歯科診療契約の変更

　以上に記した不完備性が原因で，治療途中に当初計画した内容とはおおいに異なる治療計画を再設定しなければならないことがある．

　代表的な例としては，非抜歯を前提として進めた治療が抜歯をしなければならなくなる場合，カムフラージュ治療を前提に開始した治療が途中で外科手術を併用する，いわゆる外科的矯正歯科治療に変更せざるを得なくなる場合などがある．これらの例は治療方針を変更する理由が，時としてきわめて複雑な条件が複合して成立することが多いので，患者に説明しても理解を得ることが困難な場合も多い．しかし，いずれも患者に対して不可逆的な侵襲を加えることになるので，あきらめずに説明を行うのがよい．以下に，治療途中で方針を変更せざるを得ない状況に関連した話題例を参考として記す．

■ 矯正歯科治療に適した年齢とは

　これは生物学的な観点と社会心理学的な観点と経済的な観点から考えるべき問題である．

　矯正歯科治療では，単に歯並びの異常を治すだけではなくて，咬合異常が形成された真の要因についても評価し，治療しなければならないことも多い．

　たとえば骨格性下顎前突症では上下顎骨のサイズ，形，頭蓋顔面に対する位置などの異常がみられる．患者が成長のピークにあるかそれ以前の年齢の場合には，顎骨の発育をコントロールする治療法が考慮されることがある．短い上顎骨が原因で形成された反対咬合に対して，上顎前方牽引装置が顎整形効果を発揮するのは成長スパートのピークを越えてしばらくまでである[11]．一方，成長の完了した成人患者では見かけ上同じような症状であっても，手術による改善が第二選択肢となることもある．このように，症状と年齢（正しくは骨や筋肉などの成長力）が治療方法と予後の良否に大きく影響するので，それらの生物学的な要素を考慮して，最適の治療時期を決定する必要がある．

　次に，患者にとっても歯科医師にとっても満足できる矯正歯科治療の結果を得るためには，治療に対する患者の内発的な動機づけの強さが決定的に重要である．特に心理発達に問題のない患児の場合，動機づけは親の助言など外発的に強められるのが通常であるが，思春期になると親から独立して自ら判断・行動したいという欲求が強まる．したがって，患者がどのような精神発達段階にあるのか，患者と親がどのような心理的関係をもっているかなどの要素は，矯正歯科治療の開始時期におおいに影響を与える．患者が成人であっても，治療すべきかどうかに迷っていたり，あるいは治療の専門的な説明を理解する力が不足しているようなこともあり得る．そのような場合には，じっくりと時間をかけて患者の考えを聞き，また質問に答える必要がある．しかし，質問の内容は患者の知力や性格に依存するので，患者にとってどのような情報が必要かを歯科医師も慎重に考えることが望ましい．臨床上のリスク管理の点から，動機づけの弱い患者は矯正歯科治療の対象とすべきではない．

　経済的な問題は治療開始前に必ず明確にしておく．矯正歯科治療は長期にわたって行うので，患者の事情を聞いたうえで可能な対応を考えることは非難されることではない．転勤や進学などで治療を中断することがある場合の治療費の取り扱いについても，診療契約を交わす段階で，明確に取り決めておくことを勧める．

■ なぜ矯正歯科治療は予想より長引くことがあるのか

　この理由は二つ考えられる．

(1) 一つは歯科医師の診断・治療計画の内容あるいは手技に問題があった場合である．

(2) もう一つは患者側の問題であり，それはさらに二つに分類される．

　その一つは治療に対する患者の生物学的な反応が歯科医師の予想とは異なっていた場合である．患者によっては，問題がすべて治ると思っている人もいるかもしれない．しかし，矯正歯科臨床に長年携わっている者なら同意するであろうが，患者の示す反応にはばらつきが大きい．たとえば，ダイレクトボンディングを例にあげてみよう．歯面を酸処理する方法は，研修医でも容易に理解できるであろうし習得にもそれほどの時間はかからない．しかし，患者のなかにはエナメル質が脱灰しにくい人もおり，標準的な条件よりも長時間エッチング処理しなければアタッチメントは外れやすい．しかし，それがわかるのは，外れてからである．もちろん，歯科医師は外れた原因を慎重に見極める必要があるが，外れ

たものはもう一度新しいアタッチメントを接着する必要があり，それには再び時間を必要とする．もしこのようなことが一度起こると，それだけで2〜4週間の遅れになることが多い．正確な理由は不明であるが，同じような強さの矯正力を加えても，歯の動く速度にも個人差がある．これも事前に正確に予測できないが，治療期間を相当に長くする原因になる．

患者側に起因するもう一つの理由は，社会心理学的なものである．矯正歯科治療は事前の診療予約を原則とするが，なかにはたびたび予約をキャンセルする患者がいる．キャンセルした分の代替日は1週間以上先に延期となることが多い．かりに二回に一度キャンセルすることを常習とし，それぞれ1週間先に再予約する場合，動的治療期間を2年，月一回の診療と仮定しても，治療は当初の予定よりも12週すなわち3ヵ月近く遅れることになる．2年の間には試験や仕事，旅行，病気などさまざまなイベントがあり得るので，最初の予定より6ヵ月以上遅れることも十分にあり得る．このようなことは比較的明示しやすいことなので，治療開始時の説明において，具体的な例を示しておくと誤解が減る．

ところで，来院をキャンセルした患者で，診療予約の間隔を短くしてほしいと希望する人がいる．このような人たちには，歯の移動には周囲の骨の吸収と新生という改造機転が働くので，生物学的な理由から通院の頻度は3〜4週に一度が望ましいこと，無理に極端に短くすると歯に障碍となることもあることを，きちんと伝えておく必要がある．

■ ブレースを着用している間にスポーツをしてもよいか．ブレースの着用は学校の成績を下げないか

これらの質問は，成長期の患者からしばしばなされる．患者の心配は大別すると二つある．

(1) 一つは装置を装着することで，長期にわたり一定の痛みや不快感が歯列・口腔などに生じるが，学業等に影響はないか，痛みが強いと成績が落ちるのではないかという不安である．

この問題に対して筆者は次のように回答してきた．一つは患者の感受性に左右される．痛みに対する感受性が強ければ勉強に限らず，精神の集中を要する作業は妨げられるおそれがある．次に患者の動機づけの強さである．強い動機づけがなされた患者は（疼痛にかぎらず装置の使用なども含めて）相当の困難を克服するものである．動機づけの強さは患者のパーソナリティと保護者の態度の影響を受けることも説明しておくのが賢明である．成績については，筆者の経験では，最高学府に進学した高校生の患者も少なくなかったことから，装置の影響には個人差があると考える．

(2) 患者が心配するもう一つは，歯を矯正移動していると，歯の動揺が強くなるので，スポーツなどで外力が加わるおそれのある種目（格闘技など）のクラブ活動を続けてもよいかというものである．

筆者の経験では，どのスポーツでもとくに問題はないと考える．格闘技の場合，確かに前歯の脱臼や歯折を起こすと，口唇・頬粘膜にアタッチメントが当たって，粘膜の断裂などが生じることもあり得る．しかし，アーチワイヤーを装着した患者では，そのような外傷は被っても，歯列が固定されているので，受傷後も歯はもとの位置にとどまっていることが多い．クラブ活動をしていて受傷する確率は同じで，エッジワイズ装置により矯正歯科治療を受けていない場合には，歯の脱落，喪失などもリスクとして考えられるので，矯正治療をすることが不利とはいえない．筆者の患者で，甲子園をめざすほどの高校球児がいたが，装置の装着で投球技術が影響を受けたことはないとのことであった．

■ エッジワイズ装置は楽器を演奏するときに邪魔になるか

これも学校生活にかかわる心配である．吹奏楽器の演奏には注意を要する．その理由は演奏時に上下唇を使い，楽器が口唇を介してアタッチメントに当たる機会が増えるので，演奏の妨げになるか，上顎前歯を唇側に下顎前歯を舌側に押す力が働くおそれがある．その他の楽器については特に問題はない．

■ 成人女性患者で治療中の妊娠の可能性について

矯正歯科治療中に妊娠することについて問題はないのかという問いであり，注意を要する問題である．

妊娠3ヵ月以内あるいは8ヵ月以後の時期に，う蝕や埋伏智歯あるいは歯周病が原因となって生じる疼痛がある．智歯の問題については，矯正歯科治療開始前に

抜歯しておくことで問題の発生を回避できる．う蝕については，治療中の口腔衛生指導を徹底する必要があり，矯正歯科治療開始前に修復処置を完了しておくことと，治療中も定期的にう蝕の有無をチェックし，プラークコントロール，スケーリング，フッ素塗布などを行う必要がある．

妊娠中は体調の問題もあり，口腔衛生の管理がうまくできないために，う蝕，歯周病が増悪しやすいと考えられるので，矯正歯科治療の診療予約とは独立して患者に来院してもらい，系統的に口腔衛生状態を管理することが望ましい．妊娠自体は歯の移動を通常よりも容易にすると考えられる[12]．

4 契約の実務

4.1 診療契約

診療は患者が診療所を訪れ，診察を申し入れた時点から始まる．したがって，診療にかかわる歯科医師の管理義務はその時点から発生するわけであるが，ここでは診断を終え，考えられる治療内容についても患者が理解し，矯正歯科治療を実際に始めたいと希望した時点において，歯科医師と患者のあいだで交わしておくべき合意内容と合意の方法について記す．初診から診療契約にいたる過程については，Chapter 15で解説しているので参照されたい．

4.2 診療契約書の構成要件と契約の実際

診療契約を交わす前提として，患者の抱える矯正学的な問題についての説明（診断）と，問題に対する対処法の説明（治療計画についての説明）内容を患者が了解している必要がある．

- ステップ1：治療計画の立案

これは患者への面接，検査資料の記録と分析などを経て，担当医が矯正学的問題のリストアップとそれらの解決法（治療法）を考え，文書化する作業である．通常，症例検討会など診療機関内部の会議で評価・検討され，患者のポートフォリオ（治療計画書）が作成される．評価書 evaluation form ともよばれる．

- ステップ2：診断

これはステップ1で用意した治療計画案をもとに患者（および保護者）と直接に面談し，矯正学的問題点と考え得る治療法を説明し，患者との質疑応答を経て，最終的な問題点のリストと治療方法を決定する作業である．正確には診断と治療計画の決定というべきである．

説明にはエックス線画像，口腔模型などの資料とその分析結果を図表化したもの（プロフィログラムやポリゴン，セファロ計測値一覧表）も提示するのが通例である．診断時に患者と交わした質疑応答の内容と担当医が患者を観察した結果をできるだけ記録し，次のステップである診断録の作成と診療計画同意書の作成に利用する．診療計画書は診療録（カルテ）の一部を構成するものであり，患者が最終的に受療することに同意するか否かにかかわらず，それをもとに診断後に作成する診断録とともに診療行為の証拠として，保存しておかなければならない．

- ステップ3

診断時に新たに明らかとなった事実，患者の要望，パーソナリティなどを，もとの治療計画案に追記した診断録 diagnostic note を作成し，保存しておく．

診断録への記載要件は以下のとおりである．

①患者氏名とカルテ番号は必須である．
②保護者がいればその氏名も必ず記載する．
③担当医氏名，担当スタッフ氏名
④患者の来院の背景あるいは来院動機および主訴
⑤既往歴，家族歴
⑥現症：各種検査結果も含む分析結果に基づく治療を必要とする問題点および治療をするために考慮すべき点など．誰に who，どのような問題 what が，どこに where，いつから when，どのようにして how 発生し，また問題発生の原因はなにか why．
⑦問題に対する対処法：誰が who，どのような方法（装置）what で，どの部位に where，いつから when，どのようにして how 解決するのか．
⑧患者の質問とそれに対する医療者側の説明も記載しておく．
⑨患者の態度と理解度など

表14.1に著者らの設計した診断録を例示する．

- ステップ4

診断録をもとに診療契約書（治療計画同意書）を二通作成する．同意書は原則的に専門用語の羅列は避けて，

患者にわかりやすい表記をとることもある．

　なお，治療計画書等の診断録以前の文書は医療者間の正確な情報の共有を優先し，また患者と医療者の間で誤解が生じないように，専門家にわかるような表記法に従うのがよい．

　表17.2に治療計画同意書の例を示す．

　治療計画同意書とは，治療計画書にもとづく診断および治療計画の内容についての矯正歯科医の説明と質疑応答を終えた後に，患者が矯正歯科治療を受けることに同意した場合に歯科医師と患者とのあいだで取り交わす文書である．その内容は基本的には治療計画書に記した事柄を踏襲しているが，異なるのは治療計画についての説明と協議の過程において患者から出た質問とそれに対する回答（説明）の内容が追記されていること，および治療計画書が診療録の一部として専門的な表記を原則としているのに対して，治療計画同意書は患者が一読しても，ある程度の理解ができるような表記を心がけていることである．

　この同意書はその名称が示すように，治療開始時点で予測できる事柄をもとにした計画なので，矯正歯科治療の途中で状況が変化したときに新たに計画を練り直すことも念頭において作成される．治療計画同意書の書式は，それぞれの診療機関によって異なるが，記載しておくべき事項は共通している．

　記載すべき事項についての要点は，診断録への記載事項で記した内容に加えて，以下のとおりである．

①診断日時と診断場所は後日，説明義務を果たしたことの証明を要する場合に文書の信憑性を担保する事項なので記録しておくべきである．

②診断内容説明者の記録も重要である．原則として診断の場には歯科医師，看護師あるいは歯科衛生士を同席させるのが望ましい．

③医療者は誰に対して説明したのかが重要である．そこで説明を受けた者の氏名を記録しておく．

④患者の質問とそれに対する医療者側の説明も記載しておく．

　重要な点は，一般の契約書と共通することであるが，同意が交わされた日付，契約の当事者の自署，捺印などが必要であること，また，患者（と保護者）に必ず読んでもらうこととその確認，さらに，契約書は二通用意して，医療者と患者が各一通保管することなどである．

■ 文献

1. ヨンパルト・ホセ，秋葉悦子．人間の尊厳と生命倫理・生命法，成文堂，東京，70-71，2009．
2. 唄孝一：治療行為における患者の意思と医師の説明－西ドイツにおける判例・学説－，契約法大系刊行委員会編，契約法大系Ⅶ補巻，有斐閣，東京，66，1965．
3. 町野朔：患者の自己決定権と法，東京大学出版会，東京，15-16，1986．
4. 最高裁昭和54年(オ)第1386号同57年3月30日第三小法廷判決・集民135号563頁．http://www.courts.go.jp/search/jhsp0010
5. 最高裁平成4年(オ)第200号同7年6月9日第二小法廷判決・民集49巻6号1499頁．http://www.courts.go.jp/search/jhsp0010
6. 東京高裁判平成11年5月31日判決．判例時報1733号37頁．
7. 最高裁平成10年(オ)第576号同13年11月27日第3小法廷判決・民集55巻6号1154頁．
8. 蔭山明日香，八木雅和，中村晴奈，高田健治．歯科矯正臨床向けインテリジェントソリューションの開発（その2），第51回阪大歯会総会，3，2004年12月，大阪．
9. 手嶋豊．医事法入門，有斐閣，東京，214，2005．
10. 柳川範之．契約と組織の経済学，東洋経済新報社，東京，83-84，2009．
11. Takada K, Petdachai S, Sakuda M. Changes in dentofacial morphology in skeletal Class III children treated by a modified maxillary protraction headgear and a chin cup: a longitudinal cephalometric appraisal. Eur J Orthod 1993; 15:211-221.
12. Yamashiro T, Takano-Yamamoto T. Influences of ovariectomy on experimental tooth movement in the rat. J Dent Res 2001; 80:1858-1861.

表 14.1　An example of a completed form of the diagnostic note.

Page 1/4

矯正診断録（見本）

患者氏名　_____　病院カルテ番号　_____　矯正症例番号　_____
診断日時　____年____月____日・ 16:00 − 16:30
診断場所　矯正科初診室
診断内容説明者　_____
同席した医師　_____
説明を受けた者　患者，患者の母親

1. 来院の背景および主訴内容
(1) 主訴
　　患者：歯(23)が生えてこないことが気になる．
　　保護者：歯(23)が生えてこないことが気になる．
(2) 来院動機，背景
　　学校の歯科検診において，歯の本数が足りないことを指摘され，歯科の受診を勧められたとのこと．
(3) 家族歴
　　父親，母親ともに叢生を認める．
(4) 理解度
　　現状についての説明および矯正歯科治療の必要性について説明したところ，内容について保護者の理解が得られた．患者自身は現状について理解しているが，治療の必要性については理解が低いと考えられる．
(5) 矯正歯科治療への協力度
　　保護者は矯正歯科治療に対して積極的であり，協力度は高いと考えられるが，患者は協力度が低い．

2. 患者の現状についての説明内容
(1) 全身所見
　　全身の既往歴については特記事項なし．
　　アレルギー：スギ花粉アレルギーあり．
　　身長：145cm
(2) 顔画像所見
　　正面観はほぼ左右対称的である．
　　側面観は convex type で上唇は E-line の 3.0mm 前方，下唇は 6.0mm 前方である．
　　上下口唇の前突感が認められる．
　　オトガイ部の後退感が認められる．
(3) セファロ画像分析所見
　　①正面位：
　　　　骨格性：上顎の正中は顔面正中に一致している．
　　　　　　　　下顎の正中は顔面正中に一致している．
　　　　歯　性：上顎歯列の正中が顔面正中より 1.0mm 右に偏位している．
　　　　　　　　下顎歯列の正中は顔面正中に一致している．
　　　　　　　　咬合平面の傾斜は認められない．
　　②側面位：
　　　　骨格性：上下顎関係は骨格性 2 級傾向を認める．
　　　　　　（ANB=5.0°，TSS analysis：Class 1（0.32），Class 2（0.68））
　　　　　　12 歳の日本人女子の標準値と比べると，SN の長さは標準的であり，上顎骨はサイズが標準的で位置は前方位である．

Copyright © 2008 by i-Cube Co. Ltd.

表 14.1 Cont'd.

　　　　　下顎骨はサイズ・位置ともに標準的である．
　　歯　性：U1 の歯軸傾斜は標準的である．
　　　　　L1 の歯軸が唇側傾斜している．
　　　　　歯槽性の上下顎前突が認められる．
　　　　　下顎下縁平面は high mandibular plane angle を示す．
(4) エックス線画像所見等
　①パノラマエックス線画像所見
　　すべての永久歯は揃っている．18, 28, 38, 48 の歯胚が認められる．23 が埋伏しており，根尖部に歯根の屈曲を認める．22 は歯根長の 1/2 以上の歯根吸収を認める．全顎的に歯根が短く，根尖部が丸い．とくに 11, 12, 21, 33-42 についてはその傾向が著しい．
　②その他
　　CT 所見より，23 の歯冠は 22 歯根の口蓋側で接触し，22 の歯根を吸収している．
　　手根骨エックス線画像より sesamoid bone を認める．
(5) 口腔模型・口腔内所見
　①上下顎第一大臼歯関係
　　左右ともに Angle I 級の臼歯咬合関係であるが，II 級傾向が認められる．
　②上下顎歯列弓
　　上顎歯列：歯列弓形態―左右対称，U 字型歯列弓
　　　　　　　上顎歯列の ALD は，23 の幅径が 13 と同じと仮定したとき－5.2mm である．
　　　　　　　23 が埋伏している．22 の動揺度は±～＋である．22 に圧痛を認める．22 の口蓋側に 23 の膨隆を触れる．13 の低位唇側転位を認める．12 の口蓋側転位を認める．17, 27 が半萌出している．
　　下顎歯列：歯列弓形態―左右対称，U 字型歯列弓
　　　　　　　下顎歯列の ALD は－1.4mm である．TD は－9.2mm である．スピーカーブは左右ともに 2.0mm である．
　　Anterior ratio, over-all ratio：23 の幅径を 13 と同じと仮定したとき，anterior ratio, over-all ratio はともに標準である．
　　Overjet, overbite：OJ, OB ともに標準的である．
(6) 顎関節部および機能検査所見
　　顎関節部の状態：clicking（－）
(7) 口腔内の衛生状態，カリエスの有無および歯肉の状態
　　全顎的に軽度の歯肉腫脹を認める．

3. 本症例の要約（overview）
　　本症例は，骨格性 2 級，Angle II 級傾向を有する上顎前突症例であり，23 の埋伏を認める．

4. 治療方針および使用する装置についての説明内容
(1) 治療方針・期間
　　上記の問題点を解決するために以下の 3 つのプランを提示した．

● プラン A
外科的に 23 を開窓し，リンガルアーチ装置を用いて 23 の牽引を行う．23 の牽引完了後，14, 22, 35, 45 を抜去してエッジワイズ装置を用いた全顎的な歯の排列を行う．
利点：上下顎 4 本の歯を抜去することで，前歯の後方牽引が可能になり，口もとの前突感を改善できること．
欠点：プラン B に比べ歯の移動量が大きく，治療期間も長いため，全顎的な歯根吸収のリスクが高いこと．また，矯正治療終了後に，23 の形態修正が必要であり，上下歯列の正中が一致しない可能性がある．予想される治療期間は約 2 年半～3 年程度である．

● プラン B
外科的に 23 を開窓し，リンガルアーチ装置を用いて 23 の牽引を行う．その後，ヘッドギア装置を装着し，上顎臼

表 14.1　Cont'd.

歯部の遠心移動を行う．23 の牽引および上顎臼歯部の遠心移動完了後，非抜歯にてエッジワイズ装置を用いた全顎的な歯の排列を行う．
利点：プラン A に比べ歯の移動量が小さく，治療期間も短いため，歯根への負担が小さいこと．
欠点：17, 27 がすでに萌出しているため，ヘッドギア装置を用いて上顎臼歯部の遠心移動を行うことがかなり難しいこと．
上顎臼歯部の遠心移動を行うことにより，さらにオトガイ部が後退する可能性があること．
非抜歯で全顎的な歯の排列を行うため，口もとの前突感がさらに悪化する可能性があること．
また，矯正治療終了後に，22 の補綴処置が必要である．予想される治療期間は 2 年～ 2 年半程度である．

● プラン C
外科的に 23 を開窓し，リンガルアーチ装置を用いて 23 の牽引を行う．23 の牽引完了後，エッジワイズ装置を部分的に用いたセクショナルアーチ装置で一部の歯の排列を行う．
利点：治療期間が 3 つのプランのうちでいちばん短いこと．
欠点：23 埋伏歯の牽引・排列のみを治療目標とするため，口もとの前突感や叢生が改善されないこと．
予想される治療期間は約 1 年程度である．

以上を説明し，患者はプラン A を選択し，治療を開始することとなった．

(2) 使用する装置
● 装置名：リンガルアーチ装置
装置装着時期：23 埋伏歯牽引時
装置を使用する期間：約半年～ 1 年程度と予想される．
装置装着時間：固定式装置であり，患者および保護者による取りはずしはできない．そのため終日装着することになる．
装置調節のための来院間隔：調節のため月一度の来院が必要である．
装置装着に際しての注意事項：装置装着中は粘着性の食べ物を控えること，およびブラッシングの励行が必要である．

● 装置名：エッジワイズ装置
装置装着時期：23 埋伏歯牽引後
装置を使用する期間：プラン A で約 2 年程度，プラン B で約 1 年半程度，プラン C で約半年程度である．
装置装着時間：固定式の装置であり，患者および保護者による取りはずしはできない．そのため終日装着することになる．
装置調節のための来院間隔：調節のため月一度の来院が必要である．
装置装着に際しての注意事項：装置装着中は粘着性の食べ物を控えること，およびブラッシングの励行が必要である．

5. その他特記事項
・22 は歯根長の 1/2 以上の歯根吸収が認められ，現時点で動揺および圧痛が認められることから，今後長期にわたって保存することは難しく，いずれ抜歯が必要である．また，23 の牽引中に 22 が脱落する可能性や抜去が必要になる可能性がある．
・23 周囲は歯槽骨が少なく，牽引力を作用させてもそれに反応しない可能性がある．3 ヵ月程度牽引しても 23 が移動しない場合は，22 に加えて 23 も抜去する可能性がある．
・23 が牽引力に反応して萌出したとしても，23 の周囲には歯槽骨が少ないため，歯肉退縮および知覚過敏などが起こる可能性がある．
・23 の牽引時は，定期的にエックス線撮影を行い，23 と隣在歯歯根との位置関係について観察する必要がある．
・エッジワイズ装置を用いた歯の排列を行うことにより歯根吸収，歯槽骨の吸収，歯肉退縮，歯根の露出および知覚過敏などが起こる可能性がある．現時点で，全顎的に歯根が短く根尖が丸い傾向があるため，とくに歯根吸収のリスクが高いといえる．
・顎関節症状が出現した場合は，矯正治療を中断する可能性がある．
・将来的に上下左右の第三大臼歯の抜去が必要になる可能性がある．

表14.1 Cont'd.

Page 4/4

6. 患者および保護者からの意見・質問
母親からの質問：
・エッジワイズ装置とはどのような仕組みの装置ですか？
　→エッジワイズ装置とは，ブラケットとアーチワイヤーからなり，ブラケットを歯に接着して，それにアーチワイヤーを通すことで，歯をアーチワイヤーに沿って自由に動かすことができる装置であることを伝えた．
・エッジワイズ装置を装着することにより，歯磨きがしにくくなったり，痛みが生じることはありますか？
　→エッジワイズ装置を装着すると，口腔内が複雑になるため，汚れがたまりやすくなるうえに歯磨きがしにくくなる．そのため，歯磨きの際は普段使用している歯ブラシ以外にも歯間ブラシなど補助的な清掃具を用いる必要がある．歯磨きの仕方については，今後随時練習していく予定である．
痛みについては，装置調節のたびに痛みが生じる可能性があるが，数日で消失する．また，装置装着直後は装置自体に違和感があり，口内炎などができる可能性があるが，慣れることで違和感は消失する．以上を伝えた．

今後も質問等は随時受け付けることを説明し，患者および患者の母親に了承を得た．

説明歯科医師署名欄　　　　　　　　　　　　　　　　　　　　20＿＿＿年＿＿＿月＿＿＿日

　　　　診療所住所
　　　　診療所名

　　　　　　歯科医師　＿＿＿＿＿＿＿＿＿＿＿＿＿＿＿＿㊞
　　　　　　歯科医師　＿＿＿＿＿＿＿＿＿＿＿＿＿＿＿＿㊞

表14.2　An example of a completed form of the orthodontic treatment plan agreement form.

Page 1/3

（医師保管用）／（患者保管用）

治療計画同意書（見本）

患者氏名　_____　病院カルテ番号　_____　矯正症例番号　_____
診断日時　____年____月____日・__16:00__－__16:30__
診断場所　矯正科初診室
診断内容説明者　_____
同席した医師　_____
説明を受けた者　患者，患者の母親

1. 主訴内容
患者：左上の糸切り歯が生えてこないこと．
保護者：左上の糸切り歯が生えてこないこと．

2. 現在の問題点
①左上の糸切り歯が骨の中に埋まっていること．
②左上の前から2番目の歯の根が半分以上溶けていること．
③横顔で口もとが出た感じがすること．
④上の歯に軽度の歯のがたがたがみられること．
⑤全体的に歯の根が短く，先端が丸いこと．

3. 治療方針および使用する装置についての説明内容
(1) 治療方針についての説明
　　上記の問題点を解決するために，プランA～プランCの3つのプランを提示したところ，患者さまおよび保護者さまは以下に示すプランAを選択しました．
● プランA
口腔外科で左上の糸切り歯を骨の中から出し，リンガルアーチ装置という装置を用いて骨の中から少しずつ口の中へ誘導します．糸切り歯を引き出した後は，右上の前から4番目の歯，左上の前から2番目の歯，下の左右の前から5番目の歯を抜いて，エッジワイズ装置を用いて全体の歯並びを整えます．
利点：4本の歯を抜いて治療することで，前歯を後ろに引くことができ，口もとが出た感じを改善できること．
欠点：プランBに比べ歯を動かす量が大きく，治療期間が長くなるため，歯の根が短くなるリスクがあること．
矯正治療終了後に，左上の糸切り歯の形を前歯のように修正する必要があります．また，上下の歯の真ん中が一致しない可能性があります．予想される治療期間は，約2年半～3年程度です．

(2) 使用する装置
● 装置名：リンガルアーチ装置
装置装着時期：左上の糸切り歯を骨の中から引き出すとき．
装置を使用する期間：約半年から1年程度と予想されます．
装置装着時間：固定式の装置であり，自分で取り外しができません．そのため終日装着することになります．
装置調節のための来院間隔：調節のため月一度程度の来院が必要です．
装置装着に際しての注意事項：口腔内清掃をしっかりする必要があります．粘着性の食べ物は避ける必要があります．
● 装置名：エッジワイズ装置
装置装着時期：左上の糸切り歯を骨の中から引き出したあと．
装置を使用する期間：約2年程度と予測されます．
装置装着時間：固定式の装置であり，自分で取りはずしができません．そのため終日装着することになります．
装置調節のための来院間隔：調節のため月一度程度の来院が必要です．
装置装着に際しての注意事項：口腔内清掃をしっかりする必要があります．粘着性の食べ物は避ける必要があります．

Copyright © 2008 by i-Cube Co. Ltd.

表 14.2　Cont'd.

Page 2/3

(3) 治療全般についての説明
- ●治療方針について
  - □治療開始後に治療方針が変更される可能性があります．
  - □診断時の推定治療期間には誤差が生じる可能性があります．
  - □今後再診断を行う際は，再度検査が必要となります．
- ●矯正治療について
  - □当科では，基本的に3人体制で診療にあたります．
  - □診療の約束時間が多少前後する可能性があります．
  - □規定料金が改定される可能性があります．
  - □矯正治療中は虫歯や歯周病のリスクが高くなるため，しっかりとした口腔内清掃が必要となります．
  - □装置が破損するおそれがあるので粘着性の食べ物（ガム，キャラメル等）を控えて下さい．
  - □矯正装置の装着時間等の注意事項を守ります．
  - □装置装着に伴い，痛みや違和感が生じることがあります．
  - □歯に矯正力をかけることで，歯根吸収を生じることがあります．
  - □治療途中で顎関節症状が生じた場合，治療を一時中断あるいは中止することがあります．
  - □転医を希望される場合は，転医資料を作成します（別途，転医資料作成費が必要）．
  - □質問がある場合は，随時応じます．

4. その他特記事項
   - ・左上の前から2番目の歯の根は，半分以上が溶けており触ったときに痛みもあることから，今後長期にわたってもたせることは難しく，いずれは抜く必要があると予想されます．また，左上の糸切り歯を骨の中から引き出す際に，前から2番目の歯が抜けてしまう可能性や抜く必要性が生じる可能性があります．
   - ・左上の糸切り歯の周りには骨が少なく，骨の中から引き出す力を作用させても，その力に反応しない可能性があります．3ヵ月程度引き出してみても糸切り歯が移動しない場合は，左上の糸切り歯も抜かざるを得なくなる可能性があります．
   - ・左上の糸切り歯を骨の中から口の中へ誘導することができても，周りに骨が少ないため，歯ぐきが下がったり，知覚過敏が起こる可能性があります．
   - ・左上の糸切り歯を骨の中から引き出す際は，定期的にX線撮影を行い，近くの歯との位置関係を観察する必要があります．
   - ・エッジワイズ装置を用いた歯並びの治療を行うことにより，歯の根が短くなったり，歯ぐきがさがったり，歯を支える骨が減ったりする可能性があります．現段階で，全体的に歯の根が短く丸い傾向があるため，とくに歯の根が短くなるリスクが高いといえます．
   - ・将来的に上下左右の親知らずの抜去が必要になる可能性があります．
   - ・あごの関節の症状が出現した場合は，矯正治療を中断する場合があります．

5. 患者および保護者からの意見・質問
   母親からの質問：
   - ・エッジワイズ装置とは，どのような仕組みの装置なのですか？
     → エッジワイズ装置とは，ブラケットとアーチワイヤーからなる装置で，ブラケットを歯にはりつけて，それにアーチワイヤーを通すことで，歯をアーチワイヤーに沿って自由に動かすことのできる装置であることをお伝えしました．
   - ・エッジワイズ装置を装着することにより，歯磨きがしにくくなったり，痛みが生じることはありますか？
     → エッジワイズ装置を装着すると，口の中が複雑になるため，汚れがたまりやすくなるうえに歯磨きがしにくくなります．そのため歯磨きの際には，普段使っている歯ブラシ以外にも歯間ブラシなどを補助的に用いる必要があります．歯磨きの仕方については今後，随時練習していく予定です．痛みについては，装置を調節するたびに痛みが生じる可能性がありますが，数日〜1週間程度で痛みは消失します．また，装置装着直後は，装置自体に違和感がありますが，慣れることで違和感は消失します．

   以上をお伝えしました．

   今後も質問等は随時受け付けることを説明し，患者さまおよび保護者さまの了承を得ました．
   この治療計画同意書は診断時に患者さまに説明した内容およびその際に使用した資料をもとに作成しました．

表 14.2 Cont'd.

Page 3/3

説明歯科医師署名欄　　　　　　　　　　　　　　　　　　　20＿＿年＿＿月＿＿日

　　　　　　　診療所住所
　　　　　　　診療所名

　　　　　　　　歯科医師　＿＿＿＿＿＿＿＿＿＿＿＿＿＿＿㊞
　　　　　　　　歯科医師　＿＿＿＿＿＿＿＿＿＿＿＿＿＿＿㊞

患者署名欄
　（＊どちらかの□にチェックマーク[∨]を記入してください）

診療署名（または担当歯科医師名）　殿

　　私は，〈診療所名〉において，検査診断の結果，上記内容について説明を受け，診断内容を十分理解のうえ，

　　□ 上記の治療計画に同意いたします．
　　□ 治療を希望いたしません．

　　　　　　20＿＿年＿＿月＿＿日

　　　　　　患者さままたは保護者さまのご署名　＿＿＿＿＿＿＿＿＿＿＿＿㊞　続柄 ＿＿＿＿

CHAPTER 15

患者管理

　前章では矯正歯科の診療契約について，歯科医療者が理解しておかねばならない義務の内容と，それらの義務が必要とされる法的根拠について解説した．患者管理とは，広義には初診から矯正歯科治療完了までのプロセスにおいて，歯科医療者が果たすべき義務と業務を指す．時系列的に大別すると，初診から診療契約の同意を交わすまでの時期と，動的治療開始後から保定が完了するまでの時期とに分けられる．

　患者への侵襲というパラメータを指標にすると，患者に外的操作を加えることと，患者の診療にかかわる情報の整理，すなわち検査資料の解析や診断書などの文書作成業務に分けられる．さらに，診療機関は個別の患者への業務ばかりではなく，患者の診療録等を集合的に管理するという業務もある．本章では，初診から診断そして診療契約を患者と交わすまでの具体的プロセスを記す．

1 医療面接

1.1 目的

　医療面接 interview の目的は，患者の抱える問題のうち，患者が強く問題意識を持つ点を医療者が探り出すことにあると思われがちであるが，実は，それに加えて，患者や保護者，配偶者などの理解力，知性，パーソナリティなどを医療者が理解する手がかりとすることも含まれる．また，患者自身が問題として意識していない心身医学上の問題を発見するきっかけともなる．

　さらに，患者の立場からみても，医療面接で対面する歯科医師が，長期にわたり治療を委ねるのにふさわしい人物かどうかを判断するためのよい機会を提供する．

　以上の意味から，医療面接は医療者が支配的に患者を評価するのではなく，患者と双方向的に医療契約を結ぶにふさわしい相手かどうかを判断する機会を提供するのである．

1.2 診療者の服装と態度

　初診時の患者と保護者は，美容・咬合にかかわる問題を抱えて来院することに加えて，一般に初めての場所で，初対面の人間から専門的な説明を受けるわけであり，神経が過敏になっている場合が多いという前提で対応する必要がある．

　患者と医師が対等の関係で接することは当然であるが，両者の関係性を客観的に眺めると，患者は自分の抱える悩みに対して，誠実にかつ合理的に納得のいく説明を医師に期待する．人は初対面の相手が信頼できるかどうかを，最初の 0.04～0.1 秒で判断することが知られている[1,2]．その場合，相手の知性を評価するのではなくて，自分に脅威を与える存在かどうかを判断する．第一印象の判断には，容貌が主な手がかりにされるが，服装，言葉遣い，清潔度なども重要な要素である[3,4]．

　伝統的に，医療では医療者に対して，類型的な役割が患者から期待される．したがって，歯科医師とそのスタッフは前記の事柄を理解したうえで，患者と接するように努めなければならない．これは，職業上，要求される重要なソーシャルスキルである．歯科医師は業務上の作法として，患者の信頼を得るためにも，患者が期待するような役割を果たせるような立ち居振る舞い，服装を心がけるのが賢明である．

　診療室におけるドレスコード（身だしなみ）を規定する要素は，重要な順に，安全性，機能性，そして清潔さである．歯科診療室内ではガスバーナーが常時つけられており，また，薬液，水も扱われる．したがって，難燃性・耐酸性の生地が望ましい．また事故等が発生

したときに安全にかつすばやく動けるような服装がよい．

靴については，ゴム草履，ミュールやハイヒールを履いてはならない．非常時の俊敏な動きを妨げるばかりでなく，自身が転倒のおそれがあり，転倒時に患者（特に小児）や周りの設備機器に触れることで，それらを倒壊したりすることにもつながりかねない．サンダルは，安全性のほかに診療室という場所とそこでの自分の役割を社会通念に照らしあわせて考えると，特に男性歯科医師の場合は避けたほうがよい．

白衣やブルーコートを着けずに私服のままで，診療室に出る歯科医師が多いかもしれない．このスタイルは，北米の開業医のあいだでは一般的である．しかし，北米とは異なり，電車通勤など不特定多数の人に接触する機会の多い日本では，診療室内の清潔さの維持という観点からは勧められない．診療室専用の私服を用意できるなら，その使用に問題はない．

看護師の服装については，外出着に白衣をはおるよりも，白いパンツスタイルのユニフォームのほうが，プロフェショナルな印象を患者に与えるとの調査結果がある[5]．

1.3 メイクアップ

前記したように，第一印象の決め手は容姿である．したがって，メイクアップを自己実現の手段と考える人が多いかもしれない．自分の好きなスタイルのメイクアップをすることで，自己の存在を実感するというわけである．現実の問題としても，メイクアップを常にしている人にとっては，メイクアップはその人の一部である．

しかし，職場における自己実現の手段は，仕事の目的に合わせて制約されることも事実である．メイクアップは他者からみた個人の認識を最大化するためのツールであるので，歯科医療の現場で患者と接する場合には，患者（と保護者）からみて信頼のおけるような，役割期待を満たすメイクアップが望ましい．

病院や診療所の性格によっても，メイクアップのスタイルは異なると考えてよい．なぜなら，大学病院と民間のクリニックに患者が期待することは，同じとはいえないからである．

1.4 受付

初めて来院した患者には，待合室で氏名などの基本属性と来院の動機などを，診療所の用意した質問用紙に記入してもらうのが一般的である．この手続きは受付係が行うが，診療所にとって患者と最初に接触する文字どおりの窓口であるので，清潔で明朗な対応が望ましい．

診察が始まるまでのあいだに時間があるようであれば，矯正歯科治療にかかわる知識を増やしてもらえるように，歯並びに関する患者教育用パンフレットなどを用意しておくのも良い．コンサルテーション用ソフトウエア[6]が役に立つ．

1.5 診察室の環境

診察室では，患者が落ち着いて話せる環境を保つように配慮する．基本的に必要とされる環境は，静けさであろう．少なくとも互いの話を正確に聞きとれるだけの騒音のない環境が必要である．灯りは，必ずしも自然光が必要ではない．自然光は開放的で健康的であるが，患者のシリアスな話を聞くときには，ある程度柔らかな採光のできる環境のほうがよい．具体的には，カーテンやブラインドなどで，多少自然光を和らげるとよい．また，話を妨げるような頻繁な人の出入りは，避けるべきである．

患者に保護者などが同席する場合以外は，医療者側は原則として，複数のスタッフで対応する必要がある．たとえば歯科医師1名と看護師あるいは歯科衛生士1名の組み合わせで臨み，両者は独立して面接の経過を記録する．そうした配慮をすることで，無用なトラブルの発生を事前に抑えることができる．もし，短時間でもスタッフが1名で患者と対応しなければならないときや，男女のスタッフ2名で診療準備や後片づけなどをするときには，ドアを開け放しにしておくといった配慮が望ましい．

1.6 診察に必要な器具・材料

初診相談では，以下のような資料と器具・材料を用意する．
- カルテなどの診療録
- デンタルミラー，探針，ピンセット，舌圧子
- メディカルグローブ
- ステンレス定規，ノギスなど
- 紹介状（エックス線画像と口腔模型等の資料があればさらによい）
- 矯正装置や治療法を記したパンフレット

1.7 診察室への入室

質問用紙などの記入が済めば，受付係あるいは歯科衛生士がそれをもらい受け，事前に歯科医師の手もとに届ける．患者が紹介状などを持参している場合には，それらももらい受ける．歯科医師は初診患者に実際に会う前に，必要な資料に眼を通すことで，患者の基本的なプロファイルを描いておくとよい．

初診相談には通常20～30分ほどかけるのがよい．その理由は，この段階では患者が何を問題視しているのか，および客観的に何が問題であるのかを把握するように努めるばかりでなく，なぜ問題視しているのかや患者の知的理解力，パーソナリティ，通院を妨げるおそれのある他の心身の疾病の状態，矯正歯科治療を受けるうえで必要な家族のサポート，経済的事情などをできる限り正確に知る必要があるからである．

診察室には，患者が1人で入ることもあれば，保護者なども一緒に入室することがある．未成年者の場合は保護者を同伴させる必要があるが，患者自身が保護者とは別に，歯科医師に話したいと希望する場合には，そのようにするのがよい．患者が成人でも，患者が希望すれば，その親や配偶者の同席は特に問題はない．医療者が患者と1対1で面接するのは，原則的に避けなければならない．面接の内容を記録するためのスタッフの同席が望ましい．

初診面接の場合あるいは医療契約を交わす場合には，デンタルチェアで患者を座らせた状態で会話をするよりも，普通の椅子に座ってもらって話をするほうが，協調的な雰囲気がつくりだされ好ましい．

1.8 最初の会話

初診患者に接する第一歩はアイコンタクトであり，同時に声をかけることである．「こんにちは」という一言で面接は始まる．次に歯科医療者は自分の名前と立場を簡単に自己紹介することも患者の緊張を解く糸口になる．以上の挨拶は互いに立ったままか，患者があらかじめ着座している場合は，そのままでもよいというジェスチャーを与えながら，矯正歯科医自身は立ったままで話しかけるのがよい．

その際に，患者や同伴者がどのように対応するかを観察しなければならない．相手が着座したままで応答するかどうかは，患者あるいは保護者のソーシャルコミュニケーション能力を推測する最初の手がかりになる．患者の表情は快活か陰うつか無表情か，それとも不安に満ちているのか．歯科医師やスタッフとアイコンタクトをするのか，それとも避けるのか．声の調子ははつらつとしているか，抑制的であるか．歯科医師の質問に対して返事をしないかなども観察する．

患者が面接者の質問に対して，絶えず保護者の意向を気にするような態度を示すなら，それは親子間の依存関係を考察する重要な手がかりとなることがある．これらの要素は，患者や同伴者のおかれている心理状態やパーソナリティを知るうえで手がかりとなるばかりでなく，強い内発的な動機で来院したのかどうかを推察するうえでも役立つ．

患者が幼児・小児の場合は，歯科医師は患者の目の高さまで腰をかがめるようにして，患者に話しかけるとよい．大人の目の高さを変えずに子どもに話しかけることは，子どもにとって脅威に感じることである．

欧米では，初対面の患者あるいは家族と握手を交わすのが通例であるが，わが国では一般的ではない．

1.9 患者基本属性の収集

患者基本属性には，患者の氏名，性，生年月日，身長，体重，社会保険証番号，資料採得日，紹介元などが含まれ，その他，主訴，既往歴・現症，社会行動学的問題および家族歴についての医療面接結果などがある．担当歯科医師名も必須事項である．

診療録には担当医が記録（入力）するのが原則であるが，スタッフが記入して，それを管理者である歯科

医師が責を負うことも可能である．電子カルテシステムを使用する場合には，システムにログインしたユーザー ID が記載されるのが一般的であるので，パスワード等の管理には注意する．複数の歯科医師が担当する場合は，担当矯正歯科医・研修医の名前を記録しておく．これは診療行為の当事者を確定するためにも必要である．

- 紹介元：その患者に対して紹介元，すなわち矯正歯科治療を勧めた人の名前と所属先を入力する．紹介者が歯科医師の場合，紹介元の情報は，う蝕の治療や抜歯，歯周病の管理など，矯正歯科治療を勧めるうえで必要な治療の依頼をするために必要であるばかりでなく，患者の来院の動機や経緯を理解するうえで役に立つことがある．
- 社会保険証番号：保険診療の場合，病名記載とともに必須である．
- 性別：男女の成長特性や心理発達の特性は，幼児から小児，青年期の患者を治療するうえで重要なパラメータであるので性別を明記しておく必要がある．
- 資料採得日：患者資料を採得した年月日を記録する．採得年月日を記録しておくと，診療行為が発生したときの患者の歴年齢の算出が容易である．

矯正歯科治療を行ううえで，診療機関として管理に注意を要する問題を，患者が有している場合などは，その理由を記録しておく．

1.10 主訴を聞く

最初の挨拶が終われば，矯正歯科医，患者はともに着座する．面接では，テーブルをはさんで対面して座るという位置関係は，当事者間に緊張を引き起こしやすいと考えられているので，面接者と患者は直交する位置に座るか，それができない場合は，両者と直交する位置にスタッフを座らせ，患者をアシストする役割をもたせると，面接者と患者とのあいだの望ましくない緊張を減じることができる．

面接者は患者（とその保護者など）とは，およそ 1.5〜2m ほど離れて坐るのがよい．

初診時にデンタルチェアに患者を座らせた状態で，患者の判断を仰ぐような話をすることは，できれば避けたほうがよい．そのような位置関係は，心理的には患者に対して医療者が支配的ととられるおそれがあるからである．

命令的，支配的な印象を医療者が与えることなく，患者からの信頼感を得るための工夫の 1 つとして，丸テーブルを利用することもよい．患者と家族に対して，診断者と担当医は正対を避けるような位置に座るのがよい．

最初に来院の動機をたずねる．「どうして来院なさったのですか？」という問いかけは重要であり，必ず行う必要がある．歯科医師は，主訴 chief complaint を知りたいのであるが，患者は直接にそれには答えずに，全く無関係な話から始めることがある．その場合，言葉を性急にさえぎってはならない．

なぜなら，患者が最初に話題することは，たとえ主訴とはかけ離れていたとしても，患者が歯科医師に言いたいこととして重視していることかもしれないし，そうでなくても，話題の性質や話し方，用いる語彙などから，患者の性向や理解力などを推し量るうえで，有益な情報を与えてくれるからである．

患者が気にしている問題は，客観的な検査・分析の結果とは異なることもあるが，この時点ではそうした議論には入らずに，患者が歯科医師に伝えたいことをできるだけ丁寧にかつ詳細に聞き出す．そして，カルテには「患者の述べるところでは」とのただし書きで記録しておく．それにより，記述された内容が誰の意見かを後で特定できる．

主訴を知ることは診察の第一歩であり，必須事項である．主訴とは患者の来院理由を患者の側から，患者の言葉で提示したものであり，記録に当たっては，できるだけ患者自身が用いた言葉を忠実に記しておくのがよい．

たとえば，「上の前歯にすき間があるのが気になる」と言ったのを「上顎の正中離開」と記してはならない．患者が子どもで親の説明をもっぱら聞くことになった場合は，親の意見（説明）であることを，必ず記しておく必要がある．主訴をきわめて短い言葉で表現することも慎まなければならない．前記の例でいうと，「上顎の正中離開」が「気になる」と言ったのか，「以前から気にしていた」のか，それとも「そのことをからかわれたことがある」のかなど，患者のステートメントを来院の背景として，きちんと記しておく必要がある．

患者の来院動機には，社会心理学的な理由がかかわることが多いので，このことは，患者（と保護者）の関心が何にあるかを，歯科医師が正確に理解し，それに基づいて，正確な診断と治療方針を立てるために大切であるばかりでなく，治療中や治療後に患者の理解と歯科医師の認識に乖離が生じた場合，第三者にとって客観的な情報となるので重要である．

主訴についての問診から診断・治療計画の説明にいたる過程は，患者の治療に対する動機（モチベーション motivation）の強さ，すなわち，矯正歯科治療に対して患者が内発的な動機をもっているのかどうかを知るうえで重要である．

一般に，人は他者から言われてとった行動については，それを妨げる状況に遭遇したときに，その行動を放棄しやすい．一方，自分で考えて選択したことに対しては，途中で状況が変化してもなかなか態度を変えない．これは心理学でいうところの認知的不協和と行動一貫性の原理で説明できる．内発的な動機づけの有無は，患者から治療への理解と協力を得られるかどうかを左右する要素となるので，医療面接時にしっかりと調査し，その内容を記録しておく必要がある．

患者が小児の場合，患者に代わって保護者が担当医の質問に答えることは，日常よくあることである．幼児や小児の場合，協力的な態度の保護者は歯科医師にとってありがたい存在である．そこで，問診は保護者が矯正歯科治療に対してどのような認識をもっているのか，患者とその保護者が協調的なパーソナリティ（人柄）であるのかなどを歯科医師が知るよい機会でもある．

患者が青年期以後の場合には，患者に対する歯科医師からの質問は，本来，患者が答えられるはずであるが，患者との直接のコミュニケーションが図れない場合がある．それには四つの状況が考えられる．

第一に患者が保護者から精神的に独立できていない場合で，これは歯科医師の単純な質問にも頻繁に保護者のほうを向いて意見を求めるような態度をとる患者に当てはまる．一般には，シャイであるとか恥ずかしがり屋であるなどの言葉で肯定的に表現されることもあるが，依存性が強すぎる場合は，治療開始後に歯科医師の指示に従わないなどの行動をとる患者もいるので注意する．

第二に子どもに対して保護者が過干渉の場合である．操作的態度の強い保護者は，優しいのでは決してなくしばしば専横的であり，保護者自身の成育過程に，なんらかの精神医学的な問題が発見される場合もある．

第三として，患者が治療に対して関心がまったくあるいはほとんどない場合である．そのような場合には，動機づけが強くないと矯正歯科治療はできないこと，患者が治療を受けたいと強く思うようになったらいつでも診察する旨を伝えて，治療を延期する必要がある．また，そうした説明をカルテに記録しておくことも重要である．

第四の状況として，患者の精神発達が遅れていたり，うつ病などの精神疾患を抱えている場合がある．そうしたことが疑われる場合は，他科の受療状況などを詳しく尋ねる必要がある．人格障碍を含む精神疾患について歯科医師は確定診断を行う立場にないが，疑わしいかどうかのプライマリーなスクリーニングを行えるだけの知識を身につけておく必要がある（Chapter 20 参照）．疑わしい患者については，精神医学の専門医を紹介するとよい．

1.11　既往歴

既往歴 past history とは，初診時までに患者が体験した病気，傷害などのエピソード（歴史）である．したがって，カルテへの記載は古い順から時系列で行う．内容は全身状態にかかわることと，顎顔面にかかわること，そして口腔内の問題に分かれる．全身から頭蓋・顎顔面そして口腔・歯と広い領域から始めて，より限定された部位について診査・記録するように習慣づけるとよい．

既往歴は患者の説明のみを記載するのではなく，歯科医師は主訴を含む歯科矯正学的な問題に関連する知識を動員して，さまざまな質問を患者に投げかける必要がある．たとえば，過去に顎の骨を骨折したことがあると患者が述べたなら，それは何歳頃で，どこをどのような状況で（転倒したのか，落下したのか，それとも何かにぶつかったのかなど）発生したのか，また受傷後の経過などについて尋ねなければならない．受傷状況がわかれば，顎骨のどの部位に骨折の可能性があったかを推察する手がかりになる．また，そのような既往は，次の段階である検査において，エックス線撮影の部位や方法を歯科医師が判断するうえで貴重

Chapter 15　患者管理

な情報となる.

1.12　現症

現症 present status とは，現在の症状という意味であり，既往歴とは，はっきりと区別しなければならない．内容は既往歴の場合と同様に全身状態にかかわることと，顎顔面にかかわること，そして口腔内の問題という三つのサブカテゴリに分けて調査する.

ただし，医療面接を行う目的は，面接を通じて，患者の抱える咬合とそれに関連する問題の原因を探り，矯正歯科治療に活かせるようにすることであるので，あくまで顎顔面部の問題と関連する事柄を中心に調査と記録を行う必要がある.

1.13　家族歴

家族のなかで矯正学的な問題を持つ者がいれば家族歴 family history として記録しておく．たとえば，イタリアのメディチ家の肖像画にみられるように，骨格性反対咬合は，強い遺伝傾向を示すことが知られている．乳歯列期の切端咬合は，しばしば下顎が前方に機能的に誘導された結果生じることがあるが，家族内に骨格性反対咬合を示す者がいる場合には注意する.

1.14　社会行動学的問題

いじめによる不登校や自閉症など，患者の心理や行動に負担を与える可能性のあるエピソードを担当医が知っておくことは，矯正歯科治療を支障なく進めるうえで重要である．そのようなエピソードがある場合は，社会行動学的問題として記録しておく.

また，矯正歯科治療を希望する患者のほとんどは，容貌の改善を期待している[7]．すなわち，咬合異常とは社会心理学的問題である．したがって，患者が容貌を気にするようになったきっかけや，来院に至るまでの経緯をできるだけ具体的な形で聞きだせると，患者の抱える問題の本質を心理学的・精神医学的立場から歯科医師が理解するのにおおいに役立つ.

1.15　効果的な質問の方法

医療面接の目的は，患者の来院の理由を患者（あるいは保護者）自身の言葉で語らせ，どのような歯科的問題に関心があり，どのような治療を望んでいるかを歯科医師が知ることにある．その場合に重要なのは，患者（あるいは保護者）の抱く関心と歯科医師がその専門的な立場から見出す問題のどれが一致しあるいは一致していないかを把握することである．ときには，患者（あるいは保護者）の考える問題は存在しないこともあり得る．この時点では，観察の結果を患者に説明する必要はない．また，患者（あるいは保護者）の話を聞くことは，その関心の内容を歯科医師が論理的に理解することに，直接役立つばかりでなく，その話し方，用いる語彙などから患者（あるいは保護者）のパーソナリティを推論するよい手がかりとなる.

したがって，歯科医療者は患者の主訴やパーソナリティに先入観を抱いてはならない．患者の話を無視して，自分の思うような結論に話を誘導してはならない．そのためには，質問の形式は原則としてオープンクエスチョン open question とする．これは，たとえば，「あなたは何が気になりますか？」「あなたは何か趣味をお持ちですか？」というように，答の選択を回答者が自由に選べる質問スタイルである．これに対して，「あなたは前歯が出ているのが気になりますか？」「あなたはトランペットを吹くことが趣味ですか？」という質問の仕方はクローズタイプの質問 closed question といわれ，テーマを質問者が最初から限定して，原則としてイエス・ノーの答えを要求するので，医療面接においては，話の核心部に迫らない限り多用しないほうがよい.

患者との対話を通じて，問題の所在が明確になった時点で，患者と歯科医師の間で問題に対する認識に乖離がないかを確認するために，「あなたは〜が気になるのですよね？」といった形の問いかけで確認し，回答結果をカルテに記録する必要がある．記録は患者が退室した後でもよい.

患者が幼児または小児の場合，本人の治療に対する内発的な動機づけは一般にそれほど強くない．一方，親によっては，ときに子どもの意思を無視して，矯正歯科治療を切望することがある．その熱意がどのような善意に基づいていても，主治医たる者はよく考えなければならない．なぜなら，いかに子どもとはいえ，苦

痛を伴う治療を行ってよいかという問題があるからである．

欧米では，4半世紀以上前から，幼児虐待が社会問題になっており，英国では未成年者についても矯正治療を開始するには，患者の同意が必要であることが法的にも定められている．わが国でも，幼児虐待が増えつつあることは憂慮すべきことであり，親の態度から治療を行っても問題ないことを推察できる場合でも，治療を開始することについては慎重な態度をとることを勧める（Chapter 17 参照）．

2 臨床検査

医療面接に引き続いて，臨床検査 clinical examination を行う．矯正歯科臨床では，伝統的に患者の全身状態から口腔内の状態までの現症を定性的に分析・評価する作業を臨床診査 clinical evaluation とよんでおり，それとは区別して，セファロ画像や口腔模型などの定量計測を行う作業を（診断資料の）分析 analysis とよんできた．

しかし，近年，そのような分類では矛盾が生じている．代表的なものの1つに顔の形があり，これまでの定性的な評価に加えて，定量的な分析結果に基づくパターン分類が可能になった[8]ことや，立体画像，動画など新しい検査技術の導入も実現しつつある．また，セファロ画像に加えて，CT画像やMR画像の撮影が普及して日常の検査資料として用いられるようになったため，セファロ画像と口腔模型だけが矯正診断の主役として扱われる時代は去ってしまった．さらに，わが国の健康保険制度では分析・評価を行う診療行為は検査とみなすのが一般的である．

以上の理由から，本書では臨床診査という表現に代わり，臨床検査という言葉を採用し，また従来の臨床診査と診断資料の分析というカテゴリ分けはせずに，統一的に取り扱う．

診察の要点は，どこ（部位）に，どのような（方向と程度）問題があり，それはいつ頃からどのようにして生じたのか，その理由はなぜ（考え得る原因）かを観察，質問し，記録することにある．診察は全身状態から始め，次に患者をデンタルチェアに誘導し，頭頸部そして口腔内の順に行う．患者が幼児や新生児の場合は，保護者が抱きかかえてチェアに座ってもよい．診察内容は正確にカルテに記録するように努めなければならない．

2.1 全身状態の検査

患者を立たせた状態で姿勢を診る．脊椎側彎や斜頸などの有無について問診とともにチェックする．暦年齢から判断して，患者の身長・体重に問題がありと判断されたら計測するのがよい．患者の身長と体重は，全身成長の状態が正常かどうかを推測するうえでの最も重要な基礎となる．

2.2 顔の検査

まず，顔の全体像を観察する．症候群の場合には，一目で異常がわかることが多い．つぎに，頭蓋部，上顔面，中顔面，下顔面の順に形態的特徴を観察する．その場合，泉門の癒合は正常か，眼や耳などの器官は正常な位置に，正常な形で存在しているのか，また器官同士の相対的な位置関係を調べる．さらに，顔を構成する要素の感覚・運動機能に異常がないかを調べる．患者に話をしてもらうことで，表情機能に問題がないかをおおよそ判断できる．

2.3 口腔内の診察

次に，患者に水平位をとらせて，口腔内検査を行う．このステップでも，診察の要点は前記したように，どこ（部位）に，どのような（方向と程度）問題が，いつからどのようにして生じたかなどを観察，質問し記録する．今すぐに矯正歯科治療を開始できるか，その場合の適切な治療法も考えながら検査し，記録するのがよい．

口腔内の検査で重要なのは，糖尿病など全身疾患の症状が口腔粘膜にみられないかのチェック，歯肉の状態，う蝕の有無と程度，修復物の内容と状態など，矯正歯科治療を行う前にコントロールしておかなければならない問題がないかどうかを精査することである．

以下のような臨床検査をルーチンに行い，記録する．特に問題が重篤であるようなら，その項目について，さらに詳しい検査を行うとよい．

・歯列の形や大きさなどの特徴．
・修復処置済みの歯，う蝕，欠損歯，動揺歯の有無，部位および症状．
・歯肉炎，歯周病の有無，部位および症状．
・顎顔面形成異常，顎関節症の臨床主徴，その他特記事項についても，必要に応じて記録しておく．

　検査法と得られた資料の分析・評価の方法については，Chapter 9 と 10 を参照されたい．ここでは，検査の一般的注意点を記すにとどめる．

　すべての診療行為に通じることであるが，検査を実施する前に，患者に検査の内容と検査を受けることで得られる患者にとっての利点と不利点について説明しておく必要がある．検査内容については，治療経過に対する同意が得られたことで，患者は了承していると考えられるが，個々の検査を実施するときに，改めて内容を説明し，同意を得ておくことは，互いの信頼関係を醸成するうえでも重要である．

3　診断と治療計画の提案

　診断と治療計画の提案は，通常 1 セットにして患者に説明する．診断は，患者の抱える咬合異常にかかわる問題点をできる限り証拠に基づいてリストアップする理知的な分析作業であるのに対して，治療計画の立案は，多元的に表現される問題を歯科医師が統合的に俯瞰することで得られる最適な対処法（ソリューション，解決法）であり，現実的な問題解決の処方箋である．

　治療計画の立案作業とその患者への提示においては，①原則として複数の考え得る治療法が示されること，②治療を行ううえでのリスク（経済的リスクも含まれる）と治療から得られる便益（ベネフィット）が，具体的に示されることが望ましい．

　①については，わが国ではまだ一般化していないようであるが，欧米では患者に選択肢を与えるという観点から奨励されている．②については特にリスクが低いか高いかについての説明が必要である．患者がどの治療法を選択してよいかわからないときは，結論をあせらずに，患者にゆっくりと考えさせることが重要であり，初めての提示に対して決定することにはこだわらずに随時相談に応じる必要がある．最善の治療は患者と歯科医師が共同で考え，行うことである．

　ときに，「すべてお任せします」と述べて，自らの判断を示さない患者がいる．しかし，そのような場合でも，治療は自分自身の問題であることを説明して，治療計画の決定作業に責任ある態度で参画させる必要がある．協力が得られない患者には，治療を引き受けることが難しい旨を説明して，理解してもらうことが重要であり，ときには，治療を引き受けられないとの意思を伝える勇気も必要である．

　治療計画は以下の要素で構成される．
・いつから始めるのか when
・どのような方法（装置あるいは手技）を用いるのか what and how
・どの部位を対象とするのか where
・どれくらいの期間がかかるのか how long
・なぜ提案された処置が必要か why
・誰が担当医か who
・治療により得られる便益 what
・治療に伴うあるいは治療後に発生するおそれのあるリスク（費用も含む）what

　矯正歯科診療計画は，大規模診療機関では，複数の歯科医師で構成される症例検討会に担当医が作成した"治療計画書"を提出し，それを基に構成員同士で討議を行った後に，修正されたものが患者説明用の原案となるのが通例である．表 15.1 に筆者らが使用している治療計画書の基本構成を示す．

　患者（と保護者）に診断内容と治療計画を説明した後，説明内容と患者からの質問，受療するかどうかの患者の考えをカルテに診断録として記録しておく．矯正歯科治療が完了するまでには長い年月がかかるので，その間にどのような治療にどれくらいのリスクと費用がかかるかを，あらかじめ書面で伝えておくのがよい．それによって，患者は自分に与えられる治療を明確に予想できる．詳しくは Chapter 14 の治療計画同意書（表 14.2）を読まれたい．

4　診療契約

　診断と治療計画の説明を受けた後で，患者は熟考し，治療を受けないと伝えてくるかもしれない．特に，セカンドあるいはサードオピニオンを求めて来院した患者の場合は，あくまで比較のための参考意見を求めて

表 15.1　Orthodontic patient's evaluation form for treatment planning

矯正歯科治療計画書—症例検討会用資料（見本）

Page 1/2

患者氏名 ＿＿＿＿＿＿　病院カルテ番号 ＿＿＿＿＿＿　矯正症例番号 ＿＿＿＿＿＿
生年月日 ＿＿＿年＿＿月＿＿日　　年齢＿＿歳＿＿ヵ月　性別＿＿＿＿
症　　例 ＿＿＿＿＿＿＿＿＿＿　　担当医 ＿＿＿＿＿＿＿＿
検討会日時 ＿＿＿年＿＿月＿＿日　検討会同席者 ＿＿＿＿＿＿＿

1. 来院の背景と主訴
　(1) 主訴
　(2) 来院動機・背景
　(3) 既往歴, アレルギーの有無など
　(4) 家族歴
　(5) 理解度・協力度
　(6) その他特記事項

2. 現症
　(1) 全身所見

　(2) 顔画像所見

　(3) セファロ画像分析所見
　　①正面位：
　　　骨格性：
　　　歯性：
　　②側面位：
　　　骨格性：
　　　歯性：
　(4) エックス線画像所見等
　　①パノラマエックス線画像所見
　　②その他
　(5) 口腔模型・口腔内所見
　　①上下顎第一大臼歯関係
　　②上下歯列弓
　(6) 顎関節部および機能検査所見
　(7) 口腔内の衛生状態, カリエスの有無および歯肉の状態
　(8) 習癖の有無

3. 本症例の要約

4. 問題リストと対処法
　(1)
　(2)
　(3)
　　・
　　・
　　・

5. 治療方針・使用予定装置について
　(1) 治療方針・期間
　　　上記の問題点を解決するために以下のプランを提示する．＜それぞれに治療期間や装置が考えられる＞

Copyright © 2008 i-Cube Co. Ltd.

表 15.1　Cont'd.

Page 2/2

- プラン A

  利点：
  欠点：
- プラン B

  利点：
  欠点：

- プラン C

  利点：
  欠点：

　　予想される治療期間は約　　　年程度である．
(2) 使用する装置
- 装置名：
  装置装着時期：
  装置を使用する期間：
  装置装着時間：
  装置調節のための来院間隔：
  装置装着に際しての注意事項：

- 装置名：
  装置装着時期：
  装置を使用する期間：
  装置装着時間：
  装置調節のための来院間隔：
  装置装着に際しての注意事項：

6. その他特記事項

歯科医師署名欄　　　　　　　　　　　　　　　　　　　20＿＿＿年＿＿＿月＿＿＿日

　　　　　　　　診療所住所
　　　　　　　　診療所名

　　　　　　　　　　歯科医師　＿＿＿＿＿＿＿＿＿＿㊞
　　　　　　　　　　歯科医師　＿＿＿＿＿＿＿＿＿＿㊞
　　　　　　　　　　歯科医師　＿＿＿＿＿＿＿＿＿＿㊞

来院したので，治療を受けないことが多い．考えられる反応はおよそ次のうちのどれかである．

受療したいと希望する・受療したいが自己都合によりしばらく延期したい・他のドクターを紹介して欲しい・受療を希望しない．

患者が受療を希望する場合には，治療計画書をベースに，患者に対する診断と治療計画説明の過程で患者と合意を得た事柄を詳しく文書化した"治療計画同意書"を作成する．治療計画書が歯学専門用語を多用した歯科医師の考えをまとめた診療録の性格が強いのに対して，治療計画同意書は，患者の意思をも包含し，患者にある程度わかりやすい表現にまとめ直した契約書である．

このような文書の作成とそれに基づく契約は，そのような文書を交わすことがかえって患者と歯科医師の間の信頼関係を損ねると考える医療者が，かつては多かった．文書化することで治療方法の自由が損なわれることを心配する歯科医師も少なくなかった．筆者は1981年に文部省（当時）在外研究員としてカナダの大学で臨床教育実務に携わったことがあり，その折に入手した治療計画書を帰国後に応用しようと提案したことがあるが，当時のわが国の社会通念では，そのような契約行為は患者との信頼関係の醸成を阻害する要因であるとの指摘を婉曲に受け，権利・義務の所在がきわめてあいまいな文章に全面的に書き換えた経験がある．

しかし，現在では，患者の医療に対する権利と自己責任について社会の意識が高まった結果，患者と医療契約を交わすことが，治療に対する歯科医師の姿勢を患者が肯定的に評価する指標になり得るのではないかと考える．診療契約の詳細については前章にて解説した．

診療契約を交わすにあたっては，治療目的と治療計画の詳細を，できるだけ正確に患者（必要に応じて保護者）に理解してもらう必要がある．治療のイメージについては，前章で記したように，歯科医師と患者の間には治療に関する知識の非対称性が存在する．したがって，使用を予定する装置の写真やイラスト，グラフなどを見せて，できるだけ具体的にわかりやすい言葉を選びながら説明する必要がある．

さらに，矯正歯科治療は長期にわたって定期的な来院が必要であり，その間には，成長の状態などを考慮して治療方針の変更を余儀なくされることも少なくない．しかも，その間に永久歯の便宜抜去などの不可逆処置を行わなければならないことも多い．したがって，矯正歯科治療に関する診療契約は，前章で記したように，不完備契約とならざるを得ないので，契約上の問題が生じるのを防ぐために，診療内容はできるだけ正確にカルテに記録しておくことが望ましい．また，治療が予定される期間中に，患者が定期的に通院できるかどうかを，治療前に確認しておかなければならない．

■ 文献

1. Bar M, Neta M, Linz H. Very first impressions. Emotion 2006; 6:269-278.
2. Willis J, Todorov A. First impressions: making up your mind after a 100-ms exposure to a face. Psychol Sci 2006 ; 17:592-598.
3. Eli I, Bar-Tal Y, Kostovetzki I. At first glance: social meanings of dental appearance. J Public Health Dent 2001; 61:150-154.
4. Dayan S, Clark K, Ho AA. Altering first impressions after facial plastic surgery. Aesthetic Plast Surg 2004; 28:301-306.
5. Mangum S, Garrison C, Lind C, et al. First impressions of the nurse and nursing care. J Nurs Care Qual 1997; 11:39-47.
6. 高田健治，垣内康弘．なぜ？なぜ？矯正．マルチメディアソフトウェア，メデジット，大阪，1997.
7. Tulloch, J. F., Shaw, W. C., Underhill, C et al. A comparison of attitudes toward orthodontic treatment in British and American communities. Am J Orthod 1984; 85:253-259.
8. Tanikawa C, Nakamura K, Yagi M et al. Lip vermilion patterns and corresponding dentoskeletal forms in female adults. Angle Orthod 2009; 79:1037-1046.

CHAPTER 16

歯の矯正移動の生物学

矯正歯科治療は，歯に適度な力（矯正力）を加えると歯は顎骨内を移動する，という事実を基礎として成り立っている．したがって矯正歯科治療を行おうとする歯科医師は，歯の矯正移動に伴い歯根膜と歯槽骨で生じる生物学的変化について理解しておくことが重要である．そこで治療論の冒頭ではこのテーマについて解説し，読者の理解を深めることにする．

1 歯周組織の構造

歯根膜は，歯を歯槽窩内に固定するとともに，咬合力や矯正力などの外力が加えられる際に硬組織間の緩衝材として機能する．歯根膜は，I型コラーゲンを主成分とする歯根膜線維，細胞，血管，神経，間質，細胞外液から構成される線維性結合組織である．他の部位の成熟した線維性結合組織に比べて，血管や細胞成分が豊富であるという特徴を持っている．歯根膜の主成分は線維芽細胞であるが，そのほかの細胞成分として骨芽細胞，破骨細胞，セメント芽細胞，Malassezの上皮遺残，マクロファージ，未分化な間葉系細胞も存在する．未分化な間葉系細胞は前駆細胞とも呼ばれ，歯根膜に加えられる機械的応力 mechanical stress[*1] に応答し，骨の形成と吸収に関与する細胞に分化する．

[*1]：メカニカルストレスあるいは機械的刺激とも呼ばれる．

2 矯正力と歯周組織の変化

歯に矯正力が加えられると，歯根膜内の細胞と細胞外基質に歪みが生じる．矯正力による歯の移動の初期には歯根膜内の血管は拡張し，白血球の遊走を特徴とする急性の炎症反応が起こる．この時，歯根膜の細胞から産生されるさまざまな生理活性物質によって，歯槽骨の吸収と形成が起こる[1]．このように，生体反応を調節する作用を持つ細胞間の伝達物質（仲介物質）を総称して，メディエータ mediator と言う．

矯正力によって生じる歯周組織の変化は，歯根膜の幅径が減少する圧迫側と拡大する牽引側とでの変化に大きく二分される（図16.1）．また，経日的な変化としては三期に分けられる[2,3]．

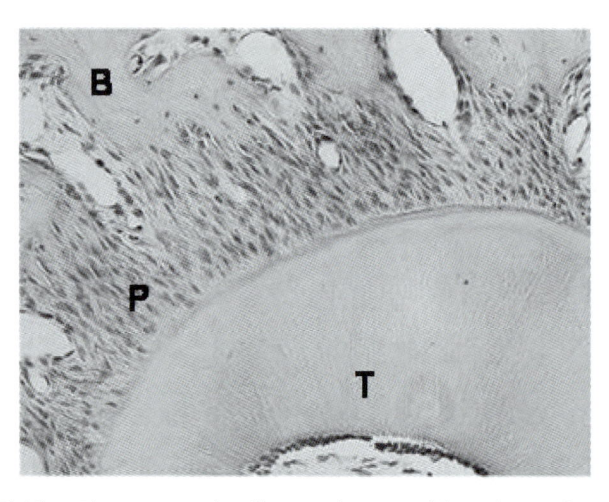

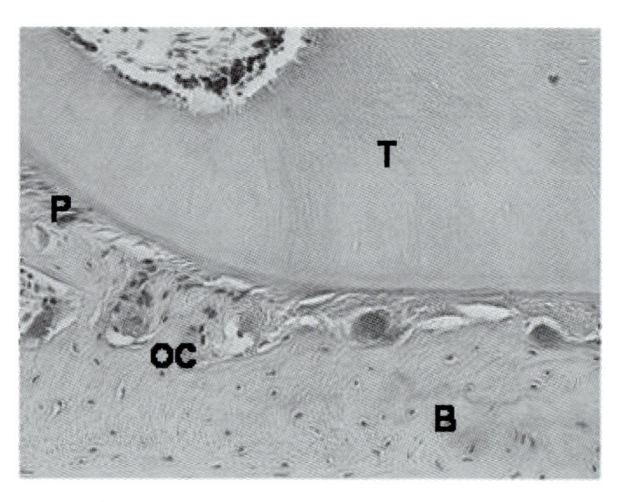

図16.1 Photomicrographs of horizontal sections of the molar root from experimental animals after orthodontic tooth movement. Left, Tension side; Right, Compression side; B, Alveolar bone; P, Periodontium; T, Tooth; OC, Osteoclast.

第一期（初期移動期）には，歯冠に加えられた矯正力によって歯根膜が局所的に圧縮・伸展され，歯根膜腔の範囲内で歯の移動が起こる．歯根膜が圧縮される部位では血管が閉塞される．一方，歯根膜が伸展される部位では血管が拡張される．第二期（停止期）には，血液の供給が断たれた部分では硝子様変性が生じ，歯の移動速度が減少するか，あるいはまったく移動しない．第三期（移動促進期）には，歯槽骨の吸収によって歯が急速に移動する．

圧迫側では，歯根膜腔の狭窄に伴い細胞が圧平され硝子様変性が生じる．硝子様変性した部分は，マクロファージによって貪食され排除される．歯槽骨表面には，破骨細胞が出現して歯槽骨を吸収する．牽引側では歯根膜腔の拡大，血管の拡張，および歯根膜線維の緊張と線維芽細胞の伸展が生じる．間葉系の細胞から骨芽細胞への分化と活性化が生じ，歯槽骨表面で骨形成が促進される．

ビーグル犬を用いて矯正力による歯の実験的移動を行った結果では，矯正力が加えられて24時間後から2日後までに歯槽窩内で歯は移動し始める．矯正力を加えて20日後まで歯は移動しないが，この間に硝子様変性によって壊死した組織が吸収され，その後，歯は移動する[4]．

臨床的には，歯の移動は矯正力が加えられた後，最初の10日間から2週間ぐらいの間で起こり，その後10日間かそれ以上の時間をかけて歯根膜組織の再生と修復が行われると考えられている．したがって，矯正装置を活性化する間隔としては3〜4週間が適切である．

矯正力という機械的応力を感知し，機械的応力が加えられた環境に適応するために，骨細胞性ネットワークが重要な機能を担っている．骨細胞性ネットワークは骨基質に存在する骨細胞から多数の細胞突起が伸び，隣接する骨細胞や骨芽細胞ならびに破骨細胞と結合して形成される[5]．各細胞間はギャップジャンクション gap junction と呼ばれる，細胞質間にイオン電流を伝えるチャネルで結合されている[6]．

機械的応力により骨基質に発生する歪みは，骨細胞性ネットワークにより感知される．その情報はギャップジャンクションを経由して，骨芽細胞に伝達される．そして，骨芽細胞が周囲の破骨細胞を活性化させることで骨吸収が起こる．骨吸収によって骨基質の歪みが解消されると，その情報は骨細胞から骨芽細胞に伝達され，骨芽細胞は活性化されて骨が形成される．骨細胞がネットワークの要となって，骨の吸収と形成のバランスを保ちながら骨は三次元的に再構築されるのである．このように，細胞が受容した機械的応力が化学エネルギーに変換され，細胞の活性化や骨の吸収・形成を生じることを'力学−化学的エネルギー変換 mechano-chemical transduction'という（Chapter 4参照）．

3 歯の矯正移動に関与する物質

歯が矯正移動されるときに，歯根膜とその近傍の歯槽骨でどのような物質が生成され，その物質がどのような役割を果たしているのかを細胞レベルと分子レベルで理解することは，意義のあることである．図16.2に，歯の矯正移動に関与する物質とそれらの働きを模式的に示す．

歯根膜内の炎症反応に伴ってさまざまな生理活性物質が産生され，歯根膜細胞や骨系細胞に直接，あるいは間接的に作用する．

サイトカインは，細胞間の情報交換の媒体として作用する低分子タンパク質である．プロスタグランディン（以下PGE）は細胞膜のアラキドン酸が刺激を受けて変化し，細胞外へ放出された生理活性物質であり，痛みや炎症反応を調節する．活性型ビタミンD 1, 25 (OH)$_2$D$_3$ はカルシウム代謝の調節因子である．オステオポンチン，オステオカルシン，オステオネクチンは骨の構成成分であり，骨の吸収や形成の過程に作用する．

歯槽骨の吸収と形成は，これらのメディエータが介在することで調節されている[7]．以下では圧迫側と牽引側に分け，それぞれの作用機序を説明する．

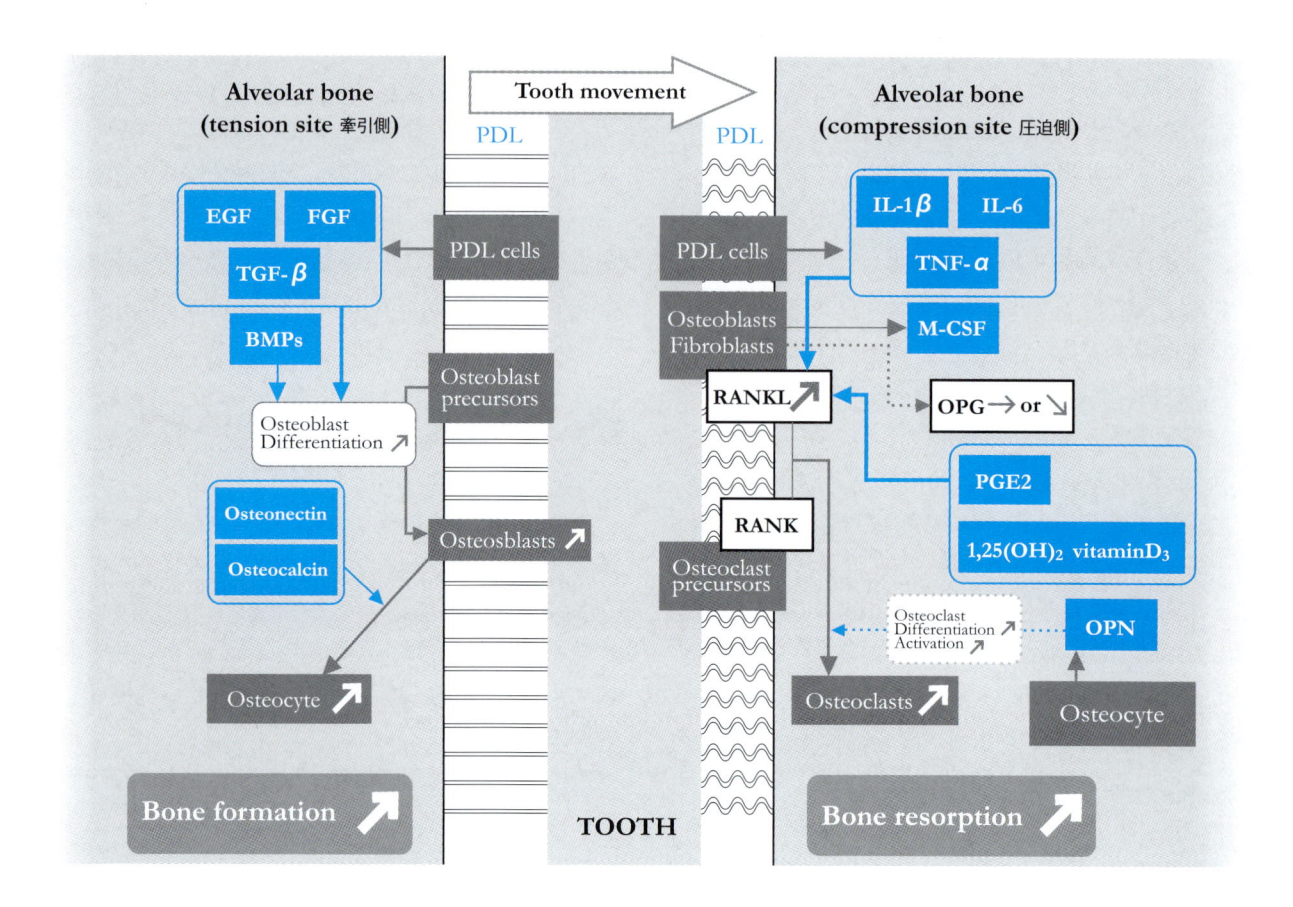

図 16.2　Factors and cells affecting orthodontic tooth movement.
PDL cells, 歯根膜細胞; osteoblast, 骨芽細胞; fibroblast, 線維芽細胞; osteoblast precursors, 骨芽細胞前駆細胞; osteoclast precursors, 破骨細胞前駆細胞; osteocyte, 骨細胞; EGF, epidermal growth factor 上皮増殖因子; FGF, fibroblast growth factor 線維芽細胞増殖因子; IL-1β, interleukin-1β インターロイキン− 1β; IL-6, interleukin-6 インターロイキン− 6; TGF-β, transforming growth factor-β トランスフォーミング増殖因子; TNF-α, tumor necrosis factor-α 腫瘍壊死因子; M-CSF, macrophage colony-stimulating factor, マクロファージコロニー刺激因子; Osteocalcin, オステオカルシン; Osteonectin, オステオネクチン; BMPs, bone morphogenetic proteins 骨形態形成タンパク質; PGE, prostaglandin E プロスタグランディン E; 1,25(OH)$_2$D$_3$, 活性型ビタミン D; RANK, receptor activator of nuclear factor kappa B 核内 kb 活性化受容体（破骨細胞分化因子）; RANKL, receptor activator of nuclear factor kappa B ligand RANK リガンド; OPG, osteoprotegerin オステオプロテグリン; OPN, osteopontino オステオポンチン．

3.1　圧迫側での作用機序

　歯根膜に機械的応力が加えられると，圧迫側では歯根膜組織内の細胞から IL-1, IL-6, TNF-α などの骨吸収性のサイトカインが分泌され，歯槽骨の吸収を促す．IL-1 は機械的応力のほかに，他のサイトカイン，細菌の代謝産物，神経伝達物質によってもその産生が誘導される炎症性サイトカインである．歯根膜細胞，破骨細胞，骨芽細胞を刺激して骨吸収を促進し，骨形成を抑制する[8]．

　TNF-α も，炎症と骨吸収に関与する炎症性サイトカインである．骨芽細胞から分泌されるマクロファージコロニー刺激因子（以下 M-CSF）の存在下で，破骨細胞前駆細胞から破骨細胞への分化を促進させる[9]．また，骨芽細胞を介さずに直接破骨細胞の分化を促進する作用もある．

　RANKL（receptor activator of NF-kB Ligand：NF-kB 活性化受容体リガンド*2）は，破骨細胞分化誘導因子 osteoclast differentiation factor（以下 ODF）と同一のサイトカインである．RANKL は膜結合型タンパク質であり，骨芽細胞の細胞膜に発現する．

　一方，RANKL の受容体である RANK は，破骨細胞前駆細胞に発現する．RANK が RANKL を認識することによって破骨細胞前駆細胞内のシグナル伝達が起こ

り，M-CSFの存在下で破骨細胞前駆細胞から破骨細胞への分化が誘導される[10]．この過程においてTNF-α，IL-1β，IL-6は骨芽細胞に作用して，RANKLの発現を促進することにより破骨細胞の分化を促進する．またPGE2や1,25$(OH)_2D_3$も，骨芽細胞のRANKL発現を誘導することによって破骨細胞の分化を促進する．

RANKLが報告される以前にOCIF（Osteoclastgenesis Inhibitory Factor）という分子が同定された．このトランスジェニックマウス[*3]が破骨細胞の形成不全を原因とする大理石骨病を呈することから，OCIFは「骨を防御する因子」という意味でオステオプロテグリン（以下OPG）と命名された．

OPGは主に骨芽細胞が産生する破骨細胞抑制因子で，膜貫通領域を持たない分泌性のタンパク質であり，RANKと酷似した分子構造を持つ．OPGはRANKLのおとり受容体[*4]として真の受容体であるRANKと拮抗し，RANKよりも高い親和性でRANKLに結合することによって，RANKLの活性を抑制し破骨細胞の分化を阻害する[10]．

OPG遺伝子を歯周組織へ局所的に導入した動物実験の結果では，RANKLによる破骨細胞の分化と形成が抑制され歯の移動量も減少する[11]．つまり，RANK-RANKL結合とOPGの産生のバランスによって，破骨細胞前駆細胞から破骨細胞への分化誘導が調節されていると考えられる．

骨の構成成分である骨基質タンパク質も，機械的応力によって骨吸収作用を示す．オステオポンチン（以下OPN）は骨基質に存在する非コラーゲン性の細胞外基質の一つで，破骨細胞の骨基質への接着を増加させることによって骨吸収を促進する．実際にラットの実験モデルでは，機械的応力を加えることにより骨細胞内でOPNmRNAが発現する．発現領域は経日的に拡大し，その結果破骨細胞の増加と活発な骨吸収が観察される[12]．またOPNノックアウトマウスでは，機械的応力による骨リモデリングが抑制される[13]．

すなわち，機械的応力によって骨細胞からOPNが産生される結果，破骨細胞前駆細胞が骨表面に集められ，破骨細胞に分化することで骨吸収が促進されると考えられる．

こうした骨吸収作用をもつさまざまなメディエータの相互作用によって，破骨細胞の分化と活性化が促進される結果，骨吸収が起こり歯は圧迫側に向かって移動する．

3.2　牽引側での作用機序

一方，牽引側では歯根膜を伸展する機械的応力が加えられることによって，未分化な間葉系細胞から骨芽細胞への分化が促進される．歯根膜の細胞から骨形態形成タンパク質（BMPs）やTGF-β，上皮増殖因子 epidermal growth factor（EGF）や線維芽細胞増殖因子 fibroblast growth factor（FGF）などの成長因子が産生される．これらの因子は骨芽細胞の分化を促進すると考えられている．また骨芽細胞から産生された骨基質タンパク質（オステオカルシン，オステオネクチン）は，骨の石灰化を促進する．これらのメディエータの作用によって，牽引側では骨形成が活発に行われる．

[*2]：酵素や受容体タンパク質に結合する物質の一般名．
[*3]：遺伝子導入マウス．個体の遺伝子発現や細胞・組織特異的な遺伝子の発現の解析に有効である．
[*4]：リガンドと結合するが，細胞内のシグナルを伝達しない偽の受容体．真の受容体とリガンドの結合によって起こる機能が抑制される．

4　歯肉溝浸出液中のバイオマーカー分子

矯正力が加えられた歯を支える歯槽骨の吸収と形成には，前記した局所的なメディエータが重要な役割を果たす．これらのメディエータの動態を知る手段として，歯肉溝滲出液 gingival crevicular fluid（以下GCF）を検体とする分析方法がある．

GCFは患者に侵襲を与えることなく採取できる検体であり，歯の矯正移動によって生じる歯槽骨の吸収・形成と，GCF中の各メディエータの動態を関連付ける研究が行われてきた（図16.3）[14,15]．矯正歯科治療中の患者のGCFでは，骨の吸収や形成に関与するサイトカインの発現量が時間経過に伴って一過性に増加する[16]．圧迫側のGCFでは破骨細胞の分化・誘導に関与するRANKLの発現量が増加し，OPGの発現量が減少する[17]．GCFを定量することで，矯正力に対する歯周組織のリモデリングの様相を知ることができる．

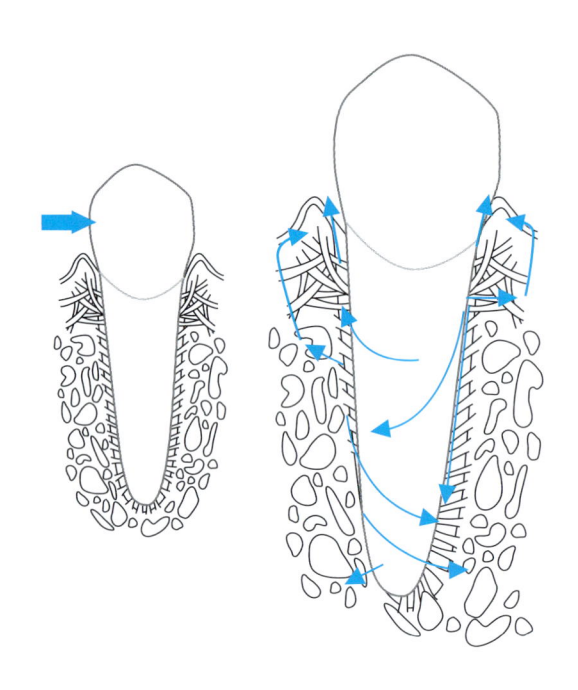

5 歯の矯正移動の生体力学モデル

　ある時刻点における機械的応力の分布は，有限要素法 finite element analysis によって視覚的に知ることができる[18]．これまでに行われてきた有限要素法を用いた研究では，骨や靭帯の力学的応答について器官の形態的要因とそのフック弾性係数，およびニュートン粘性係数のみを用いて生体に加わる応力と変形が類推されていた．しかし，実際に骨に機械的応力が加わった場合には骨組織内部では骨細胞性ネットワークを介して，機械的応力という力学エネルギーが骨代謝という化学エネルギーに変換されることで骨改造が生じる．しかも応力は負荷が加えられた場所から遠ざかるにつれて単純に減衰するのではなく，応力に対応する信号伝達が行われる．骨組織の細胞レベル，分子レベルの反応は，応力が加えられた直後から数ヵ月にわたり持続する．

　有限要素法では，形態の経時的変化が機械的応力に及ぼす影響や，組織の粘弾性が方向によって異なる異方性，組織の多孔性や浸透性，および流体と固体成分の相互作用が考慮されていない．また，血液や筋および靭帯には非線形弾性体や非ニュートン流体としての

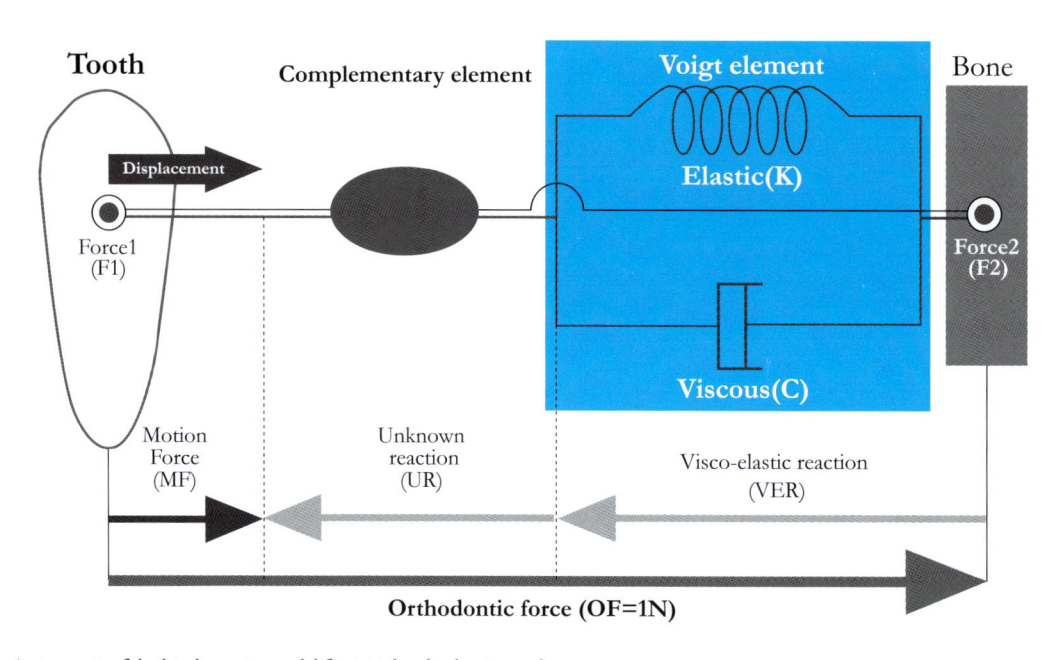

図 16.3　Schematic drawing of a tooth, the periodontal ligament and alveolar bone after application of mechanical stress. Left, force application (thick arrow)；Right, after force application, the tooth moves within the socket and displacement of fluid occurs (thin arrows).

図 16.4　Action unit of the biodynamic model for initial orthodontic tooth movement.
MF, motion force 歯を移動させる力；UR, unknown reaction force 未知の外力；VER visio-elastic reaction, 粘弾性による力 (reaction by stiffness and damping)；K, Stiffness coefficient 弾性係数；C, damping coefficient 粘性係数．(Montero E del C et al [24]. Inverse kinematic modeling for simulation of initial tooth displacement esonding to orthodontic forces, Copyright 2003 IEEE, with permission from IEEE Eng in Med and Biol Magazine.)

特性がある[19]が，有限要素法ではこれらの通常の粘弾性を有しない組織の生体力学的応答について考察されていない．

歯の矯正移動については，動物やヒトを対象に生化学的にそのメカニズムが明らかにされてきた．臨床的には歯根の表面積に比例した最適な矯正力があるとはされているものの[20]，概念的な提示にとどまっていた．

歯に矯正力が加えられたときに生じる歯根膜組織の変形と，歯根膜内の液体成分の流動の詳細については明らかではない．歯に加わる力が一定で摩擦抵抗がない，一次元的な歯体移動を行える装置をビーグル犬に装着した実験[21,22]からは，矯正力と歯の移動速度・移動量との間には関連性がないことが明らかにされている．また，前記の実験から得られたデータを有限要素モデルで検証した結果，有限要素モデルでは歯の移動によって生じる生体力学応答を説明することは不可能であった[23]．すなわち歯の移動の数理モデル化においては，少なくともリモデリングが生じているときの骨の多孔性や浸透性などを考慮する必要があると考えられる．このことは顎整形力に対する軟骨結合の機械的・化学的応答についてもあてはまる．

Monteroら[24]は，逆運動学的解析の手法を用いて一次元的な歯体移動距離の時系列データを入力変数とし，実験データと一致する運動を出力させるためには，歯根膜から発揮される力はどの程度の大きさが必要なのかを求めた（図16.4）．

すなわち，彼らのモデルでは先ず既知の実験データ[21,22]を用いて歯周組織から発生する歯の移動に対し，抵抗（減速），あるいは促進（加速）する外力が逆計算により求められた．このモデルでは移動する歯の周囲から歯に作用する外力の特性を表す成分が，モデルに組み込まれたという点が重要である．この歯根膜生体力学モデルを用いて4日間にわたる歯の移動を予測したところ，モデル値は動物実験で得られた実測結果と完全に一致しており，モデルの信頼性が確認された（図16.5 a, b）．

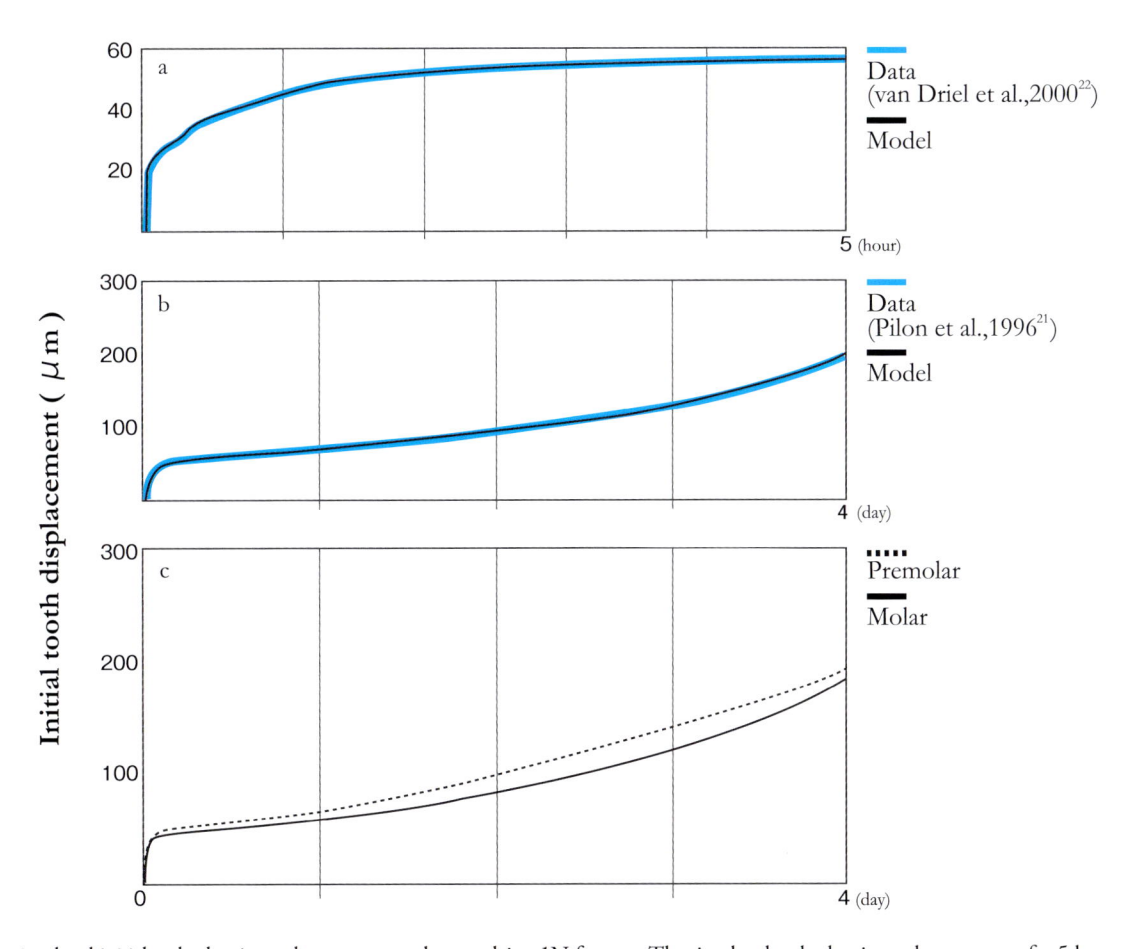

図16.5 The simulated initial orthodontic tooth movement when applying 1N force. a, The simulated orthodontic tooth movement for 5 hours; b, The simulated orthodontic tooth movement for 4 days; c, The simulated initial tooth movements during premolar retraction for 4 days Montero E del C et al [24]. Inverse kinematic modeling for simulation of initial tooth displacement esonding to orthodontic forces, Copyright 2003 IEEE, with permission from IEEE Eng in Med and Biol Magazine.

臨床的には，歯を移動させているときに固定源となる歯が受ける，反作用の強さを推定することが重要である．図16.5 c に，前記の歯根膜生体力学モデル1単位を有する小臼歯と，2単位を有する大臼歯の間に1 N の力が加えられたときの，モデルにより予測された歯の移動量を示す．小臼歯と大臼歯とに互いを牽引する矯正力を加えて4日経過した後の大臼歯の移動量は，小臼歯の91％と推定された[24]．このことは，歯根膜の表面積は固定源の強さを表す指標とは言えないことを意味している．

従来の有限要素法のみでは，歯の移動に伴う骨改造現象を検証することは困難である．矯正力という外力を負荷した場合，時間とともに歯槽骨が変形し，骨の吸収と形成が進行する．このような変化は，本項で紹介したような生体数理力学モデルによって説明することができる．

6　歯根吸収

破骨細胞の形成や活性の増加によって骨吸収が起こり，歯槽骨内を歯が移動する．歯が移動する一方で，好ましくない予期せぬ変化として歯根吸収を生じることがある．

歯根吸収は，(1) 歯根尖のセメント質表層に限局し，セメント質で修復される軽度の吸収，(2) 象牙質に達する吸収，(3) 歯根尖の全周にわたって認められ，歯根が短小化する吸収，に分類される[25]．

歯根吸収は，過度な矯正力やジグリングフォース[26]，圧下やトーク[27]などが歯に加えられると生じると考えられている．歯根吸収の好発部位は，上顎では永久切歯（特に中切歯），大臼歯，ならびに永久犬歯，下顎では永久切歯である．形態的には歯根尖が丸みを帯びているよりも，細長く尖っている方が歯根吸収を生じやすい[28]．

歯の硬組織は破歯細胞によって吸収される．破歯細胞は，組織学的には破骨細胞と同様の構造を有し波状縁を持つ多核細胞で，吸収窩に存在する．機械的応力に伴う歯根膜の炎症反応と，PGE や IL-1β, TNF-α などのサイトカインの産生によって破歯細胞が出現し，歯根吸収が生じると考えられている[25]．また，前述の破骨細胞の分化を調節する RANKL と OPG も，歯根吸収にも関与することが示唆されている[29]．

IL-1β は骨吸収における重要なメディエータの一つであるが，IL-1β をコードする対立遺伝子1型は根尖性歯根吸収を示す人に遺伝し，対立遺伝子2型は歯根吸収を起こしにくい人に遺伝しやすい[30]．これは，対立遺伝子1型は IL-1β の産生量が少なく骨吸収が起こりにくいため，機械的応力に伴う歯周組織の代謝が低下することによると考えられている．

■ 文献

1. Davidovitch Z, Nicolay OF, Ngan PW et al. Neurotransmitters, cytokines, and the control of alveolar bone remodeling in orthodontics. Dent Clin North Am 1988; 32:411-435.

2. Storey E. The nature of tooth movement. Am J Orthod 1973; 63:292-314.

3. Reitan K. Some factors determining evaliation of force is orthodontics. Am J Orthod 1957; 43:32-45.

4. 4Pilon JJ, Kuijpers-Jagtman AM, Maltha JC.Magnitude of orthodontic forces and rate of bodily tooth movement. An experimental study. Am J Orthod Dentofac Orthop 1996; 110:16-23.

5. Kamioka H, Honjo T, Takano-Yamamoto T. A three-dimensional distribution of osteocyte processes revealed by the combination of confocal laser scanning microscopy and differential interference contrast microscopy. Bone 2001; 28:145-149.

6. Taylor AF. The application of oral screens to the mechano-therapy of maxillary protrusion. Aust J Dent 2007; 55:184-191.

7. Galliera E, Locati M, Mantovani A et al. Chemokines and bone remodeling. Int J Immunopathol Pharmacol 2008; 21:485-491.

8. Sabatini M, Boyce B, Aufdemorte T et al. Infusions of recombinant human interleukins 1 alpha and 1 beta cause hypercalcemia in normal mice. Proc Natl Acad Sci U S A 1988; 85:5235-5239.

9. Kobayashi K, Takahashi N, Jimi E et al. Tumor necrosis factor alpha stimulates osteoclast differentiation by a mechanism independent of the ODF/RANKL-RANK interaction. J Exp Med 2000; 191:275-286.

10. Yasuda H, Shima N, Nakagawa N et al. Osteoclast differentiation factor is a ligand for osteoprotegerin/osteoclastogenesis-inhibitory factor and is identical to TRANCE/RANKL. Proc Natl Acad Sci U S A 1998; 95: 3597-3602.

11. Kanzaki H, Chiba M, Takahashi I et al. Local OPG gene transfer to periodontal tissue inhibits orthodontic tooth movement. J Dent Res 2004; 83:920-925.

12. Terai K, Takano-Yamamoto T, Ohba Y et al. Role of osteopontin in bone remodeling caused by mechanical stress. J Bone Miner Res 1999; 14:839-849.

13. Fujihara S, Yokozeki M, Oba Y et al. Function and regulation of osteopontin in response to mechanical stress. J Bone Miner Res 2006; 21:956-964.

14. Samuels RH, Pender N, Last KS. The effects of orthodontic tooth movement on the glycosaminoglycan components of gingival crevicular fluid. J Clin Periodontol 1993; 20:371-377.

15. Delima AJ, Van Dyke TE. Origin and function of the cellular components in gingival crevice fluid. Periodontol 2003; 31:55-76.

16. Uematsu S, Mogi M, Deguchi T. Interleukin (IL) -1 beta, IL-6, tumor necrosis factor-alpha, epidermal growth factor, and beta 2-microglobulin levels are elevated in gingival crevicular fluid during human orthodontic tooth movement. J Dent Res 1996; 75:562-567.

17. Nishijima Y, Yamaguchi M, Kojima T et al. Levels of RANKL and OPG in gingival crevicular fluid during orthodontic tooth movement and effect of compression force on releases from periodontal ligament cells in vitro. Orthod Craniofac Res 2006; 9:63-70.

18. Borchers L & Reichart P Three-dimensional stress distribution around a dental implant at different stages of interface development. J Dent Res 1983; 62:155-159.

19. Walsh EG. Muscles, masses and motion: the physiology of normality, hypotonicity, spasticity and rigidity, Clinic indevelopmental Medicine No.125 London Mac Keith Press, 2003;83-90.

20. Storey E, Smith R. Force in orthodontics and its relation to tooth movement. Aust Dent J 1952; 56:11-18.

21. Pilon JGM, Kuijpers-Jagtman AM, Maltha JC. Magnitude of orthodontic forces and rate of bodily tooth movement. An experimental study. Am J Orthod Dentofac Orthop 1996; 110:16-23.

22. van Driel WD, van Leeuwen EJ, Von den Hoff JV et al. Time-dependent mechanical behaviour of the periodontal ligament. Proc Inst Mech Eng 2000; 214:497-504.

23. Ren Y, Maltha JC, Kuijpers-Jagtman AM. Optimum force magnitude for orthodontic tooth movement: a systematic literature review. Angle Orthod 2003; 73: 86-92.

24. Montero E del C, Yashiro K & Takada K. Inverse kinematic modeling for simulation of initial tooth displacement responding to orthodontic forces. Proc. 25th Ann. Intern. Conf. IEEE Eng Med Biol Soc, IEEE EMB Soc 2003; 2738-2741.

25. Brezniak N, Wasserstein A. Orthodontically induced inflammatory root resorption. Part I:The basic science aspects. Angle Orthod 2002; 72:175-179.

26. Alexander SA. Levels of root resorption associated with continuous arch and sectional arch mechanics. Am J Orthod Dentofac Orthop 1996; 110:321-324.

27. L'Abee EM, Sanderink GC. Apical root resorption during Begg treatment. J Clin Orthod 1985; 19:60-61.

28. Beck BW, Harris EF. Apical root resorption in orthodontically treated subjects: analysis of edgewise and light wire mechanics. Am J Orthod Dentofac Orthop 1994; 105:350-361.

29. Low E, Zoellner H, Kharbanda OP et al. Expression of mRNA for osteoprotegerin and receptor activator of nuclear factor kappa beta ligand (RANKL) during root resorption induced by the application of heavy orthodontic forces on rat molars. Am J Orthod Dentofac Orthop 2005; 128:497-503.

30. Al-Qawasmi RA, Hartsfield JK, Jr., Everett ET et al. Genetic predisposition to external apical root resorption. Am J Orthod Dentofac Orthop 2003; 123:242-252.

CHAPTER 17

成長期の矯正歯科治療

1 治療のタイミング

　生後6〜7歳半頃より矯正歯科治療を開始し，混合歯列期のうちに治療を終えることを早期治療 early treatment という．それに対して，永久歯列が完成する12歳以後の青年期前期に治療を行うことを，青年期治療 adolescent treatment, late treatment という．前者を第一期治療 Phase I treatment，後者を第二期治療 Phase II treatment ともよび，両者を総称して二期治療 two-phase treatment とよぶ[1]．

　咬合異常の多くは早期治療の対象となる．重篤な叢生や，手術を併用した矯正歯科治療が将来明らかに必要と判断されるような，顎変形症などの問題は，たとえ事情により他の咬合異常の治療を早期に開始するとしても，永久歯列期に本格的に治療すべき問題であることに変わりはない．

　矯正歯科治療をいつ始めるのがよいのか？この問いかけはリスクと便益の間のトレードオフを，どこに求めるのかという議論と等価である．ここでリスクには以下のようなものがある．

(1) 自己の生命が毀損される可能性．
(2) 患者が通院に割く時間的・経済的コスト．
(3) 対人関係において受けるかも知れない社会的・心理的不利益．
(4) 外傷性咬合などによる歯肉退縮や口蓋粘膜の損傷など，咬合異常を放置した場合に生じる可能性のある問題．
(5) 治療に関わる痛みや不快感．

　リスクに対して歯科医師が取り得る道は二つある．一つは回避，もう一つは低減である．矯正歯科治療については，理論的に次のようなことが考えられる．

(1) 早期に矯正歯科治療を開始することで，そうしなかった場合に将来患者が被ると推定される損失を回避できる（リスクの回避）．第二乳臼歯の早期喪失により第一大臼歯が近心に転位し，側方歯群の萌出スペースが不足するのを保隙，あるいはスペースリゲーニングで未然に回避することなどはひとつの例である．

(2) 早期に治療を開始することで，将来において患者の負担が軽減される（リスクの低減）．一例として，下顎が片側に偏位している子供では，下顎骨の左右の長さの差が成長とともに顕在化する．放置すると上顎骨の垂直発育も非偏位側で大きくなり，正面観では咬合平面は傾斜する．その結果，成人に達すると上下顎骨の同時手術が必要になることが多い．しかし，成長期にモノブロックなどの矯正装置で臼歯の垂直的位置をコントロールすることで，上顎骨の手術を回避できる場合もある．

　早期に矯正歯科治療を開始することで患者が得ることができる究極の便益は，永久歯列期の治療が不要になることである．

　乳歯列期・混合歯列期には，歯列・顎骨とそれらの周囲の軟組織は環境に対して適応しながら，自らの成長の様相を変化させるだけの可塑性を有する[2]．咬合を変化させようとする外的要因に対して，形態・機能はいずれも容易に変化する．したがって，この時期は正常な咬合の発育を阻害するような要因があればその排除に努め，また咬合に問題があれば，個体の持つ自然の成長力を利用しながら，矯正歯科治療を進めることに最も適した時期と言える．この時期は特に，鼻上顎複合体の成長を刺激あるいは抑制するのに適している[3]（Chapter6 参照）．

　矯正歯科治療をいつ始めるのがよいのかという議論

を複雑にしているのは，たとえ思春期成長期かそれより以前に治療が一定の効果をあげても，同じような効果が永久歯列期のみの治療によっても得られるのではないかという疑問に対する，明解な答えが得られていないからである．

確かに早期に矯正歯科治療を開始しても，永久歯列期になって初めて固定式装置による治療を行っても，治療成績が同じなら永久歯列期に治療を始める方が少ないコストで済む．治療を始めるのに最適なタイミングを決定する際には，それが生物学的反応という観点から考えるのか，広義の経済的な意味での効率性を指標とするのか，それとも患者の社会適応性を重視するのかを明確に意識する必要がある．

上顎骨の低形成に対して，思春期成長のスパートが始まる以前に，顎整形力により上顎骨を前方に牽引することや側方に拡大することには効果がある[4,5]．その場合，脳頭蓋底と鼻上顎複合体の境界部にある軟骨結合は成長が終了すると速やかに骨化するので，永久歯列期に顎整形効果を積極的に期待した治療が行われることはない．そのため，鼻上顎複合体に対する顎整形治療をいつ行うべきかについての意見の不一致はほとんど見られない．

一方，下顎骨の低形成や後退位を特徴とするⅡ級の咬合異常の治療をいつ行うのが良いかについては，さまざまな意見がある．

Ⅱ級の問題を早期に解決するのが良いと考える背景には，乳歯列期や混合歯列期のⅡ級が自然に治ることは稀であるという事実がある[6,7]．その理由として，上顎切歯が下顎切歯の前方で被蓋し，特にオーバーバイトが深い症例では下顎骨の前方成長が阻害されるとする考え方があるが，真偽は不明である．

混合歯列期に矯正歯科治療を開始する理由として，この時期は成長のポテンシャルが活用できるので，顎骨の異常な発育パターンを修正することで将来の矯正歯科治療に関わるリスクを回避，もしくは低減できるとの考えがあげられる．

機能的装置を用いて骨格性2級の顎関係を矯正しようとする場合には，成長スパートの直前かピークの時期が適しているとされている[8]が，より低年齢の子供に早期治療を行うことにも意義があることが確認されている．Keski-Nisulaら[9]は，混合歯列前期のⅡ級の咬合異常を認める5歳児（115名）に，歯列弓を拡大する効果のある萌出誘導装置 eruption guidance appliance を応用し，8歳になった時，5歳時より未治療のまま観察を続けた別のⅡ級咬合異常を示す子供たち（104名）と比較した．その結果，早期治療を行った子供たちは対照群に比べて，下顎骨は4mm長く成長していた．

彼らの用いた研究手法を考慮すると，この長さは十分に意味のある数値と言える．興味深いことに彼らの示したデータは，成長期にⅡ級過蓋咬合が存在すると下顎骨の前方への成長が阻害される可能性があることを示唆している．顎顔面頭蓋の成長のスパートを認める時期に，ヘッドギア装置や機能的装置を用いてオーバージェットの減少を含むⅡ級の治療を行うと，下顎骨の前方および下方への発育が促進される[10]という知見とも合致する．

Ⅱ級の咬合異常を早期に治療することでその後のリスクは回避，軽減されるのであろうか？　その答えは"イエス"である．思春期成長期の終わりまでにⅡ級の治療を終えると，再発はほとんど起こらない[11,12]．重症のⅡ級の咬合異常を8歳前後に早期治療しておくと，15歳時には健常者と変わらない咬合状態を維持することが期待できる[13]．AngleⅡ級2類の咬合異常は，混合歯列期であれば前歯部バイトプレーンと前方拡大床を用いた治療が可能である．早期治療を終えた後20年を経過した時点でも，緊密な咬合が維持されていることが報告されている[14]．

Ⅱ級の咬合異常について早期治療が有効であるということは，言い換えると，早期治療を行うことで包括矯正歯科治療を余儀なくされる子供の数を減らすことができる[15]ことを意味する．個々の患者が得る便益と社会的にみた医療コストの削減という利点を考えるなら，早期治療は患者に与えられる選択肢として有意義であると言える．

ただしその一方で，Ⅱ級の咬合異常を早期に治療しても永久歯列期に治療をしても，結果に変わりはないとする意見も多い[16,17,18]．

6～8歳の児童にヘッドギア装置，あるいはバイオネータを用いてⅡ級の治療を始め，固定式装置を用いた第二期治療で矯正歯科治療を終了した患者と，早期治療は行わずに永久歯列期に固定式装置のみでⅡ級の治療を行った子供たちとを，治療後13年経過した時点で比較した結果，咬合の安定性に差はないことが報告されている[19]．O'Brienら[20]はAngleⅡ級1類の子供に対して8,9歳頃にツインブロックを用いた治療を開始した場合と，12歳半ば以後に固定式装置による治療を

開始した場合とでは，治療成績に差はないとしている．しかし同じ報告の中で，早期に治療を行ったⅡ級症例の15％は第二期治療が不要になったと記しており，社会が負担すべき医療コストの削減を早期治療がもたらしていることは明白である．

Ⅱ級の早期治療の効果を認め難いとする報告が内包する問題として，二つのことをあげておきたい．一つは，Ⅱ級を特徴づける要素は多くあり，使用する装置も多様であること．評価した治療時期も乳歯列期から混合歯列期の最終段階まで広い範囲に分かれ，時期により装置に対する生体の反応も一様でないことである．これらのことは，観測データがばらつく大きな原因となる．二つめとして，たとえ早期治療により顎骨の成長の一次変異が得られても，後に行われる固定式装置が発揮する器械的効果によりもたらされる咬合形態の変化が大きいために，早期治療の効果がマスクされてしまう可能性があることである[16]．

Ⅱ級1類咬合異常の患者を治療開始時期にしたがい，混合歯列早期，混合歯列晩期，永久歯列期に分けて比較した研究[11]では，治療期間は開始時期が後になるほど短くなり，治療による咬合の改善の度合いも，永久歯列に固定式装置で治療するのが最も効率が良いとされている．このことから，混合歯列期以前に治療を開始するよりも永久歯列期に治療を開始するほうが優れていると解釈するのが正しいかどうかは，読者の視点により異なるであろう．先にも記したように，早期に治療を開始した患者のうち，どの程度の割合で永久歯列期の治療が不要になるのか，すなわち疾病の治療コストを社会で負担するという発想をどの程度に重視するか否かで，早期治療の価値づけは異なる．

2 治療目標

この時期の患者の矯正歯科治療計画を立てるうえで考慮しなければならないのは，咬合異常の問題は固定化されずに成人期に向かって変化（増悪）するという点である．患者の成長・発育のパターンとタイミングが正常かどうかを時間軸上で評価し，将来の変化を予測する必要がある．

そのため問題への対処法は，ほとんどの場合暫定的なものであり，機能的にも美容上も優れた永久歯咬合をつくりあげるために，混合歯列期の時点で必要な最適の治療選択肢とは何かを問うことが重要である．

乳歯列期から混合歯列期における矯正歯科治療の目標を要約すると，以下のようになる．

- 骨格性の問題があれば成長の一時変異治療を優先させる．
- 口腔習癖，扁桃肥大・アデノイドなど，骨格性の問題を増悪させる要因の排除に努める．
- 患者の精神発達段階に注意する－保護者の意見は重要であるが，計画する治療内容が患者の対応能力に適しているかを判断する必要がある．
- 咬合の異常が社会的・心理的に患者の自尊心を傷つける要素となっているなら，部分的にしろ早期に問題の改善を図るべきである．
- 放置した場合に永久歯列期に生じ得る問題の予防・回避・軽減を図る．
- 口腔衛生の指導と管理を通じて，患者自身による口腔の健康管理を習慣化させる．

第二期治療の目標が永久歯の緊密な咬合をつくりあげることであるのに対して，第一期治療の目標は健全な永久歯の咬合関係が得られるように，あるいは永久歯咬合期における治療ができるだけ容易になるように，患者の成長発育力を利用して乳歯から永久歯への交換を最適化することにある．

混合歯列期から治療を始めるのが賢明な症例の特徴を要約すると，以下のようになる．

- 口顎の筋機能の異常．
- 瘢痕化した軟組織が顎骨の正常な発育を阻害している．
- 7歳以後も持続する弄指癖．
- 下顎頭の発育不全．
- 口蓋裂などの顎顔面の形成異常．
- 上顎骨の低形成（狭窄を含む）または過形成．
- 下顎骨の低形成または後退位．
- 過蓋咬合・開咬．
- 永久歯の先天欠如．
- 乳歯の早期喪失．
- 乳歯あるいは永久歯の骨性癒着．
- 歯の破折，歯肉退縮や口蓋粘膜損傷の原因となる咬合の異常．
- 容貌が損なわれ，著しい社会心理的不利益を患者が被る

Chapter 17 成長期の矯正歯科治療

ような咬合異常.

3 矯正学的問題と対処法

個々の問題が発現する原因，診断において留意すべきことがらや，使用する矯正装置についてはこれまでのいくつかの章で解説したので，本項では詳しく述べない（Chapters 4, 5, 6, 13 参照）．本項では成長期に見られるさまざまな問題と，それらの相互関係および対処方法の全体像を俯瞰する．以下に示すいくつかの概念図は，幼・小児期の咬合異常という問題に対し，いつ，何をなすべきかを読者が系統的に整理，理解し，記憶するための一助となるであろう．

乳歯列期の咬合異常の原因とそれらを発端とするさまざまな問題（リスク）の連鎖，および考え得る対処法の関係を図17.1に示す．図中1から7の番号を付した項目がこの時期に見られる主な問題であり，そこから2次的に生じる問題と対処法の流れを示す．

Orthodontic problems commonly seen in the deciduous dentition stage, the chain of risks and possible solutions*

[1] Infection — Labyrinthitis
Deciduous tooth caries → Early exfoliation of deciduous teeth

[2] Mandibular fracture → Ankylosis of manidibular condyle head

Hypoplasia, deformation and/or dysfunction of the mandible

Space maintenance for eruption space for the succeesors

[3] Fracture of deciduous tooth roots → Deciduous tooth root canal infection → Retardation of eruption or impaction of permanent successors

Prolonged retention of deciduous teeth

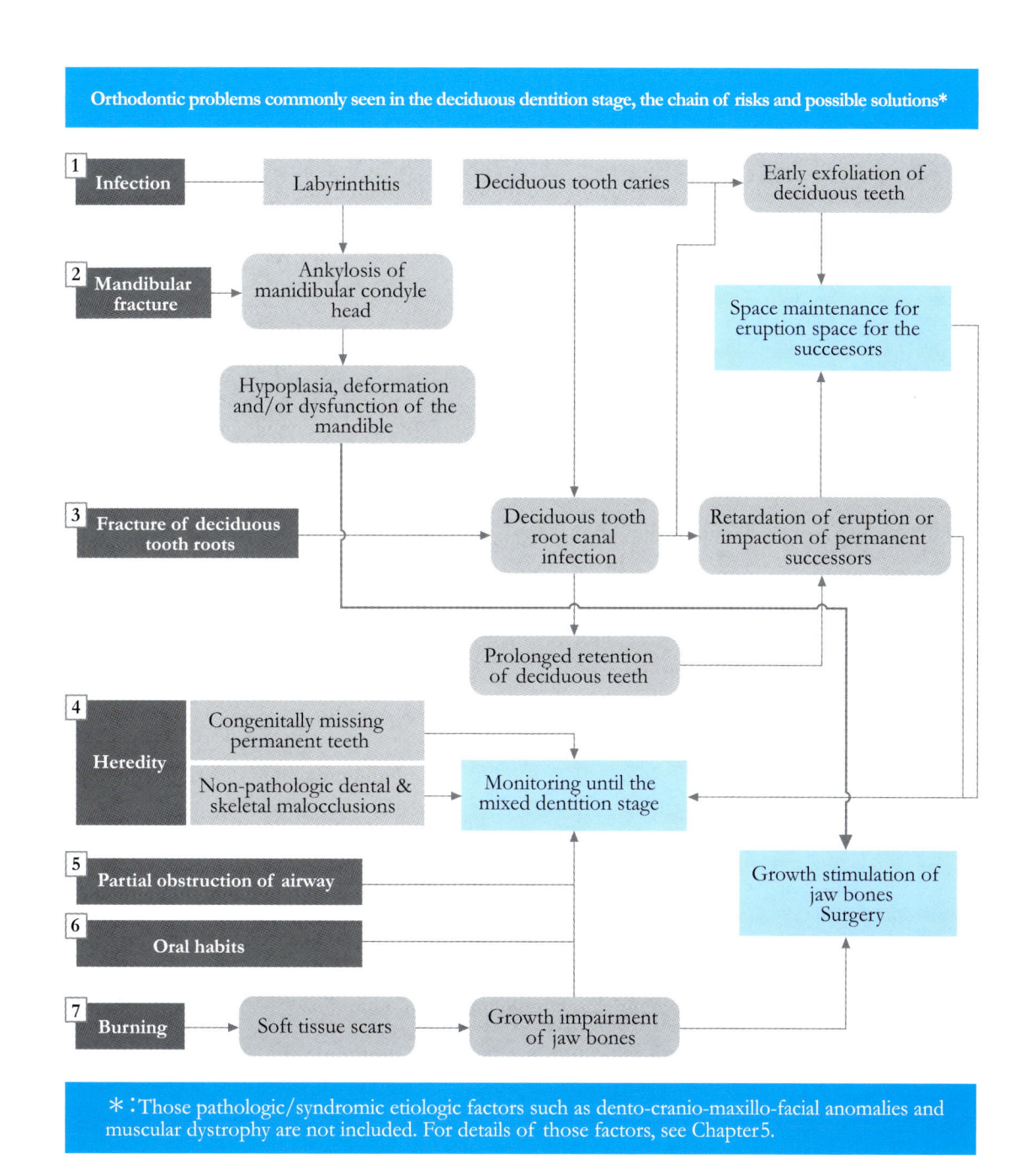

[4] Heredity — Congenitally missing permanent teeth / Non-pathologic dental & skeletal malocclusions → Monitoring until the mixed dentition stage

[5] Partial obstruction of airway

[6] Oral habits

Growth stimulation of jaw bones / Surgery

[7] Burning → Soft tissue scars → Growth impairment of jaw bones

＊：Those pathologic/syndromic etiologic factors such as dento-cranio-maxillo-facial anomalies and muscular dystrophy are not included. For details of those factors, see Chapter 5.

図17.1　乳歯列期の咬合異常の原因とそれらを発端とするさまざまな問題（リスク）の連鎖および考え得る対処法の関係を示す概念図．

混合歯列期の咬合異常の原因とそれらを発端とするさまざまな問題（リスク）の連鎖，および考え得る対処法の概念的関係を図17.2に示す．乳歯列期と比べ，より積極的に顎骨の成長の一時変異，口腔習癖の除去，および永久歯萌出スペースを確保するための処理が行われることに注意すること．

Orthodontic problems commonly seen in the mixed dentition stage, the chain of risks and possible solutions*

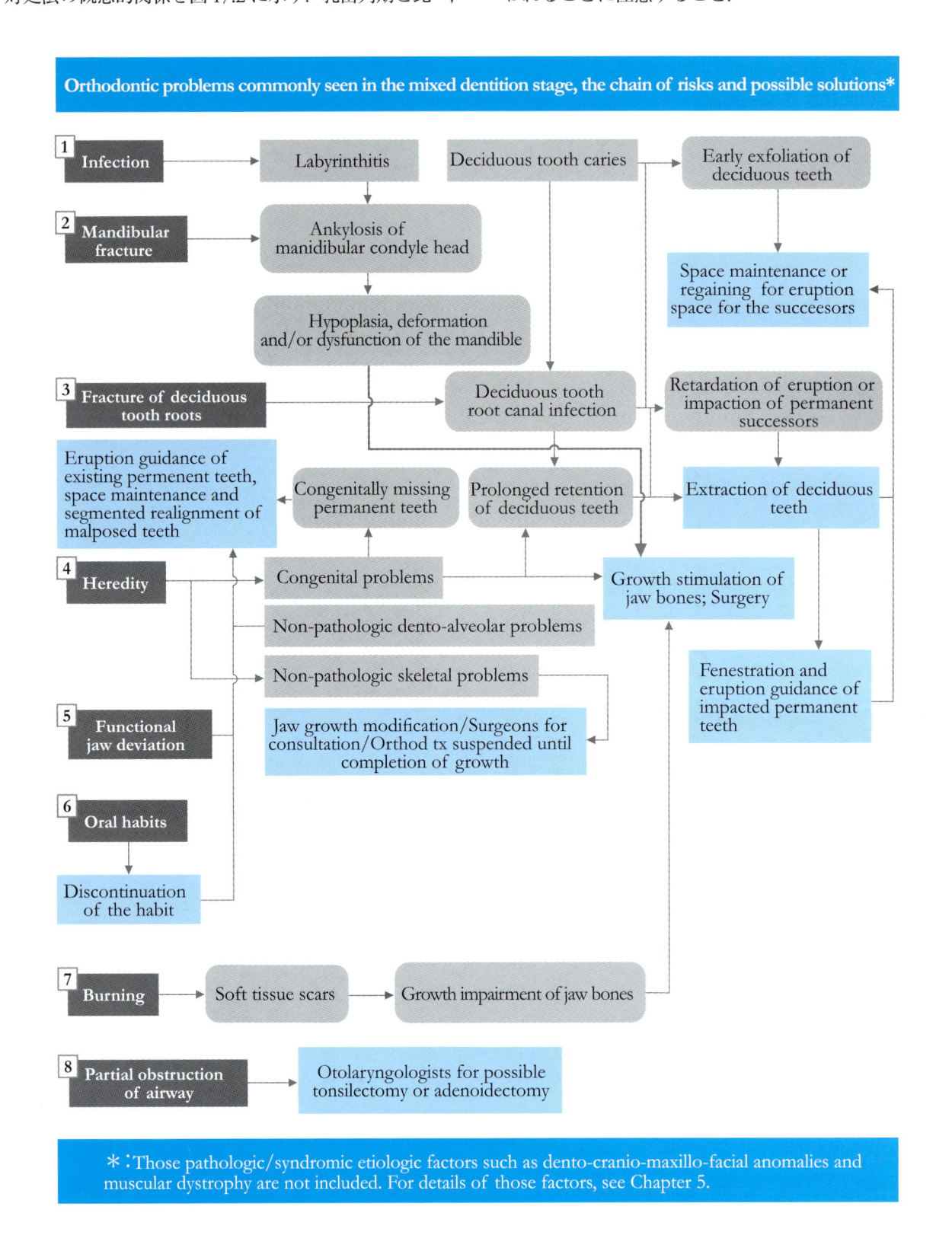

1. Infection → Labyrinthitis
2. Mandibular fracture → Ankylosis of mandibular condyle head → Hypoplasia, deformation and/or dysfunction of the mandible
3. Fracture of deciduous tooth roots → Deciduous tooth root canal infection
   - Deciduous tooth caries → Early exfoliation of deciduous teeth → Space maintenance or regaining for eruption space for the succeesors
   - → Retardation of eruption or impaction of permanent successors → Extraction of deciduous teeth
   - Eruption guidance of existing permanent teeth, space maintenance and segmented realignment of malposed teeth
   - Congenitally missing permanent teeth / Prolonged retention of deciduous teeth
4. Heredity → Congenital problems
   - Non-pathologic dento-alveolar problems
   - Non-pathologic skeletal problems
   - Growth stimulation of jaw bones; Surgery
   - Fenestration and eruption guidance of impacted permanent teeth
5. Functional jaw deviation → Jaw growth modification/Surgeons for consultation/Orthod tx suspended until completion of growth
6. Oral habits → Discontinuation of the habit
7. Burning → Soft tissue scars → Growth impairment of jaw bones
8. Partial obstruction of airway → Otolaryngologists for possible tonsilectomy or adenoidectomy

*: Those pathologic/syndromic etiologic factors such as dento-cranio-maxillo-facial anomalies and muscular dystrophy are not included. For details of those factors, see Chapter 5.

図17.2　混合歯列期の咬合異常の原因とそれらを発端とするさまざまな問題（リスク）の連鎖および考え得る対処法の関係を示す概念図.

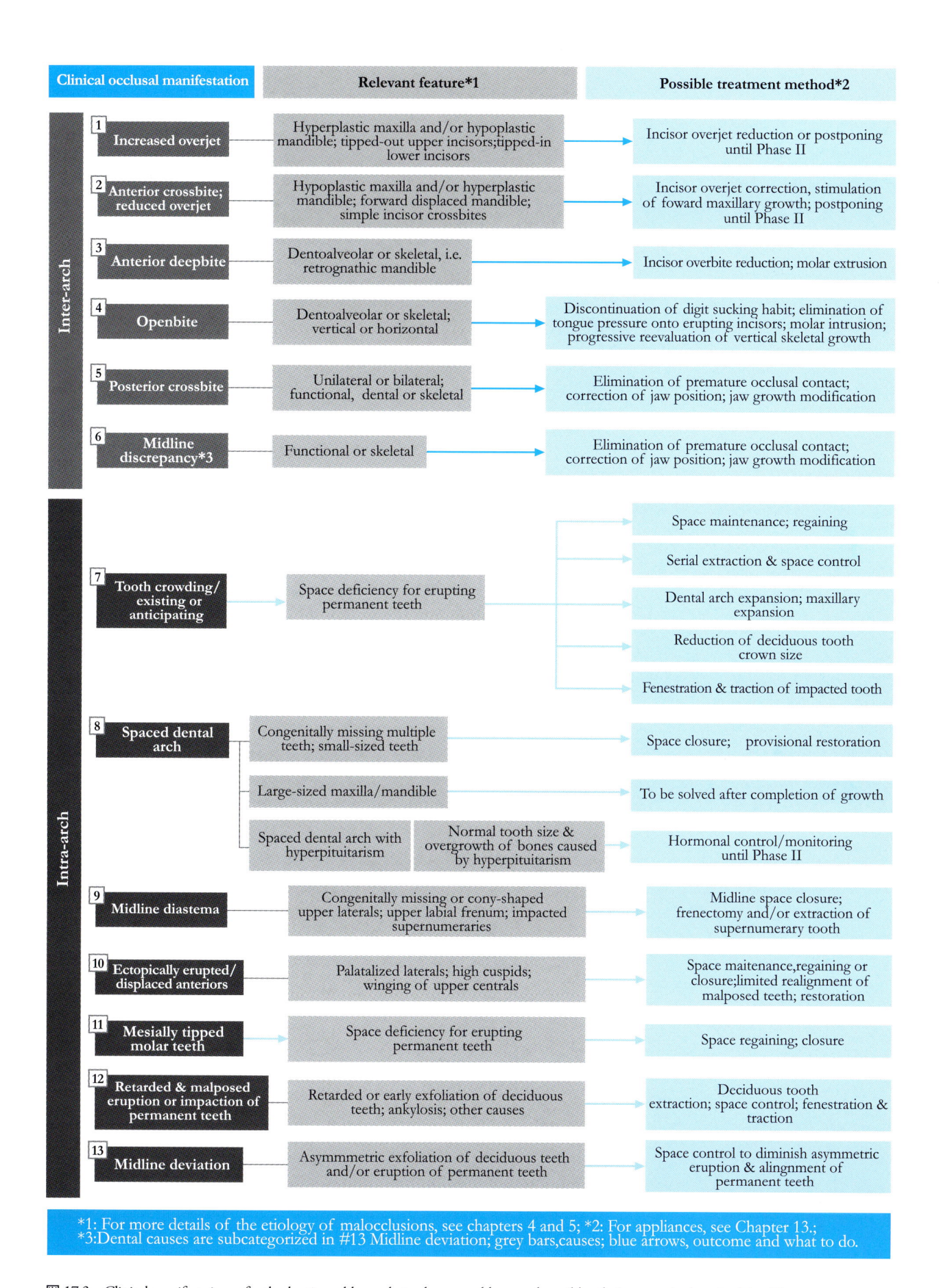

Chapter 17 成長期の矯正歯科治療

Clinical occlusal manifestation	Relevant feature*1	Possible treatment method*2
Inter-arch		
1 Increased overjet	Hyperplastic maxilla and/or hypoplastic mandible; tipped-out upper incisors; tipped-in lower incisors	Incisor overjet reduction or postponing until Phase II
2 Anterior crossbite; reduced overjet	Hypoplastic maxilla and/or hyperplastic mandible; forward displaced mandible; simple incisor crossbites	Incisor overjet correction, stimulation of foward maxillary growth; postponing until Phase II
3 Anterior deepbite	Dentoalveolar or skeletal, i.e. retrognathic mandible	Incisor overbite reduction; molar extrusion
4 Openbite	Dentoalveolar or skeletal; vertical or horizontal	Discontinuation of digit sucking habit; elimination of tongue pressure onto erupting incisors; molar intrusion; progressive reevaluation of vertical skeletal growth
5 Posterior crossbite	Unilateral or bilateral; functional, dental or skeletal	Elimination of premature occlusal contact; correction of jaw position; jaw growth modification
6 Midline discrepancy*3	Functional or skeletal	Elimination of premature occlusal contact; correction of jaw position; jaw growth modification
Intra-arch		
7 Tooth crowding/ existing or anticipating	Space deficiency for erupting permanent teeth	Space maintenance; regaining / Serial extraction & space control / Dental arch expansion; maxillary expansion / Reduction of deciduous tooth crown size / Fenestration & traction of impacted tooth
8 Spaced dental arch	Congenitally missing multiple teeth; small-sized teeth	Space closure; provisional restoration
	Large-sized maxilla/mandible	To be solved after completion of growth
	Spaced dental arch with hyperpituitarism	Normal tooth size & overgrowth of bones caused by hyperpituitarism → Hormonal control/monitoring until Phase II
9 Midline diastema	Congenitally missing or cony-shaped upper laterals; upper labial frenum; impacted supernumeraries	Midline space closure; frenectomy and/or extraction of supernumerary tooth
10 Ectopically erupted/ displaced anteriors	Palatalized laterals; high cuspids; winging of upper centrals	Space maitenance, regaining or closure; limited realignment of malposed teeth; restoration
11 Mesially tipped molar teeth	Space deficiency for erupting permanent teeth	Space regaining; closure
12 Retarded & malposed eruption or impaction of permanent teeth	Retarded or early exfoliation of deciduous teeth; ankylosis; other causes	Deciduous tooth extraction; space control; fenestration & traction
13 Midline deviation	Asymmmetric exfoliation of deciduous teeth and/or eruption of permanent teeth	Space control to diminish asymmetric eruption & alingment of permanent teeth

*1: For more details of the etiology of malocclusions, see chapters 4 and 5; *2: For appliances, see Chapter 13.; *3: Dental causes are subcategorized in #13 Midline deviation; grey bars, causes; blue arrows, outcome and what to do.

図 17.3　Clinical manifestations of orthodontic problems, their relevant problems and possible solutions seen in the mixed dentition stage.

矯正学的問題の臨床像は機能的な要素を別にすれば，大別して歯列弓内に表現されるものと，上下歯列間の空間的位置関係として表現されるものとになる（図17.3）．この時期には下顎骨の前下方への成長のコントロールを除く，顎整形力・矯正力の応用が可能である．以下のような治療アプローチにより，顎骨の成長の一時変異と永久歯萌出スペースのコントロールを行う．

- 矯正学的な問題を引き起こす外的要因の除去
- 新たな問題発生の予防
- 顎整形力の適用による骨のリモデリングと骨形態の改造
- 矯正力による歯の移動

3.1 歯列弓内の問題への対処法

歯列弓内の問題への対処法を総称してスペースコントロール space control という．スペースの管理はスペースメンテナンス space maintenance とスペースリゲーニング space regaining に分かれる．

■ **スペースメンテナンス（保隙）**

乳歯の早期喪失などにより，混合歯列期において大臼歯の近心傾斜や口蓋（舌）側傾斜，捻転，切歯の望ましくない唇・舌側傾斜が生じるのを回避する必要がある．歯列弓長を維持する（スペースメンテナンス）ことで，歯の位置異常の発現を未然に防ぐことができる．

空隙を維持する効果のある矯正装置，すなわちスペースメンテナー（space maintainers 保隙装置）としてはディスタルシュー，リンガルアーチ装置，小児義歯などがあるが，そのほかにモノブロックやアクチベータ，ヘッドギア装置なども用いられることがある．装置は咬合異常の状態や部位に加えて，患者の口腔衛生状態や装置の管理能力，通院しやすさなどの要素を考慮して選択する．適用条件は以下のとおりである．

- 乳歯の先天欠如を認めるが，後継永久歯が存在し正常に発育している．
- 乳歯脱落または喪失後，後継永久歯が6ヵ月以上萌出しない．
- 永久歯の位置が変化したかどうか期間をおいてエックス線画像で精査し，萌出が始まりそうならスペースメンテナーは装着しない．
- 第二乳臼歯の早期喪失に対しては，下顎第一大臼歯の近心転位を防ぐため直ちにスペースメンテナーを装着することを勧める．

スペースメンテナーを装着させるかどうかを判断するためには，永久歯の萌出時期をできるだけ正確に推定することが望ましい．多くの場合，歯根の長さが完成

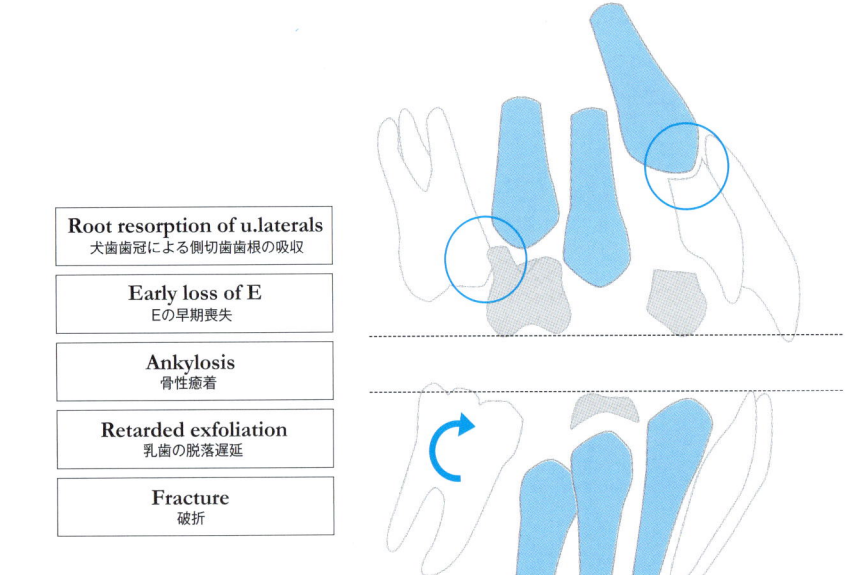

図 17.4 A diagram illustrating the typical situations of the mixed dentition stage that requires space-regaining treatment. The early exfoliation of the lower second deciduous molar causes a mesially tipped eruption of the lower first molar distal to the second deciduous molar. If the root resorption of the upper second deciduous molar is delayed, the normal eruption of the first permanent molar positioned distal to the second deciduous molar is likely to be disturbed. A mesial shift of the upper first permanent molar triggers the premolars to drift more mesially within the jaw bone. This, in turn, would likely cause the upper permanent canine to come into contact with the root of the adjacent permanent lateral incisor, which would result in the root resorption of the lateral incisor.

| Root resorption of u.laterals 犬歯歯冠による側切歯歯根の吸収 |
| Early loss of E Eの早期喪失 |
| Ankylosis 骨性癒着 |
| Retarded exfoliation 乳歯の脱落遅延 |
| Fracture 破折 |

時の 1/2 〜 3/4 に達したときに，歯は萌出する（Chapter 4 参照）．乳歯の早期喪失（抜歯を含む）は，後継永久歯の萌出時期に強い影響を与える．小臼歯の歯根が完成時の 1/4 〜 1/2 の長さの時に対応する乳臼歯が抜去されると，小臼歯の萌出は遅延する．乳臼歯の抜去は小臼歯の歯根が 3/4 以上完成してから考慮するのが良い．

永久歯の萌出順序をチェックすることも，歯列弓内の問題を適切に解決するうえで必要である．例えば，下顎第二小臼歯の萌出に先立って同側の第二大臼歯が萌出するなら，第一大臼歯の近心転位とそれに伴う下顎第二小臼歯の萌出余地の不足がもたらされることになるので，注意を要する．エックス線画像上で第二大臼歯（上下いずれについても）の歯冠上部の歯槽骨が吸収されている場合は，第一大臼歯の遠心移動は難しい．

■ **スペースリゲーニング**

乳歯がなんらかの原因で自然な時期よりも早めに脱落もしくは喪失し，そのまま放置されると後継永久歯が排列するために必要なスペースが失われることがある．その場合，スペースリゲーニング（失われた空隙の再獲得）が必要になる．

スペースリゲーニングが必要になる典型的な状況を図 17.4 に示す．

■ **限局的な治療**

外傷性咬合による粘膜の損傷や美容上の問題があれば，解決すべき内容を限局して暫定的に改善を図ることがある．永久切歯交換期の問題に関わることが多い．

図 17.5 に示す 7 歳 7 ヵ月の男子は，上唇小帯の高位による正中離開と右側永久中切歯の反対咬合という問題を認めた．骨格性の問題は認めなかったので，永久切歯に限局した治療を行った．このような症例にはシングルタイプのエッジワイズアタッチメントはサイズも小さく，アタッチメント間距離も長く取れるので，便利である．通常，上顎永久側切歯の萌出を待って，4 切歯を再排列する治療計画を立てる．

図 17.6 に示す症例は 7 歳 6 ヵ月の男子で，上顎永久中切歯の捻転と正中離開，前歯部反対咬合を認める．線維性の上唇小帯が上顎両側の永久中切歯の間に入り

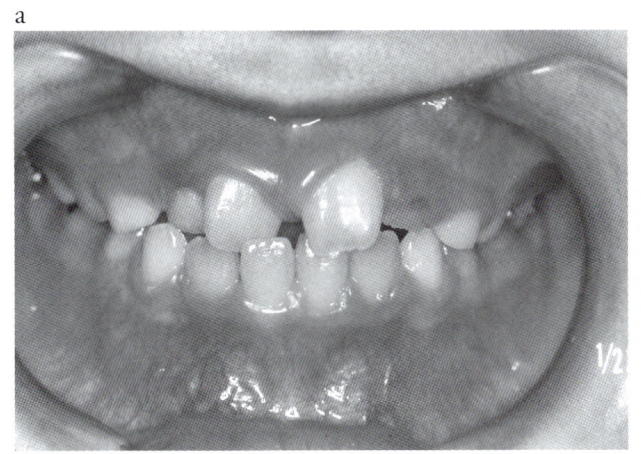

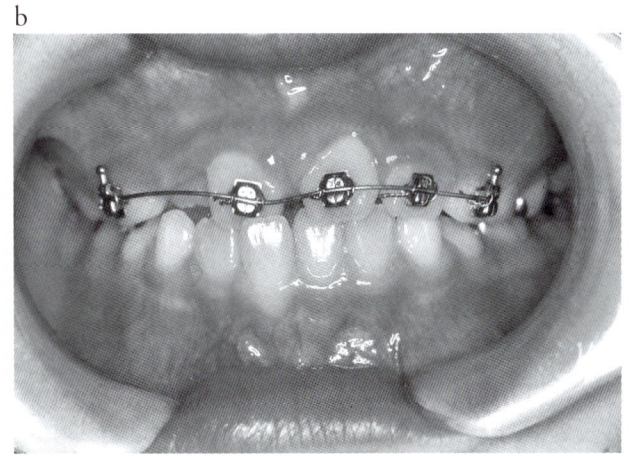

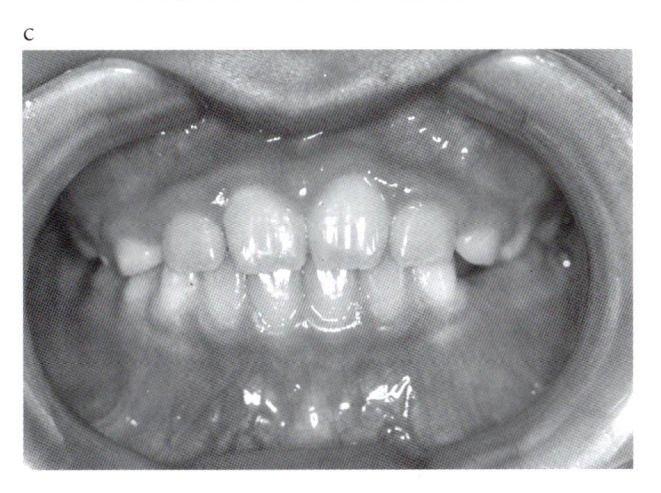

図 17.5 A boy exhibiting midline diastema due to a highly positioned upper labial frenum and the crossbite of the right side permanent central incisors. a, Pretreatment (7y7m); b, Beginning of treatment (8y3m); c, Realigned upper incisors (8y10m)

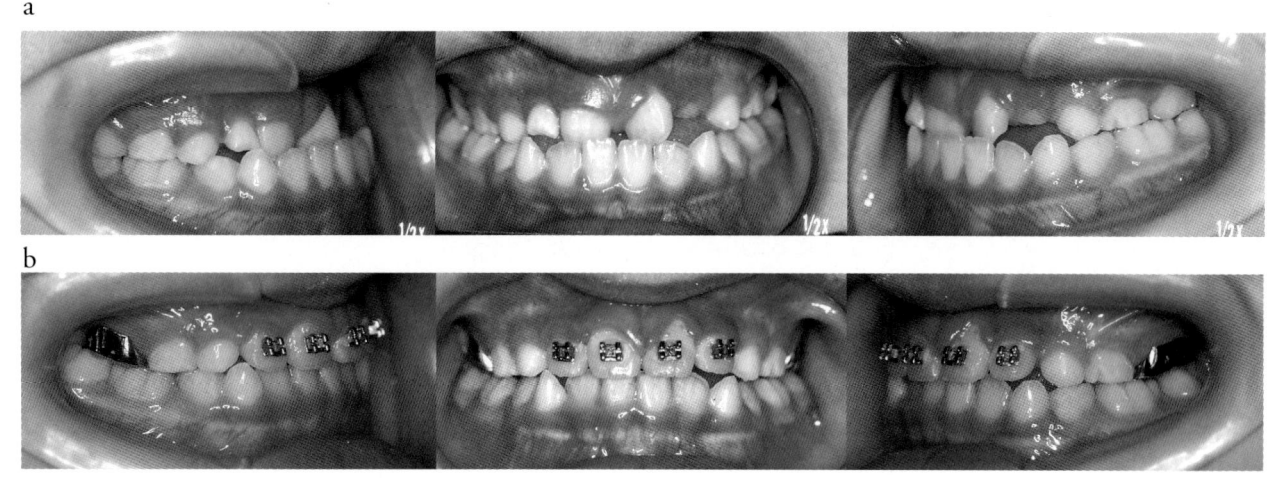

図 17.6　A boy showing rotation of the upper permanent central incisors, the midline diastema, and the anterior crossbites. Note the gingival recession at the lower permanent lateral incisors. a, Pretreatment (7y6m); b, After correction of the overjet (8y10m)

込んでいる．この症例が図17.5の症例と異なるのは，骨格性反対咬合という要素が加わっていることである．これは将来咬合の安定が得られるかどうかは，成長ポテンシャルに大きく依存することを意味する．パラタルアーチ装置によるオーバージェットの改善を行った後に，セクショナルアーチを用いて上顎永久切歯の再排列をとりあえず完了した．この時期の被蓋改善が安定するかは不確定であるが，永久切歯の再排列により解決できる問題点が明確であれば，この時期に治療を行うことには意味がある．

3.2　上下歯列の対向関係のコントロール

　上下歯列の対向関係の異常は矢状方向，横方向，そして垂直方向の問題に分けることができる．これらの問題は相互に，また歯列弓内で生じる問題とも共存する．問題が生じた原因が顎発育に由来するのか，歯の位置異常によるのか，あるいは下顎骨の機能的な偏位によるものかを先ず鑑別することが重要である．三つの要素は併存することがある．本稿で記す矯正装置のデザイン，メカニズム，適応症などの詳細はChapter 13 で解説した．

　顔の成長パターンは頭尾の成長勾配の原則にしたがうので，混合歯列前期には頭蓋底と鼻上顎複合体の低形成，あるいは過形成を原因とする咬合異常が顕在化されることが多く，後期には下顎骨の発育パターンの異常が顕在化されることが多い．

　顔面が成長スパートを示す時期には部位特異性と性差が存在する（Chapter 4 参照）．この事実は矯正学的な問題への対処法の相違として明確に現れる．

　前者が生じる理由は，それぞれの部位によって骨の形成プロセスが異なるからである．上顎骨と頭蓋底の接合部位に外部から応力（顎整形力）を加えることで，新生骨の付加を促進あるいは抑制することが可能である（Chapters 4, 13 参照）．

　後者については女性が明確な成長スパートのピーク期を示すが，骨の成長期間は，男性は20歳ぐらいまで成長し続けるのに比べると，女性は短い期間で完了してしまう．このことは，特に顎骨の成長抑制を図ろうとする場合に追いかけ成長（Chapter 13 参照）の発現を回避するため，男性に対しては長期間顎整形力の適用を続けなければならないことを意味する．しかし女性においても，晩期成長を認める例が少なくないという点には注意を払う必要がある．

　女性で青年期の包括矯正歯科治療の時期である15～16歳頃に晩期成長が認められるケースでは，視診だけでも次のような特徴が認められることが多い．

・毎月の来院毎に身長の増加が感じられる．
・下顎骨の垂直方向への発育が著しい場合オーバーバイトが浅くなる．
・中心咬合位でも下顎臼歯が相対的に近心位を取るようになる．
・保定中であれば前記の所見に加えて下顎骨の前方成長を上顎永久切歯が妨げる結果，下顎永久切歯部に叢生が出現することがある．

　図17.7に，Angle I 級で軽度の叢生を認めた女性で，矯正歯科治療後1年を経過した15歳1ヵ月頃より下顎骨の著しい発育を認めた症例を示す．上顎永久犬歯の

Chapter 17 成長期の矯正歯科治療

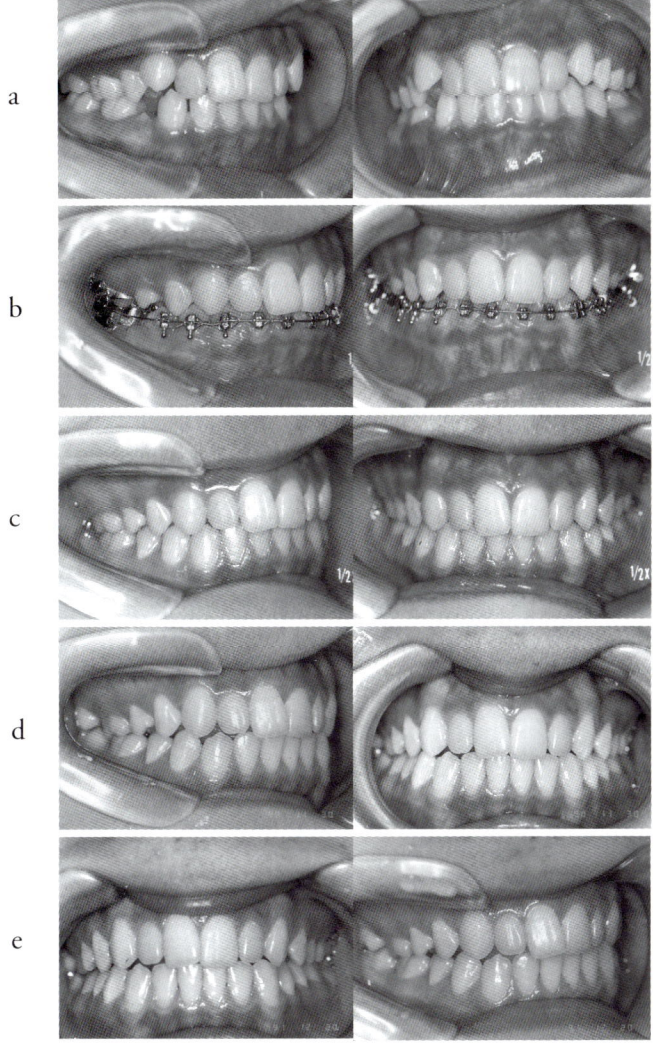

図 17.7 Undesirable dental and skeletal changes that occurred during the retention period due to the late growth of the mandible. a, Pretreatment(12y3m). Erupting space for the upper posterior teeth was secured using a headgear appliance for 6 months; b, Fixed orthodontic appliances were placed only on the lower dentition; c, The appliances were removed and a Hawley retainer and a lingual bonded retainer were given to the upper and lower dental arches, respectively, at the age of 14y1m; d, Significant and accelerated reduction of the overbite was found around the age of 15y1m; e, Occlusion at the age 16y8m.

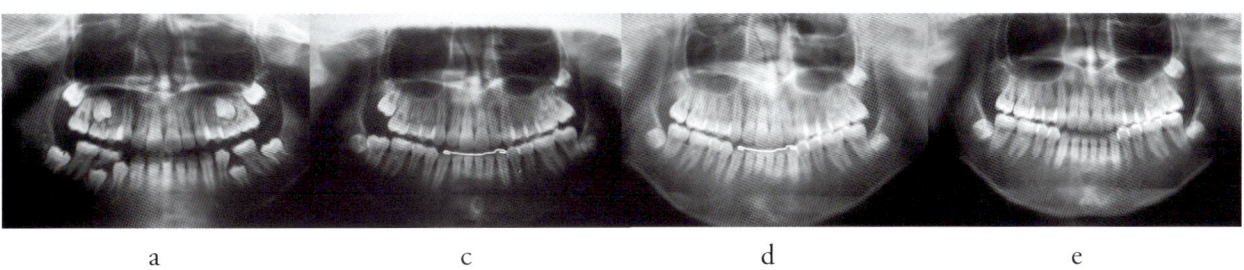

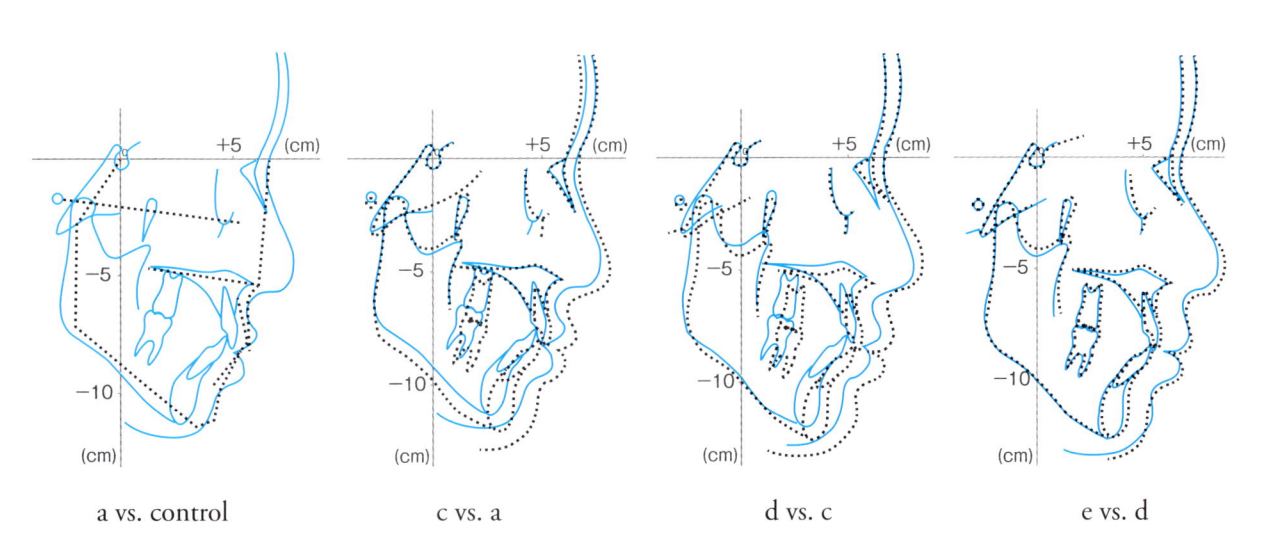

a vs. control   c vs. a   d vs. c   e vs. d

383

わずかな萌出スペースの不足を解決するためにヘッドギア装置を6ヵ月間使用し，上顎大臼歯のわずかな遠心移動を行った．下顎の軽微な叢生を解決するために固定式装置を6ヵ月間装着した後，保定を行った．治療中に下顎骨は下方への成長を示し（図17.7c），緊密な咬合が得られた．保定開始後，定期診察中も特に問題はなかった．しかし，15歳1ヵ月頃よりオーバーバイトが減少し始め，定期診察の度に著明な減少を認めるようになった（図17.7d）．その後成長は鈍化したが，前歯のオーバーバイトは減少したままであった．

■ 矢状方向の咬合異常の治療

成長期のⅡ級咬合異常に関わる矯正学的問題とそれらに対する対処法を図17.8に示す．

オーバージェットが大きい子供はそうでない子供と比べると，およそ1.7～2倍の割合で上顎永久前歯に外傷を被りやすい[21]．このことは，上顎永久切歯の極端な唇側傾斜を示す子供に対して，早期に矯正歯科治療を行う合理的根拠のひとつとなる．

Ⅱ級の過蓋咬合への対処法の要点は，先ずオーバーバイトの減少を行った後にオーバージェットを改善することにある．詳しくは本項の垂直方向の咬合異常のところで述べる．

骨格性2級と診断される症例の多くは，オーバージェットが大きい原因を下顎骨の低形成に求めることができる．そのような場合でも，上顎骨歯槽基底部の前方限界がナジオンに対して極端に後退していない限り，ヘッドギア装置を用いて上顎骨の前方への成長を抑制しながら下顎骨の自然な前方成長を期待することは，必ずしも排除されるべきではない．

骨格性2級でローアングルを示す症例では，ロープルヘッドギア装置を用いて上顎大臼歯の挺出を図った場合，口蓋平面は後方部が下降する．その結果，下顎骨は後下方に回転しオトガイが後退するので，咬合挙上板やアクチベータを併用して同時に下顎骨の前方へのシフトを図ると良い．

骨格性2級でハイアングル症例の場合には，ハイ

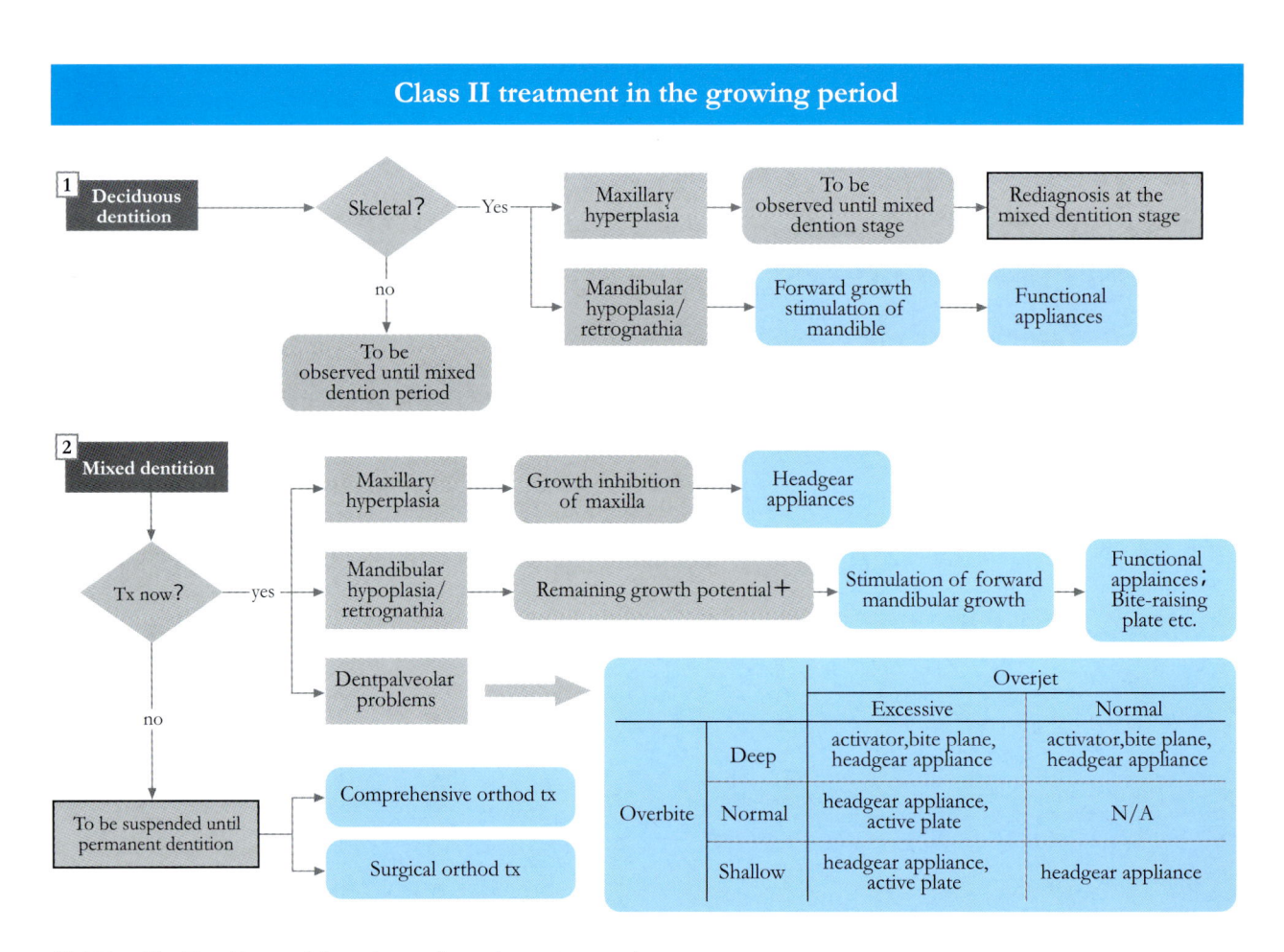

図17.8　Class II problems and their solutions during the growing period.

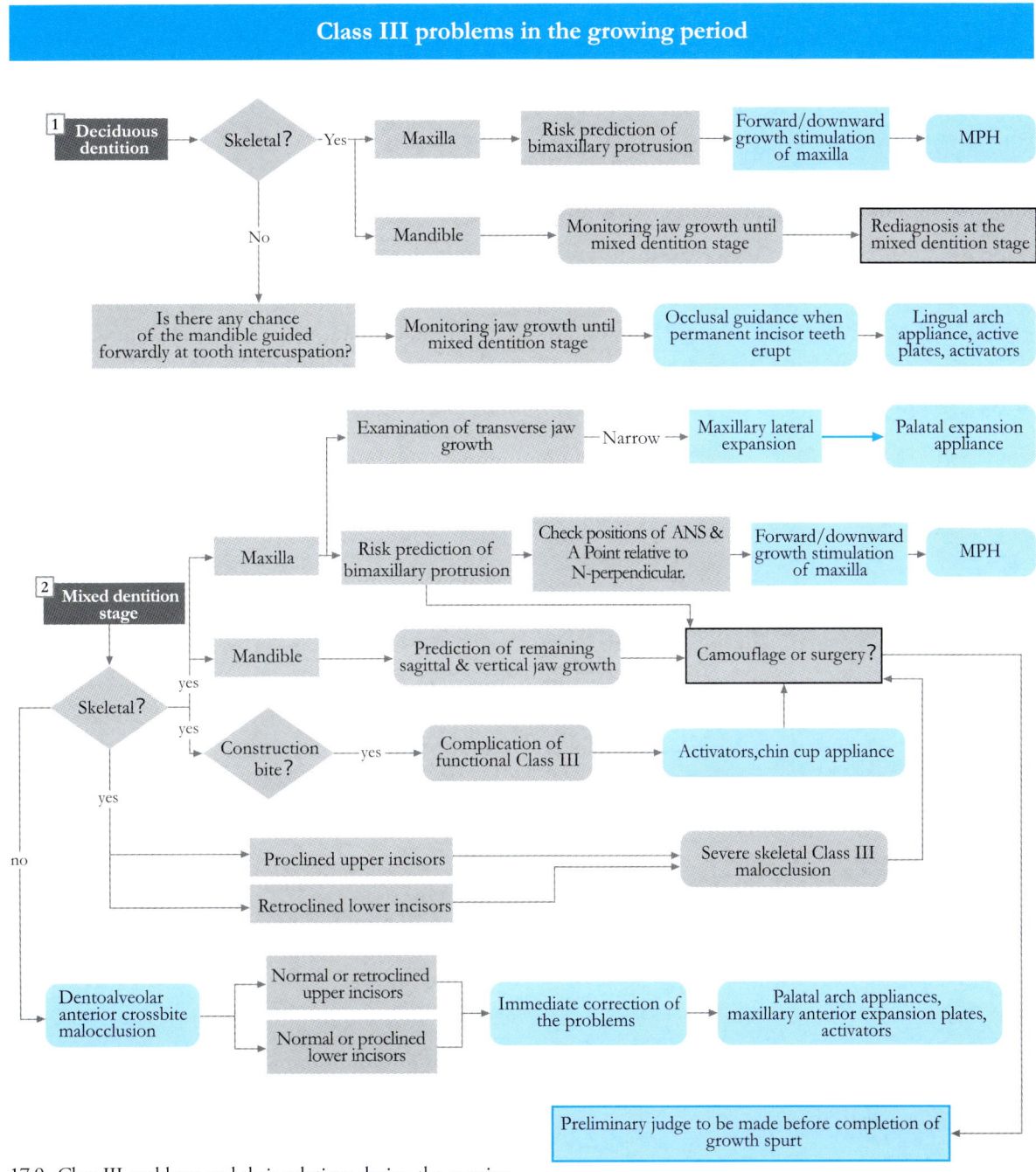

図 17.9 Class III problems and their solutions during the growing period. MPH, Maxillary protraction headgear appliance.

プルまたはコンビネーションヘッドギア装置を用いて，上顎大臼歯に12～18ヵ月間ほど，圧下力を持続的に加えると，口蓋平面の前方部は成長に伴い下降する．上顎臼歯歯槽骨の下方へ向かう成長が抑制されると，下顎骨を反時計方向に回転させて咬合できるようになるので，オトガイは前方に移動する．これはⅡ級の容貌を改善する効果がある．

骨格性2級と診断された患者に対しヘッドギア装置を用いて上顎骨の前方成長を抑制しようと考えたり，あるいは骨格性3級症例について，上顎前方牽引装置を利用して上顎骨の前方成長を促進する計画を立てる場合に歯科医師を悩ますことのひとつは，オーバージェットの改善中に下顎骨の成長スパートが生じて，第一期治療の終わりに患者が上下顎前突を呈するおそ

れがあることである．骨格性3級の場合は，オーバージェットがマイナスになる可能性もゼロではない．

容貌が損なわれないためには上顎部の前方限界をどの辺りに設けるのがよいかを先ず推定し，毎月患者が来院するときにオーバージェットと下顎骨の発育の状態を視診し，問題があると判断されれば顎整形装置の使用を中止する．必要に応じてセファロ画像による確認を行うこともある．

機能的矯正装置は原則として，毎日就寝中に使用される．3〜4ヵ月間使用しても目に見える効果が得られない場合は，装置が指定された時間通りに使用されているかを先ず疑う必要がある．そうでないようなら他の装置に切り替えるのが賢明である．

顎顔面頭蓋の成長のスパートを認めるAngle II級1類の咬合異常を認める患者に対しては，サービカルヘッドギア装置と上顎にアクティブプレートやバイトプレーンを用いて，上顎永久切歯を口蓋側に傾斜移動できる（Chapter 13参照）．またオーバーバイトを浅くすることで，下顎骨の前方成長を促進することが期待できる．下顎後退位と下顎角が小さいローアングルのII級症例には，機能的矯正装置の使用を勧める[22]．

II級治療でもうひとつ重要なことは，上下歯の垂直的咬合関係を考慮して矯正装置を選ぶ必要があるという点である．大臼歯の挺出と圧下のいずれが必要かを吟味しなければならない．

成長期の反対咬合に関わる矯正学的問題とそれらに対する対処法を図17.9に示す．

乳歯列期の患者で前歯部反対咬合を認める場合には，それが骨格性の問題を反映したものなのか，それとも下顎骨が前方に誘導されて生じているのかを鑑別しなければならない．近親者に骨格性反対咬合者がいることは，治療を行おうとしている患者の治療リスクを高める要素となる．患者が構成咬合を取れず，中心咬合位でターミナルプレーンがメジアルステップを示すのに加えて乳犬歯もIII級の対咬関係を示すなら，将来に骨格性3級の特徴がより顕著になると考えてよい．上顎骨前方牽引装置は乳歯列期から混合歯列の前期，すなわち成長スパートのピークより以前に応用すると効果的である[4]．

幼・小児で下顎骨体長や実効長が標準よりも長いか，下顎骨の前方成長の傾向が著明で頭蓋底の前方限界であるナジオンに対して下顎骨が明らかに前方に位置する症例の場合，チンカップ装置を用いて下顎骨の成長を抑制することは困難である（Chapter 13参照）．

骨格性の反対咬合の特徴は認められず，上顎永久切歯が口蓋側に向かって傾斜しているために中心咬合位で下顎骨が前方に誘導される機能性反対咬合に対しては，早期に問題の解決を図ることが望ましい．このタイプの咬合異常では構成咬合の採得が可能である．

治療法としてはアクチベータを単独で用いることもあるが，下顎に臼歯部まで覆うスプリントを装着させて咬合を挙上させた状態で，上顎に前方拡大床やリン

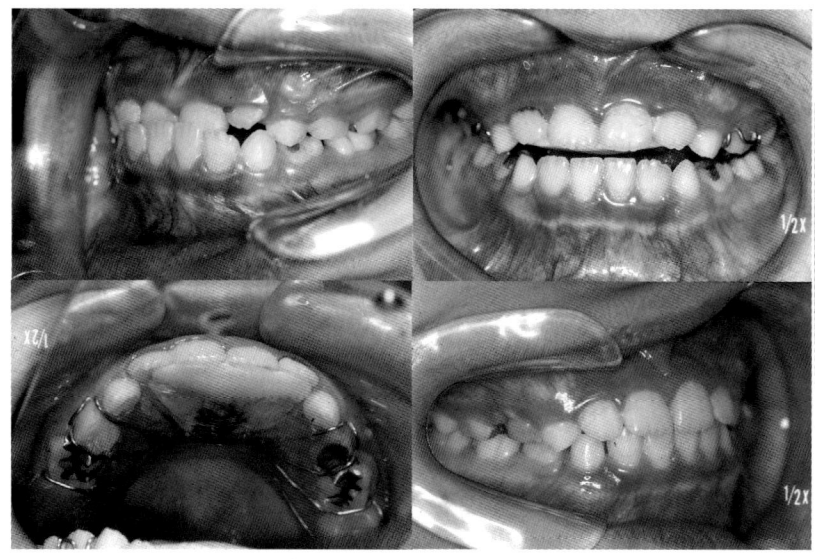

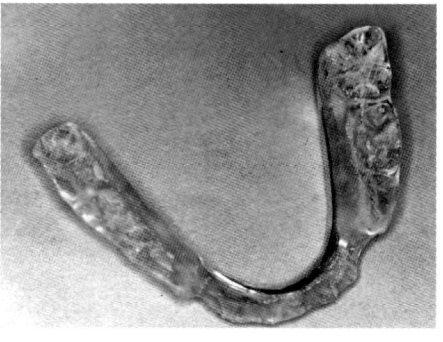

図17.10 Functional Class III malocclusion treated with a maxillary anterior expansion plate and a lower occlusal splint.

386

ガルアーチ装置を装着させて上顎永久切歯を唇側に移動させる方法も効果的である（図 17.10）．スプリントは最後臼歯部で 0.8mm 程度の厚みとし，患者にとって違和感が強くないように配慮する．永久切歯がプラスのオーバージェットになれば使用を中止する．

■ **横方向の咬合異常の治療**

乳歯列期・混合歯列期に見られる横方向の問題は二つある．一つは臼歯部交叉咬合であり，もう一つは下顎骨の偏位である．

臼歯部交叉咬合の原因は，上下顎骨の幅の問題（狭窄した上顎骨と幅の広い下顎骨のいずれかまたは両方）と臼歯の横方向の位置異常に分けることができる．上顎骨の狭窄が認められる場合には，両側性の交叉咬合を認めることが多い．上顎骨の急速拡大を成長がピークに達するより前に行うと，鼻上顎複合体の形態を効果的に変化させることができ，術後の咬合も安定する[23]．クウォドヘーリクス装置や上顎急速拡大装置を用いて正中口蓋縫合を効果的に離開することができる．

下顎骨の偏位は下顎枝の長さが左右で非対称の場合と，上下歯の早期接触により下顎骨が閉口時に片側に変位する場合（機能性の片側性臼歯部交叉咬合）とがある．萌出中の永久歯は変位した下顎位に適応する位置に誘導されやすく，下顎骨の偏位が生じやすい．下顎骨が偏位しているために中心位と CO 下顎頭位の間に 2mm 以上の隔たりがあり，片側の臼歯部に交叉咬合があると疼痛，円板の転位，顎関節炎などを発症しやすい[24]．成長期に下顎骨の変位を放置しておくと，下顎頭の適応的なリモデリングにより骨格性の非対称が生じる．

片側性臼歯部交叉咬合は乳歯列期から混合歯列前期，すなわち 5〜8 歳時に治療を開始することが推奨されている[25]．通常，早期接触を認める歯の咬合調整と上顎歯列の側方拡大を行う．治療後の再発率はおよそ 20% と推定されている[26]．

■ **垂直方向の咬合異常の治療**

■ 過蓋咬合

稀にではあるが，乳前歯が過蓋咬合を示すことがある．上顎骨が大きいことが原因の場合は，上顎が空隙歯列であることが多い．下顎骨が小さいことが原因の場合は，下顎乳切歯部に叢生を認めることがある．いずれの場合も下顎は過閉口するため，オーバーバイトは深くなる．自然治癒は期待できない．

乳歯列期の過蓋咬合に咬合挙上を試みても乳臼歯の挺出は期待できないので，オーバーバイトを浅くすることは難しく，患者の協力も得られにくい．このような症例に対しては，第一大臼歯の歯冠が口腔内に萌出する時期に合うよう，咬合挙上板やアクチベータを使用すると効果が得られることが多い．

過蓋咬合は，混合歯列期に治療しておくと術後の安定性もよい．永久歯列期，特に成人期に咬合を挙上することは容易でなく，たとえ成功してもそれは一時的な成果であり，2〜5 年の間に再びオーバーバイトが深くなることを覚悟しておくのが賢明である．

混合歯列期を通じて過蓋咬合を放置すると，下顎永久切歯が挺出する．下顎骨の前後径が短い症例の場合には，下顎大臼歯は前傾して萌出しやすい．放置すると Spee 彎曲は強まり咬合は深くなるので，小臼歯の抜去には注意を要する（図 17.11）．青年期には下顎骨体と歯槽部の垂直性発育が旺盛なので，下顎永久切歯を積極的に圧下しなくても咬合挙上板やアクチベータを用いて，弱い力で挺出を防ぐだけで，下顎歯列弓の強い Spee の彎曲を改善することができる．この時期に積極的に咬合を挙上しない場合は，永久歯列期に固定式装置を用いてレベリング leveling（平準化）を行う必要がある．

骨格性の過蓋咬合の治療原理は，下顎骨を下方へ回転させることで上下臼歯間に間隙をつくることである．間隙を埋めるように上下臼歯は挺出し，結果として切歯のオーバーバイトを浅くすることができる（図 17.12）．機能的矯正装置や咬合挙上板などの装置を用いると，3〜6 ヵ月で大臼歯を挺出させることができる．

しかし下顎骨を下方へ回転させると，実際にはオトガイは後下方に移動する．このことは骨格性 2 級の容貌を強調するように作用する．そのため，ローアングルの II 級過蓋咬合症例に対しては機能的矯正装置の使用を勧める．

■ 前歯部開咬

乳歯列期に前歯部開咬を認める場合には，吸指癖，鼻閉，そして稀ではあるが閉口筋の無力症を疑う必要がある（Chapter 6 参照）．混合歯列期の開咬の場合，前記

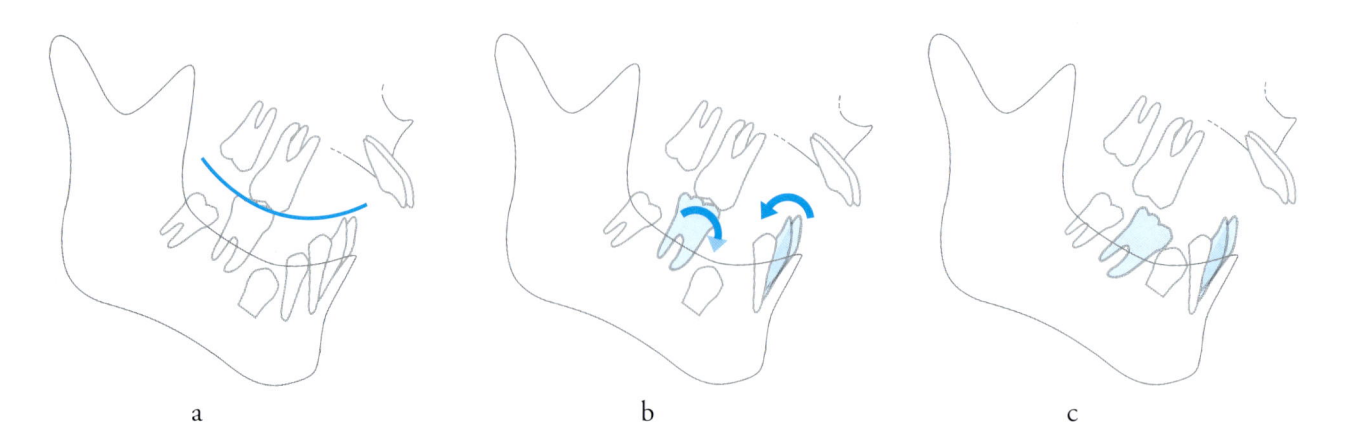

図 17.11 The curve of Spee can be enhanced shortly after the extraction of the lower first premolars in patients diagnosed as having Angle Class II, Division 1 malocclusion with deep overbite. a, Before extraction of lower premolars; b, Mesial tipping of lower molars and lingual tipping and elongation of lower permanent incisors can occur; c, Increased curve of Spee.

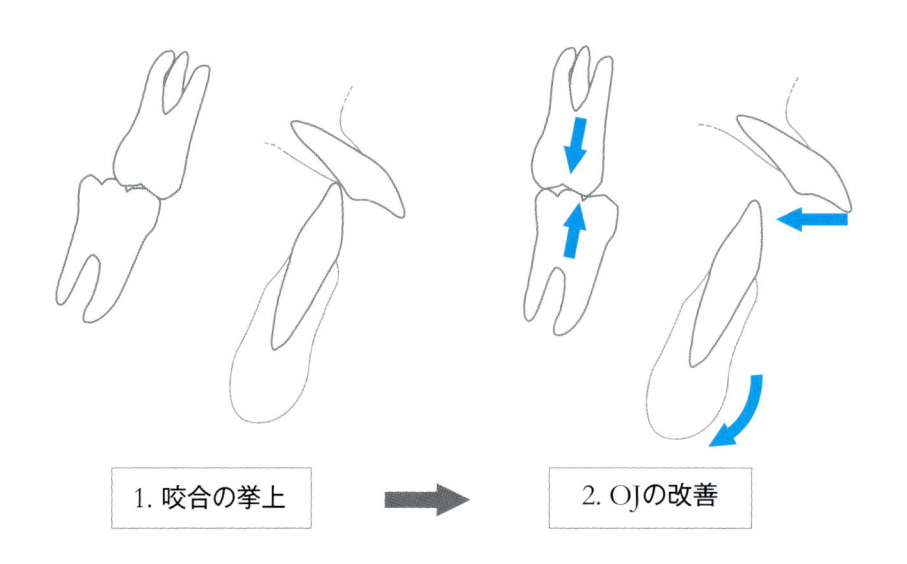

1. 咬合の挙上 → 2. OJの改善

図 17.12 The management of increased overjet and overbite in growing patients. Before the overjet can be treated, one should first reduce the overbite. By securing inter-incisal space, it then becomes possible to shift the maxillary permanent incisors. Simply 'tipping' the maxillary incisors may cause unstable positioning, and as a result lead to prompt relapse.

の病因に加えて下顎枝の低形成，筋委縮症なども疑わしい病因として考慮する必要がある．下顎頭部の骨折は下顎枝の成長を阻害し，下顎骨体前方部の下方への彎曲と前歯部開咬を招くので，早期の対応が必要である．

　前歯部開咬の治療の要点は，機能的な問題を排除あるいは軽減することと，大臼歯の挺出を防ぐこと，あるいは圧下することである．早期治療では，上下永久切歯が萌出中ならばタングクリブによる舌圧の排除を行うことがある．臼歯の挺出によりハイアングル傾向が認められるような場合には，ハイプルヘッドギア装置を用いて上顎臼歯の圧下を行うことが多いが，臼歯部の高径を3〜4mm程度に増した機能的矯正装置やポジショナーを用いて，患者に意識的に装置を強く噛みしめるように指導することもある．

文献

1. Tulloch C, Proffit WR, Phillips C. Influences on the outcome of early treatment for Class II malocclusion. Am J Orthod Dentofac Orthop 1997; 111:533-542.
2. Petrovic A, Stutzmann J, Lavergne J et al. Is it possible to modulate the growth of the human mandible with a functional appliance? Int J Orthod 1991; 29:3-8.
3. Kopecky GR, Fishman LS. Timing of cervical headgear treatment based on skeletal maturation. Am J Orthod Dentofac Orthop 1993; 104:162-169.
4. Takada K, Petdachai S & Sakuda M. Changes in dentofacial morphology in skeletal Class III children treated by a modified maxillary protraction headgear and a chin cup: a longitudinal cephalometric appraisal. Eur J Orthod 1993; 15:211-221.
5. Franchi L, Baccetti T, McNamara JA. Postpubertal assessment of treatment timing for maxillary expansion and protraction therapy followed by fixed appliances. Am J Orthod Dentofac Orthop 2004; 126:555-568.
6. Bishara SE, Jacobsen JR, Vorhies Bet al. Changes in dentofacial structures in untreated Class II division I and normal subjects: a longitudinal study. Angle Orthod 1997; 67:55-66.
7. Feldmann I, Lundstrom F, Peck S. Occlusal changes from adolescence to adulthood in untreated patients with Class II Division I deepbite malocclusion. Angle Orthod 1999; 69:33-38.
8. Baccetti T, Franchi L, Toth LR et al. Treatmenttiming for twin-block therapy. Am J Orthod Dentofac Orthop 2000; 118:159-170 .
9. Keski-Nisulaa K, Keski-Nisulab L, Saloc H et al. Dentofacial changes after orthodontic intervention with eruption guidance appliance in the early mixed dentition. Angle Orthod 2008; 78:324-331.
10. Baccetti T, Franchi L, Stahl F. Comparison of 2 comprehensive Class II treatment protocols. Am J Orthod Dentofac Orthop 2009; 135:698e1-10.
11. von Bremen J & Pancherz H. Efficiency of early and late Class II Division 1 treatment. Am J Orthod Dentofac Orthop 2002; 121:31-37.
12. Baccetti T, Stahl F, McNamara JA Jr. Dentofacial growth changes in subjects with untreated Class II malocclusion from late puberty through young adulthood. Am J Orthod Dentofac Orthop 2009; 135:148-154.
13. Kerosuo H, Väkiparta M, Nyström M et al. The Seven-year Outcome of an Early Orthodontic Treatment Strategy. J Dent Res 2008; 87:584-588.
14. Ferrazzini G. Class II/2 malocclusion: early treatment with removable appliances and stability after 20 years. Schweiz Monatsschr Zahnmed 2008; 118:814-819.
15. Vakiparta MK, Kerosuo HM, Nystrom ME, et al. Orthodontic treatment need from eight to 12 years of age inan early treatment oriented public health care system: a prospectivestudy. Angle Orthod 2005; 75:344-349.
16. Tulloch JFC, Proffit WR, Phillips C. Outcomes in a 2-phase randomized clinical trial of early Class II treatment . Am J Orthod Dentofac Orthoped 2004; 125: 657-667.
17. Dolce C, McGorray SP, Brazeau L, et al. Timing of Class II treatment: skeletal changes comparing 1-phase and 2-phase treatment. Am J Orthod Dentofac Orthop 2007; 132:481-489.
18. Wortham JR, Dolce C, McGorray SP, Le H, King GJ, Wheeler TT. Comparison of arch dimension changes in 1-phase vs 2-phase treatment of Class II malocclusion. Am J Orthod Dentofac Orthop 2009; 136:65-74.
19. Krusinskiense V, Kiuttu P, Julku J et al. A randomized controlled study of early headgear treatment on occlusal stability — a 13 year follow-up. Eur J Orthod 2008; 30:418-424.
20. O'Brien K, Wright J, Conboy F, et al. Early treatment for Class II Division 1 malocclusion with the Twin-block appliance:A multi-center, randomized, controlled trial. Am J Orthod Dentofac Orthop 2009; 135:573-579.
21. Bauss O, Freitag S, Röhling J et al. Influence of overjet and lip coverage on the prevalence and severity of incisor trauma. J Orofac Orthop 2008; 69:402-410.
22. Baccetti T, Franchi L, and Stahl F. Comparison of 2 comprehensive Class II treatment protocols including the bonded Herbst and headgear appliances:A double-blind study of consecutively treated patients at puberty. Am J Orthod Dentofac Orthop 2009; 135:698.e1-10. discossion 698-699.
23. Baccetti T, Franchi L, Cameron CG, Mc Namara JA Jr. Treatment timing for rapid maxillary expansion. Angle Orthod 2001; 71:343-350.
24. Pullinger AG, Seligman DA & Gornbein JA. A Multiple logistic regression analysis of the risk and relative odds of temporomandibular disorders as a function of common occlusal features. J Dent Res 1993; 72:968-979.
25. Pinto A S, Buschang PH, Throckmorton GS, et al. Morphological and positional asymmetries of young children with functional unilateral posterior crossbite. Am J Orthod Dentofac Orthop 2001; 120:513-520
26. Thilander B, Wahlund S, LEnnartsson B. The effect of early treatment in children with posterior cross-bite. Eur J Orthod.1984; 6:25-34.

CHAPTER 18

矯正歯科治療と抜歯

1 連続抜歯法

1.1 定義

連続抜歯 serial extraction とは，混合歯列期に乳犬歯と第一乳臼歯を，歯の萌出の状態やタイミングを検討しながら，数か月の間に連続的に抜去し，その後に引き続いて，永久第一小臼歯を抜去することである．広義のスペースコントロールに含まれる治療技術である．

1.2 目的

(1) 本法の適用時点で認められる永久中切歯の叢生状態を緩和する．
(2) 混合歯列後期あるいは永久歯列期において，側方歯群が叢生や埋伏状態になることを予防する．
(3) 萌出前の永久犬歯や小臼歯が顎骨内で自然に正しい位置に移動するような環境をつくる．
(4) 萌出前の永久犬歯や小臼歯が顎骨内で隣接する歯の歯根に接触し歯根吸収をひきおこすのを防止する．
(5) 永久歯列期の矯正歯科治療において永久歯の移動メカニクスを単純化し，移動距離を短くすることで，固定式装置の装着期間を短縮する．

1.3 意義

連続抜歯の概念は18世紀中頃のルイ王朝下のフランスに遡ることができる．すなわち，Bourdet E[1]は，永久歯咬合期に叢生が生じるのを未然に防ぐために，混合歯列期に乳歯をまず抜去し，それに引き続いて永久歯を抜去するという考え方を，初めて唱えた．

Serial extraction という用語は，Kjellgren[2]が初めて用いた．連続抜歯法は，何ら器械的な手段を用いずに歯を排列する方法と，誤解されることがある．しかし，そのような例は実は稀である．ほとんどの場合，歯列弓内の空隙を閉鎖するために，固定式装置による治療を引き続き行い，歯根の傾斜角度を調整し，オーバーバイトやオーバージェットの改善を図り，安定したⅠ級の大臼歯関係を確立することが必要となる．そのような理由から，包括矯正歯科治療（Chapter20参照）を念頭においた診療計画が立てられるならば，本法の適応症をアングルⅠ級の咬合異常に限定する理由は必ずしもない．

むしろ，本法は歯列と顎骨の成長・発育に関する正しい知識を踏まえたうえで，永久歯列において緊密な咬合を構築できるように，混合歯列期に予め順序を決めて抜歯を行う方法と解するのが正しい．連続抜歯は咬合誘導 guidance of occlusion[3] という概念に含まれる治療術式である．

連続抜歯法を採用することの利点は，永久歯列期に初めて治療を始める場合よりも，固定式矯正装置を用いた場合のメカニクスを単純化し，治療期間を短縮することにある．また混合歯列期において叢生を緩和し，あるいは叢生の増悪を未然に防止する意味があるので，包括矯正治療後の叢生の再発も，ほとんど生じない．

連続抜歯法を適用する際に，注意しなければならないことはふたつある．

ひとつは，乳歯を自然な時期よりも早めて抜去することにより，将来において永久歯を排列するのに必要なスペースを提供するための，顎骨の発育が阻害されないかという点である．乳犬歯を早期に抜去すると，永久犬歯が排列される歯槽基底部の幅の発育が阻害される．これは上顎骨の劣成長を認める症例では大いに考慮されなければないことである．Ⅱ級の咬合異常については，無作為抽出された比較的大きなサンプルについて，早期治療を開始して第二期治療に移行した患者

と，第二期治療のみで治療を完了した患者とを比較したところ，保定後に歯列弓長径・幅径に差は認めなかったとする報告[4]がある．

　もうひとつは，抜歯のタイミングである．乳犬歯，第一乳臼歯そして永久第一小臼歯の抜去を，順序を考えずに，あるいは左右対称に抜歯するということを考慮せずに行うと，抜歯部に隣接する部位に萌出した歯が，望ましくない方向に傾斜しやすいことである．

　すなわち，犬歯と第二小臼歯の歯根の平行化は自然には得られず，また抜歯によって上下の永久切歯が舌側に自然に傾斜することも理解しておかなければならない．さらに，第一乳臼歯を抜去するタイミングが早すぎても遅すぎても，上下歯列の正中の不一致がもたらされる．正中のずれは後方歯の位置づけにも影響し，未萌出の小臼歯については，萌出が遅れたり，埋伏してしまうことも起こり得る．その場合，本来不必要であったスペースリゲーニングや固定式矯正装置による治療が必要になることは言うまでもない．連続抜歯を行うと，臼歯が近心に転位することにより前歯部のオーバーバイトが深くなり，後継永久歯の埋伏が起こりやすくな

コード1 最もよく行われる抜歯順序

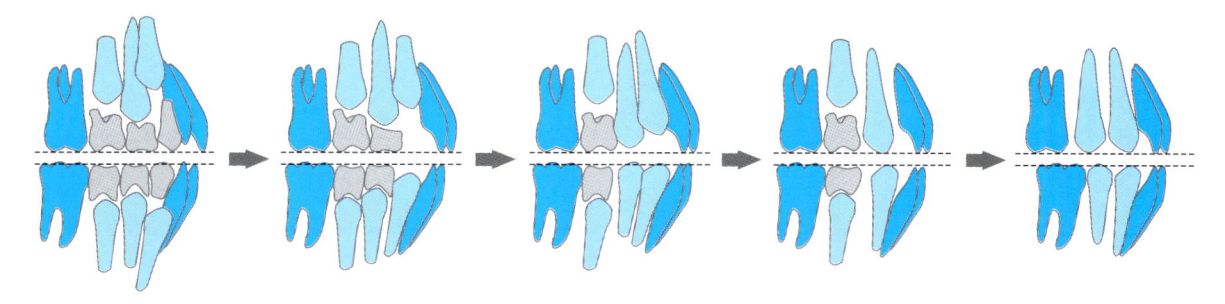

コード2 乳犬歯が既に脱落している場合 コード1のステップ2から始める。

コード3 乳犬歯は保存して、第一乳臼歯を抜歯する場合

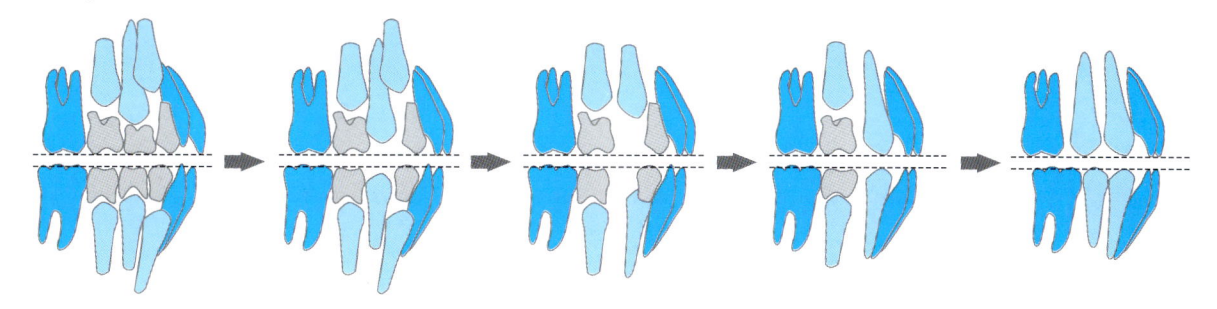

コード4 第二乳臼歯が永久第一小臼歯の萌出を妨げている場合

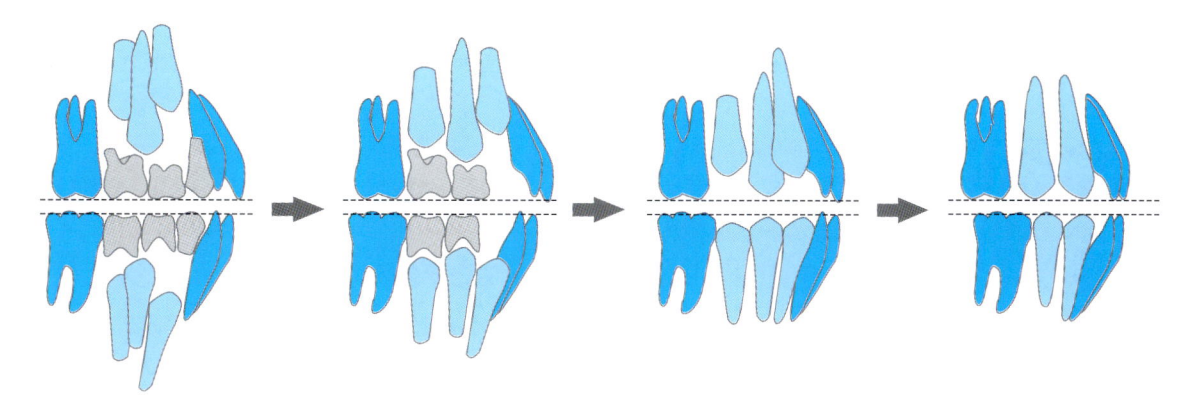

図 18.1　Schematic diagrams illustrating sites and orders of serial extraction

る．そうなると，連続抜歯を行わずに治療した場合よりも，事態はさらに複雑なものになる．

1.4 連続抜歯の順序

連続抜歯の部位と順序を図18.1に示す．

2 大抜歯論争

矯正歯科治療計画を立案するうえで，永久歯の便宜抜去を行うか否かは，最良の治療結果を得るための，重要な臨床上の意思決定問題である．矯正歯科治療に伴う抜歯を行う合理的な根拠を示し得るかどうかは，歯科医師が診断を含む診療行為の正当性を，第三者に対して説明できるかどうか，すなわち患者に対する説明責任を果たすという意味において，歯科医師にとって重要な今日的テーマである．

この問題は既に1世紀以上前に，現代の矯正歯科臨床の礎を築いた先人たちにより，真剣に議論され，今日，'大抜歯論争 Great extraction controversy'として広く知られている．その経緯はBernstein[5, 6]の論稿に詳しく記されているので，読者は是非一読されることを勧める．以下では，彼の報告を参考にしながら，この問題についての議論を進める．

Angle[7]は「天地創造説」の強い影響を受け，個人の肉体は自然の意思により与えられたものであるので，それを毀損することは許されざる行為であること，したがって緊密な咬合の再構築はいかなる場合でも非抜歯を前提とすべきであるとの考えを主張した[5, 6]．彼は顔を構成する目や鼻などの要素と口が最良のプロポーションをとるためには，すべての永久歯が揃い，正常な位置になければならないと考えた．当時は口腔衛生の重要性に対する社会の認識が低く，きわめて多くの人がう蝕や歯周病に罹患し，その解決のために抜歯が頻繁に行われていた．Angleは抜歯により咬合機能が損なわれると考え，非抜歯による矯正歯科治療の重要性を説いた．

Angleの考えに対して，Case[8]は，歯列・咬合の状態は歯を植立する顎骨の大きさにより規制されており，小さい顎骨に相対的に収容不可能な歯を整列させても咬合の安定は得られないと考えた．彼は当時盛んになりつつあった遺伝学の知識を基に，顎骨の形態形成は強い遺伝的影響下にあるとしたうえで，自然に形成された不調和（つまり咬合の異常）があれば，咬合の改善と顔貌の改善を両立するためには，抜歯もひとつの妥当な選択肢であると主張した．

しかし，この論争は今日であれば当然視される科学的証拠に基づく議論がなされないままに，非抜歯による矯正歯科治療が妥当であるとの結論に収束した．Angleの死後，その高弟であったTweed[9]は，非抜歯による治療法では，症例によっては容貌の改善がなされず，術後の咬合の安定も得られにくいことを示した．

以上に記したように，抜歯を行うべきか否かは，「適否」よりも「是非」についての議論，すなわち神秘主義的道義性と合理性という本質的に異なる観点からの議論が永らく行われてきたということに注意しなければならない．このような議論のあり方は現代でも臨床歯科の領域では珍しくないように思える．

抜歯論争については後日談についても記しておくのが公平であろう．Bernstein[5, 6]によれば，20世紀の終わりになって偶然にもAngleの著書第6版[10]が発見された．そこには，顎骨が小さいために歯をすべて排列すると歯が唇側に傾斜し過ぎる場合と，位置異常歯を咬合曲線上に移動するためのスペースを得ようとすると前歯と口唇が前突し，容貌を損ねるおそれがある場合は，抜歯をすべきであると記されている．Angleは前歯の抜去には寛容であったが，咬合の回復が難しく二次的に咬合状態が悪化するおそれもあるという理由から，第一小臼歯の抜去には否定的であった．

筆者はAngleの考え方に同情的である．すなわち，彼の主張は確かにキリスト教的世界観を基礎にしていたかもしれないが，健康な身体に侵襲を加えることに対する抵抗は，1世紀前のAngleに特有の見解とは必ずしもいえないと考える．そのような主張は民族，文化の相違を超えて人類にとって普遍的な感情であろう．孝経（曾子）にも記されているように，「身体髪膚之を父母に受く敢えて毀傷せざるは孝の始め也」は現代でも通用する考えである．自然界に存在する生あるものを殺傷することに儀礼を持って臨むことは自然（あるいは神）への畏敬を表すものと考えられている．

3 矯正歯科治療と永久歯の抜去

3.1 抜歯の目的

便宜抜歯を行う目的は理論的にふたつある．その一は容貌の改善を確実にするためであり，その二は咬合異常の改善を容易にすることにより咬合機能の回復を図ることである．

容貌の改善を図る例としては，口唇が前突している原因のひとつに上顎前歯の前突がある場合，小臼歯より後方の歯を抜去して前歯を後退させることは意義がある．咬合異常の改善を図る例としては，中程度以上の叢生があるが，抜歯をせずに歯列弓の拡大をすれば歯根が歯槽基底弓に留まらず咬合が不安定になるか，あるいは歯根吸収のおそれが高まることが予想されるような症例がある．その場合，永久前歯を矯正力で唇側に傾斜移動させると，永久前歯が前突して容貌が損ねられることにもなる．

理論上は，抜歯による矯正歯科治療が妥当と判断される症例に対して，非抜歯にて矯正歯科治療を行った場合，歯の排列や安定した咬合の獲得，理想的なプロファイルの獲得が困難になることが予想される．一方，本来，非抜歯による矯正歯科治療が妥当と判断される症例に対して抜歯を伴う矯正歯科治療を行った場合，空隙閉鎖が適切に行われず，最終的に安定した咬合を得るのが困難となることも予想される．実際には，抜歯か非抜歯かの判断について専門家が迷うような境界症例では，どちらを選択しても治療結果に大差はない[11,12]．

矯正歯科臨床では，便宜抜歯の適応症かどうか迷うような症例に対しては，抜歯という不可逆的処置は留保し，とりあえず非抜歯で治療を進めることでリスクを回避することが望ましいとされる．これは，不可逆的処置が選択肢のひとつとしてある場合には，治療により得られる成果（リターン）を優先させずに，治療に伴うリスクを回避もしくは最小化することを優先させるという医療の原則に基づいている（Chapter14 参照）．

3.2 抜歯か非抜歯か？

過去1世紀の間に，便宜抜歯の基準を説明するのに役立つと思われる臨床経験が蓄積され，一般化された'知識'として教育と臨床の場で教えられている．しかし，このような知識の多くは，もともと個人の限定的な体験に基づいて記述されたものであるため，抜歯あるいは非抜歯のいずれを選択するのか，抜歯するならその部位はどこにするのかという点についての，普遍的で合理的な根拠を系統的に提供するものではない．

抜歯をすべきかどうかについての合理的根拠を持たない時代においては，生物学的要素とは別のさまざまな要素が，歯科医師の意思決定に影響を及ぼした．事実，1980年代以降20世紀末まで，便宜抜歯を行うことに対して否定的な意見が目立った．Proffit[13]によれば，抜歯を積極的に肯定する時代と敬遠する時代は，およそ30-40年周期で循環している．

矯正歯科医が抜歯をするか否かの意思決定を下す場合，同一判定者内の再現性は80%から98%の範囲にあり，判定者間の意見が一致する割合は50%から90%の範囲にあることが知られている[14]．これらのことは，抜歯をするか否かについての判断には判定者間で相当の意見の乖離があり得るばかりでなく，同一判定者でも確信を欠く場合が多いこと意味している．便宜抜歯が咀嚼機能を損ねるという意見が，明確な論拠を欠いたまま臨床医の間に拡がった時期もある．治療が適切に行われれば，抜歯，非抜歯いずれの方法を選択するにしても，矯正歯科治療は咀嚼時の下顎運動の巧緻性を高める効果があることが明らかにされている[15]（Chapter 6 参照）．

客観的に見て妥当であることが'証明できる'抜歯基準は過去1世紀の間，存在しなかった．そのため，便宜抜歯を行うか否かは，個々の術者の恣意的な判断に任せられてきた[16]．

筆者の研究グループは，良好な治療成績を得た矯正患者の動的矯正歯科治療前後の資料を用いて，治療前の状態（初期状態）から「抜歯か非抜歯のいずれが適切か」[17]，また抜歯すると決定した場合は「どの歯を抜去するのがよいか」[18] を予測する数理モデルを開発した．

モデルのテンプレートとして用いられた症例はPARインデックス値[19]による評価で治療前に比べて治療後に70%以上の改善が認められた，青年期前から成人期の患者である．開発された数理モデルの予測出力と実

際に実施された意思決定（抜歯または非抜歯）との間の一致率は90.5%であり，矯正歯科医の判断を支援するのに十分な予測精度を有している．

予測モデルの数学的構造を吟味することで，矯正歯科医が目の前の患者について最適な治療結果を得るために，便宜抜歯が必要かどうかの判断を下すうえで，患者の病像を特徴づけるどのような要素が重要なのかが明らかになった．

特定された特徴要素は，治療方針として抜歯・非抜歯のいずれを選択するにしても，下された判断が望ましい治療結果を得るための論理的帰結であることを，術者と患者がともに理解するうえで役に立つ．また人間の知的判断としての「医療における意思決定」が，どのような特徴要素に依拠して行われるかを，歯科医師や歯学生が客観的に省察し，理解するうえで役に立つ．

図18.2に抜歯するか否かを予測するモデルを模式的に示す．多次元特徴ベクトルとして表現される患者の病像が入力され，類似症例との距離計算によるパターンマッチングが行われ，評価対象とする症例にもっともよく似た過去の症例に対して行われた処置内容（抜歯・非抜歯と抜歯ならその部位）が，評価中の症例に対する最適処置内容となる（Chapter 12参照）．

表18.1に数理モデルの過程で明らかになった，抜歯すべきか否かの判断に寄与する特徴要素とその重みを示す．

最も重要な要素はオーバージェットである．下顎永久切歯に対する上顎永久切歯の相対的な前突・後退の程度とその改善の可否についての評価，言い換えると，容貌の問題とその改善が，抜歯をするかどうかの判断において，もっとも鍵となる要素である．

歯冠幅径に対する歯槽基底部の相対的な大きさは，オーバージェットに次いで抜歯の適応症か否かの専門家の判断に大きく寄与する要素であり[20]，叢生の程度よりも重みは大きい．叢生は歯の相対的な位置のずれを数値化して記述した指標[21]に過ぎない．

歯と歯を支持する歯槽骨の間の大きさの不調和は，咬合異常の原因のひとつであり，叢生を解決するために歯列を拡大しようとしても，歯の移動方向と量は歯槽基底弓のサイズに大きく依存するため，安定した咬合は必ずしも獲得され得ない[22,23]．したがって，抜歯か非抜歯かの二者択一問題の解法を考えるうえでは，単に見かけ上の叢生状態ではなくて，非抜歯により歯の再排列を行った場合に安定した咬合を獲得できるかどうかを，予測することが大事である．

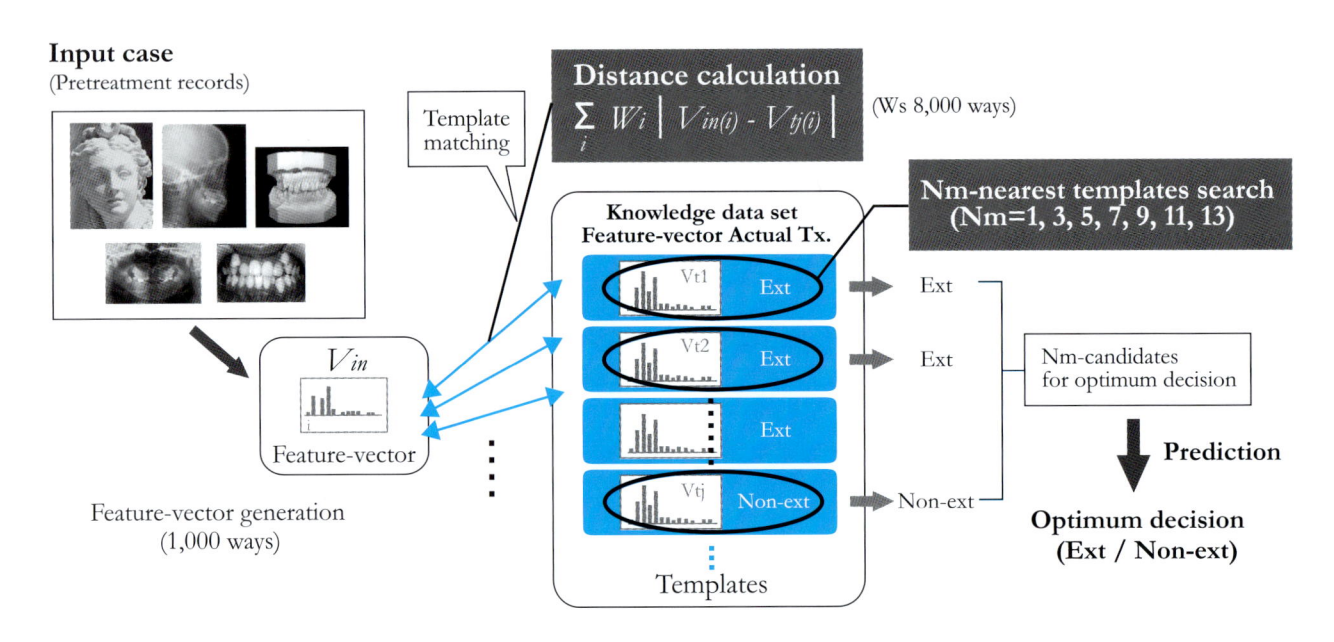

図18.2　Diagram illustrating the input-output relationship of the optimized model that predicts orthodontic tooth extraction/non-extraction. (Reprinted from Angle Orthod, 79; 885-891, Takada K et al. Computational formulation of orthodontic tooth-extraction decisions, Part 1: to extract or not to extract. Copyright 2009, with permission from EH Angle Orthodontists Research & Education Foundation, Inc.)

表18.1 Feature vector elements that are sensitive, i.e. meaningful, when judging whether or not tooth extraction is necessary, and their proportionate significance (%) in clinical decision-making[17]. 抜歯すべきか否かの判断において重視すべき特徴要素とそれらが意思決定に占める重要性の相対的比率.

特徴要素	意思決定に占める相対的重要性（%）
矢状方向	
■ オーバージェット	10.1
■ 大臼歯関係（右）	5.4
■ 大臼歯関係（左）	5.4
■ Eラインに対する上唇の位置	4.4
■ 1 to NB	4.4
■ 1 to NA	3.7
■ FMIA	3.4
■ 骨格性3級（TSS分析）	2.7
■ 骨格性2級（TSS分析）	1.7
■ Eラインに対する下唇の位置	1.4
垂直方向	
■ 前下顔面高	3.4
■ オーバーバイト	3.4
■ FMA	2.0
横方向	
■ 顔面に対する上顎歯列正中の位置	3.7
■ 顔面に対する下顎歯列正中の位置	3.7
歯列弓内	
■ 上顎歯の歯冠近遠心幅径の総和に対する上顎歯列基底弓長径と基底弓幅径の積の比率	8.1
■ 下顎歯の歯冠近遠心幅径の総和に対する下顎歯列基底弓長径と基底弓幅径の積の比率	6.8
■ 上顎歯列の叢生の程度	5.1
■ 上顎歯の歯冠近遠心幅径の総和に対する上顎歯列基底弓幅径の比率	4.1
■ 下顎歯の歯冠近遠心幅径の総和に対する下顎歯列基底弓幅径の比率	4.1
■ 上顎歯の歯冠近遠心幅径の総和に対する上顎歯列基底弓長径の比率	3.7
■ 下顎歯の歯冠近遠心幅径の総和に対する下顎歯列基底弓長径の比率	3.7
■ 下顎歯列の叢生の程度	3.7
■ 上顎歯の歯冠近遠心幅径の総和	3.4
■ 下顎歯の歯冠近遠心幅径の総和	3.4

歯槽基底部のサイズの次に診る必要があるのは，上下第一大臼歯の近遠心的対咬関係である．緊密で機能的にも安定した咬合をつくりあげるためには，動的矯正歯科治療の最終段階において，I 級の大臼歯関係を獲得する必要がある．このことが保障されて初めて，上下の永久犬歯と永久切歯の I 級の対向関係を確立することが可能となり，効率的な咀嚼時の下顎運動機能の獲得と容貌の改善も行うことができる．このように，上下第一大臼歯の近遠心的対向関係は，咬合機能と容貌の改善という二つの治療目標の達成に関わる要素として，抜歯か非抜歯かの判断に影響を与える．

抜歯・非抜歯の判断において考慮すべき第四番目の要素に，上顎歯列の叢生の程度がある．上顎前歯部の叢生は下顎歯列に比べてその存在が容易に目視で確認できる．したがって，上顎歯列の叢生が重要とみなされる第一の理由は美容上の問題とその解決策にあると考えるのが妥当である．

次に重要と考えられる要素群としては，E ラインに対する上唇の位置，下顎永久切歯の前突・後退の程度がある．いずれも容貌に影響を与える要素である．矢状方向の上下顎関係は抜歯・非抜歯の判定に決定的な要素ではない．

後方歯を抜去すると永久切歯のオーバーバイトは増す[24]．したがって，過蓋咬合では抜歯を避け，逆にオーバーバイトの浅い症例ではこれを増すために，あるいは治療前の状態よりも減少させないために，抜歯を行うという選択をする．モデリングが明らかにしたところでは，ここまでに記した特徴要素と比べ，上下顎および上下前歯の垂直方向の関係は抜歯・非抜歯の判断においては，それほど重要ではない．Angle II 級 1 類の過蓋咬合の場合，抜歯によりオーバージェットを減少させることができるが，同時にオーバーバイトが深くなるというリスクも伴う．両者の損益比較においては，後述するように，抜歯する部位の選択が重要である．

上下歯列の正中が一致しているかどうかの評価は，垂直方向に対する評価と同じ程度に利用されている．歯列正中の極端な偏位については，美容上の問題であると同時に，上下歯の緊密な咬合を左右側で均等に獲得するうえでの妨げになる．他の要素をみて抜歯が必要と判断される症例で，正中の偏位を認める場合，非偏位側ではより前方の歯を抜去するか，片顎あるいは片側のみを抜去することで，改善を図るとよい[25]．

重みの比較的大きい特徴要素のみを用いた数理モデルの性能（一致率）は，最適化された数理モデルの性能と比べ 9% 低い[17]．すなわち，便宜抜歯の適否を正確に判断するためには，特定の特徴変量ばかりではなく，専門家は実に多くの特徴要素を参照して，統合的に判断していると言える．

3.3　抜歯部位の選択

抜歯部位の選択基準については，臨床医の個人的経験に基づく知識[24, 25, 26, 2, 28, 29, 30]は集積されている．筆者らの開発したモデルを用いた抜歯部位の予測結果と，実際に人間が判断し，実施した内容（カルテに記載された事実）との間の一致率は，86.0% であった．一方，1 to NA, 1 to NB, OJ, OB のみを用いて予測した場合の一致率は 64.3% であった．このことから，適切な抜歯部位を選ぶ場合も，表 18.2 に示すような，さまざまな要素をきめ細かく多元的に考慮する必要があることが分かる．

モデル化により明らかになったこととして，抜歯部位の選択においては，容貌の改善にどの程度役立つかが最も重視されるという点がある．上下永久中切歯の前突の程度と水平的被蓋は特に重要である．カムフラージュ治療の場合，原則として，永久切歯の唇側傾斜が著しいほど抜歯すべき部位は前方に移動する．永久中切歯が極端に唇側傾斜している場合には，永久犬歯より前方，時には永久中切歯そのものも抜歯の対象になることを意味する．もちろん，そうした場合には，永久切歯について捻転などの位置異常や，う蝕，歯周疾患の有無なども，あわせて考慮することになる．通常は，上下永久切歯が著しく唇側に傾斜している上下顎前突症例では，2 種類の小臼歯のうち，より前方の第一小臼歯を抜去する．逆に，前歯部の前後的な位置を変化させたくない場合には抜歯を行わないか，あるいは第二小臼歯を抜去する[24, 26]．

骨格性 2 級の程度も抜歯部位の決定に寄与する．骨格性 2 級のカムフラージュ治療に成功するためには，上顎第一小臼歯のみ，あるいは上顎第一小臼歯と下顎第二小臼の抜去が有効である[30]．

前記の基本原則に対して，上顎永久切歯の口蓋側に向かう牽引量が相当大きく，容貌の改善と正しい上下

表18.2 Feature vector elements that are sensitive, i.e. meaningful, when choosing site(s) of tooth extraction, and their proportionate significance in clinical decision-making [18]

特徴要素	意思決定に占める相対的重要性（%）
矢状方向	
上下中切歯の前突の程度	17.0
オーバージェット	12.8
骨格性2級のメンバーシップ値	8.5
第一大臼歯（左，右側）の対咬関係	8.5
下顎中切歯歯軸傾斜角	2.1
上唇および下唇の前突の程度	2.1
垂直方向	
オーバーバイト	12.8
FMA	8.5
歯列弓内	
下顎歯列の叢生の程度	8.5
上下顎歯列正中の偏位の程度	4.3
上下歯の位置異常の程度	4.3
根管治療の既往および根尖病巣の有無	4.3
上顎歯列の叢生の程度	2.1
歯冠修復物の有無と種類	2.1
う蝕の有無と程度	2.1

永久切歯の関係をつくるには，小臼歯の抜去で得られるスペースを利用するだけでは不十分な場合，小臼歯に替えて大臼歯を抜去するか，あるいは第一小臼歯と第二大臼歯を抜去することで，抜去部位より前方の上顎歯列全体を遠心移動することもある．その場合，固定用骨内インプラントが使えるかどうかは，重要な条件になる．

第一大臼歯の対向関係がⅡ級の場合，上顎第一大臼歯を第二大臼歯とともに遠心移動することは必ずしもうまくいかないことが多い．第三大臼歯の歯冠形態が第二大臼歯に近く未萌出の場合，第二大臼歯を抜去して，上下第一大臼歯がⅠ級の関係になるまで上顎歯列を遠心に移動する（図18.3，図18.4）．上顎前歯部の叢生が顕著で，上顎切歯の唇側傾斜も著明ならば，上顎の第一小臼歯と第二大臼歯の抜去を行うことは選択肢として考えてよい．上顎第三大臼歯が近心に向かって自然に誘導されるためには，第二大臼歯を抜去する時点で，第三大臼歯の歯冠形成は完了していることが望ましい[31,32]．第二大臼歯の抜去による矯正歯科治療の治療期間は，小臼歯を抜去した場合と差は無い[33]．その理由は第三大臼歯の再排列に時間がかかるからである．下顎第二大臼歯を抜歯することで，下顎第一大臼歯の遠心移動とそれに伴う下顎前歯部の叢生の緩和が期待できる[34]．

軟組織の状態は抜歯部位の選択に，影響を与えるが決定的ではない．小臼歯を抜去することで口唇の前突が軽減されるという意見[35]もあるが，第一小臼歯あるいは第二小臼歯のいずれを抜去しても，矯正歯科治療の前後で，口唇形態に差は認められなかったとする報告[36]もある．口唇の前突の程度は，抜歯部位の決定よりはむしろ，抜歯すべきか否かの判断において，重要な要素である．

抜歯部位の決定において次に重要なのは，上下中切歯の垂直的被蓋と下顎下縁平面角である．骨格性開咬[38,39]の傾向が強いことは，術中，術後の咬合の安定を得にくいことや，切歯の歯根吸収を生じる潜在的リスクが高いことを意味する．

良好な治療成績を得るという目標を達成するうえで最適と考えられる抜歯部位を決定しようとする場合，動的矯正治療中に垂直方向の咬合のコントロールを行

Part 6 治療論

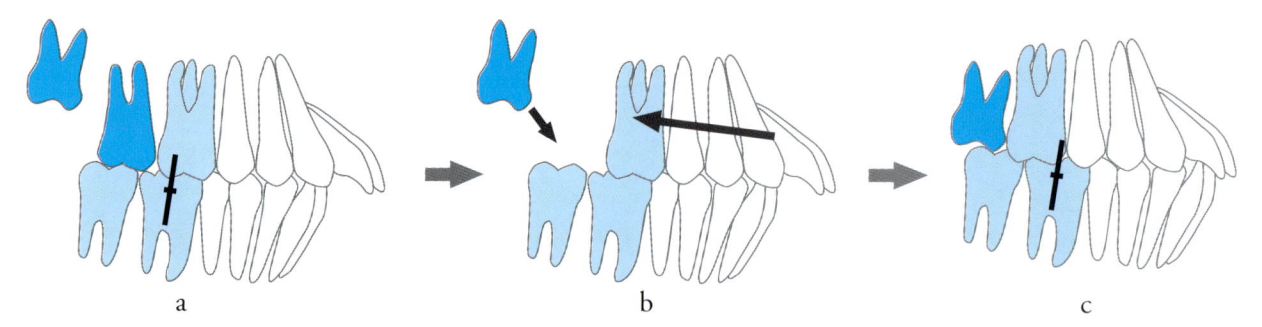

図 18.3 Distalization of the maxillary dentition following extraction of the maxillary molar teeth. a, Extraction of the upper second molar; b, Spontaneous eruption of the upper third molar; c, The upper third molar erupted into the line of occlusion.

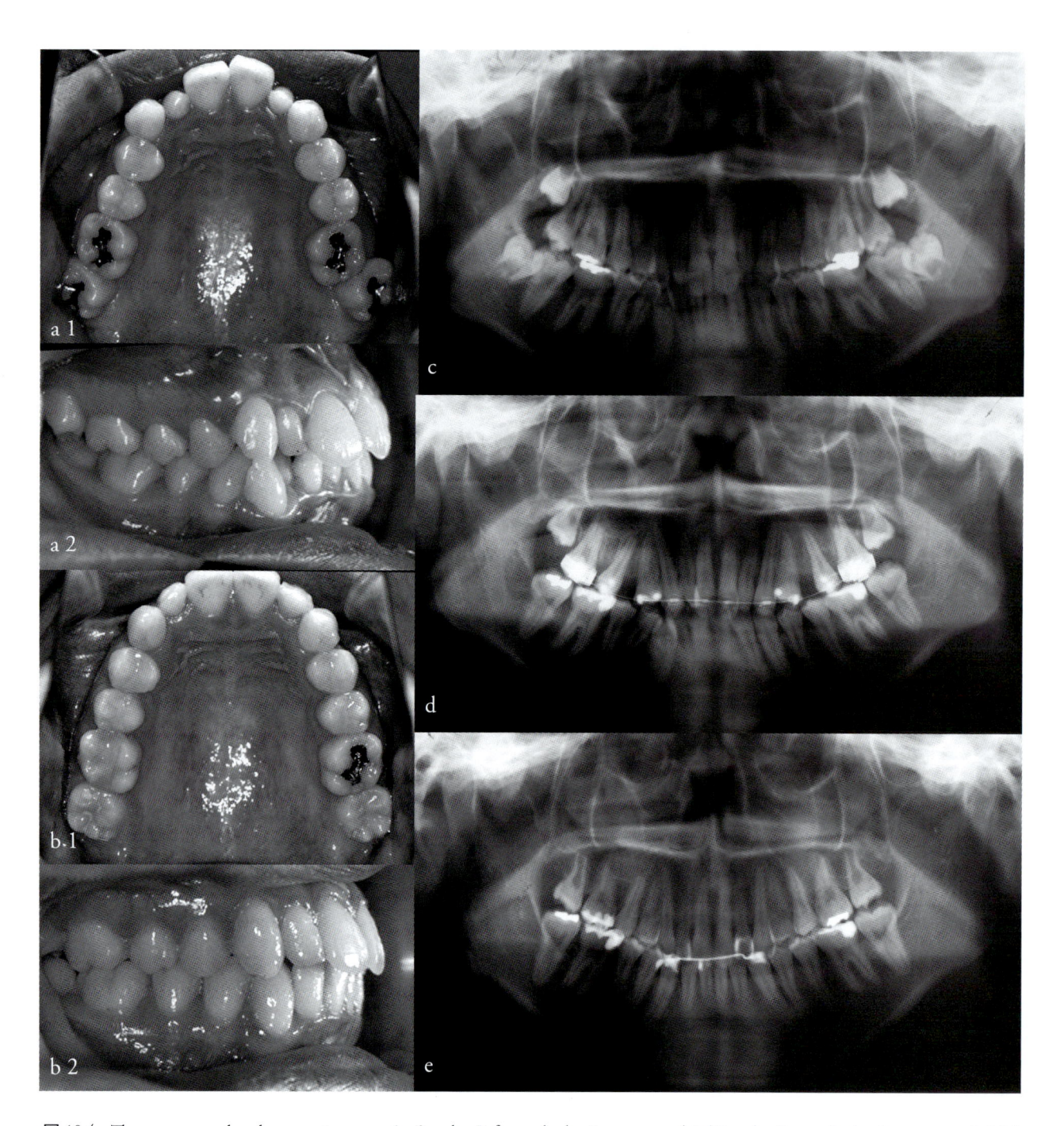

図 18.4 The upper second molar extraction case. a1, a2 and c, Before orthodontic treatment; b1, b2 and e, Post orthodontic treatment; d, Mid-treatment.

398

いやすいかどうか，そして術後の咬合の安定を得られやすいかが重視される．一般に，抜去対象が後方歯であるほど，抜去後の永久切歯のオーバーバイトの増加量は大きい．したがって，オーバーバイトが深い症例ではより前方の歯を，逆に浅いオーバーバイトの症例ではより後方の歯を，抜歯部位として選択するようにすればよい．

正中の2mm以上のずれは，美容上の問題であると同時に，緊密なⅠ級の咬合関係を左右両側で均等に再構築するうえでの妨げになる．正中の偏位を認める場合，非偏位側ではより前方の歯を抜去するか，片顎あるいは片側のみを抜去することで改善を図る[25]．

下顎永久歯列の叢生の程度，上下の個々の歯の位置異常の程度，上顎永久歯列の叢生の程度は，抜歯部位を考えるうえで無視できない要素である．叢生は容易に目視で確認できる問題であり，また犠牲の大きさは別とすると，抜歯は歯科医師にとって簡明な問題解決の方法である．つまり，叢生の緩和または解消を実現する具体的な対応策は抜歯であるという単純化された論理である．

しかし，モデル実験の結果で興味深いのは，良好な治療成績が得られた場合に歯科医師が下した判断では，抜歯部位の決定においては，上顎永久歯列ではなくて，下顎永久歯列の叢生の状態がより重視されているという点である．その理由としては，上顎骨に比べ下顎骨は構造上の理由により，歯の移動方向の制約が大きいため，どの下顎歯を抜去するかは矯正歯科治療の難易度に大きく影響する事柄であり，その判断はまた，下顎永久切歯の前後的な位置決めに影響し，最終的に上顎永久切歯の位置決めに影響を与えるためと考えられる．

すなわち，抜歯部位の選択という問題を解くうえで必要なのは，表面に見える咬合異常の問題を最終的に解決するために，意味のある処置と技術は何かということを考えることであり，それにより初めて正しい抜歯部位を合理的に選択することができる．容貌の改善は相当に重視すべき要素ではあるが，咬合の問題とそれを解決する場合の難易度を正しく推定することが，最適な治療結果をもたらすことにつながるのである．

上下歯を正確な位置に排列し，それを基礎として容貌を改善し緊密な咬頭嵌合をつくりあげるためには，精緻な技術が要求される．加えて，治療期間を許容できる限り短くするということも要求される．専門家は最適な治療成績を得るためには，容貌の改善と，技術的なコントロールがより難しい要素への考慮を優先し，歯列弓内の歯の位置異常という問題は，抜歯部位の選択においては相対的に優先順位を低くしている．以上のことを示す好例として，AngleⅡ級2類の咬合異常がある．この型の咬合異常では，抜歯に伴うリスクは横顔の平坦化とオーバーバイトの増加である[11]ため，叢生という問題の解決を担保するための必要条件として，前記のふたつの問題への対処が先ず優先される．

個々の歯の位置異常に関する評価も抜歯部位の選択においては意味を持つ．永久側切歯や第二小臼歯が口蓋側（舌側）へ転位していることは稀ではなく，位置異常の程度があまりに大きい場合には，その歯を再排列するのに要する治療期間は長くなり，また正常な位置に移動する成功確率も減ると考えられるので，位置異常歯の抜去を行う可能性は高い．

第三大臼歯については，上顎の場合，歯槽基底部前後径が短いか基底骨に対して歯のサイズ相対的に大きいと，第三大臼歯は頬側に向かって萌出することが多い．これは対咬歯の過萌出や舌側傾斜を招き，下顎の側方運動を阻害したり，偏位させるおそれがある．下顎骨が短いと第三大臼歯は下顎枝前縁に完全に埋伏するか，歯全体は近心に傾斜しながら歯冠の一部が萌出することが多い．その場合，第三大臼歯ばかりでなく近心にある第二大臼歯の歯冠遠心隣接面に，う蝕を生じやすいので注意を要する．第三大臼歯が完全埋伏あるいは半埋伏の場合，対咬歯が過萌出するおそれがある．

以上のような理由から，第三大臼歯は抜去されることが多いが，それ以外に第一及び第二大臼歯の遠心移動を図るためのスペースを確保しようとするときや，歯冠形態がもともと完全でないときなども抜去の対象となる．

下顎の第三大臼歯が萌出すると，それより前方の歯を前に押して，前歯部に叢生が生じるか増悪するように働くと考えるかも知れない．しかし，この考えは否定されている[40]．

根管治療の既往および根尖病巣の有無，歯冠修復物の有無と種類，う蝕の有無と程度も抜歯部位の決定において重要な要素である．容貌の改善を考慮すると，通常であれば第一小臼歯の抜去が必要であると考えら

れるような前突症例においても，第二小臼歯に根管治療の既往や根尖病巣が認められる場合，歯冠修復物が認められる場合，重度のう蝕に罹患しておりかつ第一小臼歯が健全であるような状況では，非典型的に第二小臼歯の抜去を行うことがよくある．個々の歯の健康状態は抜歯部位の判断に影響を与える要素である．

歯冠および歯根に形態異常を認める歯は，矯正歯科治療における抜歯の適応となる[41]．

3.4 抜歯スペースの閉鎖

永久歯の便宜抜去を行うに当たっては，固定の確保を考えておく必要がある．通常は，抜歯7～14日後にリンガルアーチ装置などを装着する．トランスパラタルアーチ装置は抜歯に先立って装着することが多い．固定を確保せずに，抜歯後，1ヵ月以上放置してはならない．後方歯の近心傾斜移動が始まるので，特にハイアングル症例では注意を要する．抜歯後，10～14日してから，抜歯スペースに向かって歯の矯正移動（通常は遠心移動）を開始する．

抜歯スペースに向かって，近心と遠心に位置する歯を移動させるときに注意しなければならないのは，剛性の高いステンレス製のアーチワイヤーを用いても，歯は空隙部に向かって傾斜しやすいということである．歯冠が傾斜しているかどうかは目視では確認し難いことが多い．エッジワイズ装置を用いた治療では，ゲーブルベンドのような屈曲をアーチワイヤーに与え，歯軸を咬合平面に対して直立させるようなモーメントを生み出すことで，傾斜をできるだけ防ぐことができる（Chapter 13 参照）．可撤式装置などで用いられる指様弾線では，このような効果を得ることはできない．

大臼歯の近心移動による抜歯スペースの閉鎖は，特に下顎では技術的に難しい作業である．その理由は，下顎歯は左右の皮質骨に挟まれた狭い稜線状の骨組織内を移動するため，矯正移動時に歯が捻転することをできるだけ避ける必要があるからである．成人の場合，1年以上時間をかける必要があることが多い．移動しようとする歯が骨性癒着を起こしていないか，あらかじめエックス線画像による精査をしておく必要がある．

空隙閉鎖の最終段階では，閉鎖部に向かって移動した歯は接触している．この段階でも2本の歯の歯軸の平行化は図れていないことが多いので，歯冠をアタッチメントを介してワイヤーリガチャーを用いて8の字結紮したうえで，ゲーブルベンドを付与したアーチワイヤーを装着する（Chapter 13 参照）．この操作は2～3ヵ月続ける必要がある．

■ 文献

1. Bourdet E. Recherches et observations sur toutes les parties de l'art du dentiste. Chez Jean-Thomas Herissant, Paris, 1757; 1-310.
2. Kjellgren B. Serial extractions as a corrective procedure in dental orthopedic therapy. Trans Eur Ortho Soc 1947; 48:134-164.
3. Hotz RP. Guidance of eruption versus serial extraction, Am J Orthod 1970; 58:1-20, .
4. Wortham JR, Dolce C, Macgorray S P, et al. Comparison of arch dimension changes in 1-phase vs 2-phase treatment of Class II malocclusion. Am J Orthod 2009; 136:65-74.
5. Bernstein L. Edward H. Angle versus Calvin S. Case: extraction versus nonextraction. Part I. Historical revisionism. Am J Orthod Dentofac Orthop 1992a; 102: 464-470.
6. Bernstein L. Edward H. Angle versus Calvin S. Case: extraction versus nonextraction. Historical revisionism. Part II. Am J Orthod Dentofac Orthop 1992b; 102:546-551.
7. Angle EH. Art in relation to orthodontia. Proc Am Soc Orthod 1902. Cited from Bernstein（1992a，1992b）.
8. Case CS. The question of extraction in orthodontia. Dent Cosmos 1912,1913; 54:137-157，276-284; reprinted in Am J Orthod 1964; 50:568-691.
9. Tweed CH. The Frankfort-Mandibular Incisor Angle (FMIA) In Orthodontic Diagnosis, Treatment Planning and Prognosis. Angle Orthod 1954; 24:121-169.
10. Angle EH. Treatment of malocclusion of the teeth and fractures of the maxillae. 6th ed, SS White Manufacturing, Pphiladelphia, 1900．Cited from Bernstein（1992a，1992b）．
11. Litt RA & Nielsen IL. Class II, division 2 malocclusion. To extract or not to extract? Angle Orthod 1984; 54: 123-138.
12. Xu T M, Liu Y. Yang M Z, Huang W. Comparison of extraction versus nonextraction orthodontic treatment outcomes for borderline Chinese patients. Am J Orthod Dentofac Orthop 2006; 129:672-677.
13. Proffit，WR 著・高田健治ほか訳．プロフィトの現代歯科矯正学．クインテッセンス出版，東京，252-254, 2004.
14. Ribarevski R. Consistency of orthodontic extraction decisions. Eur J Orthod 1996; 18:77-80.
15. Tome W, Takada K, Yashiro K. Orthodontic treatment

of malocclusion improves impaired skillfulness of the masticatory jaw movements. Angle Orthod 2009; 79:1078-1083.
16. Baumrind S, Korn EL, Boyd RL et al. The decision to extract: Part II. Analysis of clinicians stated reasons for extraction. Am J Orthod Dentofac Orthop 1996; 109: 393-402.
17. Takada K, Yagi M, Horiguchi E. Computational formulation of orthodontic tooth-extraction decisions Part I: To extract or not to extract. Angle Orthod 2009; 79:885-891.
18. Yagi M, Ohno H & Takada K. Computational formulation of orthodontic tooth-extraction decisions Part II: Which tooth should be extracted? Angle Orthod 2009; 79:892-898.
19. Richmond S, Shaw WC, O'Brein KD et al. The PAR Index (Peer Assessment Rating): methods to determine outcome of orthodontic treatment in terms of improvement and standards. Eur J Orthod 1992; 14: 180-187.
20. Norderval K, Wisth PJ, Boe OE. Mandibular anterior crowding in relation to tooth size and craniofacial morphology. Scand J Dent Res 1975; 83:267-273.
21. Little MR. The Irregularity Index: A quantitative score of mandibular anterior alignment. Am J Orthod 1975; 68: 554-563.
22. Lundstrom AF. Malocclusion of the teeth regarded as a problem in connection with the apical base. J Oral Sur Rad 1925; 7:591-602.
23. Zentner A, Peylo S & Brothag D. Predictive value of morphologic parameters for successful correction of Class II Division 2 malocclusion. Euro J Orthod 2003; 123: 279-285.
24. Nance HN. The removal of second premolars in orthodontic treatment. Am J Orthod 1949; 35:685-695.
25. Nanda R & Margolis MI. Treatment strategies for midline discrepancies. Semin Orthod 1996; 2:84-89.
26. Carey CW. Treatment planning and the technical program in the four fundamental treatment forms. Am J Orthod 1957; 44:887-898.
27. Dewel BF. Second premolar extraction in orthodontics: Principles, procedures and case analysis. Am J Orthod 1955; 41:107-120.
28. Schoppe RJ. An analysis of second premolar extraction procedures. Angle Orthod 1964; 34:292-302.
29. Logan LR. Second premolar extraction in Class I and Class II. Am J Orthod1973; 63:115-147.
30. Ketterhagen DH. First premolar or second premolar extractions: formula or clinical judgment? Angle Orthod1979; 49:190-198.
31. Lawlor J. The effects on the lower third molar of the extraction of the lower second molar. Br J Orthod 1978; 5:99-103.
32. Dacre JT. The criteria for lower second molar extraction. Br J Orthod 1987; 14:1-9.
33. Staggers JA. A comparison of results of second molar and first premolar extraction treatment.Am J Orthod Dentofac Orthop 1990; 98:430-436.
34. Richardson ME.Second permanent molar extraction and late lower arch crowding: a ten-year longitudinal study. Aust Orthod J 1996 ;14:163-167.
35. Bowman SJ, Johnson Jr LE. The esthetic impact of extraction and nonextraction treatments on Caucasian patients. Angle Orthod 2000; 70:3-10.
36. Wholley CJ, Woods MG.The effects of commonly prescribed premolar extraction sequences on the curvature of the upper and lower lips. Angle Orthod 2003; 73:386-395.
37. Woods MG. The effect of commonly prescribed premolar extraction sequences on the curvature of the upper and lower lips. Angle Orthod. 2003; 73:386-395.
38. Issacson JR, Issacson RJ, Speidel TM et al. Extreme variation in vertical facial growth and associated variation in skeletal and dental rotation. Angle Orthod 1971; 41: 219-229.
39. Nahoum HI. Vertical proportions: A guide for prognosis and treatment in anterior open-bite. Am J Orthod 1977; 72:128-146.
40. Björk A. Variation in the growth pattern of the human mandible: Longitudinal radiographic study by the implant method. J Dent Res 1963; 42:400-411.
41. Travess H, Harry DR, Sandy J. Orthodontics. Part 8: Extractions in orthodontics. Br Dent J 2004; 196:195-203.

CHAPTER 19

筋機能療法

1 背景

　咬合異常の原因として口腔周囲筋の機能が関与することを最初に指摘したのは Rogers AP[1] である．口の筋機能療法 oral myofunctional therapy の原型は，タングスラストの治療を行うことを主眼に Straub WJ[2] により確立された．わが国では Barett RH と Hanson ML[3] が1970年代初めに提唱し，実践した治療法がよく知られている．彼らが治療の対象としたのは，主に構音運動と嚥下運動の異常である．咬合異常の発現を抑制するあるいは治療後の再発を予防できるという主張に対して明確な治療効果が得られなかったこと，また'異常な'構音や嚥下運動が咬合異常の病因であるとする科学的根拠が明確に示されなかったことで，筋機能療法は今日では，発祥地である米国では顧みられなくなっている．しかし，わが国では咬合異常の治療体系の中に採り入れている歯科医師も少なくない．

　筋機能療法は，前歯部開咬の治療後の再発を予防あるいは改善することを意図して実施されることがある．前歯部開咬が再発した場合，舌先を用いる構音運動の異常やタングスラストが認められることが多い．構音時の異常な舌運動が原因で切歯に加えられる圧力が増し，開咬が再発するという考えが一定の支持を得ていた時期もあった．しかし，構音時に舌尖が切歯に加える圧力と作用時間は歯の移動を生じるだけの効果を与えないことが明らかになると，この学説は顧みられなくなった（Chapter 5 参照）．

　舌のサイズが正常であるにもかかわらず，嚥下時に舌尖を上下歯間から溢出させる行動を生得的なものとみなし，このようなタングスラスト型の嚥下行動を前歯部開咬の原因とする意見が支持されていた時期も過去にはある[4]．そのため，前歯部開咬が再発した場合，舌尖が嚥下時に前方に突出しないようにする訓練を積極的に行う歯科医師もいた．

　このような訓練に対する批判は二つある．一つは，タングスラスト型嚥下は前歯部開咬の原因なのかという点である．今日では，それは原因ではなくて結果であると考えるものが多い．その二として，嚥下訓練を行うことで嚥下時の異常な舌や口唇の動きを修正できるのかということがある（いずれも Chapter 5 参照）．

　今日の視点から見ると，構音運動のように基本的に大脳皮質における制御により実現されている運動が中枢性に障害されたとき，訓練によりその機能回復を目指すことは大いに期待できる．しかし現在では，構音運動の異常は開咬の形成に関与しないと考えられているので，構音訓練をこの型の咬合異常の再発防止のために応用することの合理的な理由は見い出せない．口唇裂・口蓋裂を認める患者については，構音訓練が必須であることは言うまでもない．

　嚥下訓練について，嚥下運動はすべて脳幹の嚥下中枢で制御されると信じられていた時代には，舌の動きを意識的にコントロールするような学習を行うことについては懐疑的な意見が多かった．

　しかし後述するように，嚥下運動の神経制御に大脳皮質の働きが大いに関与していることが理解されるようになるにつれて，異常嚥下運動を訓練により随意的に改善できるのではないかという可能性を科学的に論じる道が開かれた．脳血管障害，外傷による脳損傷や加齢を原因とする嚥下障害のリハビリテーションを行う根拠となる神経科学の知見が，矯正歯科において筋機能療法を取り入れる合理的な理由付けとなるかは今後の課題である．

2　定義

　歯科矯正学の取り扱う筋機能療法とは，外的刺激に対する脳神経機構の可塑性（柔軟性）を利用して咬合異常の形成を予防し，あるいは矯正歯科治療により獲得される安定した咬合，健康な口顎諸機能の維持と美しい容貌の創出を目的として行う舌・咽頭と頭頸部の筋肉の働きを高めるための，感覚・運動刺激のことである．

3　神経系の可塑性と筋訓練

3.1　神経系の可塑性

　意識するか否かは問わず，生体は絶えず外界の様子を監視してその情報を末梢の感覚器を通じて脳に送り，自らの行動を最適化する（Chapter 6 参照）．脳の働きは生体に加えられる外的刺激に順応するように修飾される．これを神経系の可塑性 neural plasticity という．外的刺激とは通常，経験や訓練として意識されるものである．脳内では加えられた刺激に対応する神経伝達に関わる基質内部の構造と機能が可塑的に変化し，それにより神経接合の強さや興奮性などが最適化される[5,6]．
　このようなことは誰しも経験することである．経験，学習，発育，加齢などに曝されることで，大脳皮質内の神経接合部における神経機能は変化する[7,8]．それにより生体の行動様式は変化する．
　皮質内のシナプスを介する情報処理機能は外的条件により変化するという事実は，感覚・運動訓練や外界からの求心性刺激を利用して神経系の働きを変え，それによりさまざまな感覚・運動の制御障碍に対するリハビリテーション治療を行う根拠となっている[9]．問題は，感覚・運動機能回復の技術を矯正歯科臨床のどのような局面に応用できるのかという点である．
　矯正歯科臨床では多くの場合，筋機能訓練の対象となる筋肉の等尺性収縮力を強化することが目的とされている．しかし単なる筋力の強化は，円滑で効率的な運動機能の改善には必ずしも結びつかないことに注意する必要がある．中枢神経系は，運動の巧緻性を高めるための筋訓練に対しては可塑的に反応してその構造と機能を変えるが，筋力を強めようとする訓練には同等の反応は示さないと考えられている[10]．

3.2　口唇閉鎖不全

　口唇無力症は鼻閉との関連が疑われ，前歯部開咬やアデノイド様顔貌を呈するⅡ級の咬合異常者に見られることが多い．気道の部分的閉塞に起因する口唇の活動性の低下は無意識にかつ持続的に生じており，その制御は基本的に下位の中枢で行われている．したがって，安静時の口唇無力状態を改善するためには，本来それを引き起こした原因（たとえばここでは鼻閉やアデノイド）を除去する必要がある．なぜなら，そうした原因は末梢からの感覚入力刺激源として，口唇の正常な緊張を低下させるように反射的に運動出力が修飾されるように作用するからである．原因が取り除かれ咬合の異常も治療されると，多くの場合，口唇の閉鎖不全という問題は自然に解消する．

3.3　構音訓練

　訓練しようとする運動が回復しなければならない行動と結びついている場合に，皮質における神経の可塑性は強化される[11,12,13]．このことは，口唇裂・口蓋裂を伴う咬合異常の患者に対して，損なわれていた口輪筋や舌・咽頭諸筋の運動スキルを高めるために構音訓練を行うことの根拠となる．脳梗塞を起こした患者では，構音訓練を行うことで大脳皮質の神経基質の機能が回復することが知られている[14]．その場合，単音や単語よりも文章を読むほうが，また黙読ではなく音読するほうが，訓練の効果が高い．
　口唇の単純な動きを制御する神経機構の可塑性を強化するだけでは，構音運動をうまく行えるような口唇の運動スキルの強化には必ずしもつながらないことが知られている[15]．したがって口唇の運動スキルを高めるための方法としては，構音訓練以外に錘をつけた糸を口唇のみで保持させるというような，具体的な運動目的のある行動療法を行うのも良い．吹奏楽器を練習させたり，歌を歌わせるのも価値ある選択であろう．

3.4 咀嚼運動の訓練

筋無力症が原因で形成された開咬に対してチューインガムによる咀嚼訓練と口唇閉鎖訓練を行うと，オーバーバイトの改善に効果が得られることがある（図19.1）．

咀嚼運動は閉口筋の代謝活動を亢進する．チューインガムを5分噛むだけで咀嚼筋の走向部位を中心とした顔表面の温度は上昇し，その後噛むのを止めても30分以上，顔面温は元のレベルに戻らない[16]．一方ガムを口に含まない単純な下顎の開閉運動では，顔面温はまったく上昇しない．咀嚼筋の代謝活動を高めるうえで重要なのは，咬合負荷（食物）により生起される'咀嚼'運動である．食物の固さは重要ではあるがクリティカルではない．閉口筋活動が促進されるか否かは，口の中に入れた内容物の皮質における認識結果（食物かどうか）に依存している．

四肢を動かす筋肉と比べて，咀嚼筋はその体積が小さいため普段はあまり意識されることはいないが，適度な咀嚼運動は顔を構成する筋肉の代謝活動を高め，また咀嚼筋や表情筋への血流量を増加させる効果的な'エクササイズ'である．

運動トレーニングを積むことで，運動を実現する筋肉の働きを強めることができる．ここでいう'働き'とは，筋肉の収縮力の強化に加えて咀嚼，嚥下，構音など，個別の運動目的を遂行するために必要な筋活動の強さ，活動時間，複数の筋肉間の活動の協調性などの総体を意味する．

トレーニングによる運動機能の改善が可能なのは，運動に関与する神経機構の機能が高まるように，神経系の構造が変化するからである[17,18,19]．筋肉を使わないと筋線維と毛細血管が廃用委縮するように，感覚入力刺激の頻度が減ると刺激に反応する皮質のニューロンの数も減少する[20]．すなわち，中枢神経系の活動性は脳に入力される刺激の頻度に依存して増減する．皮質の活動性が低下すると，運動出力系の機能も低下する．成長期の子供や高齢者にしっかりと定期的に食事を摂らせること，すなわち食育の重要性はこの点にある．

皮質の神経基質を変化させるためには，長期にわたり運動訓練を繰り返し続ける必要がある[21]．筋肉の働きを改善するためには，筋訓練の一回あたりの強度と頻度，継続期間を合理的に設定する必要がある．

クレンチング時には上下顎の位置は固定されるため，閉口筋は等尺性収縮を示す．それに対して，咀嚼の開口相と閉口相においては上下顎間距離は刻々変化するので，咀嚼筋は等張性収縮する．二つの収縮モードを制御する神経機構は異なる．

先にも記したように，大脳皮質の神経接合部は運動の巧緻性を高めるための筋訓練に対して可塑的に反応し，その構造と機能を変える．矯正歯科治療の目標の一つは，機能的に優れた咀嚼運動や表情表出運動に必要な歯の再排列と咬合の再建にあるので，クレンチングや口唇の突き出しなどの動作よりも咀嚼運動や表情表出運動を訓練メニューに取り入れ，皮質の活動性を強化する方が咀嚼運動や表情表出運動のスキルを効率よく高めることができると考えられる．開咬や顎変形症の治療後に顎筋や口輪筋の働きを高めるためには，咀嚼運動は意味のある訓練動作である．

咀嚼運動スキルは咬合状態を改善することにより，短期間に習得される（Chapter 6参照）．その理由は咀嚼が日常的な行動であることと，生後より長期間繰り返し学習される動作であるため，食性や咬合状態の相違に対応した下顎運動の最適化が速やかに行われるだけの，ローバスト性と可塑性が中枢神経系に備わってい

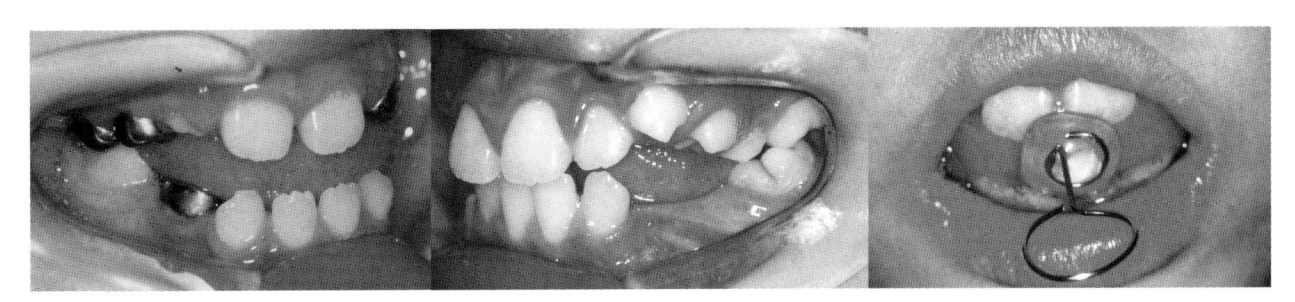

図 19.1　Anterior openbite malocclusion caused by muscular dystrophy (Left). (The same patient as shown in Fig.5.23). A daily gum-chewing exercise for 15 minutes, together with lip-closure training everyday for six months, improved the overbite (Middle). The device for lip-closure training (Right).

るからであろう．しかし巧緻性に富む咀嚼運動を可能にするための十分条件としては，下顎骨を精緻に移動し固定できるだけの筋力が咀嚼筋，表情筋，そして頸部の筋肉に要求される．

3.5 低下した咬合力

一般に咬合異常を認める者では咬合力は低下しているが，それは咬合接触状態の不良と関連している[22,23,24]．ロングフェイスの子供は咀嚼筋がもともと未発達なのではなくて，臼歯でしか咀嚼できないことが成長中に咬合力の低下をもたらす原因であると考えられている[25]（Chapter 5 参照）．

混合歯列期の片側性臼歯部交叉咬合を有する子供は，同年齢の正常咬合者と比べて交叉咬合側の咬合接触点数は少なく，咬合力は小さい[26]．興味深いことに同じ報告の中で，交叉咬合側の側頭筋前部の厚みは反対側よりも厚いが，咬筋浅部については左右差はないことが指摘されている．この知見は，交叉咬合が存在すると上顎に対して下顎を固定するためには，下顎骨を変位させる筋肉 displacement muscle である側頭筋が発達していなければならないと考えると理解しやすい．

乳歯列期では第二乳臼歯において最大の咬合力が得られ，その大きさは約 14 〜 21kg とされている[27]．混合歯列期から永久歯列の完成する時期にかけ，上下臼歯の間に緊密な咬合接触関係がつくられるようになると咬合力は増す[28]．混合歯列期の咬合力は第一大臼歯においておよそ 40kg[23] であり，性差はない．

閉口筋の随意的な等張性収縮の回数を咀嚼訓練により意図的に増やすことで，咬合力を強めることができる．そのために必要な咀嚼時間は 1 日あたり 10 分以下でよいが，訓練の効果は成人では 2 週間程度で訓練前の状態に戻る[29]．したがって訓練は長期的に実施する必要がある．

成長期の子供にチューインガムによる咀嚼訓練を 1 日 5 分ずつ 3 回，3 ヵ月間継続して行わせると，大臼歯部の咬合力は訓練前と比べておよそ 20％増す[23]．前記の条件は，1 日あたりの食事時の咀嚼回数の 60％に相当する回数である．前歯部開咬を認める子供に植物性の樹脂を用いて 1 年間咀嚼訓練を行うと，咬合力は 30％増す[30]．

咬合の異常を認める子供に対する最良の筋機能療法とは，筋力を増すために強い噛みしめ運動を行わせることではない．まず，咀嚼時に効率のよい下顎運動を可能にする中枢神経系の可塑的な変化を引き起こすように，緊密で機能的に優れた咬合をつくりあげることである．その後に，チューインガムなどを用いた咀嚼訓練を行うと，新しい咬合環境に最適化された下顎運動を中枢が学習するのに好都合であろう．同様のことは顎変形症の患者に対しても適用してよい．硬いものを噛ませるのではなくて，普通の食事をしっかりと何度も噛むように指導することが，正しい意味での筋機能療法となる．

成人の場合，加齢による筋力の衰えに歯周病や歯の喪失という問題が加わると柔らかい食物を少量摂取することにつながり，栄養と運動量の減少とともに咀嚼や表情表出に関わる筋肉の活動性の減退をもたらしかねない．上顎骨の低形成を伴う骨格性反対咬合では上顎部・頰部の表情筋も未発達であることが考えられる．患者が成人の場合，外科的矯正歯科治療後の咀嚼・表情表出運動が正しく行われるためには廃用萎縮の傾向にある筋肉の訓練が必要である．それは術後の咬合の安定化と容貌の改善につながることでもあり，成人の矯正患者に対して保定中に行うべき基本的な処置と言えなくもない．最後に，咬合異常と頭部および体の姿勢の関係が論じられてきたが，問題の本質は頭部を支える頸部や肩部の筋肉の衰えにあるのかもしれない．

3.6 嚥下障碍に対する感覚・運動療法

嚥下に要する時間は 1 日の中で 20 分に満たないと推定されているのに対して，安静状態は 88％の時間を占める[31]．そうしたことから，前歯部開咬が形成される原因としてはタングスラストではなくて，安静時の舌の前方位が有力視されている（Chapter 5 参照）．

開咬の治療を終えた後にオーバーバイトが次第に浅くなることがある．その原因を嚥下中の舌の異常な前突動作，すなわちタングスラストに求める考え方がある．タングスラストは，嚥下を容易にするための口腔内の陰圧形成に与る生体の適応性の反応である（Chapter 5 参照）ので，タングスラストを抑制する効果的な方法は緊密な咬合をつくることである．開咬患者にタングスラストを止めさせるような舌訓練を行うことには無理がある．

前歯部開咬でオーバーバイトが動的治療後に次第に浅くなる場合，その原因を直ちに舌の異常な運動に帰することには賛成できない．成人の場合，臼歯を圧下して前歯部のオーバーバイトを深くしても閉口筋の垂直的な長さに変化はなく，したがって安静空隙量は変化しない．そのため，保定中に臼歯は元の位置に向かって挺出することが考えられる．異常嚥下運動に対する筋機能療法の問題点は治療法にあるのではなくて，治療を行う根拠となる確定診断の内容が正しいかどうかにある．

食物や水を無理なく嚥下できるように舌や口唇の動きを訓練することは，矯正歯科よりもむしろ脳梗塞のために嚥下障害を来した患者に対するリハビリテーションの一つとして行われている[32]．その場合，舌を突出させないように患者に口頭で指示し，あるいは舌尖や舌背が口蓋・咽頭粘膜に触れる位置を意識させながら嚥下を行わせるという方法が推奨されている．

この方法が有効であると考えられているのは，嚥下を想像するだけで嚥下に関わる感覚・運動皮質の活動性は高まること[33]，また舌を意識的に（つまり言語を介して）動かしている間は一次運動皮質が活性化され[34]，オトガイ舌筋への運動出力を制御する舌下運動神経核を構成するニューロンの活動性が高まる[35]という事実があるからである．正しい嚥下動作を患者が頭の中で言語的にあるいはビジュアルイメージをつくることで理解させるように指導することは，嚥下時の舌，咽頭，表情筋，咀嚼筋，頚部の筋などへの運動出力パターンを変えることに役立つと考えてよい．

嚥下運動は脳幹の嚥下中枢にあるニューロンの活動性が高まることにより，三叉神経，顔面神経，舌下神経，舌咽神経，迷走神経の運動神経核を構成するニューロンの活動性が高まり遂行されると理解されてきた．しかし現在では，嚥下に関わる筋肉の活動パターンには皮質からの入力（働きかけ）がきわめて重要であることが分かっている[36]（Chapter 5 参照）．

嚥下時には舌や口唇，口腔など末梢からの感覚入力が嚥下に関わる脳神経の感覚核を介して運動皮質および感覚皮質に伝わり，それらの活動性を高める[37,38]．その結果，皮質から嚥下中枢に入力される信号が変調される．嚥下中枢では皮質から入力された情報に対応するように，三叉神経や舌下神経の運動核への出力を最適化していると考えられている．このような感覚・運動系の緻密で連携した働きがあることで，さまざまな食物や飲料を問題なく嚥下することが可能になる．舌の前突動作を繰り返すことで，一次運動皮質の嚥下に関連するニューロンの活動性が高まる[39]．口・顎・顔表面から入力される体性感覚の統合と動作を繰り返し練習することで，皮質では嚥下運動に関わる神経接合の構造と機能が可塑的に変化し，結果として運動出力が修飾されると考えられている．ヒトでも同じような神経機構が存在すると考えられる．

以上に記したことは嚥下障碍に対する運動療法が可能であることの論拠ともなるが，前歯部開咬のように正常な嚥下を行えない咬合異常を治療せずに放置した場合，咬合異常に適応した嚥下運動が行われるように，皮質の神経構造は咬合異常に適応するように変化することをも意味する．そのような個人が高齢化し脳血管障害などによる嚥下障碍のリハビリテーションを余儀なくされた場合，正常咬合者と比べて嚥下訓練にはより一層の困難が伴うことが考えられる．嚥下を制御する神経機構の可塑性についてのわれわれの理解が深まるにつれて，異常嚥下パターンを伴う重篤な咬合異常は放置せずに壮年期までに治療しておくことが，個人にとっても社会的にも，医療コストの節減につながるという考え方も成り立つ．

矯正歯科で嚥下訓練をする対象としては，口唇裂・口蓋裂などの形成異常が存在するか，形成外科手術後に生じた瘢痕組織の影響で口腔内における舌位の認知などに問題が生じ，嚥下困難を来すような場合がある．また骨格性3級の咬合異常の外科的矯正歯科治療において，下顎骨を後退したために舌運動に一時的な不適応性の障害がもたらされるなら，その対策として舌位置を正しく認知させるための訓練は有意義である．先に記したように，感覚入力刺激の頻度を増すことで，皮質ニューロンは可塑的に変化してその活動性を高める．その結果，運動神経系の機能も高まる．頭頸部の皮膚感覚は三叉神経の分枝である眼窩上神経 supraorbital nerve，眼窩下神経，下歯槽・オトガイ神経と，頸神経叢の分枝により支配されている．舌神経は舌の前方2/3の感覚を支配する．脳血管障害を来し重篤な嚥下障害を認めるものに対して行われる口腔顔面制御療法 orofacial regulation therapy[32] は，上・中顔面，下顔面，咽頭部に対してマッサージによる感覚・運動神経の刺激を行い，必要に応じて上顎には舌と口唇・頰粘膜を刺

激する効果のある床装置を用いることで良好な治療成績を得ている．また顎変形症の手術後に生じる顔面皮膚の感覚異常に対して非侵害性の接触刺激を長期間加えることで失われた感覚機能が回復することが知られている（Chapter 22 参照）．表情表出を繰り返し行わせるか頭頸部のマッサージ（体性感覚刺激）を行うことで，表情表出に関わる皮質ニューロンの活動性を高め，結果として頭頸部への運動出力が修飾されることが期待できる．顎変形症患者の外科的矯正歯科治療後に表情筋の活動性を高めるための機能訓練を行うことは矯正歯科臨床の重要な仕事となる可能性がある．

■ 文献

1. Rogers AP. Muscle training and its relation to orthodontia. Int J Orthod 1918; 4:555-577.
2. Straub WJ. Malfunction of the tongue. Part III. Am J Orthod 1962; 48:486-503.
3. Barrett RH & Hanson ML. Oral myofunctional disorders. The CV Mosby Co,1-308, St Louis,1974.
4. Gwyynne-Evans E. The orofacial muscles:their function and behavior in relation to the teeth. Eur Orthod Soc Trans 1954; 20-27.
5. Brosh I & Barkai E. Learning-induced long-term synaptic modifications in the olfactory cortex. Current Neurovasc Res 2004; 1:389-395.
6. Golarai G, Ghahremani DG, Whitfield-Gabrieli S et al. Differential development of high-level visual cortex correlates with category-specific recognition memory. Nat Neurosc2007; 10:512-522.
7. Ziemann U, Hallett M, Cohen LG. Mechanisms of deafferentation-induced plasticity in human motor cortex. J Neurosci 1998; 18:7000-7007.
8. Urasaki E, Genmoto T, Wada S, et al. Dynamic changes in area 1 somatosensory cortex during transient sensory deprivation: a preliminary study. J Clin Neurophysiol 2002; 19:219-231.
9. Ludlow CL, Hoit J, Kent R et al. Translating principles of neural plasticity into research on speech motor control recovery and rehabilitation. J Speech Lang Hear Res 2008; 51:240-258.
10. Remple MS, Bruneau RM, VandenBerg PM, et al. Sensitivity of cortical movement representations to motor experience: evidence that skill learning but not strength training induces cortical reorganization. Behav Brain Res 2001; 123:133-141.
11. Plautz EJ, Milliken GW, Nudo RJ. Effects of repetitive motor training on movement representations in adult squirrel monkeys: role of use versus learning. Neurobiol Learn Mem 2000; 74:27 -55.
12. Morgen K, Kadom N, Sawaki L et al. Kinematic specificity of cortical reorganization associated with motor training. Neuroimage 2004; 21:1182-1187.
13. Jensen JL, Marstrand PC, Nielsen JB. Motor skill training and strength training are associated with different plastic changes in the central nervous system. J Appl Physiol 2005; 99:1558-1568.
14. Jang SH, Ahn SH, Yang DS et al. Cortical reorganization of hand motor function to primary sensory cortex in hemiparetic patients with a primary motor cortex infarct. Arch Phys Med Rehabil 2005; 86:1706-1708.
15. Kleim JA, Barbay S, Cooper NR et al. Motor learning-dependent synaptogenesis is localized to functionally reorganized motor cortex. Neurobio Learning & Memory 2002; 77:63-77
16. Morimoto T, Takada K, Hijiya H et al. Changes in facial skin temperature associated with chewing efforts in man: a thermographic evaluatiuon. Archs oral Biol 1991; 36:665-670.
17. Cohen LG, Ziemann U, Chen R et al. Studies of neuroplasticity with transcranial magnetic stimulation. J Clin Neurophysiol 1998; 15:305-324.
18. Rioult-Pedotti MS, Friedman D, Hess G et al. Strengthening of horizontal cortical connections following skill learning. Nat Neurosci 1998; 1:230-234.
19. Rioult-Pedotti MS, Friedman D, Donoghue JP. Learning-induced LTP in neocortex. Science 2000; 290: 533-536.
20. Kaas JH, Merzenich MM, Killackey HP. The reorganization of somatosensory cortex following peripheral nerve damage in adult and developing animals. Annual Rev Neurosc 1983; 6:325-356.
21. Fisher BE, Sullivan KJ. Activity-dependent factors affecting poststroke functional outcomes. Top Stroke Rehabil 2001; 8:31-44.
22. Yurkstas A. The effect of masticatory exercise on the maximum force tolerance of individual teeth. J Dent Res 1953; 32:322-327.
23. 平木建史：上顎前突を呈する児童の咬合力と閉口筋活動に関する研究：チューインガムによる咀嚼訓練の効果．阪大歯学誌 1991; 36: 389-414.
24. Bakke M, Michler L, Moller E. Occlusal control of mandibular elevator muscles. Scand J Dent Res 1992; 100:284-291.
25. Proffit, WR and Fields HW. Occlusal forces in normal- and long-face children. J Dent Res 1983; 62:571-574.
26. Castelo PM, Gavia-o MB, Pereira LJ et al. Masticatory muscle thickness, bite force, and occlusal contacts in young children with unilateral posterior crossbite.Eur J Orthod. 2007; 29:149-156.
27. 牧　憲司ほか．小児の咬合力，咀嚼能力の測定に関する研究．小児歯誌 1992; 30:590-597.
28. 緒方哲朗．小児における咬合接触状態の歯年齢による推移．小児歯誌 1992; 30:817-827.

29. 河村洋二郎, 堀尾 強. 咀嚼機能強化食品による咀嚼訓練の効果. 歯科基礎誌; 1989; 31:281-290.

30. Ingervall B and Bitsanis E. A pilot study of the effect of masticatory muscle training on facial growth in long-face children. Eur. Orthod 1987; 9:15-23.

31. Lear CSC & Moorrees CFA. Bucco-lingual muscle force and dental arch form. Am J Orthod 1969; 56:379-393.

32. Hagg M & Larsson B. Effects of motor and sensory stimulation in stroke patients with long-lasting dysphagia. Dysphagia 2004; 19:219-230.

33. Lowell SY, Poletto CJ, Knorr-Chung Br et al. Sensory stimulation activates both motor and sensory components of the swallowing system. Neuroimage 2008; 42:285-295.

34. Terumitsu M, Fujii Y, Suzuki K et al. Human primary motor cortex shows hemispheric specialization for speech. Neuroreport 2006; 17:1091-1095.

35. Bailey EF, Rice AD, Fuglevand AJ. Firing patterns of human genioglossus motor units during voluntary tongue movement. J Neurophysiol 2007; 97: 933-936.

36. Martin RE, Sessle BJ. The role of the cerebral cortex in swallowing. Dysphagia 1993; 8:195-202.

37. Fraser C, Power M, Hamdy S, et al. Driving plasticity in human adult motor cortex is associated with improved motor function after brain injury. Neuron 2002; 30; 34:831-840.

38. Sakamoto K, Nakata H, Kakigi R. Somatosensory-evoked magnetic fields following stimulation of the tongue in humans. Clin Neurophysiol 2008; 119:1664-1673.

39. Sakamoto K, Nakata H, Kakigi R. Somatotopic representation of the tongue in human secondary somatosensory cortex. Clin Neurophysiol 2008; 119:2125-2134.

CHAPTER 20

永久歯列期の矯正歯科治療

1 定義

　永久歯列期に行う矯正歯科治療は包括矯正歯科治療 comprehensive orthodontic treatment と補助的矯正歯科治療 adjunctive orthodontic treatment に大別される．包括矯正歯科治療とは，個性正常咬合をつくりあげるために，エッジワイズ装置に代表される固定式装置を用いて行われる，さまざまな矯正歯科治療上の努力の総体を意味する．この言葉は Proffit WR[1] が初めて用いた．対応する日本語訳は筆者が与えた[2]．その目標は永久歯の美しい排列と緊密で機能的に優れた咬合を高い精度でつくりあげることにある．補助的矯正歯科治療とは，損なわれた咬合に対する修復処置を高い水準で容易に行えるようにするために，あるいは歯周病により生じた咬合の崩壊を押しとどめ回復するために，歯列の限局した部位の咬合様式の改善を目的として行う矯正治療手法と定義される．本章で解説する包括矯正歯科治療は，外科手術を併用しない治療に限定し，外科的矯正歯科治療については Chapter 22 で述べる．

2 青年期と成人期

　包括矯正歯科治療の適応対象は永久歯列期の咬合異常患者であるが，第二大臼歯が萌出し，すべての萌出歯が永久歯に置き換わる，12歳頃から20歳頃までの青年期 adolescent period と，それ以後の成人期 adult period* では，用いられる固定式装置の種類や術式は原則として同じではあるものの，臨床上，考慮すべき点はいささか異なる．

* 青年期（12, 3歳から24歳），壮年期（25歳〜44歳），中年期（45-64歳），高年期（65歳以上）という分け方もある．一般に，矯正歯科治療の難易度は，加齢とともに上がる．

　青年期の場合，男女ともに15歳くらいまで歯根の形成は続き，顎骨の青年期成長も，一般に女性で16歳頃まで，男性では20歳頃まで認められる．したがって，この時期の歯の矯正移動に伴い生じ得る歯周組織への障碍や歯根吸収などのリスクは，成人期，とくに中年期以後と比べて小さい．また咬合挙上に伴う歯槽骨の垂直性発育と閉口筋の順応性の発育も期待できる．前歯のオーバーバイトが深い症例に対して咬合挙上を行うには混合歯列期が適している（Chapter 18 参照）が，青年期に咬合挙上を始めても，咬合は長期に安定することが多い．一方，この時期には歯槽骨の垂直性発育も認められるので，固定用の骨内インプラントの使用は成人期まで待つのが良い．

　青年期の患者は一般に，何を期待して来院したかを自覚している．この時期には親から独立してものごとを考え，行動しようという自我 ego が著しく発達するので，問診では，患者に直接に問いかけることにより，主訴を明らかにするとともに，患者自身の考えが尊重されていることを本人に意識させることで，治療に患者自身が主体的に関わっていく動機づけを強めることができる．また，患者はその保護者から精神的に自立する時期でもあるので，歯科医師は患者と保護者のコミュニケーションの内容を知ることで，両者の関係を理解し，治療に対する患者と保護者の動機づけを高めるヒントにすることができる．

　固定式装置は永久歯列期に用いるものであるということを遵守するあまり，第二大臼歯が完全萌出するまでは，固定式装置を一切装着しないという態度を示す臨床医がいるが，あまりに教条主義的と言える．

　包括矯正歯科治療を開始することが確定しているなら，第一大臼歯へのバンドの装着は，第二大臼歯が完全に萌出してからよりも，萌出完了前のほうが容易である．また，患者の年齢が12-14歳くらいであれば，第二大臼歯が萌出を完了する以前に，第一大臼歯あるい

は歯列弓全体の遠心移動を開始することができる．第一大臼歯より前方の歯の歯根形成が正常であれば，イニシャルアーチワイヤーによるレベリングを開始することも可能である．第二大臼歯が萌出を完了した時点で，バンドとアタッチメントを装着し，レベリングを行うことを考えても良い．

以上に記したように，青年期は患者の持つ生物学的な反応を効率よく利用しながら，咬合異常を治療し最適な永久歯咬合をつくりあげるのに最も適した時期と言える．

成人期になると，顎骨の旺盛な成長は期待できないので，咬合の改善を歯の矯正移動のみで行うのか，外科手術を併用するのか，それとも補綴物を併用するのかについて，確定診断を下すことができる．矯正歯科治療の目標は，患者が健康な食生活を営み，また自尊心を涵養し維持するうえで基礎となる，機能的ならびに美容上も優れた永久歯咬合を最終的に確立することにある．

成人期に矯正歯科治療を希望する患者の来院事情は，(1) 矯正歯科を初めて受診した場合，(2) 第一期治療を終え永久歯列期の継続治療のために待機していた場合，そして (3) 第一期治療は敢えて行わずに，成人になるまで意図的に治療の開始を遅らせていた場合など，さまざまであり，必ずしも治療に適した時期に来院する訳ではない．成人になるまで意図的に治療の開始を遅らせる例としては，顎変形症を伴う咬合異常を認め，外科的矯正歯科治療（Chapter 22 参照）が必要な症例や，多数歯欠損のために固定用骨内インプラントの絶対適応症となる症例が含まれる．包括矯正歯科治療の対象，主訴，治療上のリスク，治療法を表 20.1 に要約して示す．

表 20.1 The object, chief complaints, potential risks, and summary of treatment method in comprehensive orthodontic treatment.

Object: Permanent dentition
Chief complaints:
Mostly poor facial proportion
Functional disorders in chewing and speech articulation
Potential risks
General diseases
Psychiatric problems
TMD
Tooth caries
Periodontitis
Root resorption
Restorations
Other pathologic conditions
Treatment method
Fixed orthodontic appliances that can provide torque control

*General and dental pathologic conditions shall be treated or controlled before starting orthodontic treament.

3 矯正学的問題と対処法

固定式装置を用いた各治療段階の目的，歯の矯正移動の内容，アーチワイヤーの標準的な適用順序と力学特性および固定などについては，Chapter 13 で解説した．本項では，さまざまな咬合異常の治療において必要となる，より実践に即した知識と技術について解説する．

3.1 治療目標と方針

永久歯列期の咬合異常に対する矯正歯科治療の対処法についての概念を図 20.1 に示す．咬合の形態と機能の異常を治す前提となる，う蝕や歯周病などを含むさまざまなリスクについては，存在しないかあるとしても対策が講じられるということを前提にできるなら，最初に考える必要があるのは，骨格性の問題が含まれているか否かである．矯正学的問題が歯・歯槽部に限局している場合には，歯性の改善を行う．一方，咬合異常の原因に骨格性の問題が含まれている場合には，矢状方向，垂直方向，横方向の別に問題点を把握しなければならない．その内容を歯・歯槽性の問題と併せて評価したうえで，歯性の改善のみを行うのか（カムフ

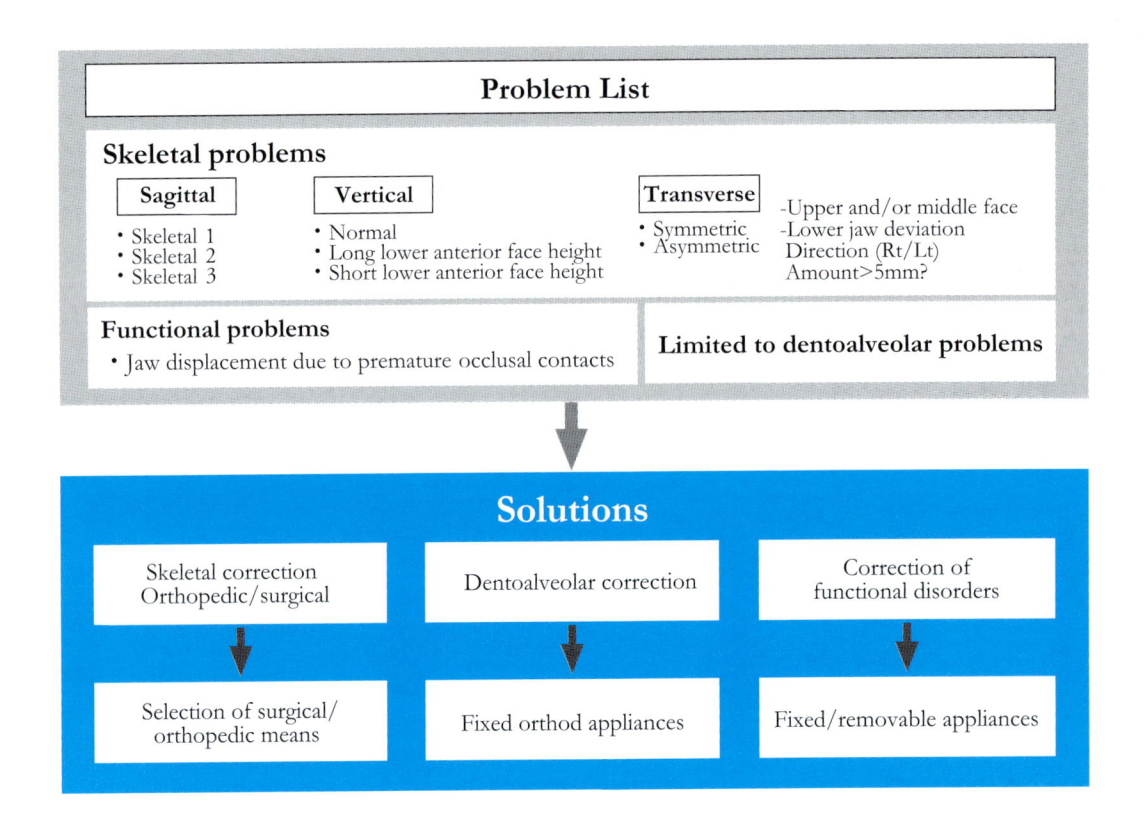

図 20.1　Decision-making for orthodontic patients with permanent dentition.

ラージュ治療），それとも外科手術を併用した治療を行うのかを判断する．後者の場合，歯性の問題に対する対処法と，手術方法の評価を行う（Chapter 22 参照）．

来院間隔は固定式装置の装着後，動的治療を開始した後は，平均して 4 週に一度とする．しかし，垂直ゴムなどを使用している間は，1 週か 2 週に一度来院してもらい，歯の動揺の程度をチェックするのが良い．

3.2　永久歯列期のカムフラージュ治療

■ 成人の治療について考慮すべきことがら

青年期と成人期以後の矯正歯科治療において，それぞれ利用される固定式装置やアーチワイヤーの取り扱い方法の間には，原則として大きな相違は無い．しかし，年齢が上がるほど弱い力で時間をかけて歯の矯正移動を行うのが賢明である．成人では固定用骨内インプラントを応用することも可能である．

成人の場合，咬合を中心とした機能上あるいは美容上の問題を治療すれば良いと安易に考えて，矯正歯科治療を開始してはならない．

成人期の患者に矯正歯科治療を行うかどうかは，患者の心身の健康状態に大きく依存している．糖尿病や心疾患，腎疾患，血液疾患など重篤な全身疾患に罹患している場合は，矯正歯科治療を継続し難いと判断されることが多い．年齢が上がるほど，それらの問題に罹患するリスクは高まる．治療を希望する真の理由が精神疾患に由来する事例も少なくない．医師の管理下で病状が安定していることが，矯正歯科治療を開始する前提条件となる．歯周病やう蝕に罹患している場合，それらの問題と循環器系疾患とのかかわりを疑うべき症例が存在する[3]ことにも，留意しなければならない．

口腔・顎顔面の局所の問題としては顎関節症，う蝕，歯周病などがある．欠損歯，歯槽骨の吸収，歯根吸収，歯根彎曲，骨性癒着，歯冠修復物の存在などは，矯正歯科治療の難易度に影響を与える．歯科的問題については，治療を担当する歯科医師の判断を仰いでおくことが望ましい．

成人の場合，特に治療により得られる咬合の美的並びに機能的回復の程度と，治療にかかる時間・費用と

の間のトレードオフについても，医療面接（問診）時に患者と話し合っておく必要がある．修復処置，外科処置を組み合わせた治療計画を立てることで，治療の可能性が広がる．

成人の包括矯正歯科治療を行ううえで重要と考えられる，いくつかの点を以下に記す．

■ 受診の理由

咬合異常の存在は乳歯列期や混合歯列期においても受診の理由となり得る．したがって，そうした問題の解決を成人になってから突然希望するようになったと患者が述べるなら，それがどのような理由に基づくものなのかを，歯科医師は正確に把握しておく必要がある．

多くの場合，受験や経済的な理由から受療を思いとどまることがある．しかし，最近になって歯並びの悪さを気にするようになったというような場合には，受診を動機付けた理由を理解しておくことが重要である．精神医学的な問題が動機付けとなって受診する患者も存在する．矯正歯科治療を受けることで，社会的な成功など非現実的な成果を患者が期待している場合には，治療の適応症とならない場合がある．患者が述べる咬合の異常や感覚異常が現実に存在するかを，客観的に評価する必要がある．問題の所在を患者自身に語らせ，客観的な事実と比較することが重要である．

成人の場合，患者が機能上の問題を訴えたからといって，容貌を気にしていないということにはならない．治療を動機付けている理由が何なのか，矯正歯科治療の成果としてどのようなことを具体的に期待しているのかを，注意深く尋ねる必要がある（Chapter 15 参照）．

■ 精神医学的問題

患者の抱える精神医学的な障碍が，自身の容貌や咬合に無意識に投影されることは珍しいことではない．矯正歯科に関わりのある代表的な精神医学上の問題としては，不安障碍，気分（感情）障碍，身体表現性障碍などがある[4,5]（表 20.2）．精神疾患が疑われる咬合異常患者については，患者の了解のもとに精神科医の診断を得たうえで，矯正歯科治療の可否を判断することを強く勧める．特に成人の場合，前記の障碍は固定化していることがあるので，矯正歯科治療を行うことの可否については，精神科医との協議はきわめて重要である．矯正歯科医は精神医学的な問題の存在が疑われる患者を的確にスクリーニングし，矯正歯科治療の可否について精神科医と協議できるための知識を身につけておくことが望ましい．

表 20.2　Classification of mental and behavioral disorders ICD-10 「精神および行動の障碍」分類[4]

F00-F09	症状性を含む器質性精神障碍
F10-F19	精神作用物質使用による精神および行動の障碍
F20-F29	精神分裂病，分裂病型障碍および妄想性障碍
F30-F39	気分（感情）障碍
F40-F49	神経症性障碍，ストレス関連障碍および身体表現性障碍
F50-F59	生理的障碍および身体的要因に関連した行動症候群
F60-F69	成人の人格および行動障碍
F70-F79	知的障碍（精神遅滞）
F80-F89	心理的発達の障碍
F90-F98	小児（児童）期および青年期に通常発症する行動および情緒の障碍
F99	その他の精神障碍

不安障碍 Anxiety disorders

不安障碍には以下のような障碍が含まれる[6]．

- パニック障碍　Panic disorder
  広場恐怖を伴う型　w. agoraphobia
  広場恐怖を伴わない型　w/o agoraphobia
- 特定の恐怖症 Specific phobia
- 社会性不安障碍 Social phobia
- 強迫性障碍 Obsessive-compulsive disorder
- 外傷後ストレス障碍 Post traumatic stress disorder（PTSD）
- 急性ストレス障碍 Acute stress disorder
- 全般性不安障碍 Generalized anxiety disorder

歯科医院に行くのが怖いあるいは鬱陶しいと思う患者は少なくない．幼児期に歯科医院で抜髄処置や抜歯をされた時の心的外傷（トラウマ）が原因で，成人になっても恐怖心から表面麻酔をされると気分が悪くなるような症状を，恐怖症 phobia という．矯正歯科治療を希望する患者の中にも不安感や恐怖心を持つ人がいる．

パニック障碍[7]は心配性で物ごとにこだわるタイプ

の人にみられることがあり，眩暈，動悸や息苦しさを含むパニック発作が日中に突然起こったり，就寝中に寝苦しさをたびたび経験したり，なにかの不安がきっかけで眩暈や動悸がすることがある．勉学や仕事上の身体的および精神的ストレスが強くかかった後に，発症する場合が多い．パニック発作が起こりやすい状況や場所を，表20.3に示す．患者が発作を回避するためには，表に示す場所や状況を避けたり，精神科を受診するように勧めるのがよい．

表20.3 Situations and places wherein a panic attack is likely to occur. パニック発作が起こりやすい状況や場所[7]

乗り物	電車（急行，快速，混雑），地下鉄，バス，自家用車，（特に高速道路，トンネル，橋上，渋滞を走行中），タクシー，飛行機，観覧車
特殊な状況	歯科医院，美容室，理髪店での処置中，会議，待ち時間，列（スーパーのレジ），遠方へ行くこと（旅行），一人でいること，閉鎖空間（映画館，コンサートホール，式典）

　医療に対する重大な不信を覚えるような体験をしたことがきっかけとなって，以後，感染や放射線被曝に対して異常なまでの不安を広く持つに至ることがある．これは全般性不安障碍にみられる特徴的所見の一つである．このような障碍に対して，通常は周囲の理解を得られないことが多いため，患者は孤立感を強め，それが原因でますます不安を増幅させることがある．

　歯科では，器具の消毒やスタッフが手洗いを励行しているのかについて不安になる患者がいる．歯科医師や助手が手袋を着用しているのかどうかや手袋の清潔度が気になる．ハンドピースやプライヤーが1回ごとに消毒されているのかなどを心配する患者は少なくない．このような患者について，単純に不安障碍を持つものとして対処してはならない．まず，器具の滅菌・消毒を正確に行う必要があることはいうまでもない．アルコール綿で拭いているから大丈夫ですという説明は，患者の懐疑を招くだけで説得力はないものと心得ておくべきである．

　不安障碍が強いと，自分が納得できるような対応がなされないと不満が募り，不満の原因をつくった人に対して被害意識を持ち，その結果，本人自身が不快気分を感じるようになり，それが原因となって，不安感や不信感がますます増幅されるという悪循環に陥ることになる．したがって，矯正歯科治療を進めるには，患者の不安を和らげるように，行おうとする処置内容を，分かりやすく丁寧に説明することを心がけるのが良い．

　分離不安障碍[6] separation anxiety disorderは幼児期，小児期，または青年期に認められる障碍である．この障碍は愛着を持っている人物からの不本意な分離や，頼りにしている大人がいない状況で家にいることに対する不安，あるいはそのような状況を受け入れたくないという拒否感情で特徴づけられる．矯正歯科治療に対して協力的であった青年期の患者が何の前触れもなく，突然に何度も受診予約をキャンセルするようなケースでは，保護者と緊密に連携することで，キャンセルの理由を確かめる必要がある．また，怠惰や不注意によらずに，何らかの理由を設けて矯正歯科治療が終了しないような状況（たとえば患者による装置の意図的破損や青年期に突然発現する弄指行動による開咬の発現）を執拗に患者がつくろうとすることが疑われるなら，その行動が分離不安障碍を背景とする疾病利得として説明できないかを，考えてみる必要がある．後述するパーソナリティ障碍との鑑別診断が重要であるが，それは精神科医にゆだねるべきことがらである．患者の成育歴や矯正歯科治療中の生活環境を注意深く調べることで，患者の行動の理由を合理的に推論する手がかりを得ることができる．

　深刻な分離不安障碍を成育歴として持つ成人患者のなかで，障碍に対する反応としての行動が前記のように自己に向かわずに，歯科医師に向けられる場合がある．その場合，自分が拒否されているという思い込みに対する不安と怒りを自ら静め，他人との関わりを継続したいという無意識の欲求が，他人への攻撃性として表現されることがある．

気分（感情）障碍[6]　Mood disorders

　噛み合わせが悪いことを主訴に来院する成人で，医療面接において，抑うつ的な態度を示し，咬合の異常と容貌に対する固執的な関心，顔面感覚（知覚的，空間的）の異常，口腔機能異常（発声，摂食）を訴える場合，うつ病（反応性，遷延性）が隠されていることを疑う必要がある．もともと神経質で完璧主義的な性格の人は，環境の変化により，抑うつ的気分になることが

ある．問診をすると，易疲労感，睡眠障碍，虚無的態度などが認められることがある．

　顎顔面部に外傷を負い，下顎骨の整復固定術を受けた後に，回復された下顎位や顎関節に違和感あるいは疼痛を覚え，主治医に訴える患者がいる．あるいは，軽度の歯の位置異常は認められても，もともと前歯および臼歯部で緊密な咬合が維持されていた患者に対して，咬合が不安定になるような歯科的操作を行ったところ，顔面，歯根部，顎関節部の感覚異常（疼痛）が発現することがある．

　主治医がそのような訴えが生じた背景や精神医学的に意味するところ，そして咬合形態や下顎頭位の変化の実態を理解せずに，感覚異常を'気のせい'と説明した場合，患者によっては歯科医師からの合理的な説明もなく，治療を拒絶されたと受け止める場合があるので，注意を要する．特に，あってはならないことではあるが，患者の同意なく突然に歯が削合されたような場合，咬合形態等の変化と時期的に一致して，患者に抑うつ的な気分が誘発され，それを契機としてさまざまな不定愁訴がもたらされることがあることに注意しなければならない．

　そのような場合，気分だけではなく，実際に患者のCO下顎頭位（Chapter 6参照）が望ましくない位置に変化し，それを原因とする疼痛などの症状発現と前記の不定愁訴が相乗的に感覚異常を強めることがあり得る．歯科医師は歯の削合にあたってはその合理的な理由を説明できなければならない．すなわち，咬合に関わる問題の所在を冷静に探索し，検査所見に基づいて合理的判断を下し，患者に丁寧にかつ明確に伝えることが重要である．

　叢生を解決するために犬歯を抜去された後に，'笑顔が左右非対称である'，'頰がへこんで老けた感じがする'などを主訴として来院する患者がいる．そのような場合も，主訴や形態的実態のみに関心を持つのではなくて，患者の心理状態を理解する必要がある．抜歯を承諾した自分を強く責めたり喪失感を覚え，同時に歯列・咬合に対して強い執着を抱き，歯科治療に対する不信感が強いにもかかわらず，矯正歯科治療を受けることに患者が固執するような場合には，治療効果に過剰な期待を抱いていないかを，確かめておく必要がある．

身体表現性障碍　Somatoform disorder

　身体表現性障碍とは，疼痛や胃腸症状などの身体の異常を示す症状や愁訴があり，社会生活に明確な支障をきたしているにもかかわらず，医学的検査では異常が認められない精神障碍の総称である[6]．身体表現性障碍に分類される問題を表20.4に示す．

表20.4　Somatoform disorder 身体表現性障碍

転換性障碍（運動性，感覚性，発作型）Conversion disorder
心気症　Hypochondriasis
疼痛性障碍　Pain disorder
身体化障碍　Somatization disorder
鑑別不能の身体表現性障碍　Undifferentiated somatoform disorder
身体醜形障碍（醜形恐怖）　Body dysmorphic disorder
その他の身体表現性障碍　Somatoform disorder not otherwise specified

　心気症は身体症状あるいは身体感覚についての，患者の非現実的あるいは不正確な解釈から生じる．明確な医学的原因が特定されないにもかかわらず，自分は重病にかかっているという思い込みや恐怖心をもつ[6]．患者にとって大きな苦痛となり，個人的役割や社会的，職業上の大きな障碍を引き起こす．障碍の持続期間は6ヵ月以上である．全般性不安障碍，強迫性障碍，パニック障碍，大うつ病性障碍，分離不安との鑑別診断が必要である．

　歯科でみられる心気症の例としては，感染症に対する過度な不安があげられる．歯科的処置で用いられる器具の消毒が厳密に行われているのかを極度に気にする患者の場合，心気症が疑われることがある．処置後に微熱・倦怠感に伴う抑うつ感が出現することがある．

　心気症の矯正患者に接するときには，患者の精神的訴えを否定せずに，理解者としての態度を示すことが重要である．病歴を詳しく問いながら「痛みがひどかったのですね」などの共感的な反応を歯科医師が示すことは，患者との意思の疎通を図る助けとなる．歯科でよくみられる心気症を表20.5に示す．

表 20.5　Dental hypochondriasis 歯科心気症

器具などからの感染
口臭を異常に気にする（自己臭妄想）
口腔乾燥症
味覚異常
癌恐怖症
舌痛，歯痛
顎関節症に関する症状
噛み合わせ不良 phantom bite syndrome

　身体醜形障碍（醜形恐怖）とは，外見に欠陥があると思い込み，その'醜さ'に過度に囚われる障碍である[6]．しかし，妄想的な確信（たとえば自分の耳は象の耳のように大きいとの確信）には至らない．外見は正常なこともあれば，患者が訴えるような問題を客観的に認めることもある．矯正歯科治療を希望する患者で醜形恐怖と診断される典型例としては，受け口や顎偏位が気になり，次第に抑うつ的となり，引きこもるようになる場合があげられる．

　醜形恐怖と疑われる，あるいは精神科医により診断された患者に対しては，身体的診察の結果を明確に伝えるようにしなければならない．たとえば，オトガイが片側に偏位している場合は，顔の正中に対して何mmずれているというような定量的所見を顔画像やエックス線画像などとともに明示する．そうした異常所見がある場合は，以後の対処（次回再度調べるなど）を含め説明する必要がある．検査結果の説明をせずに，たいしたことはないですよとか，気のせいですよといった，患者から見て根拠の明示されない診断を行ってはならない．一方，異常がないのに患者の要求に合わせるような対処をすると，異常があるという患者の信念を強化することになるので注意を要する．

　醜形恐怖と診断された患者に対する矯正歯科治療は慎重に行う必要がある．容貌・咬合状態の改善は精神症状の改善をもたらすことがある．

パーソナリティ障碍 Personality disorders

　パーソナリティ障碍とは個人の属する社会で広く受け入れられている通念や常識とは著しく異なる考え方や行動様式を持続的に示す精神障碍の総称である[6]．人や物事に対する理解，情動反応，対人関係に偏りと柔軟性の欠如が認められ，若年成人期までに発症することが多い．障碍の形成には成育歴が大きく影響する[8]．その問題の深刻さゆえに，矯正歯科治療は不適応な場合もある．この障碍のため，患者本人またはその周囲が悩むことが恒常的にある．

　矯正歯科臨床で遭遇することのあるパーソナリティ障碍を表20.6に示す．境界性パーソナリティ障碍は，見捨てられることに対する恐怖心と不安感が原因で，自傷行為を繰り返したり，感情不安定性と激しい怒りの感情を抑制できない対人関係様式を特徴とする．演技性パーソナリティ障碍とは，自分の感情と身体的外見を派手に表出することで他人の注目を集め，それにより自分が座の中心であることを確信することで，疎外されることに対する不安から免れようとする障碍である．自己愛性パーソナリティ障碍では，自分には特別な能力が授けられているという思い込みと，その能力について特別に褒めてもらいたいという感情が異常に強く（賞讃への欲求），そのために賞賛の対象となる権力や美貌に執着し，対象を獲得するためには他人の気持ちを忖度することはなく，また，そのような自己の行動規範についてなんら道義的な罪悪感を覚えない（共感性の欠如），などの特徴が認められる．強迫性パーソナリティ障碍とは，ものごとを達成しようとする手続きの細目や順序にとらわれて，完全主義を示し，柔軟性や効率性が犠牲になるような障碍である．うつ病や身体表現性障害の背景となることがある．

表 20.6　Personality disorders that may be encountered in orthodontic practice.

妄想性パーソナリティ障碍 paranoid personality disorder
境界性パーソナリティ障碍 borderline personality disorder
演技性パーソナリティ障碍 histrionic personality disorder
自己愛性パーソナリティ障碍 narcissistic personality disorder
依存性パーソナリティ障碍 dependent personality disorder
強迫性パーソナリティ障碍 obsessive-compulsive personality disorder

■ 成長が期待できない.

このことは二つの意味を持つ．ひとつは，顎骨の一時変異治療を行えないことである．治療の選択肢は大別すると次の3つである．

(1) 歯の矯正移動による歯・歯槽性の形態的変化を行う．
(2) 外科手術による顎骨の形態的改変と歯の矯正移動を組み合わせた治療を行う．
(3) 修復処置と歯の矯正移動を組み合わせた治療を行う．

(2) と (3) を組み合わせることもある．

もうひとつの意味は，成長期の矯正歯科治療と比べて，治療のゴールについての不確定性は弱まる，すなわち歯科医療契約の不完備性は弱まるということである．このことは，患者に対して治療の目標と成果を，より明確に説明する必要があることを意味する．

■ 顎関節症

咬合異常と顎関節症との関連性についてはChapter 6で解説した．

矯正歯科治療を行うことで顎関節症の発現を回避し，症状の低減を図ることは期待できるが，顎関節症自体を治すことは難しい．

顎関節痛が急性に生じた青年期の患者の中で，前歯部の早期接触と咬合誘導が認められ，疼痛の発現に関与していることが疑われるような場合がある．患者に説明し同意を得たうえで，当該歯のエナメル質を削合することで，症状が短時日のうちに消褪する場合がある．同じような対処は成人でも可能であるが，削合により新たにつくられる中心咬合位がそれまでに確立されている位置よりも側方あるいは前方に過剰に変位し，CO-CRの差が前後方向に2mm，側方方向に1mmを超えないように注意しなければならない（Chapter 10参照）．

顎関節症状のある患者の矯正歯科治療を行うべきかどうかについては，顎関節の疼痛や器質的変化を引き起こした原因として，咬合の異常が高い蓋然性を有すると判断される場合には，症状の軽減を待って，咬合異常の治療を行うことには意味がある．

下顎骨のオトガイ部を斜め前方から強打し，その結果，打撃が加えられた部位と反対側あるいは同側の下顎頭が，側頭下顎関節窩から外側に向かって亜脱臼することがある．逸脱の量が1〜3mmと頭蓋の大きさに比べてわずかな場合，外見上の変化に気づかず，外傷に起因する急性症状が消褪した後に，偏位した下顎頭位を基準に補綴処置が行われ，形態的には緊密な咬合が形成されることになる．

下顎頭周囲にある関節包や靭帯，線維性結合組織の損傷の程度によっては，患者は顎関節痛，頸部や側頭部，下顎角部などに自発痛や圧痛を訴えることになる．これらの症状に合併して，抑うつ的気分や嘔気，顔面感覚（知覚的，空間的）の異常，易疲労感，睡眠障碍などが発現すると，不定愁訴の真の原因である顎関節に生じた構造並びに機能的問題が覆い隠されやすい．（Chapter 6参照）こうした精神医学的所見は本章で既に解説した気分障碍を特徴づける要素であるが，歯科医師が患者の訴えを'気のせい'と考え，下顎骨（そして下顎頭）の偏位に対する正確な診断を行わないでいると，損傷された軟組織は硬化して運動障碍は固定化され，頭頸部の自発痛や不定愁訴が強まることになる．

以上に記したような経過をたどった症例を図20.2と図20.3に示す．患者は高所から落下し，オトガイ部を強打し，上顎左側の第二大臼歯と下顎右側の第二小臼歯が脱落し，下顎左側の第二小臼歯と第一大臼歯が破折した．下顎左側第二大臼歯と右側第一および第二大臼歯の歯冠修復処置がなされ，上顎左側第二大臼歯，下顎左側の第二小臼歯と第一大臼歯そして下顎右側第二小臼歯が抜去された（図20.2a）．顔面部の骨折はなかった．修復処置を受けた頃から肩凝り，頸部筋肉痛（胸鎖乳突筋），右側顎関節のクリッキングと痛みを生じ，針治療，指圧，カイロプラクティック，整骨療法等を受けたが，不定愁訴は改善されなかった．左側顎関節症と診断され，前方整位型スプリントによる治療を受けたが，症状は改善されなかった．筆者のもとを訪れたのは受傷7年後であったが，右眼奥，両側の後頸部，胸鎖乳突筋，側頭部，下顎角部に自発痛並びに圧痛が，右側顎関節部にクリッキングと疼痛が認められた．また，しばしば嘔気を催すとの訴えがあった．

このような症例は，一見すると咬合に特に問題はないように見えがちである．ポーセレンクラウンにより再構築された臼歯の緊密な咬合と受傷前から存在していた美しい歯並びにのみ注目すると，問題の本質を見

過ごすことになる．

CT画像所見では，右側の下顎頭が側頭関節窩から外側に逸脱していることが分かる（図20.2b）．ガム咀嚼時の下顎切歯点の動き（図20.3）については，右側咀嚼時には切歯はいったん平衡側に向かって開口したのち，開口相の後半に作業側に向かって方向を変え，開口路よりも外側から閉口するいわゆる正ストロークパターンを示した．一方，左側咀嚼時には，平衡側で垂直方向に向かって開口し，最大開口位も平衡側にあっ

て，チョッピングストロークパターンを示しながら閉口していた．咀嚼中の下顎運動の円滑性については，健常者と比べて開口相，閉口相および閉口相の減速相のいずれについても右側咀嚼時の正規化ジャークコスト（Chapter 6 参照）は高い値を示し，著しく円滑性に欠ける動きを示した（図20.3）．すなわち，左側で咀嚼をするときに右側下顎頭の運動が制限され，その結果，左側への下顎の自由な旋回運動が妨げられていると考えられた．以上の所見はオトガイ部を右斜め前方から強

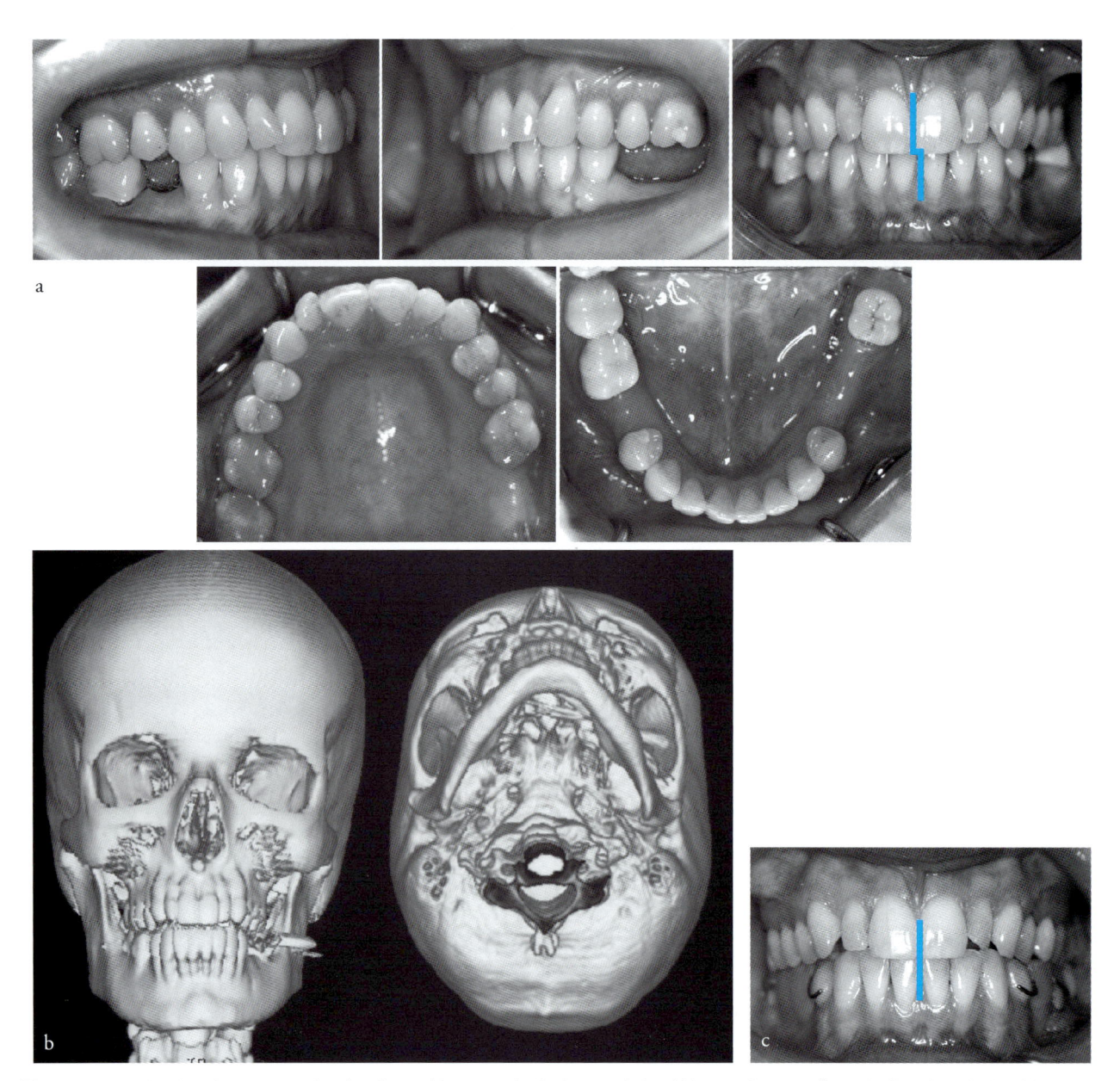

図20.2　Intraoral (a,c) and CT images (b) of a 36-year-old patient who had received a hard blow on the patient's right front-lateral side of the chin. Note the right side condylar head is projected laterally at the CO position (CT image) and the midline discrepancy (intraoral image); these were caused by the traumatically induced jaw deviation toward the left side. Restorative treatment had been done with the right side condylar head kept located in the laterally deviated position. Using an edgewise appliance, the maxillary dental arch was expanded slightly at the right canine and premolar teeth to eliminate premature contacts. This was followed by the use of an Andresen type activator to facilitate dislocated mandibular displacement toward the right side so that the right-side temporomandibular joint could be placed back into its originally stable position in the fossae.

打した結果，下顎骨が水平面上で回転し，打撃が加えられた部位と同側の下顎頭が外側にずれた状態で補綴処置がなされたため，下顎頭位が固定された結果生じた可能性がきわめて高いことを説明している．

　わずかに口蓋側転位した右側第一小臼歯が下顎骨の右側への移動を妨げていたので，エッジワイズ装置を用いて右側犬歯から小臼歯をわずかに唇（頬）側に拡大した後，アクチベーターを用いて，左側に偏位した下顎骨を右側に戻すことで不定愁訴の緩解を図った（図20.2c）．偏位した下顎位は強固に固定化されていたため，下顎の安定した位置への復位には1年を要したが，不定愁訴は徐々におさまった．

　固定式装置による矯正歯科治療を行っている間に，顎関節症状が増悪した場合，それが治療により生じた

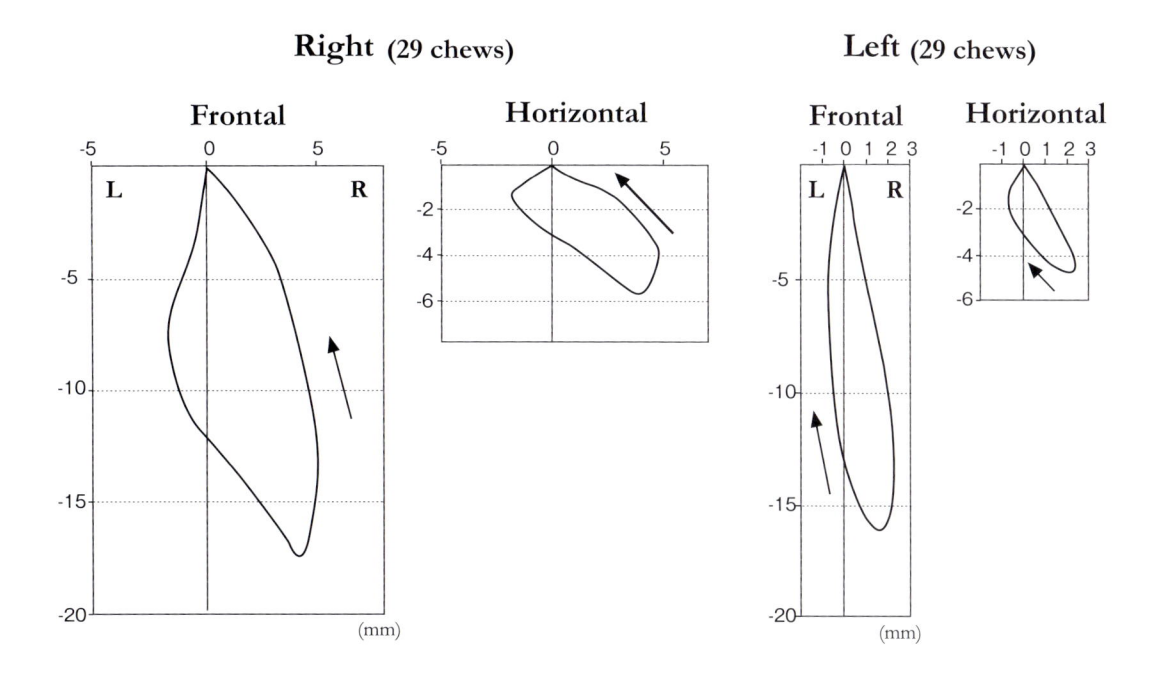

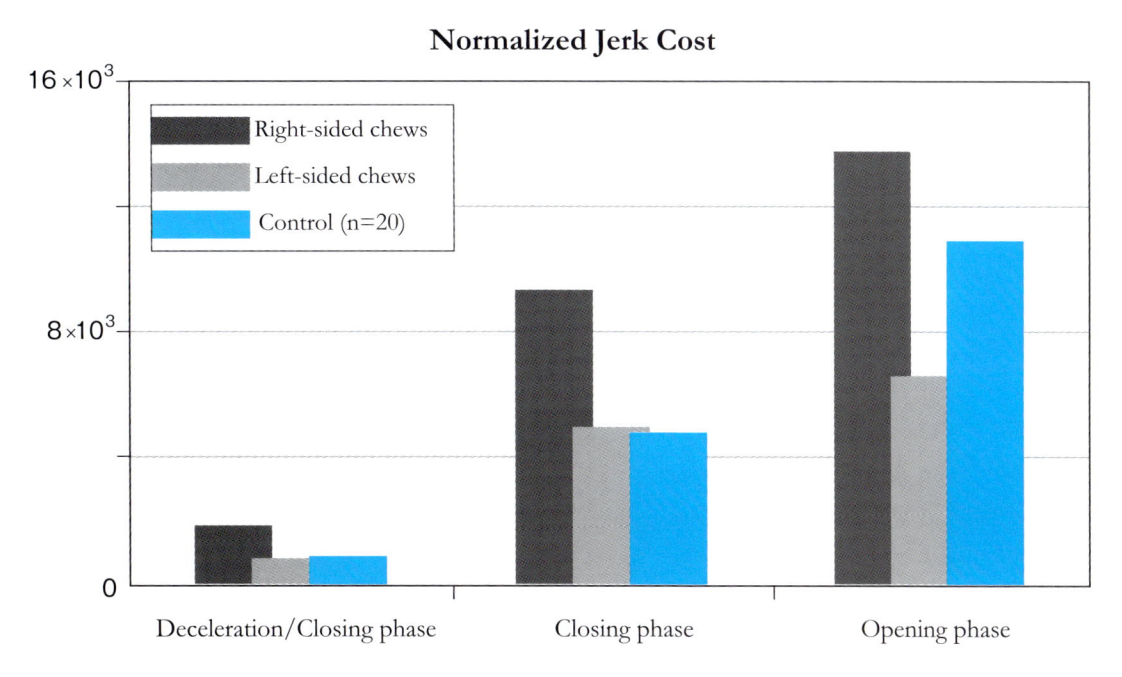

図 20.3　Lower incisor movement trajectories (Upper) and normalized jerk-costs during the jaw opening phase, the jaw closing phase, and the deceleration phase of the jaw closing phase during gum-chewing (Lower) recorded for the patient shown in Figure 20.2.

のか，もともと増悪しつつあったものが，矯正歯科治療と偶然に時期が重なったことによるのかを判別し難いことがある．顎関節症の臨床主徴である顎関節部の疼痛や開閉口障碍が既往歴あるいは現症として認められる場合は，CT画像とMRI画像による精査を行うことが望ましい．下顎大臼歯部にアタッチメントを装着した直後に顎関節痛が生じた場合には，アタッチメントが対向歯と早期接触していないかを確認する必要がある．もしそうなら，アタッチメントを削合するか，歯頸部に寄せて再装着するか，場合によっては一時的に撤去して症状が消褪するかどうか，様子を見る必要がある．矯正歯科治療中や治療後に生じ得る顎関節症状の変化については予め患者に説明し，理解を得ておくことが肝要である．

顎関節症の臨床徴候が慢性化しているような症例については，固定式装置による治療を開始する前に3ヵ月程度の期間，上顎あるいは下顎の歯列にアクリル製のスプリントを装着させて，症状が緩解するかどうかを観察し，同時に，本来の下顎の姿勢位を見極めることが重要である．この型のスプリントを用いて，下顎切歯が早期接触するようにすると，反射的に閉口筋の活動が抑制されるので，筋肉の異常な緊張の緩和に役立つ．(Chapter 6参照)軟性レジンを使用したスプリントは上下歯を緊密に嵌合させる結果，強く噛みしめることができるようになるので，使用は控える．下顎運動障碍に対して，強制的に開口させるのではなくて，患者の開口動作に対して軟組織等が発揮する反力を感知して，歯列全体への荷重を分散させながら，個々の患者の持つ下顎運動の軌道に沿って開口訓練を行わせることのできるロボットシステムが開発され，下顎頭部の陳旧化した線維性癒着部の剝離，進展を必要とする症例に対して，優れた効果を発揮することが報告[9]されている．

固定式装置をつけると，しばしば顎関節部の疼痛が軽減または消失することが経験的に知られている．これも歯の矯正移動を始めることで，歯に加えられる圧力に対して歯根膜の感覚が鋭敏になり，わずかな咬合接触に対しても，前記した閉口筋活動の抑制が生じることによるのではないかと考えられる．

■ 歯周病

歯周病に罹患している患者の矯正歯科治療を行うためには，専門的知識を持つ歯科医師のコントロール下で歯周治療を行い，症状が安定するのを待つ必要がある．

成人の矯正歯科治療の診断と治療計画の立案においては，歯槽骨の健康状態，特に吸収があるならそれがどの程度進んでいるのかを，診査しなければならない．プローブによる歯周ポケットの精査は重要である．パノラマおよびデンタルエックス線画像の診査は重要ではあるが，決定的なものではない．CT画像は歯冠の唇（頬）舌（口蓋）面直下の歯槽骨の状態を確認できるため，大いに価値がある．

固定式装置は食物残渣が滞留しやすいばかりでなく，健康な歯槽骨の存在を前提に設計されているために，歯周病に罹患している患者への適応には慎重を要する．すなわち，歯冠の近遠心隣接面部の歯槽骨が失われている場合，近遠心方向への歯の矯正移動が問題になるが，唇（頬）舌部の歯槽骨吸収という病的状態の存在は，歯の唇（頬）・舌（口蓋）方向の位置と傾斜を適切にコントロールするうえで問題となる．

アタッチメントを介して歯冠に矯正力が加えられると，歯根部を抵抗中心にした回転モーメントが生じ，歯根膜を圧迫する力となる．歯周病により支持歯槽骨が喪失した歯に矯正力を加えることの問題は，ひとつには，抵抗中心が健康な場合と比べて歯根尖側に移動することで抵抗中心からアタッチメントを通る矯正力の作用線までの距離が増し，その結果，回転モーメントが大きくなることであり，ふたつには，矯正力を受ける歯周靭帯の面積が減少することである．結果的に，単位面積当たりに歯根膜が受ける圧力は大きく増加する．

矯正力の大きさが一定で二次元平面上でNewton力学が適用できると仮定した場合，理論上は，仮に歯槽骨の吸収により距離が20%増し，受圧面積が20%減少すると，歯根膜に単位面積当たりに加えられる圧力は健康な状態と比べて50%増す．距離が50%増し，受圧面積が50%減少すると，単位面積当たりの圧力は3倍になる．ここから導かれることは，歯槽骨の吸収が見られる場合には，歯周病が進行せずによくコントロールされていなければならず，使用する矯正力は健常者と比べて相当に弱くする必要があるということである．

■ 治療中の美容保全

矯正治療を希望する成人のなかで，固定式装置を装着すると，容貌を著しく損ねるとの理由で，装置の装着を拒否する場合がある．そのような場合，次のような判断をする必要がある．

(1) 見た目が気になるわけであるので，外から見えない装置を勧める．すなわち，リンガルエッジワイズ装置を使用する．
(2) 容貌の改善のために一時的に自分の容貌についての不安感や不満が生じることを受忍できない理由を考える．それが常識的な理由でなければ，矯正歯科治療を行うことは難しい．

■ 歯列弓内の問題への対処法

■ 上顎永久側切歯の口蓋側転位

歯列弓内の問題としてしばしば見られるのは，上顎永久側切歯の口蓋側転位と永久犬歯の低位唇側転位，そして下顎前歯部の叢生である（図20.4a,b）．口蓋側に転位した永久側切歯を排列するスペースがない場合，同側の第一小臼歯を抜去して永久犬歯を遠心に移動したうえで，側切歯の唇側移動を行う．その場合，固定の喪失を防ぐためにヘッドギア装置とトランスパラタルアーチ装置あるいはリンガルアーチ装置の併用が基本である（図20.4c）．固定用骨内インプラントの使用も考えてよい．

リンガルアーチ装置の装着を容易にするには，主線の上下方向の調節を行いやすくするために，大臼歯の近心において主線にループを曲げ込んでおくのが良い．主線は上顎中切歯に当てることで固定の加強を図るが，遠心移動を行おうとする永久犬歯に接触させてはならない．

永久犬歯の牽引は.018インチサイズのチャネルの場合，.0175x.025インチサイズのレクタンギュラーアーチワイヤー（.022インチサイズチャネルの場合は019x.025インチサイズ）と大臼歯から伸ばした鎖状の弾性高分子材料（チェーンエラスティクス chain elastics）を用いて行うのが便利である．大臼歯から同側の永久犬歯をレースバックすることもよく行われる（図20.5）．しかし，固定の喪失をできるだけ防ぐ目的で，永久犬歯の近心にオープニングコイルをアーチワイヤーに取り付けることがある（図20.4c）．コイルが発揮する反作用で上顎永久切歯が唇側に傾斜するのを防ぐためには，アーチワイヤーが唇側に向かってあお

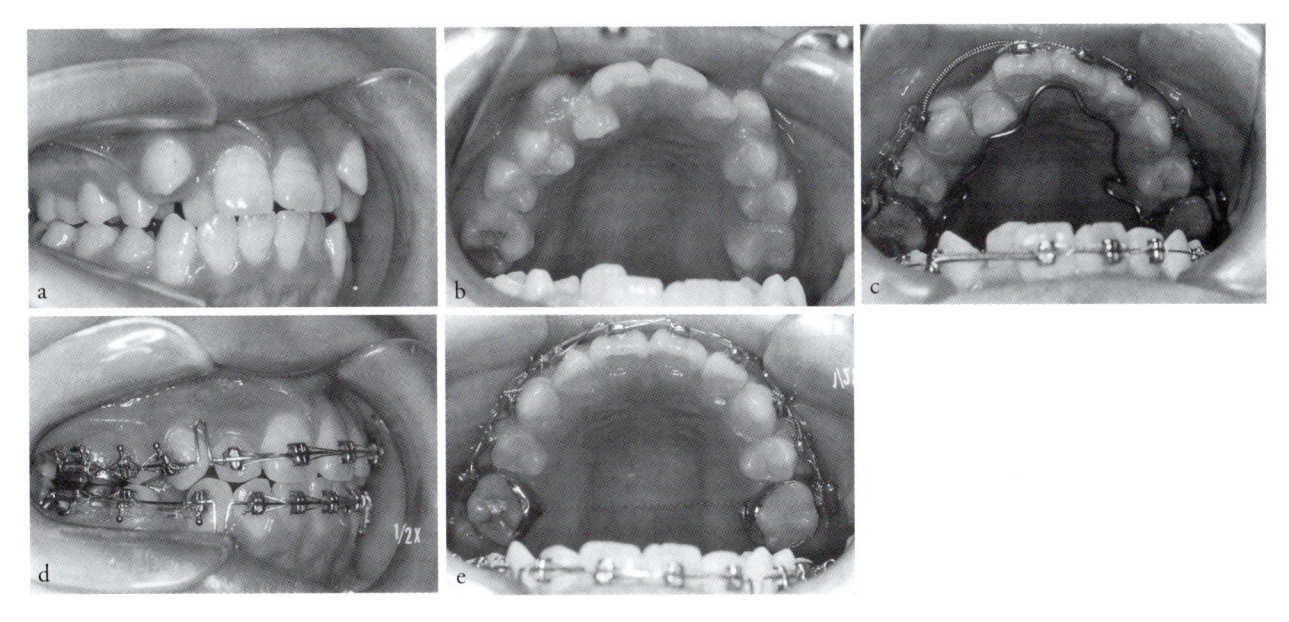

図 20.4 Angle Class I malocclusion with moderate bimaxillary protrusion and anterior tooth crowding (a, b). Upper first premolar teeth were extracted bilaterally, followed by the placement of a lingual arch appliance to reinforce the anchorage. An opening coil was activated in order to distalize the upper right canine tooth and to create space for the upper lateral incisor tooth (c); Both the lateral incisors and the canine teeth were well-realigned (d,e); .017x.025 size SS rectangular archwire with bent-in vertical closing loops to retract incisors to reduce the facial convexity. The amount of activation for the closing loops should be less than 2mm (for Bull loops, 1mm is recommended). It can be seen that double helical loops provide bayonet steps labio-palatally at points on the archwire distal to the lateral incisors. Because of this, in cases having labially inclined upper incisors, the loops should be bent so that the incisor part of the archwire is placed palatally to the posterior part of the archwire.

られるのを防ぐ必要がある．そのためには，バッカルチューブの近心端でアーチワイヤーをタイバックするか，遠心端でシンチバックするのが基本であるが，それに加えて上顎永久切歯をワイヤーリガチャーを用いて緊密に連続結紮することを勧める．オープニングコイルの長さはアタッチメント間距離のおよそ20%増し程度にするのが良い．

スペースリゲーニングを行おうとする場合に心得ておくべきことは，歯列弓内に移動しようとする歯の歯冠近遠心幅径を上回るスペースがなければならないということである．仮に1mmスペースが不足するなら，妥協的に歯列弓を外側に拡大することは考えてよい．しかし，拡大する量は美容と咬合の両面から，あらかじめ厳密に評価しておく必要がある．

側切歯を排列するスペースができたら，弾力性に富む細いアーチワイヤーを使用して，永久側切歯の唇側移動を行う．排列しようとする想像上の咬合曲線に対して永久側切歯が2mm以内の位置に移動したら，NiTiの.017x.025インチサイズのレクタンギュラーアーチワイヤーに切り替えて，トークコントロールを行う．

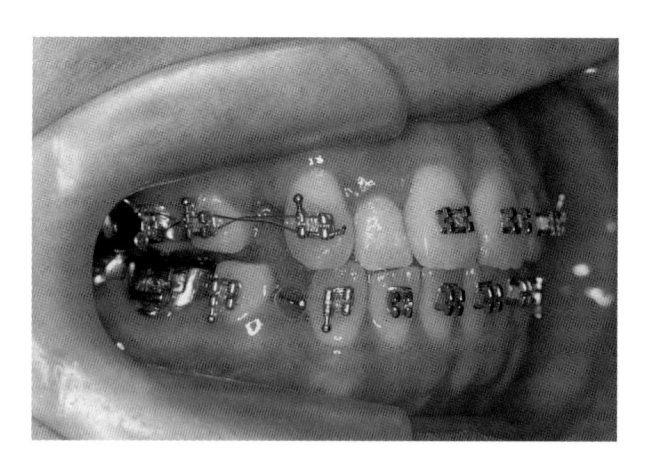

図 20.5　Canine retraction with a lace-back in a patient with Angle Class II, Division 1 malocclusion and mild crowding in the anterior segments.

■ 上下顎前突

Angle I 級の上下顎前突症例では，第一小臼歯の抜去を行うことで，上下の永久切歯を後方に牽引し，口元の前突感を軽減しようとすることが多い．方法としては，6前歯をエンマッセで牽引する方法があるが，永久切歯の牽引量が多い場合には，永久犬歯の遠心移動を完了してから4切歯を牽引する．牽引量が多くない場合には，永久側切歯の遠心に曲げ込まれたクロージングループを活性化させることで4切歯の牽引を行いながら，大臼歯から伸ばしたチェーンエラスティクスで永久犬歯の牽引も同時に行うことがある（図20.4d）．前突感を軽減するための永久犬歯と切歯の移動量についてはChapter13で解説した．

■ 上顎犬歯の低位唇側転位

骨格性1級で上顎永久犬歯の低位唇側転位を認める症例では，混合歯列期の最終段階で，上顎第二乳臼歯の歯根はほとんど吸収され，上顎第二大臼歯の歯冠が顎骨内に位置しているような状態であれば，ヘッドギア装置を用いて上顎第一大臼歯の遠心移動を行い，I級の大臼歯関係を確保することが可能なことが多い（図20.6，図20.7）．また，第二乳臼歯の脱落に合わせて永久歯に固定式装置を装着し，上顎永久犬歯が排列できるスペースを確保することも可能である．

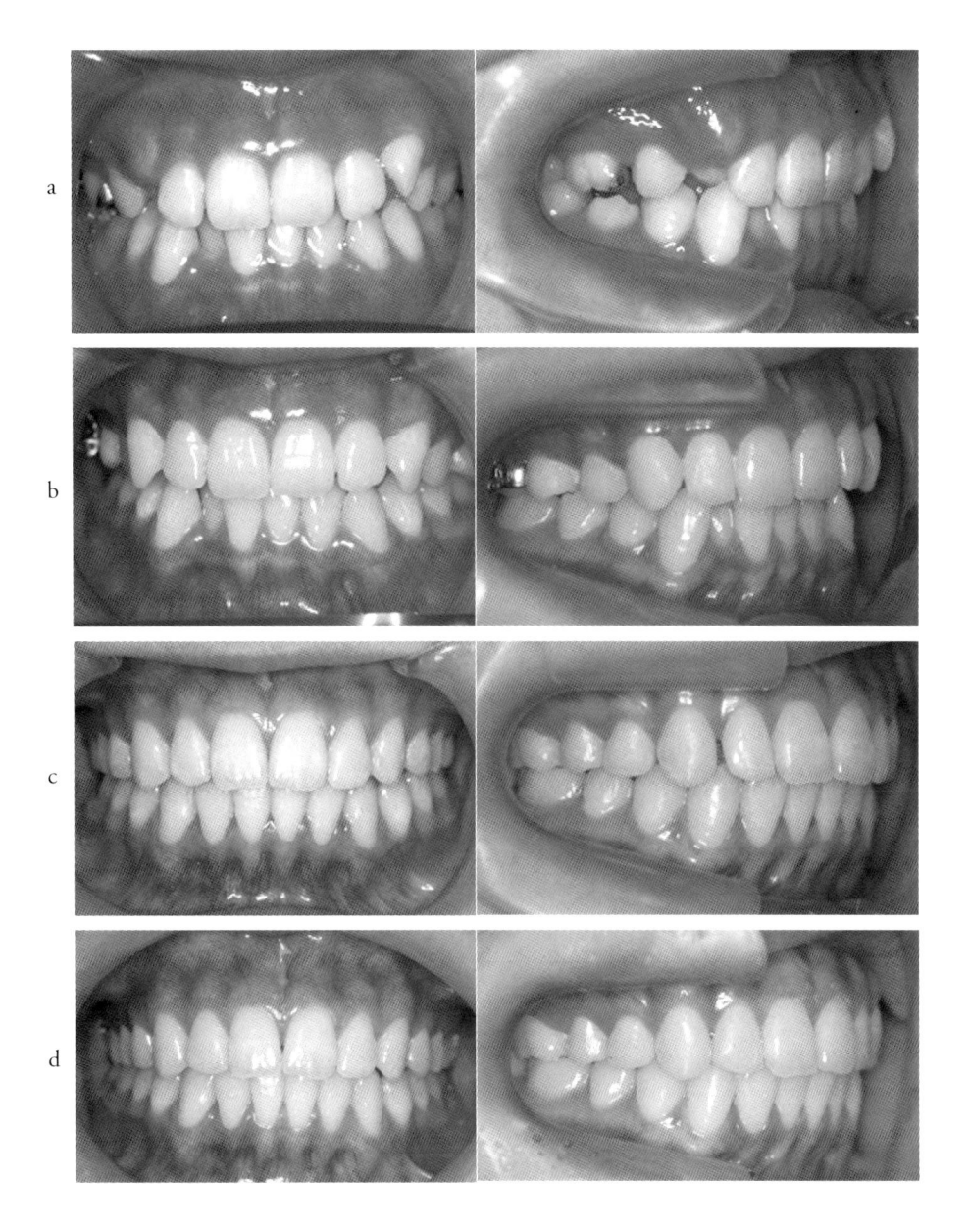

図 20.6 Treatment of Class I malocclusion (bilateral maxillary high cuspids and lower incisor crowding) without extraction of the permanent teeth. a, 11y10m, Right upper permanent canine tooth that was about to erupt and labially malposed left permanent canine tooth. b, 13y4m, A headgear appliance was use to distalize the upper first molar teeth; c, 16y0m, Tooth alignment and midline correction were well achieved using edgewise appliances; d, 22y8m, Completion of orthodontic treatment.

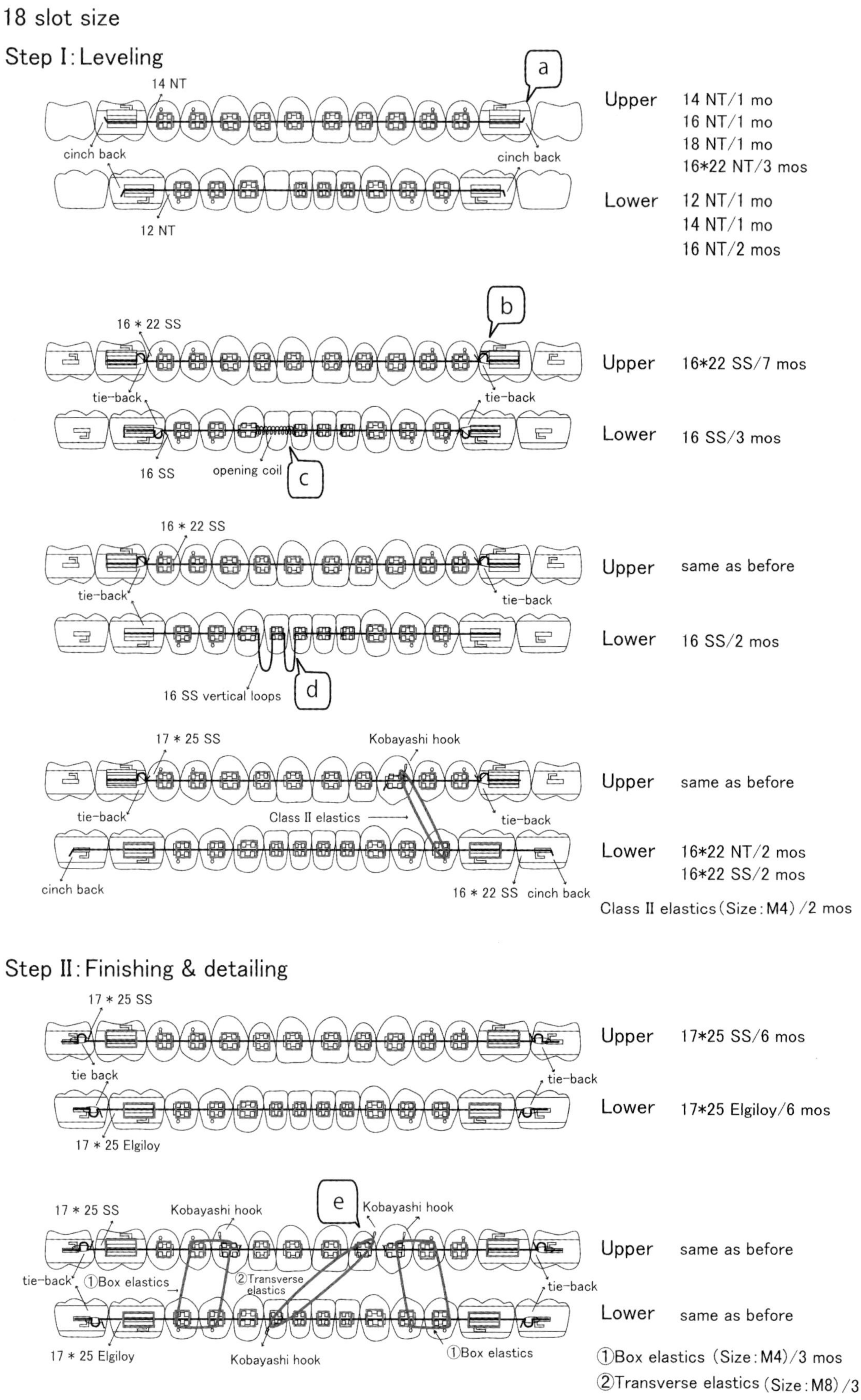
18 slot size
Step I: Leveling
a
14 NT
cinch back
cinch back
12 NT
Upper
14 NT/1 mo
16 NT/1 mo
18 NT/1 mo
16*22 NT/3 mos
Lower
12 NT/1 mo
14 NT/1 mo
16 NT/2 mos
b
16 * 22 SS
tie-back
tie-back
16 SS
opening coil
c
Upper
16*22 SS/7 mos
Lower
16 SS/3 mos
16 * 22 SS
tie-back
tie-back
16 SS vertical loops
d
Upper
same as before
Lower
16 SS/2 mos
17 * 25 SS
Kobayashi hook
tie-back
Class II elastics
tie-back
cinch back
16 * 22 SS
cinch back
Upper
same as before
Lower
16*22 NT/2 mos
16*22 SS/2 mos
Class II elastics (Size: M4) /2 mos
Step II: Finishing & detailing
17 * 25 SS
tie back
tie-back
17 * 25 Elgiloy
Upper
17*25 SS/6 mos
Lower
17*25 Elgiloy/6 mos
17 * 25 SS
Kobayashi hook
e
Kobayashi hook
tie-back
①Box elastics
②Transverse elastics
tie-back
17 * 25 Elgiloy
Kobayashi hook
①Box elastics
Upper
same as before
Lower
same as before
①Box elastics (Size: M4)/3 mos
②Transverse elastics (Size: M8) /3 mos

図 20.7　The appliances and mechanics employed in the treatment of the case shown in Figure 20.6. a, Archwire end is cut 2-3mm left and bent gingivally; b, Tightly tied-back to prevent flare-out of the incisors; c, Opening the coil spring to regain space for the right lateral. The anchorage using neighboring teeth was reinforced by continuous ligating to prevent them from being flared out; d, Vertical loops bent in to align the lower right lateral incisor; e, Intermaxillary elastics used to correct midline discrepancy and achieve tight intercuspation of posterior teeth.

成人患者の場合，上顎永久犬歯の低位唇側転位の治療には，コンティニュアスアーチワイヤーの代わりにセクショナルアーチワイヤーが用いられることがある（図20.14, 20.32）．後者が用いられる条件には，以下のようなものがある．

(1) 上顎永久切歯部のアタッチメントとアーチワイヤーが見えないように，患者が強く希望する．
(2) 上顎永久切歯にアタッチメントを付けることで切歯が唇・舌側に不必要な矯正力を受ける．
(3) 上顎永久切歯部の歯肉が歯周病に罹患している．
(4) 上赤唇の緊張が強く，口腔前庭が狭いためにアタッチメントが赤唇内側の粘膜に強く当たり潰瘍をつくりやすい．
(5) 低位唇側転位した片側の永久犬歯のみの矯正移動を考えるだけでよい場合で，複数歯の修復治療を予定し，修復治療前の臼歯部の咬合の変化はできるだけ避けたい（本章の補助的矯正歯科治療の項を参照）．

永久犬歯が長軸周りに回転しながら遠心に移動されると，本来の永久犬歯歯冠の近遠心幅径よりも長い距離を永久犬歯の歯冠が占めることになり，他の歯を正しい位置に排列するための歯列弓長径が失われる．また，遠心移動後に永久犬歯歯冠の近心隣接面が正面観で目立つようになり美容上の問題となることがある．その問題を未然に防ぐために，永久犬歯の歯冠上で，アタッチメントを本来の位置よりも遠心に寄せて接着すると，望ましくない回転を生じることなく永久犬歯の滑走移動を行える（図20.8）．

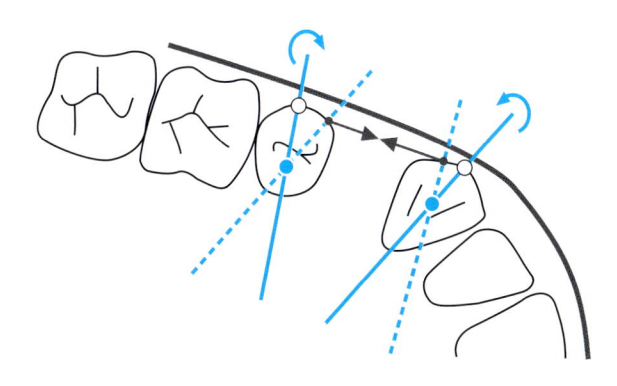

図20.8　Placing the canine attachment more distally than as prescribed can minimize undesirable over-rotation of the canine tooth.

■ 埋伏歯

歯の埋伏に起因する咬合の異常は稀ではない．埋伏過剰歯を除くと，好発部位は上顎永久中切歯，同犬歯，下顎永久犬歯，下顎小臼歯，上下の第三大臼歯である．下顎第一大臼歯も水平埋伏することがある．永久犬歯の埋伏や異所萌出は上顎によく見られる（一般母集団の約2％）が，下顎では稀である（0.1％）．上下顎に認められる割合は0.066％である[10,11,12]．下顎の場合，水平に埋伏することが多い．

過剰歯ではない埋伏歯が存在する場合，考え得る対処法は四つある．その一は開窓により埋伏歯の表面を露出し，サージカルパックにより止血したうえで，アタッチメントを接着し，歯列弓内に牽引・誘導することである．その二は埋伏歯の感染等の問題がなく，永久歯列の緊密な咬合の確立を他の代替的な手段で補える余地があるなら，そのまま放置することである．その三として，当該歯を抜去することである．その四として，当該歯を抜去した後に自家移植 autotransplantation を行うことである（Chapter 22参照）．

埋伏歯に対する処置は，次のような条件を考慮して決める．

(1) 顎骨内で当該歯の歯冠が歯肉側を向いているのか（順生）それとも歯根が歯肉側を向いているのか（逆生），また歯の唇（頬）側面が口腔前庭側に向いているのか，逆方向を示しているのか．逆生は順生より，また唇（頬）側面が舌（口蓋）側に向いているほうがその逆より，治療の難易度は高い．正しい咬合関係を得るために歯の長軸を45°以上変化させなければならないような場合，牽引は難しいことが多い．
(2) 埋伏歯とその隣接歯との空間的位置関係−埋伏歯を牽引するときに隣接歯の歯根に接触するおそれがある場合は，迂回経路を確保できるかを検討しなければならない．
(3) 歯根の彎曲の有無と程度−彎曲の方向と強さから，必要と考える移動方向に対して抵抗源となるリスクを評価する．
(4) 骨性癒着の有無．骨性癒着があれば牽引は不可能である．
(5) 埋伏歯を牽引する場合の固定の種類．
(6) 埋伏歯を抜去する時期．抜歯スペースを閉じることを計画するなら問題はないが，将来，インプラントを植立して補綴的に咬合の回復を図ろうとする

Part 6　治療論

のなら，患者の成長が終了するまで，埋伏歯を保存する必要がある．それにより，埋伏歯周囲の歯槽骨の吸収を防ぐことができる．ただし，埋伏歯が隣接歯の歯根に接触している場合はその限りではない．

　埋伏した永久切歯の一般的な矯正歯科治療の手順としては，先ず主線にフックをろう着したリンガルアーチ装置を装着する．つぎに埋伏部位を開窓して埋伏歯の唇側面にリンガルボタンをボンディングし，リンガルアーチ装置のフックからリンガルボタンにエラスティックスレッドを掛けて，埋伏歯を牽引する（図20.9）．埋伏歯がほぼ咬合線に近づいたら，エッジワイズ装置を用いて最終的な歯の排列を行う．

　埋伏した上顎永久犬歯に対する典型的な治療順序は以下の通りである（図20.10）．

　先ず埋伏している永久犬歯を覆う顎骨を開窓し，サージカルパックにて止血後，唇側面にリンガルボタンを接着する．開窓処置に先立ち固定式装置を装着しておき，メインアーチワイヤーとリンガルボタンの間にエラスティックスレッドを引っ掛け，牽引する．永久犬歯の歯冠がほぼ歯列弓内に移動されると，永久犬歯にエッジワイズアタッチメントを接着し，レクタンギュラーアーチワイヤーを用いてより正確なコントロールを行いながら矯正移動する．

　下顎小臼歯が埋伏している場合は，開窓後にリンガルボタンなどのアタッチメントを接着し下顎両側の大臼歯間にリンガルアーチ装置を着けて加強固定とし，主線にろう着したフックとアタッチメントの間にエラスティックスレッドあるいはチェーンエラスティックスを掛けて，徐々に埋伏歯を移動する（図20.11）．リンガルアーチ装置の代わりにエッジワイズ装置とアーチワイヤーを応用して，前記とおなじような手順で埋伏歯を牽引することも行われる．埋伏した小臼歯を牽引するときの加強固定として隣接歯のみを用いると，

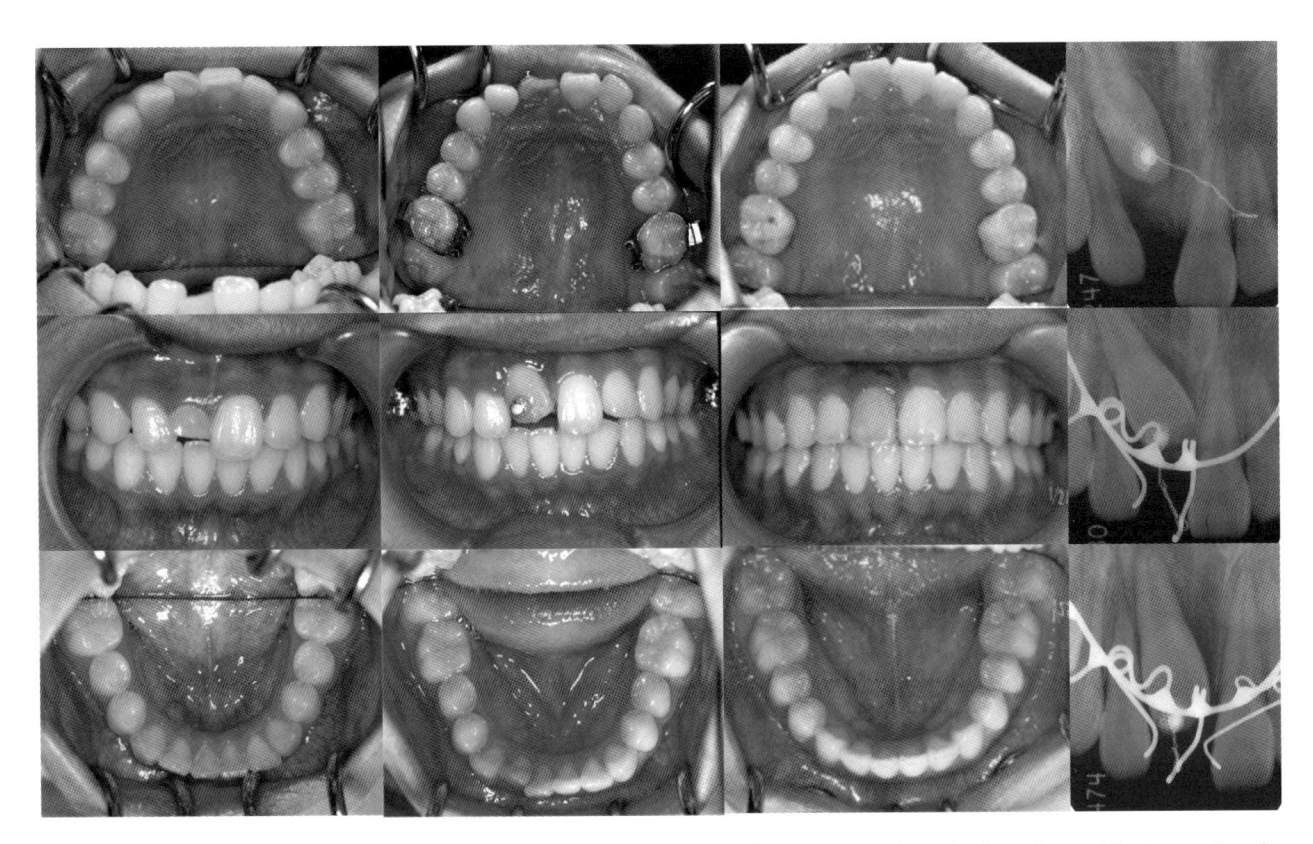

図 20.9　Orthodontic correction of an impacted right maxillary permanent central incisor using a lingual arch appliance. After fenestration, the impacted incisor was moved into the line of occlusion with elastic thread tied between a lingual button attached to the labial surface of the central incisor and a hook soldered to the lingual arch; Left, Pretreatment; Middle, The central incisor almost moved into the line of occlusion; Right, Post-active treatment with edgewise appliance. The apical radiographs show the sequence of canine traction.

牽引力に対する反作用で隣接歯が望ましくない方向に移動されやすいので，注意を要する．この原理と方法は後述する大臼歯の直立にも適用される（図20.34参照）．

■ 切歯の欠損

外傷などが原因で上顎永久中切歯が欠損している場合，ブリッジや補綴用インプラントで欠損部の回復を図ることが多い．しかし，欠損部の近遠心幅が反対側永久中切歯の幅径よりも短い場合，欠損部のスペースを広げるために，その遠心に位置する歯の遠心移動を行うことがある．逆にスペースがあまりにも狭い場合，同側の永久側切歯を近心に移動してスペースを閉じたうえで永久側切歯にジャケットクラウンを装着することも考慮される．その場合，同側の上下の犬歯関係にも注意を払う必要がある．診断・治療計画立案上の要点は以下の通りである．

選択しようとする治療内容で，

(1) 左右側永久中切歯の歯冠形態の対称性が確保できること．
(2) 上下歯列の正中が一致すること．
(3) I級の犬歯関係が獲得できること．
(4) 上下歯の間で咬合干渉などの問題が生じないこと．

さらに，治療後に前歯を正面から見たときに，上顎永久中切歯，側切歯および犬歯の歯冠近遠心幅径の比率がおよそ1:0.68:0.5となることが美的に優れているとする考えもある．以上に記したことは前歯の修復治療の前処理として，後述する補助的矯正歯科治療を行ううえで，歯科医師が留意すべき重要なことがらでもある．

上顎側切歯の先天欠如が認められる場合，欠如部位に天然歯あるいは人工歯を排列できるだけのスペース

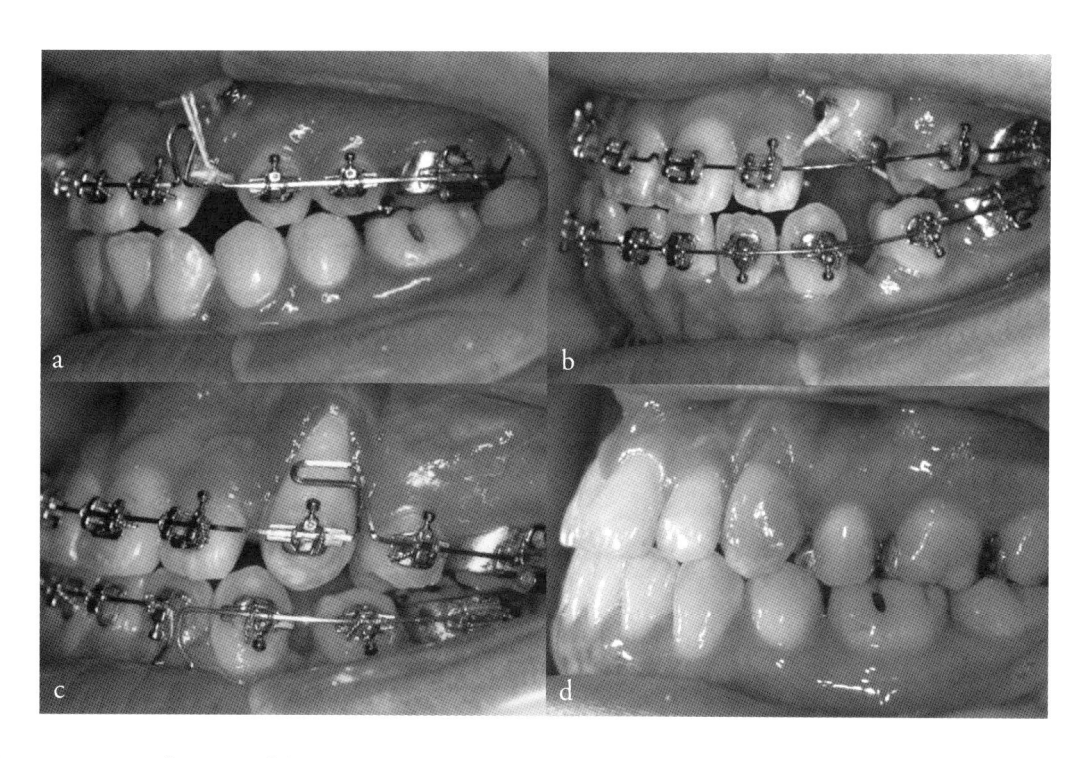

図 20.10 Fenestration and traction of the impacted permanent maxillary canine tooth. a, Edgewise attachments were bonded to the upper permanent teeth before fenestrating the alveolar bone overlying the left permanent maxillary canine. A lingual button was bonded onto the labial surface of the canine being tracted, with elastic thread tied between the button and the main archwire. Note that the first premolar tooth was preserved to reinforce the anchorage resisting the force retracting the impacted canine; b, The first premolar teeth were then extracted and the canine was moved down close to the archwire; c, The maxillary left canine was moved down further using a shoe-shaped horizontal loop. Note that the gingival margin of the permanent canine shows significant recession; d, Completion of the orthodontic treatment. The spontaneous recovery of the gingival recession usually requires time.

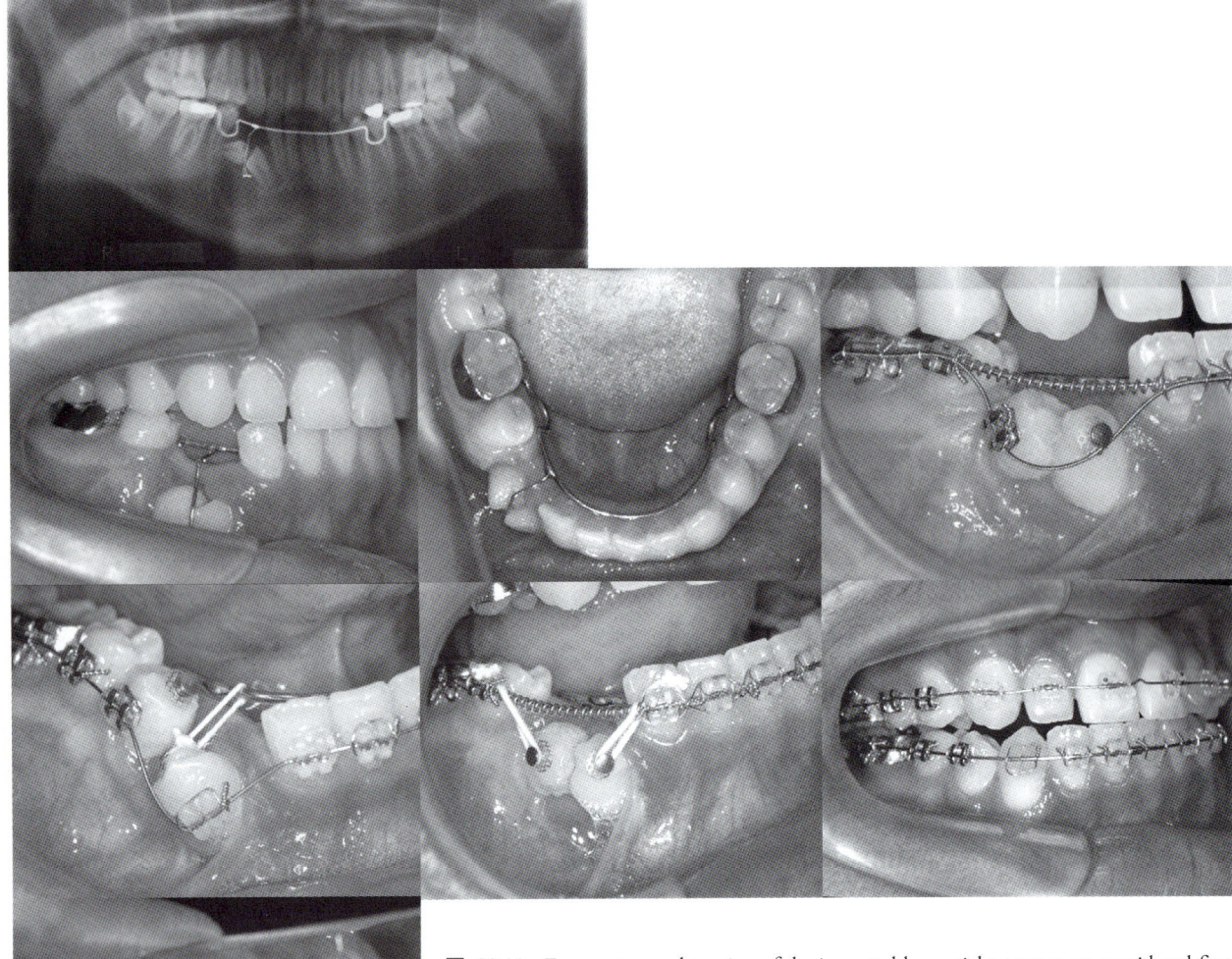

図 20.11 Fenestration and traction of the impacted lower right permanent cuspid and first bicuspid teeth. After fenestration, the lower first premolar was retracted with an elastic thread hooked to the lingual arch while space was regained by using an opening coil spring placed in the archwire. A bracket and a lingual button were bonded onto the labial and lingual surfaces of the lower left cuspid, respectively, to facilitate the movement of the canine into the line of occlusion.

が存在するか否かによって，対処法は異なる[13,14,15]（図20.12）．

■ 上下歯列の対向関係の異常への対処法
■ 前後方向の問題

II級の咬合異常

II級の咬合異常への対処を考えるときには，以下の要素に注目する必要がある．

(1) II級の原因が上下顎骨の前後方向の関係の異常（骨格性2級）にあるのか，それとも上下切歯・上下歯列間の前後的な位置関係の異常（歯・歯槽性のII級）にあるのか．

(2) 顎骨の発育異常が認められるなら，それは上顎骨の過形成なのか，それとも下顎骨の後退または低形成に起因するものなのか，あるいは両者が併存しているのか．

(3) 上下顎骨の垂直方向の発育について．中心咬合位でオーバーバイトは深いのか，それとも正常または浅いのか．下顎下縁平面は急傾斜かそれとも緩傾斜か．

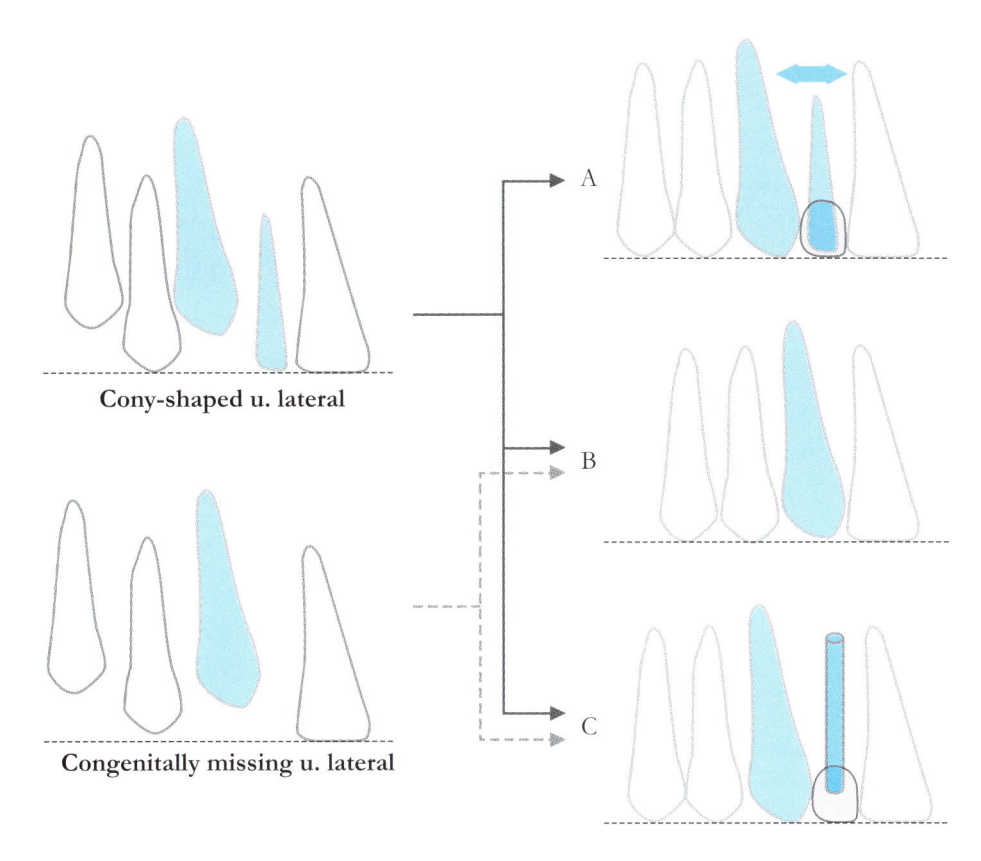

Chapter 20 永久歯列期の矯正歯科治療

Cony-shaped u. lateral

Congenitally missing u. lateral

A

B

C

図 20.12　Treatment options for congenitally missing upper lateral incisors.

(4) 顎骨の成長力が期待できるのか.
(5) 外科手術を併用するのか, カムフラージュ治療を選ぶのか.

　Ⅱ級の咬合異常の矯正歯科治療を成功に導くためには, できるだけ顎整形力の応用が可能な混合歯列期の間に, 治療を開始できることが望ましい. 成人期まで放置すれば便宜抜歯が必要と考えられる症例でも, 上顎第二大臼歯が未萌出であれば第一大臼歯を遠心に移動することで, 上顎の永久歯の抜去が不要になる場合がある. 第二大臼歯が萌出したばかりの症例では, Ⅱ級関係の改善の程度は, 下顎骨に残された自然の前方成長と上顎骨の顎整形力による成長抑制の効果に, たとえ部分的ではあっても依存している. このような時期の治療手段として, 顎整形力を適応して残された上顎骨の成長を抑制することは, 特に男性の患者については考慮する価値がある. 前歯オーバーバイトの深さは, アンカレッジの選択と切歯を矯正移動する方向を決定するうえで重要な意味を持つ.

　弄指癖を長く続けると大きいオーバージェットが形成される原因となる. このような切歯関係を特徴とする Angle Ⅱ級 1 類咬合異常の症例 (図 20.13) では, 第一期治療では口腔習癖をやめさせた後, ストレートプルヘッドギア装置を用いて上顎骨の前方成長の抑制と上顎切歯の口蓋側への移動を行うことで, 横顔輪郭の改善を図ることがしばしば行われる. そして永久歯列期にエッジワイズ装置とトランスパラタルアーチ装置, ストレートプルヘッドギア装置を用いて非抜歯による治療が行われる. 矯正歯科治療がうまく行われるかどうかは, 上顎の第二大臼歯が完全萌出していないことと下顎骨の順調な前方成長が得られるかどうかに, 大きく依存する (Chapter 18 参照).

　下顎骨の著しい後退を認める青年期以降の症例でカムフラージュ治療を選択した場合, 二態咬合を避けるために, 下顎の永久切歯を唇側に傾斜移動させることで, オーバージェットの減少を図ることがある. この方法の限界としては, 下顎骨そのものは後退位にあるので, 下唇の後退感はそれほど解消されない. オトガイ

隆起の小さい多くの日本人にとっては，容貌の回復効果という点で問題がある．また，下顎の永久切歯を過度に唇側傾斜させると，上顎の永久切歯から下顎の永久切歯長軸に対して加えられる咬合力は，生理的な受容限度を超えることになるおそれがある．しかし，それでも外科手術による下顎骨の前進とくらべて侵襲の度合いは少ないので，カムフラージュ治療を選択する患者は少なくない．

　上下前歯部の重篤な叢生を伴う Angle II 級 1 類の咬合異常に対して，第一小臼歯の抜去を伴う矯正歯科治療を行うことは稀ではない（図 20.14）．前歯部に重篤な叢生がある場合，永久切歯にアタッチメントを装着して，通法通りのレベリングで問題を解決しようとすると，永久切歯がフレアアウトしやすい．これは治療上，不利なことである．そのような事態に陥るのを未然に防ぐために，永久切歯にアタッチメントを着けずに，セクショナルアーチを用いて永久犬歯の遠心移動を行うことも，アーチワイヤーのデザインさえ間違わなければ，ひとつの優れた選択である（図 20.15 StepII-1）．もちろん，これまで記してきたように，必要に応じてヘッドギア装置，トランスパラタルアーチ装置，骨内インプラントなどを用いて固定を確保することは言うまでもない．永久犬歯を牽引する場合，近遠心方向への望ましくない傾斜を防ぐことが重要である（Chapter 13 参照）が，同時に歯の長軸周りの回転も防ぐ必要がある．それを効果的に行うために，先に記したように，永久犬歯の歯冠上でアタッチメントを通常よりも遠心に寄せて接着するのも良い．（図 20.8，図 20.10）永久犬歯の移動を正確にまた効率よく行うためには，できるだけ早い時期に剛性の強いステンレス製のレクタンギュラーアーチワイヤーに替えるのが良い．

　セクショナルアーチワイヤーで永久犬歯を牽引していくにしたがい，その近心にある永久側切歯は舌圧の影響で自然に遠心唇側に向かって移動を始める．こ

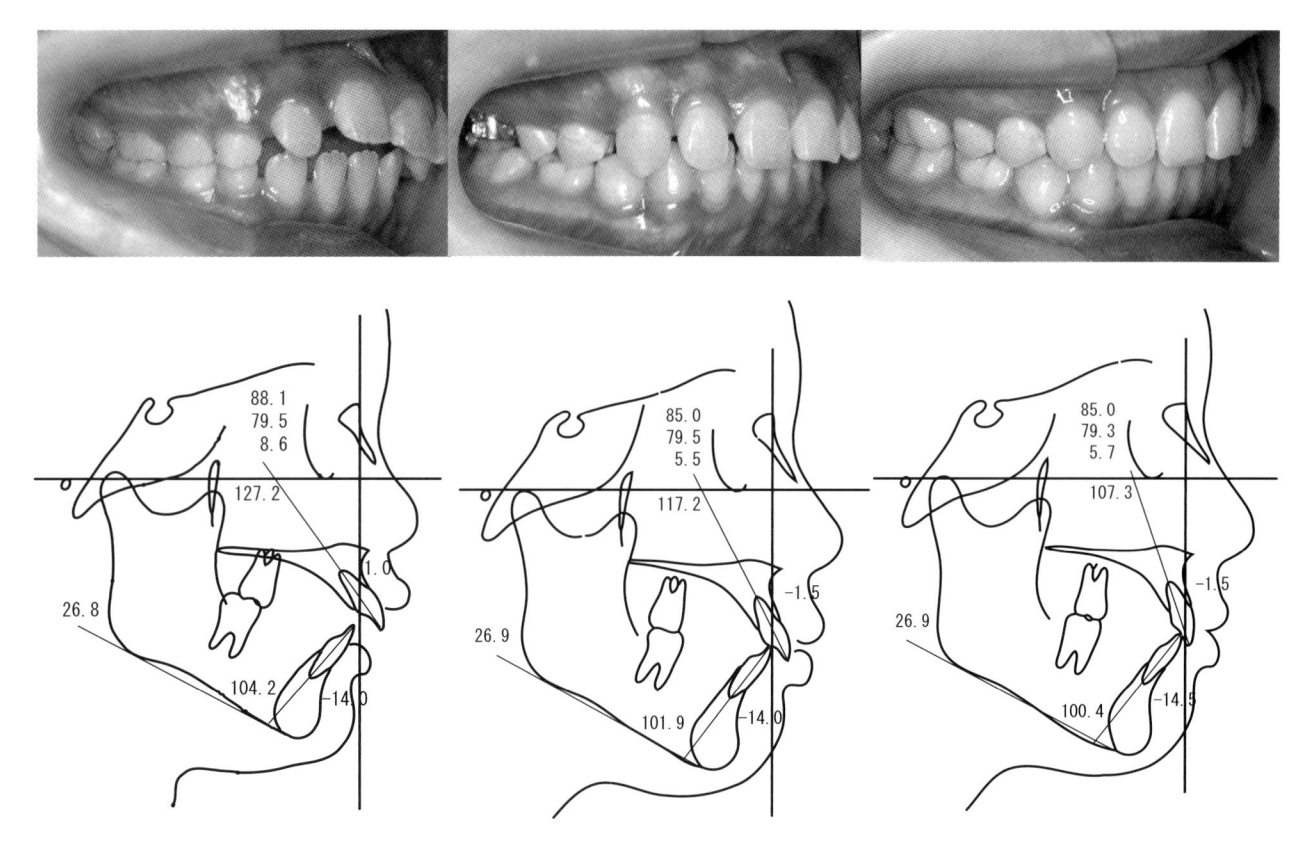

図 20.13　Treatment outcome of a two-phase treatment of a girl with Angle Class II, Division 1 malocclusion and an excessive overjet. Top, intraoral image; Bottom, cephalometric tracings; Left, pre-treatment (8y6mos); Middle, pre-Phase II treatment (13y1mo); Right, post-active treatment (15y5mos). Note the lower right second premolar was congenitally missing and the lower right second deciduous molar was preserved. (Reprinted from Orthod Waves, 68(2), Takigawa,Y., Sanma,Y., Uematsu,S & Takada,K: The outcome of a two-phase treatment in a patient with Angle Class II, Division I malocclusion and an excessive overjet, 88-94, Copyright 2009, with permission from Elsevier.)

の現象は青年期，成人期のいずれにおいても認められる．口蓋側に転位した永久側切歯を矯正移動した後の再発の程度は，移動距離に比例するとみなしてよい（Chapter21参照）ので，永久犬歯の遠心移動中に，できるだけ軟組織圧を利用して永久側切歯を移動すると，再発の防止に対して効果的である．

永久側切歯が仮想の咬合線に対して2～3mm程度外れた位置に自然に移動したなら，永久切歯にアタッチメントをボンディングして，コンティニュアスアーチワイヤーを装着する．永久切歯のレベリングを容易にするために，アーチワイヤーは.016または.018インチサイズのラウンドのNiTiに一時的に戻す．

永久犬歯の単独牽引はコンティニュアスアーチワイヤーを用いて，臼歯部から同側の犬歯をレースバックし，滑走移動させることでも行うことができる．（図20.15 StepII-1, 図20.5）牽引は原則として.018インチサイズのアタッチメントチャネルに対しては.017x.025インチサイズ，.022インチサイズのアタッチメントチャネルに対しては.019x.025インチサイズの，いずれもステンレス製のアーチワイヤーを用いる．.016x.022インチサイズのアーチワイヤーは，たとえエルジロイ®製（Rocky Mountain社）でも，牽引力が加えられるとボウイングを引き起こしやすく（Chapter 13参照），アーチワイヤーとアタッチメントチャネル間の摩擦抵抗を増す原因となるので，レベリングには用いてもよいが，歯を滑走移動させる目的には勧められない．

永久犬歯を単独に牽引した後に4切歯を牽引する方法は二つある．ひとつはプレーンアーチワイヤーを用いて，エンマッセで牽引する方法である．アンカレッジロスを防ぐためには，レベリングが完了し，アーチワイヤーが永久犬歯より後方のすべてのアタッチメントチャネルを滑るように移動できなければならない．.017x.025インチサイズ（.018インチサイズのチャネルの場合）のステンレス製またはエルジロイ®製のレクタンギュラーアーチワイヤーが標準であるが，NiTiも使用してよい．もうひとつの方法はクロージングループ（Chapter 13参照）が曲げ込まれた.017x.025インチサイズ（.018インチサイズのチャネルの場合）のステンレス製のレクタンギュラーアーチワイヤーを用いて行うというものである．既製品が利用できる．こ

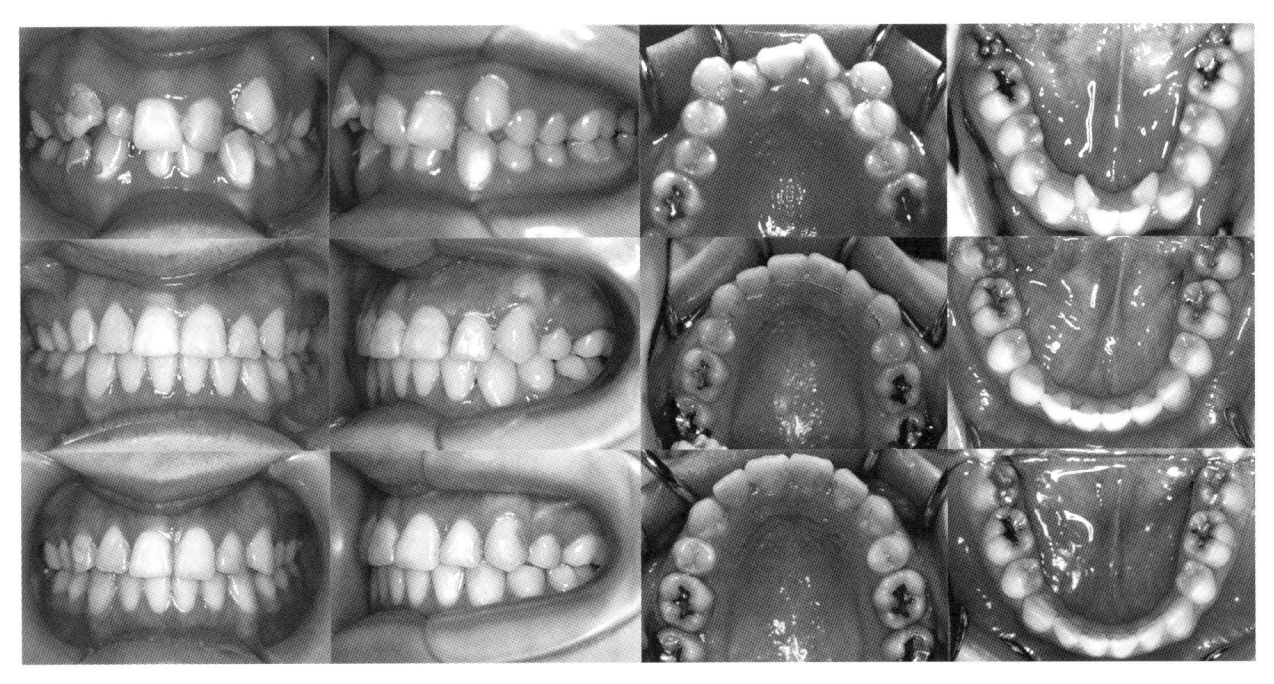

図 20.14　A Class II, Division 1 malocclusion case of severe tooth crowding in the maxillary and mandibular anterior segments. The patient was orthodontically treated with extraction of four first premolar teeth . Top, pretreatment; labially malpositioned permanent upper canines, rotated left central incisor, palatalized upper lateral incisors, lingually tipped lower lateral incisors, and crowding in the lower anterior segment. Upper canines were retracted with sectional archwires; Middle, post-active treatment; Bottom, 2 years post-retention.

Part 6　治療論

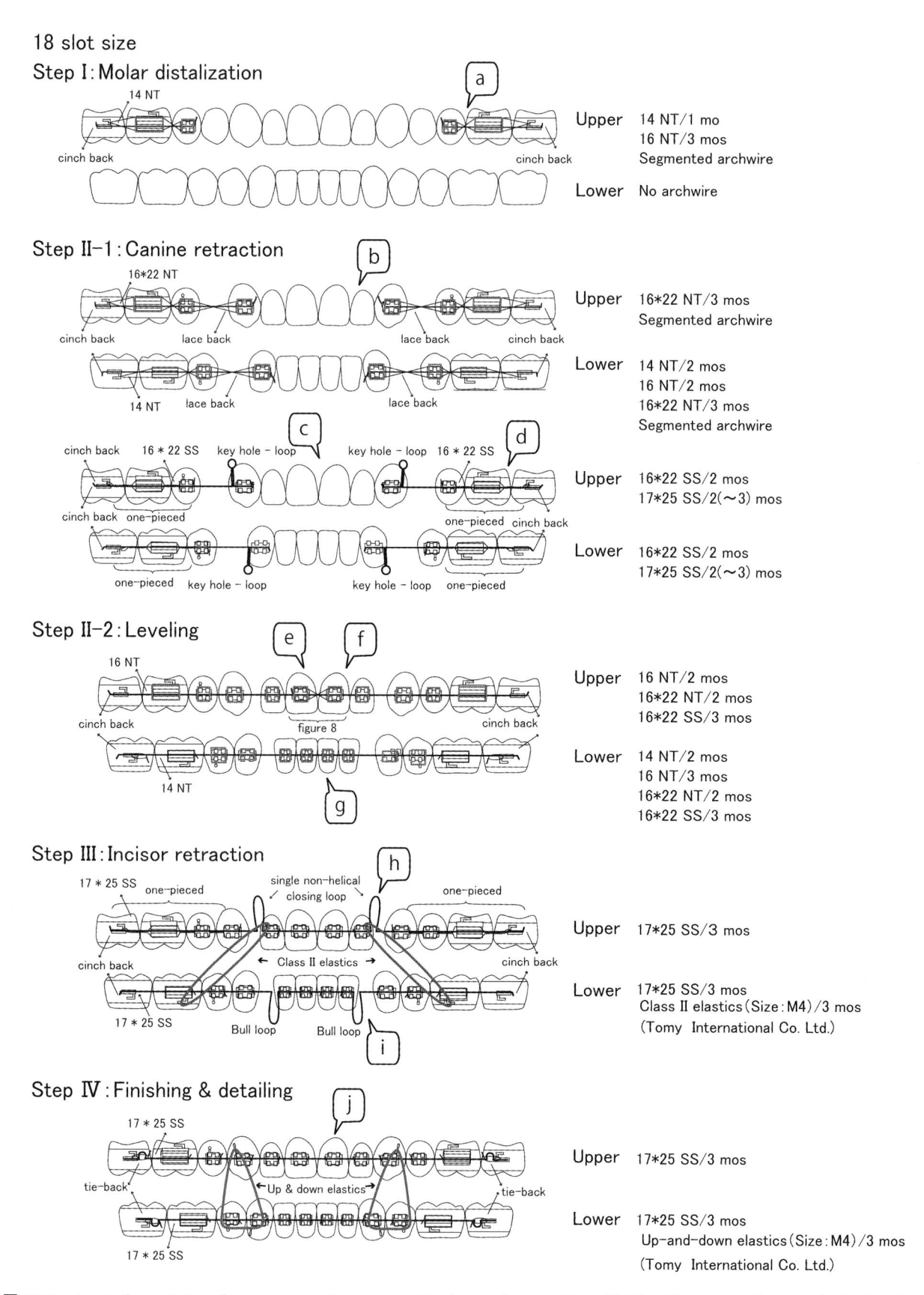

18 slot size
Step I: Molar distalization

Upper　14 NT/1 mo
　　　　16 NT/3 mos
　　　　Segmented archwire

Lower　No archwire

Step II-1: Canine retraction

Upper　16*22 NT/3 mos
　　　　Segmented archwire

Lower　14 NT/2 mos
　　　　16 NT/2 mos
　　　　16*22 NT/3 mos
　　　　Segmented archwire

Upper　16*22 SS/2 mos
　　　　17*25 SS/2(〜3) mos

Lower　16*22 SS/2 mos
　　　　17*25 SS/2(〜3) mos

Step II-2: Leveling

Upper　16 NT/2 mos
　　　　16*22 NT/2 mos
　　　　16*22 SS/3 mos

Lower　14 NT/2 mos
　　　　16 NT/3 mos
　　　　16*22 NT/2 mos
　　　　16*22 SS/3 mos

Step III: Incisor retraction

Upper　17*25 SS/3 mos

Lower　17*25 SS/3 mos
　　　　Class II elastics (Size: M4)/3 mos
　　　　(Tomy International Co. Ltd.)

Step IV: Finishing & detailing

Upper　17*25 SS/3 mos

Lower　17*25 SS/3 mos
　　　　Up-and-down elastics (Size: M4)/3 mos
　　　　(Tomy International Co. Ltd.)

図 20.15　A typical prescription of treatment procedures employed in the case shown in Figure 20.14. a, The upper molars were distalized and used as anchorage, reinforced by the headgear appliance. The upper first premolar teeth were extracted after completion of the upper second premolar distalization; b, The upper canines were distalized using segmented archwires without any brackets attached onto the maxillary incisors so as to prevent their flare-out; c, Closing loops were activated to retract the permanent canines; d, The upper molars were ligated continuously to reinforce the anchorage; e, The upper incisors were ligated continuously with figures of eight to prevent diastema; f and g, Orthodontic brackets were attached onto the incisors and leveling was restarted; h and i, The incisors were distalized; j, Up-and-down elastics to achieve the tight intercuspation of posterior teeth.

の方法の利点は来院ごとにアーチワイヤーを正確に活性化しやすいことである．ヘリカルループを曲げ込んだデザインのものは，唇舌方向にアーチワイヤー幅の分だけステップがつくため，中盤以後の牽引には用いない方がよい．永久切歯を口蓋側に向かって牽引した結果，永久側切歯の歯冠遠心と永久犬歯の歯冠近心の間が，片側で6mm程度の距離に近づくと，シングルのキーループホール key-loop hole の形態を付与したクロージングループかシングルのバーティカルループが曲げ込まれたアーチワイヤーを用いる（図20.15 Step III，図20.16）．ループはパッシブな状態では脚部が閉じているようにデザインする．1回あたりの活性化量は片側でおよそ2mm弱であり，アーチワイヤーの遠心端でシンチバックする．通常，4週ごとに活性化させる．活性化量が多すぎると，最後臼歯が頬側にフレアアウトしたり，切歯歯根部が障碍される恐れがあるので注意を要する．

　上顎の永久切歯を口蓋側に向かって牽引するときに，口蓋側への極端な傾斜が生じることがある．これが生じると，咬合時に下顎骨の正常な前方への移動が妨げられる．時には下顎骨は強制的に後退位を取らざるを得なくなり，顎関節症状が発現することがある．横顔も dished-in type の容貌となり問題がある．一般に，加齢とともに口唇の表層 cutis は薄くなり，その下にある脂肪組織は増加し，筋肉は廃用萎縮 disuse atrophy する[16,17]．このことは口唇の厚さは変わらないように見えても，弾力性が失われることを意味する．したがって，上赤唇が薄い（赤唇パターン分類のコード2; Chapter 7 参照）中年期の成人患者の場合には，上顎永久切歯の牽引後に上唇部の皮膚がたるみ，垂直方向のしわが目立つようになる可能性があるので，注意を要する．治療前に上下唇の形態や緊張度などを評価しておくのが良い．

　永久切歯の口蓋側（舌側）への極端な傾斜が生じるのはアタッチメントチャネルとアーチワイヤーの間に遊びがあるために，歯科医師が意図するトークをかけることができないからである．したがって，ストレートエッジワイズ装置システムを使用する場合でも，上下前歯の牽引を行う場合には，切歯部に相当するアーチワイヤーに中程度のリンガルルートトークをかけておくことを勧める（図20.16）．これは永久切歯がもともと著しい唇側傾斜を示している症例の場合，必須である．この屈曲を行うと永久犬歯より後方のアーチワイヤーは外側に広がり，またリンガルルートトークが掛かるように変形しやすい＊．クロージングループを活性化するとアーチワイヤーの遠心端は外側に広がる力を受ける．これらの望ましくない力をキャンセルするために，アーチワイヤーの幅は歯列弓幅よりも狭め（図20.23参照），また小臼歯より後方部においては弱いリンガルクラウントークを掛けておく．永久切歯の牽引中は来院ごとに，切歯や臼歯の歯軸傾斜に問題がないか，また下顎骨が後退位をとっていないかを調べる必要がある．

＊　このような変形は，過蓋咬合を伴う AngleII 級の咬合異常でオーバージェットを減少させるために上顎歯列に強調 Spee 彎曲，下顎歯列に逆 Spee 彎曲を付与する時にも生じやすい．

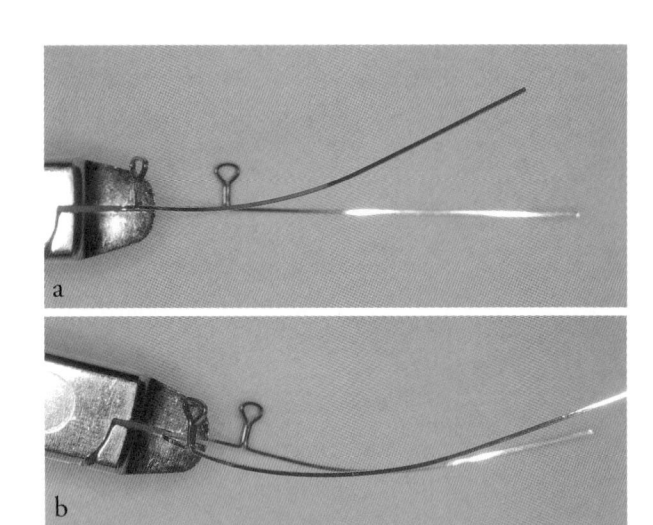

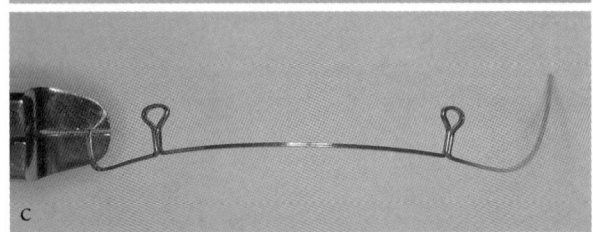

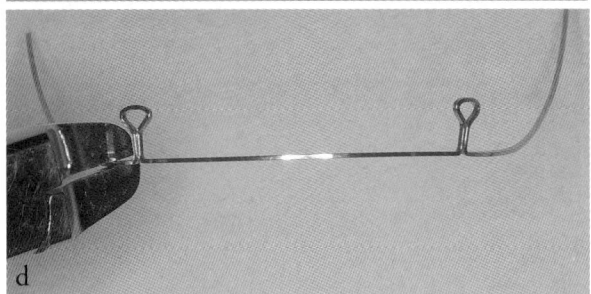

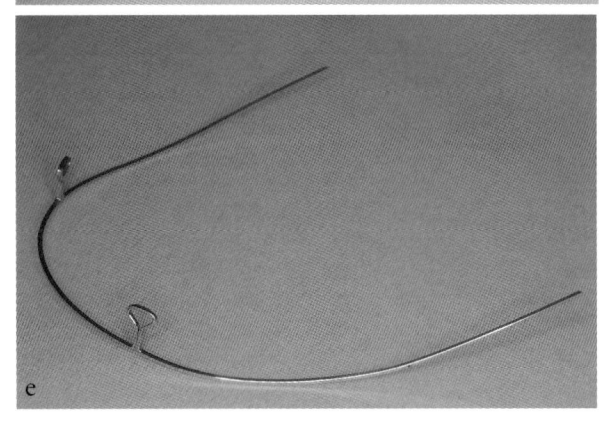

図 20.16 Fabrication of a maxillary archwire with key-hole loops for contraction of incisors. a, Accentuated curve of Spee given on one side of the archwire, using a Tweed plier. The archwire was curved by pinching the wire distal to the maxillary canine with the thumb and the index finger and stroke them toward the archwire end; b, When the accentuated curve of Spee is given on both sides of the archwire, the anterior portion of the archwire is deformed with the posterior portions expanded laterally and lingually root-torqued; c, The anterior portion is lingually root-torqued; d, The anterior portion is straightened and lingual crown torque is added to the posterior portions; e, Completion **of** arch blank forming. The posterior width is often narrowed to counter the moment delivered by the incisor contraction force which tends to broaden the intermolar width.

永久切歯の牽引が進み，永久側切歯と永久犬歯の間の距離が 2〜3mm 程度になると，それまでに用いたのと同サイズで Bull ループを曲げ込んだレクタンギュラーアーチワイヤーを用いる（図 20.4d, 図 20.17c）．それにより，永久側切歯と永久犬歯の唇舌方向の位置決めと切歯のトークコントロールを同時にかつ正確に行うことができる．この段階では，ループにⅡ級ゴムの近心側を掛けることもできる．オーバーバイトが浅い症例では，下顎臼歯部の加強固定を確保できるなら，Ⅱ級ゴムを使用することで，上顎切歯をわずかに挺出させオーバーバイトを増すことができる．

上下切歯関係の矯正が完了すると，大臼歯関係の矯正 molar intercuspation を行う．臼歯を近心に移動して残された抜歯スペースを閉じる．その後，上下の永久犬歯や小臼歯の間に緊密な咬合が得られていなければ，垂直ゴム up-and-down elastics を 2〜3 週間ほど（最大でも 2 ヵ月）用いて，空隙を閉じる．

過大なオーバージェットを伴うⅡ級 1 類咬合異常で，上顎永久側切歯が口蓋側に転位している場合がある．永久犬歯が咬合線の近傍に位置しているようであれば，6 前歯にアタッチメントを付けてマルチストランドアーチワイヤーを装着することができる（図 20.17a）．しかし，上顎永久側切歯が極端に口蓋側に転位し，弾性の強いアーチワイヤーでも永久側切歯に無理に結紮しようとすると患者が痛みを訴えるかアタッチメントが外れるようなら，永久側切歯にアタッチメントを付けることはひとまず断念して，その部位をバイパスしてレベリングを行うのが良い（図 20.14）．

オーバージェットが 8mm 以上の AngleⅡ級 1 類咬合異常の場合，上顎永久犬歯を単独で牽引中であっても，上顎永久犬歯の遠心 3mm ほどの部位にゲーブルベンドを付けたクロージングループを曲げ込んでシンチバックにより 4 週ごとに片側 1〜2mm ずつ活性化することで，上顎永久切歯を口蓋側に傾斜移動で牽引する．これはオーバージェットが 6mm くらいになるまで行っても良い．しかし，その目的は美容上の問題をとりあえず軽減することで患者の治療に対する動機付けを強め，また外傷などにより上顎永久切歯が破折するリスクを低減することにあるので，永久犬歯牽引後の切歯関係の矯正という独立した治療段階と混同してはならない．その後は，剛性の高いレクタンギュラーアーチワイヤーを用いて正確にトークコントロールをしながら，牽引を続けることが望ましい．上顎永久側

切歯と永久犬歯のスペースが 3 〜 4mm 程度になれば，シングルヘリカルのバーティカルクロージングループ，キーループホールタイプのクロージングループまたは Bull ループを曲げ込んだレクタンギュラーアーチワイヤーを用いる（図 20.15 Step III，図 20.17c）．ループは歯肉・頬移行部の歯肉表面の傾斜に合わせるように緩い彎曲を付与しておくと，口唇内面や歯肉粘膜に潰瘍がつくられにくい．その場合，上顎永久切歯の挺出を防ぐために，切歯部に相当するアーチワイヤーを永久犬歯より遠心に相当するアーチワイヤーより 1 〜 1.5mm 歯頚部側に位置するように設計する．これは後述する II 級の過蓋咬合症例の場合には特に重要である．上顎永久切歯は滑走移動により絞り込めるように，金属結紮線を用いて緩く 8 の字結紮する．永久切歯の牽引を行うにしたがって，成人でもともと臨床歯冠の長い患者では，歯間乳頭部の歯肉が退縮することがあるので注意を要する．歯周組織が健康であれば，動的治療終了後に徐々に回復することが多い．矯正移動による下顎永久切歯の位置決めの方法と注意点については，Chapter 13 で詳述した．

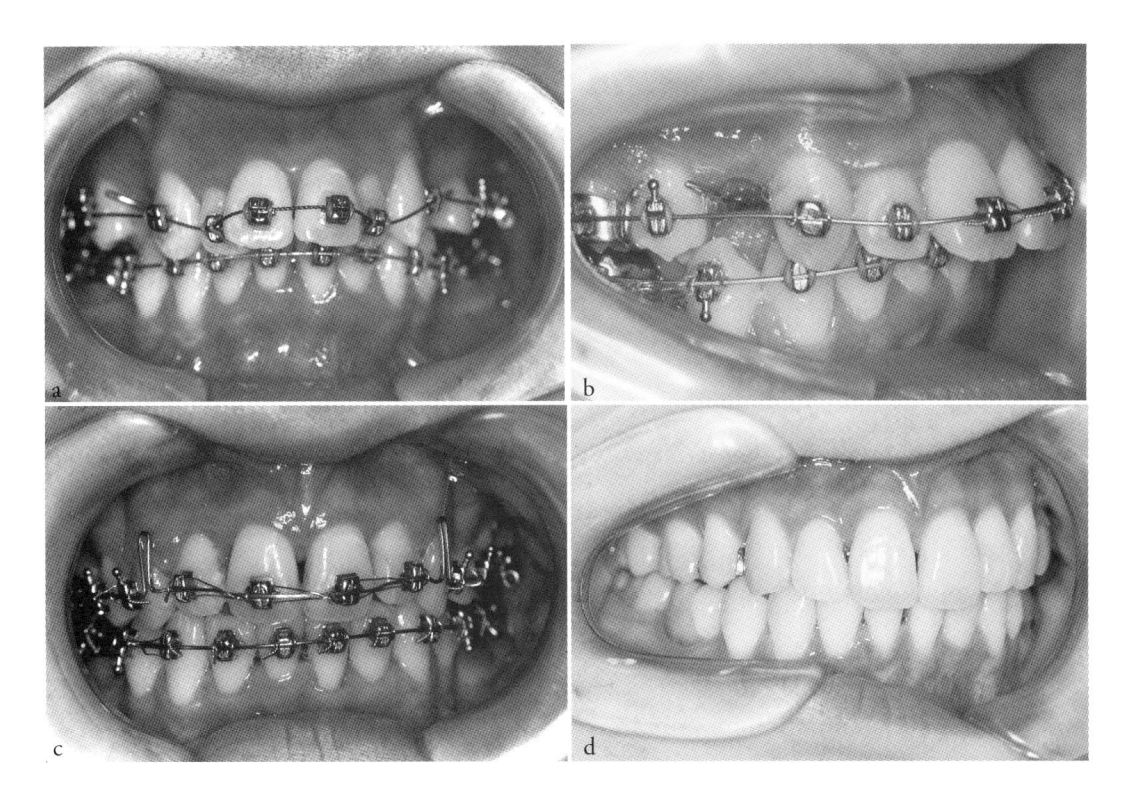

図 20.17　Archwire sequence typically seen in the comprehensive orthodontic treatment of Angle Class II, Division 1 malocclusion with an excessive overjet, shallow to normal overbite and tooth crowding. a, Initial tooth alignment; b, Leveling; c, Retraction of the upper incisors using a contraction archwire. To prevent undesirable elongation of the upper incisors during retraction, the archwire engaged to the incisor attachments are bent about 1mm closer to the gingival margin relative to the canine part. By giving closing loops, torque can easily be delivered to the upper incisors when necessary. d, Note the incisor overbite has been improved, but the there is a gingival recession in the central incisor area.

　上顎前歯とその周囲歯槽骨の極端な前突と下顎下縁平面の急傾斜を示す骨格性 2 級の咬合異常は，日本人によくみられる（図 20.18a）．多くの場合，オーバーバイトは浅く，下顎骨は前後径が短いか後退し，オトガイ隆起の欠如そしてハイアングルを伴うことが多い．下顎永久切歯は下顎骨の後退を補償するかのように著しい唇側傾斜を示す．その影響で下顎歯列全体が本来の位置よりも前方にシフトしている場合は，I 級の大臼歯関係を示すことが多い（図 20.18a）．永久切歯が強く前突しているために，口唇閉鎖不全，嚥下時のオトガイ部の緊張と，頬筋の過緊張によると思われる上顎歯列の狭窄，そしてガミースマイルも特徴的に認められることがある．

Part 6 治療論

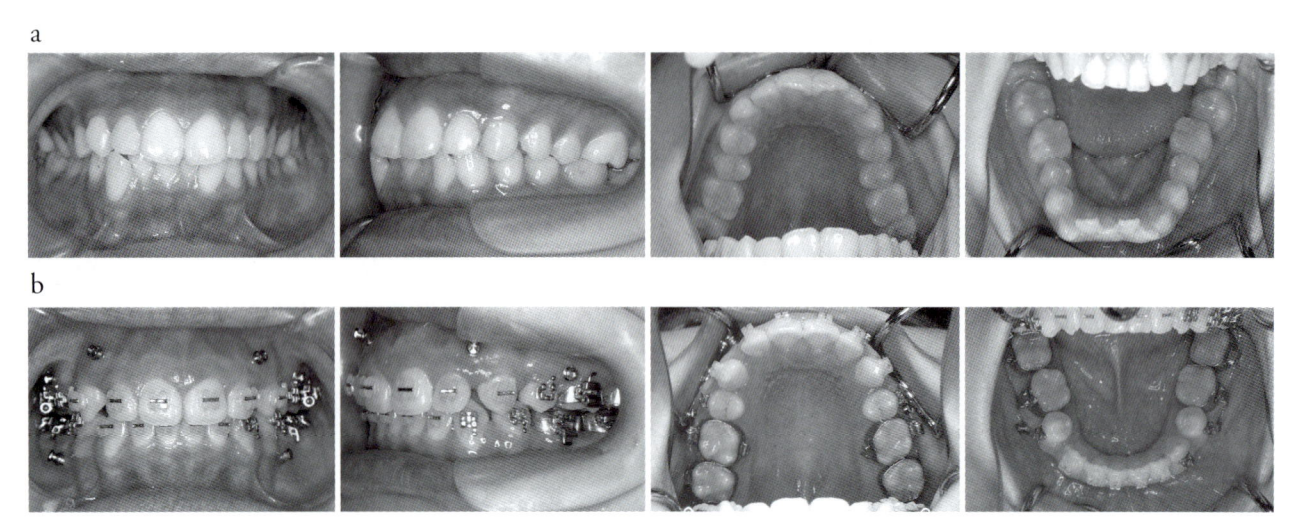

図 20.18 Endosseous implants for maximum orthodontic anchorage applied to a patient (female, 19y) who exhibited skeletal Class 2, malocclusion with severely tipped-out incisors, lower anterior crowding, and constricted dental arches. b, The patient received pre-adjusted edgewise treatment with extraction of the first premolars and the third molars. The endosseous implants placed at the maxillary and mandibular molar regions bilaterally for incisor retractions, and at the maxillary anterior regions bilaterally for the intruding maxillary incisors, provide strong anchorage effects.

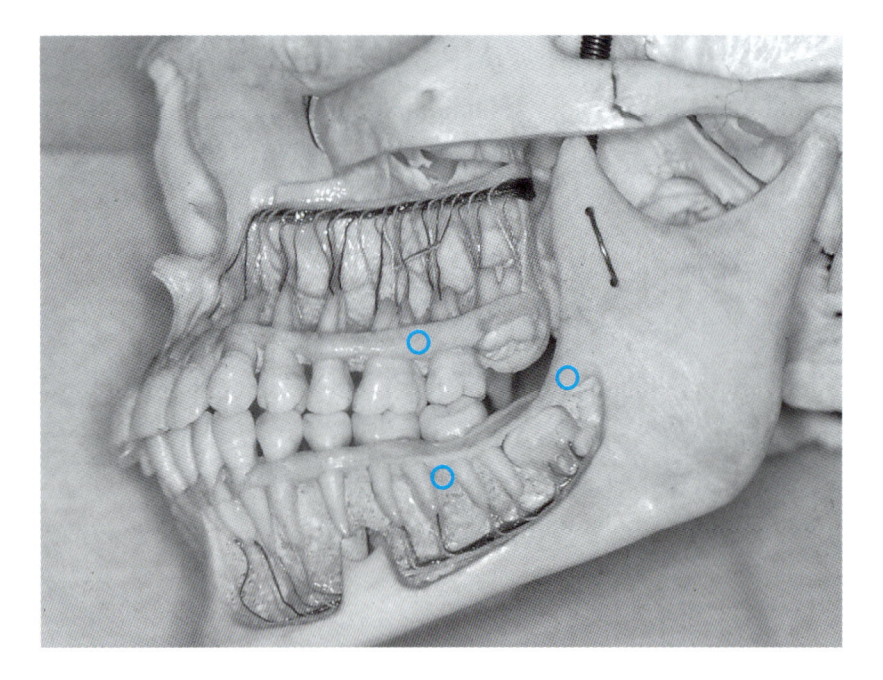

図 20.19 The knowledge on the anatomy and relative locations of teeth, nerves and blood vessels in the maxilla and the mandible provides orthodontists sites which are feasible for placing the endosseous implants for orthodontic anchorage. Root apices that are orthodontically intruded may likely come into contact with the implants. Also, it should be understood that the blood vessels and nerves that travel into dental pulps are likely to be located in the direction of long axes of the dental roots.

　このような型の咬合異常に対してカムフラージュ治療が選択される場合，最大限の固定を確保する必要がある．下顎下縁平面の急傾斜が認められる場合には，固定用の骨内インプラントはほぼ完璧な最大限の固定を提供することができる．典型的には上下左右の第一小臼歯を抜去し，大臼歯の挺出防止と前歯の牽引のために固定用インプラントを上下顎臼歯部に設置する．ガミースマイルに対する対処として上顎前歯を圧下するために，上顎前歯部にも骨内インプラントを設置し固定として用いる[18,19,20]（図 20.18b）．上顎永久切歯に対して圧下力を加えることは，オーバージェットが過大な場合にはオーバーバイトが浅い症例に対しても必要な処置である．その理由はオーバージェットを減少させるために上顎永久切歯を牽引すると切歯は挺出しやすいからである．骨内インプラントを設置する場合の注意点としては，位置を歯の長軸方向で歯根尖の近傍に求めてはならないことがあげられる．その理由は，ひとつには歯の圧下により歯根尖はインプラントに接触するおそれがあること，もうひとつは歯根尖から歯髄に入る血管と神経は前記のインプラント植立部位にある可能性が高いからである（図 20.19）．

固定用インプラントを原因とする偶発症と対処法を表20.7に示す.

表 20.7 Complications associated with endosseous implants for orthodontic anchorage and possible solutions

Complication	Solution
Paralysis of the lips	Spontaneously diminishes or poor prognosis
Devitalized pulp*	Pulpectomy, RCT
Increased mobility of the implant	Removal of the pin
Infection	Removal of the pin; antibiotics

*Maxillary lateral incisors & first molars

 以上, 永久切歯のオーバーバイトが正常か浅いⅡ級の咬合異常を念頭に解説した. 上顎前歯の前突と深いオーバーバイトを特徴とするⅡ級の咬合異常の治療の要点については, 後述する垂直方向の問題についての項で解説する.
 以下では, Ⅱ級咬合異常の包括矯正歯科治療中に遭遇しやすい問題について解説する (表20.8).

表 20.8 Problems that may be seen during the course of a comprehensive orthodontic treatment of Class II malocclusions.

オーバーバイトが途中から浅くなった.
オーバーバイトが治療中に深くなった.
オーバージェットが残る.
上顎側切歯と犬歯の間のスペースを閉じることができない.
犬歯関係がⅡ級のままである.
犬歯と第二小臼歯の歯根が接触している. 平行にできない.
犬歯の近心隣接面が正面観で見える.
抜歯スペースが閉じない.
上下切歯を牽引すると舌側に傾斜した.
口元の前突が改善できていない.
最初は緊密に咬合していた上下臼歯が, 治療中に交叉咬合を示すようになった.

 エッジワイズ装置による治療中に, 前歯のオーバーバイトが必要以上に浅くなることがある. 対処法を考えるには, 先ず問題が生じた原因を推測しなければならない. 原因としては, 治療中に骨格性の開咬を生じるような, 下顎骨の下方への発育が認められた場合と, 歯の位置や傾斜角度が矯正移動により変化し, 対向歯と早期接触するようになった場合とが考えられる. 前者の場合, 下顎骨の成長を代償するために, 大臼歯の積極的な圧下が必要になることがある. この操作は治療前から下顎下縁平面が急傾斜を示す患者に対して必要となることが多い. 後者の場合, アーチワイヤーに逆 Spee 彎曲 reversed curve of Spee や強調 Spee 彎曲 accentuated curve of Spee を強く利かせ過ぎて, 大臼歯が遠心にティップバックし過ぎることで生じたことが疑われるなら, アーチワイヤーに付与した彎曲をキャンセルするか弱める. 小臼歯より前方で上下歯の早期接触があるために, 前歯の被蓋が浅くなっていることが疑われるなら, 次の手順で確認する. まず, 患者のオトガイに術者の右指を軽く当てて, 患者にゆっくりと口を閉じるように指示する. 中心咬合位に到るまでの閉口路上で早期接触が認められるかを診査する. もし認められたならば, その部位と, それが歯の近遠心方向, 唇 (頬) 舌方向, および垂直方向の位置異常によるものなのかあるいは傾斜角度 (ティップやトーク) に問題があるのかを調べる. より詳しい診査方法は Chapter 10 で解説した.
 Ⅱ級咬合異常の治療中にオーバーバイトが深くなる原因としては, 下顎歯の便宜抜去後に行う後方歯の近心移動や, 切歯を口蓋 (舌) 側に牽引したときに自然に生じる切歯の挺出がある. これを防ぐためには永久切歯の牽引中に前歯部に埋入した固定用骨内インプラントあるいはJフックタイプのヘッドギア装置を用いて切歯を圧下するか, 大臼歯を遠心に向かってティップバックするのが有効である. 大臼歯の挺出が許されない場合には, 永久切歯の圧下を行うことがある. その場合に使われるアーチワイヤーとして代表的なものに, Burstone CJ[21] のセグメンティドアーチワイヤー segmented archwire と Ricketts RM[22] のユーティリティアーチワイヤー utility archwire がある. いずれも .017 x .025 インチサイズの TMA 製のアーチワイヤーがしばしば応用される.
 臼歯部に設けた固定の喪失が認められないのに, 前歯部オーバージェットが改善しきれない理由は三つ考えられる. まず, 上顎に対して下顎骨があまりにも後退位を取り過ぎているか短い場合である. その状況で上下永久切歯の唇舌的な傾斜角度を正常範囲に維持しようとすると, 正常なオーバージェットは得られない. こ

のような問題が起こるかどうかは，治療計画を立案する時点で評価しておくべきことがらである（Chapter 13 参照）．しかし，当初の予測に対してオーバージェットの減少量が 1 〜 2mm 不足することは，必ずしも術者の怠慢とは言えない．治療の後半でこのような問題に直面した場合には，下顎永久切歯をオトガイ結合の皮質骨に接触することなく唇側に傾斜移動することができれば，それは実際的な問題解決の手法と言える．二つ目の理由として，上下前歯の歯冠近遠心幅径の間にバランスがとれていない場合がある．上顎前歯が相対的に大きい場合は，犬歯関係はⅢ級仕上げとすることがある．これは診断時点でわかることなので，あらかじめ患者に説明と同意を得ておくことができる．三つ目の理由として，上顎永久切歯の辺縁隆線が高く，下顎永久切歯が隆線に接触することが原因である場合がある．患者の了承を得たうえで，上顎永久切歯の辺縁隆線を削合する．これも通常，診断時に分かっていることである．

　上顎永久犬歯の遠心移動を完了した時点で上顎永久側切歯と永久犬歯の間のスペースを閉じようとしても，中心咬合位で上顎永久切歯が下顎永久切歯に緊密に接触して口蓋側に牽引できないことがある．この状態が生じる原因は多くの場合，前歯のオーバーバイトが深いためである．オーバーバイトを浅くすることで上顎永久切歯を口蓋側に向かって牽引することができる．牽引後も上顎永久側切歯の遠心にスペースが1mm程度，残る場合には，上顎永久犬歯の臨床歯冠長軸を歯根尖部がやや遠心になるようにティップさせながら近心に移動して空隙を閉じる．

　小臼歯抜去の症例で治療の後半に至っても大臼歯関係がⅡ級にとどまっている場合，その理由を正確につかんでおく必要がある．初診時の口腔模型やセファロ画像を参照するとよい．

　抜歯空隙がほとんど閉じてしまっているようなら，臼歯部に求めていた固定が喪失した可能性がある．下顎下縁平面が急傾斜を示す患者では，十分に加強固定を行っておくことが重要である．上顎永久切歯を牽引する最も確実な方法は上顎大臼歯部に設置した固定用骨内インプラントを加強固定として用いることである[16, 23]（図 20.18）．永久犬歯の遠心移動に時間がかかり過ぎたり望ましくない歯の捻転や傾斜が生じるようなら，移動時に .016x .022 インチサイズ以下のステンレス製あるいは NiTi 系のアーチワイヤーを用いたためにボウイングが起こった可能性がある．滑走移動，牽引移動の別を問わず，歯軸を正確にコントロールしながら歯の移動を行おうとするなら，.017x .025 インチサイズ（.018 チャネルサイズ）あるいは .019x .025 インチサイズ（.022 チャネルサイズ）の剛性の高いアーチワイヤーの使用は不可欠である．

　Ⅱ級の犬歯関係は右側よりも左側で見られることが多い．その理由は，患者の頭位に対して歯科医師は10時から12時の位置で作業することが多いため，患者の左側の永久犬歯より後方の歯は右前方から眺めることになるので，実際よりも遠心に歯が移動したと錯覚しやすいからである．患者の頭部に対して12時の位置から舌圧子やリガチャーディレクターを左右の永久犬歯の尖頭に正確に当てて，顔面に対してどちらかの永久犬歯が後退していないかを観察するのが良い．上顎歯列の場合，同じ位置から咬合面撮影用ミラーを用いて永久犬歯の位置を含む歯列の対称性を観察することも役立つ．

　片側の犬歯関係がⅡ級の場合，上下歯列の正中もずれていることが多い．ずれの程度が2mm以内であれば，ディテーリングの段階でトランスバースエラスティクスを2週間〜4週間使用することで，改善できることが多い（Chapter 13 参照）．トランスバースエラスティクスを長期に使用することは控えなければならない．

　永久犬歯の遠心移動を行っているときに撮影されたパノラマエックス線画像を見たときに，永久犬歯の歯根が遠心に傾斜し過ぎて第二小臼歯の歯根と接触しているのに気づくことがある．これは抜歯症例用の強いメジアルティップをもつアタッチメントを使用した場合に見られる．非抜歯用の犬歯用アタッチメントを用いることを勧める．抜歯用のアタッチメントしかない場合の一時的な対応として，犬歯用アタッチメントを天地逆にしてボンディングすることもある．

　正面観で永久犬歯の近心隣接面が見える理由については，図20.8で解説した．この問題は上顎歯列に重篤な叢生を認める症例では，アタッチメントの装着時やレベリング時には気づかれないことが多い．永久犬歯の牽引がある程度進んだ段階では，来院ごとに患者の口腔を正面から観察し，必要ならば口腔模型を入手して精査したうえで，永久切歯の牽引が開始されるまでに矯正しておくことが望ましい．

　抜歯スペースが閉じない場合，その原因としては，

(1) 下顎の場合，頬舌側の皮質骨が近接して狭いために小臼歯の近心移動が阻まれている，(2) アーチワイヤーサイズがアタッチメントチャネルに対して相対的に細すぎるか，弾力性が強すぎて抜歯スペースの両端にある歯のティップを正確にコントロールできていない，(3) 歯冠が接触した後の線的保定（Chapter 21 参照）の期間が短か過ぎる，などが考えられる．(1) が疑われるときには CT による精査を勧める．(3) の場合，歯冠をフィギュアエイトで連続結紮し，チェーンエラスティクスを掛けた状態で，場合によってはアーチワイヤーにゲーブルベンドを入れて，2～4ヵ月かけて歯根の平行化を徹底する．

III 級の咬合異常

青年期および成人期の反対咬合に関わる矯正学的問題とそれらに対する対処法を図 20.20 に示す．

青年期の反対咬合患者では，成長力はまだ残されていることがあるので，骨格性反対咬合の特徴が強く出ていても，機能性反対咬合の要素も認められるようであれば，機能的装置などを活用して前歯の反対咬合を矯正しておくことに意味はある．構成咬合位が取れるかどうか口腔内で直接確認する必要がある．身長の増加が過去 2 年の間にほとんど認められないような場合は，顎骨の成長はほぼ終了したと考えてよい．そうでない場合は，短期間ではあるが成長の一時変異治療を行うことになる．

顔面頭蓋の成長が終了している患者に対しては，歯の矯正力による移動と下顎骨の後下方への回転によるカムフラージュ治療を行えるのか，それとも外科的矯正歯科治療を行うことになるのかを，判断しなければならない．カムフラージュ治療を行う場合の主な判断基準は，以下の通りである．

(1) 下顎骨の残された前方成長量を上回る程度に上顎骨を前方に成長促進すると仮定した場合，上下顎前突が強調され容貌が損なわれないかどうか．
(2) オーバージェットの改善を目的として上下切歯を矢状方向に移動するときに，歯根を収容できるだけの歯槽骨の前後的な厚みがあるのか．CBCT などによる正確な診断が可能である．
(3) 矯正歯科治療後に安定した咬合状態を長期に持続するのに必要な上下歯の歯軸傾斜と咬頭嵌合が得られるのか．

一方，以下のような特徴が 15 歳頃までに認められるなら，それらは骨格性 3 級の臨床主徴であり，成人期に至って外科的矯正歯科治療の適応となることが多い（Chapter 22 参照）．

(1) TSS 分析（Chapter 8 参照）で骨格性 3 級の確信度が 0.6 以上である．
(2) 下顎角の開大．
(3) 上顎永久犬歯の低位唇側転位および側方歯部の叢生と，叢生のない下顎歯列の共存．
(4) 上下永久犬歯および大臼歯の III 級関係．
(5) 唇側に傾斜した上顎切歯と舌側に傾斜した下顎切歯．
(6) 前後的に薄いオトガイ結合．

一方，歯性の反対咬合は以下のような特徴を示す．

(1) 口蓋側に傾斜した上顎切歯．
(2) 平坦な上顎前歯の彎曲．
(3) 正常もしくは唇側に傾斜した下顎切歯．

成人の骨格性反対咬合では上顎骨の狭窄が認められることが多い．上顎歯列の叢生は多くの場合，上顎骨の低形成を反映したものである．エッジワイズ矯正歯科治療に先立って，上顎骨の側方拡大を行う必要がある．上顎歯列に顕著な叢生は認められず，臼歯部交叉咬合が認められる場合，それは下顎歯列が相対的に上顎歯列に対して前方に位置するために生じたものと解してよい．また，下顎骨が偏位していると，非偏位側の上顎臼歯部の歯槽骨は下方に向かって過成長を示し，正面観では咬合平面が片側に傾斜するいわゆる cant occlusal plane を示す．この問題は固定式装置による歯列のレベリングおよび外科手術の術式の選択において重要である．

成人の骨格性 3 級の咬合異常でカムフラージュ治療を行う場合には，オーバージェットの改善は上顎永久切歯の唇側移動あるいは上顎歯列全体の前方移動と下顎切歯の舌側移動を行うことが基本である．その移動の程度は上顎骨前方部の歯槽基底部と下顎結合の前後径それに上下顎の三次元的位置関係，特に矢状方向の関係にそれぞれ依存する．その理由は，歯根は皮質骨を越えて移動することはできないため，また，上下切歯を非生理的な角度で咬合させることには長期的に問

題があると考えられるからである.
　図20.21に骨格性3級の咬合異常に対してカムフラージュ治療を行った症例を示す. 中心咬合位において上下永久切歯は切端咬合, 大臼歯はⅢ級関係を呈し

ていた. 下顎切歯が舌側傾斜せず, オトガイ結合の前後径が短くないこと, また残された成長力はそれほど大きくないと予想されることなどが, カムフラージュ治療が選択された理由である. 上顎歯列を前方に矯正

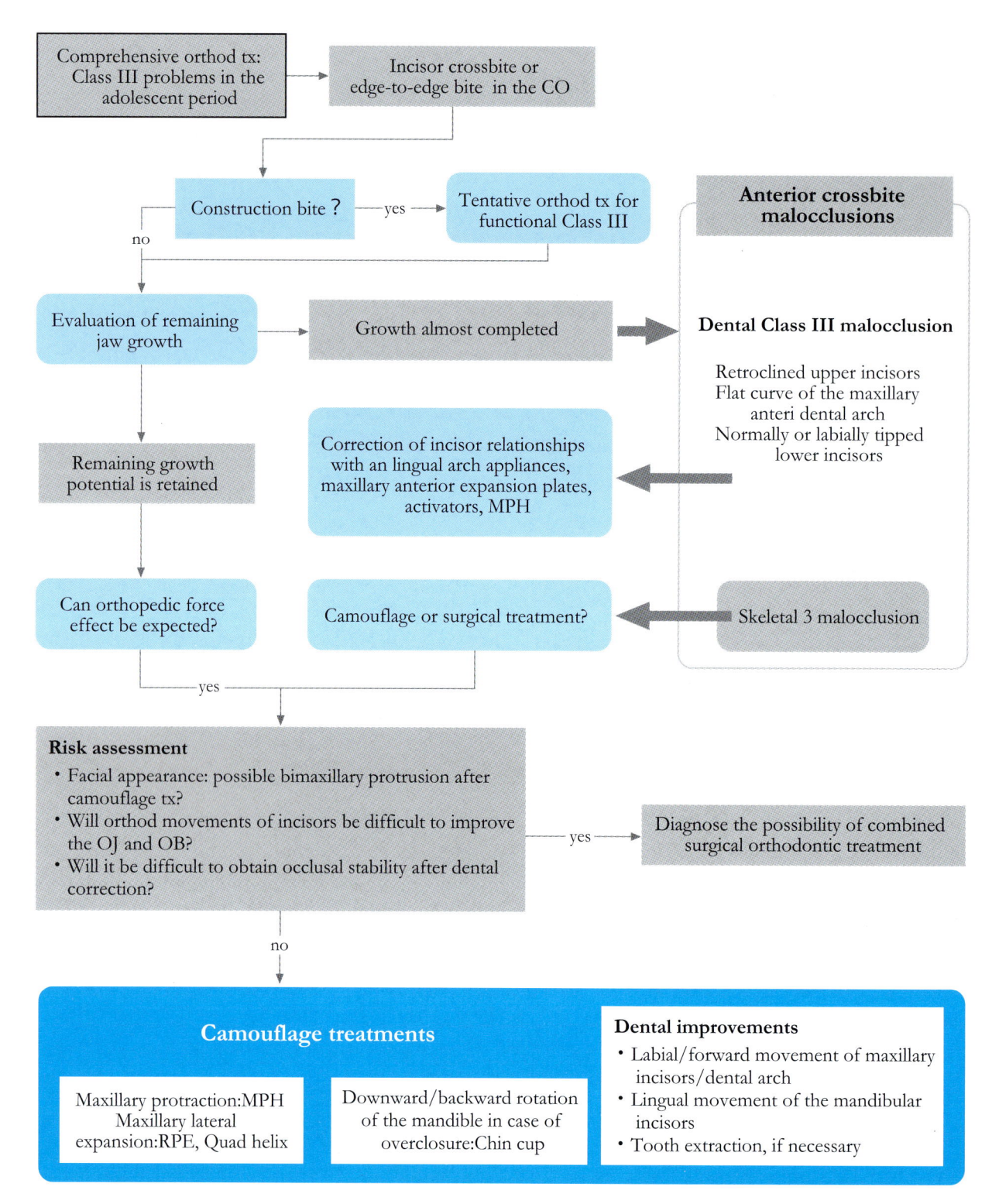

```
┌─────────────────────────────┐
│ Comprehensive orthod tx:    │───▶ Incisor crossbite or
│ Class III problems in the   │     edge-to-edge bite in the CO
│ adolescent period           │
└─────────────────────────────┘
                │
                ▼
        Construction bite? ──yes──▶ Tentative orthod tx for
                │                    functional Class III
               no
                ▼
        Evaluation of remaining ────▶ Growth almost completed ──▶ Anterior crossbite malocclusions
        jaw growth                                                
                │                                                 Dental Class III malocclusion
                ▼                                                 · Retroclined upper incisors
        Remaining growth                                          · Flat curve of the maxillary
        potential is retained                                       anteri dental arch
                │                                                 · Normally or labially tipped
                │         Correction of incisor relationships       lower incisors
                │         with an lingual arch appliances,
                │         maxillary anterior expansion plates,
                │         activators, MPH
                ▼
        Can orthopedic force    Camouflage or surgical treatment? ◀── Skeletal 3 malocclusion
        effect be expected?
                │
               yes
                ▼
```

Risk assessment
- Facial appearance: possible bimaxillary protrusion after camouflage tx?
- Will orthod movements of incisors be difficult to improve the OJ and OB?
- Will it be difficult to obtain occlusal stability after dental correction?

──yes──▶ Diagnose the possibility of combined surgical orthodontic treatment

│
no
▼

Camouflage treatments

| Maxillary protraction: MPH
Maxillary lateral
expansion: RPE, Quad helix | Downward/backward rotation
of the mandible in case of
overclosure: Chin cup |

Dental improvements
- Labial/forward movement of maxillary incisors/dental arch
- Lingual movement of the mandibular incisors
- Tooth extraction, if necessary

図20.20　Class III problems in the adolescent and adult periods and their possible solutions. Use of the MPH depends on the patients' remaining growth potentials.

Chapter 20　永久歯列期の矯正歯科治療

移動することで治療を完了した．治療中に下顎骨はほぼ下方に発育したが前方への発育はほとんど認められなかった．

　カムフラージュ治療を行う場合，上顎歯列の叢生，永久犬歯の唇側転位などが見られない限り，上顎歯列は非抜歯で大臼歯関係をⅢ級仕上げにするか，上顎第二小臼歯を抜去してⅠ級仕上げとする．第一小臼歯を抜去すると大臼歯を近心移動するときに上顎前歯に反作用が加えられ，口蓋側に向かって移動させる力が働くため，オーバージェットを改善する妨げとなる．上顎第一小臼歯近心に固定用の骨内インプラントを設置することで，この問題は解決することができる．オーバージェットを改善するために，上顎切歯を意図的にフレアアウトさせたい場合には，永久歯列であっても上顎歯列にリンガルアーチ装置や前方拡大床を装着することを考慮してよい．エッジワイズ装置システムを用いるなら，上顎のアーチワイヤーにタイバックループまたはオメガループを付与する．アーチワイヤーを歯列にパッシブな状態で適合させたときに切歯のアタッチメント表面にアーチワイヤーが位置するように，来院ごとにアーチワイヤーの長径を調節する．ループを曲げ込まない場合でも，シンチバックは行わない．一方，下顎では永久切歯のフレアアウトを極力防止する必要がある．そのため，レベリングの段階では下顎歯列が叢生を示すことは少ないので，できるだけ早期に，.016インチサイズ以上のアーチワイヤーを使用して，シンチバックを行うのが良い．

　下顎の永久切歯を舌側に牽引する場合，第一小臼歯または第二小臼歯を便宜抜去することが多い．元々オーバージェットが2mm程度で骨格性の不調和の程度も軽ければ（TSS分析のメンバーシップ値で骨格性3級の確信度が0.3以下），.017x.025インチサイズ（.018インチのチャンネルサイズ）または.019x.025インチサイズ（.022インチのチャンネルサイズ）のプレーンアーチワイヤーを用いて，下顎の永久切歯をエンマッセで牽引するか，下顎永久犬歯の遠心に涙型をしたオメガループを曲げ込んで，ゲーブルベンドを付与して装着すると有効である．(Chapter 13参照) アーチワイヤーの端をシンチバックまたはタイバックすることで，ループを活性化する方法が用いられる．この操作は症状にもよるが，1～4ヵ月程度の期間で行われる．プレーンアーチワイヤーをシンチバックのみで長期間装着し続けると，下顎永久切歯がフレアアウトしやすい．

　抜歯スペースの閉鎖を補助するために，Ⅲ級ゴムを使用することには慎重でなければならない．その理由は，近心に移動中の上顎大臼歯が挺出し，前歯のオー

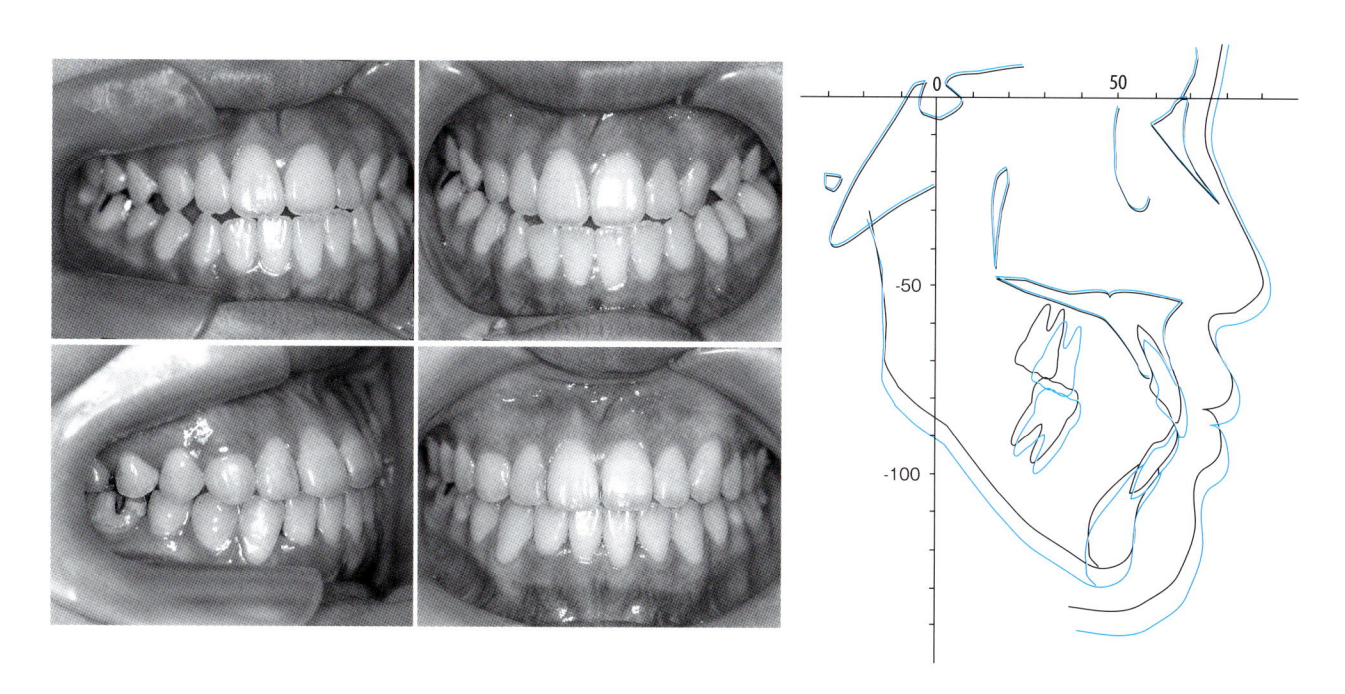

図 20.21　Camouflage orthodontic treatment of skeletal Class III malocclusion exhibiting edge-to-edge incisor biting and full Class III molar relationship. The maxillary dental arch was displaced forwardly. There was minimum forward growth of the mandible during the orthodontic treatment, which lead to a successful treatment outcome.

441

バーバイトが浅くなるおそれがあるからである．さらに，下顎の永久切歯が舌側に傾斜移動される結果，歯根が唇側に移動され，皮質骨に接触するリスクもある．したがってⅢ級ゴムを応用するかどうかを考える場合，上顎大臼歯の近心移動と永久切歯のオーバージェット，オーバーバイトに加えて，下顎永久切歯の歯根尖の位置を側面位セファロ画像あるいはCT画像上で評価しておく必要がある．Ⅲ級ゴムはフィニッシングステージで剛性の高いレクタンギュラーアーチワイヤーを用いて応用するのが賢明である．

　外科手術を前提とした包括矯正歯科治療では，カムフラージュ治療の場合とは正反対の方向に，永久切歯を移動させることが多い．すなわち，上顎永久切歯は口蓋側に，下顎永久切歯は唇側に向かって移動する．目標とする切歯の傾斜角度は，手術後に咬合させたときの上下歯の咬合関係を念頭に決定する．

　カムフラージュ治療で下顎の後方歯または切歯を抜去し，下顎永久切歯を舌側に移動させるか，あるいは上顎永久切歯を唇側に移動させることで，切歯のオーバージェットを改善しようとする場合には，必然的にオーバーバイトも変化させなければならない．治療前に下顎骨が中心咬合位において過閉口の状態にあって，下顎下縁平面が平坦な場合，正常な下顎下縁平面傾斜角をとるように，レベリングを行い下顎骨を後下方に回転させることは許される．そのような変化は，マイナスのオーバージェットをプラスに改善し，上顎骨に対してオトガイを相対的に後退させることに役立つ．一方，もともと中心咬合位において下顎下縁平面が急傾斜を示す場合には，大臼歯の挺出は避けなければならない．そのためには，永久切歯の移動中にハイプルヘッドギア装置や固定用の骨内インプラントを使用することで，大臼歯に対して圧下力を加える必要がある．

■ 横方向の問題

　横方向の咬合異常が生じる原因についてはChapter 5で解説した．横方向の問題と考え得る対処法を図20.22に要約して示す．いずれの問題についても，それを容認するか，カムフラージュ治療を行うか，外科的矯正歯科治療を行うかの選択肢がある．

　最初は正常であった臼歯のオーバージェットが，矯正歯科治療中に増加するかあるいは逆にマイナスになることが時に見られる．その原因の多くはアーチワイヤーの側方歯部の幅が広すぎて，歯列が頬側に不必要に拡大移動されたためである．このような現象は数ヵ

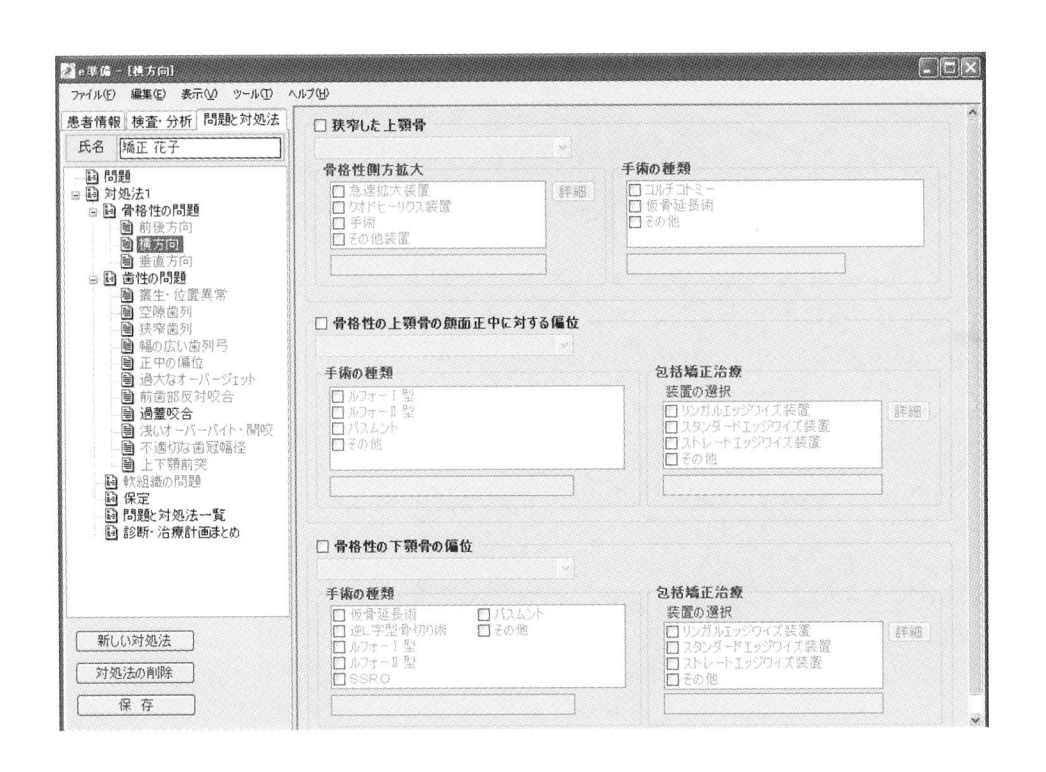

図20.22　Possible solutions for orthodontic problems in the transverse direction（e Jumbi Ver.3.1, Courtesy of i-Cube Co. Ltd. Osaka）

月から1年くらいかけて徐々に起こる．前歯部の叢生を改善するときや前歯を口蓋（舌）側に牽引するようにアーチワイヤーの前方部に後方に向かう力が加えられると，臼歯間幅径が広がるような力がワイヤーに加えられる．たとえラウンドアーチワイヤーを元の歯列弓幅にパッシブに適合するように調製しても，前歯部を強く結紮すると，臼歯部ではアーチワイヤーは側方に広がることを理解しておかねばならない．このような事態が生じるのを未然に防ぐためには，歯の滑走移動は原則として剛性の高いレクタンギュラーアーチワイヤーを用いて行うことを勧める．臼歯部交叉咬合や鋏状咬合が治療中に意図に反してつくられた場合には，以下のように対処することを勧める．

(1) ストップループかタイバックループを付けたステンレス製のプレーンなレクタンギュラーアーチワイヤーを用意する．サイズはアタッチメントチャネルサイズよりワンサイズ細いものが望ましい．レクタンギュラーアーチワイヤーが装着できない場合には，.018インチサイズのラウンドアーチワイヤーを短期間使用することも許される．
(2) アーチワイヤーの長径は最終的に望む歯列弓長径となるように調製する．そのためには，アーチワイヤーを実際にアタッチメントチャネルに適合させてみるのが良い．
(3) アーチワイヤーを歯列上にパッシブに置いたときに，ワイヤーが第一小臼歯の頬側咬頭内側，第二小臼歯の中心咬合面隆線を経て第一大臼歯の中心溝を通るように，アーチワイヤーにオメガ状の形態を付与する＊（図20.23）．臼歯にリンガルクラウントークがかかりすぎないようにアーチワイヤーには適宜，逆向きのトークを付与する．
(4) タイバックを確実に行う．矯正すべき臼歯部のオーバージェットの量にもよるが，成人の場合，損なわれたオーバージェットを改善するのには，およそ1年を要する．

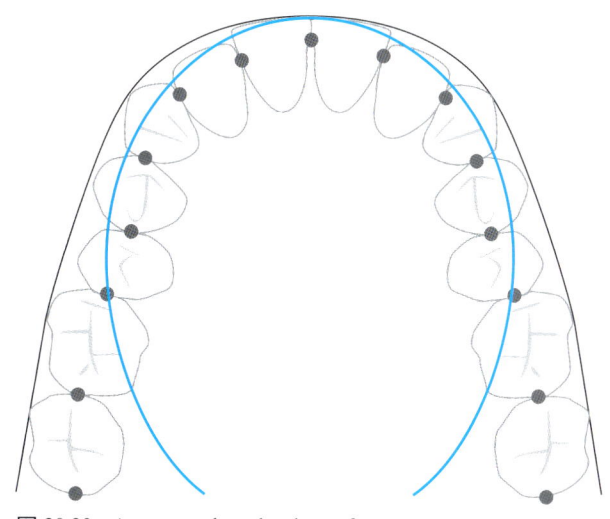

図20.23 An omega-shaped archwire form to correct over-expanded dental arches.

■ 垂直方向の問題

過蓋咬合

　下顎後退位もしくは小顎症を原因とするAngleII級1類咬合異常の症例では，下顎が過閉口することで深いオーバーバイトを示すことがある（図20.24）．これを骨格性過蓋咬合 skeletal deep overbite という．このようなタイプの咬合異常に対しては，原則として上顎の片顎抜歯（左右の第一小臼歯を抜去することが多い）により，上顎永久切歯を口蓋側に牽引することで，口元の前突感を軽減することがしばしば行われる．下顎永久歯の抜去は垂直被蓋をさらに強め，また下顎永久切歯の舌側傾斜を助長することになるので，原則として行わない．下顎歯列は通常，極端に狭窄し，臼歯は舌側に傾斜していることが多い．そのため，前歯部に叢生を認めることもあるが，歯列を矯正力で拡大することでオーバーバイトを浅くしながら緊密な咬合をつくりあげることができる．オーバーバイトが深いと，そのままでは下顎にアタッチメントを装着することが難しい．そのような場合，上顎に咬合挙上板を装着させ，下顎歯列の側方拡大と咬合平面の平坦化を上顎歯列の再排列に先行して行うことがある．また，下顎第一大臼歯用のアタッチメントはシングルタイプで，できるだけ薄いものを勧める．小臼歯より前方のアタッチメントはある程度の厚みを持つことを避けられないが，シングルタイプのものは比較的，かさばらない．過蓋咬合症

＊ オメガ状のアーチワイヤーフォームは.016，並びに.018インチサイズのラウンドワイヤーの段階から適用すると，臼歯部の望ましくない外側への広がりを防ぐのに役立つ．

例に限らず，下顎永久切歯にはステンレス製のアタッチメントの使用を勧める．その理由はセラミック製やプラスチック製と比べて，タイウィングが破損することは先ずないこと，薄いこと，アーチワイヤーとの間の摩擦抵抗が小さいことなどがあげられる．笑顔表出時や会話時にもほとんど見えない．セラミック製のアタッチメントは厚みが大きすぎるために，上顎永久切歯と早期接触しやすく，また硬いため，上顎永久切歯舌側面は容易に削り取られやすいことが問題である．また，タイウィングが破折した後に，歯面に残ったセラミックを撤去しにくいという欠点もある．

下顎小臼歯部より遠心の歯列を側方に拡大するためには，レベリングの比較的初期の段階から，ステンレス製のラウンドアーチワイヤー（たとえばRocky Mountain社製の.016インチサイズのエルジロイ®ブルー）の大臼歯近心に相当する部位にオメガループを曲げ込み，アーチワイヤーをパッシブに下顎歯列に置いたときに，アーチワイヤーと狭窄した歯列の間に1〜3mm程度の隙間があることを確認したうえで，シンチバックによりアーチワイヤーを装着する．ワイヤーサイズを徐々に上げながらレクタンギュラーアーチワイヤーになるまで，この操作を繰り返し行うことで，下顎永久切歯の望ましくない唇側傾斜を極力抑えながら，下顎歯列の側方拡大を行うことができる．より明確な効果を期待するなら，下顎大臼歯部に骨内インプラントを設置し加強固定を行う．骨内インプラントを固定に用いると，切歯のコントロールをより確実に行うことができる（図20.18，図20.26）．

上顎永久犬歯の遠心移動にはステンレス製のレクタンギュラーアーチワイヤーを用いる（図20.24）．.018チャネルサイズの場合は.017x.025インチサイズを原則とし，.022チャネルサイズの場合は.019x.025インチサイズを用いることを勧める．それにより，永久犬歯牽引中も切歯と臼歯の位置とトークを正確にコント

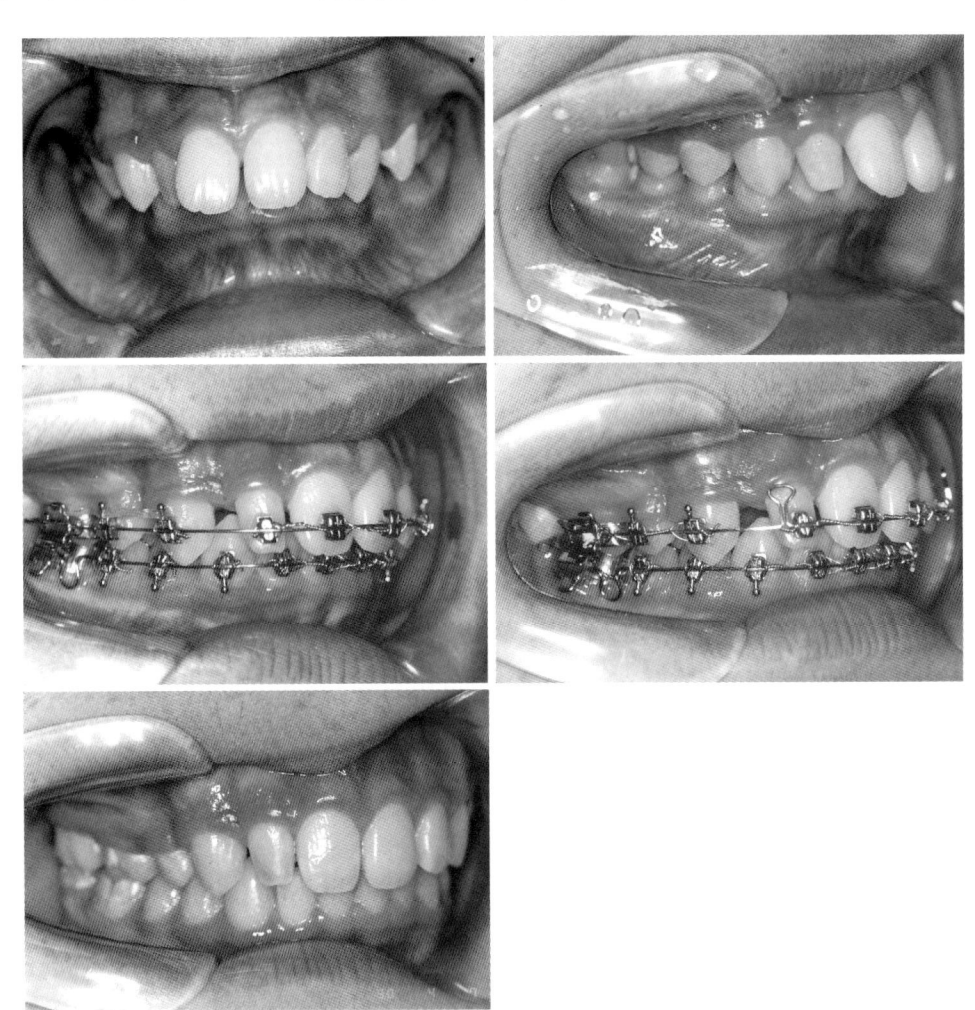

図 20.24　A 14-year-old boy having Angle Class II, Division 1 malocclusion associated with an extremely excessive incisor overjet and a deep overbite. The patient was treated by extracting the maxillary first premolar teeth; Top, Pretreatment; Middle-left, Completion of canine retractions Middle-right, Maxillary incisor retraction; Bottom, 4 years post-retention

Chapter 20　永久歯列期の矯正歯科治療

ロールすることが可能となる.

　オーバーバイトを浅くするための逆Spee彎曲はラウンドアーチワイヤーでは弱めに，レクタンギュラーアーチワイヤーでは比較的強めに付与する．アーチワイヤーによる咬合挙上に成功する秘訣は忍耐である．短期間にオーバーバイトを浅くしようとして強い逆Spee彎曲を付与した弾性の強いアーチワイヤーを用いると，切歯のフレアアウトを招きやすい.

　オーバーバイトが深い場合，永久犬歯の遠心移動をほぼ完了した後に，上顎永久切歯を口蓋側に牽引して，犬歯と側切歯の間のスペースを閉じることができないことがある．これを解決するためには，オーバーバイトを浅くするように，剛性の高いアーチワイヤーに下顎では逆Speeの彎曲を，上顎では強調Spee彎曲を中程度に付与し，タイバックを確実にして上顎永久切歯のフレアアウトを防ぐ．下顎歯列は小臼歯が舌側に傾斜していることが多いので，トークを利かせながらレベリングを行う．下顎小臼歯の頬側咬頭が対向する上顎小臼歯の咬合面副隆線と緊密に咬合させるようにすると，咬合を挙上することができる．一連の処置を確実にするためには，口腔模型上で事前に詳細な観察をしておくことを勧める．咬合の挙上にともなう下顎骨の後下方への回転により，上下切歯間のオーバージェットが広がったのを確認した後，上顎永久側切歯の遠心にクロージングループが付与されたレクタンギュラーアーチワイヤーを用いて上顎永久切歯の口蓋側移動を行う（図20.24）.

　なお，過蓋咬合を永久歯列期に改善しても，保定後数年を経るとオーバーバイトが再び深くなることを覚悟しておく必要がある（Chapter 21参照）．再発を遅らせるあるいはその程度を減ずるには，オーバートリートメント overtreatment（オーバーコレクション overcorrection）すなわち，オーバーバイトを通常よりもやや浅くして，動的治療を終了するのが効果的である．

　下顎後退位もしくは小顎症を伴う骨格性過蓋咬合で下顎骨の成長ポテンシャルが残されているような症例では，下顎骨の前下方への十分な成長が得られるかどうかは，矯正歯科治療の成否を左右する鍵となる要素であり，同時に矯正歯科治療を行ううえで永久歯の便宜抜去が必要なら，抜歯部位の決定にも影響を与え

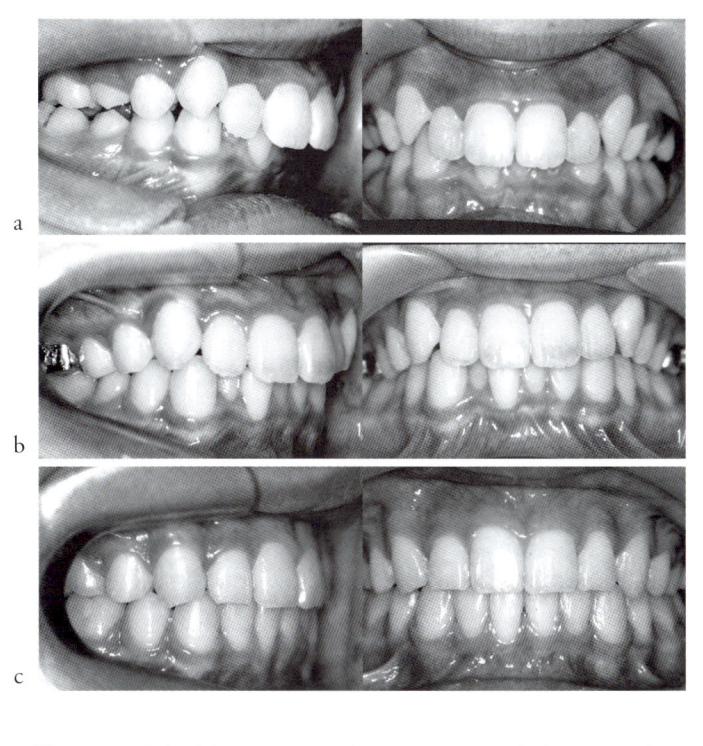

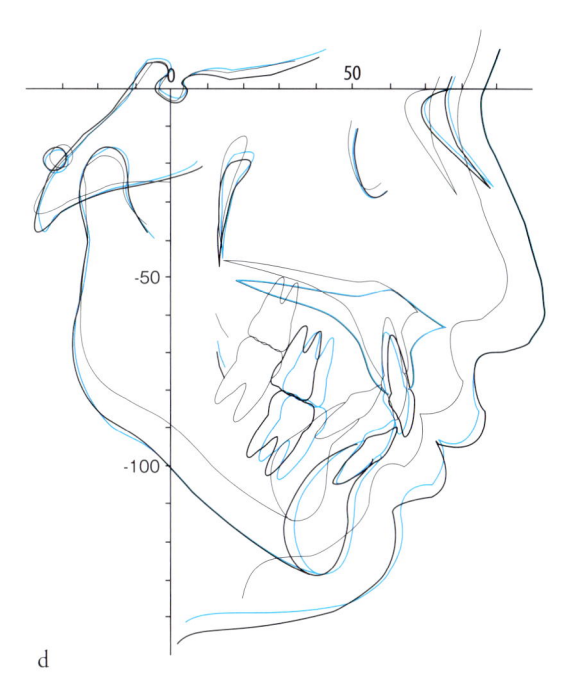

図20.25　Skeletal deep overbite in the adolescent period. If there is sufficient potential of the mandible to grow forward and downward associated with concomitant vertical growth of the alveolar bone, the improvement of the overbite can be achieved effectively with good posttreatment occlusal stability. A prominent chin serves to give good facial proportion. a, pretreatment, 12y11m (gray); b, Overbite reduction was achieved by vertical jaw growth and the use of a cervical headgear appliance and a bite-raising plate, 14y8m (black); Edgewise orthodontic treatment was started before age 15; c, Post-retention, 17y7m (blue). Orthodontic treatment was performed with the extraction of the maxillary second premolars and the mandibular first premolars; d, Superimposition of the pretreatment, mid-treatment and post-retention periods cephalograms on the S-N plane registered at Sella.

18 slot size
Step I: Leveling and premolar retraction

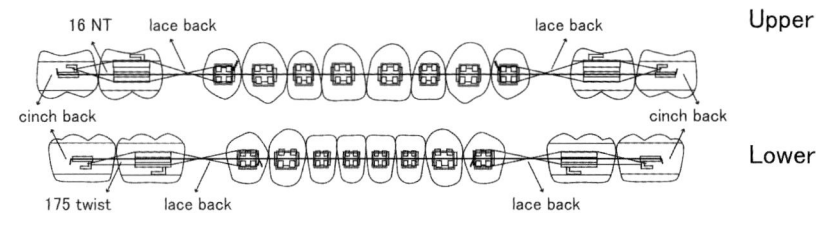

Upper
- 16 NT/2 mos
- 16 SS/2 mos
- 16*22 NT/1 mos
- 16*22 SS/1 mos
- 17*25 SS/4 mos

Lower
- 175 twist/1 mo
- 16 NT/3 mos
- 16 SS/2 mos
- 17*25 NT/2 mos
- 17*25 Reverse NT/1 mo
- 17*25 SS/4 mos

Step II: Canine retraction

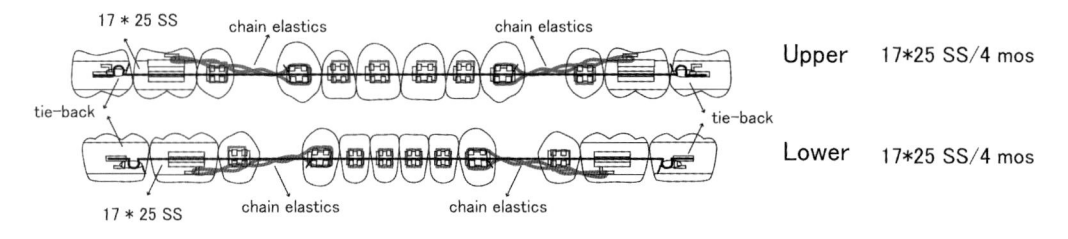

Upper 17*25 SS/4 mos

Lower 17*25 SS/4 mos

Step III: Incisor retraction*

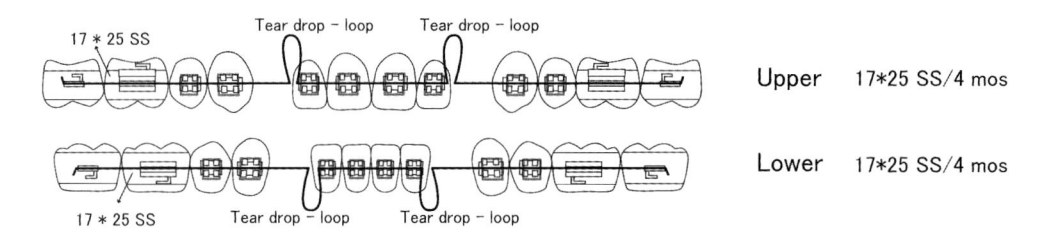

Upper 17*25 SS/4 mos

Lower 17*25 SS/4 mos

Step IV: Finishing & detailing

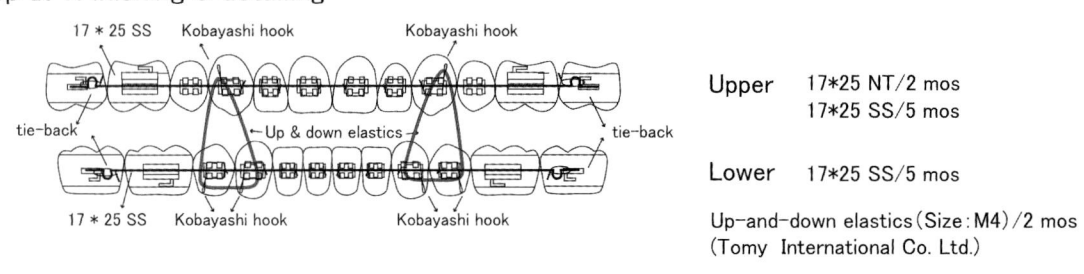

Upper
- 17*25 NT/2 mos
- 17*25 SS/5 mos

Lower 17*25 SS/5 mos

Up-and-down elastics (Size: M4)/2 mos
(Tomy International Co. Ltd.)

図 20. 25 Cont'd e, Treatment procedures and mechanics, including the leveling stage, the premolar and the canine retraction stages, the incisor retraction stage and the finishing/detailing stage.

*In the later stage of the incisor retraction, archwire with tie-backs are recommended.

る要素でもある．したがって，患者が青年期であれば成長がほぼ終了するまで下顎骨の成長方向を観察するか，あるいは咬合挙上板（あるいは斜面版）を併用してオーバーバイトの減少を図ったうえで（Chapter 18 参照），固定式装置による治療を開始するのが良い．上顎切歯の唇側傾斜が強い過蓋咬合であれば，既に解説したように，上顎歯の片顎抜去が治療計画を立てる場合の第一選択肢となるが，前頭蓋底に対して上顎骨と上顎切歯が前後的に正常な位置にあり，歯の位置異常も軽微であるような場合には，下顎骨の発育が終了するまでの間，サービカルヘッドギア装置を応用して上顎大臼歯の遠心移動を図ると同時に咬合挙上板などを併用してオーバーバイトを減少させることを試みるのもよい（図 20.25a-d）．

　下顎骨の前下方への成長が見られ，前歯のオーバーバイトも減少したことを確認した後に，上下顎の第二小臼歯を抜去して，通法にしたがい固定式装置による治療を行う．レースバックにより第一小臼歯の遠心移動を単独で行い，ついで第一小臼歯とその遠心にある大臼歯をワンピースとしてヘッドギア装置と共に加強固定とし，永久犬歯の単独牽引を行う（図 20.25e, Step III）．永久切歯の牽引はその遠心に相当するアーチワイヤーに曲げ込んだクロージングループ（key-hole loop あるいは tear drop-shaped loop）を活性化させることで行う．上顎歯列には強調 Spee 彎曲を，下顎歯列には逆 Spee 彎曲を付与する．以上の操作方法の詳細については既に解説したのでここでは繰り返さない．

　骨格性過蓋咬合で下顎後退位もしくは小顎症の場合には，臼歯の挺出に加えて上下の永久切歯の圧下を行うことがある．J フックは上顎切歯の圧下に用いられるが，力の大きさと方向をコントロールすることが難しいため，切歯の歯根に対する障碍のリスクを考えると，使用頻度は減っている．J フックの替わりに，固定用の骨内インプラントを上顎側切歯根尖近傍に植立して，アーチワイヤーを介して上顎切歯の圧下を行うことができる（図 20.26）．

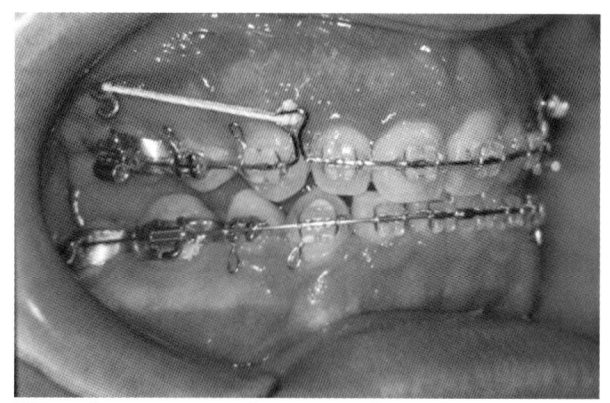

図 20.26　Retraction and Intrusion of maxillary incisors using endosseous implants bilaterally for orthodontic anchorage placed nearby the maxillary first molar apices.

前歯部開咬

　骨格性の前歯部開咬が認められる患者に対しては，治療中に臼歯の挺出をできるだけ抑える必要がある．図 20.27 に大舌症のために前歯部開咬を呈した患者にエッジワイズ装置と顎間ゴムを用いて治療した例を示す．偶然にも患者は脊椎彎曲症の治療のため，ミルウォーキーブレースを使用しており，大臼歯に強い圧下力が長期間にわたり加えられ，開咬の改善に役立った．このような装具が矯正歯科治療のために用いられることはないが，ハイプルヘッドギア装置やバーティカルチンカップ装置など，咬合面に対して圧下力を発揮する顎外装置を症状に合わせて使用することは考えてよい．

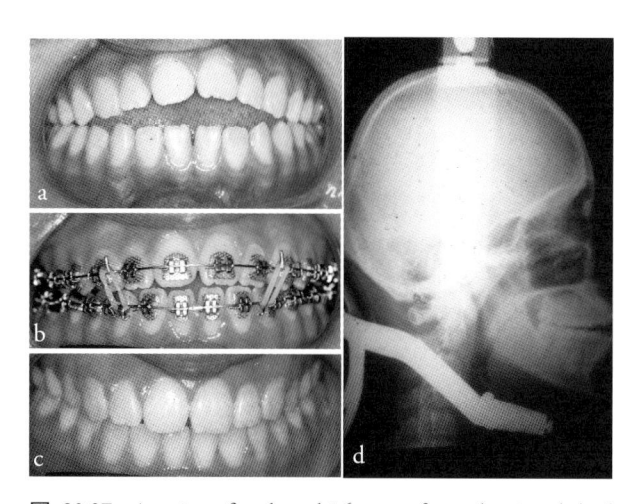

図 20.27　A patient, female and 16 years of age, showing skeletal anterior openbite malocclusion and a large-sized tongue. The patient used a Milwaukee brace for orthopedic correction of scoliosis. a, Pretreatment; b, Mid-treatment; c, Posttreatment. The upper and lower incisors were being extruded with a short term use of up-and-down elastics that were hooked to the brass wires soldered to the rectangular archwires, with simultaneous intrusion of molar teeth by intrusion step bends given to the archwires; d, Lateral cephalogram of the patient.

骨格性の前歯部開咬に対して上下の永久切歯を挺出させることで対処することは，できるだけ避けなければならない．その理由はこの型の咬合異常では初診時においても，永久切歯はむしろ挺出気味であるからである．永久切歯の挺出は歯根吸収を招きやすいが，開咬のように萌出時から歯の長軸方向に咬合負荷が掛けられる機会が少ない歯では，周囲の線維性結合組織や毛細血管などの正常な発育に必要な適度の圧刺激が少ないため，組織の廃用萎縮が生じ，挺出力が加えられると歯根吸収が生じやすいことが考えられる．このようなリスクを排除できないことは，AngleⅡ級1類の咬合異常と上下切歯の水平的開咬（Chapter 9参照）を認める症例で上顎永久切歯の口蓋側方向への牽引を行う際に，時折り経験されることである．顎間ゴムの使用は1カ月以内を目安とし，アーチワイヤーに後述する圧下用ベンドを入れることで，臼歯部の圧下を同時に行うことが重要である．上顎にはトランスパラタルアーチ装置を下顎にはリンガルアーチ装置を装着することで，上下大臼歯の望ましくない近心移動と挺出を効果的に抑制することができる（図20.29）．

上顎骨後方部の過大な垂直発育が原因で前歯部開咬が形成されている場合には，上顎大臼歯部の歯槽骨に固定用のインプラントを設置し，それを固定源として上顎大臼歯の圧下を行うのが，もっとも確実な方法である（図20.28，図20.29）．しかし，そのような治療法が選択できないときには，ハイプルヘッドギア装置を用いるのが良い．この治療は成長がほぼ完了するまで，通常は保定期間中まで継続する必要がある．

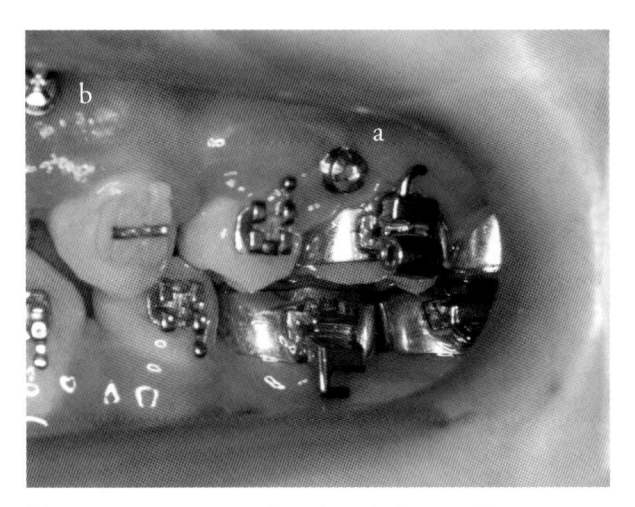

図20.28 Endosseous implants for orthodontic anchorage manage to give preferable effects for intruding molars (a) and incisors (b) in the orthodontic treatment of anterior openbite malocclusions.

カムフラージュ治療の対象と診断された永久歯列期の骨格性前歯部開咬症例に対する典型的な治療計画は以下のようなものになる（図20.29）．

(1) まずこのタイプの咬合異常では上顎骨の狭窄が認められることが多い．もしそうであれば，上顎骨の側方拡大を行う．上下歯列ともに叢生があり，切歯は唇側傾斜しているためにV字型歯列弓形状を呈する場合にはそのような特徴の緩和にもつながる（Chapter 13参照）．

(2) 上下歯列が前頭蓋底に対してどの程度，前突あるいは後退しているのかを評価する．骨格性3級で開咬が認められる場合は外科的矯正歯科治療の適応症となることが多いが，Ⅰ級（上下顎前突を含む）およびⅡ級の咬合異常に対するカムフラージュ治療では中程度から最大の固定を確保する．上下顎大臼歯部に固定用インプラント（SMAP®）を設置し，また，上下歯列にトランスパラタルアーチ装置とリンガルアーチ装置をそれぞれ装着し，加強固定として用いる．

(3) 上顎第一小臼歯を抜去（切歯の前突が強くない場合には第二小臼歯あるいは大臼歯の抜去を考慮する）後に，犬歯より後方をレースバックしたうえで，上顎前歯をエンマッセで牽引し，下顎歯列については永久犬歯を単独で滑走牽引した後に永久切歯を牽引する．

前歯部開咬症例に用いるアーチワイヤーのデザインは，それがたとえAngleⅡ級の咬合異常であっても，Ⅱ級の過蓋咬合に用いるものとはまったく異なることを理解しておかなければならない．Chapter 13でも述べたが，AngleⅡ級1類の過蓋咬合症例では，オーバージェットの改善に先立ち，先ずオーバーバイトを減少させなければならない．そのためには下顎歯列に対して逆Spee彎曲を，上顎歯列に対しては強調Spee彎曲を付与する．前歯部開咬症例の場合には，ラウンドワイヤーの段階で下顎歯列に緩やかな強調Spee彎曲を，上顎歯列には緩やかな逆Spee彎曲を付与する．レクタンギュラーアーチワイヤを使用する段階になれば，顎外装置の使用と並行して，前歯部から臼歯部に向かって段階的に，歯頸部側にアーチワイヤーが位置するように，アーチワイヤーにセカンドオーダーベンド（圧下用ステップベンド intrusion bend）を曲げ込むと大臼歯

の圧下に有効であり，この原理を体系化した治療技術はMEAWテクニック[24]として知られている．

もともと過蓋咬合の症例で，意図的に上顎歯列に強調Spee彎曲を，下顎歯列に逆Spee彎曲を入れた結果，オーバーバイトが浅くなり過ぎた場合には，上下のアーチワイヤーに付与した彎曲を緩めると，オーバーバイトを増すことができる．仕上げ段階で用いられるレクタンギュラーアーチワイヤーは剛性が高いた

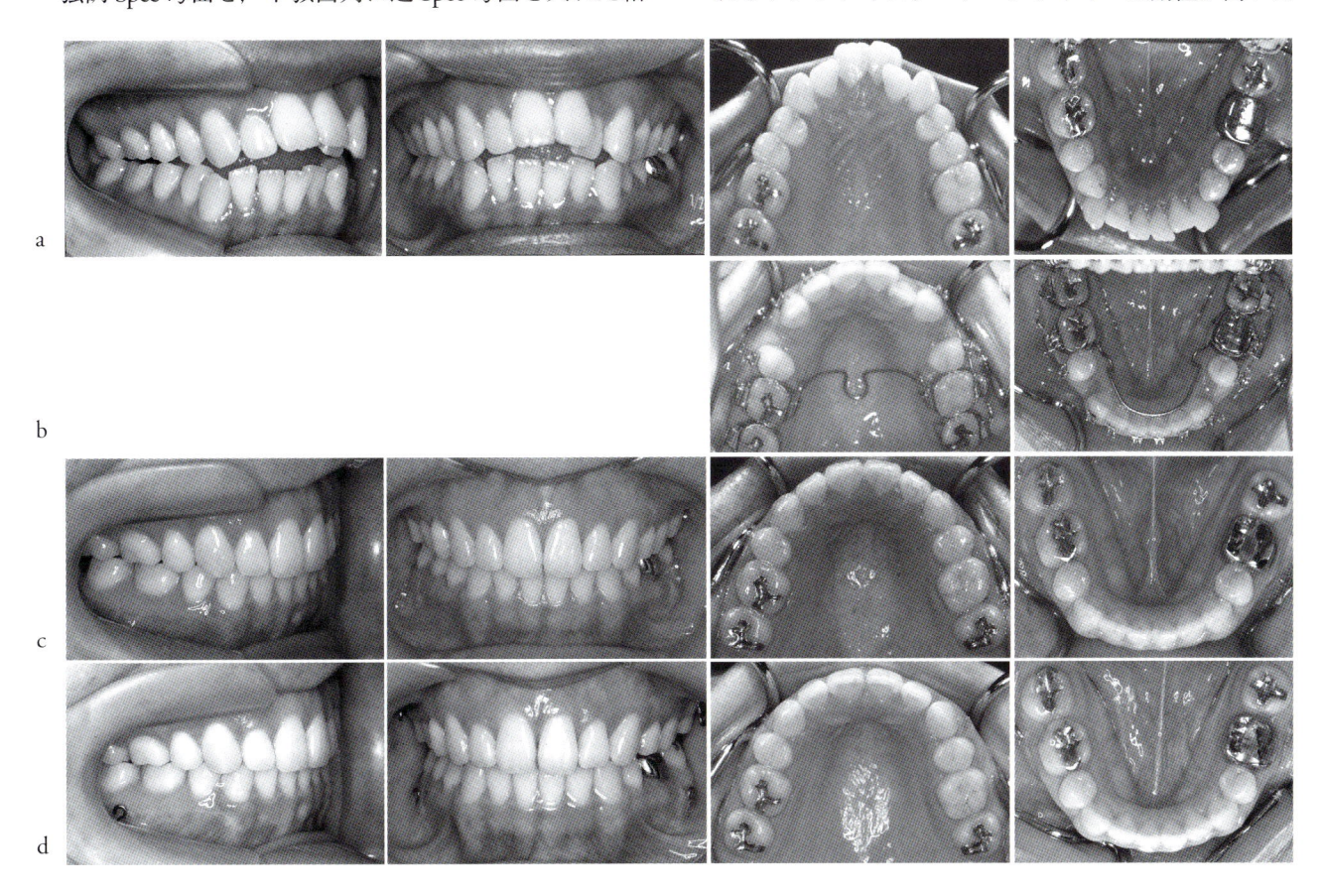

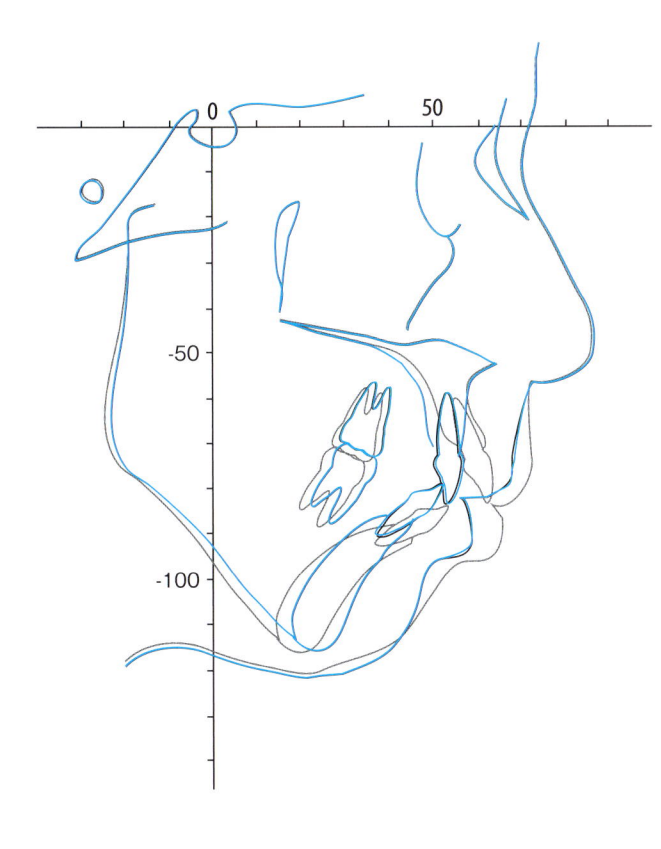

図20.29 Anterior openbite malocclusion with bimaxillary protrusion, a, A constricted maxillary dental arch, and a moderate crowding of teeth. Anterior teeth in both dental arches are proclined to show V-shaped dental arch forms; b, Edgewise orthodontic treatment was performed with the extraction of the four first premolars. The endosseous implants used as orthodontic anchorage that were embedded into the alveolar bone at the posterior sites in the maxilla and the mandible had paramount effects on intruding molars in orthodontic treatment of anterior openbite malocclusions. A transpalatal arch appliance and a lingual arch appliance were also used for reinforced anchorage. The maxillary permanent canines were lace-backed to achieve movement en masse of the maxillary anterior segment. In the lower dental arch, the permanent canines were retracted separately using a continuous archwire, which was followed by a retraction en masse of the four lower incisors; c, Post-active orthodontic treatment; d, Post-retention

め，コンティニュアスアーチワイヤーを用いる限り，垂直ゴムの効果はあまり期待できない．.016 インチサイズまたは .018 インチサイズのステンレス製のラウンドアーチワイヤーにわずかに Spee 彎曲をつけ，辺縁隆線の不揃いを治すのに必要なセカンドオーダーベンドも曲げ込んで，下顎の歯列に装着するとオーバーバイトを深くすることに役立つ．

臼歯部開咬

永久歯列において，中心咬合位で上下の永久犬歯，小臼歯が緊密に咬合せずに垂直的な空隙を認める状態を臼歯部開咬 posterior（または lateral）openbite という．混合歯列期に見られる一時的な上下側方歯部間の空隙 transitional posterior vertical gap との鑑別診断が重要である．臼歯部開咬が生じる原因としては，安静時に咬合面に加えられる舌圧の影響，永久犬歯や小臼歯の萌出不全や位置異常が考えられる．前者の場合，歯列弓を狭める操作を行ってはならない．後者は治療前から存在することもあるが，アタッチメントの歯冠上の設置位置やアーチワイヤーのデザインが不適切なことが原因で生じることもある．原因を取り除き，必要に応じて開咬の存在する部位にセクショナルアーチワイヤーを介して一時的（1〜2週間程度）に顎間ゴムを掛けることで，問題は解決されることが多い．

■ 包括矯正歯科治療の終了

エッジワイズ治療を受けた患者の 44％が，治療後に前方位で後方歯の接触があり，側方運動時に平衡側で咬合接触を認め，その 7％強は長期にわたる異常を示したとの報告[25]がある．フィニッシングの最終段階では，美容上も機能的にも最適化された咬合（Chapter 8 および Chapter 13 参照）が確立されているかを精査する必要がある．装置を撤去する前に少なくとも，以下に記す事項をチェックしておくことを勧める．

(1) 緊密な咬頭嵌合．
(2) I 級の大臼歯および犬歯の咬合関係．
(3) 歯列全周にわたる適切なオーバージェットとオーバーバイト．
(4) 美しく排列された上下の切歯
(5) 上下歯の早期接触がないこと．特に咀嚼時平衡側の咬合干渉がないこと．
(6) CO 下顎頭位と中心位が一致している．

3.3　補助的矯正歯科治療

■ 目標

補助的矯正歯科治療 adjunctive orthodontic treatment の目標は以下の通りである．

(1) 歯が喪失した部位に最終的に構築しようとするブリッジや補綴用インプラントなどの修復物の設計と装着・植立を最適化するために，近在の歯を矯正移動する．
(2) 歯の位置異常により生じた歯周組織の損傷や歯槽骨の吸収の進行を抑制しあるいは改善するために歯の矯正移動を行う．
(3) 歯周病に罹患した歯が咬合に参加できるように歯の矯正移動をする．
(4) 咬合異常により損なわれた顎運動機能を改善する．

■ 治療の原則

補助的矯正歯科治療を選択する場合も，前項で解説した成人の治療について考慮すべきことがらのすべてが適用される．'補助的'という言葉から，矯正歯科治療の役割が軽く，要求される知識と技術が informal なものであると誤解してはならない．その理由は次の二点に集約できる．

(1) 歯列弓内の局所の咬合状態の改変は，口顎の広い範囲の感覚・運動機能に影響を及ぼし得るので，診断と治療計画の立案にあたっては，矯正歯科治療による咬合の変化に対する口顎機能系の望ましくない反応を予防しあるいは最小化するために必要な対処法について，歯科医師はあらかじめ予測しておく必要がある．
(2) 補助的矯正歯科治療は，修復治療結果のクオリティを担保するための重要な前処理 pre-processing であり，修復治療を最適化するのに必要な歯科矯正学の知識と技術を動員することが，治療に与る歯科医師に課せられる義務である．

■ 必要な知識と技術

Chapter 14 で解説したように，歯科医療行為には常に管理義務が伴う．歯科医師にはその知識と経験および技術に照らし合わせて，社会が妥当と判断する

範囲の診療を行うことが要請されている．補助的矯正歯科治療は成人に対する限局矯正歯科治療 limited orthodontics であり，多くの場合，一般歯科医師により手がけられている．しかし実際に必要とされる治療操作は，歯の直立，挺出，圧下，長軸周りの回転，歯間スペースの閉鎖とそれらを確実に実現するための固定のコントロールである．これらを正確に行うには，補助的矯正歯科治療の目標と治療の原則として記した内容を満足するだけの知識と技術の習得が必要であり，MTM（minor tooth movement）と表現される治療概念とは本質的に異なると筆者は考える．確かに補助的矯正歯科治療が対象とする歯列上の部位は限局されるが，視覚的には限定された部位の歯の矯正移動が，咬合機能および側頭下顎関節と周囲軟組織諸構造の形態並びに機能に及ぼす影響は必ずしもマイナーとは言えないのである．患者と診療契約を交わしたならば，一般歯科医師だからここまでの治療水準でよいと考えるのは，あくまで医療者間の論理であることに注意しなければならない．

前記した技術を応用しようとするなら，原則としてトークコントロールが可能な固定式装置による治療を第一選択肢として考えるべきであり，可撤式装置を用いた歯の傾斜移動による治療は限定的な役割しか果たせない．後者は歯の移動が傾斜移動で十分な場合や，口腔衛生の維持が困難な場合に考慮の対象となる．補助的矯正歯科治療の成否を決める鍵となるのは，移動しようとする歯ではなくて，むしろ正確で安全な歯の移動を可能にするための固定の設計と確保である．それらを可能にするには正しい診断技術が必要とされることは言うまでもない．

■ 治療法
■ 前歯の排列

永久切歯の欠損への対処法については図 20.12 に記した．

口蓋裂に起因する上顎永久歯の欠損は矯正歯科治療の終了後に修復処置により咬合の回復を図ることが多い．上顎永久側切歯の欠損に対しては永久犬歯を遠心に移動したのち，永久中切歯との間に十分なスペースと歯槽骨が存在するなら，インプラントを植立することができる（図 20.30）．

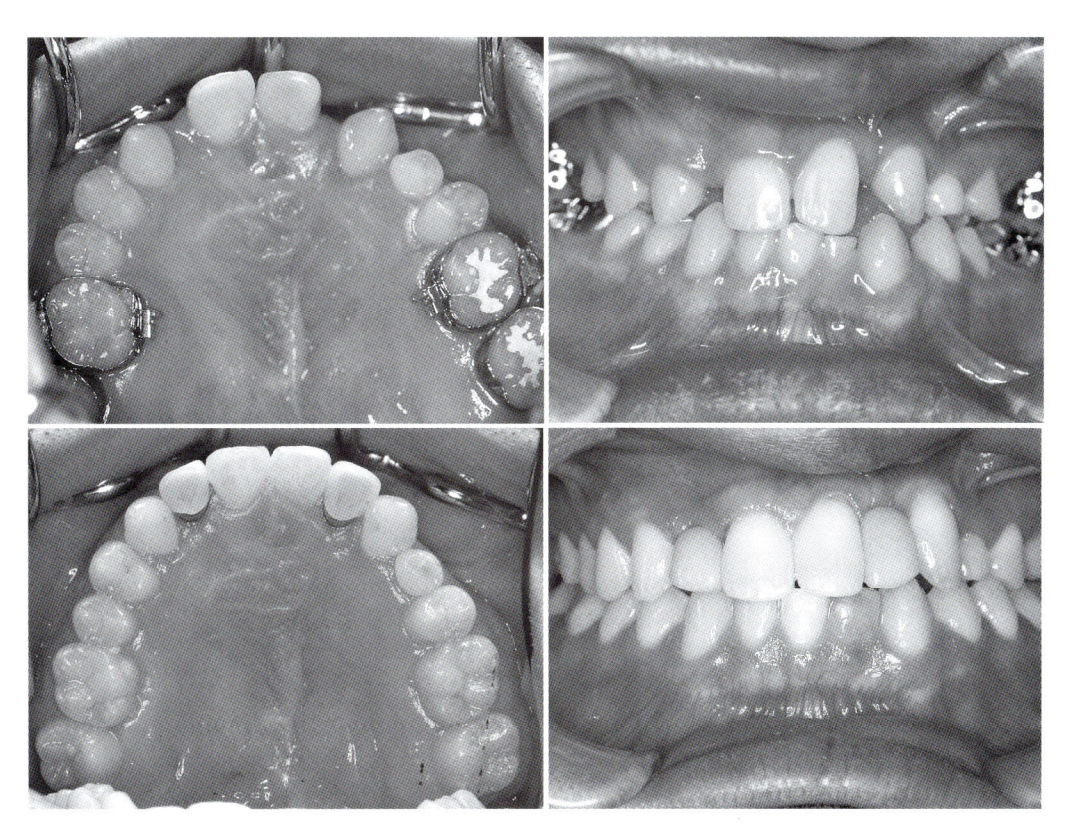

図 20.30　If sufficient space and alveolar bone can be obtained between the maxillary permanent canine and the central incisor, it is possible to place implants between them as shown here (bilateral cleft lip and palate); Top, Before starting the Phase II orthodontic treatment; Bottom, Post-orthodontic restorative treatment by dental implants. (Courtesy of Dr. R. Kanomi)

Part 6 治療論

外傷などが原因で上顎の永久中切歯や側切歯が脱落したり，保存が不可能なため抜去されることがある．放置しておくと遠心にある歯は近心に転位する．片側の中切歯と側切歯が失われたために近心に転位した犬歯を遠心に再移動するかどうかを判断する場合には，次のような点を考慮する必要がある．

(1) 矯正歯科治療後に咀嚼時の適切な下顎の側方運動が獲得できるようになるか．その場合，犬歯誘導による咬合が望ましいが，もしそれが期待できない場合には上顎第一小臼歯を代替歯として使えるかどうか．
(2) 上顎永久犬歯を永久側切歯の位置に再排列したときに美的外観を損ねないか．
(3) 前頭蓋底に対する上下前歯の位置を矯正移動により後退あるいは前進させる必要はないか．
(4) 残存歯およびその歯周組織の健康状態．

上記の要件を考慮して特に問題がなければ，上顎永久犬歯を遠心に移動して上顎永久側切歯の代わりとし，上顎永久中切歯部にインプラントを植立することがある（図20.31）．永久中切歯部にはもともと上顎永久犬歯が位置していたので，歯の喪失に伴う周囲歯槽骨の吸収はほとんど問題にならないことが多い．

成人患者の場合，永久犬歯の低位唇側転位のみを比較的短期間で解決しなければならないことがある．その場合，遠心にある第一小臼歯を便宜抜去し，セクショナルアーチワイヤーを用いて治療を行うことがある．通常，リンガルアーチ装置などで加強固定することが望ましいが，矯正歯科の臨床経験に富む歯科医師であれば，第二小臼歯から第二大臼歯までを固定として使い，アーチワイヤーにティップバックベンドを曲げ込み大臼歯の近心転位を防ぐことで，永久犬歯の牽引を行うこともある（図20.32）．口腔内の違和感は半減するために患者の協力を得やすいと考える臨床医もいる．

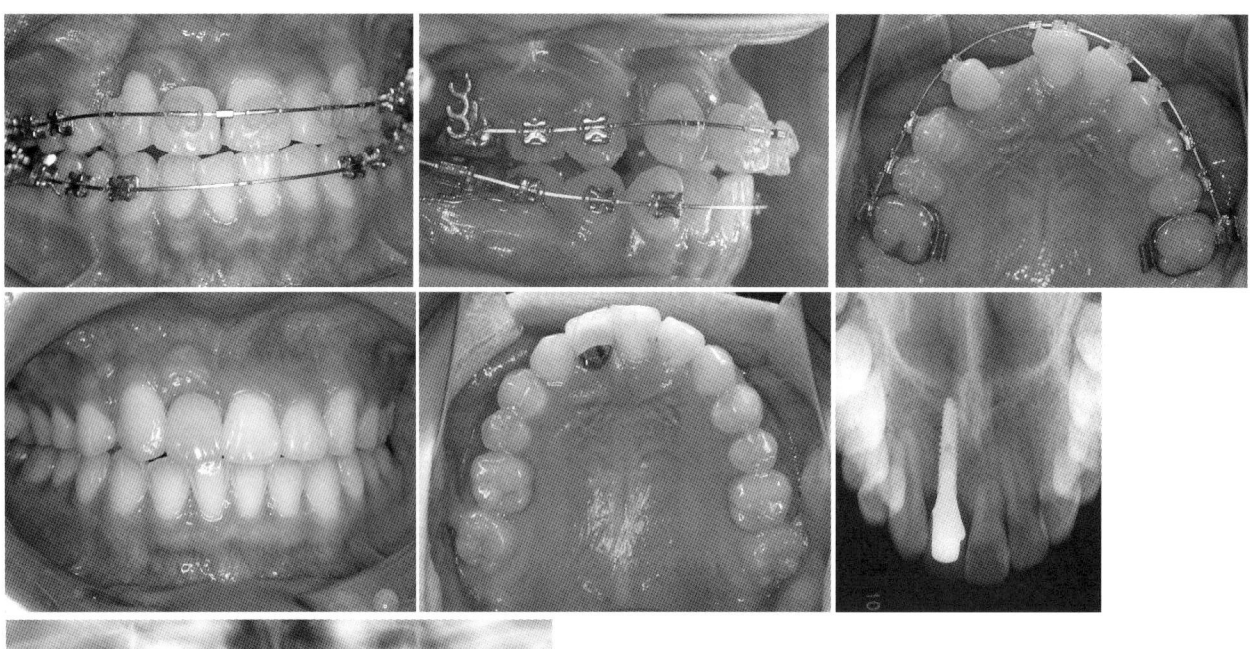

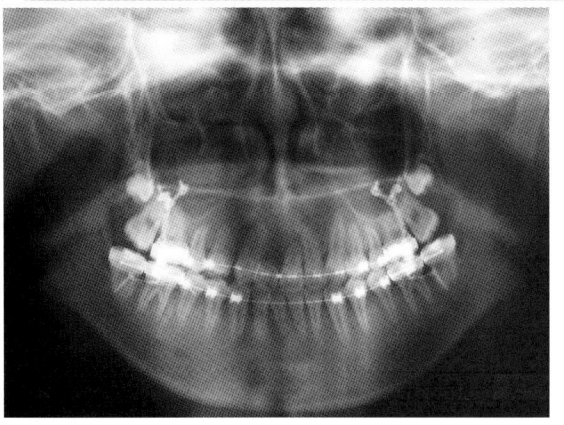

図 20.31 When the permanent maxillary central and lateral incisors are lost due to traumatic injury or other causes, those teeth located distal to them are likely mesialized spontaneously. The maxillary permanent canine may be distalized to provide space for the dental implant to be placed at the site for the exfoliated or extracted maxillary permanent central incisor. Note the upper archwire was stabilized by endosseous anchorage (SMAP)® to prevent flare-out of the upper incisors. (Courtesy Dr. R. Kanomi)

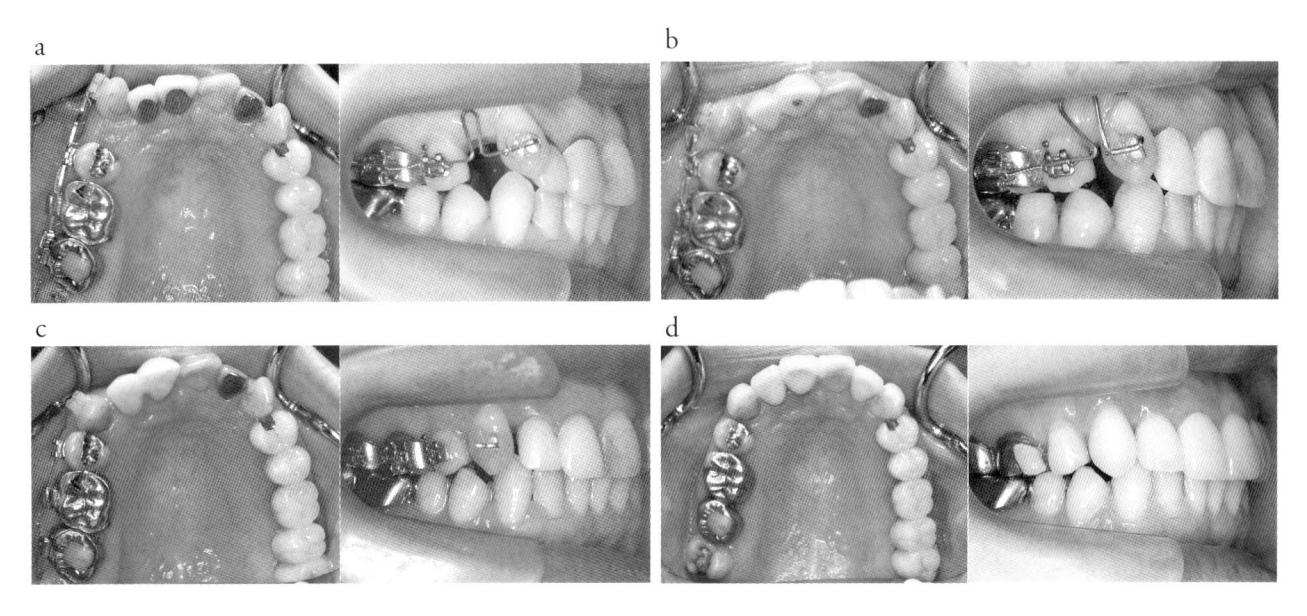

図 20.32 Unilateral retraction of a maxillary permanent canine using a sectional rectangular archwire with a tear drop-shaped vertical loop. a, Beginning of the retraction; b and c, Midway of the retraction; d, Completion of the retraction.

大臼歯の直立

う蝕や歯周病のために第一大臼歯が抜去され，長期間放置された場合，三つの問題が生じやすい．その一は第二大臼歯（および第三大臼歯）の近心傾斜である．必然的に第二大臼歯近心の歯肉ポケットは深くなる．その二は抜歯部の歯槽骨の吸収である．その三は喪失歯に対向する歯の挺出である．挺出の量と方向によっては，下顎は第一大臼歯の喪失前とは異なる偏位した位置を中心咬合位とするようになる．また，第一大臼歯が骨性癒着すると，第二大臼歯は極端な近心転位や傾斜を示すことが多く，第一大臼歯の歯冠を半ば覆うように萌出していることもある（図 20.33a）．

近心に転位あるいは傾斜した第二大臼歯を遠心に向かって直立させることは，同歯の歯周組織の健康状態を改善することにつながる．大臼歯歯冠を直立させると，第二小臼歯との間にスペースができる．このスペースを利用してブリッジを装着したり，あるいは補綴用のインプラントを設置することがしばしば行われる．その場合，直立によって第二大臼歯は挺出しやすいため，歯冠形成時に咬合の高さを調節する必要がある．

第二大臼歯の直立は加強固定のために第二小臼歯以外に第一小臼歯や永久犬歯を利用するのが一般的である．場合によっては永久切歯も加える．そのようにしても，小臼歯は矯正力に対する反作用によって近心舌側捻転を生じやすい．また，矯正移動をしようとする第二大臼歯にも遠心頬側捻転と挺出力が加えられる．そこで加強固定を確実にするために，リンガルアーチ装置が併用される（図 20.34，Chapter 22 参照）．

直立はセクショナルアーチワイヤーを用いて行うことができる．アーチワイヤーは.017x.025 インチサイズの NiTi をそのままアタッチメントに挿入して用いるか，.017x.025 インチサイズのステンレス製のものを空隙部に相当する部位のアーチワイヤーにTループまたはオメガループを曲げ込んで弾性を増した状態で装着する（図 20.33c, 図 20.35）．セクショナルアーチワイヤーのループを 1mm 活性化するようにワイヤーの遠心端をシンチバックすることで，第二大臼歯を直立しながら歯根尖の近遠心的な位置をあまり変化させずに第二小臼歯との間にあるスペースを閉じることができる（図 20.33d）．第二大臼歯を近心に歯体移動することで，第二大臼歯近心にある歯槽骨の再生が期待できる（図 20.33d）．この作業に要する期間は第二大臼歯の近心傾斜の度合いに依存するが，成人の場合，通常 12ヶ月以上かかることが多い．歯の挺出を正確にコントロールするためには，第二大臼歯遠心の歯槽骨内にインプラントを設置し，第二大臼歯歯冠を遠心に向かい後下方に牽引する力を加える必要がある．

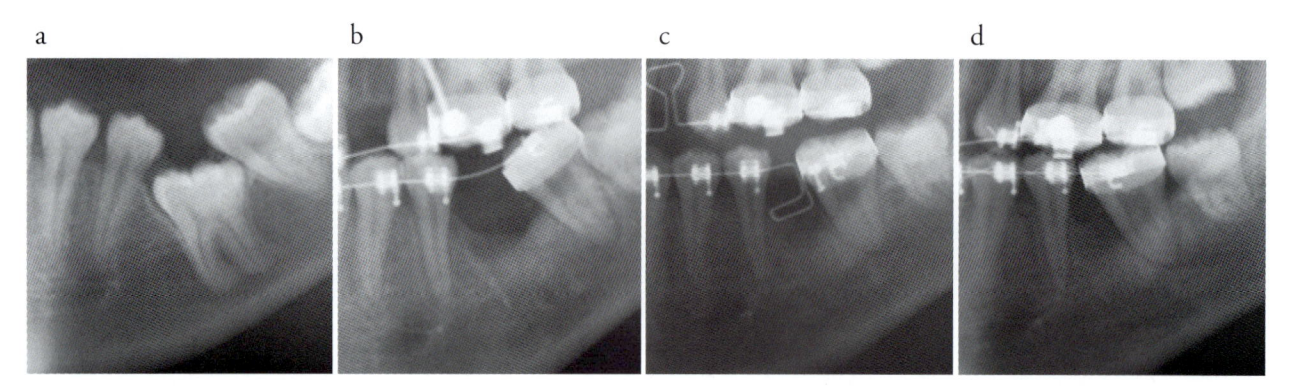

Part 6　治療論

図 20.33　a, Ankylosed lower left permanent first molar with the distal half of its crown overhung by the second molar; b, The lower left permanent first molar was extracted and leveling was commenced; c, The lower left second molar was up-righted using a horizontal shoe-shaped loop; d, The lower left second molar was mesialized to close the space. Note the regeneration of the alveolar bone mesial to the second molar.

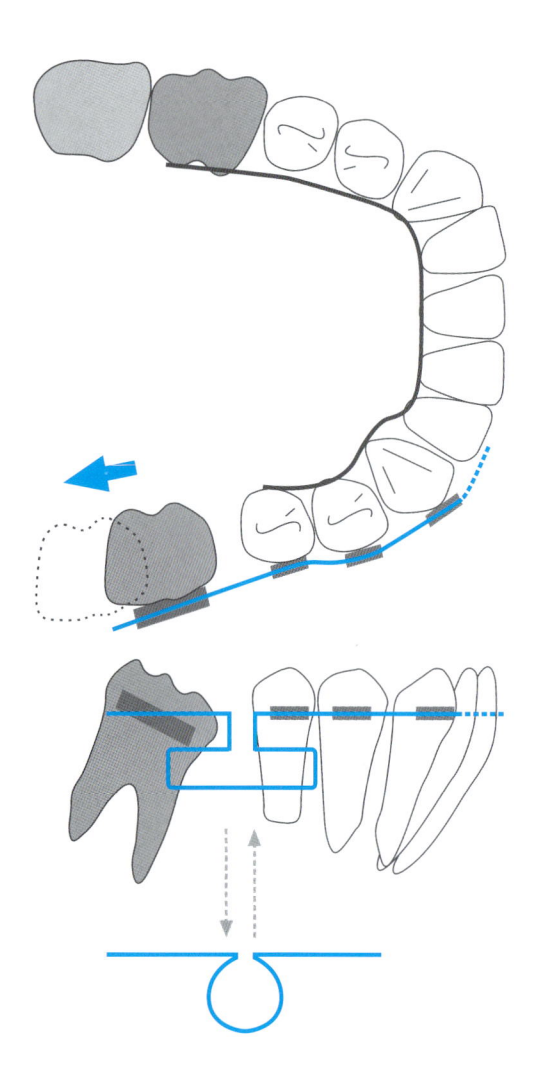

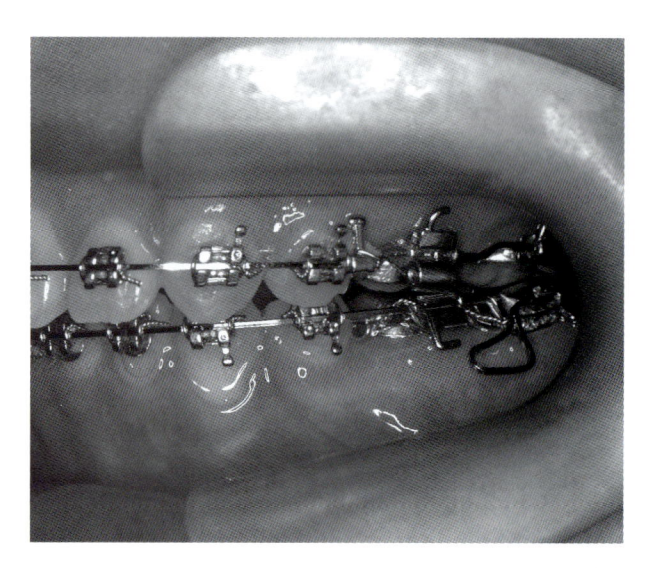

図 20.35　Lower molar teeth can be up-righted using T-loops, omega loops or horizontal loops as shown in this figure, with employment of anchorage reinforcement by a lingual arch appliance.

図 20.34　Schematic diagram illustrating a standard method of uprighting permanent molar teeth. Combination of an elastic archwire or stainless steel rectangular archwire with a bent-in T-shaped or omega loop, together with reinforced anchorage by the cuspid and premolar teeth and a lingual arch appliance is a classic receipe.

■ 交叉咬合の改善

1, 2歯の交叉咬合であれば，固定式装置以外にも，リンガルアーチ装置やスペースリゲーナも応用できることが多い．片側あるいは両側の臼歯部に交叉咬合が認められる場合，骨格性の上顎骨の狭窄を原因とすることが多い．その場合には上顎骨の側方拡大を行う（Chapter 13 参照）．

■ 文献

1. Proffit WR & Fields HW. Contemporary orthodontics,1st ed; Mosby Co Ltd; St Louis, 1986.
2. Proffit WR 著，高田健治訳．プロフィトの現代歯科矯正学；初版；クインテッセンス出版，東京,193-194, 401, 1989.
3. Lockhart PB, Brennan MT, Thornhill M et al. Poor oral hygiene as a risk factor for infective endocarditis-related bacteremia. J Am Dent Assoc 2009; 140:1238-1244.
4. ICD-10「精神および行動の障碍」分類，WHO2007, 厚生労働省ホームページ，http://www.mhlw.go.jp/toukei/sippei/index.html
5. Mental and behavioral disorders. International Statistical Classification of Diseases and Related Health Problems; 10th Revision; Version for 2007; World Health Organization; www.who.int/whosis/icd10/
6. 高橋三郎，大野裕，染矢俊幸．DSM-IV-TR 精神疾患の分類と診断の手引き（Quick reference to the diagnostic criteria from DSM-IV-TR, Am Psychiat Ass），新訂版，医学書院，pp69-70; 137; 171-186; 187-192; 233-239; 2008.
7. 佐藤啓二．グッバイパニック障害；メデジット 2002；大阪；1-134.
8. Paradis AD, Reinherz HZ, Giaconia RM et al. Long-term impact of family arguments and physical violence on adult functioning at age 30 years: findings from the Simmons longitudinal study. J Am Acad Child Adolesc Psych 2009; 4:290-298.
9. 大月佳代子．開閉口訓練ロボットの開発ならびに下顎運動障害の理学療法に関する総合的研究．日口科誌 2004; 53:55-73.
10. Rohrer A. Displaced and impacted canines. Int J Orthod Oral Surg 1929; 15:1003-1020.
11. Crawford LB. Four impacted permanent canines. Angle Orthod 2000; 70:484-489.
12. Kitai N, Fujii Y, Yasuda Y et al. Correction of a severe crowding in a patient with upper and lower impacted canine teeth. Orthod Waves 2002; 61:191-196.
13. Kokich Jr VO & Kinzer GA. Managing congenitally missing lateral incisors. Part I: Canine substitution. J Esthet Restor Dent 2005; 17:5-10.
14. Kinzer GA & Kokich Jr VO. Managing congenitally missing lateral incisors. Part II: Tooth-supported restorations. J Esthet Restor Dent 2005; 17:76-84,
15. Kinzer GA & Kokich Jr VO. Managing congenitally missing lateral incisors. Part III: Single-tooth implants J Esthet Restor Dent 17:202-210, 2005.
16. Rohrich RJ & Pessa JE. The anatomy and clinical implications of perioral submuscular fat. Plast Reconstr Surg 2009; 124:266-271.
17. Penna V, Stark GB, Eisenhardt SU et al. The aging lip: A comparative histological analysis of age-related changes in the upper lip complex. Plast Reconstr Surg 2009; 124: 624-628.
18. Kanomi R & Takada K. Application of titanium mini-implant system for orthodontic anchorage. In: Davidovitch Z & Mah J（eds）. Biological mechanisms of tooth movement and craniofacial adaptation. 2000; 253-258; Harvard Soc Adv Orthod, Boston.
19. Kanomi, R. Anatomic feature of the palate constraints: the upper incisor intrusion with skeletal anchorage system- a 3D study, In; Takada, K. and Kreiborg, S.(eds), In silico Dentistry - the evolution of computational oral health science, Medigit Corp., Osaka, Japan, 64-67, 2008.
20. Kanomi R & Roberts WE. Miniature osseointegrated implants for orthodontic anchorage, In; Nanda R, Flavio Andres Uribe（eds）, Temporary anchorage devices in orthodontics, Mosby Elsevier, St.Louis, Missouri, USA, 49-72, 2009.
21. Burstone CJ. Rationale of the segmented arch. Am J Orthod 1962; 48:805-822.
22. Ricketts RM. Bioprogressive therapy as an answer to orthodontic needs. Part II. Am J Orthod 1976; 70:359-397.
23. Yao CC, Lai EH, Chang JZ et al. Comparison of treatment outcomes between skeletal anchorage and extraoral anchorage in adults with maxillary dentoalveolar protrusion. Am J Orthod Dentofacial Orthop 2008; 134:615-624.
24. Kim YH. Anterior openbite and its treatment with multiloop edgewise archwire. Angle Orthod 1987; 57:290-321.
25. Morton S & Pancherz H. Changes in functional occlusion during the postorthodontic retention period: a prospective longitudinal clinical study. Am J Orthod Dentofac Orthop 2009; 135: 310-315.

CHAPTER 21

矯正歯科治療後の咬合の安定

1 再発

　歯に対して矯正力を適応すると，歯根膜の再組織化が生じる[1]．これは通常3～4ヵ月間続く．固定式装置を撤去した時点では歯肉線維群は伸張されたままであり，歯肉を構成するコラーゲン線維と弾性歯槽頂線維のリモデリングは完了していない．それには動的治療終了後，1年以上かかる．したがって，矯正装置を撤去したままで放置すると，歯は元の場所に向かって移動する傾向を示す．これには，伸張された歯肉線維群が，元に戻ろうとするときに発揮される力が働くと考えられている．

　動的矯正歯科治療後に自然に生じる，歯列弓内における歯の望ましくない移動と，その結果治療により得られた緊密な咬合が不安定化することを，狭義の'再発 relapse'または'後戻り rebound'と言う．図21.1に，重篤な下顎前歯部の叢生を矯正治療して固定式装置を撤去した後に，保定装置を装着せず1ヵ月間放置したときに下顎前歯部に見られた叢生の再発を示す．

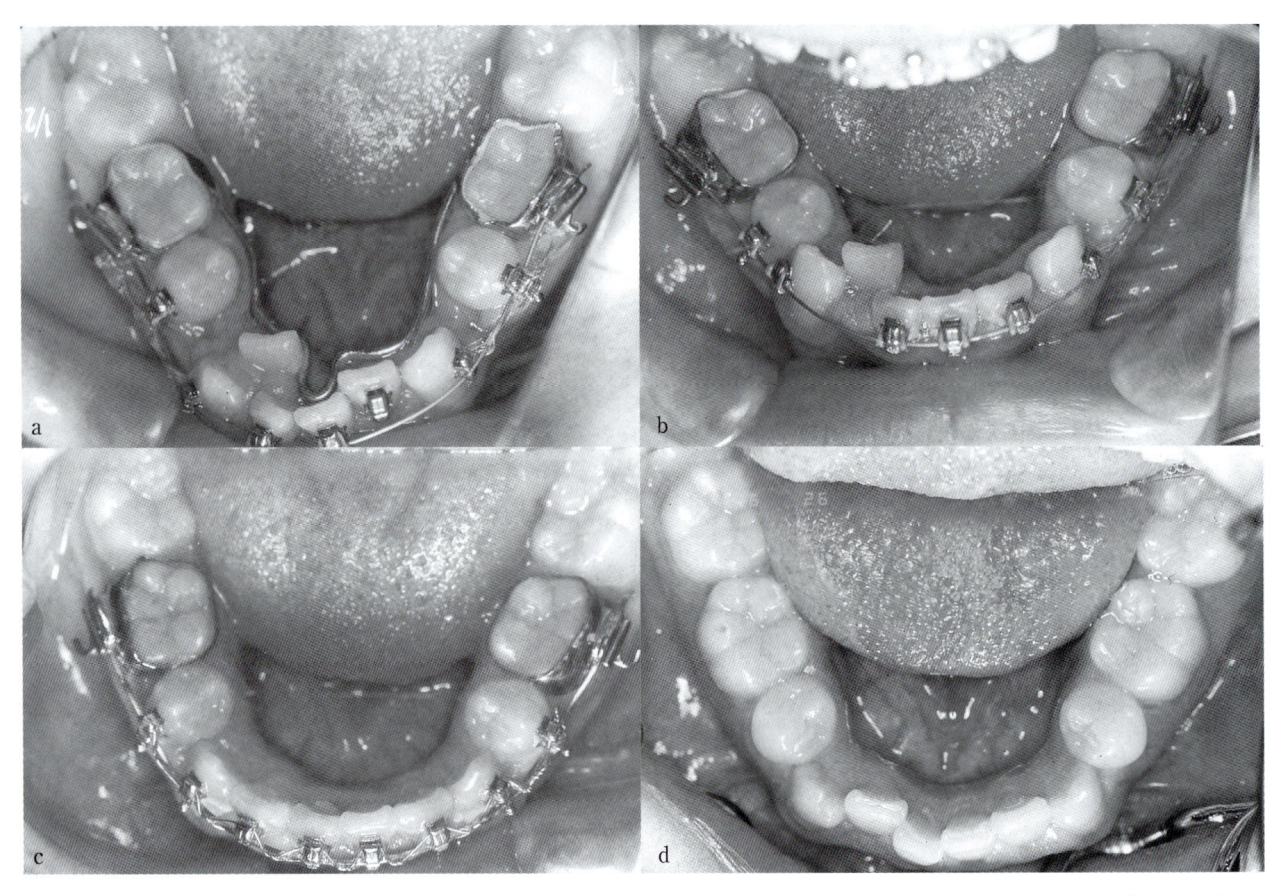

図 21.1　Relapse of lower anterior occurred crowding during retention. a, Severe tooth crowding in the lower anterior segment before orthodontic treatment; b, Space being acquired in order to align the lower right permanent lateral incisor; c, The lower permanent anteriors are almost aligned; d, After the edgewise appliance was removed, the patient spent a month without wearing a retainer. Note the relapse of tooth crowding in the lower anterior segment.

再発には，広義には上下歯列弓間あるいは上下顎間の咬合関係の望ましくない変化が含まれる．それらの原因としては，前記した歯根膜の再組織化による歯の望ましくない移動に加えて，成長による変化を含む顎骨の形態および位置の変化や，頰・口唇・舌圧が新しくつくられた咬合形態に順応しないために，歯がその位置を変えることなどがある．このように，保定中またはそれ以後に生じる再発は本質的に生体の示す生理的な反応であり，その原因の多くは治療手技の誤りに帰すことはできない．歯科医師はその発生を緩和したり遅らせることができるに過ぎず，長期的には避けることのできない現象である[2]．外科手術により上下の顎骨を再配置した後に，咀嚼筋や上舌骨筋群が術後の咬合形態に順応しないことで生じる再発については，Chapter 22 で解説する．

　歯列弓内の再発は，もともと翼状捻転していた上顎永久中切歯，口蓋側転位していた上顎永久側切歯，唇側傾斜していた上顎永久中切歯，正中離開，下顎前歯部の叢生，捻転していた小臼歯，などにしばしば認められる．一旦閉鎖した抜歯スペースが開いてくることも稀ではないが，低位唇側転位した上顎永久犬歯の再発は稀である．第一小臼歯や第二小臼歯を抜去した症例では，歯列弓長と歯列弓幅は保定後に減少し叢生の再発につながる．小臼歯を抜去するよりも第二大臼歯を抜去する方が，治療後の咬合は安定する[3]．

2 治療後の咬合の安定に影響を及ぼす要素

2.1　治療の時期

　矯正歯科治療は，永久歯列期よりも混合歯列期に始める方が，保定後の咬合はより長期にわたり安定する[4,5,6]．オーバージェットが 6mm 以上，オーバーバイトが 5mm 以上のⅡ級咬合異常を認める患者について，アクチベータとヘッドギア装置を併用して 12 歳頃に治療を開始，16 歳頃に保定を終了し，それから 12〜15 年後に咬合状態を見たところ，安定していたとの報告[7]がある．AngleⅡ級 1 類咬合異常で下顎の永久犬歯間幅径を治療により拡げた症例では保定中に幅径が短くなり，叢生の再発につながりやすい[8]．

2.2　治療前の咬合状態

　矯正歯科治療による歯の移動距離が長いほど，治療後の後戻り量は大きい[9,10,11]．このことは，優れた治療結果が得られた難症例にも当てはまる．咬合の改善結果がいかに優れていても，そのことが保定後の咬合の安定を保証するものではない．ただし，動的治療終了時に緊密な咬合状態が得られたものはそうでないものと比べて，たとえ再発しても保定後の咬合はより安定する[11,12]．AngleⅡ級 2 類の咬合異常を認める患者の上顎切歯の傾斜角度の変化を調べた研究[13]では，保定後 3〜5 年を経過した時点の後戻り量は，動的治療時の変化量（約 15°）のおよそ 14% である．傾斜移動は歯体移動よりも再発を生じやすいので，口蓋側に転位した上顎永久側切歯の治療ではトークコントロールを確実に行う必要がある．なお，下顎前歯部叢生の再発と永久切歯歯冠の近遠心幅との間に関連性はない[14]．

　一般に，上顎前突傾向が強く下顎の歯槽基底部長径が短い場合は下顎永久切歯が挺出し，下顎大臼歯は下顎枝前縁に近心傾斜しながら植立するため強い Spee 彎曲を示す．固定式装置による矯正歯科治療を行い咬合平面を平坦化しても，保定後数年の間に Spee 彎曲は再び強まる[15]．その場合，動的治療中に上下顎の前後的な関係が改善されたものほど，彎曲の後戻りは少ない．

2.3　軟組織

　歯冠の位置は，顎骨（歯槽基底部）の形と歯列弓に対して口唇・頰や舌などの軟組織から安静時と機能時に加えられる頰舌方向の圧力，咬合圧などの要素間の均衡により決定される．これを咬合の平衡理論 equilibrium theory と言う[16]．下顎歯列弓を拡大すると保定後に後戻りしやすいが，これは永久犬歯間幅径や下顎永久切歯の唇側傾斜移動により増加した歯列弓長径の短小化として捉えることができる．治療により歯列弓形態を変えても唇・頰圧と舌圧との平衡関係が適応的に変化しない場合，歯は元の位置に戻るように周囲の軟組織は作用すると考えられる．

　上顎の正中口蓋縫合を側方拡大する場合，拡大に要した期間と同じ程度の時間をかけて保定を行う必要がある．しかし，保定を終えた後も骨格性の後戻りがみられることがある．口蓋裂の場合，瘢痕化した口蓋粘膜が形成手術により閉鎖されても伸展された粘膜組織

は再び収縮しやすいため，側方に拡大された口蓋は保定中あるいは保定後に狭くなることが多い．

慢性の扁桃肥大などが原因で舌が前方姿勢位を取り（Chapter 6 参照），その原因が除去されない場合，上下永久切歯を口蓋（舌）側に牽引して歯列弓長径を短くすると，舌圧の作用で永久切歯は唇側に傾斜することがある．その場合オーバーバイトも減少する．

治療前にオーバーバイトが浅い症例で顎骨の成長が終了している場合は，たとえ大臼歯の圧下を行うことで永久切歯のオーバーバイトを増加させても，上下顎の垂直的関係を決定する咀嚼筋の垂直的な長さは変化しないので，下顎安静位も変化せず大臼歯は再び挺出する傾向を示す．

骨格性3級の顎変形症に対して下顎枝矢状分割骨切り術（Chapter 22 参照）による下顎骨のセットバックを行った症例では，術中に下顎頭が下顎窩の後上方に押し付けるように固定されると下顎頭を前下方に復位させるように，術後あるいは保定中に咬筋や内側翼突筋の働きで下顎骨が前方に移動し，前歯部オーバーバイトが浅くなることがある（Chapter 22 参照）．

2.4　顎骨の発育・加齢による変化

青年期に包括矯正歯科治療を行う患者では，動的治療を終了した後に下顎骨が著明な前方成長を示すことがある．そのような場合，下顎永久切歯は上顎対向歯と接触するようになり，結果として叢生が生じやすい（Chapter 20 参照）．保定中に下顎骨の晩期成長（Chapter 18 参照）が認められる場合，保定後の咬合は不安定になりやすい．

青年期以後も，生涯を通じて顎・顔面頭蓋骨のリモデリングは生じ，硬組織の形態は変化する[17]．これは晩期成長による変化ではなく，成人期に固有の変化である．もともと下顎骨の後退位を認め青年期に治療を完了した骨格性2級の患者では，成人期における下顎骨の発育量が上顎骨のそれに比べて小さいために2級の顎関係が増悪することがある．成人期における変化は主に下顎骨に見られる．女性では下顎骨は下方に下がり，男性では下顎骨の前下方への成長が特徴的に認められる．いずれの変化に対しても，下顎歯槽骨の垂直性発育が認められる．顎骨のわずかな成長変化が，咬合を不安定化することにつながり得る．

3　対処法

矯正歯科治療を始めるに先だち，治療後の再発は避けられないことを患者に伝えておく必要がある（Chapter 14 参照）．再発は防ぐことはできないが，その程度を抑え時期を遅らせることは可能である．対処法は動的治療の最終段階で行うことと，固定式装置を撤去後に行うことの二つに大別される．

3.1　動的治療の最終段階で行うこと

エッジワイズ装置の撤去直前に，上下歯の緊密な咬合を確立するため歯のわずかな矯正移動を行う．この治療操作をディテーリングという（Chapter 13 参照）．

■ インアウト，ティップおよびトークの最終調節

ディテーリングの段階では抜歯症例の場合，抜歯スペースの近遠心部に位置する歯のおおよその近遠心的な傾斜角度（ティップ）をパノラマエックス線画像で精査することが望ましい場合がある．その理由は以下のような事情による．

すなわち，抜歯スペースの閉鎖を行う際に，抜歯部位の近遠心部にある歯はいずれも抜歯スペースに向かって傾斜移動されやすい．そのため，たとえ2本の歯の歯冠が接触していても，それぞれの歯軸（長軸）が平行かどうかは目測で確認するのは難しい．傾斜した状態で接触している場合には，固定式装置を撤去した後に歯冠は容易に離開しやすい．永久犬歯を遠心に，あるいは小臼歯を近心に移動するようなケースではアーチワイヤーに沿って滑走移動を行うことにより，歯体移動をうまく行えたと思われるような場合でも，実際には相当の傾斜移動により空隙の閉鎖が見かけ上達成されていることが多い．傾斜移動された歯は元の歯軸角度に戻りやすいので，ディテーリングの段階でこれらの歯を直立させてティップを改善しておく必要がある．なお，歯根の平行化が達成されてもその直後に装置を撤去すると空隙が再発することは避けられないので，.022インチサイズスロットのアタッチメントの場合2ヵ月ほどは.021×.025インチサイズのステンレスアーチワイヤーを用い，次の1ヵ月はそれより1段階細い超弾性のレクタンギュラーアーチワイヤーを用いて固定すると良い．これをワイヤーリテンション wire retention（線的保定）と言う．原則として歯根の位置を

わずかにオーバーコレクション over-correction しておく．そのために必要ならば，ゲーブルベンドを抜歯スペースに相当するアーチワイヤーに曲げ込むと効果的である（Chapter 20 参照）．プリアジャストエッジワイズ装置システムで抜歯仕様に対応した犬歯ブラケットを用いるときに注意を要するのは，永久犬歯の歯冠が過剰に近心に傾斜され過ぎるために永久犬歯と第二小臼歯の歯根が接触するおそれがあることである．以上の対処法は正中離開にも応用できる．

矯正力により排列された歯は，治療により移動された距離に対応して後戻りしやすい[9]．口蓋側に転位した上顎永久側切歯を歯列弓内に復帰させた場合，たとえ目視では正しい歯軸の傾斜角度で排列されているように見えても，歯根尖は通常よりも口蓋側に位置していることが多い．.022 インチサイズのブラケットチャネルであればフルサイズである .021×.025 インチサイズのステンレス製または TMA 製のアーチワイヤーを用いて，2〜4ヵ月はラビアルルートトークを与える必要がある．ステンレスのアーチワイヤーの場合，プリアジャストエッジワイズ装置であっても意図的にトークを付与することもある．口蓋側に転位した永久側切歯に対しては，咬合彎曲線上に移動した後にさらに唇側に移動しておくことを勧める．スタンダードエッジワイズ装置システムを使用している場合はラテラルインセットは付けないか，逆に唇側に向かって 1mm 程度オフセットをつける．同様の工夫は他の歯にも適応してよい．

上顎永久歯列を側方拡大することにより臼歯部交叉咬合を改善した場合には，小臼歯と大臼歯の歯根にバッカルルートトークを意図的に与えて，歯根の頬側移動を図ることも術後の咬合の安定に役立つ．下顎前歯部に叢生を認める症例に対して小臼歯の便宜抜去を伴う矯正歯科治療を行う場合，上顎永久犬歯にトークをかけ直立させ過ぎると下顎前歯部の叢生の再発と永久犬歯間幅径の減少が生じる[18]ばかりでなく，咀嚼時に下顎は外側に拡がる運動軌跡を描けずに，いわゆるチョッピングストロークを描くことになる．このような下顎運動は円滑性に欠け，効率的な咀嚼を行ううえで障碍となる（Chapter 6 参照）．上顎永久犬歯にリンガルクラウントークがかかり過ぎているかどうかは，患者に上下歯を咬合してもらい正面から観察すると，犬歯部の自然な豊隆感が損なわれているので，容易に分かることが多い．

■ 垂直的関係の修正

前歯部開咬については，上下永久切歯を矯正力で挺出させてオーバーバイトを改善することには，慎重でなければならない．永久切歯の歯根吸収が生じるリスクがある．これらの切歯は，もともと通常よりも挺出した位置にある場合が多い．成人の場合，垂直方向に挺出させる量はせいぜい 1mm 程度に抑え，垂直ゴムあるいは四角ゴムを用いて矯正力を働かせる期間も，1ヵ月以内とするのが賢明である．臼歯部の圧下と組み合わせてオーバーバイトの改善を図ることを勧める．一方，過蓋咬合については主に臼歯部を挺出させることで，オーバーバイトを通常よりも浅めの 1〜2mm くらいに調節しておいても問題はないことが多い．保定後，オーバーバイトは徐々に増し，標準的な深さになる．

■ 上下歯列正中のずれの修正

わずかな正中のずれはトランスバースエラスティクスを上下歯列の間に掛けることで修正できる（Chapter 13 と Chapter 20 参照）が，0.5mm から 1mm 程度オーバーコレクションしておくと再発のリスクは減少する．

■ 捻転の修正

捻転の再発を防止するには次の二つの対処法が考えられる．一つは動的治療中に行う保存療法であり，捻転歯に対してはリンガルボタンをつけて固定歯（群）あるいは加強固定装置との間にチェーンエラスティクスを掛け，オーバー気味に捻転を治しておくのが良い．もう一つは外科的な解決法である（次項で解説）．

■ 咬合干渉の除去

動的治療の中盤以後は咀嚼時に平衡側で咬合干渉がないかどうか，また canine-guided occlusion あるいは

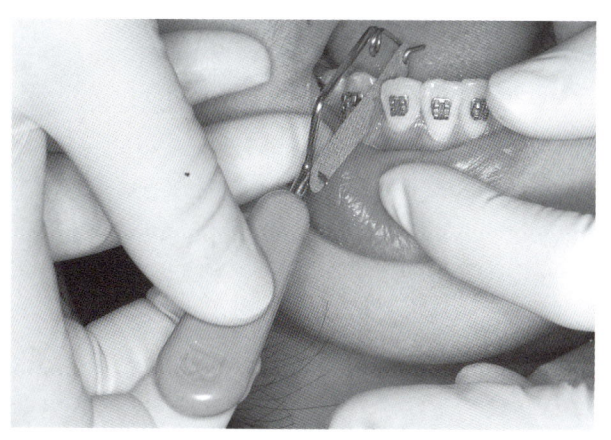

図 21.2　Enamel on the proximal surfaces of the clinical crowns being removed.

group-functioned occlusion が確立されているかどうかを確認する必要がある．チェアーサイドではピンセットを用いてロール綿を片側の下顎大臼歯の頬側面に置いて軽く噛むように患者に指示し，下顎が作業側に変位したときの両側の永久犬歯より遠心の上下歯の咬合接触状態を観察するとよい．咬合干渉が認められたなら，その原因を特定し，必要な歯の矯正移動を行う．

3.2 動的治療終了後に行うこと

■ エナメル質の削除

下顎切歯の叢生，捻転の再発に対する対処として，サンドペーパーを用いて隣接面エナメル質を削除する（ストリッピング stripping）ことがある[19]．片側の隣接面で0.1mm削除する場合，6前歯全体では1.2mmの排列スペースを確保できることになる．エナメル質を削除した後にはフッ化ソーダを必ず塗布しておく．

■ 環状歯槽頂線維切除術

捻転歯を矯正すると遊離歯肉と歯周靱帯の中隔横断繊維は伸展されるため，動的治療終了後に捻転が再発する原因となる[1]．そこで，予後が不安であれば捻転歯の歯周を切開し，弾性歯槽頂線維と歯間水平線維を切断する．これは環状歯槽頂線維切除術 circumferential supracrestal fibrotomy（CSF）と呼ばれ，固定式装置の撤去直後に行うのがよい[20]．CSFは捻転に起因する叢生の再発を抑制する効果がある[21]．その効果は下顎永久前歯よりも上顎永久前歯に強く認められる．

■ 咬合調整

下顎永久前歯部に叢生を認める症例で，上顎永久切歯の辺縁隆線の発達が著明でシャベル型を示すようなケースでは，下顎永久切歯の切縁は上顎永久切歯の近心あるいは遠心の辺縁隆線と接触して捻転を再発しやすい．患者の同意を得た上で，上顎永久切歯の辺縁隆線をカーボランダムポイントを用いてわずかに削合し，対向する下顎永久切歯の切縁が上顎永久切歯の舌側面にできるだけ広い面積で接触するようにする．削合面はシリコンポイントで研磨したのち，フッ化ソーダを塗布しておくと良い．

エッジワイズ装置による矯正歯科治療を受けた患者の3%に，下顎前方位における上下後方歯の早期接触や咀嚼時の平衡側における上下臼歯の咬合接触（balancing-side occlusal contacts）が長期にわたり認められる[22]．このような状態を放置すると顎関節症の発現を引き起こすこともあり得る（Chapter 6参照）ので，動的治療時に第二大臼歯まで正確に咬合を再構築する必要があることは言うまでもない．しかし保定中に前記の咬合干渉が生じた場合には，早期に咬合調整 occlusal adjustmentを行う必要がある．

Ⅲ級の顎変形症患者に外科的矯正歯科治療を実施した場合，保定中あるいはその後も，正常咬合者に通常見られるような咀嚼側に対するインサイドアウト・アウトサイドインの咀嚼運動軌跡（正ストローク）のほかに，高頻度で逆方向の運動パターン（逆ストローク）を示すものがいる[23]．そのような患者について平均下顎運動パターンを求めると，正方向と逆方向の運動軌跡が算術平均される結果，下顎の開閉動作の平均軌跡はほとんど一直線を示し，実態とは異なることになるので注意を要する．

このような現象が生じる理由として，左右の側頭筋の間および側頭筋と咬合力を発揮する筋肉である咬筋との間で，強い筋放電活動が開始されるタイミングの時間的協調性が得られないことが考えられる．側頭筋は下顎骨を水平面上で旋回させながら閉口させる働きをもち，ヒトやウサギでは効果的な臼磨を実現することに寄与する．正常咬合者では，一般に咀嚼の閉口相において作業側の側頭筋前部と後部が同側の咬筋に先行して放電活動を開始する．それによって，下顎骨は後方に引き付けられながら側方から中心咬合位に向かって移動することが可能になる．しかし，骨格性反対咬合者では咬筋の放電開始が側頭筋に先行する傾向がある[24]．咬合の異常が改善されることで求心性の入力が変化すると，効率的な下顎運動を実現するように運動出力は変調される（Chapter 6参照）．外科手術を行うと短期間の間に下顎位が変更される．筋感覚と歯根膜感覚も当然変化し，それに対応して中枢からの運動出力も適応的に変化することが予想される．しかし顎整形手術により咬合を性急に変化させると，動的治療終了後2年近く経過しても咀嚼筋活動は適応性の反応を示さず，外側に広がる下顎運動パターンは獲得されにくい例が報告されている[23]．

治療前に永久犬歯より後方の歯で咬合接触や咬耗が認められない青年期の患者に対しては，動的治療終了後に下顎の側方運動が制限されていないか，咀嚼時の下顎運動が正ストロークを描くかを精査し，問題が

あるようなら保定中に咬合面の削合を含む咬合調整と咀嚼訓練を行うことを勧める．下顎運動の方向はチェアーサイドで目視でも確認できる．咀嚼運動機能の定量評価についてはChapter 6およびChapter 10で解説した．

■ 筋機能訓練

混合歯列期以前から前歯部開咬やAngle II 級の咬合異常を呈する患者では青年期以後も咀嚼筋が未発達と考えられるので，保定中にチューインガム咀嚼などの訓練を行うことは意味がある（Chapter 6 と Chapter 19 参照）．

■ 保定

定義

前記したように，固定式装置を撤去した時点では歯肉線維群は伸張されたままであり，歯肉を構成するコラーゲン線維と弾性歯槽頂線維のリモデリングは完了していない．歯肉線維群のリモデリングには，動的治療終了後1年以上かかる．そこで動的矯正治療後1～2年間程度は，歯を動的治療終了時の位置に固定する操作が行われる．そのような操作を保定 retention と言う．

保定装置

保定装置 retainers には可撤式と固定式のものがある（表21.1）．口腔衛生状態が不良であったり，歯周病やう蝕に対する感受性の高い患者に対しては可撤式装置を考慮する．固定式装置は正中離開，前歯部叢生，切歯の著しい捻転，狭窄歯列弓などを矯正歯科治療した後の保定に使うと効果的である．成人で見た目を気にする患者にも適している．

保定装置は受動型 passive type と能動型 active type に分けることもできる．前者は動的治療で確立された歯の位置を固定することを目的とするものである．後者にはツースポジショナー，機能的装置，ヘッドギアー装置などが含まれる．

表 21.1 Types of retainers.

Removable
• Hawley リテーナ
• ラッパラウンドタイプリテーナ Wrap-around type retainer
• トゥースポジショナー Tooth positioner
• モノブロックタイプのリテーナ Monoblock type retainer
Fixed
• リンガルアーチ装置 Lingual arch retainer ボンディドタイプ バンディドタイプ
• ボンディドワイヤーリテーナ Bonded wire retainer

可撤式保定装置

■ Hawley リテーナ（図 21.3）

1919年にHawley C[25] が発表したアクティブプレートを原型とする保定装置である．犬歯部（または小臼歯部）にUループ u-loop がつけられた唇側線，大臼歯に使用されるAdams クラスプおよびベースプレートで構成される．唇側線は直径 0.9 mm の矯正用 Co-Cr 線を用いる．

永久犬歯の遠心で口蓋に向かって屈曲された接歯唇側線は，小臼歯抜去症例では閉鎖された抜歯スペースを保定する妨げとなる．さらに対合歯との緊密な咬合を保持するうえでも好ましくない．Adams クラスプも，咬合干渉の原因となり得る．そこで，唇側線を遠心に延ばしてAdams クラスプのブリッジ部でろう着したり，Adams クラスプの代わりに単純鈎（Cクラスプ）を屈曲し，唇側線をろう着して一体化したデザインのものがよく用いられる（図21.3 c, d）．単純鈎は頬側面の歯頚部に沿って歯肉より 1 mm 離れた位置を通るようにする．ワイヤーは側切歯のインセットや永久犬歯のオフセットを付けて，できるだけ唇面に沿うように曲げるのが良い（図21.3 e, f）．

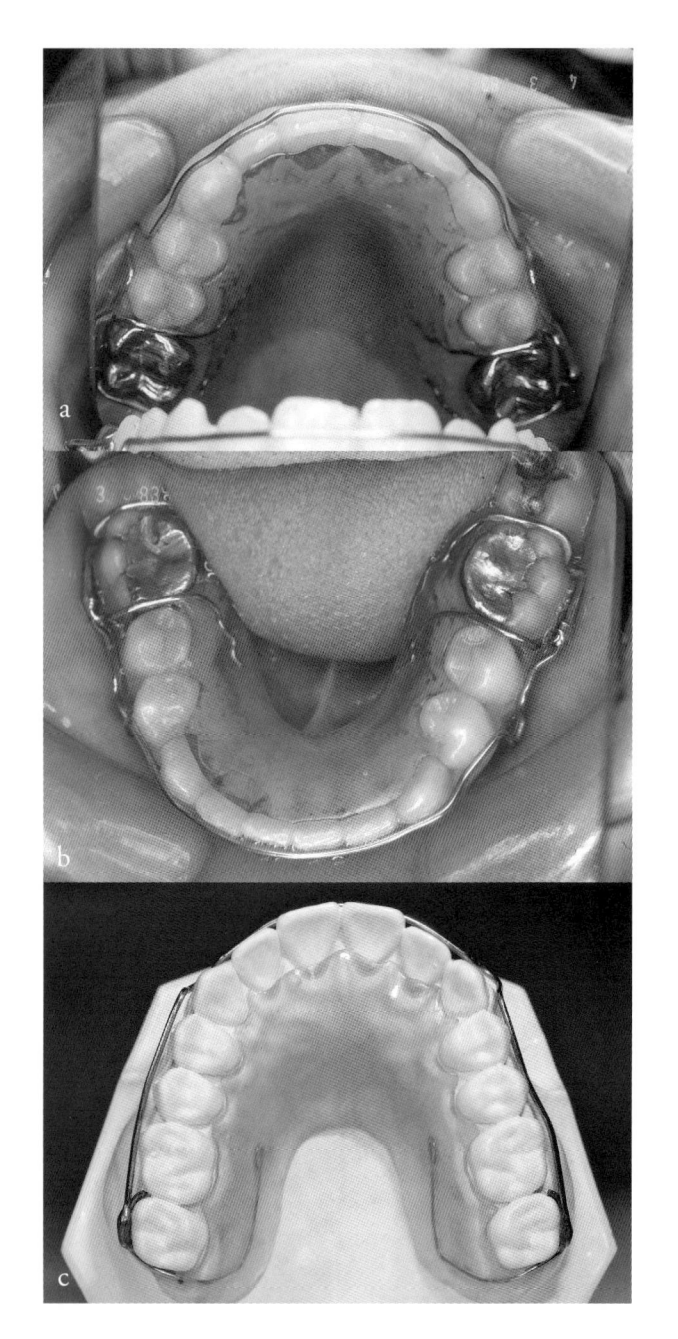

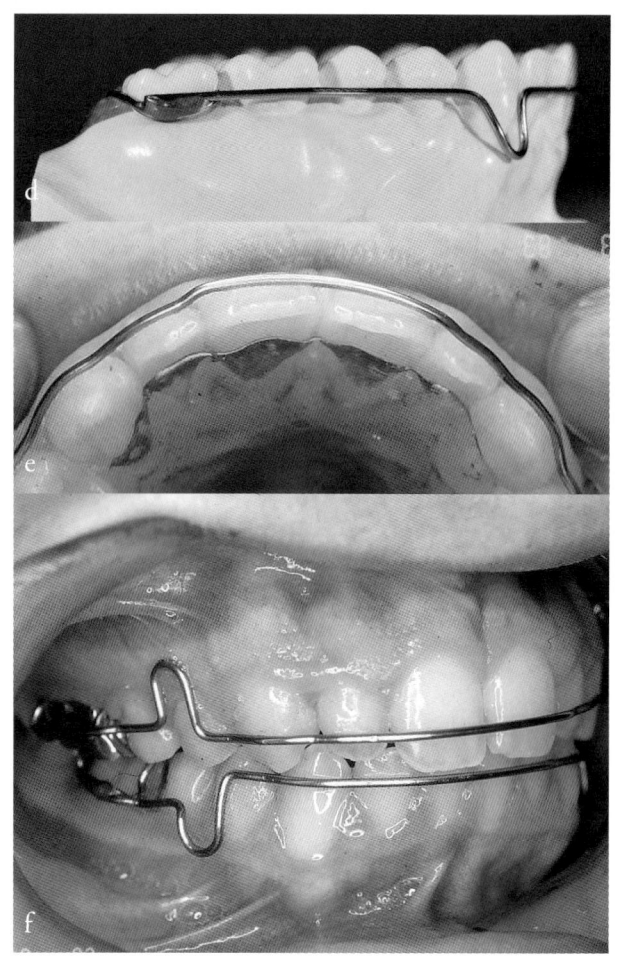

図 21.3 Hawley retainers. a & b, Occlusal view of maxillary and mandibular Hawley retainers with labial arches soldered to Adams clasps; c & d, Occlusal and lateral views of a maxillary Hawley retainer. The labial arch is placed slightly below the FA points and is soldered to circumferential clasps; e, A close-up of the occlusal view. The labial arch may be exactly fitted to the labial surfaces of the incisor and canine tooth crowns; f, Hawley retainers worn in both the upper and lower dental arches.

■ ラッパラウンドタイプリテーナ

歯列を口蓋（舌）側と唇（頬）側からアクリル樹脂で挟むような状態で装着される包囲 wrap-around 型のリテーナである．唇（頬）側レジンには補強のために Co-Cr 線が埋め込まれ，スプリングとして作用することで歯列を固定する．クリップオンタイプのリテーナ clip-on type retainer とも呼ばれる．

下顎左右の永久犬歯または第一小臼歯間に舌側と唇側から下顎前歯をアクリル樹脂で挟むようにして固定する装置は，スプリングリテーナ spring retainer と呼ばれる（図 21.4）．永久犬歯（または第一小臼歯）の遠心隣接面を越えて歯の唇側・舌側をループで囲むように直径 0.9mm の矯正用線を曲げ，永久切歯に相当する部分はアクリル部とする．舌側のアクリルの破折を防ぐためには，同部のレジンを厚めにすると良い．

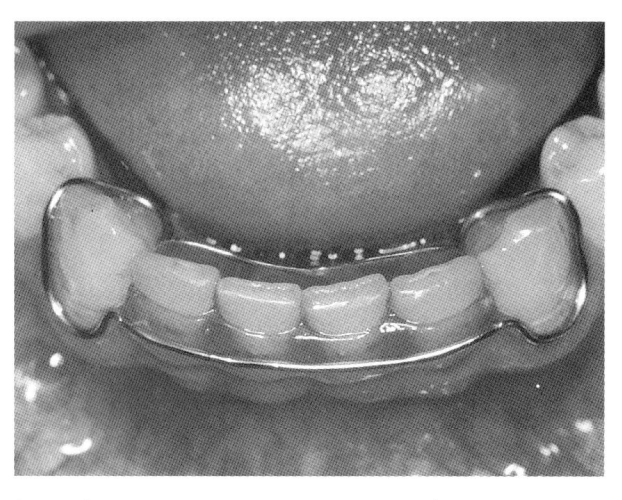

図 21.4 A canine-to-canine spring retainer（wrap-around type retainer）with clear acrylic.

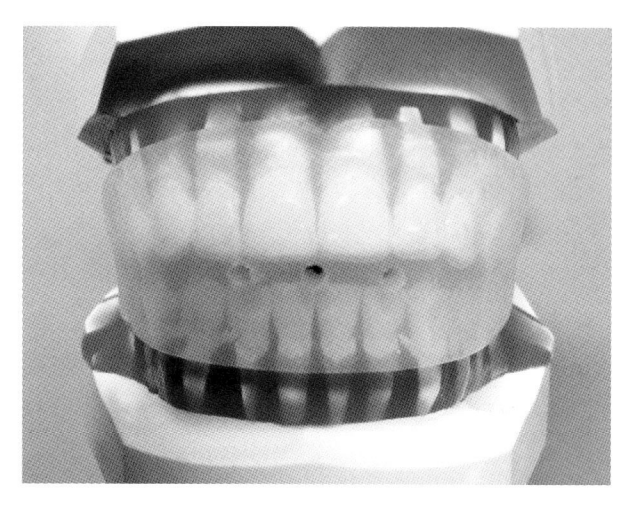

図 21.5 A Tooth positioner（Courtesy of ASO International, Tokyo）

■ ツースポジショナー

　1945 年に Kesling, HD[26] によって考案された，代表的な能動型の保定装置であり，動的治療終了時に採得する印象から作られるセットアップモデルを元に作成される（図 21.5）．弾性ゴムや弾性軟性レジンにより作られ，歯の小移動，空隙閉鎖なども可能である．エッジワイズ装置を撤去する 4〜6 週前に，アーチワイヤーを一時的に外した状態で，歯の印象と咬合印象を採得する．ポジショナーは上下歯列を 2〜4mm 離した状態で製作する．そのため石膏模型を半調節性の咬合器に装着した状態で技工所に渡す必要がある．技工所では模型上のバンドとアタッチメントを削除し，ポジショナー製作用のセットアップ模型を製作する．この時，模型上で歯を理想的な位置に排列する．抜歯空隙は閉じた状態に排列する．そうすることにより，歯を術者が理想と考える位置まで最終的に高い精度で移動することができる．本装置は固定式装置を撤去したのち，通常 2 週間以内に装着させる．ツースポジショナーは歯のわずかな移動を可能にするので，固定式装置の装着期間を短くできるという利点を有する．しかし捻転歯を治療する効果はないので，歯の三次元的な位置決めにはあくまでも固定式装置を活用することを勧める．

固定式保定装置

　同一歯列の両側の永久犬歯，小臼歯，あるいは大臼歯間に適応する．バンドとリンガル（パラタル）アーチを組み合わせたもの（バンディドリテーナ banded lingual/palatal retainers）と金属線の両端を歯に接着するタイプのもの（ボンディドリテーナ bonded retainers），そして通過するすべての歯に金属線全体を接着するタイプのもの（ボンディドワイヤーリテーナ bonded wire retainers）がある．

　バンディドリテーナ（図 21.6）は直径 0.9mm，または 1.0mm の Co-Cr 線をリンガル（パラタル）アーチとして永久犬歯，あるいは小臼歯のバンドにロウ着したものである．前者は canine-to-canine, 後者は premolar-to-premolar lingual retainer と呼ばれる．製作手順はリンガルアーチ装置と同じであり（Chapter 13 参照），口腔内でセメント合着して用いる．

　ボンディドワイヤーリテーナ（図 21.7）は下顎歯列に応用されることが多い．リンガルアーチは直径 0.9mm または 1.0mm の Co-Cr 線でつくられ，切歯の基底結節中央から上縁に接触するように屈曲される．リンガルアーチの両端はピグテール状に曲げられたのち扁平に圧延され，接着面をサンドブラスト処理した後，作業模型上で永久犬歯あるいは小臼歯の舌側面に適合するように固定される．その状態でシリコン印象剤（ハードボディ）を用いてトランスファー用のコアを作成し，コアとリテーナを一体として口腔内でインダイレクトボンディングする（Chapter13 参照）．本装置は永久切歯に直接に接触することと永久犬歯（あるいは小臼歯）の位置を保定することで，下顎前歯の捻転の再

発を防止する効果がある．本装置は叢生の再発を防ぐ目的で半永久的に使用されることがある（永久保定 permanent retention）．保定後20年という長期にわたり下顎に犬歯間ボンディドリテーナを装着させても，良好な口腔衛生の維持を患者が正確に心がけていれば，リテーナの装着が原因でう蝕や歯周病に罹患するリスクは低いとする報告[27]がある．しかし，口腔衛生を良好に保つことができるかどうか不確かな場合には，接着タイプのリテーナは歯面脱灰部にう蝕をつくりやすいので注意を要する．

ボンディドワイヤーリテーナはボンディドリテーナのカテゴリに含まれるが，マルチストランドワイヤーを用いて切歯の基底結節部にもワイヤーをボンディングする．下顎ばかりでなく上顎前歯の保定にも用いられる．

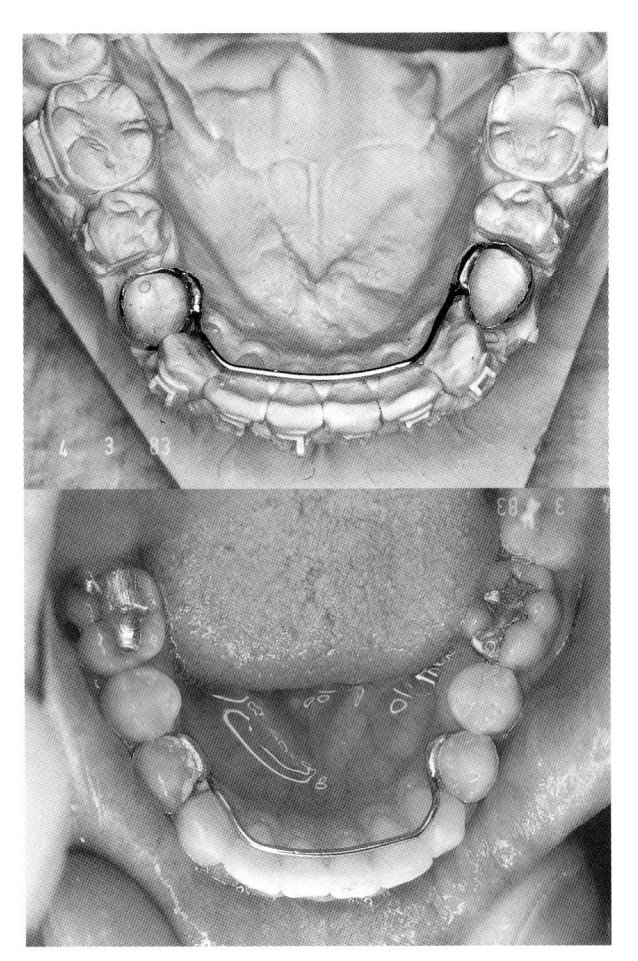

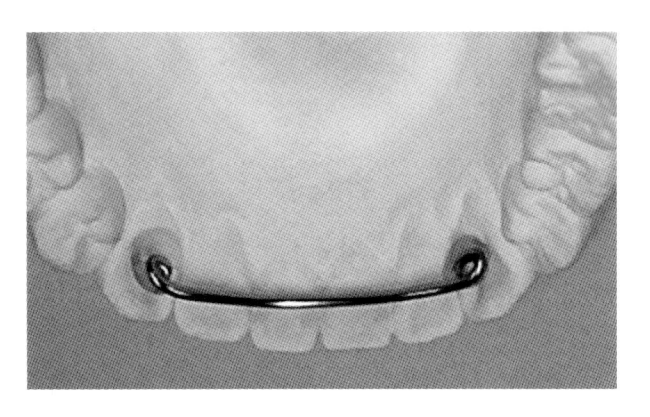

図 21.7 A bonded retainer

図 21.6 A banded lingual retainer. Top, with the working model; Bottom, cemented to the lower first premolar teeth.

保定装置の使用時間，頻度および期間

受動型の可撤式装置の場合，モノブロック型のものを除き通常は動的矯正装置を撤去した後，1年間は終日装着させる．その後1年間は夜間のみ使用させてもよい．1日おきに就寝中に使用させることもある．咬合が安定しているようであれば，隔日に夜間のみとすることもある．

成人で正中離開の再発のリスクが強い症例などでは左右の永久中切歯を舌側で補綴的に連結し，永久保定とすることもある．保定を2〜3年行ったとしても，その後の10〜30年の間に再発することは避けられない[2]．ツースポジショナーの場合は1日当たり4〜8時間程度の使用とし，動的治療終了後，歯のわずかな移動を行う場合には1ヵ月程度使用する．長期の保定に用いるときには，前記の時間配分で1〜2年程度使用する．

■ 文献

1. Reitan K. Tissue rearrangement during the retention of orthodontically rotated teeth. Angle Orthod 1959; 29: 105-113.
2. Little RM, Riedel RA, & Artun J. An evaluation of changes in mandibular anterior alignment from 10 to 20 years postretention. Am J Orthod Dentofac Orthop 1988; 93:423-428.
3. Richardson ME. Late lower arch crowding: facial growth or forward drift? Eur J Orthod 1979; 1:219-225
4. Haruki T & Little RM. Early versus late treatment of crowded first premolar extraction cases:postretention evaluation of stability and relapse. Angle Orthod 1998; 68:61-68.
5. Levin AS, McNamara JA Jr, Franchi L et al. Short-term and long-term treatment outcomes with the FR-3 appliance of Fränkel. Am J Orthod Dentofac Orthop 2008; 134:513-524.
6. Ferrazzini G. Class II/2 malocclusion:early treatment with removable appliances and stability after 20 years. Schweiz Monatsschr Zahnmed 2008; 118:814-819.
7. Lerstol M, Torget O & Vandevska-Radunovic V. Long-term stability of dentoalveolar and skeletal changes after activator-headgear treatment. Europ J Orthod 2009.
8. Artun J, Garol JD, Little RM. Long-term stability of mandibular incisors following successful treatment of Class II, Division 1 malocclusions. Angle Orthod. 1996; 66:229-238.
9. Okamoto M, Takada K & Yasuda Y. Palatally displaced upper lateral incisors:the relapse after orthodontic treatment and its correlation with dentoskeletal morphology. J Clin Orhtod Res 2000; 3:173-181.
10. Ormiston JP, Huang GJ, Little RM et al. Retrospective analysis of long-term stable and unstable orthodontic treatment outcomes. Am J Orthod Dentofac Orthop 2005; 128:568-574.
11. Freitas KM, Janson G, de Freitas MR et al. Influence of the quality of the finished occlusion on postretention occlusal relapse. Am J Orthod Dentofac Orthop 2007; 132:428. 9-14.
12. Nett BC & Huang GJ. Long-term posttreatment changes measured by the American Board of Orthodontics objective grading system. Am J Orthod Dentofac Orthop 2005; 127:444-450.
13. Devreese H, De Pauw G, Van Maele G et al. Stability of upper incisor inclination changes in Class II division 2 patients. Eur J Orthod 2007; 29:314-320.
14. Freitas MR, Castro RC, Janson G, et al. Correlation between mandibular incisor crown morphologic index and postretention stability.Am J Orthod Dentofac Orthop 2006; 129:559-561.
15. 保田好秀．Speeの彎曲と顎・顔面頭蓋形態の相互関係．阪大歯学誌 1985; 30:110-132.
16. Proffit WR. Equilibrium theory revisited:factors influencing position of the teeth. Angle Orthod 1978; 48:175-186.
17. Behrents RG. Growth in the aging craniofacial skeleton. Monograph 17, Craniofacial growth series. Center for Human Growth and Development, Univ Michigan, Ann Arbor, 82-97, 105-109, 124-126; 1985.
18. Heiser W, Richter M, Niederwanger A et al. Association of the canine guidance angle with maxillary and mandibular intercanine widths and anterior alignment relapse: Extraction vs. nonextraction treatment. Am J Orthod Dentofac Orthop 2008; 133:669-680.
19. Peck H & Peck S. Reproximation（enamel stripping）as an essential orthodontic treatment ingredient. In:Cook JT, Trans Third Orthod Cong; St. Louis; Mosby; 1975. 513-523.
20. Ahrens DG, Shapira Y & Kuftinec MM. An approach to rotational relapse. Am J Orthod 1981; 80: 83-91.
21. Edwards JG. A long-term prospective evaluation of the circumferential supracrestal fiberotomy in alleviating orthodontic relapse. Am J Orthod Dentofac Orthop 1988; 93:380-387.
22. Morton S & Pancherz H. Changes in functional occlusion during the postorthodontic retention period: a prospective longitudinal clinical study. Am J Orthod Dentofac Orthop 2009 ; 135:310-315.
23. 辰巳　光，高田健治，平木建史ら．舌切除を伴う骨格性反対咬合の1治験例＿舌の姿勢位と咀嚼機能の評価．阪大歯学誌 1990; 35:618-632.
24. 広瀬浩三．学童期における下顎前突者の顎・顔面形態と咀嚼筋活動様式に関する研究－頭部X線計測学的ならびに筋電図学的研究．阪大歯学誌 1974; 19:58-80.
25. Hawley CA. The removable retainer（exhibit）. Int J Orthod Oral Surg Radio 1928; 14:167-168.
26. Kesling HD. The philosophy of the tooth positioning appliance. Am J Orthod Oral Surg 1945; 31:297-304.
27. Booth FA, Edelman JM & Proffit WR. Twenty-year follow-up of patients with permanently bonded mandibular canine-to-canine retainers. Am J Orthod Dentofac Orthop 2008; 133:70-76.

CHAPTER 22

外科的矯正歯科治療

1 沿革

　顔面頭蓋を構成する骨要素の間に形態的な不調和が存在すると，容貌が損なわれ個人が社会生活において著しく強い心理的ストレスを受けることがある．また上下歯の緊密な咬合を形成できない場合もある．そのような場合，外科的矯正歯科治療の対象と判断される[1]．

　頭骨の形成異常や発育障害を原因とするいわゆる重症の骨格性の咬合異常 gross skeletal malocclusions を歯の矯正移動のみで解決することには自ずと限界がある．このことは既に20世紀初頭において認識されていた[2]．しかし今日では，さまざまな外科的手法と固定式装置による矯正歯科治療を組み合わせることで，優れた咬合を回復し，美容と口腔機能の改善を行うことが可能である．

　骨格性の咬合異常は大別すると二つのカテゴリに分けられる．一つは，発育の途上で上下顎骨の間に形態や大きさ，位置について，相互の不調和が形成されることにより生じるもので，顎変形症 developmental dentofacial deformities と呼ばれる．発育途上で受けた外傷や火傷を原因とするものや，口蓋裂の形成手術後に二次的に生じる上顎骨の低形成を原因とする反対咬合も含まれる．もう一つは症候群を含む遺伝的障害によりもたらされるもので，顔面頭蓋部の形成異常 craniofacial anomalies[3] と呼ばれ，通常，歯の位置異常（埋伏を含む），欠損歯，過剰歯などが合併する．いずれも Chapter 5 において詳しく解説した．

　重症の骨格性の咬合異常が矯正歯科治療単独では対応しきれない理由は，歯の矯正移動は歯槽骨内でのみ可能であるという事実による．すなわち，上下顎骨の間に著しい大きさと位置のずれが認められたり，顎骨の成長も望めない場合，また骨が欠損している場合，上下の歯を歯槽骨内で矯正移動して正しい傾斜角度で緊密に咬合させることには限界がある．骨格性の問題を解決する手立てとしては，成長期で不調和が中程度以下であれば，顎整形力の応用が考えられる．しかし，成長期を過ぎた患者で骨格パターンの異常の程度が強ければ，手術により顎骨を離断して短くしたり延長したりすることになる．

　顎変形症に対する顎顔面外科手術は，Trauner と Obwegeser[4] が行った下顎枝矢状分割骨切り術 sagittal split ramus osteotomy (SSRO) を嚆矢とする（図22.1）．この手術法 (bilateral sagittal split osteotomy とも言う) は下顎枝前縁で下顎骨体を矢状方向に内側と外側に分割するものであり，分割後に下顎骨体部を前後方向に移動して再配置する．口腔内からアプローチするため，顔の皮膚を傷つけないという利点があり，また離断後の骨の接合面積を広く取ることができるため，骨が新生した後は術後に下顎骨に加えられる咬合力に耐えられるだけの，強靭な骨格構造をつくりあげることが期待できる．その後1970年代前半には LeFort I 型骨切り術 Lefort I downfracture osteotomy[5,6]（図22.15）が上顎骨に応用されるようになり，骨格性の開咬や顔面非対称についての治療精度が向上した．1990年代には創内固定 rigid internal fixation[7] が導入され，上下顎間固定中の患者の不快感も軽減された．

　口腔外科医と矯正歯科医の綿密な連携のもとに，顎顔面外科手術 orthognathic surgery と歯の矯正移動術を組み合わせて，容貌と咬合機能の最適化を図ろうとする治療法は，外科的矯正歯科治療 combined surgical orthodontic treatment と呼ばれる．これは狭義には成人患者を対象に，上下顎骨を離断し再配置する手術法と歯の矯正移動を組み合わせた治療を意味する．広義には，成長期・青年期の患者に対する仮骨延長（術）distraction osteogenesis が含まれる．現代では，診断技術と手術法の進歩により，さまざまな顔面頭蓋の形態異常の治療が可能になっている．

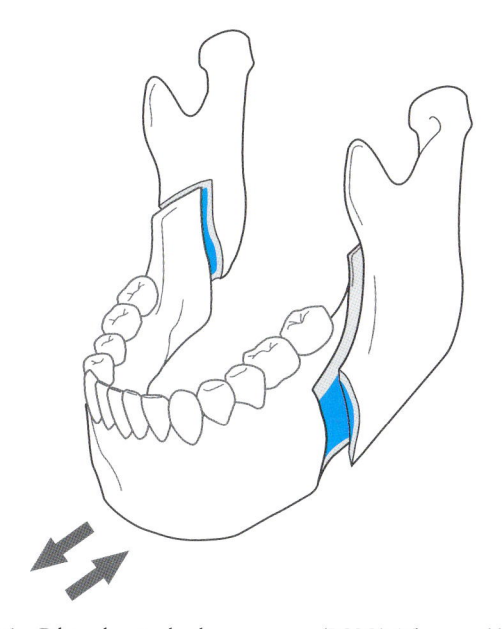

図 22.1　Bilateral sagittal split osteotomy (BSSO). The mandible is divided into two segments sagittally at the anterior portion of the ramus in order to reposition the anterior segment anteroposteriorly.

2　適応症

手術の適応か否かを概念的に判別する指標としては Proffit ら[8] の提案した不調和のエンベロープ（包絡）the envelope of discrepancy がよく知られている．その概念モデルでは，矯正歯科治療のみを単独で行った場合の上顎永久中切歯の限界移動量は前方に 2mm，下方に 4mm と設定されている．一方，下顎永久中切歯については後方に 3mm，上方に 2mm である．言い換えると，オーバージェットが -5mm 以下の骨格性 3 級咬合異常とオーバーバイトが -6mm 以下の前歯部開咬はいずれも外科的矯正歯科治療の適応症であることを意味している．

日本人成人患者の場合，重症の骨格性 3 級咬合異常はハイアングルと矢状方向にきわめて菲薄なオトガイ結合，上顎永久切歯の唇側傾斜と下顎永久切歯の舌側傾斜により特徴づけられることが多い．オトガイ結合の前後的な厚みは下顎永久切歯の後方移動限界量を規定する重要な要素である[9]．カムフラージュ治療の適応となるのはせいぜい -2mm 以上のオーバージェットを示す患者であり，それも下顎下縁平面が急傾斜になるほど適応は困難である．オーバージェットが -3mm 以下の場合は，中心咬合位で下顎骨が過閉口を示す，すなわち正のオーバーバイトを認める場合を除いて，外科的矯正歯科治療の適応と考えるのが妥当である．

骨格性前歯部開咬についても，カムフラージュ治療として移動できる切歯の挺出距離の上限は，上下顎ともに 2mm 程度と考えるのが無難である．それ以上の場合，歯根吸収のリスクが高まる．しかし上下顎の大臼歯を圧下することで，下顎をより上方に向かって閉口させることができるので，固定用インプラントによる大臼歯の圧下と切歯の挺出移動とを組み合わせるなら，カムフラージュの適応限界は広がる．

理論的には，治療後の推定オーバーバイト PstOB は治療前のオーバーバイト PreOB と上下永久切歯の垂直方向への挺出距離（ΔU1, ΔL1），そして大臼歯の圧下により得られる下顎骨の上方への移動距離の総和である（図 22.2）．上下第一大臼歯の圧下距離をそれぞれ ΔU6 および ΔL6 とすると，圧下により得られる下顎骨前方部の上方への移動距離は，作図上は ΔU6 と ΔL6 の和のおよそ 1.5 倍程度と見積もることができる．すなわち，

PstOB = PreOB + (ΔU1+ ΔL1) + 1.5 * (ΔU6+ ΔL6)

したがって，

PreOB = PstOB - (ΔU1+ ΔL1) - 1.5 * (ΔU6+ ΔL6)

が導かれる．

例えば治療後に +1mm のオーバーバイトを得ようと計画し，上下永久切歯の挺出距離をそれぞれ 1mm，固定用骨内インプラントによる上下第一大臼歯の圧下距離を各 1mm とすると，

PreOB = 1-2-3 = -4mm がカムフラージュ治療の適応となる限界オーバーバイト値になる．

以上に記したのはあくまで概念モデルである．実際には骨格性の咬合異常を外科的矯正歯科治療で治すのか，それともカムフラージュ治療の適応とするべきかを個々の患者について客観的に判別するロバストな基準は現在のところない．この判別問題を解くには，顎変形症の重症度と手術が必要かどうかについての専門家の判断の関係を説明するモデルが必要である．

モデルを考えるうえで二つの点に注意しなければならない．一つは両者を判別する単変量は存在しないということである．もう一つは判別に用いる変量については，健常者（正常咬合者）群から収集した基準値

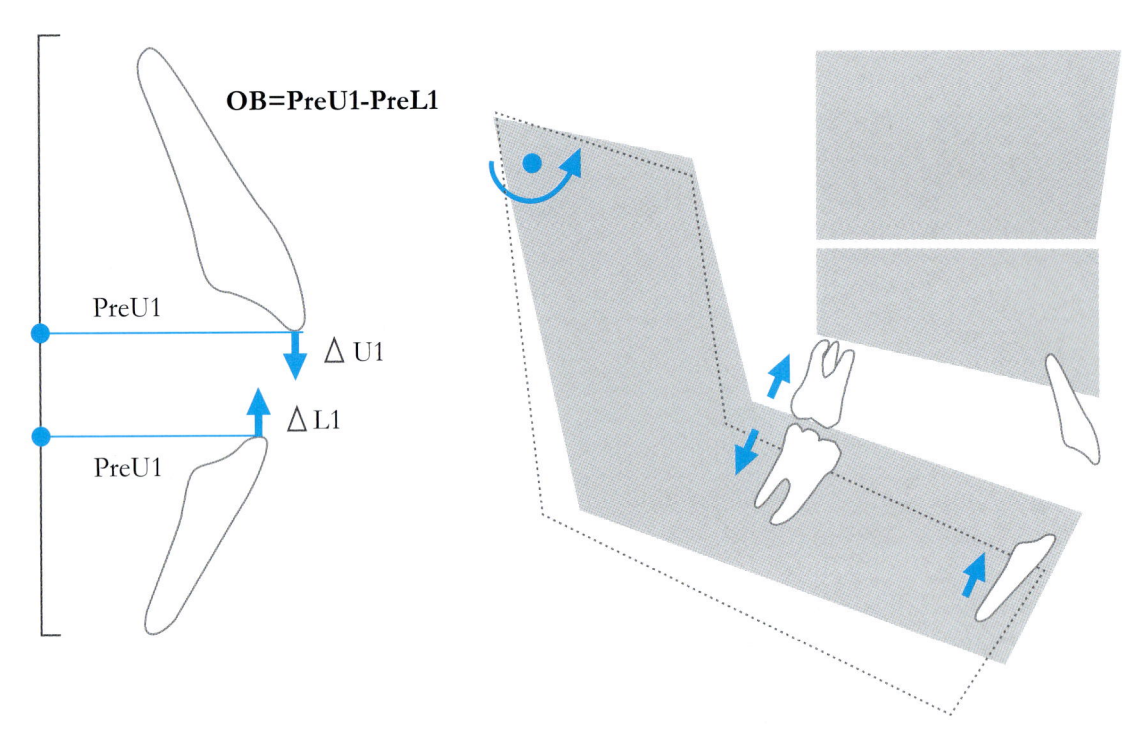

図22.2 A schematic diagram illustrating the border between the camouflage and the surgery. In theory, the posttreatment overbite estimate PstOB is a sum of the pretreatment overbite PreOB, the amount of extrusion of the upper and lower incisor (ΔU1, ΔL1), and the vertical displacement of the mandible and thus the lower incisors that is gained by intruding the upper and lower molars. Given that the upper and lower first molars are intruded by ΔU6 and ΔL6, respectively. Possible consequent upward displacement of the mandible would then be estimated around 1.5 time as large as the sum of ΔU6 and ΔL6. In other words, PstOB=PreOB+(ΔU1+ΔL1)+1.5*(ΔU6+ΔL6). Accordingly, we have PreOB= PstOB - (ΔU1+ΔL1) - 1.5*(ΔU6+ΔL6). Note that in the figure above, however, the length of the mandible is intentionally shortened and does not reflect the actual geometric proportion of the mandibular length and the dental arch length.

fiducials（群平均とその標準偏差）を用いて，診断対象とする患者を二値論的に分類できないということである[10]．臨床応用において重要なのは，外科手術の適応とカムフラージュ治療の適応の境界部に位置する症例の取り扱いである．

TSS分析（Chapter 10参照）は矢状方向でみた上下顎骨の位置関係のずれの程度を，専門医の目視による判断（確信度）と最適に合致するように，顎骨の形態を表わす複数のセファロ変量で表現したものなので，前記の制約条件をクリアしている．大阪大学歯学部附属病院を訪れた成人骨格性3級の顎変形症患者のうち，外科的矯正歯科治療の絶対適応と判断された症例（顎偏位は除く）の確信度は1.0（ANB値は-3.6°±1.6°），カムフラージュが治療方針の一つであるとされた症例の確信度は0.64以下（ANB値は-0.25°±0.7°）である（未発表データ）．このことは，TSS確信度は手術の適応・不適応の分離をする場合の信頼できる指標となり得ることを意味している．なお手術が必要と判断された反対咬合者ではハイアングルが多く，カムフラージュ治療が可能と判断された患者はローアングルを示す傾向にある．下顎骨を後下方に回転させることでオトガイを後退させることの可否についての判断が入るのであろう．

以上に記したセファロ分析で確認できる形態的な特徴要素のほかに，外科手術を行うかどうかの決定には全身状態，顎骨の厚み，軟組織の力学的抵抗性[11]などを含むさまざまな要素が関係する．青年期後期の患者の場合は，残された成長がどの程度あるのかを評価する必要がある（Chapter 3および4参照）．したがって，外科手術を適応するかどうかの判断は，口腔外科医を交えた患者との包括的な協議が必要である．

3　問題と対処法

3.1　治療の時期

下顎骨に対して成長期に外科的侵襲が加えられても，その後の下顎骨の成長に影響を及ぼすことは，ほとんどない．したがって下顎骨の前後径が標準よりも長い反対咬合症例では，最終的に下顎骨がどの程度に成長するかは正確にはわからないので，一般に手術は成長が完了してから行う．患者が社会心理的にどの程度のストレスを受けているかにもよるが，女性の場合は17歳以降に，男性の場合はそれより2〜3年以上後に実施するのが賢明である．骨格性開咬について成長力が残されている場合，手術後も臼歯部の歯槽骨が垂直性発育を示すことが知られている[12]ので，顎骨の成長が終了するのを待って，外科手術を行うのが良い．

頭骨早期癒合症やヘミフェイシャルマイクロソミアなどの形成異常が原因で，顎骨の成長不全が認められる場合や，外傷などの後天的原因により下顎頭部に骨性癒着が生じ，下顎骨の低形成が成長にしたがい顕著になる場合（Chapter 6 参照）には，思春期成長のピーク以前に，上下顎骨の前進手術を行うことがある．外科手術に適した時期と術式は，形成異常の型と異常の程度により異なる[13]．

3.2　チームアプローチ

外科的矯正歯科治療は口腔外科医（または形成外科医）と矯正歯科医が共同して行う．すなわち対象となる患者の咬合状態とそれに関連する骨格・軟組織の形態および機能の異常についての精査と分析，それらを踏まえて適切と考えられる手術法および歯の移動方法を含む全体治療計画の立案を共同で行う．手術術式の最終的な決定と術中および術直後の患者管理は原則として口腔外科医の判断を優先する．

口唇裂・口蓋裂症例の場合は，手術で上顎骨を移動すると，鼻咽喉閉鎖機能が損なわれるおそれがあるので，言語療法士との協議が重要である．内科的あるいは精神医学的所見や術後の歯科的修復治療などが必要であれば，それぞれの専門医の意見をあらかじめ求め，全体の治療計画の中に組み込んでおくことも，重要である．治療計画を患者に説明し協議を行ったうえで，診療契約を交わす（Chapter 15 参照）．

3.3　治療の順序

治療は時系列的に見ると，手術前の矯正歯科治療，手術直前の準備と顎間固定を含む術中の管理，そして術後の矯正歯科治療の三段階に分けられる．エッジワイズ矯正装置の使用が基本である（図 22.3）．

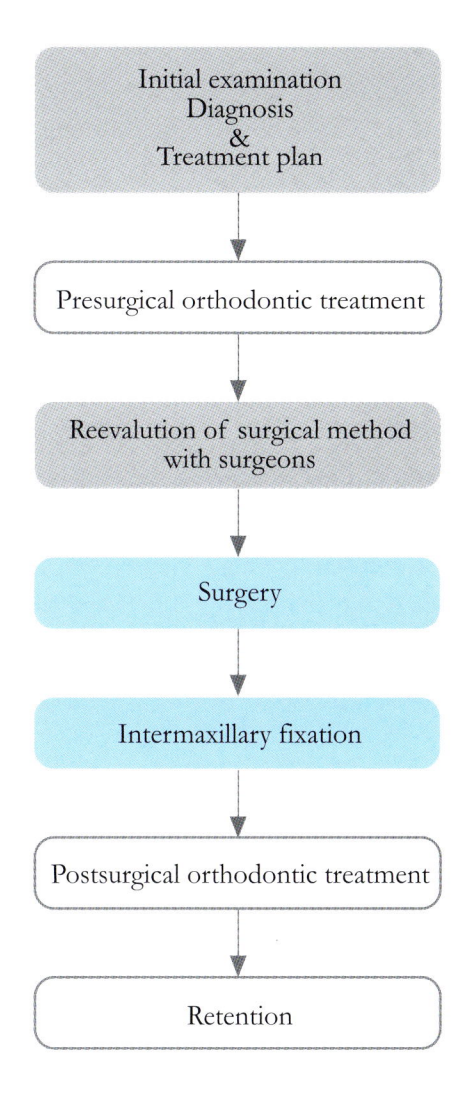

```
Initial examination
Diagnosis
&
Treatment plan
        ↓
Presurgical orthodontic treatment
        ↓
Reevalution of surgical method
with surgeons
        ↓
Surgery
        ↓
Intermaxillary fixation
        ↓
Postsurgical orthodontic treatment
        ↓
Retention
```

図 22.3　Procedure for combined surgical orthodontic treatment

■ **術前矯正歯科治療**

術前矯正歯科治療には症例の難易度に応じて，通常8ヵ月〜2年程度の期間を要する．

術前の治療では，上下歯を咬合線上に再排列するための矯正移動が行われる．必要に応じて，永久歯の抜去も行われる．術後に上下歯を咬合させたときに，緊密で安定した上下歯の接触関係が得られるような位置と傾斜角度を想定し，それを治療目標として，歯を矯正移動する．このことは前歯では通常，カムフラージュ治療の場合とは逆の方向に，歯を矯正移動することを意味する（図22.4）．

たとえば成人の骨格性反対咬合で典型的に見られるのは，上顎永久切歯の唇側傾斜と下顎永久切歯の舌側傾斜である．外科的矯正歯科治療を行う場合には，術前治療において，上下の永久切歯がそれぞれを支える顎骨に対して正常と考えられる傾斜角度を持たせるようにしなければならない．すなわち上顎永久切歯は口蓋側に向かって，下顎永久切歯は唇側に向かって，それぞれ傾斜移動する．このような操作は前歯部においては見かけ上，反対咬合を一時的に増悪させるので，治療を開始する前に，患者にその意義を説明し理解を得ておく必要がある．

固定式装置による治療術式と抜歯の判断基準については，Chapters 13, 19および20で解説したことと基本的に相違はない．

術前治療ではレベリング段階の後半から，患者が来院する毎に上下歯列に装着するアーチワイヤーコーディネーション archwire coordination を行い（Chapter 13, Chapter 20参照），手術後に上下の緊密な咬合が得られるように準備しておく．

術前矯正歯科治療が終わりに近づくと，アーチワイヤーを一時的に外し，上下歯列の印象を採得する．印象体から石膏模型を製作し，上下歯列が緊密に咬合できるような対向関係が得られているかどうかを確認する．この観察は何度か行う必要がある．わずかな咬合干渉でも，手術中にあらかじめ計画していた下顎位を得ようとする妨げとなりやすいので，術前に取り除いておくようにする．第二大臼歯は圧下した位置に留めておき，手術後の矯正移動により咬合させるようにするのが良い．

術前矯正歯科治療で完了しておくべき歯の移動を術後にどの程度行うことが許されるのであろうか．大原則は，手術によりつくりあげられた上下顎の空間的位置関係を変えない範囲でのみ，歯の矯正移動が許されるという点である．Spee彎曲の改善を術前に行わずに手術後にレベリングにより平坦化しようといった考えは，受け入れられない．臼歯のトークの改善について，なんらの対処もせずに手術に臨んではならない．問題点があれば，できるだけ術前に矯正しておくことが重要である．それにより，術後の矯正歯科治療を短縮で

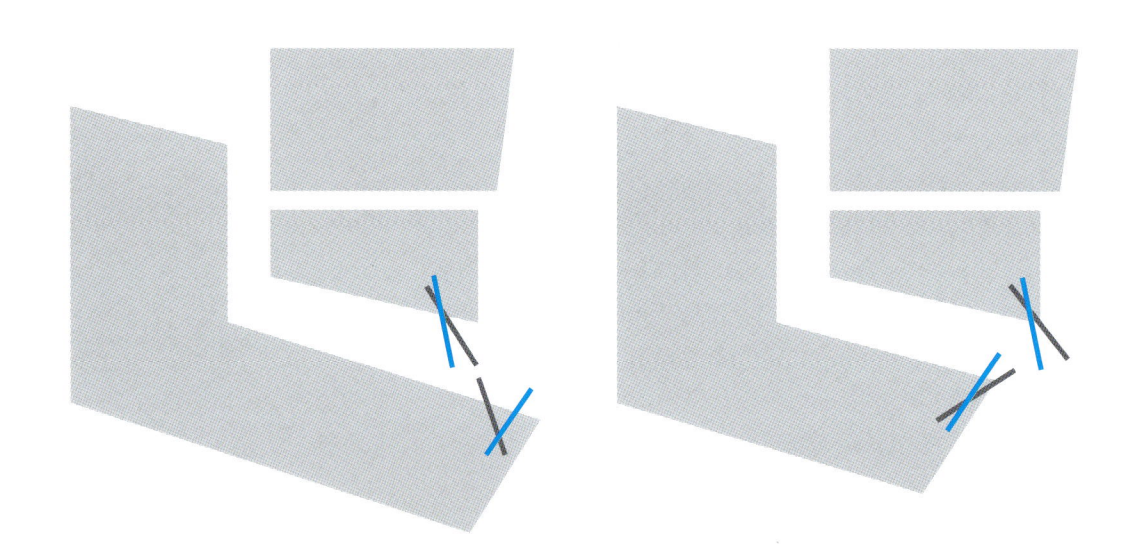

図 22.4　The provisional upper and lower incisor angulations that are orthodontically induced give increased negative (Left) or positive (Right) overjet. When planning movement of the incisors, practitioners must be cautious of movement in directions which actually increase the severity of excessive positive or negative incisor overjet. Left, Skeletal Class 3 deformity; Right, Skeletal Class 2 deformity; Gray, Pretreatment; Blue, Immediately before orthognathic surgery.

きるばかりでなく，下顎位の変更という厄介な問題に直面するリスクを減らすことができる．

　術前矯正歯科治療を終了させるおよそ1〜2ヵ月前に，.017×.025インチサイズ（.018チャネルサイズ）または.021×.025インチサイズ（.022チャネルサイズ）のステンレスあるいはTMA製の固定用アーチワイヤーstabilizing archwireを上下歯列に装着する．

　どのような術式で顎整形手術を行うかの最終判断は，手術予定日の2〜4週間ほど前に口腔外科医および患者と協議のうえ決定する．

　固定用のアーチワイヤーが歯列に対して矯正力を発揮しない，すなわちパッシブな状態になったことを確認した時点で，上下歯の印象を採得し，石膏模型を製作する．半調節性の咬合器に口腔模型を装填したうえで，上下の歯列弓が手術中に適切な位置に咬合できるかを確認し，また手術用のスプリントを製作する（図22.5）．この作業は通常，手術の1〜4週間前に行うことが多い．咬合器に装填された口腔模型を用いて行う模擬手術をモデルサージェリーmodel surgeryという．

　個々の患者に適した手術方法の評価は後述するように，CT画像とデジタル化された口腔模型を組み合わせた三次元データを用いて，コンピュータ上で模擬手術を行うこともできる．

　手術予定日が近づくと，上下のレクタンギュラーアーチワイヤーに真鍮製のフックをろう着する（図22.6）か，クリンパブルボールフック crimpable ball-hookを取り付け，術中に顎間固定 intermaxillary fixationを行えるように準備する．

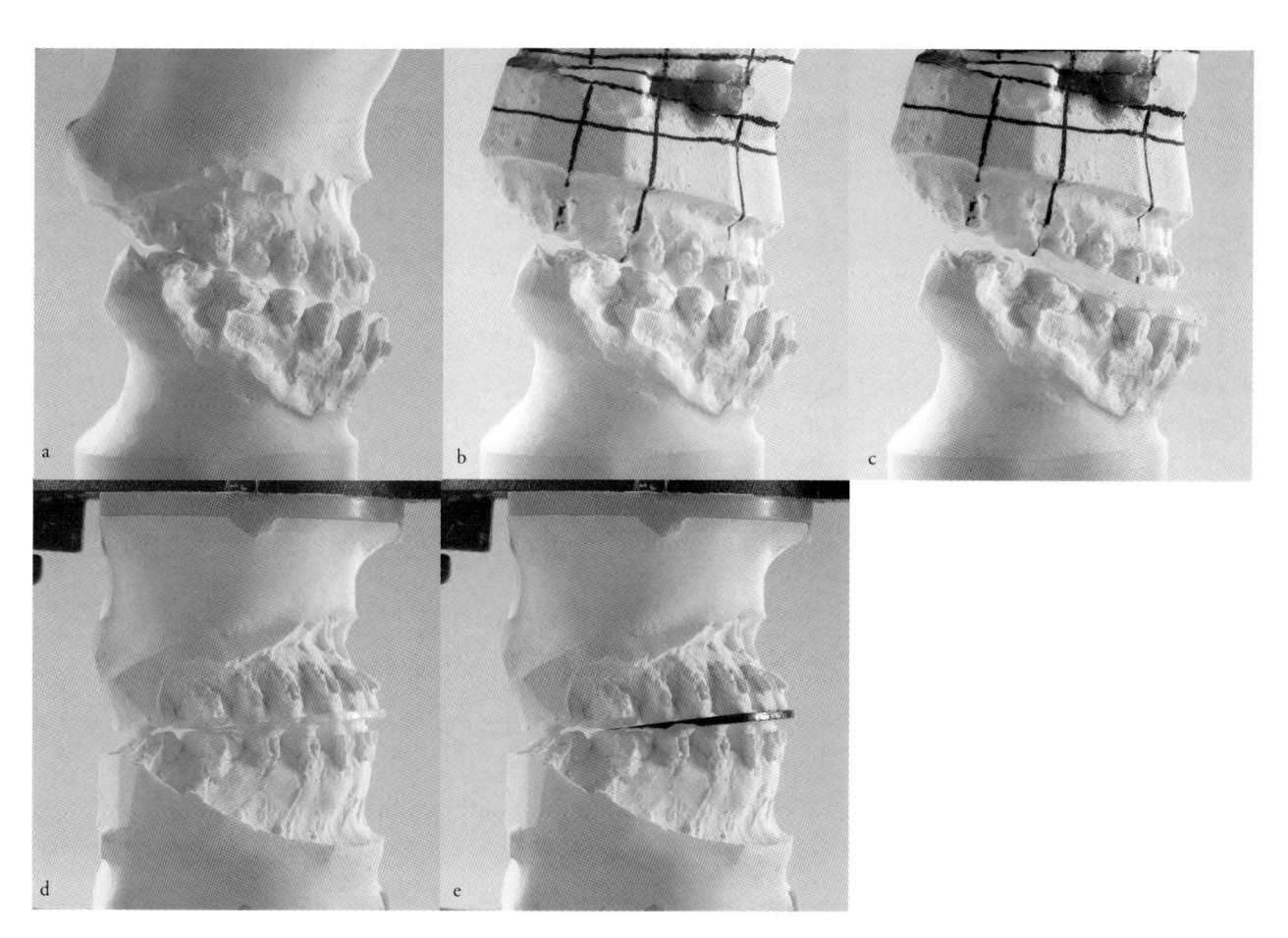

図22.5 The steps of conventional model surgery for a patient who will undergo a LeFort I maxillary osteotomy and a bilateral sagittal split osteotomy. a, The casts are mounted on a semi-adjustable articulator; using a facebow transfer; b, Reference lines drawn on the casts with a pencil. The distances from the mounting ring to each cusp and from the articulator pin to the central incisor are recorded, respectively, so as to precisely predict the movements; c, The upper cast is cut away from the mounting ring so as to obtain room to reposition the upper cast superiorly; d, The upper cast remounted in the desired position, with the measurements checked against the cephalometric prediction for the patient. Using this new position, an intermediate splint is fabricated; e, The casts mounted in a position that simulates a condition after the mandibular setback surgery. The second splint is made to this mounting.

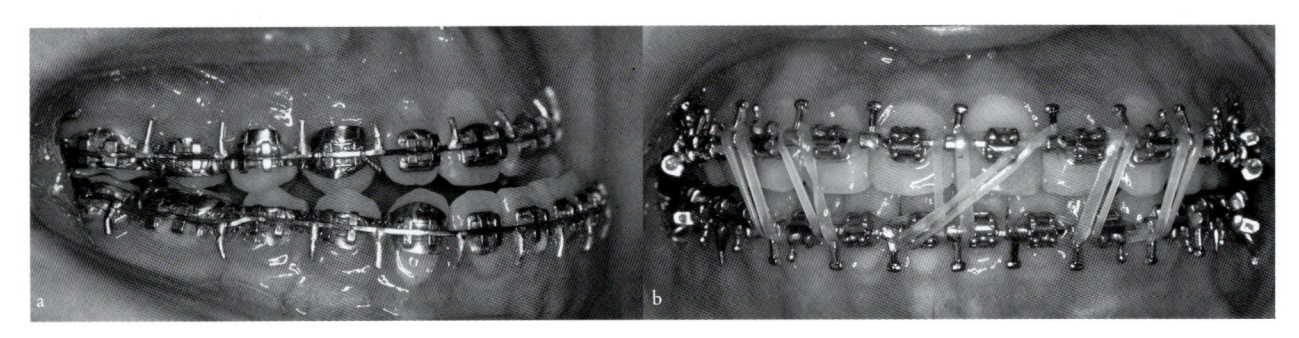

図 22.6　Intermaxillary fixation. a, Brass hooks soldered to the archwire before surgery; b, Crimpable hooks postsurgery.

■ 手術中の対応

矯正歯科医は半調節性咬合器上で製作しておいたアクリル製のスプリントが患者の歯列に正しく適合し，再配置された上下顎骨の位置関係に問題がないかを，口腔外科医とともに確認する必要がある．再配置された骨は通常，両側のそれぞれ2ヶ所をミニプレート mini-plate[14]（例えばLeibinger CMF Modular Wurzburg Stryker, Freiburg, Germany；1mm厚）あるいは4か所をネジ screws（直径2mm）で創内固定 rigid fixation する．また，上下歯列に装着されているアーチワイヤーの間をリガチャーワイヤーで顎間固定する．

■ 術後矯正歯科治療

外科的侵襲による顔面の浮腫は術後1〜2週間の間にわずかに軽減し，1ヵ月で相当程度に消失する．しかし完全に消えるには，3ヵ月を要する．手術後のリガチャーワイヤーによる顎間固定は1〜2週間とし，その後2〜3ヵ月は顎間ゴムを用いた固定を行う．手術侵襲部の骨が新生するには，およそ3ヵ月を要する．手術時に上下の緊密な咬合が得られるように術前に歯の矯正移動を行っても，手術中の顎骨の位置決めには一定の誤差が生じることはやむを得ない．この誤差を是正するために，手術後2〜4ヵ月（金属線を用いた固定の場合は6〜8週）を経過した時点で，創内固定器（スクリュー，プレート等）の除去手術を行う．その後，4〜10ヵ月程度の期間をかけて歯を精密に矯正移動し，上下の歯を正確に咬合させる．

3.4　前後方向の問題

■ 骨格性2級

上顎骨が前方位にある場合，LeFort I 型骨切り術の適応症となる．それ以外の手術法としてWassmund法[15]が応用されることがある．その場合，小臼歯を抜去してできるスペースを利用して上顎骨を前後に分割し，前方のセグメントを後方に移動する（図22.7）．下顎骨が後方位にあれば，BSSO[16]または逆L字型骨切り術 inverted vertical ramus osteotomy（IVRO）[17]による下顎骨の前進を行う．上顎骨の前方位と下顎骨の後退が合併している場合には，上顎骨にWassmund法，下顎骨にBSSOを適応することがある．成長期に下顎頭が骨性癒着を起こしたために，下顎肢の発育不全とそれに伴う下顎下縁平面の急傾斜が認められる場合（Chapter 5参照）には，IVROとオトガイ形成術が行われることもある[17]．

■ 骨格性3級

上顎骨の低形成がほとんど認められず，下顎骨の前後径が長く，下顎下縁平面および咬合平面の傾斜角度が標準的か平坦な症例の場合，両側の矢状分割骨切り術 bilateral sagittal split osteotomy（BSSO, 図22.1）を単独で実施することが多い[17,18,19,20]．

BSSOを単独で実施する場合，下顎骨の水平方向の後退量は上顎咬合平面の傾きに反比例する．このことは上顎咬合平面の急傾斜を示す患者に対しては不利に働く（図22.8）．なぜなら，容貌の改善を図るためには，下顎骨の水平成分の前突・後退量を十分に確保する必要があるからである．上顎咬合平面の傾きは下顎咬合平面および下顎下縁平面の傾きとある程度相関するので，後二者は手術法を考えるうえで，重要な特徴要素である．

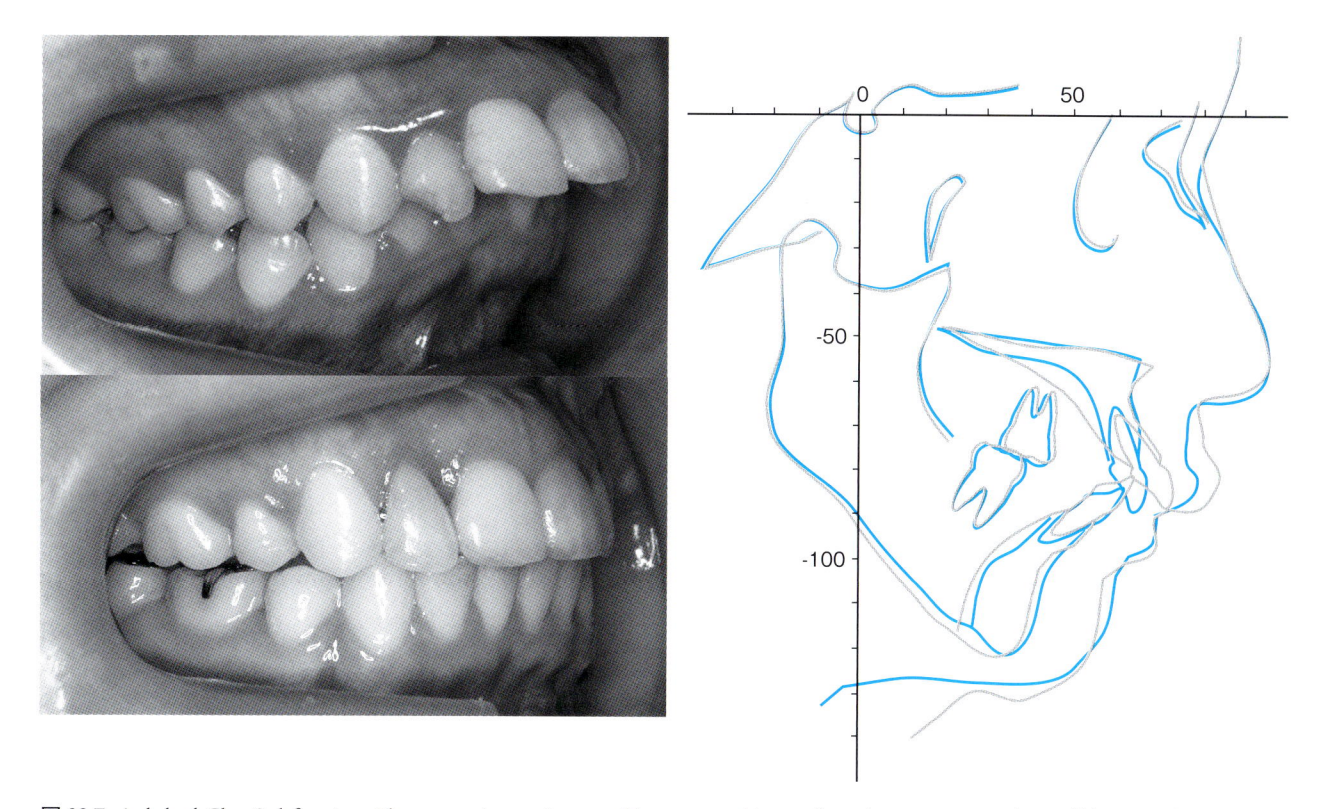

図22.7 A skeletal Class 2 deformity with an excessive overjet caused by a prognathic maxilla and a retropositioned mandible, surgical correction is necessary: the premolars must be extracted while the mandible is advanced by BSSO, after which the anterior segment of the maxilla can be retracted by the Wassmund technique. Left top, Pretreatment ; Left bottom, Post-treatment with the extraction of the four first premolars ; Right, Cephalometric superimposition of pre-(gray) and post-treatment (blue) tracings.

　骨格性3級の咬合異常で長い下顎骨に上顎骨の低形成が合併している場合は，後退した位置にある上顎骨を，LeFort I 型骨切り術により後方で上方に移動させながら同時に前方にも移動することを考慮してもよい[21]．このことは上顎大臼歯を圧下することに等しいため，BSSOを行うときに下顎骨を反時計回りに上方へ回転させながら後退させることができるようになる（図22.9）．現在では，CT画像とデジタル化された口腔模型データを組み合わせて，コンピュータ上で模擬手術[22,23,24] を行うことにより，下顎骨のBSSOを単独で行う場合と上下顎同時手術を行った場合の，顎顔面形態の予測される改善状態を，手術前に比較して評価することができる．

　図22.10に上顎骨の低形成と前歯部開咬を伴う骨格性反対咬合の症例を示す．この患者には下顎骨のBSSOセットバック手術を単独で行い，下顎骨を咬合平面に沿って9mm後方に移動する場合（図22.10c）と，上顎骨をLeFort I 型骨切り術により後鼻棘において2mm上方にリフトアップし，全体を2.5mm前方に移動し，同

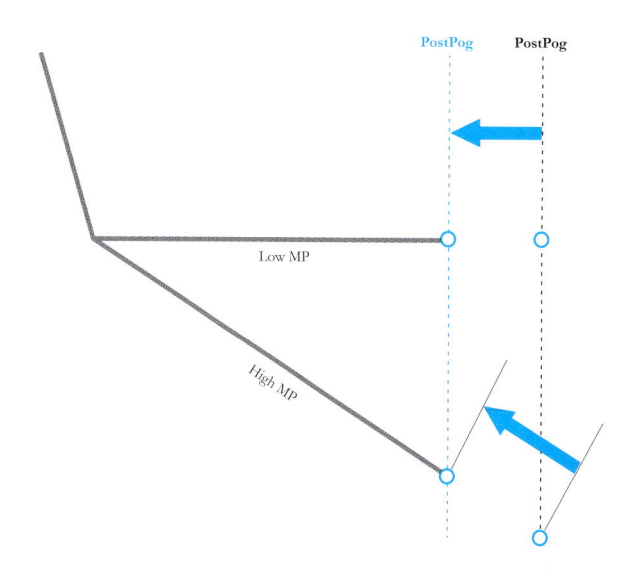

図22.8 In a sagittal split ramus osteotomy, the amount of mandibular setback increases in accord with the increase in the angle of the occlusal plane, as well as with that of the mandibular plane. The Japanese, who very often show a steep mandibular plane angle, are thus at a disadvantage when dealing with a skeletal Class 3 problem.

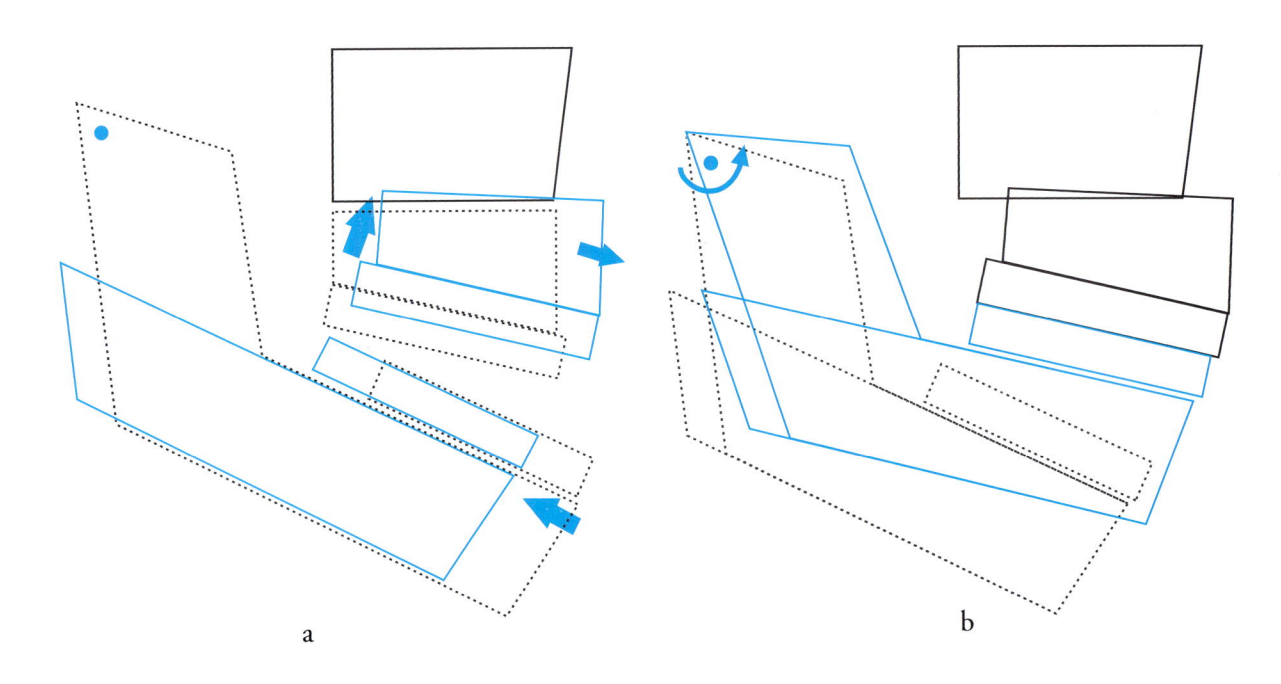

図22.9 Schematic diagram illustrating the effect of two-jaw surgery has on improving sagittal and vertical jaw relationships in a skeletal Class 3 jaw deformity. a, The maxilla is entirely displaced forward with its posterior portion impacted by the LeFort I osteotomy. The mandible is setback by BSSO; b, This allows for the full upward rotation of the mandible that is necessary to obtain proper overbite.

時に右側に向かって1.5mm回転させたうえで前記と同じ条件で下顎骨を後退させる場合（図22.10d）の二つの治療法が考えられる．三次元再構築されたCT画像をそれぞれ単独で見る限り，両者の相違は明らかではない．しかし，脳頭蓋で重ね合わせることで，予測される治療結果の差異を実際の手術に先立って定性・定量的に把握することができる（図22.10e）．この症例では上下顎を手術するほうが，下顎角部をより上方に位置させ，オトガイ部をより後方に再配置させることができるのがわかる．患者はコンピュータ上で模擬手術の予想結果を示され，二つの手術アプローチの相違点と利害得失を理解したうえで，BSSO手術を選択した．

上下顎骨の矢状方向の位置異常に対する外科的対処方法を図22.11に要約して示す．

臨床で伝統的に用いられている歯性や骨格性の咬合異常型と顎関節症の発現との間には，関連性は認められない[25,26]．しかし下顎骨の側方偏位に由来する咬合異常については，発症原因となり得る（Chapter 6参照）．

開口障害と顎関節部の持続的疼痛を主訴として来院する患者の中で，特異な咬合異常が顎関節症状の発現に影響を及ぼしているのではないかと考えられる例がある．図22.12に示す症例[27]は中心咬合位において上下切歯と大臼歯のみでしか咬合できず，顎関節の持続的疼痛と開口障碍を主訴として来院した．MR画像を精査すると左側の下顎頭の吸収像と関節円板の非復位性前方転位が認められた．内視鏡検査の結果，関節腔の線維性癒着と炎症性変化が認められた．

患者の咬合状態は，これらの症状が発現するのに必要な力学的環境を説明するうえで暗示的である．すなわち骨格性下顎前突症のために，中心咬合位において上下永久切歯のみが切端咬合を示していることに加えて，最後臼歯を除いて，永久側切歯より遠心の歯が咬合しない（側方歯部の開咬）．開咬が生じた原因は下顎骨の前方成長により上下永久切歯が偶然に切端咬合を呈するようになったためであり，下顎骨の垂直方向の発育異常が原因ではない．

この患者のCO下顎頭位は上下歯の正常な被蓋が得られた場合に予想されるCO下顎頭位よりも前下方に位置することが考えられる．その場合，関節円板は正常に復位できずに前方位を取ることになる．それが固定化された場合，下顎頭後部と関節円板を繋ぐ結合組織は伸展されたままになり同部に分布する血管と神経は損傷されるリスクが高まる（Chapter 6参照）．

このような症例では，咬合異常が存続すると顎関節症の自然治癒は期待できず，むしろ増悪するおそれもある．関節腔の線維性癒着と炎症性変化を緩和し，顎

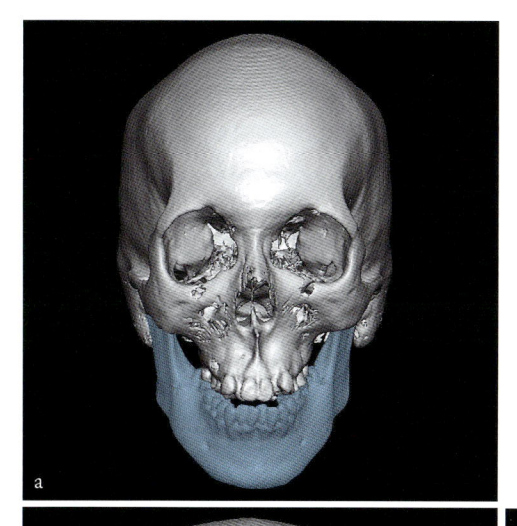

図 22.10 Computer emulation of orthognathic surgeries using CT and digitized dental cast records are used to evaluate the effects of maxillary impaction and setforward, in addition to the rotation of and setback the mandible, in correcting skeletal anterior openbite malocclusion associated with mandibular prognathism. a and b, Pretreatment 3D reconstructed CT image of an adult patient with a skeletal Class 3 jaw relationship with anterior openbite malocclusion; c, Emulated setback (9mm) of the mandible by BSSO; d, Emulated repositioning of the maxilla with a LeFort I osteotomy technique as designated in Fig.22.9. The maxilla is forwarded (2.5mm) with its posterior portion advanced upward (2mm) and rotated toward the right side (1.5mm); e, Superimposition of the dentofacial forms emulated with the single mandibular setback by the BSSO and the two-jaw surgery. In this patient, the two-jaw surgery facilitates the repositioning of the mandibular angle to a more superior degree, while setting the chin angle in a more posterior degree. (Courtesy of Dr. T. Sohmura)

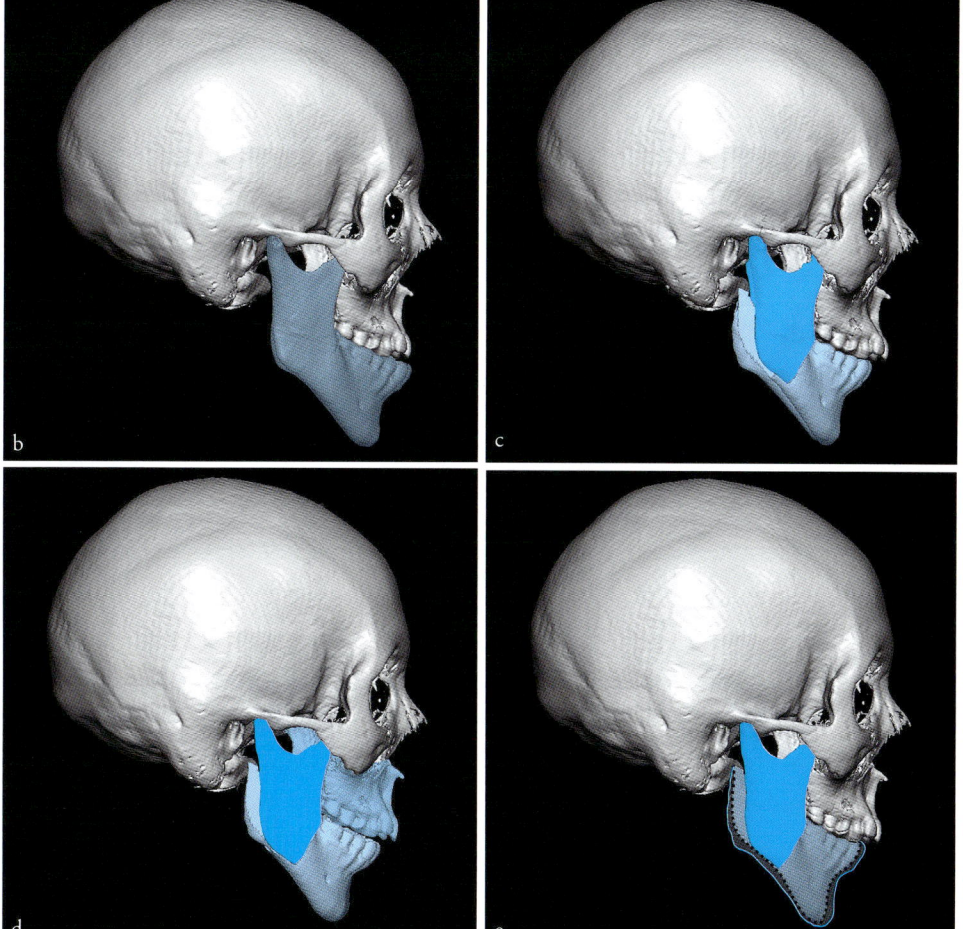

Superimposition of c and d
— Single mandibular setback (BSSO)
…… Two - jaw surgery

　関節症状が軽減した後に，上下歯の緊密でバランスのとれた咬合関係を再構築することは，問題を放置して現状より症状が悪化することを回避することにつながると考えるのが合理的である．

　実際に本症例に対してはスプリント治療と関節腔内洗浄後，BSSOを実施しエッジワイズ装置による矯正歯科治療を行った．その結果，治療終了後に左側関節円板前方転位は認められたものの，炎症性反応は消失し，下顎の運動障害は改善された．

Part 6 治療論

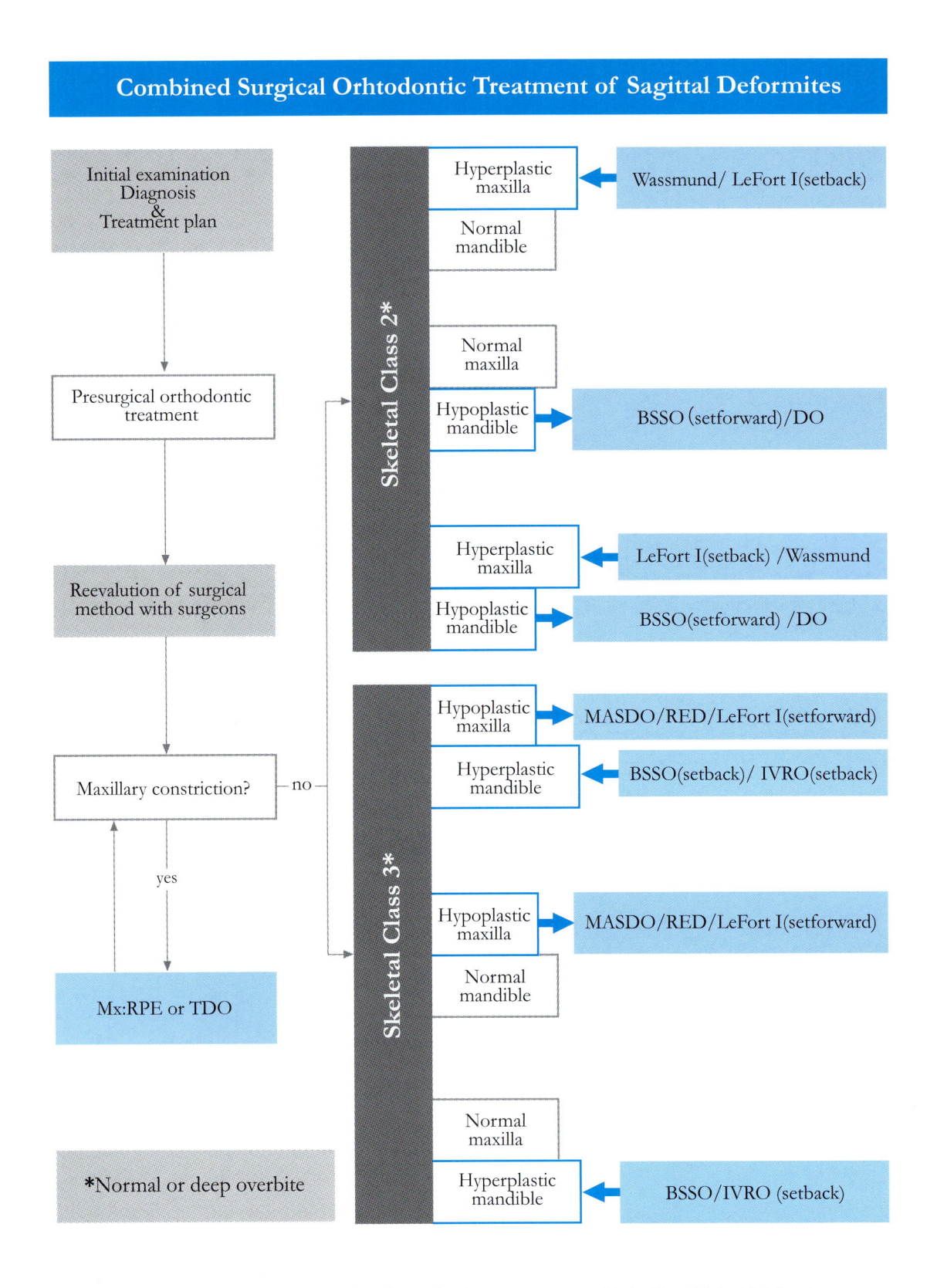

Combined Surgical Orhtodontic Treatment of Sagittal Deformites

Skeletal Class 2*

- Hyperplastic maxilla / Normal mandible ← Wassmund/ LeFort I(setback)
- Normal maxilla / Hypoplastic mandible → BSSO (setforward)/DO
- Hyperplastic maxilla ← LeFort I(setback)/Wassmund
- Hypoplastic mandible → BSSO(setforward)/DO

Skeletal Class 3*

- Hypoplastic maxilla → MASDO/RED/LeFort I(setforward)
- Hyperplastic mandible ← BSSO(setback)/ IVRO(setback)
- Hypoplastic maxilla → MASDO/RED/LeFort I(setforward)
- Normal mandible
- Normal maxilla / Hyperplastic mandible ← BSSO/IVRO (setback)

Flow: Initial examination Diagnosis & Treatment plan → Presurgical orthodontic treatment → Reevalution of surgical method with surgeons → Maxillary constriction? — no → (Skeletal Class 2/3); yes → Mx:RPE or TDO

*Normal or deep overbite

図 22.11　Procedures and possible solutions for the combined surgical orthodontic treatment of skeletal 2 and skeletal 3 deformities.

476

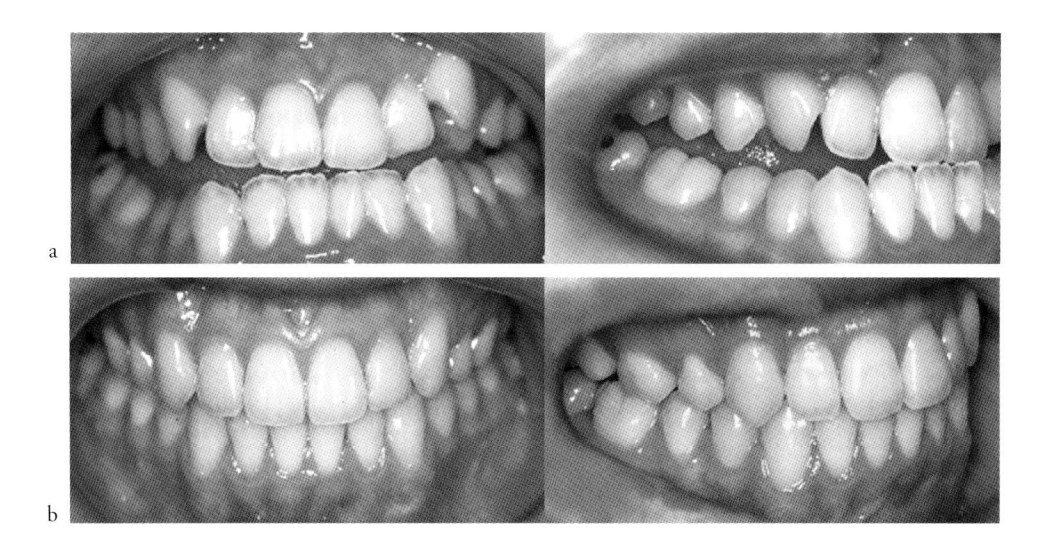

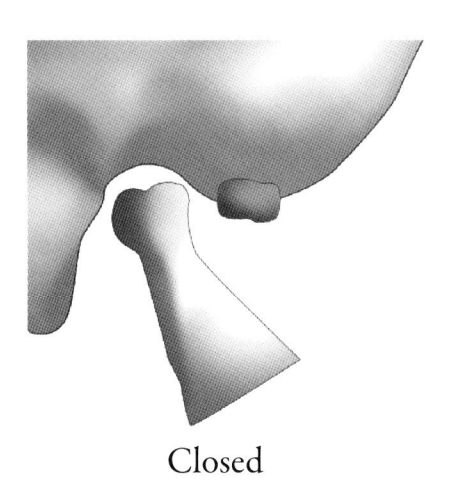

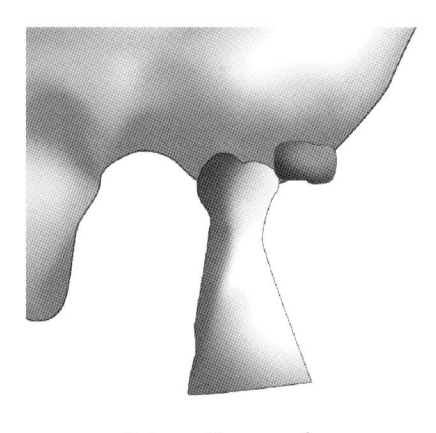

Chapter 22 外科的矯正歯科治療

Closed   Max. Opened

図 22.12　Mandibular prognathism in temporomandibular disorder with irreversible anterior displacement of the disc and disclusion of the posterior teeth [27]; female. a, Pretreatment, 16y4m; b, Post-surgical orthodontic treatment, 21y10m; c, Diagrammatic illustration of the temporomandibular joint and the disk showing irreversible anterior disk displacement upon jaw closing. (Reprinted from J Clin Ortho Res 2, Itoh S et al[27]. Surgical orthodontic treatment of skeletal Class III malocclusion with anterior disc displacement without reduction (ADNR), Copyright 1999, with permission from John Wiley and Sons Ltd.)

3.5 垂直方向の問題

骨格性前歯部開咬は，長い前下顎面高，短い下顎枝高，開大した下顎角，下顎下縁平面の急傾斜，下顎前歯の唇側傾斜などを特徴とする．その本質は上顎骨の垂直方向の過形成 vertical maxillary hyperplasia と下顎枝の垂直方向の低形成 vertical posterior mandibular hypoplasia，そして上下歯および周囲歯槽骨の適応的な発育である．上下切歯は萌出不足ではなくてむしろ上下切歯間の空隙を埋めるように代償的に過萌出している[28].

この型の骨格形態の異常を示す患者では笑ったときに上顎前歯部歯肉が見える，いわゆるガミースマイル gummy smile を認めるものが多い．この問題に対する対処法として，上顎永久切歯の矯正力による圧下が行われることがあるが，根本的な解決策としては，LeFort I 型骨切り術による上顎骨のリフトアップが有効である．

成人の場合，たとえオーバーバイトが -1〜2mm 程度であっても，上下永久前歯に垂直ゴムを掛けて，正常な被蓋が簡単に得られると考えてはならない．多くの場合，程度の差はあれ，永久切歯の歯根吸収が引き起こされやすい．矯正歯科治療単独で歯の垂直方向の位置をコントロールすることは容易ではない．少なくとも25%は再発することが報告されている[29]．したがって，成人の骨格性開咬に対する第1選択肢は外科的矯正歯科治療が望ましい[30].

骨格性前歯部開咬を治療するための手術法を図22.13に示す．

骨格性1級の開咬の場合，上下顎骨は垂直発育量は大きいがいずれも正常な長さを示すものと，下顎骨が本質的には長いが後下方に向かって回転するように成長したために見かけ上，1級の骨格型を示すものとがある．顎骨の垂直発育が大きいロングフェイス症候群の場合には，LeFort I 型の骨切り術を行う．その場合，上顎骨の後方部を上方に向かって再配置する（LeFort I impaction osteotomy，図22.9と図22.10参照）ことで，上顎大臼歯も咬合平面の方向に再配置されるので，下顎骨は上前方に向かって咬合できるようになる．下顎骨が長い場合には，BSSOによる下顎骨の後退を行う．図22.14に骨格性前歯部開咬に外科的矯正歯科治療を行った場合の，典型的な咬合の変化を示す．

骨格性3級で骨格性開咬の場合も，オーバーバイトを回復するために上顎骨の上方への再配置が必要になる．LeFort I 型とBSSOを組み合わせた上下顎同時手術 two-jaw surgery が行われることが多い[31,32]．ロングフェイスが顕著な場合は，オトガイ形成術（後述）も実施することがある[17].

骨格性2級の上下顎関係を伴う前歯部開咬の場合，

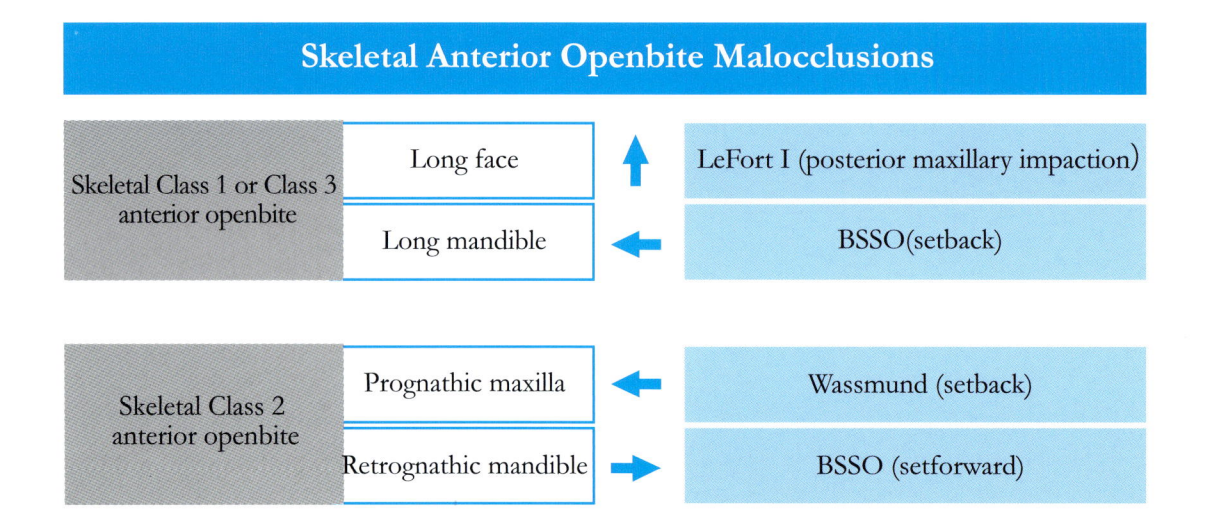

Skeletal Anterior Openbite Malocclusions

Skeletal Class 1 or Class 3 anterior openbite	Long face ↑	LeFort I (posterior maxillary impaction)
	Long mandible ←	BSSO (setback)
Skeletal Class 2 anterior openbite	Prognathic maxilla ←	Wassmund (setback)
	Retrognathic mandible →	BSSO (setforward)

図22.13 Surgical means for correcting skeletal anterior open bite malocclusions. Augmented genioplasty may sometimes be performed to reduce the anterior lower face height.

上顎前突に対しては Wassmund 法（図 22.7），下顎後退に対しては BSSO による前進手術の適応を考慮するのが一般的である．しかし，ヘミフェイシャルマイクロソミアなどの先天異常や成長期の外的要因（たとえば下顎頭の骨折を原因として同部に生じた骨性癒着など）により，下顎枝の垂直方向への発育が著しく阻害されているようなケースでは，下顎骨が前方にも十分に成長できなかったために，骨格性2級でハイアングルの前歯部開咬を呈する顎骨形態を認めることが多い*．このような場合，上顎骨に対して LeFort I 型の骨切り術，下顎骨に対しては BSSO による下顎骨の前進を行うことになる．

＊問題が片側の下顎頭に起こった場合，下顎骨は患側に向かって偏位する．

骨格性前歯部開咬やⅡ級の上下顎前突症例では鼻中隔が極端に彎曲しているために気道の部分閉塞が見られることがある．また睡眠時無呼吸症候群 obstructive sleep apnea が合併することもある．そのような場合，Le Fort I 型骨切り術により気道を広げることがあるが[33]，鼻中隔形成術 septoplasty も同時に行うと効果的である[34]．

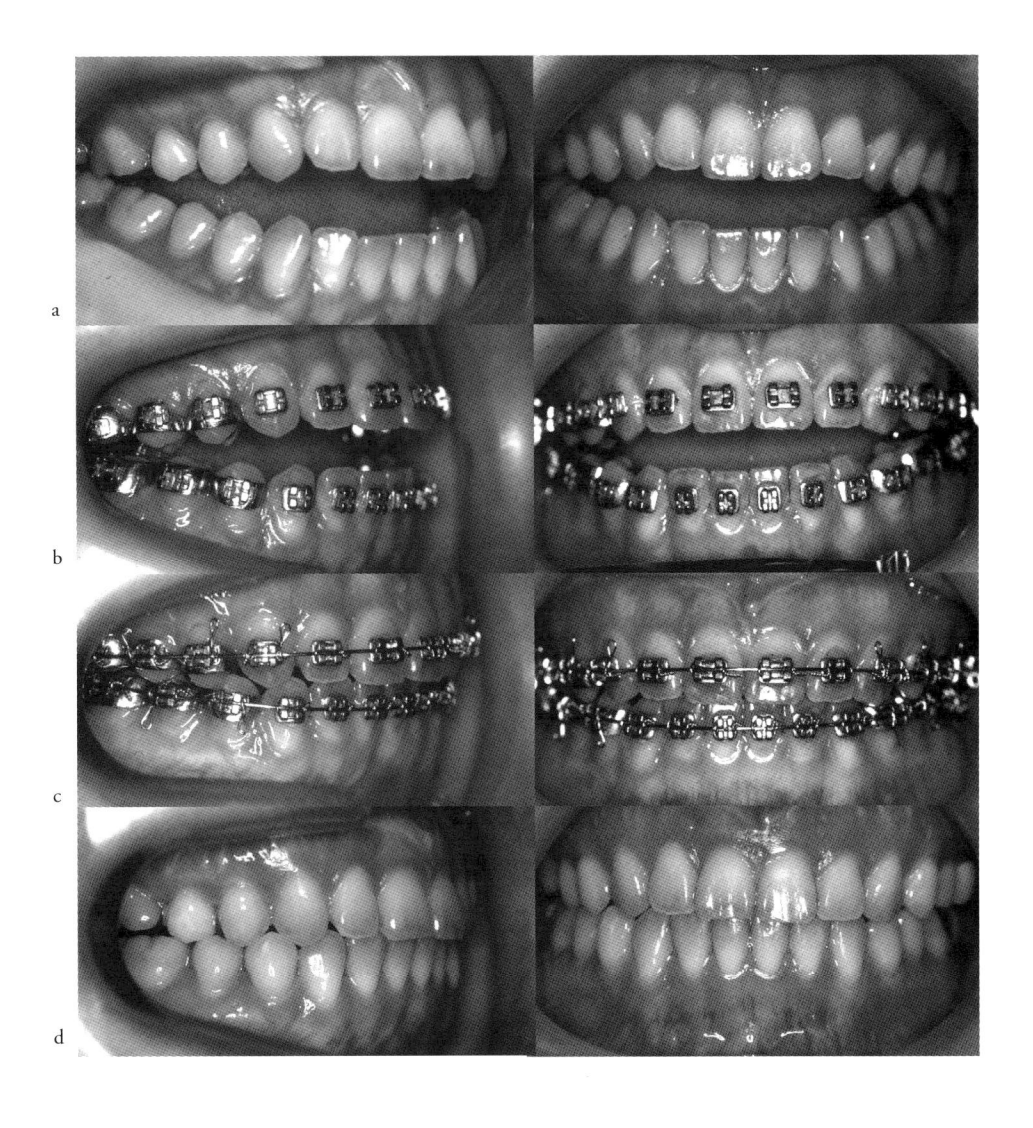

図 22.14　Skeletal anterior open bite malocclusion can be treated with LeFort I osteotomy (maxillary impaction and setback) and a SSRO (rotation of the mandible). a, Pre-treatment; b, Before surgery; c, 3 months post-surgery; d, Completion of the surgical orthodontic treatment.

3.6 横方向の問題

　上顎骨の狭窄が認められる場合，上顎急速拡大装置あるいはクォドヒーリクス装置を用いる（Chapter13参照）か，仮骨延長術（後述）により上顎正中口蓋縫合を左右に拡大する．骨切りを行う部位を図22.15に示す．この処置は上下顎骨に対する矢状方向および垂直方向の問題を改善するための骨切り術に先立って行う．

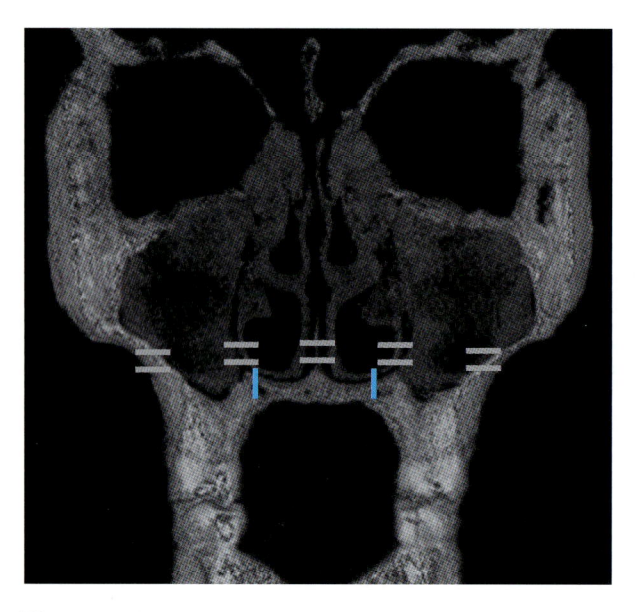

図 22.15　The osteotomy cuts made to reposition the maxilla with LeFort I technique are indicated in gray. The blue vertical cuts are for expanding the maxilla laterally.

下顎骨が偏位している場合の外科的な対処方法を図22.16に示す．

　片側の下顎骨体あるいは下顎枝が，ヘミフェイシャるマイクロソミアや下顎頭の骨折による骨性癒着など何らかの原因で正常に成長しない場合，成人期に至り下顎骨体の長さが患側で短くなり，オトガイは患側に向かって偏位する[17,35]．下顎枝の垂直成長が得られないと，しばしばハイアングルを呈するようになる（Chapter 5 参照）．そのような問題を解決するには，上顎骨に形態異常が認められなければ，下顎骨に対してBSSOあるいはIVROを実施する．その場合，オトガイを非偏位側に向かって移動するために，下顎骨を前進（骨格性2級の場合）あるいは後退（骨格性3級の場合）させると同時に非偏位側に回転させる．

　下顎骨が片側に偏位している骨格性2級の症例では，下顎枝の短小とハイアングル，そして時により前歯部開咬を認めることもある．それらの問題を解決するためには，上顎骨に対してはLeFort I型骨切り術による上顎骨の圧下と，IVROによる下顎骨の前進を行うことが多い[17]（前項参照）．

　骨格性3級の症例では，非偏位側の上顎歯は対向歯との正常な咬合接触の機会が減るため，周囲の歯槽骨とともに下方に向かって発育する傾向がある．そのため青年期以後，咬合平面は非偏位側において下方に傾く．傾斜の度合いが強い場合は，美容と咬合機能が損なわれる．そこで上顎骨に対してはLeFort I型骨切り術により偏位側を再配置し，下顎骨に対しては矢状分割骨切り術BSSOにより，その前進または後退を図る（図22.17）．

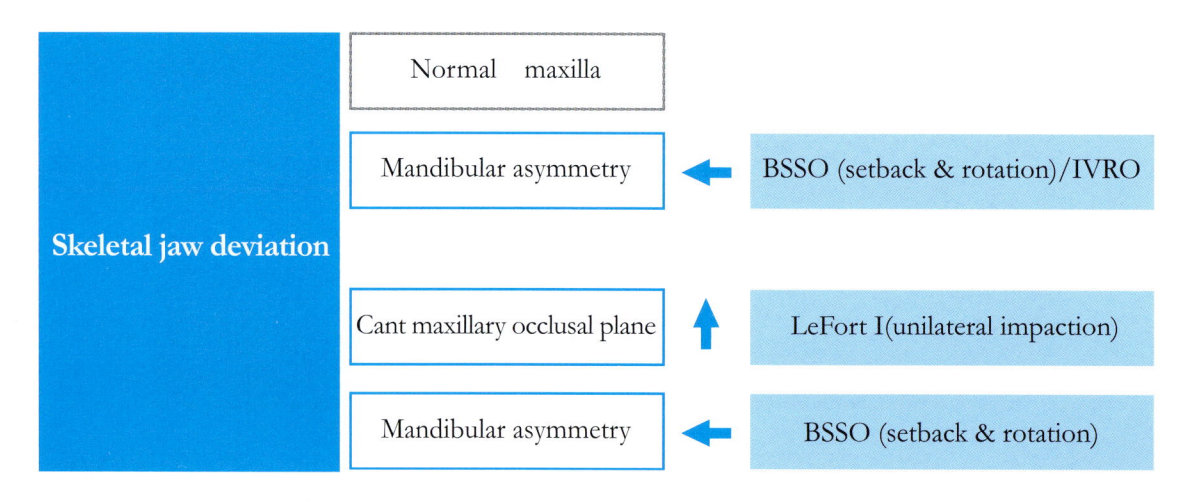

図 22.16　Surgical means for solving the skeletal jaw deviation.

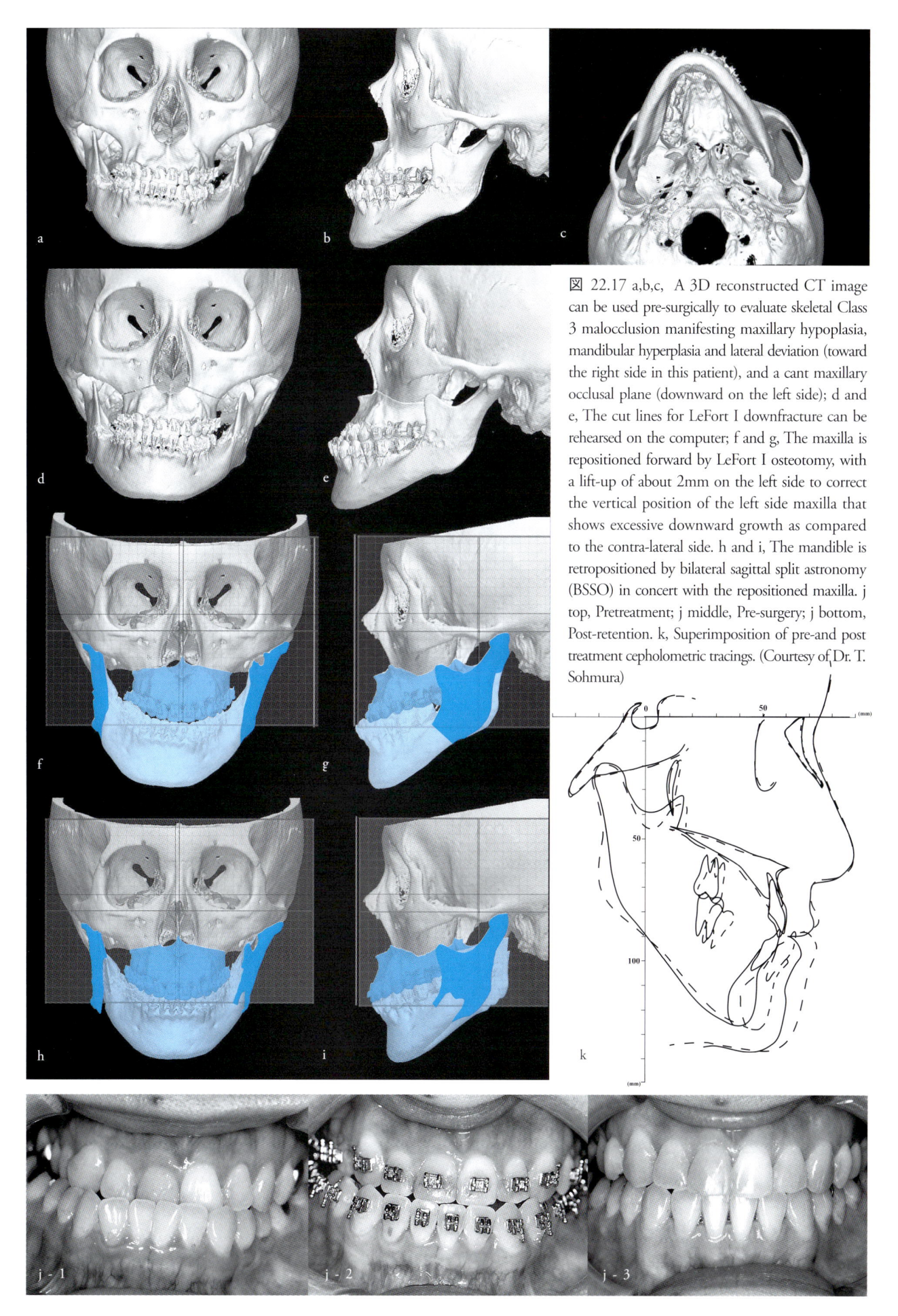

Chapter 22 外科的矯正歯科治療

図 22.17 a,b,c, A 3D reconstructed CT image can be used pre-surgically to evaluate skeletal Class 3 malocclusion manifesting maxillary hypoplasia, mandibular hyperplasia and lateral deviation (toward the right side in this patient), and a cant maxillary occlusal plane (downward on the left side); d and e, The cut lines for LeFort I downfracture can be rehearsed on the computer; f and g, The maxilla is repositioned forward by LeFort I osteotomy, with a lift-up of about 2mm on the left side to correct the vertical position of the left side maxilla that shows excessive downward growth as compared to the contra-lateral side. h and i, The mandible is retropositioned by bilateral sagittal split astronomy (BSSO) in concert with the repositioned maxilla. j top, Pretreatment; j middle, Pre-surgery; j bottom, Post-retention. k, Superimposition of pre-and post treatment cepholometric tracings. (Courtesy of Dr. T. Sohmura)

3.7 オトガイ形成術

オトガイの形は容貌の美醜の判断に影響を与える（Chapter 7 参照）．下顎骨の後退を伴う2級の骨格性咬合異常では，オトガイ隆起が欠如していると鳥貌となり，容貌を損ねる．そこで下顎骨の前進手術に加えて，オトガイ結合の下部を下顎骨体部より切り離して前方にずらすことで，下顎骨の後退感を緩和し，美容上も望ましい下顎の形態にすることができる（図22.18）．

逆に前下顔面高が極端に長いためにオトガイが目立ち過ぎ，下顎骨をセットバック手術により後退させただけでは口唇からオトガイ部にかけて容貌が改善できないと判断される場合も，オトガイ形成術 augmentation genioplasty の適応となる．下顎骨が側方に向かって偏位している場合には，非偏位側に向かって再配置することで顔の非対象感を改善できる．オトガイ形成を行う前提として重要なのは外表面の形状を評価するばかりでなく，オトガイの形態異常がもたらされた原因を

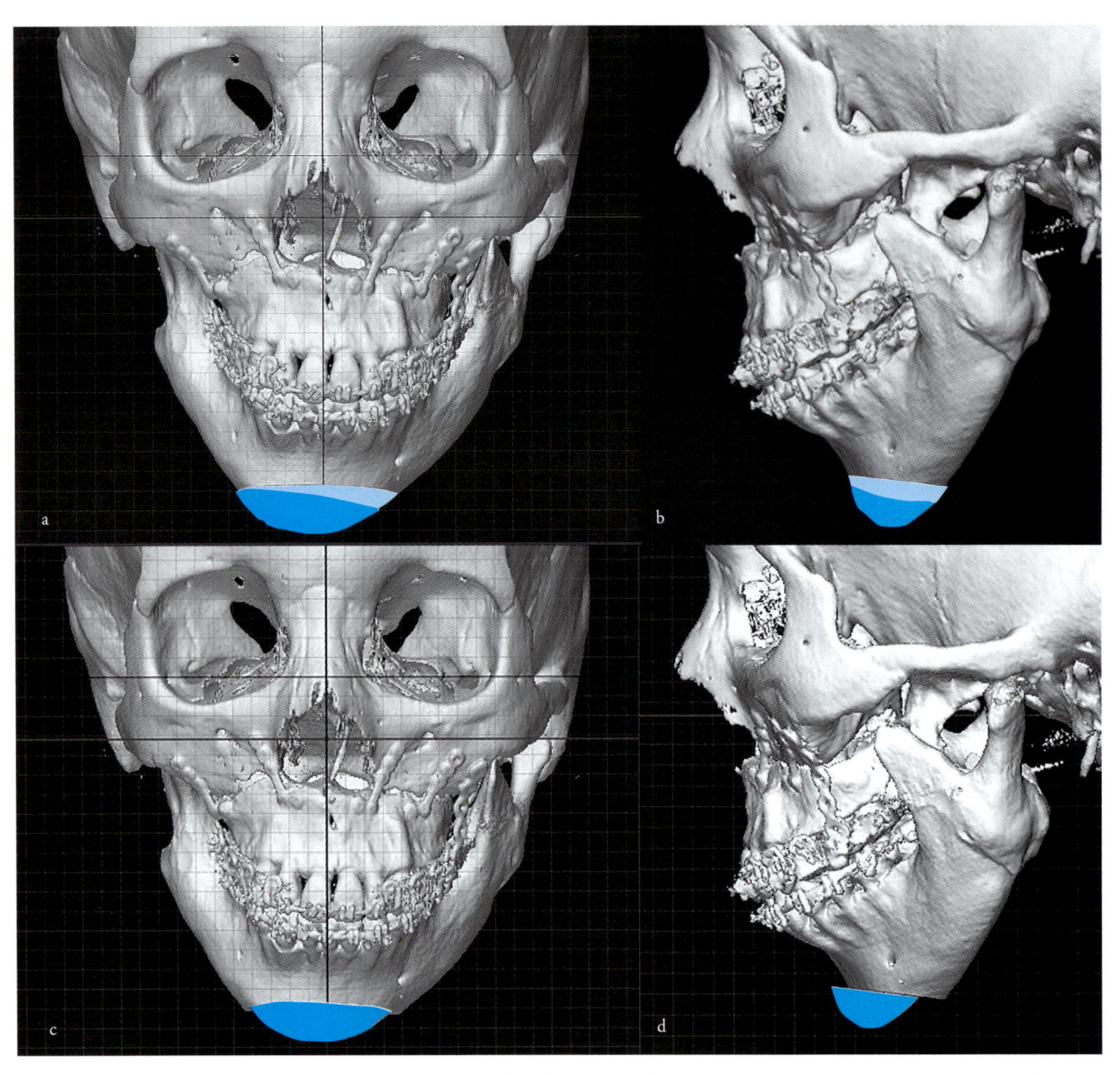

図22.18　Chin augmentation. a and b, The segment to be removed emulated prior to the surgery; c and d , Emulated condition of the chin. (Courtesy of Dr. T. Sohmura)

正確に把握しておくことである．それには頭骨の形態と咬合状態を精査する必要がある[36]．

患者自身の自家骨を移植することでオトガイの再建を図ることがある．術後の安定に優れているとされている[37]．

3.8 仮骨延長術

低身長の患者に対して，長管骨を離断して長軸方向に徐々に牽引することで骨を長くする治療法は20世紀初めに提案され[38]，仮骨延長（術）distraction osteogenesis（DO）とよばれる．この治療法はIllizarov[39]により体系化され，今日に至っている．この手術法では離断された骨の両端に持続的に牽引力を掛けることで新生骨の生成が促され，短時日のうちに骨が延長される．顎顔面領域への応用が可能であることは1970年代早期にSnyder[40]によって報告された．それ以後，本法はヘミフェイシャルマイクロソミア，顎関節の骨性癒着，口蓋裂の形成外科手術に起因する上顎骨の低形成，Treacher-Collins症候群，Apert症候群，歯槽骨の垂直方向への延長など，さまざまな顎顔面の形成不全に適応されるようになった[41]．

■ 効果

仮骨延長術を顎顔面部に適応する場合に期待される効果は，以下の通りである．

- 中顔面の前方への移動[42]
- 上顎骨の側方拡大[43]
- 下顎骨体の延長[40]
- 下顎枝の延長[40]
- オトガイ結合の左右への拡大[44]
- 歯槽骨の垂直方向への延長[45,46]

■ 装置の種類

仮骨延長を顎顔面部で行うための装置には大別して創内固定式骨延長器 rigid internal distractor（顎内固定式骨延長器 rigid intraoral distractor）と創外固定式骨延長器 rigid external distractor, RED（顎外固定式骨延長器 rigid extraoral distractor）がある（図22.19）．また，一方向に骨延長を行う機能を持つものと，複数の方向に骨延長を行えるものとがある（表22.1）．

表22.1　Devices for distraction osteogenesis

Internal monodirectional
Internal bidirectional
External monodirectional
External bidirectional
External multidirectional
Combination of internal and external devices

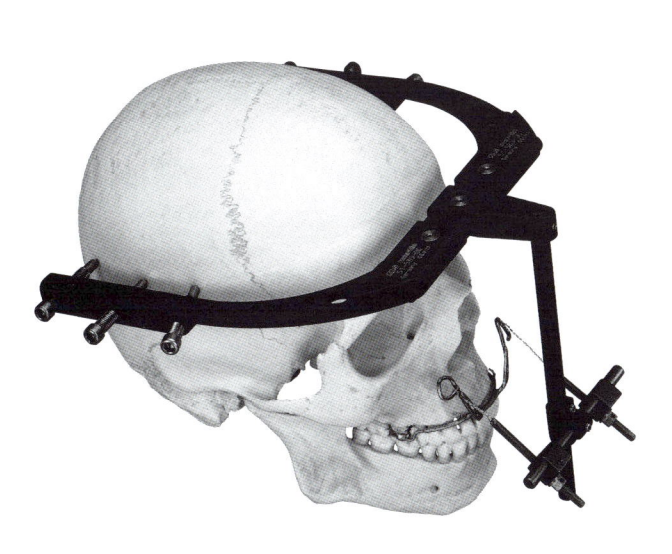

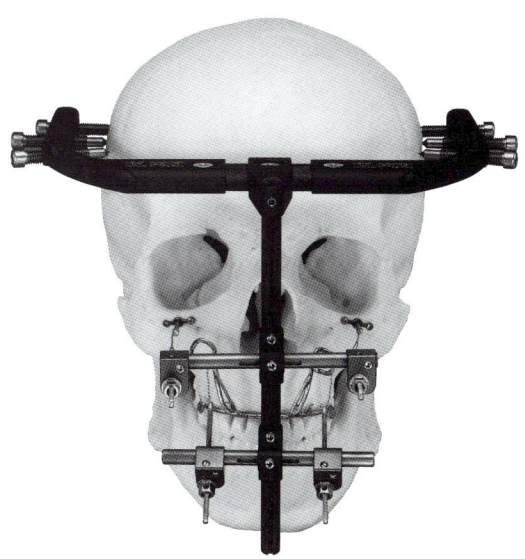

図 22.19　The rigid extra-oral device (RED II) that is commonly used for distraction osteogenesis in the maxillo-facial surgery. (Reprinted by permission from KLS Martin Group in 2010.)

創内固定式骨延長器はLeFort I型あるいは口蓋骨後方部の骨切り術と組み合わせて上顎骨の前進に用いられることが多い．骨延長器を左右にそれぞれ装着することで，左右異なる方向に異なる量の前進を行える．RED Systemは，咽頭弁移植された症例や顎骨の回転を伴う前進や側方への移動など，複雑な動きが必要な症例に対して効果的である．REDは装置が顔の外に露出しているため，装着中の転倒や接触は装着部に障碍をもたらすおそれがある．創内固定式骨延長器はこのような問題をあまり生じない[50]ので，顎内骨延長器の使用を第一選択肢とすることが多い．

■ 使用期間

装置は装着後3〜7日間活性化せずにおき，その後，1日当たり1mmのピッチで7〜14日間，骨延長を行う．その後，下顎骨の場合は6〜9週間，上顎骨については10週以上の期間，保定を行う．延長部における骨の新生は延長終了後3〜5ヵ月を要する[51]．創外骨延長器を使用する場合は，外力が装置に加えられるリスクを考慮すると，延長後4週以内に上顎骨前方牽引装置に切り替えるのが良い．

■ 適応症

本法の主な適応症としては頭蓋早期癒合症craniosynostosisを原因とする中顔面の低形成[52,53,54,48,49]，口唇・口蓋裂の形成術後に生じる中顔面の発育不全[55,56]，ヘミフェイシャルマイクロソミア[57]などの形成異常がある．

中顔面の低形成は上顎骨前方牽引装置を用いて改善されることが多い．しかし無歯症が合併する場合は，上顎歯列に牽引力をかけることができない．そのような場合に，幼児期に治療の前半で固定式骨延長器を用い，後半において上顎骨前方牽引装置を応用することで，上顎骨を前方に効果的に転位し，3級の上下顎関係と前歯反対咬合を改善することが期待できる[48]．

Apert症候群の患者に対しては8〜12歳頃にLeFort 3型の前進手術が行われることがある[52]が，軟組織の抵抗と骨移植の量が多いために上顎骨の前進はきわめて難しい．仮骨延長はApert症候群[49]やCrouzon症候群[53]のように，中顔面を上下二つのセグメントに分割してそれぞれ異なる量だけ前進させたいときに，その効果を発揮する（図22.20）．Apert症候群はCrouzon症候

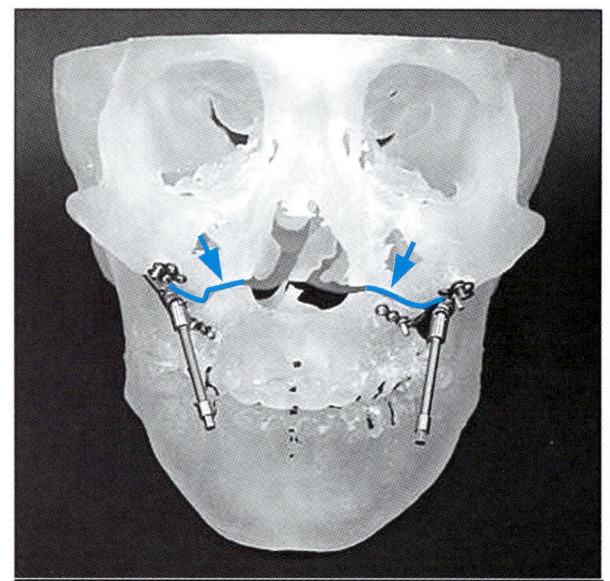

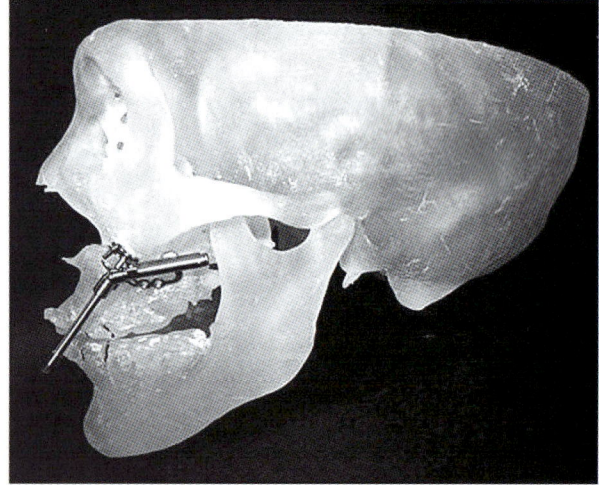

図 22.20 A three-dimensional model surgery to rehearse the cutting of the maxilla with LeFort I osteotomy for maxillary advancement and the of placing two distractors (Zurich Pediatric Maxillary DistractorTM, KLS-Martin L.P., Tuttlingen, Germany) on an acrylic facial skull of the patient [60]. By opening the osteotomized area with screws, possible movement of the maxilla can be seen before surgery.

群よりも中顔面の低形成は重篤なので，創内固定式骨延長器を利用した二分割仮骨延長術 dual segmental DOはより効果的である[49]（Chapter5 参照）

創内固定式骨延長器は口唇裂・口蓋裂の形成手術が原因で生じた上顎骨の低形成の治療を行うための標準的な治療装置である[58]．三次元再構築された顎骨のCT画像上で，二つの骨延長器の位置決めを正確に予測し，またフォトポリマーを用いた顔面頭蓋のステレオリトグラフ上で骨延長器を実際に試験的に設置しスクリューを回転させることで，離断された骨の動きを予め確認する模擬手術を行うことができる[59,60]（図22.20）．

口蓋裂の形成手術に起因して口蓋に瘢痕が形成される．それが原因となって上顎骨の成長が阻害され咬合異常が形成される．また，口腔と鼻腔間の残遺瘻孔，骨欠損などの問題も残される．このような問題を抱える患者に対して，成長のピークを過ぎた後（およそ15歳以後）に，上顎部にLeFort I型の骨切り術あるいは下顎骨に対するBSSOと組み合わせた上下顎同時手術を適切に行うことで，長期的な咬合の安定を得ることができる[61]．しかし，そのようなアプローチに対しては，鼻咽腔閉鎖機能を障碍し，また術後に軟組織が伸展されることで骨に加えられる張力が増すことで上顎骨が再び後退する（再発）という問題があることが指摘されている．同様の問題はLeFort I型の骨切り術と仮骨延長術を併用した場合にも生じることが知られている[62]．また上顎骨を前方に延長した後の，下顎骨の前方成長量を正確に予測することは難しい．こうした理由から，青年期成長のピークを過ぎてから仮骨延長を行うことが望ましい．そうした時期を選ぶことにより，骨延長を終え3〜5ヵ月経過した後に固定式装置を用いて第二期治療を開始することができる．上顎骨を上顎第二小臼歯と第一大臼歯の間で離断し，創内固定式骨延長器を用いて行う上顎骨前方セグメント仮骨延長 maxillary anterior segmental distraction osteogenesis (MASDO)は，鼻咽腔閉鎖機能への影響が比較的小さいという理由から，推奨されている[55]（図22.21）．下顎骨が標準より長過ぎる場合には，BSSOも併せて行うことがある．

ヘミフェイシャルマイクロソミアのように下顎骨が片側で低形成を示す場合，混合歯列期以前から，成長にしたがい健側の上顎臼歯部の歯槽骨が垂直方向に過成長し，正面から見て上顎咬合平面が健側に向かって傾斜するようになる．咬合平面の傾斜が悪化しないように，成長が残されている間に，顎内骨延長器と機能的装置を用いて，仮骨延長を行うことがある[57]．成長終了後に再発が認められる場合には再度，仮骨延長かあ

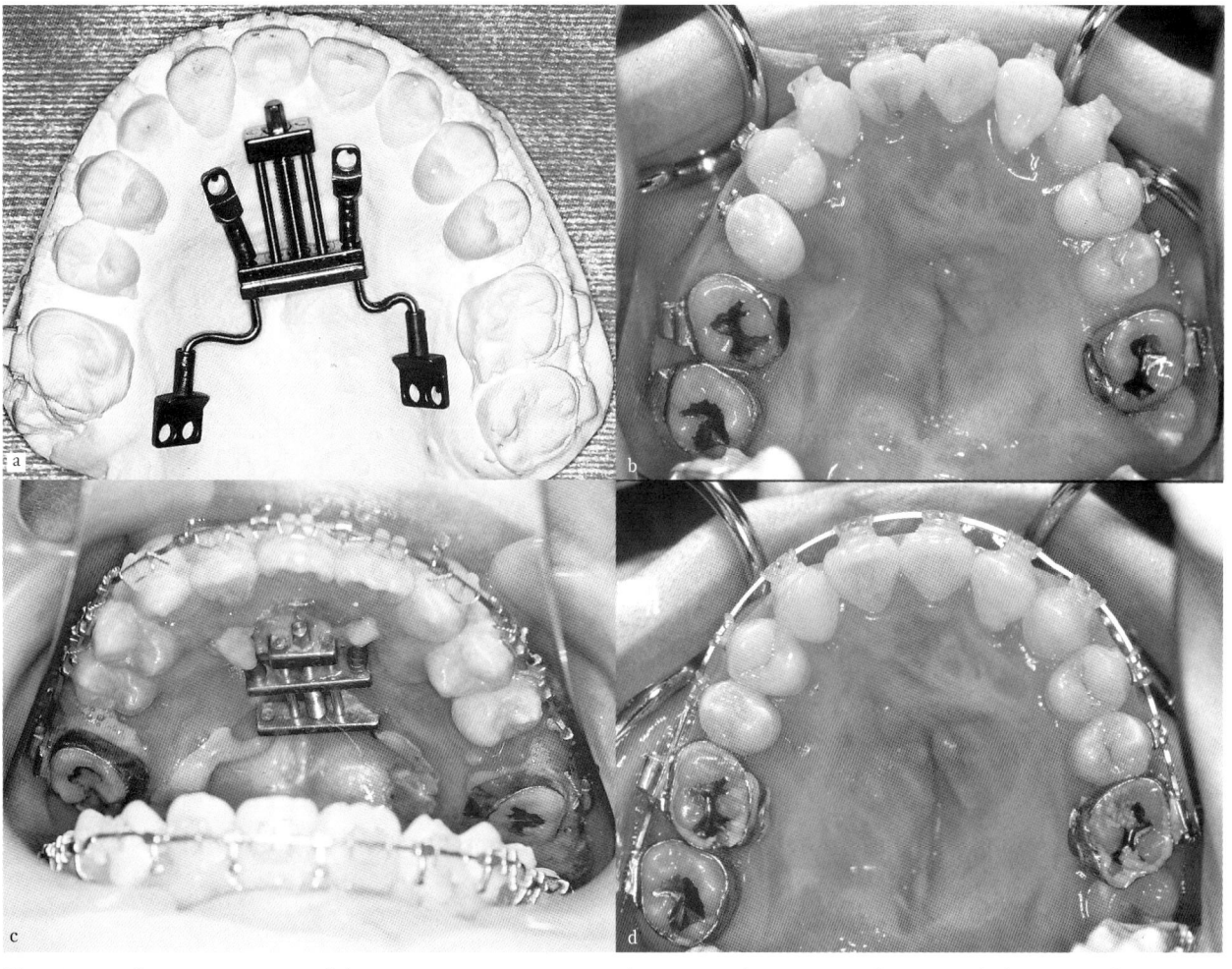

図 22.21 Maxillary anterior segmental distraction osteogenesis can provide an outstanding outcome when it is applied to patients having severe maxillary recession in the adolescent period. a, An internal distractor (DynaForm System, Stryker Leibinger GmbH & Co.,Germany.) before surgery; b, Occlusal view of the upper dentition presurgery; c, The distractor in place during the anterior expansion of the maxilla; d, After completion of the distraction osteogenesis. (a and c, Courtesy of the First Department of Oral and Maxillofacial Surgery, Osaka University Dental Hospital.)

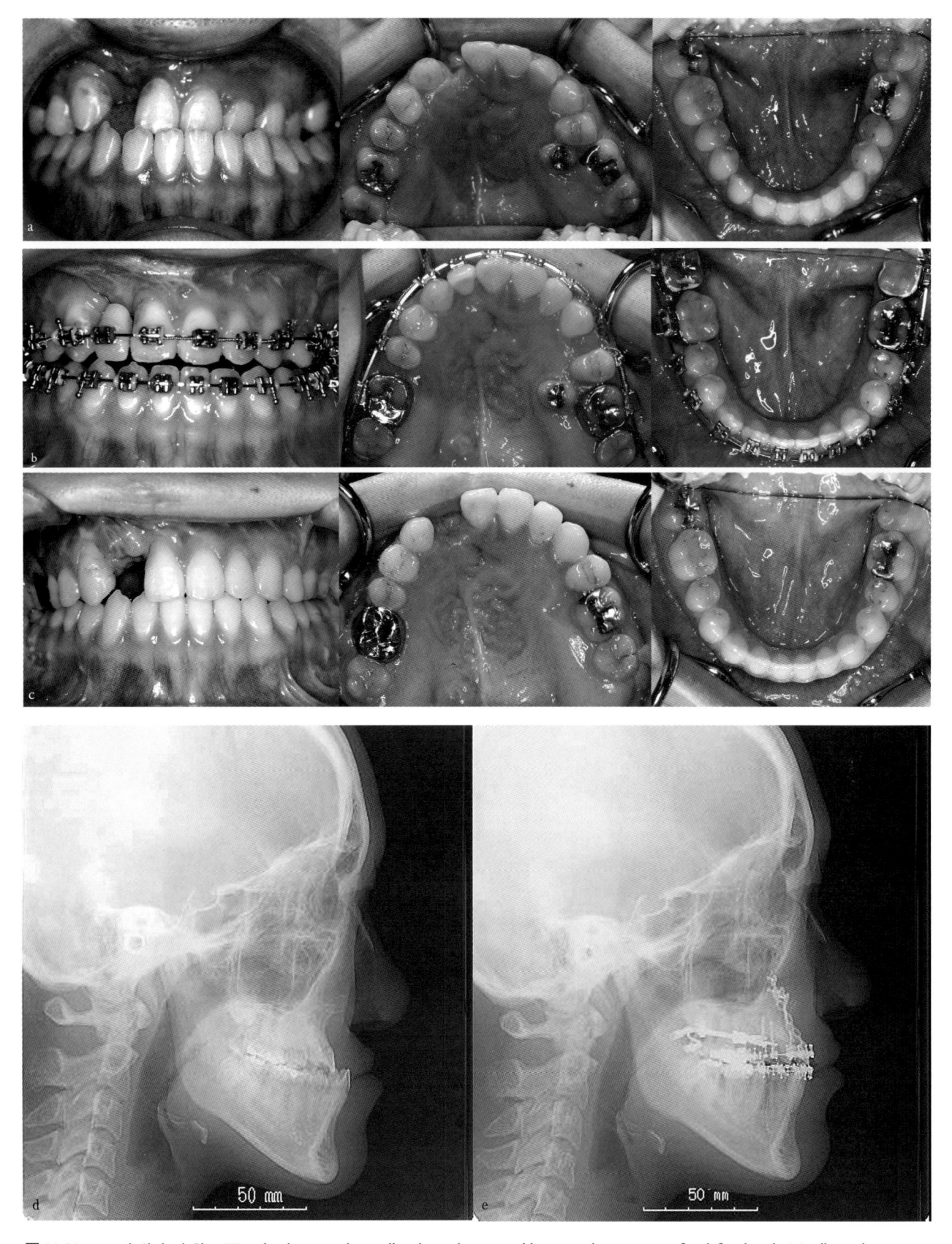

図 22.22 a & d, Skeletal Class III malocclusion with maxillary hypoplasia caused by surgical intervention for cleft palate; b, Maxillary advancement (anterior segmental DO; 1mm per day for 10 days) can be achieved using an internal distraction device (DynaForm System, Stryker Leibinger GmbH & Co., Germany) ; c & e, Completion of distraction osteogenesis.

るいはそれに加えてBSSOによる下顎骨の後退が，必要となる場合もある（図22.22）．

Robin sequenceやTreacher Collins症候群などに見られる小下顎症についても，乳・幼児期に下顎角部で骨切りし，仮骨延長術により下顎骨体長を延ばすことが可能である．

小下顎症のために下顎前歯部に著しい叢生が認められる場合に，オトガイ結合仮骨延長術 mandibular symphyseal distraction osteogenesis （MSDO)によりオトガイ結合を左右に急速拡大することで，下顎前歯部叢生の矯正歯科治療を容易にすることができる．術後2年を経過しても歯の排列状態は安定しているとの報告[42]がある．

■ 利点

LeFort I 型骨切り術と比較して，仮骨延長術は顎骨を再配置するときの血管・神経を損傷するリスクが低く，手術時間も短くて済む．また延長中に方向と量を変更できること[63]，顎骨の移動距離が長いこと，bone grafting を行う必要がないことなどがある．延長時には周囲軟組織が伸展されることで血管や神経組織の適応性の変化が生じる[64]．

■ 適応年齢

本法の適応は青年期成長のスパートが始まる前の6〜10歳頃から青年期まで幅が広い．

■ 標準的な治療計画

■ ステップ1 – 便宜抜歯およびエッジワイズ装置による術前矯正歯科治療．

■ ステップ2 – 上顎骨に対する外科手術．

■ ステップ3 – 手術後5〜7日経過した後から，固定式骨延長器による中顔面部の前進．

■ ステップ4 – 延長操作を終えたのち，6〜7週間そのまま安定化させる．

■ ステップ5 – 骨延長器を取り外し，3〜4ヵ月をかけて，上顎骨前方牽引装置を用いて再配置された骨セグメントの安定化を図る．

■ ステップ6 – 術後矯正歯科治療と保定．

4　骨移植

口蓋裂が存在すると裂部に歯を移動あるいは植立することができない．そこで，自家骨の移植 bone grafting が行われる．12歳未満の児童ではきわめて高い生着率（98%）が期待できることが報告されている[65]．移植部には歯を移動したり，補綴用のインプラントを植立することが可能になる．

5　手術後の患者管理

5.1　患者心理

いかなる部位であれ，一般に手術後には一過性のうつ症状が患者の30%に発現する[66]．顎整形手術の場合，手術直後に60%強の患者は精神的に不安定な状態に陥るとされている[67]．女性は男性よりも発現率は高い．

うつ的な症状は手術前から起こり，術後1〜2週間は続く．4〜6週後には通常，症状は消失する．うつ症状が発現する主な原因としては，感染のほかにステロイドの投与や低栄養がある[68]．術後の腫脹を抑制するために用いられるステロイドの服用が中止されると，一過性にうつ的気分が強められる．また，術後の栄養摂取が不十分な場合，コーチゾル分泌量が増加する結果，うつ症状の発現につながるとの報告[69]がある．

患者の気分 mood （Chapter 20 参照）は手術前と比べて手術直後に最も障碍され，1ヵ月後においても手術前の状態に回復しない．しかし，手術後6ヵ月も経つときわめてポジティブになる[70]．

一般に20代の患者では，手術による容貌の変化を肯定的に受け止めるものが多い．しかし，手術時の年齢が高くなるにしたがい，手術により得られた新しい容貌を，たとえそれが客観的には改善されたとしても，自分の顔として受け入れられずに悩むことがある．そのような状態に陥る理由は，自己同一性の混乱にある．世代間に見られる反応の差異は，顔の認識に関わ

る神経の可塑性により説明することができるであろう（Chapter 7 および Chapter 19 参照）．その回復には数ヵ月を要することが多い．

外科的矯正歯科治療とその後の歯科的な修復治療を行った患者のおよそ90％は，治療結果に満足を示すが，5％は客観的に見た改善度とは無関係に不満を抱く[71]．美容外科を受診する患者の10％前後に，醜形恐怖が認められる[72]ことを考慮すると，術前の心理テストなどを利用したスクリーニングを行うことが，望ましい．

5.2 感覚異常

顎変形症の手術後，ほぼすべての患者が口腔・顔面の感覚異常を経験し[73]，その半数は症状が完全には消失しない[74]．感覚異常が改善されるか否かは行われた手術法と，同一部位に繰り返し加えられた外科的侵襲の回数に影響される[75]．手術後6ヵ月を経過しても顔面の痺れや口唇の接触感覚の異常を訴える患者は多い．三叉神経系の感覚障害に対して顔面の皮膚感覚を刺激する'感覚再訓練 sensory retraining'を行うことで，皮膚感覚機能の改善が期待できる[76]．感覚再訓練は体性感覚皮質におけるニューロンの再生と神経接合部の機能強化に役立つことが知られている[77,78]．これは神経の可塑性という現象として知られており，詳しくはChapter 19で解説した．

感覚異常に対する治療として，Phillipsら[79]は開口訓練と顔面の皮膚および口唇に対する非侵害性の接触刺激を1日当たり2回，6ヵ月間繰り返し与えると，開口訓練を単独で行う場合と比べて，皮膚の痺れ感覚と口唇の接触・運動感覚異常が大いに改善されるとしている（表22.2）．

表22.2 Instructions in the sensory retraining program at three training sessions[79] *

第1週
・化粧ブラシでタッチとストローク－運動訓練
・鏡を見ながらフィードバック
・眼を閉じて想像させる
1ヵ月目から
・化粧ブラシで上下方向，左右方向にストロークさせる－上下と横方向の識別訓練
・鏡を見ながらフィードバック
・眼を閉じて想像させる
3ヵ月目から
・化粧ブラシで上→下方向，下→上左右方向にストロークさせる－方向性の認知訓練
・鏡を見ながらフィードバック
・眼を閉じて想像させる

* Jaw opening exercises were also performed; Critical period in obtaining the maximum affect of sensory retraining[80]

6 治療後の安定性

手術により再配置された顎骨の位置と上下歯の咬合状態が，矯正歯科治療を終えた後も長期にわたり安定するかどうかは，固定方法，手術方法および顎骨の移動方向に依存する．創内固定が導入されたことで金属線を用いる創外固定と比べて術後の安定性は増した[14,31,81]．下顎骨の後退手術を行った場合，スクリュー固定はプレートによる固定よりも，術後の下顎骨の位置を安定させるのに役立つ[82]．

6.1 骨格性2級

骨格性2級の咬合異常に対する外科的対処法としては，既に述べたようにLe Fort I型の上顎骨骨切り術，下顎骨前進術および，それらを組み合わせた上下顎同時手術がある．ほとんどの症例では手術後5年以上を経過すると咬合自体は安定するが，骨格形態はある程度変化する．それらの特徴を要約すると，以下のようになる[83,84,85]．

(1) 患者の25％について，上方に移動された上顎骨が下方に再移動する（ただしオーバーバイトの減少は起こらない）

(2) 下顎骨前進手術を実施した患者では下顎角のリモデリングが認められることがある．
(3) 下顎骨前進手術を単独で行った患者および上下顎同時手術を行った患者のそれぞれ10%について，下顎頭のリモデリングによると思われる下顎骨長の短小化が認められる．それによりオーバージェットは増加する．

6.2 骨格性3級

骨格性3級の顎変形症に対して上顎骨の前進手術[81,86]，下顎骨の後退手術[87]を実施した場合，術後1年を経過しても顎骨の形態は安定しており，臨床上問題となる程度の再発性の変化は認められない．青年期後期であれば，手術時の年齢は術後の咬合の安定性に影響せず，術後5〜10年を経過しても80%以上の症例で骨格性の変化は臨床上無視できる程度にとどまり，すべての症例で正のオーバージェットが維持されるか切端咬合にとどまる[88]．

手術術式で見ると，上顎骨の前進手術を単独で行う場合よりも下顎骨後退術を単独もしくは上顎骨の前進術とともに実施する方が，術後のオーバージェットの減少幅は遥かに大きい[87,88]．Le Fort I型骨切り術により上顎骨の前進を行った場合，術後5年で25%の患者について上顎骨は2mm以上，下方に移動し，下顎骨は後下方に回転する[89]．しかし歯が適応的に移動することでオーバージェットとオーバージェットに変化は認められない．

手術後にオーバージェットが減少する理由はいくつか考えられる．器械論的な考え方として，上顎骨を前進させることで後下方に位置せざるを得なくなった下顎骨が及ぼす反作用が，術後に上顎骨を押し上げるように働くというものがある[90]．これは再発の程度は手術による上顎骨の前方および下方への移動量に比例するという知見[91]からも支持される．上下顎同時手術の適応となる患者の方が再発の程度が大きいという事実は，骨格性の異常の程度が強い患者ほど，手術時の移動量も大きくする必要があるということと符合する．再発を説明するもう一つの有力な理由として，術後の患者に見られる下顎骨の持続的成長が指摘されている[87]．真性の下顎前突症患者は下顎骨の旺盛な発育を成人期においても示すのではないかというものである．

上下顎の同時手術時に上顎骨を前進と同時に下方にも移動するなら，上顎骨の位置は長期にわたり安定する[87]．下顎骨の後退，上下顎同時手術を行うと術後5年以上を経過した時点で，患者の20%前後については下顎頭（Co）−下顎角（Go）間距離は4mm以上短くなり，下顎頭の吸収が疑われる[87]．このような望ましくない変化も術後にオーバージェットが減少する理由の一つと言えるのかもしれない．

6.3 骨格性前歯部開咬

Le Fort I型骨切り術による上顎骨のリフトアップは最も安定した予後を示す[89]．上下顎同時手術による治療を行った場合も，術後は長期にわたり安定した治療成績を示す．上顎骨を上方に再配置した場合，下顎枝矢状分割骨切り術を同時に行ったかどうかに関わらず，長期的には顔面骨格の特徴を表すセファロ計測点の位置の変化で見ると2〜4mmの再発が10%の確率で生じる[30]．しかし顔面高が増加しても上下切歯がそれを補うように挺出するためオーバーバイトは安定する[30,92]．一方，上顎骨の前方部を下方に移動してオーバーバイトを深くした場合には，計測点の位置が4mm以上変化するリスクは2倍以上に高まる．上下顎同時手術により治療された下顎骨の低形成を伴う骨格性前歯部開咬で，手術後に開咬の再発をきたした症例では，下顎頭の吸収とそれに伴う下顎骨の後下方への回転が見られる[93]．

6.4 仮骨延長術

仮骨延長術と上顎骨の骨切り術を比較したメタ解析による報告[56]では再発の程度，鼻咽腔閉鎖機能および構音機能について両者の間に差は認めていない．

創内固定式骨延長器を使用して中顔面の低形成を改善した場合の術後の安定性については諸説がある．顎骨の再配置は安定するが咬合は不安定な状態を示すとの報告がある[94]．ヘミフェイシャルマイクロソミアに適応した場合，延長側の軟組織は一時的に伸展されても，術後に収縮力として働き，再発を来しやすいとの指摘もある[95]．再発は咀嚼筋や表情筋およびそれらを覆う皮膚組織から骨組織に加えられる力が原因と考えられている[45]．再発が仮骨延長を行ったためなのかそ

れとも骨の成長ポテンシャルの不足によるものかは不明である．成長期のヘミフェイシャルマイクロソミアの患者に骨延長を行うことが，術後の顎骨形態の安定により役立つことを示す報告はない[96]．

6.5　術後の咬合・咀嚼・舌機能の順応

外科的矯正歯科治療を行うことで術後の咬合・咀嚼機能がどのように変化するのかは，臨床医にとって関心の高い問題である．この問題を理解するには，骨格性下顎前突症および開咬についての研究および症例報告から得られる知見と Chapter 21 で述べた神経系の可塑性についての知識が役に立つ．

骨格性3級の機能面について評価した多くの研究に共通するのは機能の低下である．上下歯の咬合接触点数は少なく，咬合接触面積は小さく，噛みしめ時の閉口筋活動のレベルもそれらに対応して低い[97]．咬合力[98]，咀嚼能率[99]そして下顎運動の巧緻性[100]の明瞭な低下が見られる．

BSSOを単独であるいはLeFort I型と同時に実施した骨格性下顎前突症患者では，術後の咬合形態に順応して相互に調和のとれた咀嚼筋群の活動は認められるようになるまでには一定の時間がかかることを示すいくつかの証拠がある[101,102,103,104]．筆者らは矯正歯科治療を終えた後も咀嚼時の下顎運動軌跡が正面観で逆ストロークを示し，そのことを患者自身が自覚していない症例を経験している[105]．このことは咀嚼筋群間で正常咬合者に見られるようなバーストの順序とタイミングを学習するには一定の時間がかかることを示唆している．幸いなことに，そしてそれは予想されることではあるが，3年以上経過するとクレンチング時の閉口筋活動のレベルは上昇し[101]，咀嚼時の下顎運動の巧緻性は大いに改善される[100]（Chapter 6 参照）．

成人の骨格性前歯部開咬では安静時および嚥下時の舌尖は正常よりも前方位を取ることが考えられる．外科的矯正歯科治療により前歯の被蓋を閉じた場合，新しくつくられた口腔形態に適応するような運動パターンを舌は（無意識に）学習する必要がある．構音については短期間に習得されると考えられる．嚥下については舌筋が順応的な活動をできるようになるには相応の時間がかかることを示す症例が報告されている[106]（Chapter 20 参照）．外科的矯正歯科治療のように短期間に咬合を劇的に変化させるような治療を行う場合には，動的治療終了後に咬合形態の静的安定性に注意を払うばかりでなく，咬合調整や神経系の可塑性を利用した咀嚼筋，表情筋および舌筋の訓練を考慮してもよい．

7　歯の自家移植

　何らかの原因で歯列弓内にスペースが生じている場合，緊密な咬合を獲得するために余分なスペースを閉じなければならないことがある．その場合にはいくつかの治療選択肢がある．その一は歯の矯正移動によりスペースの閉鎖を行うことである．その二はブリッジやインプラントなどの補綴的手段で咬合を回復することである．その三として人工物の代わりに空隙部に歯を自家移植することも行われる．

　自家移植 autotransplantation は先天欠如歯の代替歯を確保する目的で行われることが多い．たとえば晩期残存している下顎第二乳臼歯の抜歯窩に上顎の第二小臼歯を移植することがある[107]．適応さえ誤らなければ，一般に予後は良好である．小臼歯の自家移植の成功率は95%程度とされている[108]．その場合の適応規準として，歯根が完成時の長さのほぼ1/2から3/4程度形成されていることがあげられる[109]．それよりも短いと歯髄内の血管形成がうまく行われず，歯根長は短くなる[110]．血管形成は移植後2ヵ月以内に完了するので，矯正移動を開始するのはそれよりも後，通常は移植後3〜6ヵ月経過した時点で行うのが良い．また，移動中は歯の圧下や挺出をできるだけ避けるようにしておく必要がある．図 22.23 に晩期残存した上顎乳犬歯を抜去し，埋伏していた永久犬歯を，抜去した乳犬歯の抜歯窩に移植するところを示す．

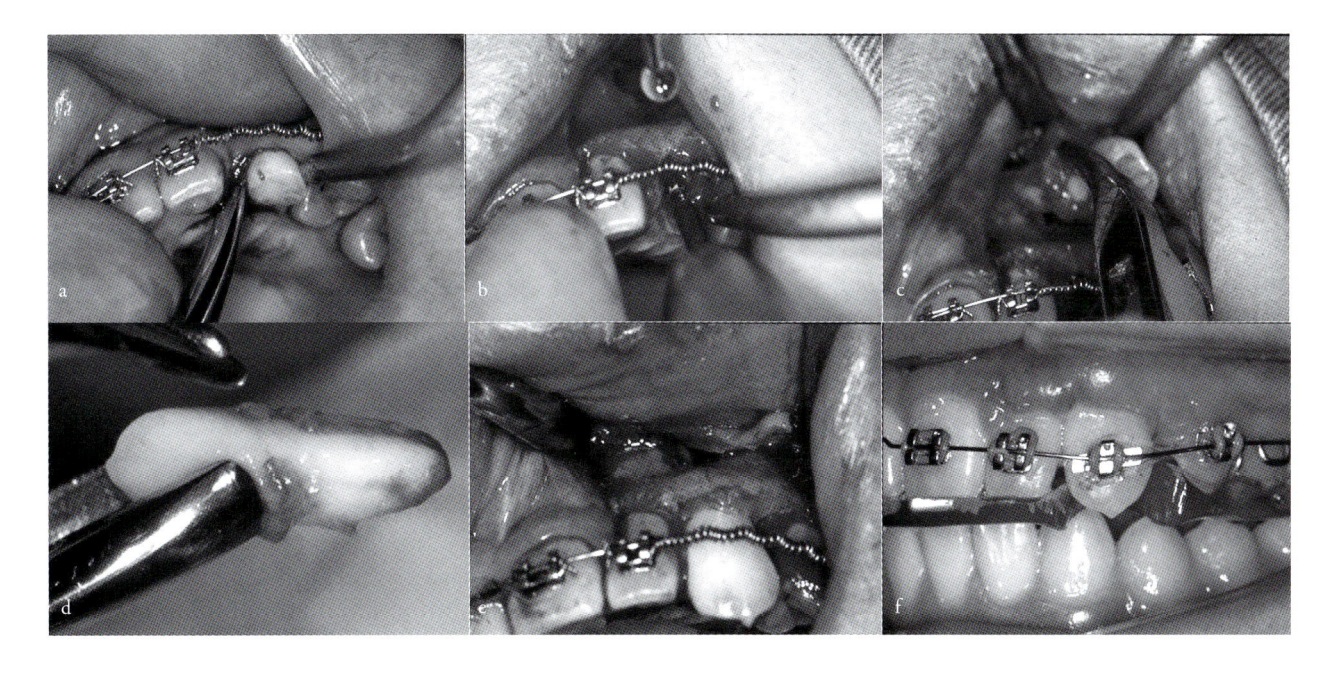

図 22.23　Autotransplantation of the maxillary left permanent canine. In cases when an impacted tooth is ankylosed or located deep in the bone, or shows an ectopic eruption, autotransplantation or surgical elongation can be options, but they should not be primary considerations. a, Luxation of the upper left deciduous canine; b, Drilling to widen the socket to accommodate the ankylosed permanent canine that was to be extracted; c & d, Pulling out the permanent canine; e, Autotransplantation of the permanent canine; f, The permanent canine ligated with an archwire. (Courtesy of Dr. R. Kanomi)

文献

1. Flanary C, Barnwell GM Jr & Alexander JM. Patient perceptions of orthognathic surgery. Am J Orthod 1985; 88:137-145.
2. Angle EH. Double resection of the lower maxilla. Dent Cosmos1898; 40:July-Dec.
3. Cohen MM Jr. Perspectives on the face, Oxford University Press,115-147, New York, 2006.
4. Trauner R & Obwegeser H. The surgical correction of mandibular prognathism and retrognathia with consideration of genioplasty. Oral Surg Oral Med Oral Pathol 1957; 10:671-692.
5. Bell WH. LeFort I osteotomy for correction of maxillary deformities. J Oral Surg 1975; 33:412-426.
6. Epker BN & Wolford LM. Middle third facial osteotomies: their use in the correction of acquired and developmental dentofacial and craniofacial deformities. J Oral Surg 1975; 33:491-514.
7. Egbert M, Hepworth B, Myall R et al. Stability of Le Fort I osteotomy with maxillary advancement: a comparison of combined wire fixation and rigid fixation. J Oral Maxillofac Surg 1995; 53:243-248.
8. Proffit W. Contemporary orthodontics, 3rd ed, Mosby Year Book, 675-676, St. Louis, 2000.
9. Yamada C, Kitai N, Kakimoto N et al. Spatial relationships between the mandibular central incisor and associated alveolar bone in adults with mandibular prognathism. Angle Orthod 2007; 77:766-772.
10. Sorihashi Y, Stephens CD & Takada K. An inference modeling of human visual judgment of sag ittal jawbase relationships based on cephalometry: Part II. Am. J Orthod Dentofac Orthop 2000; 117:303-311.
11. Ackerman JL & Proffit WR. Sot tissue limitations in orthodontic treatment Angle Orthod 1997; 67:327-336.
12. Proffit WR, Phillips C& Turvey TA. Stability following superior repositioning of the maxilla. Am J Orthod Dentofac Orthop 1987; 92:151-163.
13. Posnick JC &Ruiz RL. The Craniofacial dysostosis syndromes: Current surgical thinking and future directions. Cleft Palate Craniofac J 2000; 37:434.1-434.24.
14. Haymond CS, Stoelinga PJW, Blijdorp PA et al. Surgical orthodontic treatment of anterior skeletal open bite using small plate internal fixation. J Oral Maxillofac Surg 1991; 20:223-237.
15. Wassmund M. Lehrbuch der Praktischen Chirurgie des Mundes und der Kiefer. 1935; 1, Barth, Leipzig.
16. 藤本佳之，浜村康司，杉 政和ほか．小下顎症に対して下顎枝矢状分割術を行った2症例．日顎変誌 1991; 1: 119-127.
17. Yamashiro T, Okada T & Takada K. Facial asymmety and early condylar fracture: a clinical case report. Angle Orthod 1998; 68:85-90.
18. Miyawaki S, Yasuda Y, Yashiro K et al. Changes in masticatory jaw movement and muscle activity following surgical orthodontic treatment of an adult skeletal Class III case. Clin Orthod Res 2001; 4:119-123.
19. Yasuda Y, Miyawaki S, Kitai N et al. Surgical orthodontic treatment and changes in masticatory muscle activity during clenching in a case with skeletal Class 3 and mandibular asymmetry. Orthod Waves 2001; 60:193-197.
20. Yagi T, Kawakami M & Takada K. Surgical orthodontic correction of acromegaly with mandibular prognathism. Angle Orthod 2004; 74:125-131.
21. Greebe RB &Tuinzing DB. Superior repositioning of the maxilla by a Le Fort I osteotomy: a review of 26 patients. Oral Surg Oral Med Oral Pathol 1987; 63:158-161.
22. Sohmura T, Hojo H, Nakajima M et al. Prototype of simulation of orthognathic surgery using a virtual reality haptic device. Int J Oral Maxillofac Surg 2004; 33:740-745.
23. Sohmura T, Iida S, Aikawa T et al. Simulation of osteotomy and support for surgery using CAD/CAM fabricated bite splint. In: Takada K & Kreiborg S, In silico dentistry- the evolution of computational orala health sciences. 2008, Medigit Corp, Osaka, 178-180.
24. Mizoguchi I, Uechi J, Shibata T et al. Three-dimensional（3-D）simulation of orthognathic surgery using multimodal image-fusion technique. In: Takada K & Kreiborg S, In silico dentistry- the evolution of computational orala health sciences. 2008, Medigit Corp, Osaka, 125-127.
25. Kitai N, Takada K, Yasuda Y et al. Pain and other cardinal TMJ dysfunction symptoms: a longitudinal survey of Japanese female adolescents. J Oral Rehab 1997; 24:741-748.
26. Egermark, I Magnusson T & Carlsson GE. A 20-year follow-up of signs and symptoms of temporomandibular disorders and malocclusions in subjects with and without orthodontic treatment in childhood. Angle Orthod 2003; 73:109-115.
27. Itoh S, Nagata H, Murakami S et al. Case Report: Surgical orthodontic treatment of skeletal Class III malocclusion with anterior disc displacement without reduction（ADNR）. J Clin Ortho Res 1999; 2:209-215.
28. 須佐美隆三，一井捷治，清水敏郎他．前歯部開咬の形態学的研究 - 頭部X線規格写真法による顎態推移の検討．日矯歯誌 1973; 32:238-246.
29. Lopez-Gavito G, Wallen TR, Little RM et al. Anterior open-bite malocclusion: a longitudinal 10-year postretention evaluation of orthodontically treated patients. Am J Orthod 1985; 87:175-86.
30. Proffit WR, Bailey LJ, Phillips C et al. Long-term stability of surgical open-bite correction by Le Fort I osteotomy. Angle Orthod 2000; 70:112-117.
31. Hoppenreijs TJ, Freihofer HP, Stoelinga PJ et al. Skeletal and dento-alveolar stability of Le Fort I intrusion osteotomies and bimaxillary osteotomies in anterior open bite deformities. A retrospective three-centre study. Int J Oral Maxillofac Surg 1997; 26:161-175.

32. Tanikawa C, Haraguchi S, Yashiro K et al. Class III open-bite with severe long face: A case report of surgical orthodontic treatment. Orthod Waves 2005; 64:94-100.
33. Kawakami M, Horiuchi K&Sugimura M. Surgical orthodontic treatment of obstructive sleep apnea: a case report, Asian J Oral Maxillofac Surg 1997; 8:145-150.
34. Posnick JC, Fantuzzo JJ & Troost T. Simultaneous intranasal procedures to improve chronic obstructive nasal breathing in patients undergoing maxillary (LeFort I) osteotomy. J Oral Maxillofac Surg 2007; 65:2273-2281.
35. Yamashiro T, Yamamoto-Takano T & Takada K. Dentofacial orthopedic and surgical orthodontic treatment in hemifacial microsomia. Angle Orthod 1997; 67:463-466.
36. Wolfe SA, Posnick JC, Yaremchuk MJ et al. Panel discussion: Chin augmentation. Aesthetic Surg J 2004; 24:247-256.
37. Martinez JT, Turvey TA & Proffit WR. Osseous remodeling after inferior border osteotomy for chin augmentation: an indication for early surgery. J Oral Maxillofac Surg 1999; 57:1175-1180.
38. Codivilla A. The classic: On the means of lengthening, in the lower limbs, the muscles and tissues which are shortened through deformity. 1905. Clin Orthop Relat Res 2008; 466:2903-2909.
39. Illizarov GA. The principles of the Illizarov method. Bull Hosp Jt Dis Orthop Inst 1988; 48:1-11.
40. Snyder CC, Levine GA, Swanson HM et al. Mandibular lengthening by gradual distraction: Preliminary report. Plast Reconstr Surg 1973; 51:506-508.
41. Rubin JP, Posnick JC & Yaremchuk MJ. Role of endoscopic and distraction techniques in facial and reconstructive surgery: new technology or improved results. J Craniofac Surg 1998; 9:285-299.
42. Polley JW, Figueroa AA, Charbel FT et al. Monobloc craniomaxillofacial distraction osteogenesis in a newborn with severe craniofacial synostosis: a preliminary report. J Craniofac Surg 1995; 6:421-423.
43. Matteini C, Mommaerts MY. Posterior transpalatal distraction with pterygoid disjunction: a short-term model study. Am J Orthod Dentofac Orthop 2001; 120:498-502.
44. Raoul G, Wojcik T & Ferri J. Outcome of mandibular symphyseal distraction osteogenesis with bone-borne devices. J Craniofac Surg 2009;20: 488-493.
45. McCarthy JG, Stelnicki EJ & Grayson BH. Distraction osteogenesis of the mandible: a ten-year experience. Semin Orthod 1999; 5:3-8.
46. Iida S, Amano K & Kogo M. Repeated distraction osteogenesis for excessive vertical alveolar augmentation: a case report. Int J Oral Maxillofac Implants 2006; 21:471-475.
47. Polley JW & Figueroa AA. Management of severe maxillary deficiency in childhood and adolescence through distraction osteogenesis with an external, adjustable, rigid distraction device. J Craniofac Surg 1997; 8:181-185.
48. Kitai N, Kawasaki K, Yasuda Y et al. Rigid external distraction osteogenesis for a patient with maxillary hypoplasia and oligodontia. Cleft Palate Craniofac J 2003; 40:207-213.
49. Takashima M, Kitai N, Murakami S et al. Dual segmental distraction osteogenesis of the mid-face in a patient with Apert syndrome. Cleft Palate Craniofac J 2006; 40: 60-67.
50. Le BT, Eyre JM, Wehby MC et al. Intracranial migration of halo fixation pins: a complication of using an extraoral distraction device. Cleft Palate Craniofac J 2001; 38:401-404.
51. Wolovius EB, Scholtemeijer M, Weijl M et al. Complications and relapse in alveolar distraction osteogenesis in partially dentulous patients. Int J Oral Maxillofac Surg 2007; 36:700-705.
52. Holmes AD, Wright GW, Meara JG et al. LeFort III internal distraction in syndromic craniosynostosis. J Craniofac Surg 2002; 13:262-272.
53. Matsumoto K, Nakanishi H, Koizumi Y et al. Segmental distraction of the midface in a patient with Crouzon syndrome. J Craniofac Surg 2002; 13:273-278.
54. Sant'Anna EF, de A Cury-Saramago A, Figueroa AA, et al. Evaluation of maxillary permanent molars in patients with syndromic craniosynostosis after monobloc osteotomy and midface advancement with rigid external distraction (RED). Cleft Palate Craniofac J 2010; 47:109-115.
55. Iida S, Yagi T, Yamashiro T et al. Maxillary anterior segmental distraction osteogenesis with the Dynaform System for severe maxillary retrusion in cleft lip and palate, Plast. Reconstr Surg 2007; 120:508-516.
56. Takigawa Y, Uematsu S & Takada K. Maxillary advancement by using distraction osteogenesis with an intraoral device: a case report. Angle Orthod 2010 80:1165-1175, doi:10.23191011510.-29.1.
57. Takashima M, Kitai N, Mori Y, et al. Mandibular distraction osteogenesis using an intra-oral device and a bite plate for a case of hemifacial microsomia. Cleft Palate Craniofac J 2003; 40:437-445.
58. Cheung LK & Chua HD. A meta analysis of cleft maxillary osteotomy and distraction osteogenesis. Int J Oral Maxillofac Surg 2006; 35:14-24.
59. Watzinger F, Wanshitz F, Rasse M et al. Computer-aided surgery in distraction osteogenesis of the maxilla and mandible. Int J Oral Maxillofac Surg 1999; 28:171-175.
60. Iida S, Aikawa T, Sohmura T et al. Virtual reality surgical planning for maxillary distraction osteogenesis using internal devices. In: Takada K & Kreiborg S, In silico dentistry- the evolution of computational oral health sciences 2008, Medigit Corp, Osaka, 102-105.
61. Posnick JC&Tompson B. Cleft-orthognathic surgery: complications and long-term results. Plast Reconstr Surg 1995; 96:255-266.
62. Guyette TW, Polley JW, Figueroa A et al. Changes in speech following maxillary distraction osteogenesis. Cleft Palate Craniofac J 2001; 38:199-205.

63. Polley JW & Figueroa AA. Rigid external maxillary distraction. In: McCarthy JG, ed. Distribution of the craniofacial skeleton. Springer, New York; 1999; 321-336.
64. Fisher E, Staffenberg DA, McCarthy JG et al. Histopathologic and biochemical changes in the muscles affected by distraction osteogenesis of the mandible. Plast Reconstr Surg 1997; 99:366-371.
65. Hall HD & Posnick JC. Early results of secondary bone grafts in 106 alveolar clefts. J Oral Maxillofac Surg 1983; 41:289-294.
66. Rodin G & Voshart K. Depression in the medically ill: an overview. Am J Psychiatry 1986; 143:696-705.
67. Frost V & Peterson G. Psychological aspects of orthognathit surgery: How people respond to facial change. Oral Surg Oral Med Oral Pathol 1991; 71:538-542.
68. Stewart TD & Sexton J. Depression. A possible complication of orthognathic surgery. J Oral Maxillofac Surg 1987; 45:847-851.
69. Gold PW, Gwirtsman H. Avgerinos PC et al. Abnormal hypothalamic-pituitary-adrenal function in anorexia nervosa. N Engl J Med 1986; 314:1335-1342.
70. Kiyak HA, McNeill RW & West RA. The emotional impact of orthognathic surgery and conventional orthodontics. Am J Orthod 1985; 88:224-234.
71. Posnick JC & Wallace J. Assessment of patient satisfaction. J Oral Maxillofac Surg 2008; 66:934-942.
72. Cunningham SJ, Bryant CJ, Manisali M et al. Dysmorphophobia: Recent developments of interest to the maxillofacial surgeon. Br J Oral Maxillofac Surg 1996; 34:368-374.
73. Phillips C, Essick G, Zuniga J et al. Qualitative descriptors used by patients following orthognathic surgery to portray altered sensation. J Oral Maxillofac Surg 2006; 64:1751-1760.
74. Westermark A, Bystedt H & von Konow L. Inferior alveolar nerve function after sagittal split osteotomy of the mandible: Correlation with degree of intraoperative nerve encounter and other variables in 496 operations. Br J Oral Maxillofac Surg 1998; 36:429-433.
75. Posnick JC, Al-Quattan MM & Stepner NM. Alteration in facial sensibility in adolescents following sagittal split and chin osteotomies of the mandible. Plast Reconstr Surg 1996; 97:920-927.
76. Meyer RA & Rath EM. Sensory rehabilitation after trigeminal nerve injury or nerve repair. Atlas Oral Maxillofac Surg Clin North Am 2001; 13:365-376.
77. Florence SL, Boydston LA, Hackett TA et al. Sensory enrichment after peripheral nerve injury restores cortical, not thalamic, receptive field organization. Eur J Neurosci 2001; 13:1755-1766.
78. Lundborg G: Nerve injury and repair: A challenge to the plastic brain. J Peripher Nerv Syst 2003; 8:209-226.
79. PhillipsC, Essick G & Preisser JS. Sensory retraining after orthognathic surgery: Effect on patients ڗ perception of altered sensation. J Oral Maxillofac Surg 2007; 65:1162-1173.
80. Daniele HR & Aguado L. Early compensatory sensory re-education.J Reconstr Microsurg 2003; 19:107-110.
81. Posnick JC & Ewing MP. Skeletal stability after Le Fort I maxillary advancement in patients with cleft lip and palate 1990; 85:706-710.
82. Amano K, Yagi T, Iida S, et al. Facial frontal morphological changes related to mandibular setback osteotomy using cephalograms. J Craniomaxillofac Surg 2009; 37:412-416.
83. Simmons KE, Turvey TA, Phillips C et al. Surgical-orthodontic correction of mandibular deficiency: Five-year follow-up. Int J Adult Orthod Orthognath Surg 1992; 7:67-80.
84. Bailey LJ, Phillips C, Proffit WR et al. Stability following superior repositioning of the maxilla by Le Fort I osteotomy: Five-year follow-up. Int J Adult Orthod Orthognath Surg 1994; 9:163-174.
85. Miguel JA, Turvey TA, Phillips C et al. Long term stability of two-jaw surgery for treatment of mandibular deficiency and vertical maxillary excess. Int J Adult Orthod Orthognath Surg 1995; 10:235-245.
86. Bishara SE & Chu GW. Comparisons of postsurgical stability of the LeFort I impaction and maxillary advancement. Am J Orthod Dentofac Orthop 1992; 102:335-341.
87. Busby BR, Bailey LJ, Proffit WR et al. Long-term stability of surgical Class III treatment: a study of 5-year postsurgical results. Int J Adult Orthod Orthognath Surg 2002; 17:159-170.
88. Bailey LJ, Philips C & Proffit WR. Long-term outcome of surgical Class III correction as a function of age at surgery. Am J Orthod 2008; 133:365-370.
89. Lee DY, Bailey LJ & Proffit WR. Soft tissue changes after repositioning the maxilla by LeFort I osteotomy: five year follow-up. Int J Adult Orthod Orthognath Surg 1996; 11:301-312.
90. Proffit WR, Turvey TA & Phillips C. Orthognathic surgery: a hierarchy of stability. Int J Adult Orthod Orthognath Surg 1996; 11:191-204.
91. Dowling PA, Espeland L, Sandvik L et al. LeFort I maxillary advancement: 3-year stability and risk factors for relapse. Am J Orthod Dentofac Orthop 2005; 128:560-567.
92. Espeland L, Dowling PA, Mobarak KA et al. Three-year stability of open-bite correction by 1-piece maxillary osteotomy. Am J Orthod Dentofac Orthop 2008; 134:60-66.
93. Hoppenreijs TJ, Friehofer HP, Stoelinga PJ et al. Condylar remodelling and resorption after LeFort I and bimaxillary osteotomies in patients with anterior open bite. A clinical and radiologic study. Int J Oral Maxillofac Surg 1998; 27:81-91.
94. Al-Daghreer S, Flores-Mir C & El-Bialy T. Long-term stability after craniofacial distraction osteogenesis. J Oral Maxillofac Surg 2008; 66:1812-1819.
95. Mommaerts MY&Nagy K. Is early osteodistraction a solution for the ascending ramus compartment in hemifacial microsomia? A literature study. J Craniomaxillofac Surg.

2002; 30:201-207.

96. Nagy K, Kuijpers-Jagtman AM & Mommaerts MY. No evidence for long-term effectiveness of early osteodistraction in hemifacial microsomia. Plast Reconstr Surg 2009; 124:2061-2071.

97. 保田好隆．骨格性反対咬合者の噛みしめ時の閉口筋活動と咬合接触状態との関連性について．阪大歯学誌 1994; 39:339-355.

98. Tate GS, Throckmorton GS, Ellis E. et al. Estimated masticatory forces in patients before orthognathic surgery. J Oral Maxillofac Surg 1994; 52: 130-136; discussion 136-137.

99. Owens S, Buschang PH, Throckmorton GS et al. Masticatory performance and areas of occlusal contact and near contact in subjects with normal occlusion and malocclusion. Am J Orthod Dentofac Orthop 2002; 121:602-609.

100. Takada K, Fukuda T & Takagi M. Jerk-cost as a predictor of malocclusions and their treatment outcomes; In: Takada K & Proffit WR eds; Orthodnotics in the 21st century-where are we now and where are we going? Osaka Univ Press, Suita, 51-59, 2001.

101. Yasuda Y, Miyawaki S, Kitai N et al. Surgical orthodontic treatment and changes in masticatory muscle activity during clenching in a case with skeletal Class 3 and mandibular asymmetry. Orthod Waves 2001; 60:193-197.

102. Yashiro K, Hidaka O & Takada K. Stabillity of jaw movements during gum chewing following surgical-orthodontic treatment: Report of a case with mandibular prognathism. Orthod Waves 2003; 62:429-436.

103. Yashiro K & Takada K. Post-operative optimization of gum-chewing kinematics in a prognatic patient Orthod Craniofac Res 2004; 7:47-54.

104. Yashiro K, Miyawaki S, Tome W et al. Improvement in smoothness of the chewing cycle following treatment of anterior cross bite malocclusion: A case report J Craniomand Pract 2004; 22:151-159.

105. 辰巳　光，高田健治，平木建史ほか．舌切除を伴う骨格性反対咬合の１治験例 - 舌の姿勢位と咀嚼機能の評価．阪大歯学誌 1990; 35:618-632.

106. Yashiro K & Takada K. Tongue muscle activity after orthodontic treatment of anterior open bite: a case report. Am J Orthod Dentofac Orthop 1999; 115:660-666.

107. Fujita K, Haraguchi S, Kawasaki K et al. Autotransplantation of a premolar tooth in a case of dental bimaxillary protrusion with multiple missing permanent premolars. Orthod Waves 2007; 66; 149-154

108. Andreasen JO, Paulsen HU, Yu Z et al. A long-term study of 370 autotransplanted premolars. Part II. Tooth survival and pulp healing subsequent to transplantation. Eur J Orthod 1990; 12:14-24.

109. Kristerson L. Autotransplantation of human premolars. A clinical and radiographic study of 100 teeth. Int J Oral Surg 1985; 14:200-213.

110. Andreasen JO, Paulsen HU, Yu Z et al. A long-term study of 370 autotransplanted premolars. Part I. Surgical procedures and standardized techniques for monitoring healing. Eur J Orthod 1990; 12:3-13.

索　引

番　号

I 型コラーゲン	366
I 級咬合異常（不正咬合）	173
一次運動皮質	406
二期治療	374
II 級 1 類咬合異常	376
II 級過蓋咬合	375
II 級咬合異常	384
II 級咬合異常（不正咬合）	173
II 級ゴム	434
II 級の問題	375
III 級咬合異常（不正咬合）	174
III 級ゴム	441
5W1H	217

A

ABO objective grading system	196
ABO 客観グレーディングシステム	196
absolute growth	15
accentuated curve of Spee	437
Ackerman-Proffit の分類	177
activator	227
active plate	219
Adams クラスプ	221
adenoids	74
adjunctive orthodontic treatment	410, 450
adolescent period	410
adolescent treatment	374
adult period	410
aesthetic component	197
aglossia	74
Aktivator	227
allometry	15
anatomic landmarks	122
anchorage	310
anchorage loss	219, 312
anchorage preparation	313
Andrews	169
Angle II 級 2 類	157, 375, 399
Angle の咬合異常分類	173
angulation	169, 273
ankylosis	39
anodontia	34
anterior crossbite	176
anterior ratio	182
anxiety disorders	413
Apert 症候群	58, 62
apical arch form	290
apical base	37
apposition	18
arch forming turret	289
arch length discrepancy	180
archwire sequence	310
augmentation genioplasty	482
autotransplantation	491
available arch length	179
available space	179
axiversion	172

B

banded lingual retainer	463
band removing plier	281
Beckwith-Wiedemann 症候群	58, 66
bilateral sagittal split osteotomy	466, 472
bird beak plier	291
bird face	68
BMP	19
bodily movement	270
body dysmorphic disorder	415
bonded retainer	463
bonded wire retainer	463
bonding	285
bone age	15, 32
bone grafting	60, 487
bone morphogenetic protein	19
brachycephaly	23
branchial cartilage	21
BSSO	472
buccal crossbite	176
buccoversion	172
Bull ループ	434
bumper sleeve	271

C

calvaria	19
canine-guided occlusion	459
canine offset	272
cant occlusal plane	439
capping	16
cartilaginous growth	18
cartilaginous neurocranium	20
cartilaginous viscerocranium	20
catch-up growth	63, 244
CBCT	161
Cbfa1	18, 60
cementation	284
central pattern generator	43
centric occlusion	99
centric relation	99
cephalic index	23
cephalometric correction	181
cephalometric discrepancy	181
cephalometric landmarks	140
cephalometric variables	141
Cephalostat	138
CFU-M	19
CFU-S	19
chain elastics	421
chief complaint	357
chin cup appliance	252
chondrocranium	20
chronological age	32
circumferential clasp	221
circumferential supracrestal fibrotomy	460

Class I malocclusion	173
Class II malocclusion	173
Class III malocclusion	174
cleat	284
cleft lip	22
cleft lip/palate-ectodermal dysplasia syndrome	65
cleft palate	22
clinical evaluation	360
clinical examination	360
closed question	359
CNC	19
CO	99
CO condyles	99
Coffin のコイルスプリング	228
coil spring	303
colony-stimulating factor-one	29
combined surgical orthodontic treatment	466
comprehensive orthodontic treatment	410
computerized tomography	161
concave	200
concave type	124
Condyle Position Indicator	99, 188
construction bite	174
continuous archwire	291
convex	201
convex type	124
corpus	26
cortical anchorage	313
counter-winging	172
CO 下顎頭位	99, 104
CPI	99, 188
CR	99
cranial base	20
cranial neural crest	19
cranial neural crest cell	26
craniofacial anomalies	466
craniosynostosis	23, 484
cranium	20
crossbite	176
Crouzon 症候群	58, 61
CSF	460
CSF-1	29
CT	161
C クラスプ	221

D

deepbite, deep overbite	176
dental age	17
dental arch	170
dental arch form	290
dental developmental stage	32
dental follicle	29
dentoalveolar crossbite	177
dentoalveolar open bite	79
development	12
developmental age	15
developmental dentofacial deformities	466
diagnosis	203
diastema	172
distal step	33
distoclusion	173
distoversion	172
distraction osteogenesis	60, 466, 483
disuse atrophy	433
DO	483
dolicocephaly	23
Down 症候群	58

E

early treatment	374
ectodermal dysplasia	34, 65
ectopic eruption	39
edgewise orthodontic appliance	268
Edward H Angle School of Orthodontia	4
EGF	369
electromyogram	185
electromyography	88
Ellis-van Creveld 症候群	58
elongation	172
endochondral ossification	18
endosseous implant	314
en masse	275
epidermal growth factor	369
equilibrium theory	457
eruption guidance appliance	375
Esthetic line	125
ethmoidomaxillary suture	25
extraoral anchorage	313

| E ライン | 125, 396 |

F

face	20
facial axis	169
factual data	214
family history	359
feature vector element	198
FFA	115
FGF	19, 369
fibroblast growth factor	19, 369
finger spring	219
finishing	326
finite element analysis	370
first order bend	271
Fitts の法則	45
FKO	227
flush terminal plane	33
forwarded tongue posture	74
Fränkel 装置	237
frontethmoid suture	25
frontomaxillary suture	25
frontonasal suture	25
frontozygomatic suture	25
functional appliances	226
functional crossbite	177
functional matrix theory	28
fusiform face area	115
fusiform gyrus	115
fuzzy logic	212

G

gap junction	367
GCF	369
general type	13
genital type	13
gingival crevicular fluid	369
Goldenhar 症候群	58
Great extraction controversy	392
great tooth extraction controversy	4
group-functioned occlusion	460
growth	12
growth curve	13
growth modification	227
growth velocity curve	13

guidance of occlusion 390
gummy smile 178, 478

H

Haas タイプ 256
Hawley 461
headgear appliance 239
head plate correction 149
height gauge 281
hemifacial microsomia 64
high angle 154
high-pull-to-molar headgear 245
Holdaway 分析 125
Homo erectus 55
Homo floresiensis 56
Homo heidelbergensis 55
Homo neanderthalensis 55
Homo sapiens sapiens 55
Howe のプライヤー 293
hypertrophic tonsils 74
Hypoglossia-hypodactylia 症候群 58, 66

I

ICON 197
ideal arch 271
ideal arch form 271
impacted teeth 39
Incisor classification 174
inclination 169
incompetent lips 75
Index of Complexity, Outcome and Need 197
Index of Orthodontic Treatment Need 196
individual growth 14
individualization 272
infraversion 172
initial archwire 317
in-out 273
intermaxillary anchorage 313
intermaxillary fixation 471
intermaxillary suture 26
internasal suture 26
interview 354
intraoccipital synchondrosis 24

intraoral anchorage 312
intrusion bend 282, 448
inverted vertical ramus osteotomy 472
IOTN 196
Irregularity index 182
Island dwarfism 56
IVRO 472

J

Jarabak 分析 150
jerk 90
jerk cost 90
juvenile arthritis 68
J フック 447
J フックヘッドギア装置 247

K

Kaup 指数 15
key-hole loop 447
key-loop hole 433
knoweldge description 113, 206
knowledge formation 199

L

labioversion 172
lalling 78
lateral expansion plate 220
lateral inset 272
leeway space 33, 180
LeFort Ⅰ型の骨切り術 485
LeFort Ⅰ型骨切り術 466, 472, 473
LeFort Ⅲ型の前進手術 484
Lefort Ⅰ downfracture osteotomy 466
LeFort Ⅰ impaction osteotomy 478
leveling 317
ligation 295
limited orthodontics 291, 451
lingoversion 172
lingual arch appliance 259
lingual button 284
lingual crossbite 177
lingual crown torque 273
lingual tuberosity 28
lisping 78

low angle 154
Lymphoid type 13

M

macroglossia 73
macrostomia 22
magnetic resonance image 162
malocclusion 56, 171
malpositioning 171
mandible 26
mandibular symphyseal distraction osteogenesis 487
Marfan 症候群 58
masticatory efficiency 88
mating 5
maxillary complex 24
maxillary protraction headgear appliance 250
maximum velocity 14
McNamara 256
McNamara 分析 150
MCP-1 30
MEAW テクニック 449
mechanical stress 73, 366
mechano-chemical transduction 73, 367
Meckel's cartilage 21
mediator 366
membranous neurocranium 20
membranous ossification 18
membranous viscerocranium 20
mesial step 33
mesioclusion 174
mesiodens 36
mesioversion 172
mesocephaly 23
microglossia 74
microstomia 22
mid-palatine suture 26
midsphenoidal synchondrosis 23
minor tooth movement 291, 451
mock surgery 157
modeling 213
model surgery 471
molar intercuspation 434
molar offset 272
monocyte chemotactic protein-1 30

Mood disorders ······· 414
morphological age ······· 17
motivation ······· 358
MPH ······· 250
MR イメージ ······· 162
MSDO ······· 487
MTM ······· 291, 451
multistranded wire ······· 272
musclular dystrophy ······· 77
MyoD ファミリー ······· 19
myofunctional therapy ······· 80

N

nasal cavity ······· 24
nasal septum ······· 24
nasomaxillary complex ······· 24
nasomaxillary suture ······· 25
natural head posture ······· 121
natural selection ······· 55
neural crest cell ······· 18
neural plasticity ······· 116, 403
Neural type ······· 13
neutroclusion ······· 173
NiTi ······· 272
Noonan 症候群 ······· 58
normal angle ······· 154
normalized polygon ······· 145
normal occlusion ······· 168
normative ······· 145

O

object category learning ······· 208
obstructive sleep apnea ······· 479
occlusal adjustment ······· 460
OCIF ······· 369
ODF ······· 368
oligodontia ······· 34
openbite ······· 450
open bite ······· 175
open question ······· 359
OPG ······· 19
optimal occlusion ······· 169
optimized model ······· 213
optimum orthodontic force ······· 312
oral habit ······· 78

oral myofunctional therapy ······· 402
orofacial regulation therapy ······· 406
orthodontic diagnosis ······· 201
orthognathic ······· 27
orthognathic surgery ······· 466
osseointegated anchorage ······· 314
osseointegration ······· 314
osteoblast ······· 19
osteoclast ······· 19
osteoclast differentiation factor ······· 368
Osteoclastgenesis Inhibitory Factor 369
osteocyte ······· 19
osteoprotegerin ······· 19
Osterix ······· 18
Out of Africa hypothesis ······· 55
Overall Ratio ······· 182
over-correction ······· 459
overcorrection ······· 445
overtreatment ······· 445

P

palatal retainer ······· 463
palatal shelf ······· 63
palatal shelves ······· 22
palate ······· 25
palatoversion ······· 172
panic disorder ······· 413
paranasal sinus ······· 24
PAR Index ······· 196
PAR インデックス ······· 196, 393
past history ······· 358
Peer Assessment Rating ······· 196
Peeso プライヤー ······· 221
periosteal growth ······· 18
permanent retention ······· 464
persistent digit sucking habit ······· 78
personality disorder ······· 416
pharynx ······· 25
Phase I treatment ······· 374
Phase II treatment ······· 374
physiological age ······· 15
Pierre Robin 症候群 ······· 58, 63
posterior ······· 450
posterior crossbite ······· 177
posture ······· 74
PPAR-γ ······· 19

PPED ······· 148
PPED 技術 ······· 148
Prader-Willi 症候群 ······· 58
pre-activated edgewise appliance ······· 269
preadujusted edgewise appliance system ······· 268
prediction ······· 213
present status ······· 359
primary failure of eruption ······· 41
problem ······· 203
profile ······· 124
Profilogram ······· 143
progressive posterior torque ······· 273
Projected Principal-Edge Distribution 技術 ······· 148
pubertal growth spurt ······· 14

R

ramus ······· 26
range ······· 306
RANKL ······· 19, 29, 368
rapid palatal expander ······· 256
rapid palatal expansion appliance ······· 256
rebound ······· 456
receptor activator nuclear factor kB ligan ······· 19
receptor activator of NF-kB Ligand 368
rectangular archwire ······· 273, 306
RED ······· 483
RED System ······· 484
reference planes ······· 141
regional hypothesis ······· 54
Reichert's cartilage ······· 21
reinforced anchorage ······· 312
relapse ······· 456
remodeling ······· 18
removable orthodontic appliance ······· 218
required space ······· 179
resilience ······· 306
retainers ······· 461
retrognathic ······· 27
reversed curve of Spee ······· 437
ribbon arch ······· 269
Ricketts 分析 ······· 125
rigid external distractor ······· 483
rigid extraoral distractor ······· 483

rigid fixation ･････････････････ 472
rigid internal distractor ･････････ 483
rigid internal fixation ･･･････････ 466
rigid intraoral distractor ････････ 483
roentgen cephalometric analysis ･･･ 138
roentgen cephalometry ････････ 138
Rohrer 指数 ･･････････････････ 15
Romberg 症候群 ･･････････････ 58
round archwire ･･･････････････ 305
rule-based data ･･･････････････ 214
Russel-Silver 症候群 ･･････････ 58

S

sagittal split ramus osteotomy ････ 466
scissors bite ･････････････････ 177
screw ･･･････････････････････ 219
second order bend ････････････ 273
segmented archwire ･･･････････ 437
sensitivity analysis ････････････ 212
sensory retraining ････････････ 488
separation ･･････････････････ 261
separation anxiety disorder ･････ 414
septoplasty ････････････････ 479
serial extraction ････････････ 390
sesamoid bone ････････････ 16
settle-down ･･････････････ 326
sexual selection ･･･････････ 5, 55
silent period ･･･････････････ 44
simple anchorage ･･･････････ 313
six keys to optimal occlusion ･･･ 169
skeletal age ･････････････････ 15
skeletal crossbite ･･･････････ 177
skeletal deep overbite ･･･････ 443
skillfulness ････････････････ 88
sliding movement ･･････････ 321
slow lateral expansion ･･････ 220
soft tissue paradigm ･･･････ 114
soft tissue profile ･･･････････ 124
solution ･････････････････ 206
somatoform disorder ･･･････ 415
Sonic hedgehog ････････････ 19
Sox9 ･･･････････････････ 18
space analysis ･････････････ 179
space control ･････････････ 380
spaced dental arch ･････････ 37
space maintainer ･･････････ 380

space maintenance ････････ 380
space regaining ･･････････ 380
sphenoethmoidal synchondrosis ････ 24
sphenooccipital synchondrosis ･････ 23
spot welder ･･･････････････ 263
spring back ･･･････････････ 309
spring retainer ････････････ 462
square archwire ･･･････････ 306
SSRO ･･････････････････ 466
stationary anchorage ･･･････ 313
Steiner 分析 ･･････････････ 150
stiffness ･･･････････････ 306
straight ･････････････････ 201
straight edgewise appliance ･･･ 269
straight type ････････････ 124
Straight Wire Appliance ･･････ 269
strength ･････････････････ 306
stripping ････････････････ 460
superbrachycephaly ･････････ 23
superelastic wire ･･････････ 309
supraversion ････････････ 172
sutural growth ･･････････ 18
suture ･････････････････ 18
symphysis ･･･････････ 27, 28
synchondrosis ･･･････････ 21
syndesmosis ･･･････････ 20
synnchondrosis ･･･････････ 251
synosteosis ････････････ 18

T

Takada-Sorihashi-Stephens ････ 145
tear drop-shaped loop ･･･････ 447
temporomandibular joint disorder;
temporomandibular joint pain
 dysfunctyion syndrome ･････ 97
temporozygomatic suture ･････ 25
teratogens ･････････････ 57
terminal plane ･･･････････ 32
TGF-β ･･･････････････ 19, 369
the envelope of discrepancy ････ 467
Theory of minimum description length
 ････････････････････ 119
theory of optimum motion control ･･･ 90
third order bend ･･･････････ 273
three incisors ･･･････････ 35
tie-back ･････････････････ 298

tip ･･････････････････････ 273
tipping movement ･･････････ 270
toe-in bend ･････････････ 272
tongue thrust ･････････････ 79
tooth crowding ･･･････ 37, 172
tooth size discrepancy ･･･････ 36
torque ･････････････････ 273
torsiversion ･･････････････ 172
total discrepancy ･･････････ 181
tracting movement ･･･････ 321
traction unit ････････････ 240
transpalatal arch appliance ･･･ 259
transversion ････････････ 172
Treacher Collins 症候群 ････ 58, 62
TSS 分析 ･･･････････････ 145
Turner 症候群 ･･･････････ 58
Tweed triangle ･･･････････ 149
Tweed 分析 ････････････ 149
two-jaw surgery ･･･････････ 478
two-phase treatment ･･･････ 374
T ループ ･･･････････････ 453

U

ugly duckling stage ･･･････ 36
up-and-down elastics ･･･････ 434
utility archwire ･･･････････ 437

V

vertical maxillary hyperplasia ･･･ 478
vertical posterior mandibular hypoplasia
 ･････････････････････ 478
Visualized Treatment Objective ･･･ 152
Von Recklinghausen disease ･････ 58
V.T.O. ･････････････････ 152
V 字型歯列 ･･････････････ 170
V 字型歯列弓 ････････････ 173

W

Wassmund 法 ･･････････ 472
Weingart のユーティリティプライヤー
 ･････････････････････ 293
winging ････････････････ 172
wire retention ･･････････ 458
Wnt ･･･････････････････ 19

wrap-around 型 ……………… 462

Y

Young プライヤー ……………… 221

Z

zygomaticomaxillary suture ………… 25

あ

アーチ（フォーミング）ターレット
　………………………… 289
アーチフォームブランク …… 271, 289
アーチレングスディスクレパンシー
　………………………… 180
アーチワイヤー ……… 270, 289, 305
アーチワイヤーシークエンス …… 310
アーチワイヤーブランク ………… 170
アイディアルアーチ ……………… 271
アイディアルアーチフォーム …… 271
アウターボウ ……………………… 242
アクチバトール …………………… 227
アクチベータ ……………………… 227
アクティブプレート ……… 219, 386
アタッチメント …………………… 270
圧下用ステップベンド …………… 448
アデノイド ………………………… 74
後戻り ……………………………… 456
アポトーシス ……………………… 62
アンカレッジ ……………………… 310
アンカレッジコントロール ……… 310
アンカレッジロス ………… 219, 312
アンギュレーション ……… 169, 273
アンキローシス …………………… 39
アングル歯科矯正学校 …………… 4
鞍状歯列 …………………………… 170
鞍状歯列弓 ………………………… 173
安静位空隙 ………………………… 77
安定性 ……………………………… 211
アンテリオーガイダンス ………… 324
アンテリオレイショ ……………… 182
暗黙知 ………………… 120, 203, 212

い

意思決定 …………………… 208, 213
異常嚥下運動 ………………… 79, 402
異常咬合 …………………………… 171
異所萌出 …………………………… 39
位置異常 …………………………… 171
一次口蓋 …………………………… 22
一般型 ……………………………… 13
移転 ………………………………… 172
移動促進期 ………………………… 367
イニシャルアーチワイヤー ……… 317
医療過誤 …………………………… 338
医療契約 …………………………… 341
医療水準 …………………………… 336
医療面接 …………………………… 354
イレギュラリティ・インデックス 182
インアウト ………………………… 273
インクリネーション ……………… 169
インターブラケット間距離 ……… 271
インダイレクトボンディング …… 287
咽頭腔 ……………………………… 25
イントルージョンベンド ………… 282
インナーボウ ……………………… 242
インフォームド・コンセント …… 341
インプラント ……………………… 452
インブロック ……………………… 375

う

美しい顔 …………………………… 117
うつ症状 …………………………… 487
運動スキル ………………………… 403
運動ストラテジー ………………… 90
運動目標 …………………………… 90

え

永久歯列期 ………………………… 412
永久保定 …………………………… 464
エストロゲン ……………………… 19
エッジワイズ装置 ………………… 268
エラスティックスレッド ………… 426
エラスティックリガチャー ……… 295
嚥下 …………………………… 70, 80
嚥下運動 ……………………… 80, 402
嚥下訓練 …………………………… 402
嚥下障碍 …………………………… 406
演技性パーソナリティ障碍 ……… 416
遠心咬合 …………………………… 173
遠心転位 …………………………… 172
円板靭帯 …………………………… 101
エンマッセ ………………… 274, 431

お

追いかけ成長 ………………… 63, 244
応力－ひずみ曲線 ………………… 309
オーバーオールレイショ ………… 182
オーバーコレクション …… 445, 459
オーバージェット …… 394, 437, 441
オーバートリートメント ………… 445
オーバーバイト ……… 396, 438, 445
オープニングコイル ……………… 421
オープンクエスチョン …………… 359
オステオカルシン ………………… 367
オステオネクチン ………………… 367
オステオポンチン ………………… 367
オッセオインテグレーション …… 314
オトガイ …………………………… 27
オトガイ形成術 …………… 472, 482
オトガイ結合仮骨延長術 ………… 487
オトガイ舌筋 ……………………… 88
オトガイ隆起 ……………………… 429
オブジェクトカテゴリ学習 ……… 208
オメガループ ……………… 441, 453

か

解決法 ……………………………… 361
開咬 ………………………… 71, 81, 175
開口筋 ……………………………… 75
外傷 ………………………………… 67
階層 ………………………………… 209
外側鼻隆起 ………………………… 21
外側翼突筋 ………………… 101, 228
外側翼突筋下頭 …………………… 101
外転捻転 …………………………… 172
外胚葉形成不全 …………………… 34, 58
回避可能性 ………………… 204, 208, 338
解剖学的特徴点 …………………… 122
過蓋咬合 …………………… 176, 384, 387
下顎安静位 ………………………… 77
下顎位 ……………………………… 71

下顎運動	94	
下顎運動軌跡計測装置	186	
下顎角	28	
下顎結合	28	
下顎骨	26	
下顎骨体長	28	
下顎骨低形成	64	
下顎枝	26	
下顎枝の垂直方向の低形成	478	
下顎枝矢状分割骨切り術	466	
下顎頭軟骨	68	
下顎体	26	
下顎張反射	44	
下顎頭	27, 67, 100	
下顎頭位	187	
下顎偏位	98	
下顎隆起	21	
加強固定	312	
顎外固定	313	
顎外固定式骨延長器	483	
顎外装置	239	
顎外力	242	
顎間固定	313, 471, 472	
顎間ゴム	300	
顎関節	100	
顎関節症	97, 204, 417	
顎顔面外科手術	466	
顎口腔機能	184	
核磁気共鳴画像	162	
確信度	147	
顎整形効果	253	
顎整形力	375, 382	
拡大床	220	
拡大用ねじ	219	
顎内固定	312	
顎内固定式骨延長器	483	
顎二腹筋前腹	75, 88	
顎変形症	466	
仮骨延長（術）	466, 483	
仮骨延長術	489	
過剰歯	36	
家族歴	359	
過短頭	23	
活性型ビタミン D3	19	
活性型ビタミン	367	
滑走移動	321	
カテゴリ	209	

可撤式矯正装置	218	
カバーリムービングプライヤー	284	
下鼻甲介	24	
ガミースマイル	178, 435, 478	
カムフラージュ治療	396, 412, 429, 436, 439, 441, 448	
陥凹型	124, 200	
感覚異常	488	
感覚・運動訓練	403	
感覚・運動刺激	403	
感覚再訓練	488	
感覚性フィードバック	88	
眼窩上隆起	55	
眼間離開	61, 62	
眼球突出	61	
観察	211	
眼耳平面	121	
患者基本属性	356	
環状歯槽頂線維切除術	460	
緩徐拡大法	220	
関節円板	100, 101, 106	
関節雑音	98	
関節包滑膜	100	
観測	203, 211	
感度解析	212	
顔面	20	
顔面温	404	
顔面骨	24	
顔面神経	75, 88	
顔面頭蓋	18, 20	
顔面頭蓋部の形成異常	466	
管理義務	335	

き

キーループホール	433	
既往歴	358	
機械的応力	73, 366	
基準顔パターン	120	
基準値	205	
基準平面	141	
基底細胞母斑症候群	58	
機能性交叉咬合	177	
機能正常咬合	168	
機能性反対咬合	230	
機能的顎矯正装置	227	
機能的基質論	28	

機能的矯正装置	65, 226, 386	
気分（感情）障碍	414	
逆 L 字型骨切り術	472	
逆 Spee の彎曲	291	
逆 Spee 彎曲	437, 445, 448	
キャッピング	16	
ギャップジャンクション	367	
吸指行動	78	
臼歯部開咬	450	
臼歯部交叉咬合	177, 387	
吸指癖	78	
急速拡大装置	256	
頬圧	76	
境界性パーソナリティ障碍	416	
頬骨弓	25, 71	
頬骨上顎縫合	25	
鋏状咬合	177	
矯正学的問題	201, 209, 411	
矯正診断	113, 201	
矯正装置	218	
矯正力	366	
頬側交叉咬合	176	
頬側軸	169	
頬側転位	172	
共存	206	
強調 Spee 彎曲	437, 445, 448	
狭頭症	23	
強迫性パーソナリティ障碍	416	
巨口症	22	
巨人症	66	
筋機能訓練	461	
筋機能療法	80, 402	
筋訓練	403	
近心咬合	174	
近心転位	172	
筋電図	88, 185	
筋突起	28	
筋紡錘	44	
筋放電活動	185	
筋無力症	77	

く

クウォドヘーリクス装置	255, 387	
空隙歯列	37, 171	
口呼吸	75	
クリート	284	

クリッキング	97, 105	
クロージングループ	324, 431, 433, 447	

け

経験則	212
傾斜	172
傾斜移動	270
計測	211
計測精度	211
計測点	140
計測変量	141
形態学的年齢	17
計量	203
ケーナインオフセット	272
ゲーブルベンド	439, 441
外科的矯正歯科治療	466
血液幹細胞	19
血液循環動態	105
結紮	295
牽引移動	321
限局矯正歯科治療	291, 451
犬歯関係	319, 438
犬歯間幅径	56, 459
現症	359
現世人類	55
原発性の歯の萌出不全	41

こ

コイルスプリング	303
高位	172
構音	70
構音運動	402
口蓋	25
口蓋垂裂	22
口蓋側転位	172
口蓋の形成	22
口蓋棚	22, 63
口蓋裂	22, 58, 59
効果器	45
咬筋	47, 71
咬筋浅部	25
咬筋深部	25
咬筋浅部	229
口腔顔面制御療法	406
口腔習癖	78

咬合	168
咬合圧	187
咬合異常	2, 94
咬合干渉	95
咬合挙上板	237, 447
咬合斜面板	238
咬合接触	77, 93
咬合接触面積	187
咬合相	88
咬合調整	460
咬合（の）異常	171
咬合の異常	6, 56
咬合の鍵	168
咬合発育段階	17, 32, 168
咬合誘導	390
咬合力	187
交叉咬合	176
口唇閉鎖不全	435
口唇無力	75
口唇無力症	403
口唇裂	22, 58, 59
口唇裂・口蓋裂－外胚葉形成不全症候群	65
剛性	306
構成咬合	174, 231
後退位	27
巧緻性	88, 94
後頭内軟骨結合	24
口輪筋	75
コーンビーム CT	161
呼吸	74
コスト（リスク）・便益分析	212
個性化	272
個性正常咬合	168
個成長	14
骨移植	60
骨格性反対咬合	460
骨核	16
骨格性1級	146
骨格性2級	146, 384, 488
骨格性3級	146, 489
骨格性開咬	397, 478
骨格性過蓋咬合	443
骨格性下顎前突症	97
骨格性交叉咬合	177
骨格性前歯部開咬	489
骨格性の問題	209, 376
骨格性反対咬合	97

骨格年齢	15
骨芽細胞	19
骨結合	18, 314
骨結合性固定	314
骨細胞	19
骨性癒着	39, 68
骨組織	19
骨端核	16
骨内インプラント	436
骨付加	28
骨膜性成長	18
骨齢	15, 32
固定準備	313
固定の喪失	312
固定用骨内インプラント	314
コバヤシタイ	300
コバルトクロム合金	308
ゴルジ腱器官	44
混合歯列期	31, 375
コンティニュアスアーチワイヤー	291, 431
コンビネーションヘッドギア装置	247
コンピュータトモグラフィー	161

さ

サードオーダーベンド	273
サービカルプルヘッドギア装置	242
サービカルヘッドギア装置	386, 447
催奇形物質	57
鰓弓	20
鰓弓軟骨	21
再現性	211
最小記述長理論	119
最小ジャークコストモデル	92
最小分散理論	92, 95
再組織化	456
最大成長速度	14
最適運動制御理論	90
最適矯正力	312
最適咬合	169
最適制御	90
最適予測	214
最適予測モデル	213
サイドアーム	189
サイトカイン	19, 29, 367
再発	456
サイレントピリオド	44

作業側	106	
鎖骨頭蓋骨形成不全	58, 60	
酸化ヘモグロビン	105	
三叉神経	75, 88	

し

仕上げ	326
自家移植	491
耳介側頭神経	100
歯科矯正学	6
自家骨移植	65
自家骨の移植	487
歯冠歯列弓	290
歯間分離	261
子宮内応形機能	63
自己愛性パーソナリティ障碍	416
自己決定権	334, 339, 340
篩骨	21
篩骨上顎縫合	25
歯根吸収	370, 372
歯根歯列弓	290
歯根膜	30, 366
歯根膜生体力学モデル	372
歯根膜咀嚼筋反射	44
自在ろう着法	267
歯周組織	366
歯周病	420
思春期	14
思春期成長期	375
思春期成長のスパート	375
思春期の成長スパート	14
歯小嚢	29
姿勢位	68, 74
歯性の問題	209
自然頭位	121
自然淘汰	55
歯槽基底部	37, 41, 394
歯槽頂線維	30
歯槽突起	31
唇側転位	172
歯体移動	270
自動認識	148
歯肉溝滲出液	369
ジャーク	90
ジャークコスト	90
ジャークプロファイル	92

社会行動学的問題	359
斜顔面裂	22
若年性関節炎	68
斜台	21
醜形恐怖	415, 416
手根骨	16
主訴	203, 357
出アフリカ説	55
術後矯正歯科治療	472
術前矯正歯科治療	470
受療経験	9
上顎間縫合	26
上顎急速拡大装置	387
上顎骨仮骨延長術	60
上顎骨の垂直方向の過形成	478
上顎前方牽引装置	250
上顎複合体	24
上下顎同時手術	478
小口症	22
硝子様変性	367
小舌症	74
常染色体優性遺伝	62
指様弾線	219
上皮増殖因子	369
情報の減失	200
正面位セファロ画像	153
食育基本法	5
歯齢	17
歯列弓	170
神経系型	13
神経系の可塑性	403
神経線維腫症	58
神経堤細胞	18, 26
神経頭蓋	20
神経の可塑性	116
新生骨の表面付加	18
新生児	12
靱帯	100
靱帯結合	20
身体醜形障碍	415, 416
身体表現性障碍	415
診断	203
診断録	345
シンチバック	441
審美線	125
心理的ストレス	78
診療契約	335, 345

診療選択権	338

す

水平的開咬	448
水平埋伏	41
睡眠時無呼吸症候群	479
スクエアアーチワイヤー	306
スクリュー	219
ステロイド	487
ステンレススチール	308
ストップループ	443
ストリッピング	460
ストレートエッジワイズ装置	269
ストレートプルヘッドギア装置	429
ストレートワイヤー装置	269
スプリングバック	309
スプリングリテーナ	462
スプリント	386, 420, 471
スペースコントロール	31, 38, 380
スペース分析	179
スペースメンテナー	380
スペースメンテナンス	380
スペースリゲーニング	380, 381
スポットウェルダー	263

せ

正顎位	27
性器型	13
正規化ポリゴン	145
正常	203
正常咬合	3, 168
精神医学的問題	413
成人期	410
精神発達	376
性選択	5, 55, 116
生存確率	55, 115, 208
正中口蓋縫合	25, 26
正中歯	36
正中離開	34, 172, 457
成長	12
成長曲線	13, 15
成長スパート	382
成長速度曲線	13, 15
成長の一時変異	227
成長の一次変異	378

成長のスパート	24
成長パターン	13
静的固定	313
青年期	410
青年期治療	374
生理的年齢	15
セーフティホールドディスタルエンドカッター	293
セカンドオーダーベンド	273, 448
赤唇	128, 130
セクショナルアーチ	382
セクショナルアーチワイヤー	37, 291, 430, 453
セグメンティドアーチワイヤー	437
舌圧	76
舌下神経	75
舌サイズ	71, 73
切歯斜面版	238
切歯分類	174
切歯誘導ピン	194
舌側結節	28
舌側弧線装置	259
舌側転位	172
絶対成長	15
舌突出	79
セットバック手術	473
舌の姿勢位	152
説明義務	338, 342
セトルダウン	326
セパレーション	261, 277
セファロ画像分析	138
セファロ写真分析	138
セファロ分析	138, 206
セファロ補正値	181
セメンテーション	284
セメント合着	284
セルフライゲーション	300
線維芽細胞増殖因子	369
前歯部開咬	77
前歯部反対咬合	176
染色体地図	58
剪断応力場	106
線的保定	458
先天欠如	34
先天性ミオパチー	58
前頭蓋窩	21
前頭頬骨縫合	25
前頭篩骨縫合	25
前頭上顎縫合	25
前頭洞	22
前頭鼻骨縫合	25
前突型	124, 201
セントラルパターンジェネレータ	80, 95
セントラルパターンジェネレーター	43
前方拡大床	375
前方姿勢位	74, 76
前方転位	97
泉門	22

そ

創外固定式骨延長器	483
早期喪失	380
早期治療	374, 390
臓器別発育曲線	13
早期癒合	61
叢生	37, 55, 56, 172, 394, 399
叢生度示数	182
相対成長	15
創内固定	466, 472
創内固定器	472
創内固定式骨延長器	483
相反	206
ソーシャルコミュニケーション	6
ソーシャルスキル	354
側音化	78
側切歯の口蓋側転位	421
側頭頬骨縫合	25
側頭筋	47, 71, 460
側頭筋後部	88
側頭筋前部	88, 229
側頭骨下顎窩	21, 27
速度プロファイル	92
側方拡大	67
側方歯群交換期	31
咀嚼	43, 70
咀嚼運動	44, 88, 404
咀嚼運動スキル	404
咀嚼訓練	405
咀嚼能率	88
粗面	28
ソリューション	361

た

ターミナルプレーン	32
第一期治療	374
第一鰓弓腹側軟骨	21
第二期治療	374
第二鰓弓脊側軟骨	21
第三鰓弓腹側軟骨	21
第一・第二鰓弓症候群	58
第一中手骨種子骨	16
タイウィング	271, 444
大臼歯関係の矯正	434
大臼歯の直立	453
対処法	206, 209, 361, 377
大舌症	73, 447
第二次性徴	14, 17
タイバック	298, 422, 441, 443
タイバックループ	441, 443
大抜歯論争	4, 392
多角形図	145
多次元空間	119
多地域進化説	54
タングクリブ	388
タングスラスト	79, 81
タングスラスト型嚥下	81
単純固定	313
弾性エネルギー	306
弾性歯槽頂線維	456
短頭	23

ち

チームアプローチ	469
チェーンエラスティクス	421
知識化	199
知識の非対称性	341
知識表現	113, 118, 206
注意義務	335
中心位	99
中心咬合位	99
中性咬合	173
中頭	23
蝶形骨間軟骨結合	23
蝶後頭軟骨結合	23
蝶篩骨軟骨結合	24
超弾性ワイヤー	309
長頭	23
鳥貌	68
直線型	124, 201

直立猿人		55
治療計画書		361
治療計画の立案		208
チンカップ装置	230, 252,	386

つ

ツインエッジワイズブラケット	271
ツースポジショナー	463
強さ	306

て

低位	172
低位唇側転位	452
挺出	172
ディスタルステップ	33
ティップ	273
ティップバック	437
ディテーリング	326
ディバンディング	305
ディボンディング	305
典型正常咬合	168
電子カルテ	342
転写調節因子	19

と

トウインベンド	272
頭蓋	20
頭蓋冠	19, 22
頭蓋基底部	20
頭蓋骨癒合症	23
頭蓋神経堤	19
頭蓋神経堤細胞	26
頭蓋早期癒合症	484
頭蓋底	21
頭骨	18, 19, 20, 57
頭指数	23
疼痛	97
頭尾成長勾配の原理	12
頭尾の成長勾配	382
頭部エックス線規格写真撮影装置	138
頭部エックス線規格写真分析	138
トーク	273
特徴要素	198, 209
トグルアーム	189

トラクションユニット	240
トランスバースエラスティクス	438
トランスパラタルアーチ装置	259, 429
トルコ鞍	21
ドレスコード	354

な

内臓頭蓋	20
内側鼻隆起	21
内側翼突筋	47, 229
内軟骨性骨化	18
ナジオンリレータ	189
ナゾラビアル naso-labial angle 角	128
軟骨形成不全症	58
軟骨結合	21
軟骨細胞	18
軟骨性神経頭蓋	20
軟骨性成長	18
軟骨性内臓頭蓋	20, 21
軟骨性脳頭蓋	20
軟組織	397, 457
軟組織の問題	209
軟組織パラダイム	114
軟組織プロファイル	124

に

二次口蓋	22
ニッケルチタン合金	308
乳歯列期	377
乳切歯	171
ニューロン	75

ね

ネアンデルタール人	55
ネックストラップ	240
捻転	172

の

脳神経機構の可塑性	403
脳頭蓋	18, 20
ノーマルアングル	154

は

歯・歯槽性の開咬	79
パーソナリティ	358
パーソナリティ障碍	416
バーティカルクロージングループ	435
バーティカルチンカップ装置	447
バーティカルループ	433
バードビークプライヤー	266, 291
ハイアングル	154, 388
バイオネータ	375
配偶者選択	5
ハイデルベルク人	55
ハイトゲージ	281
バイトタブ	188
バイトフォーク	188
バイトプレーン	375, 386
バイトワックス	190
ハイプルヘッドギア装置	230, 245, 388
廃用萎縮	104, 433
ハイラックスタイプ	256
破骨細胞	19
破骨細胞分化誘導因子	368
破骨細胞分化因子	19
破骨細胞抑制因子	19
歯・歯槽性交叉咬合	177
発育	12
発育指数	15
発育障碍	57
発育年齢	15
バッカルチューブ	247, 282
発現率	7
抜歯	393
抜歯空隙	322
抜歯スペース	400, 457
鼻呼吸	75
パニック障碍	413
歯の大きさの不調和	36
晩期成長	458
瘢痕	71
反対咬合	174
バンディドリテーナ	463
バンディング	279
バンド	279
バンドシーター	281
バンドプッシャー	281
バンドマージンカンタリングプライヤー	281

バンドリムービングプライヤー… 281	プリアクティベーテイドエッジワイズ装置	保定装置……………………… 461
バンパースリーブ……………… 271, 303	……………………………… 269	骨の吸収……………………… 26
	プリアジャストエッジワイズ装置システム	骨の付加……………………… 26
ひ	……………………………… 268	ホメオボックス遺伝子……… 18
	フレアアウト………………… 430, 441	ホモサピエンス……………… 55
鼻咽喉閉鎖…………………… 469	プレーンアーチワイヤー 326, 431, 441	ポリゴン……………………… 145
鼻腔…………………………… 24	ブロートーチ………………… 266	ボンディドリテーナ………… 463
鼻骨間縫合…………………… 26	フローレス人………………… 56	ボンディドワイヤーリテーナ… 463
鼻骨上顎縫合………………… 25	プロフィログラム…………… 143	ボンディング………………… 285
皮質固定……………………… 313	分解能………………………… 211	
鼻上顎複合体………………… 24	分離不安障碍………………… 414	**ま**
鼻唇溝………………………… 128		
非対称性……………………… 339	**へ**	埋伏歯………………………… 39
鼻中隔………………………… 20, 24		膜性骨化……………………… 18
鼻中隔形成術………………… 479	閉口筋………………………… 75, 79	膜性神経頭蓋………………… 20
非抜歯………………………… 393	閉口相………………………… 44, 88	膜性内臓頭蓋………………… 20, 21
非復位性前方転位…………… 103	平衡側………………………… 101, 105	末端肥大症…………………… 67
鼻閉…………………………… 75	平衡理論……………………… 457	マルチストランドワイヤー… 272
標準値………………………… 145, 206	平準化………………………… 317	
表情…………………………… 134	平面…………………………… 169	**み**
表情表出……………………… 6, 70, 134	ベータチタン合金…………… 309	
表面電極……………………… 185	ベクトル量子化……………… 291	身だしなみ…………………… 354
美容要素……………………… 197	ベクトル量子化……………… 170	醜いアヒルの子の時代……… 36
	ヘッドギア装置…… 154, 239, 249, 375	
ふ	ヘッドキャップ……………… 240	**む**
	ヘミフェイシャルマイクロソミア 58, 64	
ファーストオーダーベンド… 271	便宜抜去……………………… 97	無汗性外胚葉形成不全……… 65
ファクチュアルデータ……… 214	便宜抜歯……………………… 393	無歯症………………………… 34
ファジー関数………………… 147	偏咀嚼………………………… 103	無耳症………………………… 64
ファジー論理………………… 212	扁桃肥大……………………… 74, 458	無舌症………………………… 74
不安障碍……………………… 413, 414		
ファンタイプ拡大床………… 220	**ほ**	**め**
フィギュアエイト…………… 439		
フィンガースプリング……… 219	ボウイング…………………… 431	メイクアップ………………… 355
フェイスボウ………………… 189, 240	包括矯正歯科治療…………… 410	メカニカルストレス………… 28
不可逆的な侵襲……………… 343	縫合…………………………… 18, 251	メジアルステップ…………… 33, 386
付加成長……………………… 18	縫合性成長…………………… 18, 25	メジオデンス………………… 36
不完備契約…………………… 339	萌出…………………………… 29	メディエータ………………… 366
副甲状腺ホルモン…………… 19	萌出誘導装置………………… 375	メンバーシップ関数………… 147
副鼻腔………………………… 24	萌出力………………………… 77	
不正咬合……………………… 2, 56, 171	紡錘状回……………………… 115	**も**
不調和のエンベロープ……… 467	紡錘状回顔領域……………… 115	
フック像……………………… 16	保隙…………………………… 380	模擬手術……………………… 157
部分的無歯症………………… 34	捕食…………………………… 70	モチベーション……………… 358
ブラキシズム………………… 103	補助弾線……………………… 266	モデル化……………………… 213
ブラスワイヤー……………… 277	補助的矯正歯科治療………… 410, 450	モデルサージェリー………… 471
フラッシュターミナルプレーン… 33	保定…………………………… 461	モラーオフセット…………… 272

や

問題……… 203

や

火傷……… 71

ゆ

有限要素法……… 370
有効たわみ距離……… 306
ユーティリティアーチワイヤー… 437
誘導線……… 232
指しゃぶり……… 78

よ

翼状捻転……… 172, 457
予見可能性……… 204, 208, 338
横顔……… 124, 200
予測……… 208, 213

ら

ラウンドアーチワイヤー……… 305
ラッパラウンドタイプリテーナ… 462
ラテラルインセット……… 272
ラビオメンタル labio-mental 角… 128

り

リーウェイスペース……… 33, 180
理学的検査……… 204
科学的証拠……… 204
力学－化学エネルギー変換……… 73
力学－化学的エネルギー変換…… 367
リスク管理……… 343
リスクの回避……… 374
リスクの低減……… 374
リスピング……… 78
理想……… 168
リップバンパー……… 238
リテーナ……… 461
リボンアーチ……… 269
リモデリング……… 18, 26
両側の矢状分割骨切り術……… 472
リンガルアーチ装置……… 259
リンガルエッジワイズ装置……… 326

リンガルクラウントーク……… 273
リンガルボタン……… 426
臨床検査……… 200, 360
臨床歯冠……… 169
臨床診査……… 360
リンパ系型……… 13

る

類骨……… 19
ルールベースデータ……… 214

れ

霊長空隙……… 31
レースバック……… 447
暦齢……… 32
暦齢正常咬合……… 168
レクタンギュラーアーチワイヤー
……… 273, 306, 422, 434
レジリエンス……… 306
レベリング……… 431, 441
レベリング……… 317
連続抜歯……… 3, 390

ろ

弄指癖……… 78
ろう着……… 267
ローアングル……… 154, 386
ロングフェイス……… 79, 405
ロングフェース症候群……… 69

わ

ワイヤーリガチャー……… 296
ワイヤーリテンション……… 458
ワックス仮床……… 232